针 法 医 鉴

王富春 著

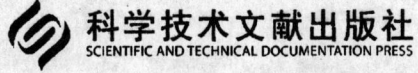
科学技术文献出版社
SCIENTIFIC AND TECHNICAL DOCUMENTATION PRESS

图书在版编目(CIP)数据

针法医鉴/王富春著.—北京:科学技术文献出版社,2011.9
ISBN 978-7-5023-6901-9

Ⅰ.①针… Ⅱ.①王… Ⅲ.①针刺疗法 Ⅳ.①R245.3

中国版本图书馆 CIP 数据核字(2011)第 059070 号

针法医鉴

| 策划编辑:李 洁 | 责任编辑:李 洁 | 责任校对:唐 炜 | 责任出版:王杰馨 |

出 版 者　科学技术文献出版社
地　　址　北京市复兴路 15 号　邮编 100038
编 务 部　(010)58882938,58882087(传真)
发 行 部　(010)58882868,58882866(传真)
邮 购 部　(010)58882873
网　　址　http://www.stdp.com.cn
发 行 者　科学技术文献出版社发行　全国各地新华书店经销
印 刷 者　北京博泰印务有限责任公司
版　　次　2011 年 9 月第 1 版　2011 年 9 月第 1 次印刷
开　　本　889×1194　1/16 开
字　　数　1012 千
印　　张　39.25　彩插 8 面
书　　号　ISBN 978-7-5023-6901-9
定　　价　126.00 元

版权所有　违法必究

购买本社图书,凡字迹不清、缺页、倒页、脱页者,本社发行部负责调换

著者简介

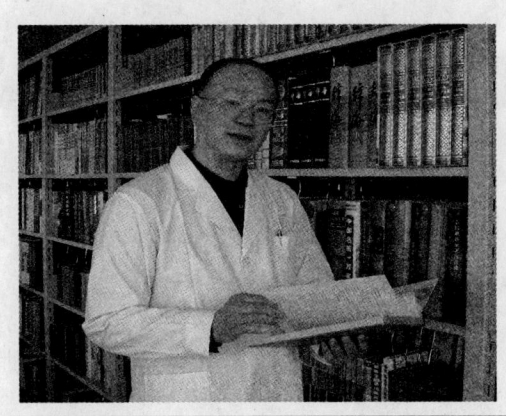

　　王富春，男，1961年生，现任长春中医药大学针灸推拿学院院长，教授、博士生导师。全国优秀教师，中国针灸学会理事，世界针联大学工作委员会委员，世界针联针灸标准技术委员会委员，全国针灸标准技术委员会委员，吉林省针灸学会常务副会长，吉林省重点学科带头人，吉林省管高级专家，吉林省名中医，吉林省有突出贡献专家，长春市有突出贡献专家，长春中医药大学学术委员会委员，《中国针灸》杂志编委、《针刺研究》杂志编委、《中华推拿疗法杂志》专家编委、《中国中医骨伤科杂志》专家编委、《亚太传统医药》编委、美国《TCM》杂志编委。

　　王富春教授曾发表学术论文120余篇，主编出版学术著作100余部，代表作有《针灸对症治疗学》、《灸法医鉴》、《经络脏腑相关理论与临床》、《中国新针灸大系丛书·腧穴特种疗法》、《中国新针灸大系丛书·微针疗法》、《中国新针灸大系丛书·新穴奇穴图谱》、《中国新针灸大系丛书·经穴治病明理》、《腧穴类编》、《针方类辑》、《临床针方》、《中国手针疗法》、《实用针灸技术》、《现代中医临床必备丛书》（计18部，1000余万字）等，完成省部级科研成果10余项，获国家中医药科技进步三等奖1项，中华中医药学会科技进步三等奖1项，中国针灸学会科学技术进步三等奖1项，吉林省科学技术进步二等奖3项，吉林省科学技术进步三等奖3项，吉林省中医药科技成果一等奖1项，三等奖3项，吉林省自然科学学术成果一等奖1项，二等奖2项，三等奖3项，目前主持国家及省部级科研项目10余项。

　　王富春教授长期从事特定穴理论与临床应用研究，在全国率先提出了"合募配穴治疗六腑病"、"俞原配穴治疗五脏病"、"郄会配穴治疗急症"等特定穴配伍理论，并广泛应用于临床实践。他在临床工作中总结出"镇静安神法"治疗失眠、"振阳针法"治疗阳痿、"调胱固摄法"治疗小儿遗尿等独特的针灸治疗方法，临床疗效显著，取得良好的经济效益和社会效益。在针灸学教学研究方面，曾获得吉林省优秀教学成果二等奖1项，三等奖2项，他主讲的《针灸治疗学》被评为吉林省优秀课程，主编《刺法灸法学》、《国际中医药从业人员指导用书·经络腧穴学》、《中医针灸妇科学》教材3部，副主编国家"十五"、"十一五"规划教材各1部，培养国内外研究生100余名。

前　言

针法技术是我国古代劳动人民在与疾病的长期斗争中创造发明的一种医疗方法，是中医学宝库中一颗耀眼的明珠。几千年来为我国医疗保健事业发挥了重大作用，针灸学已经成为世界传统非物质文化遗产，深入挖掘针灸技术就是对针灸最好的继承和发展，也是让世界认识针灸、理解针灸文化的重要途径。

针灸治疗疾病，除了辨证取穴外，最重要的是技术操作，它直接影响到治病的效果和疗效，同其他医疗技术一样，越来越受到广大医疗工作者的重视。针刺技术包括进针、寻找针感、调整针感、行针技术、补泻技术、留针与出针技术等。可以说从古至今，古代针法技术丰富多彩，现代针法技术更是层出不穷，特别是现代科学技术的发展，为现代针法技术的创新与提高起到了积极的推动作用。

几乎所有的针灸医务工作者都感到，随着科学技术的迅猛发展，针法技术的发展也是日新月异，如果不能全面掌握针法技术，就不可能更好地为广大人民群众解除病痛。因此，只有不断的学习和掌握针法技术，才能与时俱进，进一步发挥针灸医术的优势和特色，服务于人类对健康事业的需求。

以往的针灸学著作中，多是以经穴和辨证取穴为主，涉及针法技术的内容较少，特别是针法技术的专著更是凤毛麟角，广大针灸医务工作者也迫切需要了解和掌握这门技术。有鉴于此，我们在完成国家973项目支持的《灸法医鉴》的基础上，又完成了《针法医鉴》一书。本书回顾和总结了我们在针法研究方面的学术成果，在古今针法的理论与应用方面进行了文献学研究，溯本求源，博古纳今，特别是针刺手法方面，体现了多年来我们在临床运用的新成果和新进展，既有对古典针法的阐发，也有对现代针法技术的总结。

本书共分为十章，即概论、针刺前的准备及进针、针刺的神与气、古代毫针刺法、行针手法、针刺补泻、留针与出针、针刺宜忌与异常情况处理、特种针法、微针刺法等。第一章概论，对针具和针法的起源与发展进行了回顾，并将近代主要的针灸名家的经验做了简要的介绍；第二章至第七章，从针刺前准备、进针、得气、行针、补泻、留针、出针等针刺的基本技法，全面整理和总结古今文献中的相关内容，融入我们在临床中的心得，并加以综合评述阐发；第八章为针刺宜忌与异常情况处理，对于针刺的时间、地点、病情等因素的宜忌、针刺过程中可能遇到的感染性损伤、反应性损伤及物理性损伤进行了总结和分析；第九章和第十章则对古今特种针法和微针疗法进行了全面的归纳和总结，反映了各种针法的发展和运用的现状，每一技术主要阐述它的技术要领、规程、适应证和注意事项，语言表达生动、具体、清晰明了，使学习者易于了解和掌握。第十一章介绍了针法现代研究进展，从手法的时效、量效、手法机理研究等方面进行阐述。

在本书的完成过程中，我的博士生李铁、周丹、王朝辉、徐晓红，硕士生张红石、高颖、董锐、段晓英、郑伟峰、刘成禹、洪嘉婧、郭晓乐、刘晓娜、杨春辉、李建彦、江澎湃、杜文菲、李健睿、董国娟、韩玉琢、马艳、王义安、赵海鸿、胡秀武等在文献收集、整理方面做了大量工作，表现出了他们扎实的专业知识基础和在学习过程中严谨的科学态度，在本书完成之际，对他们的帮助表示感谢。同时，在本书的设计、出版方面，科学技术文献出版社的李洁编审也给予了极大帮助，在此也深表谢意。

本书主要读者对象是中医针灸医疗、教学、科研工作者，医学院校学生和广大针灸爱好者。书中不足之处诚望批评指正。

王富春

2011 年 6 月

目 录

第一章 概论 …………………………………………………… (1)
    第一节 针具的起源与发展 ………………………………… (1)
    第二节 针法的起源与发展 ………………………………… (14)

第二章 针刺前的准备及进针 ………………………………… (44)
    第一节 毫针操作基本训练 ………………………………… (44)
    第二节 针刺前的准备 ……………………………………… (48)
    第三节 持针法 ……………………………………………… (56)
    第四节 进针法 ……………………………………………… (59)
    第五节 进针辅助手法 ……………………………………… (70)
    第六节 针刺的深度、角度与方向 ………………………… (72)

第三章 针刺的神与气 ………………………………………… (85)
    第一节 治神与守神 ………………………………………… (85)
    第二节 得气与守气 ………………………………………… (95)

第四章 古代毫针刺法 ………………………………………… (119)
    第一节 病位浅深刺法 ……………………………………… (119)
    第二节 局部多针刺法 ……………………………………… (122)
    第三节 透穴刺法 …………………………………………… (123)
    第四节 其他刺法 …………………………………………… (125)

第五章 行针手法 ……………………………………………… (128)
    第一节 单式手法 …………………………………………… (128)
    第二节 复式手法 …………………………………………… (144)

第六章 针刺补泻 ……………………………………………… (150)
    第一节 单式补泻 …………………………………………… (150)
    第二节 复式补泻 …………………………………………… (186)
    第三节 平补平泻 …………………………………………… (223)

第七章 留针与出针法 ……………………………………………… (228)

第一节 留针技术 ………………………………………………… (228)
第二节 出针技术 ………………………………………………… (230)

第八章 针刺宜忌与异常情况处理 ……………………………… (233)

第一节 时间的宜忌 ……………………………………………… (233)
第二节 地点的宜忌 ……………………………………………… (237)
第三节 病情的宜忌 ……………………………………………… (239)
第四节 感染性损伤 ……………………………………………… (241)
第五节 反应性损伤 ……………………………………………… (242)
第六节 物理性损伤 ……………………………………………… (246)

第九章 特种针法 …………………………………………………… (274)

第一节 三棱针法 ………………………………………………… (274)
第二节 皮肤针法 ………………………………………………… (284)
第三节 电针法 …………………………………………………… (292)
第四节 芒针法 …………………………………………………… (298)
第五节 埋针法 …………………………………………………… (310)
第六节 小宽针法 ………………………………………………… (316)
第七节 火针法 …………………………………………………… (319)
第八节 水针法 …………………………………………………… (329)
第九节 长圆针法 ………………………………………………… (341)
第十节 锟针法 …………………………………………………… (344)
第十一节 铍针法 ………………………………………………… (346)
第十二节 平衡针法 ……………………………………………… (350)
第十三节 浮针法 ………………………………………………… (367)
第十四节 项针疗法 ……………………………………………… (375)
第十五节 背针疗法 ……………………………………………… (378)
第十六节 气功针法 ……………………………………………… (382)
第十七节 针刀法 ………………………………………………… (386)
第十八节 腹针法 ………………………………………………… (391)
第十九节 滞针法 ………………………………………………… (399)
第二十节 运动针法 ……………………………………………… (403)
第二十一节 激光针法 …………………………………………… (407)
第二十二节 微波针法 …………………………………………… (411)
第二十三节 蜡针法 ……………………………………………… (414)
第二十四节 陶针法 ……………………………………………… (417)
第二十五节 磁针法 ……………………………………………… (421)

第二十六节　红外光针法 …………………………………………………… (426)
　　第二十七节　蜂针法 ………………………………………………………… (429)
　　第二十八节　锋勾针法 ……………………………………………………… (435)
　　第二十九节　粗针法 ………………………………………………………… (438)

第十章　微针疗法 …………………………………………………………………… (443)
　　第一节　头针 ………………………………………………………………… (443)
　　第二节　眼针 ………………………………………………………………… (468)
　　第三节　耳针法 ……………………………………………………………… (476)
　　第四节　鼻针法 ……………………………………………………………… (493)
　　第五节　腕踝针法 …………………………………………………………… (498)
　　第六节　第二掌骨侧针法 …………………………………………………… (509)
　　第七节　手针法 ……………………………………………………………… (511)
　　第八节　足针法 ……………………………………………………………… (518)
　　第九节　面针法 ……………………………………………………………… (523)
　　第十节　口针法 ……………………………………………………………… (526)
　　第十一节　舌针法 …………………………………………………………… (529)
　　第十二节　人中针法 ………………………………………………………… (537)
　　第十三节　尺肤针法 ………………………………………………………… (538)
　　第十四节　手象针法 ………………………………………………………… (542)
　　第十五节　足象针法 ………………………………………………………… (549)

第十一章　针刺手法的现代研究 …………………………………………………… (552)
　　第一节　针刺手法的时效量效关系研究 …………………………………… (552)
　　第二节　针刺手法的机制研究 ……………………………………………… (583)

参考著作 ……………………………………………………………………………… (616)

第一章

概 论

第一节 针具的起源与发展

中华民族是世界上最早进入文明的民族之一，博大精深的中国文化对于世界文明的发展产生了深远的影响。中国传统医学是中国古代文化的重要组成部分，而针灸理论又是这一重要组成中极具特色的一部分。针灸医术是中华民族在医学上的一项重要发明，对人类健康做出了重大贡献，而今天已成为了世界各国人民共享的医学财富。

针具是针刺治疗时所使用的各种器具的总称，在本章概论中，我们先从针具入手，概括介绍针具的发展及演变，从而揭示针刺治疗的历史轨迹，为了解和探寻针刺发展提供一个合理快捷的切入点。

一、针具的最早雏形——砭石

砭石是我国历史上可以追溯到的最早的针刺工具，其产生的年代约为我国的石器时代。但作为石器时代的产物，砭石起初并不是作为专用的治病工具而出现的。在旧石器时代，石器工具的制备相当粗糙，大多是稍做敲打的天然石块，用于生产的石器工具，在人体出现痈疡时用来切开排脓。直到新石器时代，由于石器制作技术的进步，逐渐形成了专用的医疗石器——砭石，后人又称之为砭针。

古代对砭针的石材很有讲究，并非任何粗糙的石头均可磨成砭针，必须选择结构严密和纹理细腻的石材方可磨制成砭针。故《山海经·东山经》曰："高氏之山，其上多玉，其下多箴（针）石"。晋代郭璞将砭石解释为"可以为砭针治痈肿者"，可见古代对砭针的石材是有严格要求的。

古代关于砭石的记载颇多，如《左传》襄公二十三年（公元前550年）载"美不如恶石"。东汉服虔注"石，砭石也"；《灵枢·玉版》云："故其已成脓者，其惟砭石铍锋之所以取也。"；《难经·二十八难》称"其受邪气，畜则肿热，砭射之也。"《素问·血气形志论》亦云："夫气盛聚者，宜石而泻之"、"病生于肉，治之以针石"；隋全元起释砭石曰："砭石者，是古外治之法，有三名，一针石，二砭石，三石，其实一也。古来未能铸铁，故用石为针。"可谓对砭石的记载面面俱到。因此在《说文解字》中将砭石解释为"以石刺病也"，其实是对砭石的作用加以总结性论述。

从上述的论述可知，砭石作为针具的前身，它最初的用途是用来切开痈肿、排脓放血，其起源的时代至少在距今五、六千年以前的新石期时代,其形状具有相对固定性,这点可从出土的文物中得到印证。如1963年,在内蒙古多伦旗头道洼新石期时代遗址中出土了一枚经过磨制的石针,长4.5cm,一端有锋,呈四棱锥形,可作针刺之用,另一端扁平,有半圆形弧刃,刃部宽0.4cm,可以切开痈肿,它被确定为原始的针刺工具——砭石。稍后在山东日照两城镇龙山文化遗址中,采集到两枚锥形砭石,器身均为圆柱形,其一残长约9.1cm,两头磨尖,分别为三棱针锥体(粗端)和圆锥体(细端);另一约长8.3cm,尖端为三棱锥体,长而锐利。又如1965年在湖南长沙接驾岭西南新石器时代遗址中出土的一口石刀长约6cm,宽约3.2cm,其上有一圆孔,可用来切开皮肉等。

砭针还有一种特殊的形式人们称之为觜。《广雅·释器》记载:"石针谓之觜",意思为像鸟嘴一样的针具。如山东出土的扁鹊针砭治病图中就有这样的论述。另外,商周出土的觜形玉器也可以证明。

尽管当时医家多方改进这种石器的形状、大小,将其用于叩击、按摩、热熨等,力图扩大其用途。但砭石终究不过是一种排脓刺血和用于按摩的石器,其操作的简单与理论和应用范围的局限性,使它很难再有新的突破和发展,因此在很长时期内停滞不前。直至金属针具的出现才使砭石疗法突破了砭刺的局限性和经验治疗的范围,进入了向针灸理论阶段发展的轨道。

除砭石以外,与砭石同时代,还包括骨针、草木针等可以用来针刺的不同材质的针刺工具。并有学者研究认为,针具的前身应为草木针具,因为其取材更为方便,但其较易腐烂所以缺乏实物证明。但从"箴"字的发展上看又似乎可以得到证实。像这些用动物骨骼、野生竹子及木头做成的像石针一样的针具同样不可忽视。山顶洞人遗址中,人们见到了一端带孔的骨针,长约8.2cm,粗0.3cm,削制得较为精细而坚韧,可作为缝纫工具当然亦可用于医疗。而在山东平阳县朱家桥商周遗址中出土的骨针,长约8cm,锐端为圆锥尖,钝端卵圆,则作为医疗的专用工具了。1988年在安徽蚌埠的考古发掘中,也出土了距今约五、六千年的骨针。后来,随着生产技术的不断发展,又出现了陶针、青铜针、铁针、金银针具等。像陶针的实物,在城子崖龙山文化遗址出土文物中有两枚,其一长5.5cm,两头皆圆锥尖,形如橄榄,另一长8.8cm,一端为圆锥,另一端为卵圆,与金属针文物相类同。

二、针具发展的标志——九针

冶炼术的发展为金属针具的出现提供了物质条件,由于一些冶炼青铜的遗址被发现,考古学者认为在仰韶文化、马家窑文化、大汶口文化的后期,先民开始了青铜器时代或早期奴隶制时期。由于青铜器的使用和推广,以及后来冶铁术的进步,这标志着社会生产力已上升到一个新阶段,尤其是商周时期随着冶铜技术的迅速提高,青铜器日益繁多,广泛用于日常生产与生活中,人类已放弃了石制品工具。而这种趋势必然也会在医疗工具方面体现出来,这也为金属针具的出现提供了物质和技术条件。

在针灸史上有一个砭石、金属针并存的时代,并且金属针的制备需有相应的砭石作为雏形,在此基础上加以改造发展,这个过程可由一些出土的文物证实。1978年在山东省徽山县两成山出土的东汉画像石中,有四块上半身为人、下半身为鸟的神物浮雕,神物一手握着为首一人的手腕,一手作扬举之状。其中有两幅可明显看出神物手重握一针形器物,对着来人的肢体。考古学者考证这幅图像是带有浓厚神话色彩的针灸行医图,半人半鸟的神物形象,来源于原始时代的图腾崇拜,也很可能是扁鹊称号的由来。对于神物手中所持的针形器物,中国中医研究院的一位教授认为并不全是金属针,粗的是砭石,细的才是金属针。从画像中看,由于针形器物的粗细不同,持针的姿势也不一样。对粗的针形器物是持其中间,如砭石之用法,而对细的针形器物则持其一端,如同金属针的用法。在有细针的这一幅图像上,被刺者的头旁和手上部有排列整齐密集的短而直的细线,为留针状况,为金属针所特有,这表明了战国到秦汉这个历史时期砭石与金属针并用的情况。首次发现古代青铜器砭针是1978年在内蒙古达拉特旗树林召公社,从一批古青铜器中发现了一根青铜针,这个被认为是战国至两汉这个历史时期(公元前475～公元24年)的器物,长4.6cm,器身为棱形,它与头道洼砭石的形状与大小极为相似,并且与1968年在河北满城县西汉刘胜墓出土的金银针实物的形制上一脉相承,如其用手夹持的部位都是四棱形等。1972年,在河南新郑县的一座春秋战国的郑韩故城遗址,出土一根长6.3cm的磨制针形器,直径约0.7cm,一端卵圆,另一端呈三棱锥形,锋尖缺损,针灸史学家认为九针中的圆针、锋针即由此仿制而来。

金属针具的出现与使用,是针具发展史上的一次飞跃式进步,现存较早的医集《内经》首次记载了有关九针的论述,在其《灵枢·九针十二原》、《灵枢·官针》、《灵枢·九针》、《素问·针解》中均可见到大量有关九针的内容。晋·皇甫谧著《针灸甲乙经》,在其《九针九变十二节五刺五邪第二》一文中,归纳总结了有关九针的来源、形状、长度和作用。元·杜思敬根据文字记载,在所著的《针灸摘英集》中不仅用文字对九针进行了阐述,而且首次绘制了古九针模拟图。明朝众多的医学家也对九针有所论述,并且绘制了不同式样的"九针式图",如宋代的《针灸素难要旨》,张景岳的《类经图翼》,杨继洲的《针灸大成》。清·吴谦编辑的《医宗金鉴》也收录了古九针的大量内容。近代民国医家孙祥麟所著《针灸传真》,对古代九针也有详述。

下面简单介绍一下古代九针的形状及临床应用。

镵针:全长一寸六分,形似箭头,头大末锐,当末端一分处收小,形成尖端,后人有称为"箭头针"。近人在此基础上发展为皮肤针。镵针浅刺皮肤而不能深入,用于泻血或治头身热证等。

圆针:全长一寸六分,针身圆柱形,针头卵圆。后人有称为"圆头针"。圆针可用于揩摩体表,治分肉间气滞,不伤肌肉,为按摩用具。

鍉针:全长三寸半,针头如黍粟形,圆而微尖。近人有称为"推针"。其应用特点为按压经脉,不能深入("按脉勿陷"),为按压穴位用具。

锋针:全长一寸六分,针身圆柱形,针头锋利,呈三棱锥形,后人称为"三棱针"。其用途可为点刺泻血,治痈肿、热病等。

铍针:全长四寸,宽二分半,形如剑。主治痈脓外症,割治用。

圆利针:全长一寸六分,针头微大,针身反而细小,圆而且利。主治痈肿、痹证、深刺。

毫针:全长一寸六分或三寸六分,针身细小如毫毛,不伤正气,为临床最常用的针具。可以通调经络,治寒热、痛痹等。

长针:全长七寸,针身细长而锋利。后人称为"环跳针",近人又发展为"芒针"。长针深刺,治"深邪远痹"。

大针:长四寸,针身粗圆。可用于泻水,治关节积液。后人用作火针。

三、现代针具的发展

20世纪80年代山西省针灸研究所在首任所长师怀堂的带领下,对古九针进行了挖掘、整理、改制、提高,创制了新九针。其保留了古九针原有的优点,在此基础上融入了现代学说和技术,在针灸器具上取得了突破,随之而来的是治疗病种和疗效的突破。新九针系列针具主要包括以下九种代表针具:镵针、磁圆梅针、鍉针、锋勾针、铍针、圆利针、毫针、火针、梅花针,其中许多代表针具又衍生兼容了多种作用相似或机制相近的针具,如锋勾针内含三棱针;圆利针又分长短粗细等规格;火针又包括细火针、中火针、粗火针、平头火针、三头火针等。将现有的现代针具加以整理总结,归纳为以下十五种加以详述。

(一)毫针

毫针是目前针灸临床中最常用的针具,是古今以来针刺工具中的主体。因毫针结构细巧,适用性广泛,为医家熟练掌握。目前,毫针规格多样,长短不一,基本满足临床使用要求。

1. 毫针的形态

最早见于《灵枢》的文字描述,《灵枢·九针》

载:"七曰毫针,取法于毫毛,长一寸六分。"《灵枢·九针十二原》载:"七曰毫针,长三寸六分,……毫针者,尖如蚊虻喙。"最早绘制毫针图形的医籍是公元1315年的《济生拔粹》,其绘制的毫针,针身细长,针尖锋利纤细,针柄呈圆柱形。最早的毫针实物,是1968年在河北满城县西汉刘胜墓(葬于公元前113年)中出土的4根金针、5根银针,据考证认定这些针具是古代九针的一部分实物,其中有2根金针被认定是古代毫针。这2根汉代毫针的针柄是扁四棱形,针身稍粗,针尖锋利,除针柄的差别外,针身及针尖与现代毫针无太大区别。

现代毫针的形态,主要分针尖、针身、针柄、针根、针尾五部分。针尖是针具下端锋锐的部分,亦称针芒,是刺入皮肤,深入穴位的关键部分。针身是针尖至针柄之间的针具主体部分,又称针体。毫针刺入腧穴的深度,是指针身透入皮肤的深浅而言,故针身是针具的重要部分。毫针的长短,粗细规格,即是指针身而言。针根是针身与针柄连接处,是观察针身刺入穴位深度和提插幅度的外部标志,也是临床极易断针的部位。针柄是从针根到针尾,以金属丝缠绕的部分,是医生捏持、行针操作的部位。针尾是针柄上部末端部分,也称针顶,是做温针灸放置艾段的部分。

根据毫针针柄与针尾的形态不同,将毫针分为圈柄针、花柄针、平柄针和管柄针等4种。

(1)圈柄针是针尾由镀银或氧化金属丝缠绕3~4个环构成,针柄由针尾环两端的金属丝平绕而成,针柄较细,适宜较大角度的捻转操作。最大捻转角度可达720°,对针感迟钝的患者,可用较大角度的捻转,以加强针感,提高疗效。此种针具的针尾部有环形,可用于温针灸时放置艾段或艾绒。但由于其尾部粗大,不能通过管针的针管,故不适合用于管针进针法。

(2)花柄针,又称盘龙针,针尾的制法与圈柄针相同,当针柄缠绕数周后,将缠针柄的金属丝密缠在另一根金属丝上,再将被缠裹的金属丝继续缠绕在针柄上,使这段针柄较圈柄针的针柄粗几倍。此种针柄易于捏持,持针有力,但因针柄粗大而致捻转角度小,一般最大捻转角度不易超过360°,因此适用于对虚弱患者使用小角度捻转的弱刺激补法。一般兽医用的针柄多用盘龙柄,是因为此种针柄持针有力,不易脱手,而火针柄采用盘龙柄是因其柄粗,散热好,不易烫手。但此种针柄不适用温针灸。

(3)平柄针是无环形针尾,针柄用金属丝紧密缠绕使针柄的上下粗细均匀一致。此种针具即可用于温针灸法,又可用于管针进针法,但由于其针柄多是由单条金属缠绕制成,故针柄易松动,易滑脱。

(4)管柄针是用金属或塑料制成针柄,将针体镶入其中,只适用于管针进针法的一次性使用。在作行针操作时,因其针柄细而光滑,不易捏紧,常影响提插、捻转行针的准确性,或影响针刺补泻效果,此类针具在韩国和日本应用较多。

2. 毫针的规格及应用

毫针的规格一般主要指毫针以针身长短、粗细不同而区别分类。近些年,由于针法的不断创新,使针柄的规格也不断改进,根据不同刺法,产生了针柄长度不同的针具。

(1)针柄的规格及应用:针柄的规格,是以针柄的长短不同分为长柄针和短柄针两类。长柄针,针柄的长度为35~55mm,此类针具多用于拇、食、中指三指持针操作的针法,或用于双手操作。短柄针,针柄的长度为20~35mm,此类针具多用于拇、食指二指持针操作的针法,或用于单手操作。

(2)针身的规格及应用:针身的规格,是以针身的不同长度和不同直径区分。针身的长度规格有新旧两种计量方式,旧式规格以寸为单位,新式规格以毫米(mm)为单位。短毫针,15~25mm的毫针属短毫针,主要用于头面及腕踝以下手足末梢的穴位,适于快速刺入,不适合复杂的行针手法,对于特殊病例,可用于皮下埋针法或用于耳针疗法。中毫针,40~50mm的毫针属中等长度的毫针,适用于颈项胸背腰腹及四肢各部的穴位,适于快速刺入,适合各种行针手法的操作,临床使用率最高。长毫针,65~100mm的毫针属长毫针,用于臀部、腹部及肥胖病人,适合各种行针手法操作,亦可用于芒针刺法。特毫针,125~150mm的毫针属特长毫针，又称芒针，仅用于背部夹脊穴位的沿皮刺法或腹部、四肢的平刺法，手法操作同于芒针刺法，临床应用较少。

(3) 针身的粗细规格及应用：针身的粗细规格有新旧两种计量方式，旧规格以针号计量，新规格以针身直径(mm)计量。粗毫针，直径 0.45～0.42mm 的毫针属粗毫针，其针体粗而硬韧，操作容易。粗毫针易产生痛感，临床较少应用，多以初学者练针用。但粗毫针易激发经气，产生较强的针刺感应，且使针感持续较久时间，故常用以治疗昏迷、麻痹、癫、狂、痫、瘾症等重症。中等毫针，直径 0.38～0.34mm 的毫针属中等粗细的毫针，针体弹性和韧性均好，适用于各种针法的操作，其刺入穴位痛感轻且针刺感应强，针感持续时间长，适合各种疾病的治疗，为临床最常用的规格。细毫针，直径 0.32～0.30mm 的毫针属细毫针，针体较软、弹性和韧性均较差，不易操作，产生针感弱，且针感不易保留，但针刺痛感极轻或基本无痛，多用于惧针者及敏感患者。特细针，直径 0.28～0.23mm 的毫针属特细针，针体软而弹性和韧性差，由于针体太细，不容易进针和行针补泻等，多用于管针进针法。此类针具国外应用较多，其优点是进针微痛或无痛，适用于惧痛者及小儿，但其针刺感应极弱，留针时基本无针感，故针刺效应差。

3. 制针材料

随着科学技术的发展，毫针多以不锈钢制成。铜针、铁针、钢针与银针比较，这类材料价格低廉，易于制作，故历代民间皆有应用，但其质硬而脆、易折、易锈，不易保存，故已极少见到。金针与银针在中国已有 2000 多年的应用历史，以金针制造针具，不易锈蚀，容易保存，并且针体光滑，针尖圆中带尖，不锐不钝，是良好的制针材料。但金针制成的毫针，体软而弹性差，在快速刺针和大幅度提插时，容易弯针，并且金针毫针的针体稍粗，虽然在刺入后针感较好，可适合于各种实证及慢性痼疾，但在针尖透皮时，难免刺痛较重，且金针价格昂贵，故现在临床应用已不多见。不锈钢针，不锈钢针是目前应用最广泛的毫针。按照中华人民共和国国家标准规定，应以 GB1220—75《不锈耐酸钢技术条件》中指定的 $Cr_{18}Ni_9$ 或 $OCr_{18}Ni_9$ 合金制成者最优，这种不锈钢毫针具有较高的强度和韧性，弹性好，不生锈，针体挺直滑利，不易折针，耐腐蚀，耐高温。这种材料可以制成各种不同粗细的毫针，操作方便，适于各种进针法和行针法的操作，故被临床广泛应用。

4. 毫针质量

历代针灸专家都十分重视毫针的质量，因毫针的质量差常会导致针刺疼痛、出血，以及影响捻转、提插等行针手法操作，甚至会影响治疗效果。故从事针灸工作，必须掌握优质毫针的选择方法。优质的毫针针尖要端正不偏，锐利适度，圆滑无棱，呈松针形。既不能太钝，又不能太锋，若针尖偏斜，易导致进针后针体偏斜不正；若针尖太钝，不易穿透皮肤，则在透皮时，易于弯针；若针尖太锋，则刺到肌腱或碰到骨骼等硬物时，易使针尖钩曲或秃断，引起针刺疼痛；锋锐的针尖还易刺破血管，导致皮下出血、针孔出血等不良后果。医生在刺前必须仔细检查针尖，观察针尖是否端正，是否有钩曲或秃断，针锋是否过锐等，剔除劣质的针具。优质的毫针针身坚韧挺直而富有弹性，整体匀称、圆正、光滑无斑痕锈蚀。若针体不圆正、不匀称或有斑痕锈蚀等，在行针、提插、捻转时，对组织增加摩擦力，易引起疼痛，或者磨破血管壁导致出血，或者缠绕组织纤维引起滞针，或者疼痛引起突发肌肉收缩，导致弯针或断针。医生在针刺前应仔细观察或用指肚抵抹针体感觉是否有利于手感或不平滑感，以剔除劣质针具。针柄缠绕金属丝应牢固不松脱，便于捏紧施术。若针柄松滑不牢固，在提插、捻转等行针时，针体不能随针柄而动，影响操作效果。故在针刺操作前，应一手持针柄，另一手捏针体，双手反向用力拉或捻转，以检查针柄是否松动。此外还应根据操作手法的需要，选择不同粗细的圆柄针或盘龙柄针等。

毫针既是古九针之一，也是新九针系列针具中的重要成员。需要说明的是，古九针中第八针为"长针"，多用来针刺臀部等肌肉丰厚处的穴位。其与新九针中长度为 6 寸的毫针相似，因而新九针将古九针中的"长针"归类为毫针体系中，针法也基本与毫针相同,在此不再单列介绍。

(二)皮肤针

皮肤针是针灸治疗体系中一种丛针浅刺法。针头呈小锤形并附有莲蓬状的针盘,其上散嵌着不锈钢针。人们依针支数目,冠之以梅花针(五支针)、七星针(七支针)、罗汉针(十八支针),因其治病机制相同,在新九针中均将此类针法,称为梅花针针法一类。其针柄具有弹性,一般长为15～19cm。皮肤针疗法由《内经》之"半刺"、"浮刺"、"毛刺"、"扬刺"等针法演进而来。《素问·皮部论》曰:"是故百病之始生也,必先于皮毛。"采用皮肤针叩打体表阳性区和经络循行分布的体针穴位,通过皮部→孙脉→络脉→经脉,起到调脏腑虚实、通经活络、平衡阴阳之作用。皮肤针叩击常辅之以拔罐治疗,其祛邪逐疲、清热解毒、行气活血、消肿止痛之效果更好。皮肤针可用于治疗内科、外科、皮肤科、儿科、五官科疾病。现以新九针中的梅花针为代表,详细论述。

新制的梅花针由针体、针座、针柄组成。针体是由5枚不锈钢短针组成,嵌于针座内,针体又分为针身与针尖两部分,针尖由传统之尖锐针尖改制为尖而不锐的钝尖,避免叩刺时带来的刺痛。针座由尼龙或金属制成,针柄由具有良好弹性尼龙材料制成,各部分均由丝口衔接,拆装方便,全针总长约28cm。用多支短针集成簇对穴区或特定部位进行浅刺以达到防治病症的一种疗法,可应用于内外妇儿五官等科,尤其对气滞血瘀型的疾病以及风、火、热毒邪所致的麻木痿瘁之症状疗效更佳。如头痛、头晕、失眠、脑部疾患及后遗症、各类鼻炎、急慢性支气管炎、哮喘、急慢性胃肠病变、伴有麻痹的各类神经炎、痛经、小儿疾患、脱发、近视等。

梅花针就其针法而言,应是由5枚短针集束而成。在古代九针上虽然没有针具的文字记载,而其特有的刺法却早有论述。《灵枢·官针》中就有"扬刺者,正内一,傍内四,而浮之,以治寒气之博大者也";"毛刺者,刺浮痹皮肤也";"半刺者,浅内而疾发针,无针伤肉,如拔毛状以取皮气……"。此处所言之毛刺、扬刺、半刺也就是梅花针的理论依据。

明代医家陈实功所撰的《外科正宗》有"箸针"一说,实际是将数枚针束于竹筷上进行刺血的针具,由此推证,现在的梅花针应是脱胎于箸针。使用梅花针时,首先将施治部位常规消毒,应正确持针,采用基本的"弹刺手法",均匀有节奏地运用腕部力量,一虚一实地灵活叩刺,并要注意几个方面的要求:叩刺时针尖着落要平、稳、准。就是指针尖与皮肤呈垂直接触,针尖务必全部着落于皮肤,保证一个"平"字。针柄不可摇摆,落针要稳定,提针要敏捷,保证一个"稳"字。叩刺预定部位,不可随意弹刺,保证一个"准"字。叩刺的力量应源自腕部,频率要适中,不要过快过慢。避免出现慢刺、压刺、斜刺或拖刺。叩刺强度要结合病情、体质、年龄等因素,灵活运用。

梅花针针法通常有四种。

其一,循经叩刺:就是沿经络循行路线叩刺,可根据不同病情选取一条或数条经络进行叩刺,也可选取一条或数条经络中的一段或几段进行叩刺。

其二,腧穴叩刺:就是根据不同辨证,选取相应腧穴进行叩刺。

其三,局部叩刺:就是在局部病灶或病灶周围进行叩刺。

其四,微针叩刺:就是结合手、足、头、面、鼻、耳、眼、腹、背等微针理论,选定治疗区进行叩刺。

(三)三棱针

三棱针法是用三棱针刺破血络或腧穴,放出适量血液,或挤出少量液体,或挑断皮下纤维组织,以治疗疾病的方法。其中放出适量血液以治疗疾病的方法属刺络法或刺血法,又称放血疗法。

三棱针由古代九针中的锋针发展而来。锋针,在古代主要是用于泻血排脓,或治疗难治性病症的工具。《灵枢·九针论》中记载锋针"可以泻热出血"。《灵枢·九针十二原》曰:"锋针者,刃三隅以发痼疾"。古人对刺血法非常重视。《素问·血气形志》载:"凡治病必先去其血。"《灵枢·九针十二原》亦云:"宛陈则除之。"《灵枢·官针》更有"络刺"、"赞刺"、"豹文刺"等刺络法。

三棱针的操作方法一般分为点刺法、刺络法、散刺法和挑刺法四种。针具和针刺部位消毒后,可按疾病的需要,选用不同的刺法。点刺法是用三棱针点刺腧穴以治疗疾病的方法;刺络法是用三棱针点刺血络出血以治疗疾病的方法;散刺法是在病变局部及其周围进行连续点刺以治疗疾病的方法;挑刺法,也称针挑法,是以三棱针挑断穴位皮下纤维组织以治疗疾病的方法。

三棱针刺络放血具有通经活络、开窍泻热、消肿止痛等作用,适应范围较为广泛,凡各种实证、热证、瘀血、疼痛等均可应用。目前较常用于某些急症和慢性病,如昏厥、高热、中风闭证、急性咽喉肿痛、中暑、顽癣、扭挫伤、头痛、肩周炎、丹毒、指(趾)麻木等。

(四)小针刀

小针刀是由金属材料做成的形状上似针又似刀的一种针灸用具,是在古代九针中的镵针、锋针等基础上,结合现代医学外科用手术刀而发展形成的,是与软组织松解手术有机结合的产物,已有十多年的历史,近几年有进一步发展的趋势,并为世人所重视。小针刀疗法操作的特点是在治疗部位刺入深部到病变处进行轻松的切割、剥离等不同形式的刺激,以达到止痛的目的。

小针刀多为自行制作,其形状和长短略有不同,一般为10～15cm左右,直径为0.4～1.2mm不等。分手持柄、针身、针刀三部分。针宽度一般与针体直径相等,刀刃锋利。也有的是用外科小号刀片改制,有的是牙科探针改制而成。小针刀在应用前必须高压灭菌或经酒精浸泡消毒。

常用的剥离方式有三种,其一,顺肌纤维或肌腱分布方向做铲剥,即针刀尖端紧贴着欲剥的组织做进退推进动作(不是上下提插),使横向粘连的组织纤维断离、松解。其二,做横向或扇形的针刀尖端的摆动动作,使纵向粘连的组织纤维断离、松解。其三,做斜向或不定向的针刀尖端划摆动作,使粘连组织纤维松解。剥离动作视病情有无粘连而采用,注意各种剥离动作,切不可幅度过大,以免划伤重要组织如血管、神经等。

在较深部位施小针刀松解术,术后可沿肌肉走行方向做推、按手法10～20次,以缓解因手术而引起的局部组织痉挛紧张状态和疏散创面的出血。有的可在进针部位消毒后涂擦药水(活血化瘀止痛类)或贴膏药,或在进针部位拔罐,停留5分钟,拔出一些黑血或少量黄色黏液。每次每穴切割剥离2～5次即可出针,一般治疗1～5次即可治愈,两次相隔时间可视情况为5～7天不等。

其适应证主要是软组织损伤性病变和骨关节病变。临床常用于颈椎病、网球肘、腱鞘炎、腰椎间盘突出、血管神经性头痛、胃脘痛、呃逆、肩凝症、慢性腰肌劳损、痤疮、肛裂等。

随着科技的发展,现代医疗器械中有一种与小针刀十分相似的刃针也在临床广泛使用,它是由我国学者田纪钧在2001年发明的,其针体要比小针刀更细,所以为患者带来的恐惧较小,临床操作类似于针刀和银针之间,但其作用强度和韧性略逊于针刀。

(五)小宽针

小宽针是在我国古代针具中的锋针、长针、大针等形状、大小的基础上,改革创新出6种型号不同的剑形钢针。小宽针法是在古代医学刺络疗法的基础上发展而来的,在临床上主要用于治疗一些常见病、多发病、慢性病和某些疑难病,具有较好的疗效。此种疗法不同于毫针疗法,小宽针治疗取穴较少,一般选穴2～3个。小宽针一般不需要连续治疗,根据病情不同、体质强弱、病程长短,只需7～15天治疗1次,3次为1疗程,通过刺腧穴激发体内的抗病能力,主要依靠体内的正气在与病邪的相搏中逐渐旺盛,最终祛除病邪达到调营卫、行气血、平衡阴阳的目的。小宽针法具有见效快、疗效高、经济安全,简便易行的特点,是一种既继承中医学遗产又有创新的医疗方法。

1. 针具

小宽针是长、宽、厚各异的一组6种型号的剑形钢针。其材料以镍铬不锈钢为最佳,制作时要求针体笔直、光滑平整,针尖锋利,厚度、宽度均匀,无锈痕、无卷刃,尤其要注意针体的4个平面厚度必须均匀,不可偏斜。

2. 小宽针的应用

小宽针有 6 种不同型号,目的在于术者按部位选择应用,用之得当,有益无损,用之失宜,则影响疗效,选择针号,必须根据患者体形胖瘦、年龄大小、病变部位的深浅、肌肉的厚度及病情的不同灵活运用。

1 号针:长 13cm,宽 0.4cm,厚 0.2cm。主要用于体形肥胖者,以及针刺肌肉丰厚部位的穴位,如环跳穴。

2 号针:长 12cm,宽 0.4cm,厚 0.2cm。主要用于中等胖瘦者。

3 号针:长 11cm,宽 0.35cm,厚 0.18cm。应用范围较广,常用于一般体型病人的头面、腰背部穴位,以及稍瘦病人的环跳穴。

4 号针:长 10cm,宽 0.3cm,厚 0.16cm。常用于消瘦型成人的腰背部穴位,以及小儿的环跳穴。

5 号针:长 9cm,宽 0.25cm,厚 0.14cm。应用范围较广,常用于成人的四肢末端穴位和小儿委中、腰背部等穴位。

6 号针:长 8cm,宽 0.2cm,厚 0.12cm。主要用于小儿头面部及四肢末端的一些穴位。

3. 操作方法

(1)速刺法:速刺就是在选准的穴位上,用腕力将小宽针预先定好的尺度直接垂直刺入,不捻转,不留针,猛刺速拔的一种方法。例如,针刺天宗等腰背部腧穴及肢体上的穴位时均采用此法。主要用于针刺躯干、腰背四肢穴位,一般进针深度约 3~5cm。

(2)点刺法:就是在选取的穴位上,医者手持小宽针垂直将针尖点刺进穴位,不留针,轻点后迅速出针的一种方法。点刺法主要适用于肌肉组织浅薄的头部及四肢末端上的穴位,一般进针 0.5cm 左右。对巅顶部的前顶、百会、四神聪、后顶穴以及四肢末端上的四缝、八邪、十宣等穴位均可采用这种方法。

(3)划割法:主要适于治疗局限性突起物等疾病。操作方法是选准穴位,左手拇指压穴位中心处,右手持针迅速将针刺入选定的部位,达一定深度后再来回划割一下,划动深度平均 1cm 左右,以达到划破局部病灶的目的,动作要轻巧灵活。注意划割度不宜过大,过大则容易引起局部血肿加剧疼痛,也不可过小,过小则不易划破局部病灶,达不到治疗目的。

(4)两步进针法:两步进针法主要适用于肌肉组织较丰厚、进针较深的穴位,一般超过 6cm 以上。这种方法分为两步,第一步是采用速刺法迅速将针刺入预定穴位 3cm 左右;第二步是右手速刺进针至 3cm 左右时,进针暂停,不要晃动,按压穴位的左手拇指抬起,变为左手拇指和食指捏住穴位两侧的皮肤,做一捏一松、一收一放的动作,使局部组织充分舒张,神经、肌肉高度松弛,只有这样才能减少阻力,减少进针时的疼痛。在左手做收、放、捏、拿动作的同时,右手持针稳准缓慢垂直进针,直到预定深度后,迅速出针。如进针时遇有较大阻力,则左手收、放、捏、拿动作加大活动幅度,右手再缓慢进针,双手协调共同完成这一动作。以上几种方法,在治疗中有时是交替使用的,如治疗坐骨神经痛,先用速刺法针刺腰部腧穴,再用两步进针法针刺环跳、委中穴,治颈椎病时先用两步进针法针刺颈灵,再用速刺法针刺大杼、天宗穴。在治疗同一疾病中,有时可采用 2 种或 3 种方法,选择和使用手法要根据病人体质、疾病的性质、所刺穴位而定。

4. 临床应用

临床常用于治疗头痛、偏头痛、面瘫、半身不遂、坐骨神经痛、颈椎病、肩凝症、腰椎骨质增生、急性扭伤、腱鞘囊肿等。

(六)水针

凡用药水注入穴位,以防治疾病的疗法,统称为水针疗法,但一般书籍文献记载均认为水针即穴位注射,穴位注射即水针,两者没有区别。水针疗法是一广义名称,对不同疾病可采用不同的方法,按其所选用药物种类、剂量的多少,取穴的不同等,又可分为"小剂量药物穴位注射"(简称穴位注射)、"狭义的水针"(简称水针)和"穴位封闭"3 类。

1. 穴位注射

该疗法大约产生于 20 世纪 50 年代,适用于内、外科各种杂病或顽固难愈之症,所选用的药物和穴位一般针对病症而有特异性,如顽固性咳嗽可用链霉素穴位注射肺俞、天突;菌痢可用氯霉素穴位注射天枢、上巨虚;乙脑后遗症选用大脑组织液或乙酰谷酰胺穴位注射哑门、三阴交等。所用剂量一般可减少为肌内注射量的1/5~1/2,其药水容量(可稀释)为每穴0.5~2ml,如上述的硫酸链霉素成人用量每天为0.5g(2~3次为1个疗程),氯霉素为0.125g(一般1次而愈),这样既可节省药物,减少药物的副作用,又能大大地提高疗效。如笔者治疗顽固性咳嗽,所有患者均为使用各种中西药物,包括肌内注射和静脉点滴抗生素无效,而改用小剂量穴位注射链霉素后却能立即显效(大多在3~5次痊愈),充分体现了这种穴位注射的优越性,也说明了穴位的主治作用有特异性。

2. 狭义的水针

该疗法产生于20世纪60年代后期,即始见于推广"新针疗法"的同期,它是在小剂量药物穴位注射基础上发展起来的,由部队先倡用的新疗法。其采用的药物为10%的葡萄糖,可加维生素B_1、维生素B_{12},剂量可达每穴5~20ml,也就是说,其容量为小剂量药物穴位注射的10倍,相对为大剂量。大剂量的药液注入穴位后,可延长对穴位刺激的时间和强度,另外又有药物的营养作用以改善局部组织的新陈代谢,使瘀积在局部组织的细胞代谢产物如尿酸、尿酐、肌酸、肌酐、CO_2等废物排出,以祛除对神经末梢的疼痛刺激,达到消瘀止痛的目的,一般适用于风湿痹痛,肌肉劳损或神经痛之类,所选穴位为局部取穴或天应穴,随着水针的不断应用,继之后又出现了一些用中药制剂的注射液如丹参、当归、野木瓜、板蓝根等,剂量一般每穴1~2ml(也可达到4ml),取穴根据病症可以是相应穴或阿是穴。

3. 穴位封闭

借鉴于现代医家的封闭疗法,当病症处于剧痛阶段,可临时采用"穴位封闭"与上述的水针交替使用,可选地塞米松2~5mg加1%利多卡因5ml注入于1~2个阿是穴内。临床发现,这样的效果有时会比单纯水针或单纯封闭好,可能因水针的葡萄糖、维生素有营养肌肉细胞和神经的作用,促进局部组织新陈代谢,临时注射的激素、麻醉药有消炎镇痛作用,两者互用,相得益彰,临床上遇见发作剧烈的坐骨神经痛,夜间剧痛的肩周炎,采用此法,疗效好。

(七)火针

新制的火针目前推出五种规格,即细火针,直径约0.35mm,中火针直径约0.75mm,粗火针直径约1.2mm,平头火针直径约1.2mm,三头火针,均采用钨锰合金材料制成,具有耐高温、不退火、不变形、硬度高等特点。三头火针为三针缠制一体,单针直径0.75mm,针长约9cm,针尖呈松针形。几种不同规格火针可随病症选择使用。

1. 针具

火针是用形如毫针、材料特殊、规格各异的针具在酒精灯上加热至红亮后刺激穴位或病变部位以达到防治疾病目的的一种疗法。火针在古九针中称为"大针"。其针法在《内经》中称为"燔针法"、"焠刺法",在《伤寒论》中称为"烧针法",在《针灸资生经》称为"白针法",民间又称其为"煨针法"。火针针法历史悠久,早期主要用于痹症,唐宋以后逐渐向外科发展,清代医家吴仪洛又将火针应用于眼科病的治疗。据考证,"火针"一名始称于明朝。通过长期的临床实践,各医家已证实火针针法具有温经祛寒、活血化瘀、软坚散结、清热解毒、升阳举陷、扶正祛邪等多方面的作用。

2. 治疗原理与手法

火针疗法的治疗原理为三个方面,即局部刺激、经络传导、整体调节。

火针操作手法通常为深而速刺法、浅而点刺法、慢而烙熨法三种,不论哪种手法,刺毕一针,即以无菌棉球用力按压,可起消痛之功。对沉病痼疾者也可留针,待热散针凉时出针,施术5日内,切忌洗澡或浸泡针孔,以防感染。

3. 各种手法的适应证

火针各种手法的适应证各不相同。

(1)深而速刺法:该手法主要以细火针、中火针为主应用。适用于风湿、类风湿等,应用深而速刺法,也要结合患者体质虚实、体形胖瘦等情况灵活掌握,不可在内脏、五官及大血管、神经附近盲目深刺,以免造成意外。原则上是宁浅勿深,宁细勿粗,宁四肢勿面背,所选施针部位及穴位,一定要精而验。

(2)浅而点刺法:该手法主要是以使用粗火针、平头火针、三头火针为主,应用于各种色素痣、小寻常疣等。浅而点刺法非常安全,临床中应用非常广泛,对精神紧张,或体弱年少之患者,尤为适宜。

(3)慢而烙熨法:该手法主要用于平头火针、三头火针结合火铍针、火锃针来完成,多适用于较大的色素痣和各类疣赘,以及老年斑、雀斑等,施用本法后,一定要注意保护好创面,谨防感染。

(八)新制镵针

新制镵针,保留了部分古针的特点,分针体、针柄两部分,针体用金属制作,针柄为木质、金属或其他材料。针体长4cm,其末端延伸为0.5cm长的箭头状锋利针头;针柄长10cm,部分针体嵌于针柄内,针体可行高温消毒,其刃亦能随时修磨而保持锐利。

用镵针刺激穴位或划割人体某些部位,起到治疗疾病作用的针刺方法,即为镵针疗法。镵针为古九针之一,久已失传。根据《灵枢》的有关记载:古镵针的长度为一寸六分,头大末锐,形如箭头,主要用于泄阳热,古代称此针为箭头针,在浙江民间又称之为漆针。镵针主要应用在病灶或阳性反应点处,在选好之部位,用其锋利之刃进行划割,以微出血为度。如治疗胃肠疾患、面神经麻痹时,可在口腔内颊黏膜上,对横行索条状白斑或紫斑行垂直划割,并以不超过1cm距离为度。所划针数可据条形斑之长短来决定。镵针疗法,多适于外感风邪、中风口㖞、胃肠疾患及皮肤病中之湿疹、脓癞疮、黄褐斑等。

(九)磁圆梅针

磁圆梅针分针柄和针头两部分,针柄分两节,两节间由螺旋丝口衔接,前节较细,长12cm,后节较粗,长10cm。以金属材料精制而成,针头为棱形锤,锤头两端内嵌有永磁片,强度约3500～4500GS(高斯);针尖一端状如圆粒,如绿豆大,名曰圆头,另一端形如梅花针头形,名曰梅花头,针头与针柄由子母螺丝口衔接而成,全针合称"磁圆梅针"。

用特制的具有强磁性的圆梅针叩刺经络腧穴以达到治病健身的一种针刺疗法,称为磁圆梅针针法。此针为新九针中无创痛针具之一,它是在古九针中的圆针的基础上,又参考近代磁疗原理创制而成。磁圆梅针补泻手法是能过迎随补泻和叩击强度变经等综合作用来实现。通俗地讲,循经轻扣为补,逆经重扣为泻,沿经来回中度叩击为平补平泻。叩击手法是磁圆梅针最基本最常用的刺激方式,有时根据病情需要,也采用按压、推摩等手法。在使用磁圆梅针时,除应注意掌握叩击强度外,还应对施针的频率、密度、时间、部位和方向有所认识,总之,磁圆梅针针法是一种即安全有效、又有广泛用途的疗法。可治疗内科病症,如糖尿病、肥胖病、支气管炎等;外科病症,如静脉曲张、肩周炎等;皮肤病症,如神经性皮炎、带状疱疹等;妇儿五官科病症:痛经、遗尿症等。

(十)新制鍉针

新制鍉针,针身总长约12cm,分针柄、针体两部分,针柄长9cm,多用木制或金属材料;针体长3cm,以铝金为材料。部分针体嵌入针柄固定而成一体,针体末端延伸为粟粒状或绿豆状大小、规格有别的针头,根据临床情况选择使用。

用鍉针在体表穴位进行点压、揉按、刮磨或烧灼后烙刺病变部位而达到治疗作用的一种针法,称为鍉针针法。此针系古九针之一,后世医家对该针之应用甚为稀少,改制后的鍉针应用非常广泛,亦被大量医家掌握。通常操作时,在选定的穴位或阳性反应点挤压、点揉,以患者出现针感为宜。也可循经刮摩,至皮肤潮红或出现疹点为度。一般每穴施治1～3分钟。提针另一用法,是将鍉针针头置于酒精灯上烧灼,呈白热状时,直接用于烙刺病变部位,又称火针疗法,该治法对小血管瘤、病赘、浅表色素痣、老年斑、久不愈合的溃疡面、瘘管、肛裂有特效。鍉针刺法,多用于小儿患者,通过按压、点揉、刮摩等手法，治疗疳积、吐泻、消化不良。也可用于寻找痛点、阳性反应点、阿是穴或刺穴前做压痕标记。总之，锟针针法是九针疗法中常用的一种针刺不入皮的方法，亦属无创痛针法之一，对于体弱者、小儿尤为适宜。

（十一）锋勾针

锋勾针采用不锈钢材料制成，长约4寸，针体中间为柄，较粗，两端渐细，针头勾回。钩尖锋利，三面有刃，两端钩尖，大小略异，此为一种双头型锋勾针。也可制成一端为钩尖，另一端为针柄的单头型锋勾针。两者用法、功能相同。

锋勾针点刺或勾割、松懈穴位或特定部位，以达到治疗病症的针法，称为锋勾针针法。该针是由古九针之锋针与民间常用的勾针结合而成的一种速效、实用的新型针具，是新九针中重要的针具之一。锋勾针，既有刺脉络、放瘀血的锋利作用（如同三棱针），又可上下提动针身，割挑皮下的一些脂肪及肌纤维，松懈局部之壅滞，起到割治、挑治之功用。因新制的锋勾针针头长度仅为3mm，且刃锋利，使用时可大大减少组织损伤范围，从而减轻了疼痛反应。一般情况下，先选好欲刺穴位，常规消毒，然后将针具从75％酒精溶液或其他消毒液中取出即可施刺。该针法对某些慢性疾患致局部功能障碍或顽固性疼痛久而不愈者，有显著疗效。临床上，多适用于肩关节周围炎、神经性头痛、腰背肌劳损、腱鞘炎以及一些急性感染性疾病，如急性结膜炎、急性扁桃体炎等。总之，锋勾针针法是新九针疗法中最主要的外治疗法，要求技术熟练程序较高，初学者应反复练习，从容操作。

（十二）新制铍针

铍针分针体、针柄两部分。针体用铝制成，针柄为木质或金属材料。针体长4cm，其末端延伸为长1.5cm，宽0.2～0.5cm的宝剑状针尖，其尖端两侧有刃，非常锋利，所用材料耐高温，不退火，不易折。

以铍针刺激穴位或特定区域及将铍针烧至灼热，烙割病变组织达到治疗目的的一种疗法，称为铍针针法。铍针亦是古代九针之一，又称剑针，迄至今世，铍针针法早已绝迹。改制后的新型铍针，试用于临床，对多种疾病确有独特的疗效，尤其是将铍针烧至灼热而使用的烙割刺法，对皮肤赘生物、肛门息肉，较大的疣赘均可一次治愈。因铍针烧灼后使用，针温很高，烙时既不出血，也不会发生感染，简单易行，非常适合在艰苦偏远的地区使用，其针尖锋刃也可随时修磨，以保持其锐利。铍针手法有三种，即深刺法、浅刺法、烙割刺法。较常用的方法为烙割刺法，对外痔、尖锐湿疣、暴露明显的息肉等有特殊疗效。深刺法主要用于骨质增生、肩周炎等，常深刺至骨膜附近，技术要求较高，多配合局部麻醉。浅刺法多用于破脓清瘀，对痈疮适用。

（十三）新制圆利针

新制圆利针较古九针中圆针有较大改进，古圆利针为"末端尖锐，中部略膨大，针身反细小"。而新制圆利针较古圆利针粗，也比古圆利针较长，针尖呈松针形，全长约3～6寸不等。该针治疗某些病症确有独到之处，具有其他针具不能替代的治疗作用。新制圆利针多用银丝或不锈钢丝制成，直径相当于22#～26#不同规格，其针柄由金属缠绕而成。外观略同平柄毫针。

用圆利针深刺入人体穴位或特殊部位，产生强烈针感而达到治疗目的的一种针法，称为圆利针针法。使用新制圆利针，多讲究进针角度、深度、速度。通常达到针感要求，应迅速出针，不留针，手法多用滞针手法，也即飞法。施针部位多取腰夹脊、秩边、环跳等处，重要脏器附件不宜使用。圆利针对某些重症、顽症、急症尤为适用，比如癫病、痛症等。

（十四）针灸治疗仪

由于现代科学技术的不断兴起，使针刺器具有了很大的变革。目前临床中最为常用的有电针、电热针、微波针等。这些电针仪器作用于人体后，将电脉冲替代捻转刺激，从而达到治病、镇痛等作用。试对当前针灸治疗仪器的研制概况作一简要的介绍。

1. 电针仪

电针仪是应用电针疗法的仪器,电针疗法是指包括针刺及电效应两种治疗作用的治疗方法。一般是在针刺穴位得到感应后,针上通以不同波形的电流,利用电刺激代替手法的机械刺激,加强或维持得气,同时又有电流本身的电效应,通过经络穴位的作用而达到治疗疾病的目的。

目前的电针仪,从输出波的电特性分析,可以归纳概括为五类:

第一类,固定波形电针仪。这类电针仪波形是固定不变的,输出的脉冲是有规律的。这类电针仪体积小,造价低,但人体接受这类电针仪治疗时,会出现电适应现象,即通过几分钟后,电刺激强度会逐渐变小,必须再行调整。

第二类,可变波频电针仪。这类电针仪的输出是调制脉冲,它的波幅或频率可发生有规律的变化。调制式电针仪改善了电适应现象,治疗范围较广泛,疗效也较可靠,是当前针灸临床上应用比较普遍的电针仪。

第三类,不规律波式电针仪。这类电针仪是应用音乐的声电波或产生噪音作为电针仪的刺激波,电针仪的输出频率随时发生无规律的变化,因此人体接受治疗时不会产生电适应现象。声电波电针仪能起到平衡阴阳,稳定整体的治疗作用。声电波穴位刺激对神经系统疾病、精神分裂症均有疗效,女性腹式绝育术用声电针麻,疗效好。

第四类,静电针灸仪。这是一种在理论上没有电流通过,而仅有电场存在的针灸治疗仪。使用方法是针刺常规得气后,将静电针灸仪上的导线一端夹在主穴的毫针针柄上,打开电源开关,静电输出为500V,一般治疗15～25分钟,10次为1疗程。静电针灸治疗时,病人无明显感觉。静电针灸有镇痛效果,对神经系统有镇静和调整作用。

第五类,多功能综合电针灸仪。当前针灸仪的研制,有向多功能、体积小、低消耗方向发展的趋势。现已有不同型号的多功能综合电针灸仪问世,有的可输出多种波形,有的兼有诊断、治疗两种功能,有的兼有电针、电热灸、电热火针、磁梅花针等多功能。但这类电针仪还不太成熟和普及,有待进一步完善。

电针仪能保持长时间的持续刺激,而且能客观地控制刺激量,同时,电针刺激还可能对机体产生某些特殊的治疗作用和生化影响。如电针治疗后的白血球噬菌数可较电针前增加1～2倍,电针还可增强网状内皮系统机能,增加多种免疫抗体的含量,提高垂体-肾上腺皮质系统功能,增强机体的抗病防卫能力。近年来又根据病情需要,研制出一些用途较为特殊的电针仪,如"电针抽搐治疗机",是在针刺的基础上,加入脉冲电压,经过3～5秒,精神病人即可产生抽搐,从而达到治疗目的。临床观察表明,电针抽搐与电休克有相近似的治疗效果,但使用安全,副作用小。此外,还有一种在欧美较为流行的福尔电针疗法(简称EAV),特点是免除针刺穴位这一环节,直接用电极输入低频电流刺激经络穴位。电针用于胆囊炎、肺炎、肠炎、痢疾、中耳炎、结肠炎、腮腺炎、脑炎、阑尾炎、疖肿、外伤及术后感染等多种炎症,有效率达90%以上。它还有较好的镇痛效果,广泛应用于各种痛症,如风湿性关节炎、腱鞘炎、腰腿痛、肌纤维质炎、软组织外伤及各种神经痛等。电针麻醉应用于各种手术,取得较好的麻醉效果。

2. 针刺手法仪

针刺手法仪是代替人手作针刺手法的仪器。一般的针刺手法仪能模拟捻转、提插结合捻转两种手法。手法操作频率60～500次/min,提插幅度1～10mm,针刺手法操作在此范围内任意可调。针刺手法仪的结构形式有两种,一种是电子控制式,一种是机械控制式,二者在性能上大致相同。应用针刺手法仪的优点,是能在长时间内不间断地作手法操作,节省人力,又能保持手法的一致性,其速度超越人手能及的范围。但缺点是操作较繁琐,有一定的噪声。针刺手法仪能保持手法的持续和稳定,便于开展手法的研究和应用于针麻手术。

3. 光针仪

用光照射穴位代替针灸以达到治疗目的的仪器称为光针仪。激光针有省时、无痛、无菌、无肌肉跳动、简便安全、强度可调、应用范围广、无副作用等优点。目前世界上正式投产的激光光针仪有我国生产的 He-Ne 激光纤维光针仪,德国 MBB 公司的 AkuplasHLM 石英纤维激光针灸治疗仪,日本的 He-Ne 激光光针仪和 YAG 激光光仪。国内所用光针仪多为 He-Ne 激光器,输出功率 0.7~25mW 之间,多为 3~8mW,光斑直径 1~4mm,激光输出端与穴位之间距离为 5~100cm,多数为 30~50cm,每穴照射 3~10 分钟不等,各穴轮照总共时间在 20 分钟左右。通常每天照射一次,10 次为 1 疗程,休息 3~5 天,酌情再行第二疗程。此外,尚有氩激光治疗器、二氧化碳激光治疗器、氪离子激光器、氦-钙激光器作为探索性的光针器试用于临床。

(1)小功率 He-Ne 激光刺激作用规律有以下三种:

其一,有累积效应,即多次小能量照射之和与次大能量照射时所引起的生物效应一样。

其二,激光能量小时起刺激作用,能量大时起抑制作用。

其三,He-Ne 激光刺激作用存在抛物线征,即随刺激次数增加时,反应强度有一值,超过峰值再增加刺激次数时,作用强度反而下降。He-Ne 激光穴位照射对机体的作用与机体的功能状态有关。通过光对内脏器官、脑血流图、肢体血流图的影响观察,证实光针对机体起到双向调节作用。

(2)光针麻醉产生的镇痛作用

其一,具有全身镇痛和镇痛后效应。

其二,在光针镇痛中起一定作用,但不是主要作用。

其三,光针镇痛具有个体差异性。

其四,光针镇痛应与针刺相似,但光针镇痛时不产生"针感"。

(3)光针麻醉的机制推测

其一,光针使感受器细胞膜上的生物大分子受激,引起生物电变化,当电变化达阈值时,改变了痛信息的质和量,而产生麻醉效应。

其二,电磁场作用于生物体时,可影响生物电和酶的活性,从而产生镇痛效应。

其三,He-Ne 激光穴位照射后,激活了人体的内啡肽,并与吗啡受体结合而达镇痛效果。

光针照射穴位时,能产生针灸效应,起到疏通经脉、调整脏腑气血,活血散瘀、行气消肿等作用,从而恢复脏腑经络体系生理的相对平衡,以达到镇痛和治疗作用。激光针灸现已广泛地应用于临床各科,包括治疗内科、外科、妇科、儿科、五官科、皮肤科、神经科等多种疾病,获得一定疗效。对某些炎症,如慢性前列腺炎、阑尾炎、甲沟炎、急性扁桃体炎、化脓性感染等也收到良好的抗炎效果。

4. 热针仪

古代医学经典著作《内经》中,将"焠刺"列为九刺法之一,《针灸大成》对"煖针"、"火针"、"温针"分别做了比较详尽的叙述,《伤寒论》中有八条经文直接阐述了"温针"、"烧针"的用法及注意事项,说明古代医家已采用针具加温的方法来提高临床疗效。近代由于电子学应用于针灸学科,新型的电子热针仪相继出现,使针灸学在理论和临床运用方面,有了新的突破。

目前试用于临床的热针仪基本上可分为三大类。

(1)传导式温针器:这类温针器的基本原理是将电热丝套在针柄上,通过电热丝对针柄的加热,起到"温针"的作用。这种方法较"温针灸"虽简便,能免除燃艾烟熏的缺点,但针柄很难负担电热丝和电线的重量,加之毫针针身细,阻抗大而散热快,针柄上加热的温度是否能传入体内产生热效应,尚且值得商榷。

(2)枪击式火针:基本构造由火针工具和火针加热器两部分构成。应用时由火针加热器内的电阻丝加热针体,当火针温度达 700~800℃时,对准穴位,枪击式快速刺入与退出。火针对淋巴腺结核、肛癣、疣及某些皮肤病有效。但本方法对机体有一定损伤,临床应严格选择适应证。

(3)内热式热针仪:能使针直接在经络穴位上产生热效应,达到温经活络、疏通气血的治疗效果,这种仪器操作方便,使用安全,疗效可靠,是热针仪器中较有发展前途的一种仪器。内热式热针仪的主要特点是使刺入人体的针发热,有效地控制针体的温度,保持恒温。热针仪可以治疗各类关节炎、坐骨神经痛、腰背痛、肱骨外上髁炎、腱鞘炎、肩周炎、扭挫外伤、肿瘤、各科虚寒型病证的针灸临床治疗。通过热针针感观察得出,经络存在热感传特性。

热针治疗的作用机制是热针可使体内组织发热,局部温度增高,血管扩张,血流速度增快,从而刺激物质的排泄。热针对机体内部组织的热刺激,对体液免疫和细胞免疫均有一定影响。从而能提高自身免疫力,加速病伤组织的恢复。由于热针对机体内部组织产生热效应,能促使蛋白质变性分解,因此可用于某些肿瘤的治疗。热针的热效应可缓解关节韧带和肌肉的紧张,有利于挛缩的解除,因而能够止痛和促进生理功能的恢复。

5. 冷针灸器

冷针灸器是利用冷的因子作用于针体或穴位皮肤治疗疾病的仪器。冷针是通过针体降温作用于经络穴位,所谓冷灸,是运用低温刺激穴位皮肤,是一种寒凉针灸法。冷针灸器的使用方法是将仪器的"冷头"套在针柄上,调节电流使冷头降温,应用冷灸时,直接将冷头置于穴位上。用于治疗糖尿病、妇女乳腺增生症、青光眼、前列腺炎、慢性支气管炎、慢性肾炎、胆囊炎等。

冷针冷灸对机体起到散热和激化生理功能的作用。冷冻时局部组织移除水分,形成冰晶、冰核,组织内液体浓缩,电解质浓度增高,酸碱改变,尿素浓度增高,类脂蛋白复合体变性,使细胞膜破裂,血液瘀滞组织破坏,形成瘢痕面,因此对穴位起到较持久的刺激,这种组织学上的改变,起到了相当于补泻的作用。通过实验观察得出冷针灸对白细胞有调整作用,还能使机体T淋巴细胞增加,因而可以认为冷针灸对提高人体细胞免疫力有一定意义。但当前研制的冷针灸器,只能接通自来水加以冷却,安装麻烦,仪器冷头较重(200g)左右,导线较多,使用较繁琐,因此冷针灸器的应用并不普及。

(十五)多功能美容针

多功能美容针是专门为美容需求而研发的小巧针具,亦可用于医疗。该针具属中医传统针灸用具中的火针范畴,但具有不同于传统火针的特点,如为延长加热后的操作时间,针具采用了不同于钨的其他合金材料;为尽可能地保持治疗后皮肤原貌,把皮肤的损伤程度缩减到最小,按照病态皮肤设计了6种针形;为便于施治,该针具柄长针体短。高温(针烧至红亮时)治疗高出皮面的皮肤疾患,中温治疗与皮面相平的皮肤疾患,低温治疗低于皮面的皮肤疾患。下针角度为垂直患处。下针速度要快。操作手法是点触。美容针属火针范畴,可通经活络,温壮脏腑阳气,调节内外平衡,对局部而言,火针善开门祛邪,以热引热,快速祛除蕴滞在肌肤的湿热火毒。

美容针具的平头针祛除雀斑、老年斑、皮肤结石、扁平疣等;限位针祛除各种痣、汗管瘤、毛细血管瘤等;锯齿铲针割除高出皮面的各类赘生物,如丝状疣及较大的痣,网状点触法祛除纹坏的眉等;鼠尾尖针适用于痤疮、无名肿毒、皮脂腺囊肿等,三角针用于小块的增生性瘢痕、较大的扁平状的各类疣、胎记、小片状色斑等;环形针用于凹陷性瘢痕等。根据临床需要,一种皮肤疾患也可用多种针形配合使用。

第二节 针法的起源与发展

针法即针刺手法,是指进针、行针、出针过程所运用的各种方法。众所周知,在针刺治疗中,术者的操作手法不同,即使针对同样疾病、针刺同样穴位,所产生的疗效也会存在很大的差异。因此,古今中外的针灸学者都非常重视针刺手法的研究,并在不断地充实和丰富针刺理论。针刺中时刻强调得气与针感,也有医家认为针刺必须在产生得气感后治疗才能达到疗效,也就是《灵枢》强调的"气致则有效"。因此得气是针刺手法治疗中产生疗效的基础和关键。如我国的名医华佗在针刺时,非常注意针感,常把针感的循行路线和方向告知患者。据《三国志·华佗传》记载:"若当针,亦不过一两处,下针言'当引某许,若至,语人'。病者言'已到',应便拔针,病亦行瘥"。这是古代文献中对针刺手法、行针得气比较早的记载。《史记》记载仓公论及"气"的传导情况:"当论俞所居,及气当上下出入,邪正逆顺;以宜镵石,定砭灸处",为行针手法提供了依据。随着历史的不断发展,历代医家留下了大量的关于针法的记载,现本书仅从概括的角度剖析历代医家针法之妙,概括地探究针法的起源及变革。

一、针法的起源

针灸学起源我国,具有悠久的历史。传说三皇五帝时期,伏羲发明了针灸,东汉医学家皇甫谧《帝王世纪》曾记载"伏羲尝百药而制九针",又有南宋罗泌《路史》记载"尝草制砭"等。针刺手法是伴随着针具发展而产生的。在原始社会曾记载过石针、骨针,奴隶社会随着新材料的发展出现了青铜针,封建社会出现了金针、银针。根据针具材质的不同,可以推断其操作方法也一定不同。1973年我国湖南马王堆三号汉墓出土的帛书中,有一篇"脉法"的文字,其中有关用砭石刺破痈肿放血排脓的记载,名之曰"启脉",是迄今发现最早的关于刺法的记载,可以说"启脉"是原始针刺手法的雏形。另有古代文献《山海经》中亦有用"石篯"刺破痈肿的记载。再根据近年在我国各地所挖出的历史文物来考证,针刺方法的起源也应在石器时代。具史料记载在新石器时代已经有了关于针具雏形"砭石"的记载,也就有了砭石的使用过程,比如很多版本的《针灸治疗学》中均记载了原始社会,当人们身体出现不适或疼痛时,即有用尖锐的石器按压疼痛不适的部位,而使原有的症状减轻或消失,这也属于针法的一种。因此说针法的起源应该在石器时代,随着针具的产生而产生。

二、针法的发展

(一)春秋战国至秦汉时期

1973年我国考古史上比较有名的一次挖掘,在长沙马王堆三号墓中出土的医学帛书中就有对针灸学的记载,其中的《足臂十一脉灸经》和《阴阳十一脉灸经》,论述了十一条脉的循行分布、病候表现和灸法治疗等,已形成了较为完整的经络系统。之后具有代表的还有《汉书·艺文志》中记载的《黄帝内经》、《黄帝外经》、《扁鹊内经》、《扁鹊外经》、《白氏内经》、《白氏外经》、《旁篇》。但遗留下来的仅有《黄帝内经》,并成为中医的经典著作。此外这一时期还包括了唐代医家杨玄操在《难经注》中记载的,战国秦越人所著的《难经》是继《内经》之后的又一中医古典著作。

1.《内经》对针法的论述

据考证《黄帝内经》非一人一时之作,而是诸多医家补充修编的一部对先秦医学的一个总结性的医书,此书是现存的中医文献中最早而且完整的中医经典著作,书中已经形成了完整的经络系统,即有十二经脉、十五络脉、十二经筋、十二经别以及与经脉系统相关的标本、根结、气街、四海等,并对腧穴、针法、针刺适应证和禁忌证等也做了详细的论述。《内经》共分二部分,包括《素问》和《灵枢》,都各列有专题讨论针刺手法,尤其是《灵枢》所记载的针灸理论更为丰富而系统,所以《灵枢》是针灸学术的第一次总结,其主要内容至今仍是针灸学的核心内容,标志着针刺手法的形成。如《灵枢》把针刺操作的过程归结为进针、提插、捻转、针刺深浅、留针和出针等内容。同时该书还论述了得气的过程及临床意义,提出针刺以候气、守气、调气等诸多手法,强调"气至则有效"。在针刺方法上,《灵枢·官针》还提出"九刺"、"十二刺"、"五刺"等26种刺法,其中许多刺法至今仍在沿用。《灵枢·九针十二原》提出"右主推之,左持而御之"的双手配合进针法。补泻手法上,《内经》首次提出了"盛则泻之,虚则补之"的针刺治疗原则,认为要根据患者的症候虚实寒热进行针灸治疗。《素问·针解篇》、《素问·刺要论》、《灵枢·刺节真邪篇》、《灵枢·小针解》等进一步论述了针刺中的"治神"、"守神"、"调气"、"行气"及进针方向、针刺深浅、留针、出针等基本方法与原则。《素问》中的"宝命全形论"、"调经论"等篇，对针刺手法的施术原则与操作方法作了较全面的阐述，如捻转补泻、开阖补泻、呼吸补泻、徐疾补泻、摄、爪、切、按、扪、进、退、弹、摇、动等方法，有些至今仍有沿用。

对病位深浅的论述在《灵枢·官针》中论述较多，包括了刺皮肤、皮下；刺络、刺肌肉、刺筋、刺骨等。分别论述了针刺不同的部位、不同的深浅，他的手法和疗效各不相同。如"毛刺者，刺浮痹皮肤也"。"半刺者，浅内而疾发针，无针伤肉，如拔毛状，以取皮气"。"直针刺者，引皮乃刺之，以治寒气之浅者也"。"络刺者，刺小络之血脉也"。"豹文刺者，左右前后针之，中脉为故，以取经络之血者。""赞刺者，直入直出，数发针而浅之，出血，是谓治痈肿也"。"合谷刺者，左右鸡足，针于分肉之间，以取肌痹"。"分刺者，刺分肉之间也"。"浮刺者，傍入而浮之，以治肌急而寒者也"。"关刺者，直刺左右尽筋上，以取筋痹，慎无出血，或曰渊刺，一曰岂刺"。"恢刺者，直刺旁之，举之，前后恢筋急，以治筋痹也"。"短刺者，刺骨痹，稍摇而深之，致针骨所，以上下摩骨也"。"输刺者，直入直出，深内之至骨，以取骨痹"。此外《素问》中也有记载，如《素问·调经论》中记载："病在血，调之络"。"刺留血奈何，……视其血络，刺出其血，无令恶血得入于经，以成其疾"。"病在肉，调之分肉"；"病在筋，调之筋"；"病在骨，调之骨"。

《内经》还记载了很多局部多刺法，如《灵枢·官针》中记载的傍针刺法、扬刺法、齐刺法等。"傍针刺者，直刺傍刺各一，以治留痹久居者也"。本疗法具有通经络，利关节的作用。"扬刺者，正内一旁内四而浮之，以治寒气之博大者也"。本法具有行气活血，消肿散瘀，祛寒止痛的作用，用以治疗寒邪凝滞，经络气血痹阻不通所致的肿胀疼痛功能障碍等症。"齐刺者，直入一，傍入二，以治寒气小深者。或曰三刺，三刺者，治痹气小深者也"。本法具有祛

寒逐痹，化瘀止痛的作用，多用于治疗寒邪凝滞，痹阻经络，病位痛点固定，又缠绵难愈之症。

对于透穴刺法在《内经》中也有所见，但没有明确提出透刺法之名。如《灵枢·官针》篇所载"合谷刺"、"恢刺"等。

除以上针法外，《内经》临床常用的还有巨刺法和缪刺法、偶刺法、报刺法、远道刺法等。如《灵枢·官针》："巨刺者，左取右，右取左"。《素问·三部九候论》："经病者治其经，络病者治其络，身有痛者，治其经络。其病者有奇邪，奇邪之脉则缪刺之"。《灵枢·官针》："偶刺者，以手直心若背，直痛所，一刺前，一刺后，以治心痹。刺此者，傍针之也"。《灵枢·官针》："报刺者，刺痛无常处也，上下行者，直内无拔针，以左手随病所按之，乃出针复刺也"。《灵枢·官针》："远道刺者，病在上取之下，刺府输也"。

《内经》中的补泻手法亦颇多，现代很多常用的补泻手法均来自《内经》的记载。如徐疾补泻法、开阖补泻法、呼吸补泻法、迎随补泻法等。另外也有些补泻手法虽然提法比较粗略，但在该书中的记载也已初见端倪。现将原文论述列举一二。

（1）徐疾补泻法，首载《内经》。如《灵枢·九针十二原》曰："徐而疾则实，疾而徐则虚"。即用"徐而疾"的补法则能使虚证恢复正常；用"疾而徐"的泻法使邪气泻去。《灵枢·小针解》"徐而疾则实者，言徐内而疾出也；疾而徐则虚者，言疾内而徐出也。"以进针、出针过程两者相对的快慢来区分补泻，论述较详。

（2）开阖补泻法，首载《内经》。开，即启，张开。阖，闭合。开阖补泻。《素问》的"刺志论"、"针解"、"调经论"《灵枢》的"九针十二原"、"官能"、"终始"各篇。本法以出针时是否按闭针孔为内容来区分补泻。后世基本遵此，没有变化。《素问·针解》："邪胜则虚之者，出针勿按；徐而疾则实者，徐出针而疾按之；疾而徐则虚者，疾出。"《灵枢·九针十二原》："泻曰，必持内之，放而出之，排阳得针，邪气得泻。……补曰……令左属右，其气故止，中气乃实。"《灵枢·官能》："泻必……摇大其孔，气出乃疾；补必……气下而疾出之，推其皮，盖其外门，真

气乃存。"《灵枢·终始》："一方实，深取之，稀按其痏，以极出其邪气；一方虚，浅刺之，以养其脉，疾按其痏，无使邪气得入。"

(3)呼吸补泻法，首载《内经》。《素问·离合真邪论》曰："吸则内针，无令气忤……候呼引针，呼尽乃去，大气皆出，故命曰泻。……呼尽内针……候吸引针，气不得出……大气留止，故命曰补。"说明呼吸补泻的原则。《素问·调经论》则以吸气时进针为泻，呼气时进针为补。并以"针与气俱内"、"针与气俱出"和"气出针入"、"气入针出"两种方法来区分针刺补泻作用的不同。

(4)迎随补泻法，首载于《内经》。迎，即逆、折。随，即顺、从之意。《内经》对"迎随"的论述是对针刺补泻的总则与概称的描述。《灵枢·九针十二原》曰："其来不可逢，其往不可追……往者为逆，来者为顺，明知逆顺，正行无问。迎而夺之，恶得无虚？追而济之，恶得无实？迎而随之，以意和之，针道毕矣。"《灵枢·终始》曰："泻者迎之，补者随之，知迎知随，气可令和"。

(5)提插补泻法，提插二字《内经》中没有直接提出，仅仅提出"伸"与"推"。《灵枢·官能》曰："泻必用员，……伸而迎之……补必用方，……微旋而徐推之"。其中的"伸"就是提的意思；"推"就是插的意思。可以说，《内经》初步确立了提插的含义。

(6)捻转补泻，《内经》对捻转针法技术描述很粗略，可以说是载述了捻转补泻技术的雏形。《灵枢·官能》曰："泻必用员，切而转之，其气乃行，疾而徐出，邪气乃出，伸而迎之，摇大其穴，气出乃疾。补必用方，外引其皮，令当其门，左引其枢，右推其肤，微旋而徐推之，必端以正，安以静，坚心无解，欲微以留，气下而疾出之，推其皮，盖其外门，真气乃存"。《素问·八正神明论》曰："以息方吸而内针，乃复候其方吸而转针"。因此可见，《内经》论述泻法时用"切而转之"，补法时用"微旋"，即转动针身时，用力重，角度大，速度快为泻法；而微旋针身，用力轻，角度小，速度慢为补法。

(7)阴阳补泻法，首载于《内经》。阴阳补泻法是较古老的补泻法之一，《内经》中有多篇论述。《灵枢·根结》："用针之要，在于知调阴与阳，调阴与阳，精气乃光，合形与气，使神内藏。"该补泻方法是依据"阴阳学说"，根据人体阴阳的生理机能，病理变化，应用毫针旨在调理阴阳机能，使之和调，以达"阴平阳秘"。此补泻方法，后世医家又加以润色，发挥，形成多种补泻方法。《内经》中记载了阴阳深浅补泻法、阴阳互引补泻法、阴阳互治补泻法、阴阳左右补泻法、阴阳荥合补泻法。

(8)营卫补泻法，首载于《内经》，是根据营气与卫气分布运行不同的特点而制定的补泻方法。《灵枢·寿夭刚柔》曰："刺营者出血，刺卫者出气。"《灵枢·官针》曰："脉之所居深不见者，刺之微内针而久留之，以致其空脉气也。脉浅者勿刺，按绝其脉乃刺之，无令精出，独出其邪气耳。"根据营卫二气的形成，阴阳属性，运行特点，生理功能，形成最早的营卫补泻法。

(9)三刺补泻法，首载于《内经》。《灵枢·终始》："……故一刺则阳邪出，再刺则阴邪出，三刺则谷气至，谷气至而止。"此法为古老的方法之一，最早提出了三层补泻的操作方法。到了元代，窦汉卿的著作中出现了三进的操作方法，并补充了三退法。后人在此基础上又创造出各种复式补泻方法，如"烧山火"、"透天凉"、"赤凤迎源"等，都是以三刺的深浅层次为基础。人们后来把三刺法分为天、人、地三层刺激法，即浅、中、深三部，亦称为第一、第二、第三针感层。刺激的层次不同，针感亦不相同，作用也不相同。

除以上针法外，《内经》中还提出了根据病人的体质强弱进针，如《灵枢·逆顺肥瘦》载："婴儿、瘦人，浅而疾之，壮士、肥人，深而留之"。张志聪亦说："知形之肥瘦，则知用针之浅深"。根据前人经验，对小儿娇嫩之体，稚阴稚阳，宜以浅刺调气，对青壮年，气血旺盛，可以深刺；对于形瘦而体弱者，应以浅刺，对于形胖体强者，可以深刺。根据脉的强盛虚实进针，如《灵枢·始终》篇载："脉实者，深刺之，以泄其气；脉虚者，浅刺之，使精气无泻出，以养其脉，独出其邪气"。说明针刺深浅，还应根据病情而施。对新病、实证，其实邪在表，宜浅刺以逐邪外泄；对久病、虚证，其正虚于里，宜深刺以扶正为主，正气胜则能祛邪。留针的深浅，如《灵枢·邪气脏腑病形》篇载："刺急者,深内而久留之,刺缓者,浅内而疾发针,以去其热"。《灵枢·终始》篇载："久病者,邪气入深,刺此病者,深内久留之"。《席弘赋》载："下针麻重即须泻,得气之时不用留"。出针技术,如《内经》中有"疾出"与"徐出"以及"疾按针孔"与"摇大针孔"等方法。

2.《难经》对针法的论述

《难经》是继《内经》之后的又一部经典医著,继承了《内经》的理论和思想。在《难经》八十一难中,有32篇涉及了针灸的内容,并且进一步强调所有手配合行针。《难经·七十八难》中具体提出"知为针者信其左(手),不知为针者信其右(手)。当刺之时,先以左手厌(压)按所针荣俞之处,弹而努之,爪而下之,其气之来如动脉之状,(右手)顺针而刺之。"《难经·八十难》中又指出:"左手见气来至乃内(进)针,针入见气乃出针。"说明了押手与刺手配合进针的作用。对针刺补泻的具体应用,认为应分局经脉气血流注和营卫分布的不同,施以营卫补泻、提插补泻、子母补泻等方法的应用有重要阐述。

《难经》中对季节的论述。如《难经》中说:"春夏者,阳气在上,人气亦在上,故当浅取之;秋冬者,阳气在下,人气亦在下,故当深取之。"人体气血循环的浅深与四季时令有关,故针刺时,也应考虑时令因素,所以一般情况下,春夏阳气循行表浅,宜浅刺为宜,秋冬阳气深伏于里,则宜深刺。

《难经》中对补泻技术的补充。《难经》在《内经》的基础上,对补泻手法也作了补充,如迎随补泻手法中《难经》除了阐发《内经》经义外,又根据营卫气血的运行浅深、盛衰、经脉走向的顺逆而采取的不同补泻方法,均可称为迎随。而《难经·七十九难》又提出补母泻子的迎随补泻法。《难经·七十九难》曰:"迎而夺之者,泻其子也。随而济之者,补其母也。"因此《针灸问对》称此法为"子母迎随"。《难经·七十二难》曰:"所谓迎随者,知荣卫之流行,经脉之往来。随其逆顺而取之,故曰迎随。"此段论述,即以广泛的针刺补泻内容称为迎随。提插补泻手法中《难经》对提插补泻法有了初步的阐述。《难经·七十八难》曰:"得气,因推而纳之,是指补,动而伸之,是谓泻。"将针上提,向上,向外,即为伸的泻法;将针下插,向下,向内即为纳的补法。《难经》还根据五行生克学说,提出以五输穴配五行的"子母补泻法"、"泻南补北法"等。以及针刺的时令深浅法,认为针刺应结合气血与时令变化,春夏刺浅、秋冬刺深。

春秋至三国时期,精于砭石的名医也颇多,如秦医扁鹊及其弟子,医圣张仲景及名医华佗,都曾以针术疗病。针刺手法正是在历代医家的实践中不断发展完善。

(二)两晋时期针法的记载

从两晋开始,针灸学进入了一个全面发展的时期,其代表性的著作是皇甫谧的《针灸甲乙经》。

晋·皇甫谧(215—282年)编撰于魏甘露四年(259年),共10卷,南北朝时期改为12卷本。原名《黄帝三部针灸甲乙经》,简称《甲乙经》,该书集《素问》、《针经》(即《灵枢》古名)与《明堂孔穴针灸治要》三书中之有关针灸学内容等分类合编而成。原书根据天干编次,内容主要论述医学之理论和针灸之方法技术,故命名为《针灸甲乙经》。本书是针灸学术史上的第二次总结,对针灸方法和临床宜忌均有较详细的论述。该书强调:"用针之理,必知形气之所在、左右上下、阴阳表里、血气多少、行之逆顺、出入之合。"提示针灸医生为病人施治时,必须掌握时机,根据病人的不同体质、不同病情,采用不同的针刺、艾灸的手法和技术。要求选穴适宜,定穴准确,操作严谨,补泻手法适当等。该书还在选穴治疗方面论述了后世始形成的子午流注针法的理论。《甲乙经》专篇阐述了每日时辰不同与选穴、针刺补泻方法的关系,这一时间医学问题至今在临床上还在应用,并为国际学者所注目和研究。关于针刺操作手法,从理论到具体操作要领,均作了比较具体的叙述。例如,持针之姿势和方法,针灸施术必须全神贯注,审视病人接受治疗前后的神态反应,掌握针刺之浅深、方向、轻重以及事故之预防。对留针时间、艾灸壮数、某穴禁针、某穴不能深刺等,均作了明确的规定。据《隋书·经籍志》记载,这一阶段的针灸书还有许多,其中关于针刺手法的论述,可惜均已亡佚。《甲乙经》虽有关于针刺法的论述,但多为摘自《内经》的原文,并无多少新意。

(三)唐宋时期针法的记载

唐宋时期是针灸学发展的重要时期,随着经济文化的繁荣昌盛,针灸学术也有很大的发展,自晋唐以来长期的知识积累总结出了丰富的针法、灸法。此时针灸基础理论、临床治疗与实验教学等方面均取得了较大的成就,针灸学专著以及含有针灸学内容的综合性著作增多,这与当时的社会背景有着极其密切的关系。

唐代的主要代表医家首推孙思邈,其代表著作为《千金要方》,全书四十卷,引书极为丰富,几乎采用了初唐尚存的各家医方,而且是直录原文,该书在研究唐以前针灸医学方面的作用是其他任何一部医书所无法比拟的。该书中第29、30卷为针灸卷,有称作《明堂经》,书中对针刺法的理论作了不少发挥,载有锋针、毫针、大针、火针、白针、温针、燔针等多种针具,并就操作技巧、临证要求、主治病症、治疗禁忌等,作了详细阐述。并提出阿是穴的取法及应用。但此时针刺手法的专著还比较少见。

宋代著名医家王执中编著的《针灸资生经》共七卷,其中第二卷专门记载了针法,包括针灸需药、针忌等,是一部在当时广为流传的针灸专著。

北宋咸平年间,王冰后人所著《刺法论》系《素问》遗篇,是继《内经》、《难经》之后对针刺的又一次较为系统的总结。

《刺法论》的主要学术特点可归纳如下:

①针法补泻兼取《灵枢》、《素问》之旨,而具体操作更加明确,补泻讲究分层施法,为明代刺法补泻中"三才法"的形成奠定了基础。

②补泻注重配穴,善用五输穴及背俞穴。

③补泻法不同,用针各异。全文所涉及的针灸有圆利针、长针、毫针,也就是说这三种针均可用于补泻刺法中。

④倡用暖针、弹针法,其中"弹针法"经金元针灸大家窦汉卿总结为"手指补泻"法之一而广泛用于后世针灸临床。

⑤强调针刺时机,注重针后调摄。

另外,北宋末年宋徽宗组织编写《圣济总录》,虽非针灸专著,然对经穴排列顺序、经络与腧穴关系做了较大调整,不仅将354腧穴全部归属十四经脉,并根据《灵枢·经脉》的记述,依经脉循行方向做了重新编排,对奇经八脉除任督脉以外的六脉所属穴位逐一进行了说明,但尚有部分经穴的排列次序与经脉循行分布不符。

(四)金元时期针法的记载

从宋代开始,随着印刷术的广泛流传,金元时期留下很多医学著作,人们最为熟悉的应该是金元四大家及其著作。但此时的针灸专著也比较多,像历代医家均比较熟悉的窦汉卿的《针经指南》、何若愚的《子午流注针经》,杜思敬的《针经摘英集》、王国瑞的《扁鹊神应针灸玉龙经》、滑寿的《十四经发挥》等,还有《针方集》、《窦太师秘传》、《直刺秘传》、《针经节要》等,都对针灸大发展和传承起到了不可磨灭的作用,像滑寿所著《十四经发挥》,首次将十二经脉与任、督二脉合称为十经脉,对后人研究经脉很有裨益。但谈及针法,此时贡献最大的当属两位针灸医家及其著作,一位是初金时期的何若愚和元代的窦汉卿。

何若愚,金初人,著有《流注指微针赋》(《子午流注针经》)。三卷,撰于1153年。卷上为流注指微赋、流注经络井荥说、平人气象论经隧周环图及十二经脉的循行,主病图形;卷中论子午流注;卷下为井荥歌诀及图。书中强调人体经脉气血的流注、开合随干支配合的不同日时而变化。探经络之原,求针刺之理,阐述营卫之清浊、区分孔穴之部位,是既知最早的一种论述子午流注学说的专书,后世针灸发展上出现的飞腾八法或灵龟八法盖源于此。他对针刺法的贡献主要在五个方面:①发挥了《内经》关于气血流注、脉气开合的理论,首次提出子午流注针法,倡用按时取穴;②根据十二经脉的五行属性,提出补生泻成,由经络气血多少而定针刺浅深;③创立接气通经法;④发挥《难经》"春夏刺浅,秋冬刺深"的理论,引申于"刺肥人者,以秋冬齐;刺瘦人者,以春夏齐";⑤将转针左右方向不同解释为迎随补泻,并区别男女。何氏虽然大大丰富了针刺法的内容,但是由于其法过于繁琐,不便应用,流传并不很广。

窦杰字汉卿，后更名窦默，早年师承王翁、李浩，后从谢宪子学习"伊洛性理之书"。历任元世祖时昭文馆大学士、太师等职，故又有"窦太师"之称，累封魏国公，谥号文正。对于针灸理论的各个领域都做出了突出贡献。《针经指南》首载《标幽赋》、《流注通玄指要赋》及流注八穴、手指补泻等，首谈经络、递次为候气、论针、取穴、标本论治、特定穴位、子午流注、补泻、治疗、禁针、禁灸等。凡有关针灸学术中的重要问题，均一一论及。有一定的指导意义，历来被认为是针灸学的一篇重要文献。如文中记载："拯救之法，妙用者针。察岁时于天道，定形气于予心。春夏瘦而刺浅，秋冬肥而刺深。不穷经络阴阳，多逢刺禁；既论脏腑虚实，须向经寻"、"要识迎随，须明逆顺；况乎阴阳气血，多少为最。厥阴太阳，少气多血；太阴少阴，少血多气；而又气多血少者，少阳之分；气盛血多者，阳明之位。先详多少之宜，次察应至之气，轻滑慢而未来，沉涩紧而已至。既至也，量寒热而留疾，未至者，据虚实而候气。气之至也，如鱼吞钩饵之浮沉；气未至也，如闲处幽堂之深邃。气速至而效速，气迟至而不治。"窦氏全面分析和总结了古代针刺补泻手法的基本结构与形式，在其《针经指南》中载述了"真言补泻"、"寒热补泻"、"手指补泻"，较金以前有了很大发展。他将《内经》、《难经》中有关手指补泻的内容整理归类，成为"手指补泻十四法"，对后世影响很大，如《针经指南》中主张"补泻之法非呼吸而在手指"，用提插、进退、呼吸诸法配合，并佐以多种单式手法。推气法是进针得气后，拇指向前推捻针柄，促使针感传导的方法，是《针经指南》中"推之则行"的行气手法。现代操作时，在针刺得气后，以拇食指单向轻捻针柄，使针尖滞着于针感点，边捻边推，直至气至病所。该书中所载捻转法指出"以大指次指相合，大指往上进，谓之左；大指往下退，谓之右"，"捻者，以手捻针也。务要记乎左右也，左为外，右为内，慎记耳。"从拇指与食指两者向前、向后用力轻重，来区分左转或右转。捻转针柄时，拇指向前用力重些，食指向后用力轻些，为左转；拇指向后用力轻些，食指向前用力重些，为右转。左转为补法，右转为泻法。调整针感强度的技术《针经指南》记载了"进、退、搓、摇、捻、盘"等。

（五）明清时期对针法的记载

明清时期是针灸学术发展的鼎盛时期，名医辈出，针灸理论研究逐渐深化，也出现了大量的针灸专著，以明代最为鼎盛，像此时徐凤的《针灸大全》、杨珣的《针灸集书》、高武的《针灸节要聚英》、杨继洲的《针灸大成》、吴崑的《针方六集》等著名的针灸专著，特别是杨继洲所著的《针灸大成》，汇集了明以前的针灸著作，总结了临床经验，内容丰富，是后世学习针灸的重要参考书，是针灸学术的第三次总结。到了清代由于此时的政治文化背景的不同，明显不如明代记载丰富，且多承袭前人的经验，缺乏针法的创意，有关针灸方面的记载主要有《医宗金鉴·刺灸心法要诀》、《针灸集成》、《针灸易学》、《针灸逢源》等。这里将明清时期并谈，并将主要医家及其论述做以详谈。

明·刘瑾编著《神应经》。原作者陈会因其主要著作《广爱书》十卷，未传于世，固后由其徒刘瑾就其中一卷补辑而成《神应经》。书中介绍了陈会的主要针刺方法，一卷，刊于1425年。主要取用119穴，编成歌诀和插图，并附以折量法、补泻直诀、取穴图说、诸病配穴以及针灸禁忌等。陈氏在随呼吸进出针的基础上，提出了随咳嗽或吸气进出针的方法。"取穴既正，左手指掐其穴，右手置针于穴上，令病人咳嗽一声，随咳进针"。在行针过程中，陈氏注重催气，提出了动摇、提插、捻转三结合的催气方法。《神应经》说："候数穴针毕，停少时，用右手大指及食指持针，细细动摇、进退、搓转其针，如手颤之状，谓之催气。""约行五、六次，觉针下气紧"便达气致的目的。此外，还可以用食指或大指连搓三下的"飞"法，以及用手指轻弹针柄三下的"弹"法，作为催气之用。在论述补泻手法时，主张医者持针要分左右手，针刺患者左侧腧穴时，医生用右手持针；针右侧时，用左手持针，以行补泻。陈氏还倡导平补平泻。"平补平泻"一词首见于《神应经》，意指是先泻后补。认为"凡人有疾，皆邪气所凑，虽病人瘦弱，不可专行补法。经曰：'邪之所凑，其气必虚。如患目赤等症，明见其邪热所致，可专行泻法。其余诸疾，只宜平补平泻，经先泻后补，谓之先泻邪气，后补真气，此乃先师不传之秘诀也。如人有疾，依前用手催气取气，泻之既毕，却行补法。"

明·徐凤著《针灸大全》，成书于1439年，徐凤研习了窦家医法，书中内容简明扼要，切合临床。其卷五《金针赋》与"论子午流注之法"是全书学术价值最高的部分，反映了徐凤在针法方面的学术观点及治疗经验，对后世影响深远。徐凤在《针灸大全·金针赋》中有"重沉豆许曰按"，"轻浮豆许曰提"和"插针为热"、"提针为寒"的论述。首次提出"提"、"插"的补泻概念和提插补泻产生的温补和寒泻的作用。提出下针十四法即《金针赋》中所说："爪而切之，下针之法；摇而退之，出针之法；动而进之，催针之法；循而摄之，行气之法；搓则去病；弹则补虚；肚腹盘旋；扪为穴闭；重沉豆许曰按；轻浮豆许曰提；一十四法，针要所备。"这里将"捻"并入"搓"，另加"提"，以与"按"对举。强调补泻手法，首次提出"治病八法"，包括烧山火、透天凉、阳中隐阴、阴中隐阳、子午捣臼、进气法、留气法、抽添法，并夹述龙虎交战，实为九法，是由多种手法组合而成，被后世医家奉为经典的复式补泻手法。徐凤还提出了天人地——皮内、肉内、筋骨之间的三才分层法，并将三才与补泻相结合，提出"补者一退三飞（进），真气自归；泻者一飞（进）三退，邪气自避。"其复式补泻手法烧山火、透天凉便是以此论为据而运用。重视针刺调气法。徐凤在《针灸大全·金针赋》中提出了"调气之法"。此外，徐凤在《针灸大全·论子午流注之法》中对子午流注法命名意义作了全面阐述。徐凤将逐日按时开穴编成"子午流注逐日按时定穴诀"，简明扼要，成为后世子午流注纳甲法开穴的依据，促进了子午流注针法的推广。还自创了"灵龟八法"与"飞腾八法"，其法主要是以《针经指南》流注八穴与"八卦"、"九宫"理论相结合的按时选穴之法。徐凤针法被后世广泛运用，对现代针灸临床产生了深远的影响。对出针技术《针灸大全·金针赋》则说："出针贵缓，太急伤气"。强调出针速度不可太快，防止损伤人体的正气。

明·汪机著《针灸问对》，成书于1530年。强调辨证取穴，补泻有度，寻求针感强度等，记载针法包括"进、退、搓、摇、提、弩、飞、盘、弹"等。汪氏宗丹溪之说，认为"针法浑是泻而无补"的观点。他说："经曰：阳不足者，温之以气，阴不足者，补之以味。针乃砭石所制，既无气，又无味，破皮损肉，发窍于身，气皆从窍出矣，何得为补？"对于《内经》中的针刺补泻，汪氏认为均指泻法而言。汪氏还对当时盛行的补泻手法进行了批判，认为其"合理者少，悖理者多，错杂紊乱，繁冗重复"。他认为提按、捻转、呼吸等只可以言补泻，而不可以释迎随之义。他还对《金针赋》纳针分三次进、三才法、十四法、男女、上下左右作捻转补泻的做法提出质疑，并提出自己的观点，得到后世人的赞同。汪氏强调针灸要辨证施治，提出切脉察色，医之大要。医生必须首先诊察病证，不要妄行针刺，以免"绝气危生"。其主张针刺时应区别气分病和血分病。汪氏告诫要注意四时气候对人体的影响，凡病要辨别邪正内外虚实，才可施针补泻，庶不致误。针刺要深浅适宜，远近得当，他指出："工之用针，当知气之邪正，病之死生也。初则浅之，以候皮肤之气，次则深之，以候肌肉之气，又次则深之，以候筋骨之气。若邪虽内舍，而神犹附属者，则渊澄而可见，切而按之，则劲急而可辨，用针之际，岂可不谨候乎？"因此，在临床上，针灸治疗勿执中无权，按图索骥，按谱施治，而要灵活应变。

明·高武著《针灸聚英》，成书于1529年。医家高武，其治学严谨，复取素难而研精之，旁究诸家。编著《针灸聚英》对后世针灸学影响甚大，贡献颇多。首立"东垣针法"，高武在撰著《针灸聚英》时，从李东垣的《脾胃论》中摘录出有关针灸的内容立为专篇，命题为"东垣针法"。主要有以下内容：其一，从元气不足立论，主张灸气海培补元气；其二，从阳引阴法：取背俞穴治疗外感六淫等"阴病在阳者"；其三，从阴引阳法：取胃合三里"推而扬之以伸元气"；或取脏腑募穴"从阴引阳"，以治疗饮食劳倦内伤脾胃、元气不足、五脏不和、九窍不利等"阳病在阴者"。其四，用"导气"针法治疗"五脏气乱"；其五，治病必须分别标本，然后施先补后泻，或先泻后补之法；其六,注重循经取穴,重用五输穴。注重补泻手法:强调补泻分层施术,针尖朝向病所,配合呼吸、循按。创子午流注纳支针法:高氏主张废弃当时流行的子午流注"按时用穴"法,即子午流注纳甲法。认为该法深奥难懂,又师传不同,方法各异,使后人在学习和理解上都有困难。提倡用"定时用穴"法,创立了一种以十二经脉配属十二地支时辰的"十二经病井荥俞经合补虚泻实"法,即现在所称"子午流注纳子法"。此法,按照"虚则补其母,实则泻其子"的治则,结合五输穴的五行属性和迎随补泻原则,将十二时辰与十二经脉相配合,当流注时辰到达,经气旺盛时,取其子穴用泻法;当流注时辰已过,经气虚衰时,取其母穴用补法。对后世医家影响较大,成为临床上常用的子午流注针法。

明·吴崑著《针方六集》。作者吴崑（1551—1620）,字山甫,号鹤皋,自号参黄子。主张针灸药并用,是我国历史上提倡综合治疗的医家之一,其学术观点促进了针灸学术的发展。①提出五门主治法:吴崑根据《内经》、《难经》的五输理论,将脏腑辨证与经络辨证有机结合,演绎成五脏六腑十二经脉的五输主病,即按五脏六腑十二经脉分别取五输穴的五门主治说。这里的"五门",指十二经的井荥输经合穴,因其流注气血,开合如门户而名。②论八法八穴:吴氏在《开蒙集》注《标幽赋》中明确指出八法即是"公孙、内关、临泣、外关、后溪、申脉、列缺、照海八穴之法"。其认为"窦公所指八法,开针家一大法门,能统摄诸病,简易精绝,岂若是之粗陋哉"。若"刺家但主八法,随证加针,不过五七孔穴,无难去之疾矣！"且吴氏在书中反复强调由于八法八穴通于奇经八脉,故乃针家经纲,而诸经变病,不能出其范围。③主张针药兼施:针灸与药物是中医治疗的重要手段,但由于种种原因,人们往往重方药而轻针灸。他在深入研究《内经》的基础上,对针灸与药物两种疗法进行比较后,系统地阐发了"针药二途,理无二致"的观点。在临证时,可根据疾病的具体情况,结合针药之长短,当针则针,当药则药,当针药配合则针药兼施,辨证论治,并总结出十二经脉和奇经八脉针药兼施的范例。

明·杨继洲著《针灸大成》,该书成书于1601年。杨继洲在刺法上的主要学术成就有:①提出了基本手法:将针刺基本手法总结归纳为"十二字分次第手法",简称为十二法,即爪切、指持、口温、进针、指循、爪摄、退针、指搓、指捻、指留、针摇、指拔。后来又在十二法的基础上精简为揣、爪、搓、弹、摇、扪、循、捻"下手八法"。在十二针法之上又强调了进针、针退法、循法、捻法等。杨氏针刺基本手法,具有较强的可操作性,既无悖于《内经》、《难经》经旨,又切合临床实际,对后世医家影响较大。《针灸大成》载:"凡持针欲出之时,待针下气缓不沉紧,便觉轻滑,用指捻针,如拔虎尾之状也"。杨继洲《针灸大成》中亦提到平补平泻,但其操作方法是一种小补小泻的刺法,即是一种轻刺激量的补法和泻法。又有巨刺法的记载:"巨刺刺经脉,缪刺刺络脉,所以别也"。②复式手法:阐述了二十四种复式手法,其中烧山火、透天凉、阳中隐阴、阴中隐阳、留气法、苍龙摆尾、赤凤摇头、龙虎交战、子午捣臼等9法源自《金针赋》的"治病八法"和"飞经走气"四法。杨氏在操作上进行了重点阐述,以便使后学者有所遵循。如"烧山火"法,杨氏阐述了"三进一退"、"先浅后深"、"慢提紧按"、"行九阳之数"的操作要点;"透天凉"法阐述了"三退一进"、"先深后浅"、"紧提慢按"、"行六阴之数"的操作要点。进火补法、进水泻法、运气法、中气法、五脏交经、通关交经、隔角交经、关节交经、子午倾针等9法为杨氏所创。③补泻手法:提出增强提插补泻效果所采取的措施:"提起空如豆许","再弹二三以补之",以及"天、人、地部"三部浅深先后,根据病情所选用的"初九数"、"少阳数"、"老阳数"、"初六数"、"少阴数"、"老阴数"等,使提插补泻法的内容更为具体、丰富。明确了针刺手法中补泻量的大小问题,即"刺有大小"和"针有浅深"。明确指出了在针刺补泻手法中必须根据病人的病情轻重不同而施不同的针灸补泻刺激量,才能提高针刺补泻手法的治疗效果。④得气针法:杨继洲对针刺得气非常重视,他强调,"只以得气为度,如此而终不至者,不可治也。"要得气首先必须候气。如何候气,杨氏指出:"气之未至,或进或退,或按或提,导之引之,候气至穴"。临床上如遇到针刺入后不得气者,杨氏还主张用循法等方法促进得气,"凡下针,若气不至,用指于所属部分经络之路,上下左右循之,使气血往来,上下均匀,针下自然气至沉紧"。杨继洲认为,仅仅针下得气还不够,还必须使"气至病所"。他在《针灸大成·补泻得宜》中指出:"有病远道者,必先使气直到病所。"杨氏的"补针之要法"、"泻针之要法"、"指捻法"、"运气法"、"关节交经"等多种刺法,都详细阐明了促使气至病所的操作要领。调整针感强度的技术《针灸大成》记载了进、退、搓、捻、摇、拔等。

明·李梴著《医学入门》,成书于1624年。全书共9卷。卷1为经络、脏腑、诊法、针灸。倡导取穴精简,刺分迎随、异穴补泻和多元开穴说,丰富和发展了针灸学的理论和方法,在针灸临床中仍有普遍的现实意义。主张取穴即取经络之气,以未病部位为主,其具体应用为"左取右,右取左,手取足,足取头,头取手足三阳,胸腹取手足三阴,以不病者为主,病者为应"、"先下主针后下应针,主针气已行,而针应针"。创多元阴阳迎随补泻和异穴补泻法,强调指出"迎随"与"飞经走气"之法,是"神针"的两大纲要。创立了一套多元阴阳迎随补泻法,此法正和《灵枢·终始》"阴盛而阳虚,先补其阳,后泻其阴而和之。阴虚而阳盛,先补其阴,后泻其阳而和之"的理论相应。李氏还将针刺补泻手法与腧穴功能有机地结合起来,在一组处方中的不同穴位,分别施以补或泻的手法,即一穴用补法,另一穴用泻法的"异穴分施补泻法",使针灸辨证论治具有更多的灵活性,从而提高了临床疗效。

(六)近现代医家对针法的贡献

近现代针法技术依然保持了其蓬勃发展的态势,如近代出现了一批像承淡安、任作田、焦勉斋、赵熙、朱琏、鲁之俊、陆瘦燕、郑毓琳、司徒铃等针灸大家。继承和发扬了中医传统针刺技术,发扬各自在针法上的优势,创立了不少精湛的针刺手法,为传统针刺技术的传扬,发挥了巨大的贡献。随着科学技术的蓬勃发展,新材料、新技术的不断出现,针刺手法也得到了多元化的提高。各家之针法,针对不同病症的针法也层出不穷。对针法的理论研究、机制研究、包括了动物实验等研究。都是前所未有的发展,对探视古老的中医学秘密起了不可忽视的作用。现对近现代医家的生平及针法特点进行论述。

1. 任作田

任作田(1886—1950),辽宁辽阳县人。近代医家,针法精湛。热心抗战事业,后转至延安从事医务工作,为"中西医合作模范",著有《针术》一文,对针灸学有一定见解。

其针法有:①八法神针:搓、捻、弹、搬、扪、循、揉、按八种手法,称之为八法,所谓"八法神针"是也。②经验十法:进:进是大指前进9次。在前进同时针尖向下用力,使针深入。伸:在进针时,针尖向下用力,就是伸展之意,也有探索皮肤肌肉内部三层的虚实和病状的轻重,而定补泻之法。退:退是大指向后6次,在后退同时将针柄微提。提:是提起针柄。用前进九后退六之平补平泻法或左右旋捻法将针退出。卧:将针进到预定之目的地,行平补平泻法,欲使病势镇静,将针停放10、20、60分钟均可,然后将针退出。捣:针进到皮肤后,若病势紧张,可用微捣法,就是旋捻针柄一上一下,如捣米状,使虚状可转实状,使凝滞状可转流通状,然后再进至肌肉层,病状与上列情况相同,仍用原法,再进针至内部,行针法相同,病势平和即出针。摇:针到预定之目的地,针尖针身过紧过沉,可将针柄微摇,使针身流利。拔:出针时用些微之力将针拔出来,若拔不出时,仍需用提法并行之,将针拔出。扩:针到目的地后欲使受针部分扩大,将针尖向四处探去,同时用旋捻法施行针术,然后出针。

2. 王乐亭

王乐亭(1895—1984),是中国医学史上继孔伯华、施今墨、汪鸿喜、肖龙发四大名医之后的又一大家,1929年考取"医师执照"后,王乐亭开始使用针灸行医治病,人称"金针王乐亭"。王乐亭曾担任北京市中医医院主任医师、针灸科主任。他勤于临床,态度严谨,遵古训而不泥于古训,继承之中又有发明创新,如对于中风的治疗。《金针王乐亭》一书是其学术思想和临床经验的很好总结。王乐亭根据一穴贯两经(或数经)沟通经气、一穴担两穴,免伤卫气的理论，将中医透刺技术发扬光大。其金针透刺，在当时及后世医家中均产生了较大的影响。常用透刺方法包括十二透穴法。关于"透穴"，一般在针灸临床上用之较少。王乐亭本人在20世纪50年代使用的也不多，到了60年代初期，王乐亭老所惯用的透穴方已基本形成，先是肩髃透臂臑以舒利肩部关节；曲池透少海，以舒利肘部关节；合谷透劳宫，以舒利掌指部关节，阳陵泉透阴陵泉，以舒利膝关节；绝骨透三阴交，以舒利踝部关节，丘墟透申脉，以舒利踝部关节或矫正足内翻畸形。上述透穴可根据病情的需要，选用一个或数个。以后在不断的实践中，他将透穴逐步系统化、规格化，大约在1962年左右才把"十二透穴方"定型下来，其组方如下：①肩髃透臂臑；②腋缝透胛缝；③曲池透少海；④外关透内关；⑤合谷透劳宫；⑥阳池透大陵；⑦环跳透风市；⑧阳关透曲泉；⑨阳陵泉透阴陵泉；⑩绝骨透三阴交；⑪丘墟透申脉；⑫太冲透涌泉。其中以①、③、⑤、⑦、⑨、⑪组穴为主穴，其余为配穴。主穴的功能即在于舒缓、柔润和滑利肩、肘、掌指、髋、膝、踝部关节。

十二透穴方主要适用于中风后遗症半身不遂，病程超过半年以上，而且关节筋脉拘急挛缩者。治疗时，若见语言謇涩者，加风池透风府；肩凝不举者，除选用腋缝透胛缝外，加肩髃透极泉；若见足内旋外翻同时存在者，除丘墟透申脉外，加商丘透照海；若见足下垂者，改用解溪透中封。也可用于痹证日久不愈、关节屈伸不利者。透刺后可以加灸，以助温经散寒，温养气血。麻痹者，加用犊鼻透膝关；踝部麻痹者，加用解溪透中封。对于脑炎后遗症之出现肢体关节拘挛者也可使用，若出现双侧肢体拘挛，则左右侧交替施术；若后遗呆痴、傻哭等症者，可加百会透囟会（沿皮刺）、风池透风池。尚可用于脑外伤后遗症，出现半身不遂、肢体瘫痪、筋脉拘急、关节挛缩等症。

3. 郑毓琳

郑毓琳（1896—1967），河北安国人，近现代针灸医生。自10岁起随其叔祖郑云祥学习针药并读私塾，14岁随父亲郑老勋、叔父郑老望学习针灸，16岁拜其舅父曹顺德为师，18岁又拜博野县南白沙村霍老顺为师，霍老先生针灸、气功颇有造诣，尽得其传。22岁起开始在河北省安国、博野、蠡县、肃宁、深县、安平等县及京郊一带游方行医，由于他医德高尚、医术精湛、数年后其名遍家乡一带，而且尽扬京华。1953年与长子、郑魁山在北京开设中医诊所，1954年调中医研究院针灸研究所。

作为郑氏针法的第三代传人，郑老博采众长，创立新招。他的针刺手法主要有三个方面：一是注重热凉补泻的手法，重用左手，双手互相配合，认为得气和气至病所是提高针刺疗效的关键。二是总结运用针刺八法即二龙戏珠、喜鹊登梅、老驴拉磨、金钩钓鱼、白蛇吐信、怪蟒翻身、金鸡啄米、鼠爪刺法等。三是注重针刺与气功相结合的方法，主张临症取穴少而精，治疗病种包括内、外、妇、儿、眼、骨、五官等科，对视神经萎缩、眼底出血、哮喘、类风湿等疑难疾病有独到疗效，终于自成一家，为郑氏针法奠定了坚实基础。尤善用"烧山火"、"透天凉"手法，治疗半身不遂等症尤有良效。其独创针法包括以下几种。

(1) 二龙戏珠：系指施针时操作手法似耍龙灯时二龙戏珠一样的动作，故名二龙戏珠。此法用于治疗一切眼病时，针太阳穴、攒竹穴。如属虚证，用热补手法，使热胀感传到眼内；如属实证，用凉泻手法，使凉胀感传到病所。

(2) 喜鹊登梅：系指施针时操作手法似喜鹊登在梅树枝上歌舞、头尾上下活动一样，故名喜鹊登梅。针鱼腰治疗眼病。如属虚证，用热补手法使热胀感传到眼内；若系实证，使凉胀感传到眼内。如治疗痹症、胃脘痛等，欲针曲池、足三里、三阴交、肩髃等穴时，均可应用此法。

(3) 老驴拉磨：系指施针时操作手法似老驴拉磨一样的动作，故名老驴拉磨。可治疗一切虚实性头痛、高血压、肝郁气滞、胸闷腹胀、痹症及胃脘痛等，可按证配穴。如针头维治疗头痛，针期门治疗肝郁气滞等。对任何穴位均可应用此法操作。

(4) 金钩钓鱼：系指施针的操作方法似游鱼吞饵的情况，将鱼钩上提的动作一样，故名金钩钓鱼。适用于一切虚、实兼证，肝郁气滞等证或眼病。用平补平泻手法时，可在多数穴位上应用。如针中庭、膻中、阳白等肌肤浅薄的穴位可用此法。

(5)白蛇吐信:系指施针时,操作手法似白蛇吐信一样。用双针齐刺入肌肤的穴位中,故名白蛇吐信。适应于一切麻木的病症,如中风半身不遂、痹症等。针脾俞、肾俞、关元俞治腰背痛或刺肩髃、肩缝、肩髎、曲池、足三里治中风半身不遂等,均用热补手法。

(6)怪蟒翻身:系指施针时操作手法似怪蟒翻身回头一样的动作,故名怪蟒翻身。适用于肝郁气滞、血瘀积滞、实证胃脘痛等。

(7)金鸡啄米:系指施针时的操作手法似小鸡啄米吃一样的动作,故名金鸡啄米。适用于一切虚、实证。凡用补泻手法操作时,气至慢者可用此法加速气至,以达到热补、凉泻的目的。

(8)鼠爪刺法:系指施针术后,皮肤表面留下似小鼠爪印痕迹,故名鼠爪刺法。适用于一切病症。对小儿科疾病应用为多,如食积、乳积和疳积等。有时需在针后的穴位上用墨涂。

4. 承淡安

承淡安(1899—1957),江苏江阴市人。中医针灸学家。承门世医,承淡安先生青少年时期即随父学习针灸儿科等,又拜同邑名医瞿氏学习内科,打下了坚实中医基础。此后参加了上海中西医函授学校,并从周氏实习西医,掌握了西方医学的诊疗方法。他在医疗实践中,认识针灸疗法经济简便,疗效卓著,深受群众欢迎。他清醒地看到清末民初针灸国宝濒于湮灭的时机,便决心以振兴绝学为己任,毕生贡献给祖国的针灸事业。

1933年10月创办中国历史上最早的针灸刊物《针灸杂志》。1933年扩建成针灸讲习所,1934年秋赴日本考察该国针灸现状和办学情况,从中发现了《铜人经穴图考》和我国早已失散的元代滑伯仁的名著《十四经发挥》,使这部古典珍籍失而复得。

承淡安强调指力的练习,对进针、刺针的方向,直接刺激与间接刺激都作了详细说明。其手法有单刺术、旋捻术、雀啄术、屋漏术、置针术、间歇术、震颤术、乱针术等8种,并自云"八节针法,参酌日本新针法编写"。他将"兴奋"、"镇静"、"强刺激"、"弱刺激"、"抑制"、"诱导"等西方医理应用于针刺手法的解释,颇富创新精神。针法特点如下:①进针后,即作主要之捻运手法。②新针法:包括单刺术、旋捻术、雀啄术、屋漏术、置针术(即留针)、间歇术、震颤术、乱针术,其中应用最多者为雀啄术、旋捻术、置针术。③出针:古法出针有补泻二法之区别,今则不复分别,不论何种手法,出针时必须将针作轻缓捻转,徐徐退出,而在针孔处用消毒棉花盖上,略揉数转。绝对不许将针一抽而出,否则有后遗感发生,或出血。④得气与补泻:进针后,必须得气,发生感应和传达。感应快的治愈速,传达远的取效宏。如遇体弱久病,针刺不易发生感应和传达的,则须用催气法。但不及用古人"爪括针柄"之法,只须凝神静气,轻轻捻动针柄,缓缓提出针身少许。如是约经20秒时间,如仍无酸麻胀感,即以针再深入少许。如仍无感效,则再提出少许。如是反复试探仍不能得气时,必须休息1~2天再针。得气后,视病症及体质而分别用补泻手法。

5. 陈应龙

陈应龙(1902—1993),福建省龙海县人,福建省厦门市中医院主任中医师。早年先从师于陈敬贤先生学习气功,后又从师于包芳洲学习"灵子术",曾赴无锡向中国针灸研究所近代针灸学家承淡安请教。执医于厦门、潮州、汕头以及东南亚。曾任厦门市中医院院长、厦门市医药卫生协会副主席、中华全国中医学会福建省分会副理事长、厦门市中医学会理事长、中华全国中医学会气功科学研究会第一届委员会顾问、福建省侨联常委。在学术成就上,潜心于中国针灸学研究,把气功的治神养心功能同针灸的补泻手法熔为一炉,独创带气行针"子午补泻手法",尤其擅治癫狂、瘫痪、聋哑、小儿麻痹症等症。撰写有《陈应龙针灸医案》、《灵子术修炼法》等专著。陈应龙先生还发起成立了厦门市针灸学会,厦门市针灸学会于1988年8月31日正式成立,原名中国针灸学会厦门分会。1991年10月根据国家社团法规规定,改名为厦门市针灸学会,为法人社团。

陈应龙子午补泻:子时一刻一阳生,午时一刻一阴生,从子而午,从阳生至阳盛阴生,子者为前为上,午者为后为下。行针操作则以努前、内收、顺经脉流注为定向,故名曰子午补泻。大指努前谓之补,大指内收谓之泻。针之而气至,方行补泻。欲补者,大指捻前,旋针半周至1周,指下沉紧,似进非进,指力重心偏于前。欲泻者,大指捻后,旋针1～2周,指力浮提,似退不退,指力重心偏于后。其子午补泻法涵盖了补泻基数、捻针方法、捻针方向等内容。

陈应龙提插补泻即多插少提谓之补,多提少插谓之泻。①提插补法:进针得气后,以轻约之指力,将针一提而天层,再以沉紧之指力,边捻边插,多次始插,直至得气之地层,此为1遍。根据病情之需要,按奇属阳而行针1、3、5、7、9遍。在天地二层之间,每次捻插应短距,始能达到多插之要求。②提插泻法:得气后,以重紧之指力,如拔萝卜之势,从地层而出,边捻边提,多次捻捷,直至天层,再以轻约之力,一插而下至地层,此为1遍。根据病情之需要,按偶属阴而行针2、4、6、8遍。在天地间,每次捻提应短距,始能达到多提之要求。多插少提或多提少插,深度相等,次数悬殊,故须注意分寸。如针内关行补法,得气地层5分,天层2分,天地间3分。进针得气,行针时,一提至天层,三插至地层。针委中行泻法,天地层1寸,进针得气时,三提至天层,一插至地层。《难经》七十上难曰:"当补之时,从卫取气之时,从营置气。"七十八难曰:"推而内之,是谓补;动而伸之,是谓泻。"

6. 杨兆民

杨兆民(1902—),江苏太仓人。1942年起师从名医钱绍伟学习中医内外科,1949年出师后开业。1956年3月毕业于江苏省中医进修学校针灸专业,受业于承淡安校长、孙晏如、李春熙老师。留校后主要从事针灸教学、临床工作。南京中医药大学教授、研究生导师、继承生导师、校专家咨询委员会委员。国家人事部、国家卫生部、国家中医药管理局确定为全国老中医药专家学术经验继承工作指导老师。

从事中医针灸临床工作60年,长于治疗疑难杂症,总结临床诊治"五辨"、"八法"等经验,主编《刺法灸法学》、《刺法灸法学导读》,参编《针法灸法学》、《专业考试复习参考书·针灸学》等全国教材与教参,专著《实用针灸选穴手册》等。在国内外医学期刊发表论文50余篇。作者传略、学术资料被录入《中国名医列传(当代卷)》、《新编针灸大辞典》、《针灸学报·中国当代针灸名家简介》、《中国针灸学史》、《中国当代针灸名家医案》、《方药传真》、《名家针灸精粹》、《名医针刺经验用典》、《针灸针麻研究》等10余部大型典籍、文献。现在南京中医药大学医院专家门诊部应诊。

7. 焦勉斋

焦勉斋(1905—1975),又名焦念勉,山东省章丘市刁镇刁西村人。出身于世医之家,其父焦相芝曾是当地有名的针灸医生,深研《甲乙经》、《伤寒论》、《金匮要略》、《千金处方》等书。运用按压、穿皮、刺入良性刺激进针手法,采用补法出针术、泻法出针术和滞法出针术,认为增强指掌运动力量,针刺作用显著,提倡练掌运气,独创"沉、浮、偏、侧、伸、屈、旋、导"运掌八法,把气功用于针灸,还改进"烧山火"、"透天凉"操作法。既注意借鉴先人经验,又不墨守成规。根据病人虚、实、寒、热按病处方,分经取穴,不宜多,以精简为主,疗效显著。在治疗中风后遗症方面,亦多有发挥。焦勉斋工作之暇编著《经络研究》(1959年12月内部发行)和《针刺手法》(1960年出版,1962年10月再版),发表学术论文60余篇。并热心传授医术,教出高徒数人。治愈病人数以万计,深得患者爱戴。1975年12月,因心脏病突发,在济南逝世。在研究"烧山火"与"透天凉"手法的过程中,焦氏曾经多次的试验比较,得出呼吸运气结合提插、进退手法,能易于出现寒热的经验。初期试验时,针自己的两足三里穴,用正常呼吸配合提插手法,针下微有寒热。改用深度呼吸,则针下的寒热力能循经扩散传导。另外,掌指力量充足时,则寒热出现得迅速,否则出现得缓慢。所以必须重视运掌练气法的学习,从个人亲身体会,不断的临床实践,深刻地感到呼吸运气配合提插、进退手法,是"烧山火"、"透天凉"的很好方法。较之令病人自己呼吸或单用进退提插手法,其功效有过之而无不及。故证实深呼时而插针能使其热,深吸时提针能使其寒,并能使针下的寒热,通达经络循行,达到应到的区域。

8. 管正斋

管正斋(1908—1980),字谨愕,号杏轩,云南名中医,以针灸名于世。山东省高密县人,解放前迁居昆明。管氏出生于世医之家,幼年即随父习医及针灸,研读医籍,为其后成家打下扎实的基础。青年时期就读于北京朝阳大学,毕业后,正值国家处于内忧外患之际,树立了"不为良相,愿为良医"的思想。对中医针灸学造诣较高,在云南中医界颇有盛誉,历任教授、所长、主任等职。曾执教北京短期针灸班,1935年加入"中国针灸研究社",潜心研究针灸医术。解放后,他以培养中医针灸人才,发扬中医学为己任。自20世纪50年代初,先后担任云南省、昆明市各级中医学校、培训班教师,传授中医针灸医术,还受聘于云南中医学院,担任《内经》、《针灸学》教师,从其学者遍及全国及英、美、澳洲、加拿大等地。他常用的手法包括以下几种。

(1)初级补泻手法——补法:乘病人呼气进针;入皮后,进针缓慢,缓缓地分成几度捻进;行针时,着力在针尖,插的手法多,提的手法少,以催气至;捻针时,拇指向前时用力,拇指向后时轻而缓;留针时间短,或不留针;乘病人吸气出针,出针时快而轻;出针后急按揉针孔。泻法:乘病人吸气时进针;入皮后,进针疾速,很快地插到所需深度;行针时,提的手法多,插的手法少,力求把感应扩大加深;捻针时拇指向后时用力,拇指向前时轻而缓;留针时间长,并在留针过程中反复加强手法捻运;乘病人呼气时出针;出针时缓慢并摇大针孔;出针后不按揉针孔。

(2)高级补泻手法:在熟练掌握初泻手法的基础上,根据病的阴阳、表里、虚实、寒热,采取较复杂的、具有针对性的补泻手法。调整阴阳,补虚泻实,祛寒除热,从而达到治愈疾病的目的,如虚寒之证用"烧山火"手法补虚散寒,实热之证用"透天凉"手法泻实除热;虚实夹杂之实中有虚、先热后寒用阴中隐阳手法,反之虚中夹实、先寒后热用阳中隐阴手法,气血阻滞不行的疾病用龙虎升降法等。

9. 陆瘦燕

陆瘦燕(1909—1969),祖籍江苏嘉定,生父李培卿为当地针灸名家。民国37年陆瘦燕偕夫人朱汝功创办新中国针灸学研究社,附设函授班,招收各地学员,传授针灸术。同时,研究针具改革,设计制造针灸经络穴位模型,又于报刊开辟《燕庐医话》栏目宣传针灸知识,弘扬中国古老之针灸术,影响远及东南亚一带。

陆氏对"经气"含义、十二经脉同名经相接关系、六府之合穴、经脉交会等理论多有阐发。其更重视古典针法的整理与研究,他将针刺手法重新科学归类,分为基本手法、辅助手法、复式手法三类,每一类又包括若干种,这样的分类方法一直沿用至今。他还将各种手法按作用分为候(催)气、行气、补泻三大类。临诊根据脏腑虚实及五行生克配穴处方,倡用温针(针尾加艾绒烧热)及五输穴补母泻子法等以提高疗效。陆氏对针刺手法的另一重大贡献是对"烧山火"、"透天凉"的研究,曾对针刺"烧山火"、"透天凉"及"导气针法"进行临床实验研究,获得颇有价值的科学资料。还与其同道、学生等著书立说,主要有《针灸正宗》、《经络学图说》、《针刺灸法汇论》、《腧穴学概论》、《针灸腧穴图谱》等。有关论文和临床医案,由其妻子及学生整理汇编成《陆瘦燕针灸论著医案选》一书公开出版。临床实践中他还体会到,热感与凉感的产生,往往与得气时针感的性质有关,在酸胀针感的基础上常常可以出现热感,而在沉重针感的基础上产生凉感。至于凉热感应出现的部位,可因人而异,有的人先从施术部位开始,逐步扩散,有的则先出现在肢端,有的甚至可出现在对侧。陆氏从文献到临床及实验都做了大量的工作,取得了丰硕成果,极大地丰富了针刺手法的内容。

10. 彭静山

彭静山(1909—2003),奉天(今辽宁)开原人。著名针灸临床家、教育家。15岁学医,受教于一代名医马二琴先生,22岁时开业行医,临证近70年,精通内、外、妇、儿、针灸,提倡针药并用,临床经验丰富。建国后,历任中国医科大学、辽宁中医学院针灸教研室主任、副教授、教授和附属医院针灸科主任、副院长。在20世纪60年代,彭静山先生因遭受迫害而失去听力,在此后的临床实践中听诊受挫,他克服重重困难,突破望诊极限,根据《黄帝内经》"观眼察病"和《证治准绳》对眼的脏腑划分理论,于70年代创眼针疗法。眼针疗法自1982年公布于世后,不少学者分别对眼针进行临床研究和实验研究,其临床和解剖学结果均肯定彭氏的眼针穴区划分和眼针疗法的临床价值,使眼针疗法得到推广应用,并在海内外针灸界产生较大影响。著有《简易针灸疗法》、《针灸秘验》等。

彭静山教授眼针疗法的研究,其理论渊源于华佗"目形类丸,瞳神居中而前,如日月之丽东南而晚西北也。内有大络穴,谓心、肺、脾、肝、肾、命门各主其一;中络八谓胆、胃、大小肠、三焦、膀胱,各主其一;外有旁支细络莫如其数,皆悬贯于脑,下连脏腑,通畅气血往来以滋于目。故凡病发,则有形色丝络各显现,而可验内之何脏腑受病也……"彭老对其进行了精简,保留五脏之络,并把三焦分成上中下三个部分,以类相从,共为13个脏器,利用八卦把眼睛分成八个相等区,再分别纳入相关脏腑,于是,以《易经》的阴阳八卦,眼科的五轮八廓和脏腑经络学说为理论依据,形成了彭老的眼针疗法。

11. 朱琏

朱琏(1910—1978),女,江苏溧阳人,现代针灸家。十七岁时学习西医,后与和平医院院长鲁之俊共同拜针灸民间医生任作田为师,学习中医针灸。在全国解放初期,创办针灸疗法实验所(为针灸研究所前身)。著有《新针灸学》一书,是中华人民共和国成立后出版的第一部针灸医著,在国内外有较大影响。

朱琏在针刺中提出了捻转法、进针后针的使用、退针法等多项操作技术,现仍广泛应用。捻转法是毫针的进针法,即用食指、拇指的指尖捏住针柄,针尖刺在指甲压的皮肤"十"字印上,轻轻缓慢地捻转,两手指稍用压力,逐渐将针捻进,进针时切勿急躁,以免针体弯曲。捻转法手势有两种:一种是用押手,捻转进针时,左手中、食指夹住针体压在皮肤上,一种是不用押手。刺入捻转法即先将针尖刺入皮下,再用捻转法进针。适用于神经过敏、肌肉紧张,以及较为敏感的穴位。但须用硬质毫针。进针后的手法要讲究,第一是进、第二是退、第三是捻、第四是留、第五是捣。同时还包括了摇针、弹针等法。退针法即在病人觉得轻快、针刺部分的组织没有沉重感时轻捻,然后慢提地将针退出。

朱琏的手法使用的针都是银质的,不适应快速进针法。后来由于应用了合金针,手法便有所改变,如"刺入进针法",在手法操作中使用了不少的古代方法。其操作目的是刺激神经纤维,而对经络的传导和经络的作用只字未提。

12. 鲁之俊

鲁之俊(1911—1999),江西新城(今黎川)人。著名外科学和针灸学家,中国中医科学院的主要创建人,新中国中医科研和中西医结合事业奠基人。

鲁之俊针灸的操作,先以指甲紧压刺激点(穴位),使皮肤层感觉麻木,降低刺针时的痛感。右手拇指和食指端持针,左手将棉球包在针体上,中指、食指捏紧棉球将针体固定,针尖对准压迹,缓缓进入,左手两指徐徐上下助之,一进半退,旋转而入,捻转幅度不能过大,进针速度不能过快,尽量减少针体与组织的缠绕,避免发生痛感。在腹部可按呼吸的次序进行,随呼进针,吸时转而不进。进真皮时略觉疼痛,对神经敏感者应特别慢,否则肌肉过于紧张不易进针。针至皮下则抵抗力减少,到达肌膜抵抗力特大,通过后抵抗力很小,达到针刺目的时,针会产生微细之震动,病人自觉有触电感、酸痛感、胀感,则可轻轻向周围震动而停针(中医称之卧针),停针时间越长,镇痛效能越大,若要使之兴奋,则达到目的地针即取出。退针也是旋转而出,与进针相反,不能太快,以免伤及组织而引起出血。练习时,可用厚纸或多层布片习之。

不同的刺激(如强刺激与弱刺激)及刺激时间的长短,可产生不同的生物电变化,从而发生不同的作用。

鲁之俊为我国现代军内推行针灸治疗的先驱者。其手法为慢进针,左手扶针,右手捻转进针,出针时也要求慢,这与当时应用毫针有一定关系。鲁之俊当年用的毫针,都是用单条银丝制成的直径0.4~0.45mm的针,为现代规格最粗的毫针,针体柔软、无弹性、易弯曲,表面较粗糙,粗细不太均匀,针尖极钝,这种针无法速刺、速进,易于缠绕组织,深刺速出也易损伤组织出血。但也有其优点,如手感较为明显,不易刺破血管。留针时易保持针感。

13. 余仲权

余仲权(1912—1991),四川省万县人。余氏于1938年考入四川国医学院本科六班,系统学习中医针灸理论。学习期间,又拜针灸名家廖宾甫先生为师,专修针砭之技。1942年2月毕业后,先后任省立成都中学校医、《医药改进月刊》编委、成都市中医诊所医师、万县市第二联合诊所所长、四川省中医进修学校针灸教师及针灸门诊部医师;1956年成都中医学院成立后,即在校任针灸学科教师;1979年被聘为针灸学副教授、针灸教研室主任、中医学院附属医院针灸科主任;1983年被聘为针学教授。

余仲权教授发明皮肤滚针,操作简便,用力均匀,省时省力,扩大了皮肤针的治疗范围,是现代针具创制较为成功者。兹根据有关文章内容,介绍如下。

(1)针具制作:用直径2～2.2cm、高2.8～3cm的圆柱形橡木作滚针的针身,在针身的圆周面上均匀嵌以10～12排的针,每排为6～8颗外露0.3～0.4cm的22号不锈钢针。针尖有锋利、尖锐和圆锐三种类型。并在针身两端中心各嵌入一个外露针座的注射针头,再在其上边接上一个用16号不锈钢丝做成的长约8～10cm呈"U"形的针柄。运用时手持针柄,即可上下滚动针身,使其针尖接触体表,以疏通经络达到治病目的。

(2)操作技术:按照经脉循行方向,循经反复滚动,用力均匀平稳。并根据病证性质,结合病人体质、年龄和耐受程度,运用适当手力进行操作。如滚针补法、滚针泻法、滚针平补平泻法、滚针温补法、滚针凉泻法、滚针放血法、滚针放血温灸法、滚针放血凉泻法等。

14. 邱茂良

邱茂良(1913—2002),针灸学家。1913年9月,出生于浙江省龙游县。1932年毕业于浙江兰溪中医专门学校,并从师张山雷学习内、妇等科,遂得其传,对针灸学造诣尤深。中医学派繁多,针灸界亦然。邱茂良师承于一代宗师承澹盦,长期从事中医、针灸的教学、医疗和科研工作,培养了一大批中医针灸人才。在针灸治疗急性病、传染病的研究方面,进行了开拓性的工作。1979年任中国针灸学会副主任委员,1980年任中国针灸学会江苏省分会主任委员,1981年任南京中医学院国际针灸培训中心名誉主任,1982年4月任南京中医学院针灸系主任,1984年任南京中医学院针灸系名誉主任。

邱茂良一直认为,针灸有它丰富的临床实践,卓越的疗效,深奥的理论,值得深入研究。所以,他表示愿为之投入毕生精力。在针灸理论方面,他强调以经络学说为核心,并掌握阴阳五行、脏腑气血和八纲证治等中医基本理论。临床时,则要求使用现代医学手段以明确诊断,运用中医辨证论治的方法,根据病者所表现的症状,分别主客标本,结合针灸特点,应用各种不同的治疗法则,同时参考中医内科的治法,指导针灸立法处方,强调理、法、方、穴的完整性。

他在20世纪50年代撰写的《针灸纂要》中指出:"临床应用针灸治疗时,首先应通过四诊确定病的性质与所属经络来取穴,并根据虚实和寒热,进行补和泻、针和灸的方法。虽然针灸治病不像药物那样有七方十剂的差别,但是配穴处方的原则,以及先后缓急、标本逆从等治法,仍然是一样的。如果采取一病一方,机械地应用成方来治病,就难以收到预期效果"。

1981年,邱茂良等以世界卫生组织西太地区临时顾问的身份,先后去日本、菲律宾商谈针灸穴名国际化问题,经多次反复会谈,达成了在国际上统一使用中国针灸穴名的标准化方案,并由世界卫生组织在日内瓦会议上向全世界宣布执行。

15. 楼百层

楼百层(1913—1992),浙江诸暨人。1935年毕业于浙江中医专门学校,后开业行医。致力于针灸研究四十余年,兼及内科,尤对针刺补泻手法有所开拓,其针灸经验被输入电子计算机应用于临床。著有《针灸手法》等,对针灸理论造诣较深,尤对针灸手法有研究。

楼氏认为,各种针刺补泻手法,均必须在得气的基础上运用,注重气至病所。要提高针刺疗效,除必须掌握正确辨证、取穴和熟练运用针刺补泻手法等环节外,尚应重视针刺感传,掌握"气至病所"。欲掌握针刺感传而气至病所,必须谙熟定穴位置、针尖方向和针刺深度这三大要领,并在临床上反复实践,才能得心应手、左右逢源。如风池穴,其准确位置,在与耳垂横平的后发际边缘处;针尖方向是交叉朝向对侧额骨下缘(切忌针尖向上);针刺深度为1～1.5寸,若按古代文献所规定3～4分针刺深度,则不能使针感由后脑、颞颥部向上放射至前额。

其"烧山火"与"透天凉"具体操作手法是:"烧山火",将针刺入应针深度的1/2时,行左右捻转手法9次以候气,若觉针下沉紧,再刺入应刺深度,急行三出三入,慢提紧按的提插捻转手法,一般可使针下产生热感。"透天凉",将针刺入应针深度,即行左右捻转手法6次以候气,若觉针下沉紧,再将针提起1/2,急行三入三出,紧提慢按的提插捻转手法,一般能使针下产生凉感。这两种手法同样是以"阴阳立法",以"寒热正治"为目的。

16. 司徒铃

司徒铃(1914—1993),广东省开平县人,1914年生于广州,1936年毕业于广东中医药专门学校,后为广东省中医院针灸医师,1956—1984年任广州中医学院针灸教研室主任,应聘为卫生部医学科学委员会针灸针麻专题委员会委员,卫生部中医药部级成果奖评审委员会委员,全国高等医学院校针灸专业教材编审委员,《针灸学辞典》编审委员,中华全国中医学会附属全国针灸学会第一届理事,广东省针灸学会主任委员。其主要针法包括以下方面。

(1)得气与候气:得气,是进针后在针刺部位产生经气已至的感应,亦称"针感"。得气时患者可出现酸、胀、沉、重等感觉,部分病人可有不同程度的循经传导;而医工则会有针下沉紧如鱼吞钩饵的沉浮感觉,在针刺过程中,如得气较慢或不得气,就可采取行针催气或留针候气的方法。

(2)补泻手法的操作:①补法的操作:准确取穴后,以左手拇指在穴位上沿经循按推引,促其气至;右手持针刺入,进针之后,在浅层(卫分)候气,出现针下沉紧,便可运用"得气,因推而内之"的手法,先浅后深地用隐力把针徐徐推进,约纳入0.3～0.6cm,相当于"沉重如豆许"时,就会有酸、胀之感觉。再慢慢纳入一定深度为一度,患者可能出现热胀感和循经传导的感应。如在针刺过程中,出现针下松而不紧,就应把针提至浅层(卫分)候气。务令得气后,再以前发行针;针下热,乃去针,出针时,可揉按其穴位;②泻法的操作:进针后,在(营分)候气,出现得气、针下沉紧时,就可把针疾速插入一定深度,同时进行先深后浅的边捻边提退,并可结合"伸而迎之"的操作,把针徐徐提退至浅层为一度,患者可出现酸、胀感和循经传导针感。如遇针下轻松不紧,就可把针稍向下按,并留针,务令得气后,再依前发行针,反复行针多次,患者可出现凉感(部分病人不一定出现),摇大其穴,出针勿按,令邪气得泻。

17. 郑魁山

郑魁山(1918—2010),河北安国人。郑老出生于一个针灸世家,父亲郑毓琳从幼年就开始跟其叔父郑云祥学习针灸,以后,又拜师于对针灸、气功有很深造诣的曹顺德、霍老顺。他理论精通、针技娴熟,因治愈清朝翰林蒋式芬的顽疾而名噪于世。郑魁山16岁开始和父亲学习中医,系统地学习了《内经》、《难经》、《针灸甲乙经》等多部中医著作。1947年考取中医师资格,而独立开始行医。

郑魁山,号称"西北针王"、"中国针灸当代针法研究之父"。曾先后兼任中国针灸学会荣誉理事,针法灸法分会和美国国际整体医学研究所高级学术顾问,甘肃针灸学会名誉会长,甘肃郑氏针法研究会荣誉会长,他曾发表论文66篇。1958年,他的论文《热补针法对视网膜出血的研究》获卫生部科研成果奖;1996年,《"烧山火"针法对家兔实验性类风湿性关节炎的实验研究》获美国国际传统医学学术会议杰出论文奖等。郑老于2010年2月21日2时在兰州逝世,享年93岁。对其针法的记载包括以下几个方面:

(1)针刺前的准备:为了使针刺得气与达到气至病所的要求,郑老在针刺前必令患者宽衣卧床,四肢放松,腿要伸展,臂要放平。其次就是医者自己的准备工作。郑老使用的毫针一般都在1.5~2寸以内，很少深刺，即使在肌肉发达的下肢进针，也往往是寸许即可。郑老说，取穴的准确与否是针刺得气的重要环节，但进针过深，穿过了经脉，也是不易得气。另外，针刺时注意力要集中在左右手指上。

(2)得气法：得气法主要有两个方面：一是治神，二是针刺手法的要领。进针后如不得气，需要行针候气。郑老说，行针是针刺穴位后，利用搓捻提插等法，使之得气的一种操作方法。候气是医者采用各种方法候其经气之到来，并包括气不至时的催气、得气后的行气和守气，气至亦即得气，这种得气感，医者、患者均可察知。郑老进针后捻针的方向不管穴位是在左肢或右肢，都是顺时针方向，即拇指向前，食指向后，针尖向着病所的方向。持针的右手顺时针向前捻推，掌握好针体转动的角度，向前弩推的同时，细心体察针感。针尖所到必须是有目的的。如果经气被激发，左手押手感到"冲动"，同时持针的右手感到针下沉紧有力，病人也有了酸胀感或走传感，就要立即停止针尖的进退，右手将针体顺时针方向稍捻转，这时会感到针体沉重、滞着，或留针守气，或行补泻手法，医者可临证自选。这一过程，郑老是通过眼睛、左右手、口问、体察感觉四个步骤同时进行而完成的。

(3)守气法：针刺得气后必须守好气才能取得理想的疗效。郑老的经验是当针刺得气后，针尖不能随意进退移动，如果进则穿透经络，退则脱离经络，都可能丢了气。因此，得气之后，要谨慎守气，守气时医者同样要全神贯注，通过手、眼观察和体会经气的活动，即指下冲动感、针下沉紧感、针体转动有吸力和看到针穴处或针穴远处的肌肉跳动等。郑氏的针感，不仅在留针守气时明显，即使起针以后，病人针穴处还有酸困胀感，往往持续几个小时，甚至长时间的十几个小时不消失。

18. 杨甲三

杨甲三(1919—2001)，江苏省武进县人。著名针灸学家，自幼耽嗜医学，立志从医。曾先后拜吴秉森、承澹庵学习中医针灸。在针灸学术方面的论著很多，主要有《针灸临床取穴图解》、《杨甲三取穴经验》、《针灸取穴法》、《腧穴学》等。

其单手进针法是其在临床和教学实践中研究和总结的一种进针手法。它汲取了双手进针中的一些特点，将"刺手"与"押手"归于一手。操作时完全运用右手持针施刺，左手持针多枚以备临证之用。其进针方式有四：一为悬空下压式(简称空压式)，二为角度转变下压式(简称角度压式)，三为捻转下压式(简称捻压式)，四为连续压式。

手法特点为针尖距离皮肤一般为2寸左右，如过高，则不易刺中穴位，下压时手法势必过重而增加痛感；如过低，则往往因向下冲压的力量不足，而造成进针的滞缓，同样会增加痛感。针尖露出不能过长，基本与指下缘平齐，约半分许即可。如过长，进针后势必针尖直达肌深层，不宜行针调气；并易致针身弯曲，不便操作，针尖虽然仅外露半分，但在冲压过程中，由于拇、食指的压力，实际刺入体内的深度可达2~3分，完全透过皮肤或达肌肉浅层。此外，针尖不能露出过长，体现"押手"特点的意义。这样，在进针的同时，皮肤的着力点就有三处即无名指、针尖、小指，从而可起到"押手"模糊病人的痛觉，减少进针痛感的作用。

此法适用于人体大部分穴位及各种长度的毫针进针，如四肢的合谷、曲池、手三里、外关、足三里、三阴交及腹部等穴位，需直刺或深刺时多用之。

19. 程莘农

程莘农(1921—)，江苏省淮阴(现淮安市)人。中国工程院院士，中医、针灸专家。程老生于医学世家，自幼随父学习中医。15岁拜中医温病专家陆慕韩为师，1948年获得了民国考试院中医师证书。程老认为取穴的准确性是很重要的，所以穴位的尺寸都要记忆准确。但是对有些穴位的尺寸，历来看法并不一致，如列缺等穴。像这样看法不一致，部位不肯定的穴位尚多，有些即使尺寸明确，但丈量不便。因此，可以用穴位附近的骨骼作为量取尺寸的标志。程老认为骨度不但是一种体表尺寸，而且与内在的经脉长度、内脏大小等有关，因此强调骨度本身就有穴位尺寸的含义。如程老取列缺穴即按高骨后陷中下5分，摇患者之手有隙处即是此穴。如足三里穴为循胫骨粗隆前缘向下，摸至最凹处,旁开一指即是此穴。丰隆在外踝尖与胫骨粗隆最高处连线的1/2即是,如此等等。这样取穴方便可靠,适于临床操作。

程莘农认为在辨证取穴之时,还得注意病人的体位,选用不同的穴位采用不同的体位,如此既便于进针,又不使病人感到疲倦。如取腹、面部的穴位,则取仰卧位;取背、颈部的穴位则取俯卧位等。程莘农认为运针的指力,对疗效有直接的影响,要有"手如握虎"之力,才能"伏如横弩,起如发机",才能针达病所、气通乾坤。程老经常要别人从他手上抽他握住的针,以试验他握针的力量。程老认为得气之时病者有针感,医者手下也应有气感。针感以直接刺激的感觉为主,所以有时有针感但不一定得气,此时可停针待气,若为了单纯追求针感而反复提插,结果虽有某种针感,但却可能打乱气机的正常运行,疗效往往不佳。另外,医生若不细心体会针下情况,而以追问病人的感觉为主,这样心中无底,疗效很难保证。

20. 马瑞林

马瑞林(1922—2008),辽宁省北宁市人。幼年随王慧民学习中医,辽宁中医学院教授。在国内首创《大型平面电动经络经穴模型》,设计拍摄了《针法灸法学》电教片。在临床擅长传统针刺技术手法,将"通经"、"导气"手法结合自己实践经验,创造性地提出"促进、激发、控制"得气,并使得气(针感)向预定方向传导,称此法为"驭气调经法"为提高针灸临床疗效起到了重要作用。主要针刺手法包括进针法、补泻法、辅助手法三类。

进针,是指针刺入皮下和进入到一定的深度而言。可采用刺、运、插、捻、旋各种方法,可单独应用,亦可一、二种或二、三种方法综合应用;补泻法其基本核心是以"得气"为主,包括捻转法、提插法、震颤法、刮针法、候气法、呼吸法等。提倡为使"气至病所",应注意针尖方向。如针内关穴针尖偏向心端,则感传易向肘臂方向传导,针尖向远心方向偏斜,则感传易向远心(掌指)方向传导;辅助手法在针刺和施行手法中都具有重要意义。《灵枢·小针解》说:"右主推之,左持而御之者,言持针而出入也。"《难经·七十八难》说:"知为针者,言其左,不知为针者,言其右。"都说明辅手在补泻中的重要性。尤其在进针以后施行补泻手法中辅手对于激发、促进"得气",控制"气至病所"的感传作用有一定意义。常用的辅助手法有按、循、摄、捏、揣、叩,对于激发经气促进"得气"和感传都有良好作用。

21. 师怀堂

师怀堂(1922—),山西省长子市人。山西省针灸研究所创始人、山西省针灸研究所所长,主任医师。1943随兄学医,1946年在本县第一联合诊所任所长,1952年在北京中央卫生针灸实验所学习半年。1953年元月任山西省省直机关公费医院针灸科主任科长,1978年调任山西省针灸研究所所长,现任名誉所长。1997年经省卫生厅批准成立新九针研究门诊部法人代表及所长。

师老为首批享受国务院特殊津贴者,历任中华人民共和国卫生部学部委员、中国针灸学会理事、山西省针灸分会名誉理事长、中国中医学会分会理事长、国家中医药管理局厦门国际针灸培训中心客座教授、中国山西国际针灸按摩培训中心主任委员、美国加州中医研究院顾问、美国波士顿东文化学院名誉院长等职。先生幼承家传,通晓岐黄,精于针术,悬壶济世50余载,学验俱丰,更善于用九针配伍,愈疾无数,享誉海内外。师怀堂先生的"新九针"学术思想和临床经验具有的特点是:①通晓岐黄,研制九针,填补了我国近代针灸改革史上的一项空白。②辨证施治,活用九针,具体表现在针不同形,作用有别;同病异针,异病同针;虚实寒热,九针调之;多针配合,以求实效;刺法独特,因病而施等方面。③治医严谨,德技双馨。④著书育人,弘扬九针。

22. 肖少卿

肖少卿(1923—),江苏泰兴人。1956年4月毕业于江苏省中医进修学校医学本科。其后,任教于南京中医学院、南京中医药大学。历任针灸系教授、针灸教研室和经络教研室主任、中国南京国际针灸培训中心教授、中国针灸学会经络研究会理事、香港国际医药学院教授等职。于2002年1月荣获"世界医坛首脑才华奖",2002年11月荣获"2000年世界千年名医"称号,2003年6月荣获"世界华人成就奖"。

针刺主张"穴不在多,有效则行;针不在深,得气则灵。斯是针术,惟吾得心。扁鹊治尸厥,华佗医头风,李氏疗心痛,文伯下孕胎,可以治聋哑愈中风。无毒性之伤人,无不良之危险。周代秦越人,汉朝华元化,世人云:起死回生。"这篇自娱自乐、自得自负的《针灸铭》出自肖少卿先生之手。

肖先生擅长中医内外科,尤其精通针灸,对中风失语,吞咽困难,神志昏迷以及癫、狂、痫症等50多种疑难杂症均有独到之处。1984年以后,多次应邀赴日本、挪威、新加坡等国进行学术交流和临床示范,被中外患者和专家、媒体誉为"世界第一魔手神针"。2002年11月荣获"2000年世界千年名医"称号。他的"开窍醒脑,启喉解语针刺术"以深刺哑门、天突、廉泉透三穴,定神透山根等穴,施以补法或平补平泻法用于治疗中风失语、神志昏迷、吞咽困难等症,部分患者可在20分钟之内达神态转清,语言自如,吞咽复常的疗效。

23. 王雪苔

王雪苔(1925—2008),辽宁省义县人。著名中医学家,针灸家,曾用名王政和。王老生于一个带有浓厚中医氛围的家庭,幼年受到的影响,使他与中国传统医学结下了不解之缘。1948年从国立沈阳医学院西医学本科毕业之后,毅然选择了前往地处农村的华北卫生学校,协助时任华北人民政府卫生部副部长兼华北卫生学校校长的著名针灸学家朱琏同志编著《新针灸学》,从此,开始研究针灸学术。担任针灸疗法实验所教研组长,现任中国中医研究专家咨询委员会副主任,中国民间中医药协会理事长、中国针灸学会副会长、世界针灸学会联合会前任主席、国家攀登计划"经络的研究"项目顾问等职。是中国针灸学会、世界针灸学会联合会、北京针灸骨伤学院的主要发起创建人之一。

创办《中国针灸》杂志;指导经穴定位标准和经穴主治标准的研制,推进经络的研究。在针灸史与中医文献研究方面成就斐然。近20年来,王雪苔关于针灸发展战略的思想和观点影响着我国针灸医学发展的方向。主要著作(包括主编的著作)有《针灸学手册》、《中国针灸荟萃》、《中国针灸大会》、《中国医学百科全书·针灸学》、《针灸学辞典》、《针灸史图录》、《针灸史提纲》、《中国当代针灸名家医案》等。

24. 贺普仁

贺普仁(1926—),河北省涞水人。全国著名老中医、首届国医大师,国家级非物质文化遗产传统医药项目代表性传承人。贺普仁教授自幼师从京城针灸名家牛泽华,22岁悬壶应诊,1956年调入北京中医医院,任针灸科主任30年之久,1990被国家中医药管理局授予"全国名老中医"。2009年被国家人力资源和社会保障部、卫生部和国家中医药管理局联合授予"国医大师"荣誉称号。

贺普仁以三通理论、快速无痛针刺手法、火针技术为特长,并将武术、气功融于针灸,疗效卓著,有"天下第一针"美誉。他提倡"三通"针法,利用各种不同的针具,采取不同的刺法和手法来治疗病证,并根据病证性质和患者体质使用不同刺激量以扶正祛邪、疏通经络。①微通法:指毫针的针刺法,其适应证广泛,疗效显著,老少咸宜。此法有三个关键,即针刺过程中的刺激形式、刺激的质、刺激的量,这三者之间的相互关系是毫针针刺腧穴的根本意义所在。②温通法:是以火针和艾灸施于穴位和一定部位,借火力和温热刺激,温阳祛寒、疏通气血以治愈疾病的治疗方法。贺氏将火针疗法的要点归结为两点,其一是红,指针尖一定要烧得通红,否则无效;其二是快,进针、出针要迅速而敏捷,否则会给病人带来不必要的痛苦。有时也采用留针法,即将针迅速刺入穴位后,不即刻将针拔出,一般久病可留针5~30分钟,个别还可施行捻转或提插手法。火针的适应证,贺氏主要用于疼痛、麻木、症结、瘰疬等。③强通法:即用三棱针或其他针具刺破人体一定部位的浅表血管,根据不同病情放出适量血液,以活血调气、通经活络达到治病目的。其方法主要有缓刺法、速刺法、挑刺法、围刺法、密刺法五种。

25. 魏凤坡

魏凤坡(1928—),辽宁省营口县人,1952年毕业于中国医科大学,1965年结业于湖北中医学院西学中班,1974年随医疗队赴阿尔及利亚。现任湖北中医学院针灸系副主任、副教授、副主任医师，湖北省气功学会副理事长，湖北省名老中医咨询服务中心理事。大学毕业后拜朱师墨为师，他主张在治疗过程中运用中医理论及经络学说辨证施治、辨证取穴。他强调传统补泻手法的综合运用。

魏凤坡善用双穴同针进针法，即左右两手持针同时针刺两穴，进针和行针，行针常用提插、捻转、迎随补泻等手法，以达到得气，循经感传和补泻要求为止，可重复间歇进行。具体操作方法有下述几种：

(1)同一经和邻近经同时进针与行针法：在同一经和邻近经脉上选取2～6穴或更多穴位（双数），术者左右手各持一针，每次选两穴同时进针与行针。如坐骨神经痛，取秩边、环跳、承扶、殷门四穴，分两次进针，每次两穴，同时进针与行针，可提高针感向下放散的成功率。如此以上带下，以主带次，增强针感及其传导，有显著的疏通经络、行气活血、祛寒散风之功。此外，本法还可用于痹证、半身不遂、小儿麻痹后遗症等。

(2)手足同名经和阴阳异经同时进针与行针法：本法包括同名经左右对称取穴在内。如中风偏瘫可选肩髃、曲池、合谷、足三里、丰隆、解溪，亦可选取环跳、阳陵泉、悬钟，还可选取血海、三阴交、行间、太冲等。此法可进一步加强阳明气盛血多之功效，气行则血亦不滞，血活则风自息。配阴经穴位，用以滋阴潜阳、平肝息风，使阴阳协调平衡，气血和畅，经络疏通则病可治愈。同名经双侧对称选穴，术者左右手各持一针同时进针与行针。如治疗咽喉肿痛、喉肌疲劳、声嘶、甲亢等，可选取人迎、水突、气舍、合谷、照海左右对称穴位（有时亦可选取合谷、照海各一穴），同时进针与行针，可加强其行气、补气、养阴和消肿散结作用。其中以喉肌疲劳、声嘶效果最佳。

(3)背俞及八髎同时进针与行针法：背俞如肺俞、心俞、肝俞、脾俞、肾俞等。其聚集真气最深，与脏腑密切相通。术者左右手各持一针，同时对左右侧的背俞穴进针与行针，针刺深度可适当深刺（超过一般书籍所载），以调节穴下深处所聚集的真气，常收速效。如肺俞穴用本法治疗支气管哮喘，针刺后哮鸣音立即减轻或消失，喘息症状亦明显减轻或停止发作。八髎，指上髎、次髎、中髎、下髎四对穴位。上髎是足太阳、少阳之络，平小肠俞；次髎为足太阴之所络，平膀胱俞；中髎是足厥阴、少阳之交会所，平中膂俞；下髎为足太阳、厥阴、少阳之所络，平白环俞。八髎穴同主腰痛、痛经、月经不调、带下、阳痿、遗精、直肠脱垂、二便不利或失禁等症，与所络之经和所平之穴有一定联系，可以理下焦、利腰腿。以次髎为例，深刺可达3～4寸，肥胖或肌肉丰厚者还可更深些。双手同时进针与行针，针感可放散至会阴、前阴及阴茎，用以治疗小儿遗尿、二便不利或失禁，男子阳痿遗精，妇女子宫、盆腔和附件疾患，均有满意效果。

(4)多经多穴长针浅刺与深刺透穴法：浅刺透穴，如头维透率谷治偏头痛，颊车透地仓、地仓透迎香等治面瘫。甚而可用长针由地仓透迎香接力至睛明，地仓透四白或承泣，常用于头面部浅层部位，以多经多穴透刺，一针透2～3穴。深刺透穴，用于四肢部阴阳异经内外各一穴透刺，可治疗深邪远痹与四肢关节扭伤。如曲池透少海为主针刺治疗妊娠高血压及先兆子痫，配太冲透涌泉，或加用足三里，针刺后血压一般下降，收缩压可下降20～30mmHg，舒张压可下降10mmHg左右，曾观察30余例有满意效果，可减少或避免妊娠用药对胎儿的不良影响。又如支沟透间使，阳陵泉透阴陵泉，悬钟透三阴交亦属本法。用丘墟透照海针刺，治疗急性踝关节扭伤，常有立竿见影的效果。

26. 冯润身

冯润身(1929—)，河北省晋县人。中医主任医师、教授；少年时代便在太原华州药房学徒，后师从著名中医陈清镰先生学习中医经典，1960年在北京中医学院内经专修班学习；从事中医临床、科研、教学60余年，深谙中医经典医籍；曾任中华全国中医理论整理研究委员会委员，中国针灸学会理事，内蒙古自治区中医学会常务理事，内蒙古自治区针灸学会主任委员，国家"子午流注"研究项目牵头人，中国针灸讲师团教授，应邀多次赴马来西亚、新加坡、澳大利亚等国家讲学；在针灸临床上，强调取穴施治要有整体观念，注重穴性的应用，选经取穴必须掌握经脉和腧穴的特异性，尤为擅长透刺针法。冯老治病，不论针刺、用药，均每获奇效，受此启发，遂将冯老临床透刺针法的部分医案加以整理。

冯润身根据透刺的方向，将透刺针法分为单向透刺、多向透刺、往复透刺、围针透刺四法。

(1)针刺前的准备：用针以26～28号为宜，短者2寸，长者6～7寸，必须时常检查针具，以免针柄松动、针体断裂。因透刺针法用针较长，相对来说针体就是显得细软易弯，故必须用长针锻炼指功，以便顺利进针和透刺。指功锻炼的第一阶段是指力锻炼，只求能顺利进针、出针，旨在锻炼持针手指的力度；第二阶段为意气锻炼，应着重"以意领针"，即在指力锻炼基础上，进针时精神高度集中在针尖上，用意识引导内气送针前进。根据针尖和针体传到持针手指上的极微弱触感，随时判断针尖所到部位，从而调整进针的方向和深度，做到"意在针先"、"针随气行"。患者一般多取卧位或靠背仰坐位为好，以舒适而长时间保持稳定的体位为宜。还必须对针具、穴位皮肤（包括"透穴"和"达穴"）和术者双手进行严格消毒。

(2)持针：因所持的针较长，针体就显得纤细柔软，不易把持，且易造成患者恐惧心理，故冯氏常用以下两种"藏针法"：①完全藏针法：右手食指屈曲，持针柄夹持于食指中节屈纹中，其余四指自然屈伸，辅助左手揣穴，此时患者也不易发现术者右手持针。进针时避开患者视线，用右拇指将针柄从食指中节屈纹中推出，形成拇、食、中三指持针法。②不全藏针法：右手拇、食指捏持针锋末端，露出针体约寸余，如缝纫持针状，其余针体、针柄部分隐匿掌心，或贴于掌后，以示针体不伏，进针时徐徐而进，直至达穴。

(3)押手与进针：进针前术者首先要精神专一，调匀自己的呼吸，把全部注意力集中到针锋，如此可使患者情绪安定，且可以意领针、以气行针，使手下敏感。常用的押手与进针法有：①拇指切押、中指感触法：屈曲左手拇指末节，爪面与"透穴"皮肤呈直角，切押其上，左手中指指腹贴于"达穴"皮肤上。进针时，针体顺爪甲垂直刺至"达穴"，待左手中指得针尖迫近之感后，停止进针。这种押手法多适用于四肢的垂直透刺，如曲池透少海、膝阳关透曲泉等。②拇指迎挤、中指感触法：左手拇指腹押于"透穴"进针方向的一侧皮肤上，右手拇、食、中三指持针，针尖向拟透的方向卧于"透穴"的皮肤上，左右手拇指迅速迎挤针尖。待针入皮肤后，左手拇指腹押于"透穴"原处，其余四指拂于透刺方向的皮肤上，随时知觉针尖所到和辅助纠正透刺的方向，尖直至"达穴"则停针。此法适于皮肤松弛部位的透刺，如天井透臂臑、太阳透率谷等。

(4)得气和催气：透刺若已得气，术者可感知针下有吸着感、紧涩感，患者常有酸、麻、胀、人重、热、凉等感觉。如针后不得气可施用提插、捻转、循扣等法催气，如经2～3次催气仍无针感时，则需调整针刺方向。进针得气后，应每隔10分钟行针1次。

(5)出针：出针的快慢应当根据补泻需要来决定；出针时，通要注意押手的配合。右手持针柄，左手用拇指把消毒棉球紧压于"透穴"上，其余四指疏开，扪于"透穴"与"达穴"之间的皮肤上，并将"达穴"的皮肤加以固定，右手将针柄稍捻转，如未滞针则轻轻提出，左手在透刺的针体通道上慢慢作按揉循扣，以防经气壅滞和血肿。

可以应用透刺的穴位很多，如地仓透颊车、天井透臂臑等。

27. 王岱

王岱(1934—)，福建省福州市人。主任医师，教授。原任北京针灸骨伤学院副院长，现任中国中医研究院专家咨询委员会副主任委员，中国国际针灸考试委员会委员，中国针灸学会常务理事，耳穴诊治专业委员会主任委员。长期从事针灸临床和教学工作，学验俱丰，特别是针灸取穴及手法有独到之处，并能灵活地运用于临床，取得了非常满意的效果。现将王老针刺取穴及手法特点整理如下。

(1)"跳动穴"和针刺手法：所谓"跳动穴"，是指针刺得气后，在一定手法配合下，能使肢体跳动或肌肉抽动的穴位。如手阳明大肠经的曲池九合谷、手太阴肺经的尺泽、足太阴脾经的三阴交、阴陵泉、血海，足太阳膀胱经的承扶、殷门、委中、秩边、承山，足少阳胆经的环跳、阳陵泉、光明等穴位，采用相应手法，可获得肢体跳动的反应，在临床上应用上述穴位针刺，用以治疗运动功能障碍疾患，疗效显著。

针刺治病在于调气，即通过针刺穴位以激发经气，达到调和阴阳、扶正祛邪的目的。所谓调气，也就是先要得气。而得气的标志，在一般针灸书上描述往往侧重于针下感觉反应；如患者受针部位的酸、胀、重、麻等，或医者手下有一种沉紧吸引的感觉。要获得确切的针感，浅刺小络脉一般比较容易。如要深刺大络脉和经脉，就必须采用特殊的针刺手法才能刺中这种直接刺中经脉和大络脉所产生的针感，是以一定方向传导的感觉或肢体发生运动反应（如跳动、抽动等）。

根据个人经验，提高对这类穴位刺中率的针刺手法可以用"按、找、中"三个字来概括。所谓"按"，就是用左手将穴位固定在一个相对稳定的位置上，以防止其滑动，从而为下针得气做好准备。所谓"找"，就是右手（刺手）要在左手（押手）的配合下，用提插手法，沿假设与穴位所在经脉、大络脉相垂直的平面作有次序的扇形刺激，寻找合适针感，直到得气为止。所谓"中"，即找到感觉并引起肢体运动反应之后，将针固定在一定深度，仍然要借助左手（押手）的巧劲，保持针感不致丢失，然后行提插补泻手法来调节机体的偏盛偏衰，达到补虚或泻实的目的。

值得强调的是，在"按、找、中"三步操作过程中，每一步都需要左手（押手）的紧密配合，否则难以收到良好的效果。左右手互相配合，在采取"跳动穴"针刺手法时尤其重要。另外，就穴位自身性能来说，它具有整体性、多样性、双相性和特殊性，但千万不能忽视与它所相关的方向性和层次性，否则会影响"跳动穴"的刺中率。

在临床上，应用"跳动穴"及相应手法，除可用以治疗中风偏瘫之外，还可用于神经-肌肉运动障碍等神经系统疾患。如应用上述方法，取肩髃、曲池、合谷、环跳、阳陵泉、光明（均为患侧）等阳经穴位，针刺治疗脑梗死所致的偏瘫患者32例，基本痊愈20例，显效4例，有效6例，总有效率为93.75%。而对照组口服卡兰片治疗31例，基本痊愈8例，显效5例，有效13例，总有效率为83.87%。经统计学处理，针刺组疗效明显优于对照组，从而说明"跳动穴"的应用对恢复肢体运动功能有效。在采用提插手法时，一般对弛缓性瘫或属于虚证者，施以轻插快插、轻提慢提的补法；对拘挛性瘫或属于实证者施以重插慢插，重提快提的泻法；对虚实不明显者，则施以平补平泻法，务必要求患者肢跳动或肌束跳动，或酸麻胀等感觉放射至肢体远端。

(2) 对《灵枢·官针》刺法的理论阐发：王氏在《古代刺法二十六种》一文中，对《灵枢·官针》九刺、十二刺和五刺的内容逐次加以论述。王氏认为，刺法的发展离不开刺治工具的演进。九针是《内经》时代通用的刺治工具，其中镵针、大针用于切割，圆针、鍉针用于点压，镵针、锋针用于刺营，长针、毫针用于刺卫。

《灵枢·寿夭刚柔》篇云："刺营者出血，刺卫者出气，刺寒痹者内热。"所谓刺营即刺脉，以见血为标准；所谓刺卫即刺穴，以得气获得针感为依据。在《内经》中，刺脉放血疗法较多采用，如豹文刺、络刺、大泻刺、赞刺等。自从刺治工具圆利针、长针、毫针出现以后，这些针具可以深入体表各层组织，这才为刺卫出气提供了可能与必要的条件。

在《内经》中，刺皮、刺脉、刺筋、刺肉、刺骨等刺"五体"的刺法，即哪里有病就在哪里刺治。这种直接刺法（刺局部、阿是穴）当时已趋于成熟，并被广泛用于临床，特别对痹证有较好的疗效。其刺治方式有单针式与多针式的区别。单针式刺皮以治疗皮痹，有毛刺、半刺、直针刺；刺脉以治疗脉痹，有经刺；刺筋以治疗筋痹，有关刺、恢刺；刺肉以治疗肌痹，有浮刺、合谷刺、分刺；刺骨以治疗骨痹，有短刺、输刺。此外，还有报刺治行痹，焠刺治顽痹等。多针式浅刺有扬刺，深浅结合刺有傍针刺，深刺有齐刺。除了以上刺卫出气的直接刺法之外，另有刺卫出气的间接刺法（刺远道穴、邻近穴），对脏腑病或寒热病都有相应的疗效。同时，在《内经》中，还总结有循经刺（阴刺、远道刺、十二刺之输刺），远近结合刺（九刺之输刺），左右相对刺（阴刺），左右交叉刺(巨刺、缪刺)、前后相对刺(偶刺)等行之有效、沿用至今的刺穴方法。

28. 谢国荣

谢国荣(1935—),湖南省桃源人。1948年从师燕云逵学习中医,1951年在家乡行医,1952年参加常德中医进修班学习。1953年参加湖南省中医进修学校学习,1955年任湖南省立中医院针灸科医师,1957年参加卫生部中医教学研究班学习,1959年参加筹建湖南中医学院,1974年任教研室主任,1977年参加援塞拉利昂国医疗队。现任湖南中医学院讲师、中医学院学术委员会委员、学报编委,《湖南中医药杂志》编委,中国针灸学会理事,湖南省针灸学会主任,湖南中医学会常委,湖南省按摩学会筹备组组长。其针灸手法可归纳如下。

(1)进退补泻法:进补法以进为主,可收补虚之功,有时还会出现热感。其法可采取:①由浅入深、推而纳之;②原位捻转,欲进不进;③旋紧不动,持久内顶。以上三种手法,往往能激发经气感传,使气至病所。退泻法以退为主,可收泻实退热之效,有时还可出现针下寒感。其法可采取:①由深至浅,旋紧上提;②原位捻转,欲退不退;③旋紧不动,提针似拔。以上三种手法,可起强刺激作用。

(2)呼吸补泻法:采用针刺捻转得气后,停针不动,体虚者嘱其反复吸气10~20次,并可视体质与病情,照上法重复多次,是为补法。捻转得气后,停针不动,邪实者嘱其反复呼气10~20次,并可视其体质与病情,照上法重复1~2次,是为泻法。用泻法捻转停针,改用吸气补法,然后出针,此法则可以扶正祛邪。

(3)速拔针法:将针轻轻推至必要的深度,由轻到重,捻转不停,达到患者最大忍受量(慎勿过量,以免晕针)时,急速改为轻捻,并使针下有松而空的感觉(以防肌纤维缠绕针体),当即将针轻而闪电似的拔出体表。此法可用于头痛实证刺太阳穴之类,年老及体弱者忌用。

(4)接力针法:取上下相距不远的两个穴位针刺,下端穴比上端穴刺激要强,待上端穴胀感消失后即出针,再向原下端穴之下方不远处再刺一针,又构成新的上、下两针,复照上法行针。如此不断地向下推移,至最后一针达到患肢末端穴,便可以久留针。此法适用治疗腰腿均痛等症。

(5)向心离心针法:此法与古人迎随补泻恰恰相反。在十二经肘膝以下穴位上,不论何经,针尖向上,用捻转推顶手法,或指针向上推,能起到强心、加强肌肉收缩等作用,可获补虚效应。反之,针尖向下,结合捻转上提手法,或指针向下推插,能起到镇静、缓解痉挛等作用,有泻实之功。泻之过甚,速用向心补法即解。

29. 焦顺发

焦顺发(1938—),山西省稷山县人,1956年在稷山县人民医院医训班学习,1961年在山西医学院附属医院进修。他创造了头针疗法,用此疗法治疗偏瘫获得较好疗效,他采用颈动脉滴注药液刺激脑部诱发出沿躯体纵轴的带状感传,他提出了从古至今的取穴规律不是循经取穴,而是按经气横向运行规律取穴,著有《头针疗法》、《头针》等。

焦顺发于1971年首先提出焦氏头针穴,为了准确地掌握刺激区的定位,焦氏根据头颅外表的一些标志,首先确定了两条标准线:前后正中线是从两眉之间至枕外隆凸下缘的头部正中连线;眉枕线是从眉毛上缘中点至枕外隆凸尖端的头侧面的水平连线。然后确定了十六个治疗区,即运动区、感觉区、舞蹈震颤控制区、血管舒缩区、晕听区、言语二区、言语三区、运用区、足运感区、视区、平衡区、胃区、肝胆区、胸腔区、生殖区、肠区。在针刺手法上,采用进针快、捻转快、起针快的"三快针刺术"。

30. 石学敏

石学敏(1938—),中医、针灸学专家。中国工程院院士,世界著名中医针灸学专家,博士生导师。自20世纪70年代初开始潜心研究世界公认的三大疑难病之一的中风病(脑梗死、脑出血)的针灸治疗,创立"醒脑开窍"针刺法,开辟了中风病治疗新途径,提高了中风病的治愈率,降低了致残率。现在"醒脑开窍"针刺法的临床及实验研究已达分子基因水平。20世纪80年代初创建的"针刺手法量学"的学术概念,填补了针灸学发展的空白,并广泛应用于多种疑难杂症的治疗中。

"醒脑开窍"针法的理论基础。石学敏院士在继承古代各家之论的基础上,结合现代医学,针对中风病的两大症状——神志障碍和肢体运动障碍,其主要原因是脑血管的闭塞不通,脑功能异常,亦即"元神之府"失用,脑窍闭塞则神无所依,肢无所用,明确提出中风病的根本病因病机为"窍闭神匿,神不导气",确立了以醒脑开窍,滋补肝肾为主,疏通经络为辅的治疗大法,创立了"醒脑开窍"针刺法。

"醒脑开窍"针法分"主方Ⅰ"和"主方Ⅱ"两种临床方法。"主方Ⅰ"取手厥阴心包经内关和督脉人中二穴,主要用于心神昏瞀、意识丧失及某些疾病的急性期,因患病初期,病人精神紧张,神不守舍,故应调整心神,以利疾病的治疗,如中风的脱证、闭证、惊悸、癔病、癫狂病、中暑、中毒导致神志昏迷等。以内关、人中为主穴,注意了整体调整,同时根据各种疾病的临床症状不同,进行临床辨证辅穴随证加减,这样就将整体观念与辨证论治有机地结合运用于临床。"主方Ⅱ"取督脉上星、印堂、百会、内关、三阴交诸穴,主要用于中风病的恢复期及非器质性的心悸、遗尿、阳痿、遗精等,三穴相配既可宁心安神,又减少了针刺人中穴的疼痛之苦。"醒脑开窍"针法的处方特点:开创了中风病因、病机及治则的第三阶段,选穴配方上创新。针刺操作手法量学上的特殊要求"醒神开窍"法的临床应用:调神法治疗顽固性疼痛,安神法治疗小儿遗尿,醒神调气法治疗癃闭,醒神通窍法治疗耳聋、耳鸣,安神理气法治疗呃逆。

31. 朱汉章

朱汉章(1949—2006),江苏省淮阴市人。朱汉章教授是以发明"小针刀"并创立了"针刀医学"新学科而驰名世界的,是集哲学家、医学家为一身的当代著名学者。他发明了小针刀,并在他的带领下,经过近三十年的奋斗,更有一代执著于为人类健康事业勇于奉献的医学工作者们坚持不懈的努力求索与实践,在如此短的时间就由最初的"小针刀疗法"发展成为一门独立的学科——针刀医学。

针刀医学创建了整套的较为完善的理论体系,并且在科学研究、教育推广及临床治疗等诸方面均取得了骄人的业绩,一定有其深刻的道理、可借鉴的宝贵经验和可遵循的规律存在,值得进行深入研究和探讨。

针刀法以治疗积累性损伤所致的疼痛症为主,但不是所有的疼痛都能治,其适应证范围一般为各种因慢性软组织粘连、挛缩、结瘢而引起四肢躯干部的一些顽固性疼痛点或血管神经束卡压引起的疼痛。四肢躯干损伤及手术损伤后遗症、肌肉和韧带积累性损伤;外伤性肌痉挛和肌紧张、骨折畸形愈合等,如慢性腰肌劳损、肩凝症、损伤后遗症等。部分骨质增生性疾病,如颈椎病、腰椎间盘突出症、骨性关节病等;腱鞘炎、滑囊炎、骨化性肌炎初期或炎症性疼痛进入缓解期后仍有局限性粘连;关节微小移位如椎间小关节紊乱及某些脊柱相关性内脏疾病等。

32. 于书庄

于书庄(1924—),河北岸次县人。著名针灸家,先后跟随中国中医研究院副院长赵锡武老师,御医冯济卿老师,针灸名医张文祥老师学医十年。1953年3月毕业后,分配到北京市中医进修学校任教,始任西医生理学,继任针灸课的课堂讲课及临床辅导实习,承担过西学中班、中医专科班、中医进修班,尤其在大跃进期间,举办的各种短期培训班的课堂教学和实习辅导工作影响广泛,1968年到北京中医医院针灸科工作。任教期间,培养了大批针灸专业人才。他在临床上提出"临证五问",主张针灸辨证,更需辨经;临床治疗上主张"先察后取"。他研究了针刺、艾灸、火针、放血法的不同治疗作用,用弹拨昆仑法治疗功能性太阳经腰痛有较好疗效;对中风病急性期、恢复期,以及周围性面神经麻痹后遗症治疗有独创之处。20世纪80年代,他赴埃及、叙利亚、南斯拉夫、日本、利比亚讲学,培训一批针灸人才、治疗了大量病人。

自到北京中医医院针灸科,于老先后任副主任医师和主任医师,后被任命为针灸科副主任、针灸科针灸经络研究室主任。在工作中认真负责,心甘情愿去干别人不干的工作,至1988年退休时的20年中,根据工作需要和工作总结,写出很多优秀的文章,如接待外宾时针对外宾问针灸有什么作用,于老写了《针灸治疗作用之我见》,以后又写出《论针灸的治疗作用》和《影响针灸治疗作用的几个因素》等。

于书庄提出了不同性质的针感及其适应证,如酸胀感、麻、触电感、热感、凉感、抽搐感、痛感等各自的适应证和适应疾病。提出针感传导的方向对疗效有一定影响,主要分为向心性与离心性两种。一般来说,离心性针感传导较易获得,向心性针感传导则需特殊的行气手法(如按压行气等),以提高疗效。

于书庄还认为提出针感的强度及其适应证。针感的强度,是由于针刺手法操作的指力、针刺的深浅、针刺手法操作持续的时间,以及个体对针刺的敏感程度组成的。一般来说,指力强,所获针感亦强;但个体对针感很敏感,即使针刺指力很轻,也能获得较强的针感。因此,医生必须密切注视个体对针感的敏感程度,给予恰当的指力,以获得适宜的针感强度,才能收到良好的治疗效果。针感强,适用于治疗急性病、实证和体质壮实者;针感柔和,适用于治疗慢性病、虚证和体质虚弱者。但是虚实有程度之别,有局部与全身之分,因此针感强度亦随之而异。如在临床上针刺后,病情缓解时间短暂,说明针感强度不足,应结合具体病情,加强指力或延长手法操作时间。反之,针刺后病情反而加剧,过几小时或1~2天病情逐渐减轻,这说明针感过强,应予减轻指力或缩短操作时间。

于书庄老先生对针刺的深浅及其适应证也有论述,如毛刺适于股外侧皮神经炎,输刺适于颈椎骨质增生症等,这就是根据病位深浅,来决定针刺的深浅。实践证明,发挥激发经气的部位主要是针尖,针刺深则针感强,针刺浅则能减弱针感。所以说针刺深浅除能调整针感强度之外,更重要的是针刺手法的环节之一。

于书庄老先生认为针感的产生与以下几个因素有关:

(1)与病情的关系:虚寒证患者易获热感,实热证患者易获凉感。

(2)针刺部位的关系:如酸胀感常见于任何部位,但针尖在人部(穴位中层)更易显酸胀感,针尖刺及运动点时,则显抽搐感,使用搓针法亦易显抽搐感。麻、抽搐感是针刺入神经干分支时产生的。气至病所是刺中经络所产生的。

(3)与针刺手法的关系:推而内之,即进针得气后缓慢压针1~2分钟,将针刺入应刺的深度,易获热感。动而伸之,即将针刺入应刺的深度,得气后将针慢慢提至天部(1~2分钟),易获凉感。

(4)与个体差异的关系:个体对针刺敏感者,容易获得各种针感。个体对针刺不敏感者,欲获得热感、凉感就不太容易。对于这种病人,欲获得热感而不至者,可配合温针灸;欲获得凉感而不至者,可配合放血。

33. 肖万坤

肖万坤在古代针法基础上,创制出一种特制的"松解金针",以阿是穴为主,治疗运动性软组织损伤症,是现代外科松解术与针刺疗法的结合。

(1)捣刺散刺松解术:是在古代输刺、豹纹刺和捣刺基础上,结合现代外科松解术而产生的针刺手法。经常规消毒后,在痛点皮肤表面进针,针体与病变成直角。当针尖刺入骨骼表面上已经机化而形成的瘢痕,或钙化性结节的肌肉韧带组织时,用力按针至骨面,用针尖在纤维化瘢痕或钙化结节的区域进行捣刺(快速反复提插)和散刺,捣刺的次数和散刺的面积可根据疼痛区域的大小和疼痛程度来决定。

对于尚未钙化的浅部的骨面瘢痕组织,也可用稍粗而长度较短的毫针或直径为0.8mm的短圆利针来进行松解针刺。由于毫针比松解金针要细,着力面积小,因此捣刺散刺的次数要稍多些,方能达到预期效果。

(2)纵横摇摆分离术:在古代"摇法"和"摆法"基础上发展而来。当用松解金针刺中病所后,将针体顺着肌筋纤维走向,先作纵向分离摇摆,后作横向分离摇摆,在每个方向一般只需摇摆1次即可出针。进针深时,摇摆幅度宜小;进针浅时,摇摆幅度应适当大些。总之,深浅摇摇的幅度大小,要根据病变组织的解剖位置、深浅和大小范围来决定。当疼痛面积过大时,可分多点进针操作。

(3)分段摇摆分离术:是将针刺分层操作(天、人、地三才法)与摇摆针体手法结合而成,并根据外科松解术的要求，直接松解局部软组织以达到治疗目的的松解金针手法。将进针深度分为二层或三层刺入，在进针过程中先浅后深，或者在退针过程中先深后浅，分别在多层顺肌筋走向，先作纵向摇摆分离，再作横向摇摆分离的手法。在每层多个方向各摇摆1次即刻出针。

作摇摆手法时，针尖部摇摆的幅度一般应在37mm以内，如此则较为安全，这是指肌肉丰厚处而言的。如在浅表部位的骨面病变或很小的病灶上行松解术，则其摇摆幅度应小于37mm。

松解金针术主要适用于腰、背、臀和四肢深浅各部的肌肉、韧带、筋膜等软组织损伤，可使肌肉瘢痕或机化粘连的病变组织得以松解，解除挛缩，减轻疼痛，恢复有关肌群的运动功能和力学关系。在临床上，应注意以下几点：

①松解金针必须经过高压灭菌消毒。病变局部要用3%碘酒涂擦，而后再用75%酒精脱碘消毒。

②凡运动性软组织损伤，在疼痛点用本法治疗时，均采取快速针刺，不予留针。每个痛点的手法操作时间均应在10～15秒内完成，出针后5分钟即可观察疗效。

③施捣刺散刺松解术时，注意不要在有主要血管和神经附近的骨面上作较多的操作，以免损伤。

④施纵横摇摆分离术者，在重要血管和神经附近，作摇摆的幅度要小，以不损伤血管、神经为度。

⑤出针后，宜用2cm×2cm的无菌纱布敷盖针孔，并用胶布固定，以免感染。24小时后即可取掉（毫针针刺不用作此处置）。

⑥发热和有严重内脏病、孕妇与妇女月经期、出血倾向者禁用本法。

⑦如所刺部位有皮肤病和肌肉坏死、皮肤炎症和深部脓肿者忌用本法。如针刺部位有重要血管和神经，进针时无法避开者，不用本法，可用其他方法进行治疗。

⑧1～2日治疗1次，3次为1疗程。

34. 林文仰

林文仰，在临床实践中探索和改进了毫针的进针法，以减轻患者局部疼痛，达到无痛进针目的，兹介绍于下。

(1) 快速无痛进针法：这种针法适用于使用0.5～1寸的毫针。由于进针的速度快，疼痛较少，快速无痛进针法，可分为三种，其具体操作方法如下：

①拇指、食指快速旋刺法：穴位皮肤及术者手指按常规消毒后，以右手拇、食两指紧持针柄，针刺时以拇指向后，食指向前，用力迅速作360°旋转，随着旋转的同时把针尖对准穴位投射，这样针尖借针体旋转下冲之力刺入皮下或肌层，然后再用拇食两指持针徐徐捻入，达到一定深度找寻感觉，使之有酸、麻、胀等感觉。

②拇指快速前捻法：常规消毒后，右手拇、食、中指紧持针柄，针刺时拇指向前，食中指向后，用力将针体迅速作360°旋转，随着针体旋转下冲之力刺入皮下或肌层，然后再用拇食两指持针徐徐捻入，达到一定深度，找寻感觉，使之有酸、麻、胀等得气感。

③拇指快速后捻法：常规消毒后，右手拇、食、中指紧持针柄，针刺时拇指向后，食、中指向前，用力将针体迅速作360°旋转，随着针体旋转下冲之力刺入皮下或肌层，然后再用拇、食两指持针，徐徐捻入，达到一定深度，找寻感觉，使之有酸、麻、胀等得气感。

以上三种手法，初学者往往不能按要求刺入皮肤，反而使针反跳坠地，其原因是没有掌握好针距。要运用好针法其要点有三：手指持针要紧；旋转针柄时用力要快；把针投射入皮肤时掌握的恰当距离是针尖距皮肤0.5～0.7cm左右。距离太远则往往不能刺入皮肤，太近则刺入皮肤浅而不够理想。因此掌握针距是一个关键问题。总而言之，运用快速无痛进针法，必须运针快而有力，经常练习投射方法，使熟能生巧，达到投射准确而无痛。

(2) 改良管针法：此法是从管针改革而成，改良的针管是用金属小管两支，并排焊接而成，一支稍长为正管，管长比针身稍短3～5分；一支稍短为副管，副管为贮针之用，故基底部是闭合的。

改良管针法适用于较长的毫针，利用针尖接触皮肤，把针从管内击入皮下以达到无痛进针的目的。此法进针无痛为其最大优点,且消毒亦易。

操作时左手持针管放在已消毒的穴位皮肤上,右手持针,把针插到正管内,左手压紧针管,右手食指对准针柄一击,使针尖迅速刺入皮下,然后将针管去掉,再用拇、食二指持针,徐徐捻入,达到一定深度,找寻感觉,使之有酸、麻、胀等得气感,或施行补泻手法,以达到治疗目的。

(3)拇食指持针速刺进针法:右手拇、食、中指用75%酒精棉球消毒后,或用酒精棉球挟住针体下针尖露出3~4分,在消毒后的皮肤穴位迅速刺入,由于刺入皮肤速度快,穿透皮肤时达到无痛或少痛,然后再用拇、食两指徐徐将针捻入,达到一定深度,找寻感觉,或施行补泻手法,以达到治疗目的。此法与管针法适用于长针而肌肉丰厚非短针所能达到病所者,如环跳、殷门等穴。

35. 张缙

张缙(1930—)我国著名的针灸大师、国家级有突出贡献专家、博士生导师。张缙教授从20世纪50年代起研究控制针感及其传导方位,70年代将其与针麻原理及循经感传的研究相结合,80年代研究激发感传,提出循经感传的八个规律,为他针刺手法的研究打下了经络理论的基础;1963年起历20年校释《针灸大成》,为他针刺手法打下了中医文献学的基础;40年行医、数千例临床调查、20余年国内外讲习班及在1981年以来他多次主持的交流会上,他都边讲边在学员身上做,让其体察各种手法的效应,为他针刺手法的研究打下了知行统一的基础;特别是张氏针法概念明确,义界清楚,有规定的术式,有可变的范围和动作的分寸,为在生物医学工程中建立针刺手法的物理模型奠定了医学基础。

(1)针感传导:针感在一定条件下沿着一定方向向远端传导,一般称为针感传导,简称"感传"。这种现象可以用特殊手法加以控制,如足三里穴区的通常针感是向外踝附近传导,如用手法控制,可使之向上传导至侧腹部以至更上部位。若是想了解如何控制,就必须先了解不控制时的针感情况。一般来说,术者手法娴熟,针感传导的出现率就高,传导的也较远。

张氏认为,找好基础针感是控制针感传导的先决条件。先出现麻感则易于传导,酸则相反。因此,欲使针感放散,先要找到麻感,使之向一般部位传导,然后再改变手法使之向所要求的方位传导。麻感放散得较远,但线路窄,持续短暂。酸胀感传导得近,却线路较宽,持续时间长。要使麻感持久,必须勤加捻动针体。

一般来说,四肢部位尤其是大穴的针感容易传导,也容易控制传导方位。针刺手法,捻转角度要大,通常搓、弹、插、捻、提、按都要使用。故针不能过长过细,弹性要好,针体要光滑。进针要保持无痛,争取病人之合作。针刺后不可乱捣,随时留意针感,防止针感从针尖下滑过。

(2)针感传导方位的控制

①捻针方向:是关键操作之一。通常针尖方向与针感方向一致,不仅押手用左手,循摄也要用左手。引导针感的方法可将左手二、三、四、五指垂直放于皮肤,呈"一"字形排开,放在欲传导的经脉上,在行针同时一起加力揉动,或周而复始地逐次加力。

②针感通过关节的方法:通常针感是不易跨过关节部位的,如使用一定手法则有利于针感通过关节。《针灸大成》:"若关节阻滞气不通者,以龙虎交战之法通经接气,驱而运之。"还说:"先用苍龙摆尾,后用赤凤摇头,再行上下八指法,关节宣通气自流。"

到了当代,针刺针法的研究也日益丰富,如杨华元结合现代物理理论,研制出了针刺手法参数分析仪,为针刺手法量的客观化研究提供了现代手段。范钧铭的以每搏血流量作为观察指标,研究了徐疾补泻法对中风患者下肢血流量的影响,结果表明补法使每搏血流量增加,泻法使之降低。解秸萍从神经解剖学的角度探讨了"巨刺法"的作用机制,认为脊髓、脑干网状神经结构、丘脑非特异性投射系统及大脑皮层是"巨刺"产生效应的物质基础等。贺春芳对快速直刺进针法与普通进针法痛感对照观察,常规消毒,找准穴位,指掐一痕迹,进针时左右手配合,左手以拇食二指分开,绷紧重压穴位局部皮肤,右手拇食两指,挟紧针身下端,使针尖露出分,对准腧穴位置,采用腕力,快速垂直刺入腧穴皮下,然后轻而徐入,以得气为度,如果需要斜刺或变换针尖方向,只需将针提至皮下,向左向右向上向下,皆可得心应手。结果快针法较普针法痛感最小,优点最多,值得针灸临床推广。洪笃瑞等,采用关节立体针法治疗肩周炎120例,患者取端坐位,暴露患肩,医者拇指轻压"十"字压痕穴位定位,皮肤用75%酒精常规消毒后,使用华佗牌0.30mm×50mm毫针,按照肩关节立体解剖结构治疗。①肩前穴向喙突方向进针,捻转有明显酸胀感;②肩髃穴沿肩峰下进针,穿透肩峰下滑囊,捻转可有强烈的酸胀感向整个肩关节扩散;③肩髎穴垂直进针达肩关节盂后缘,捻转有明显酸胀感;④臂臑穴向肩峰方向斜刺,捻转有明显酸胀感。接汕头生产的粤华牌G6805型电针仪,用疏密波,强度由小逐渐变大,可见肩部肌肉有节奏地收缩舒张,以患者能耐受为度。每次30分钟,隔日1次,10次为1疗程。一般治疗1~3个疗程,结果治愈率76.67%,总有效率98.33%。其中病程6个月以内68例全部治愈,1个疗程治愈28例,2个疗程治愈24例,3个疗程治愈16例;无效2例。王晓玲采用镇静安神针法治疗失眠症63例,镇静安神针法是王富春以中医理论为基础,结合多年丰富的临床实践经验,潜心研究,创立主治临床各型失眠,具有镇静安神、益气养血、调节阴阳作用的针法,临床效果颇佳。结果镇静安神针法治疗失眠症的临床疗效优于中药解郁安神颗粒。

比较而言,国外对针刺手法的研究相对较少,但偶尔有关于电针不同刺激参数的生物效应的报道。可能主要是由于针刺手法过于复杂多样,不易控制和客观评价,并且受影响因素太多,结果难以保证。

针刺手法是影响针灸疗效的重要因素,从其形成,发展至今,经历了一个漫长的历史过程。不同的针刺手法可产生不同的针刺效应。古今探讨较为丰富。但也不乏繁琐,罗列之篇,所以学习时应细细体会,深入研究方可领会中医针法之妙。

参 考 文 献

[1] 黄龙祥. 针灸名著集成[M]. 北京:华夏出版社,1996
[2] 李磊,何若愚.《流注指微赋》评述[J]. 上海中医药杂志,1993,9:37~39
[3] 解秸萍. 巨刺法的神经解剖学机制探讨[J]. 上海针灸杂志,1997,16(2):28~29
[4] 张登本,李亚军.《黄帝内经》研究述评(续)[J]. 陕西中医学院学报,1999,22(4):11~13
[5] 黄凯文. 近五年来针灸医学史研究概述[J]. 中医文献杂志,2008,16(2):46~48
[6] 朱琏. 新针灸学[M]. 北京:人民卫生出版社,1954
[7] 毛良. 古医书《脉书》诠释[J]. 上海中医药杂志,1983,11(10):44~46
[8] 秦尚文. 郑魁山针刺手法经验介绍[J]. 中医杂志,1982,12(11):49~51
[9] 唐寒松. 关于草木刺作为原始针具的探讨[J]. 南京中医药大学学报,1997,13(4):230
[10] 左媛媛,迟越. 从"针"的字型演变看中医针具的起源和发展[J]. 云南中医学院学报,2007,30(6):47~48
[11] 邓春雷. 针具演变在针灸学术发展中的作用[J]. 山西中医,1990,11(8):366~367
[12] 章炳炜. 浅谈古今针具与针术关系[J]. 中国针灸,1986,385(7):35~36
[13] 李万瑶. 针刺提插补泻手法的胃电信息检测观察[J]. 中国针灸,1993,3(3):29~30
[14] 贺春芳. 快速直刺进针法与普通进针法痛感对照观察[J]. 新疆中医药,2009,27(2):49~50
[15] 王飞. 针刺手法的形成与发展[J]. 针灸临床杂志,1998,14(6):1~3
[16] 韩秀珍. 论《针灸聚英》的学术思想[J]. 山东中医杂志,2006,25(7):469~470
[17] 马小平.《针灸问对》针法初探[J]. 江苏中医,1989,(8):23~24
[18] 郑少祥.《灵枢经》"迎"、"随"含义探讨[J]. 浙江中医杂志,1994,(12):555~556
[19] 张景明,陈震霖.《难经》对针法的贡献[J]. 时针国医国药,2009,20(3):747~748
[20] 卓春萍,邓伟,李瑞.《针灸大成》中针灸医案特点分析[J]. 中国针灸,2008,28(10):773~774

[21] 王飞. 针刺手法的形成与发展[J]. 针灸临床杂志, 1998, 14(6):1~2

[22] 文立. 大师风范 针界巨擘——王雪苔教授对针灸事业发展的贡献[J]. 中国针灸, 2006, 26(1):39~40

[23] 刘清国. 大医精诚杨甲三(连载一)[J]. 河南中医学院学报, 2003, 9(5):9~10

[24] 王麟鹏, 王京喜, 徐春阳, 等. 国医大师贺普仁针灸三通法概述[J]. 上海针灸杂志, 2010, 29(4):205~206

[25] 郑俊江, 郑俊朋, 郑俊武. 纪念郑毓琳先生诞辰100周年[J]. 甘肃中医学院学报, 1996, (8):1~2

[26] 陈正平. 杰出的中医针灸学家、教育家承淡安[J]. 中国中医基础医学杂志, 2003, 9(3):48~49

[27] 楼兴煌. 楼百层的针灸学术思想[J]. 中医杂志, 1985, (10):51~52

[28] 赵欣纪, 赵长衍. 陆瘦燕对针灸学术的贡献[J]. 河南中医, 2003, 23(9):12~13

[29] 吴云波. 现代女针灸学家朱琏[J]. 江苏中医, 1988, (6):46~47

[30] 洪笃瑞, 黄明镇, 等. 关节立体针法治疗肩周炎120例[J]. 中医外治杂志, 2009, 18(4):45~46

[31] 范钧铭. 针刺徐疾补泻对中风患者下肢血流量的影响[J]. 上海针灸杂志医, 1990, 12(2):5~6

[32] 杨华元. 针刺手法参数分析仪研制及其应用[J]. 上海针灸杂志, 1991, 12(3):35~36

[33] 崔秀芳. 朱汉章学术思想及针刀医学的贡献[J]. 亚太传统医药, 2006, 12:19~21

[34] 宸志德. 师怀德新九针临床应用精要及学术思想概述[J]. 中国针灸, 2003, 23(1):37~40

[35] 邓世发. 余氏滚针术的临床应用[J]. 成都中医学院学报, 1988(2):14~16

[36] 施能云. 先于陈应龙老中医的针术[J]. 中国针灸, 1986(5):22~27

[37] 陈佑邦, 邓良月. 当代中国针灸临证精要[M]. 北京:科学技术出版社, 1987

[38] 马瑞林, 杨元德. 中国针刺手法选编[M]. 北京:辽宁中医学院中华全国中医学会辽宁分会, 1982

第二章

针刺前的准备及进针

第一节 毫针操作基本训练

毫针操作的基本训练是每一位针灸初学者必须经历的一个重要的阶段,是熟练掌握毫针操作,并自如运用于临床的基础。操作熟练者,不仅进针快,透皮时不痛,行针自如,病人乐于接受,而且能够调整经气,加速气至病所,取得满意的临床疗效。不仅练习指力,也练习手法。毫针操作练习需要积少成多,天长日久,手指的力量和灵活度才会明显提高。同时练针还要求环境安静,动作规范,宁神聚意,以加强治神、体验针感。

一、纸垫练针法

纸垫练针法是毫针操作基本训练中最常用的基本练习方法,是用松软的纸张(如纸巾),折叠成约2~3cm左右的厚度,长和宽分别为8cm、5cm左右的纸垫,外用棉线呈"井"字形扎紧。在此纸垫上可练习进针指力和捻转动作(图2-1)。

1. 指力练习

练习时,一手拿住纸垫,一手如执笔式持针,使针身垂直于纸垫上,当针尖抵于纸垫后,拇、食、中

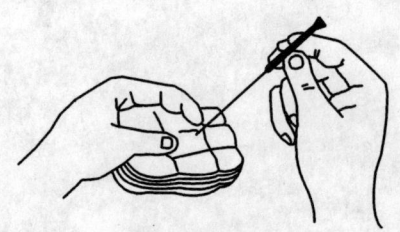

图2-1 纸垫练针

三指捻转针柄,将针刺入纸垫内,同时手指向下渐加一定压力,待刺透纸垫背面后,再捻转退针,另换一处如前再刺。如此反复练习至针身可以垂直刺入纸垫,并能保持针身不弯、不摇摆、进退深浅自如时,说明指力已达到基本要求。练针必须循序渐进,可以先用25mm的短针,后用40~50mm的长针。

2. 手法练习

做捻转练习时,可将针刺入纸垫后,在原处不停地来回做拇指与食、中两指的前后交替捻转针柄的动作。要求捻转的角度均匀,频率均匀,手法灵活,快慢自如,一般每分钟可捻转150次左右。纸垫练针初时可用25~40mm长的短毫针,待有了一

定的指力和手法基本功后,再用50~75mm长的毫针练习。同时还应进行双手行针的练习,以适应临床持续运针的需要。

二、棉球练针法

棉球练习法也是毫针基本训练中常用的练习法之一,其目的在于通过在棉球上的练习,从而具备一定的指力,掌握针刺手法的基本功。棉球的制作十分简单,取一团棉花,外层用布将棉花包裹,用棉线缠绕,外紧内松,做成直径约6~7cm的圆球,即可练针(图2-2)。

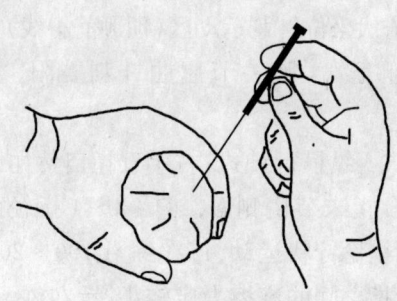

图2-2 棉球练针

1. 指力练习

可进行纸垫练习和棉球练习,基本要求相同。

2. 手法练习

由于棉球松软,可以练习提插、捻转、进针、出针等多种毫针操作手法的模拟动作。捻转法练习同纸垫练针法。做提插练针时,以执毛笔式持针,将针刺入棉球,在原处做上提下插的动作,要求深浅适宜,幅度均匀,针身垂直。在此基础上,可将提插与捻转动作配合练习,要求提插幅度上下一致,捻转角度来回一致,操作频率快慢一致,达到动作协调、得心应手、运用自如、手法熟练的程度。

三、自身及相互练针法

自身练针法是通过纸垫、棉球等物体练针后,具有了一定的指力基础上,首先在自己身上进行试针练习,以亲身体会指力的强弱、针刺的感觉、行针的手法等。在自身练针时要求能逐渐做到进针无痛或微痛,针身挺直不弯,刺入顺利,提插、捻转行针自如,用力均匀,手法熟练。同时,要仔细体会指力与进针、手法与得气的关系,以及持针手指的感觉和受刺部位的感觉。

相互练针法则是在自身练习比较成熟的基础上,模拟临床实际,两人交叉进行试针练习。要求从实际出发,按照规范操作方法,相互交替对练,练习内容与"自身练针法"相同。通过相互试针练习,以便进入临床实际操作时心中有数,不断提高毫针刺法的基本技能。

四、经典文献

经典文献对于练针的记述相对较少,散见于各个文献当中,如《素问·宝命全形论》"手如握虎",强调的是练针时要练到力贯指尖,使针体端直坚挺。又如《医宗金鉴·刺灸心法要诀》称"巧妙元机在指头",强调了指力的大小与得气、针刺感的强弱及持续时间有密切关系,直接影响着针刺疗效。有适当的指力,才能持针端正,进出自如,易于得气、守气。

五、现代文献

1. 侯书伟针刺练习方法八式

侯书伟[1]认为纸垫练针法与棉球练针法有一定的局限性,所以总结出一套模拟针刺的练针法八式。

一式 直刺式:左手五指伸直,掌指关节屈曲成90°,将手置于床面或大腿上,使手掌与床面成90°;右手拇、食指捏紧呈持针状,其余三指自然伸直。将右手拇、食、中指紧靠在左手掌大、小鱼际之间。然后右手拇、食指上下移动,呈"针刺"状运动,开始时"针刺"频率较慢,力量较小,逐渐加快频率,加大用力。"进针"前右手腕稍向上提,"针刺"时应由手腕发力,拇、食指随即用力;"进针"的幅度不宜过大,以不超过1cm为宜,每次练习200~300次。

二式 斜刺式:左手姿势同一式,右手呈持针位。将右手掌心向左平放在左手2~5指上,右手中指端顶在左手劳宫穴上。然后做侧向"针刺"动作，"针刺"的频率、力度同一式。"进针"时应由拇、食指发力，手腕自然用力、轻微屈伸予以配合；"进针"幅度约 0.5cm，每次练习 200～300 次。

三式　夹针平刺式：左手握拳，将拳的第一节指骨面平放在床面或大腿上，使掌背与床面成 60°～70°；右手呈持针位，掌心向下平放在左手掌背上。紧贴掌背做"针刺"动作，"针刺"的频率较一式慢，力度稍大。"进针"时应由拇指、食指、手腕同时发力；"进针"运动从小鱼际侧开始，逐渐向第一掌骨移动，然后回到小鱼际，周而复始，以体会不同方向、不同平面进针时的感觉；"进针"幅度较大，约 1.5～2cm，每次练习 100～200 次。

四式　平刺式：左手五指伸直、分开，平放在床面或大腿上；右手呈持针位，将中指端顶在左手 4、5 指指缝中的赤白肉际，中指与床面成 15°。然后做侧向"针刺"动作，频率同一式，力度稍小。"针刺"时应由拇指、食指、手腕同时发力；"进针"运动从 4、5 指指缝开始，10～20 次后移至 3、4 指指缝，再至 2、3 指指缝，然后回到 4、5 指指缝重新开始；"进针"幅度较小，约 0.5cm，每次练习 200～300 次。该法是为八邪、八风，以及印堂、迎香、地仓等需要平、斜刺的穴位而设。

五式　双手直刺式：右手呈持针位，中指与床面或大腿上面成 90°，指端顶在床面上，如床面过硬，可在床面与中指端之间垫一软垫；左手拇、食指呈捏持状平放在床面上，拇、食指指端紧靠在右手中指的指肚上，体会右手拇、食指捏持针柄，左手拇、食指捏持针身的感觉。然后双手拇、食指做垂直向"针刺"动作，"针刺"的频率、力度同一式。"针刺"时两手的频率、力度完全一致；"进针"幅度约 1～1.5cm；"进针"前右手腕轻微上提，然后发力下刺，双手拇、食指随即用力，每次练习 200～300 次。

六式　旋后位刺式：左手自然屈曲，手腕顺时针旋转到极限，将手放在床面上或两腿之间（两腿并拢）；右手呈持针位，中指顶在左手掌少府穴上。然后右手拇、食指做右后向的"针刺"运动，"针刺"的频率、力度同一式。右手腕与右手拇、食指同时发力；"进针"幅度约 1.5cm，每次练习 100～200 次。该法是为由于患者体位所限，医生持针手需在旋后位"进针"时而设。

七式　上刺式：左手五指伸直，掌指关节屈曲成 90°，将食、中、无名指顶在床面或大腿上，并与床面成 90°；右手呈持针位，将右手中指顶在左手劳宫穴上。然后右手拇、食指做垂直状向上"针刺"运动，"针刺"的频率、力度同一式。右手"针刺"时左手应稍用力下压，以避免左手掌在"针刺"时过度上下移动；"针刺"时由拇、食指发力，手腕轻微屈伸与之配合；"进针"幅度约 1cm，每次练习 100 次。该法是为在某些体位医生需向上针刺时而设，如患者坐位或俯伏坐位针刺运动区（顶颞前斜线）下点，又如患者仰卧位，膝关节屈曲针刺委阳、委中、承筋等。

八式　纵横行针式：右手五指自然屈曲，拇指肚靠在食指末节桡侧面，然后 2～4 指轻微屈伸，拇、食指呈捻针状运动，每次练习 100～200 次，注意拇、食指之间的摩擦力应较小，旨在练习行针的技巧，提高行针的频率。然后拇、食指之间相互用力以增加摩擦系数，继续练习 100～200 次，旨在增加指力及行针时的力量。最后右手五指自然伸直，拇、食指指肚轻触在一起，拇指沿食指指肚到中指指肚做纵向捻针状运动，每次练习 100～200 次，注意"捻针"频率宜快，力量宜小，旨在练习纵向行针的技巧，提高纵向行针的频率。

2. 邹海燕练针方法

邹海燕[2]将练针归纳为四，即练心意、练指力、练手法、练运气。

(1)练心意的方法很多，准确度练针法是由同一点进针刺向棉垫中不同位置的黄豆、绿豆的练习；指感练习法是刺置于棉垫中不同层次的、直径 4cm 以内的牛皮纸片、毛边纸片，并探明其所在的层次、大小及形状，如圆形、正方形、多边形等。二者都是比较有效的方法，关键是在练针时思想集中，凝神于指端、针尖，细心体察针下感觉，同时提高手脑协调、控制毫针的能力和一丝不苟、坚持不懈的精神。

(2)练指力时注意无论哪种体位，均要注意保持悬臂、肘、腕,不要有依托。左右手并重(徒手或实针)练习。选择适当模拟物,循序渐进。先练1~2寸短针,有一定指力并达一定熟练程度后,再练3~4寸长针。全神贯注地练习,令指、掌、腕、臂之力相协调。

(3)练手法

①捻转法练习:持针刺入模拟物后,以拇指向前、食指向后与拇指向后、食指向前在原处来回捻转。练习时角度要由小到大,速度由慢到快,逐渐达到每分钟150次以上。角度无论大小,速度无论快慢,都要达到均匀、自如。同时还应刻意进行双手行针的练习,以便临床持续运针时应用。

②提插法练习:持针刺入模拟物后,在原处上下提插,要求针身垂直,提插幅度均衡,一般在3~5分为宜,频率由慢到快。

③捣刺法练习:该法是提插法的延续和加强。用拇、食二指持针柄,中指贴扶针根,利用腕部弹力,较大幅度地提插。要求提插时用力大、速度快,但针体不能出现侧弯。

④捣颤法(雀啄法)练习:捣颤法是在进针原位不断捣动,犹如鸟雀啄食的一种小幅度快速提插法。操作时手指持针,以腕关节微微震颤而捣动之,每分钟达150~200次。此针法有良好的催气、导气、加强针感作用,故宜特别练之。

在上述基本手法练习达到熟练程度的基础上,可以进一步练习进、出针手法、辅助手法和补泻手法,并逐渐由模拟物练习过渡到自身试针,可选取腿部或肘臂部穴位,实际体会针感。

针刺手法的练习其实是无止境的,除了模拟物上的练习,在临床治疗时还应根据病情实践不同手法,并随时用心体察与记录其效果,日积月累,使技艺不断进步。

(4)练运气首推气功。练习气功,增强本身的元气,调心宁神,内气外发,意气相随,是针灸医师的一项基本功。气功练功的方法可分为静功、动功两大类。静功是采取坐、卧、站等外表上静的姿势,运用松、静、守、息等方法,着重身体内部的锻炼;动功是采取意、气相结合的各种肢体运动及自我按摩、拍击等方法,以锻炼内脏、筋骨、肌肤。练气功作用主要有二:一是强健医者体质并使丹田之气充实;二是使医者精神易于集中并能以意引气,灌注掌指。古今善针者皆主张练运气,有"练针先练身,练气后运针"之说。

3. 彭静山"水面练针法"

现代针灸家彭静山[2]提出了一组以轻刺为基础的"水面练针法",简便易行,不失为锻炼手指和掌、腕、臂力功夫协调的一种好方法。具体操作分四步:置棋子(木质)于水面,令其平稳,持针垂直刺棋子,要求刺入棋子某处,仅见水微动而棋子原位不变;置塑料瓶盖于水面,令其平稳,刺法如上,以瓶盖不翻转沉下,水面微动而位置不变为度;轻刺海绵,刺法如上,以其平稳不动或仅微颤为度;轻刺水果,以既不刺破其皮,又不使其移动为度,通过这些方法,达到集中和控制指力的目的。

4. 仲谟论练习指力的必要性

练习指力可用一团棉花外绕纱线如球,似皮球大小,持针刺球。每天最少练习30分钟左右,最好在早晨起床时,或平时有空暇时也可。起初棉纱球较松软易于进针,练后,每天或3、5天再外绕一层纱线,这样半个月或1个月后,纱线越绕越多,球则大而结实了。此时,进针仍和初时一样容易,则证明指力已有功了。初时,可用短针作捻转提插与进出针练习,然后,改用长针、细针。捻针时,针身要垂直,切忌摇摆。熟练后,再练习轻刺、中刺、重刺、点刺、烧山火、透天凉等手法,此时,尚需要练习运气力于手臂、手指。这样在棉纱球上反复练习,可为今后临床运用自如、行气于病所打好坚实的基础。

古代针灸医家对练习指力十分重视,仲谟认为进针时指力匀称,进针方法能迅速顺利,减轻患者痛苦,而捻转的频率、提插的深浅、针刺角度、刺激轻重、补泻等手法操作得当才能取得患者积极的配合而提高疗效。如果指力过强,针身容易弯曲,指力偏弱则不容易刺入,均可造成进针疼痛,增加患者的痛苦,所以指力练习是非常重要的[3]。

参考文献

[1] 侯书伟,胡志强.针刺方法练习八式[J].中国针灸, 2000(6):356～358

[2] 邹海燕,王玲玲.论练针[J].中国针灸,2002,22(7): 464～466

[3] 仲谟.练习指力是学习针灸的必修课[J].上海针灸杂志,1982(3):48

第二节 针刺前的准备

一、患者的体位

在接受针刺治疗时,患者选择舒适的体位,对于取穴的准确,针刺操作的效果及防止发生针刺意外等均有重要意义。体位的选择应尽量暴露处方中的全部穴位,并且应使患者可以保持稳定、舒适、全身的肌肉完全放松的状态,尤其是穴位处的肌肉必须完全松弛。对于有些需要屈肘、屈膝等特殊姿势才能正确取穴的体位,更要使病人稳定和固定、舒适,如果体位选择不当,在患者移动体位时,常会导致弯针或折针、滞针等,给患者增加痛苦。如果体位不当,还会造成医生取穴困难,施术行针不方便,不宜于留针,有的甚至可以导致晕针等意外。所以指导病人选择正确舒适的体位,要同时考虑到医生施术行针的方便以及患者的舒适、稳定、肌肉放松。体位选定后,要求病人不能随意改变或移动,以免意外。临床常用的体位有如下几种。

1. 仰卧位

适用于身体前面的腧穴。仰卧位时,病人全身舒适、稳定、肌肉放松,不容易疲劳,能持久留针,是大部分病人针刺时的最佳体位(图2-3)。

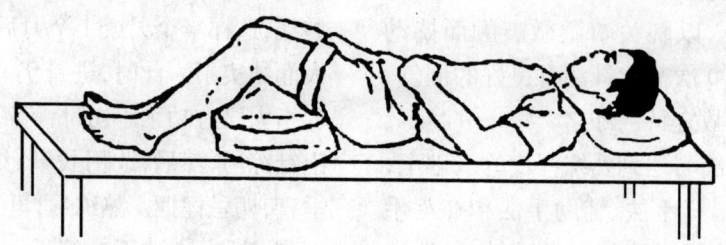

图2-3 仰卧位

2. 俯卧位

适用于身体后部的腧穴。俯卧位时,病人颈项部最易疲劳,有时腰部肌肉也不容易放松,故采用俯卧位针刺项、腰部穴时,最好在其下垫以厚海绵垫,有助于项、腰肌肉的放松(图2-4)。

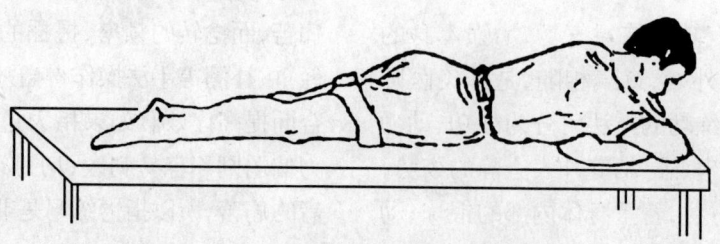

图2-4 俯卧位

3. 侧卧位

适用于侧身部穴位。侧卧位时，身体各部稳定舒适，肌肉放松，但若针刺上、下肢侧面穴位时，最好以枕垫等物将肢体垫稳，才能使肢体稳定不易疲劳（图2-5）。

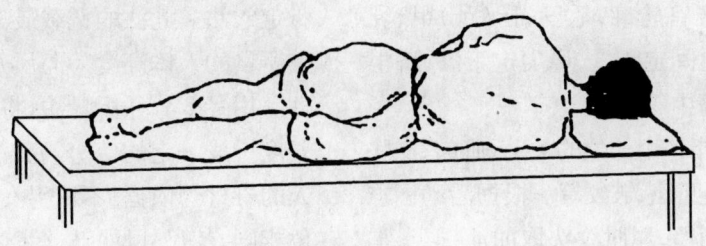

图 2-5 侧卧位

4. 仰靠坐位

适用于前头、头顶、颜面、颈前、上胸及上肢、肩前等部穴位（图2-6）。

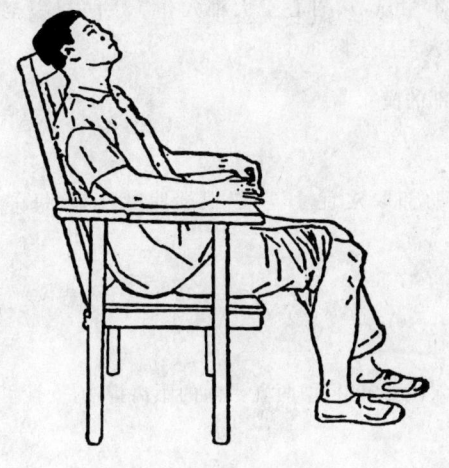

图 2-6 仰靠坐位

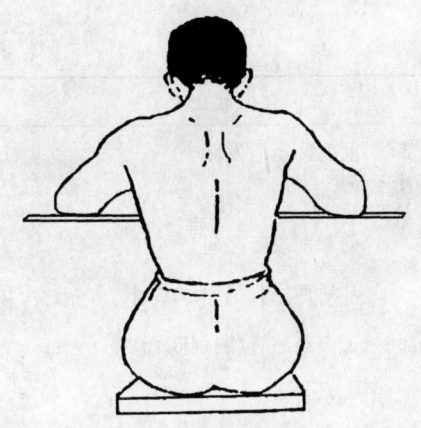

图 2-7 俯伏坐位

5. 俯伏坐位

适用于后头、头顶、颈背、后肩部等穴位（图2-7）。

6. 侧伏坐位

适用于侧头、面颊、耳部、颈侧等穴位（图2-8）。

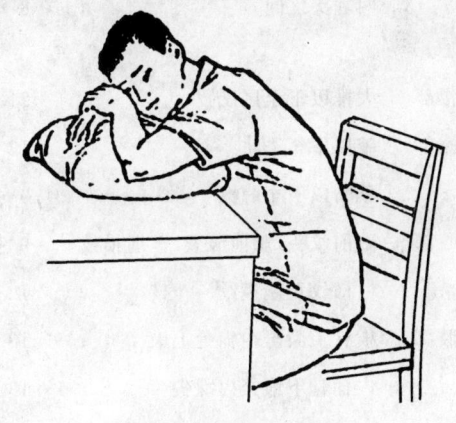

图 2-8 侧伏坐位

二、腧穴的定位

医生在针刺前，必须以循、摸、揣、按等指法正确定位腧穴，固定针刺点。首先根据穴位的解剖特点循摸，按压，探求病人的感觉，确定指感最明显处。进一步，在指感最明显处的中心点，以指甲或镊子柄压出"十"字形切迹，以此切迹的中心点作为针刺点。

现在临床上常用的腧穴定位的方法主要包括体表标志法、骨度分寸定位法及手指比量定位法。

1. 体表标志法

体表标志法，以体表解剖学的各种体表标志为依据确定腧穴位置的方法。有固定标志和活动标志两大类。

(1)固定标志:是指各个部位的骨骼和肌肉所形成的凸起或凹陷,五官轮廓,毛发,指(趾)甲、乳头、脐窝等。如两眉之间定印堂,鼻尖定素髎,脐中定神阙,两乳中间取膻中等。

(2)活动标志:是指各个部位的关节、肌肉、皮肤随活动而出现的孔隙、凹陷、皱纹等。根据活动标志定位,如翘起拇指取阳溪,屈肘纹头取曲池,握拳掌横纹头取后溪,张口取听宫、听会,闭口取下关等。

2. 骨度分寸法

骨度分寸法是以体表骨节为主要标志折量全身各部的大小、长短,并按比例折算为定穴标准(表2-1)。用以确定腧穴位置的方法,又称骨度法、折骨定穴法。此法的记载最早见于《灵枢·骨度》篇,其所量的人体高度为七尺五寸,其横度也是七尺五寸。用骨度分寸折量法,将设定的骨节两端之间的长度折成一定的等分,每一等分为一寸,以患者本人的身材为依据,不论男女老幼、高矮胖瘦,只要部位相同,其尺寸便相同(表2-1)。例如,成人上肢的肘横纹至腕横纹是12寸,那么小儿相同部位的长度也是12寸(图2-9,图2-10)。

表2-1 常用骨度折量寸表

部位	起止点	折量寸	说明
头部	前发际至后发际	12寸	如前发际不明显,从眉心至大椎穴作18寸,眉心至前发际3寸,大椎穴至后发际3寸
	前额两发际之间	9寸	用于量头部的横寸
	耳后两完骨(乳突)之间	9寸	
胸腹部	天突至岐骨(胸剑联合)	9寸	胸部与胁肋部取穴直寸,一般根据肋骨计算,每一肋骨作1.6寸
	岐骨至脐中	8寸	
	脐中至横骨上廉(耻骨联合上缘)	5寸	
	两乳头之间	8寸	胸腹部取穴横寸,可根据两乳头间的距离折量,女性可用缩股中线代替
背腰部	大椎以下至尾骶	21椎	背腰部腧穴以脊椎棘突作用定位依据
身侧部	腋以下至季胁	12寸	季胁此指第11肋端下方
	季胁以下至髀枢	9寸	髀枢指股骨大转子高点
上肢部	腋前纹头(腋前皱襞)至肘横纹	9寸	用于手三阴、手三阳经骨度分寸
	肘横纹至腕横纹	12寸	
下肢部	横骨上廉至内辅骨上廉	18寸	内辅骨上指股骨内侧髁
	内辅骨下廉至内踝尖	13寸	内辅骨下指胫骨内侧髁,内踝尖指内踝向内的凸起处
	髀枢至膝中	19寸	臀横纹至膝中,可作14寸
	膝中至外踝尖	16寸	膝中的水平线,前平膝盖下缘,后平腘横纹
	外踝尖至足底	3寸	屈膝时可平犊鼻穴

3. 手指比量法

手指比量法是以患者本人手指为标准以量取腧穴的方法,又称指量法、手指同身寸取穴法。但对儿童和身材高矮胖瘦的患者易有误差,必须在骨度分寸的基础上应用,不能以指寸倍量全身各部,以免长短失度。主要包括直指寸和横指寸。

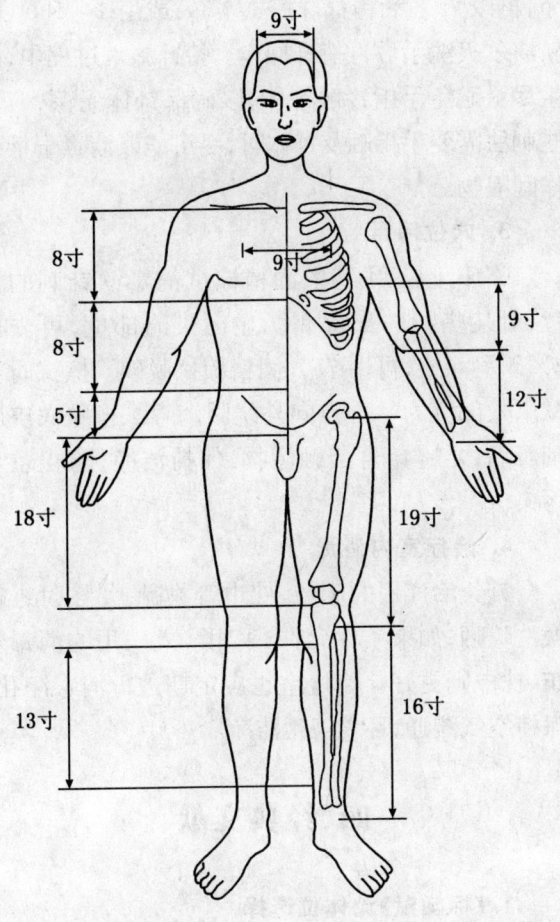

图 2-9 骨度分寸(正面)

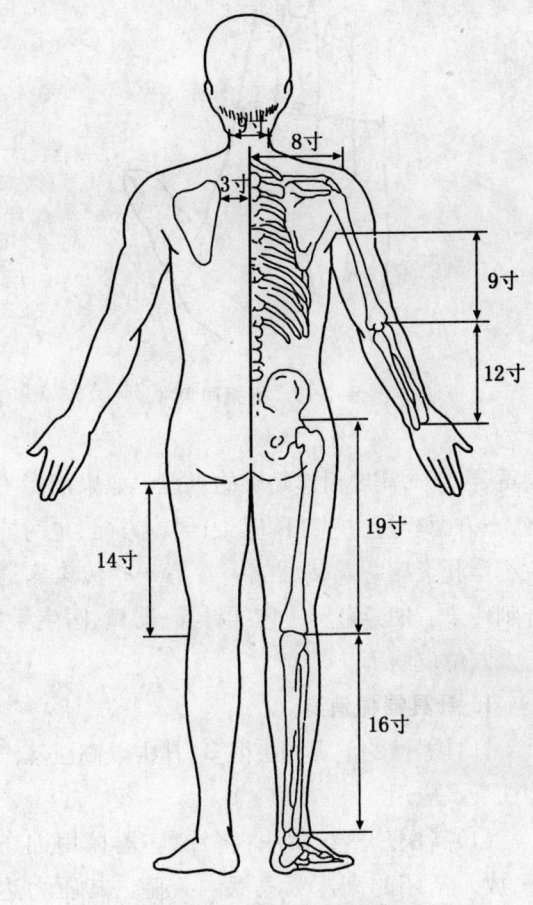

图 2-10 骨度分寸(背面)

(1) 直指寸(中指同身寸)：直指寸是指以患者中指屈曲时，中节内侧两端纹头之间的距离为1寸。适用于四肢部腧穴的纵向比量以及背腰部腧穴的横向定位，不适合普遍使用(见图2-11)。

(2) 横指寸(拇指同身寸)：以横指比拟骨度分寸。一横大拇指为一寸，两横指(次指和中指)为一寸半，四横指(次指至小指)为三寸。四横指为一扶，合三寸，即以患者第2~5指并拢时，中指近侧指间关节横纹水平的4指宽度为3寸，称以"一夫法"。

此外，临床上还有一些特殊的"简便取穴"方法，实际上是手指比量法或活动标志法应用的扩展，是一种体位姿势和动作的配合。常用的简便取穴法，如两手伸开，在虎口处交叉，当食指指端处取列缺穴；两手自然下垂，在中指指端处取风市穴等(见图2-12)。

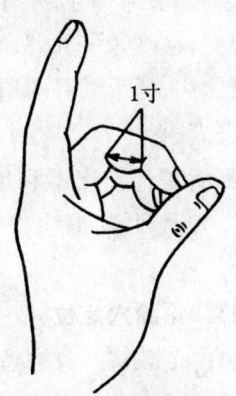

图 2-11 中指同身寸

三、消　毒

针刺操作时要有严格的无菌观念，切实做好消毒工作。除使用一次性无菌针外，消毒是必不可少

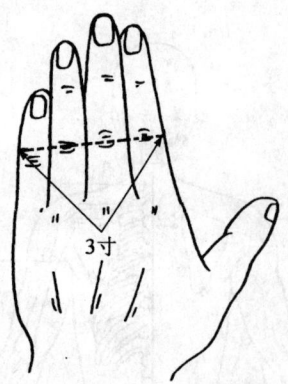

图 2-12 拇指同身寸

的重要工作,需要引起足够的重视。如果消毒不严格,一方面容易引起细菌感染;另一方面,也可能导致乙型肝炎病毒及艾滋病病毒等一些传染病通过针刺传染。消毒范围应包括针具、器械、医生手指、病人穴位皮肤等。

1. 针具器械消毒

针具器械的消毒方法很多,其中以高压蒸汽灭菌法最多应用。

(1)高压蒸汽灭菌法:将针具、器械用棉布包好,放入密闭的高压蒸汽锅内灭菌。其压力达到15磅,温度达到120℃左右时,保持20～30分钟,可达到消毒灭菌要求。

(2)药液消毒法:将针具放入75%的酒精内浸泡30～60分钟,取出后用消毒干棉球擦干使用。有人测试这种方法对乙型肝炎病毒及某些致病菌的灭菌效果不理想,因而主张先用95%的酒精浸泡脱脂,然后放入过氧乙酸液中浸泡1小时,再放入75%酒精中浸泡。以此液浸泡对针具有一定的腐蚀作用,故应经常检查针具,防止断针。还有临床现常用的消毒药品还有"84"消毒液、戊二醛溶液(保尔康)等。

(3)放射线消毒法:是以放射性同位素射线消毒的方法,消毒范围广泛,不损伤任何消毒物品,近年生产的一次性消毒针具都采用此法消毒。随着生活水平的提高,在经济情况较好的地方,应提倡使用一次性消毒针具。

2. 医生手指消毒

针刺施术前,医生应先用肥皂水将手洗刷干净,再以75%酒精棉球擦拭干净,或用1∶1000的新洁尔灭洗手后再持针操作。持针施术过程中,医生尽量避免手指接触针体,以确保针体无菌,若某些刺法需要手指触及针体时,尽可能以消毒干棉球作间隔物。

3. 穴位消毒

临床上常用75%酒精擦拭消毒欲针刺的穴位,对某些特殊部位和明显污染的部位,可先用2%碘酊涂擦,再用75%酒精擦拭脱碘。擦拭时要从腧穴部位的中心点向外绕圈消毒。当腧穴皮肤消毒后,要避免再接触污物,保持洁净,防止重新污染。

4. 治疗室内消毒

针灸治疗用的床垫、枕巾等物品,要按时进行换洗晾晒,如果条件允许,采用一人一用的消毒垫布、枕巾则更好。治疗室也应定期进行消毒净化,保持空气流通,环境卫生洁净。

四、经典文献

1.《标幽赋》论体位选择

《标幽赋》:"或伸屈而得之,或平直而安定……空心恐怯,直立侧而多晕,背目沉掐,坐卧平而没昏"。指出在针刺时要根据需要选择舒适的体位,否则就会出现眩晕、昏厥等情况,强调了选择体位的重要性。

2.《千金方》论腧穴定位

"手中指上第一节为一寸,亦有长短不定者,即取手大拇指第一节横度为一寸。"

"凡量一夫之法,覆手并舒四指,对度四指上中节上横过为一夫。"

以上论述都清楚地指出了利用手指比量法定位腧穴的方法,并且明确提出"一夫法"的定位方法。

3.《类经图翼》论腧穴定位

《类经图翼》中记载:"同身寸者,谓同于人身之尺寸也。人之长短肥瘦各自不同,而穴之横直尺寸亦不能一。如今以中指同身寸法一概混用,则人瘦而指长,人肥而指短,岂不谬误?故必因其形而取之,方得其当。"由此可见在临床中不能离开骨度分寸而只用指寸。骨度分寸与指寸在临床应用中应该互相结合。

五、现代文献

1. 对患者的体位的研究

(1)孙永显[1]认为腧穴的针刺体位除了要保证取准腧穴、取得临床疗效外,还要满足保障针刺安全,方便医者施术的要求。所谓保障针刺安全,一是要避免刺中脏腑、器官、大血管等人体的重要组织结构,二是要使受术者在接受针刺治疗留针时采取比较舒适的姿势,不改变体位,从而避免出现晕针、弯针、折针等意外事故。

随着针具的不断改进和现代解剖学的进步,许多在古代禁针的腧穴在现代已经可以进行针刺。这些腧穴的针刺除了要严格掌握针刺深度和方向、角度外,有的也要采取特定的针刺体位。如鸠尾穴针刺时最好"令病人仰卧,两手高举,方可下针",其目的就是为了防止发生意外。但针刺此类腧穴的机会较少,值得注意的是选择,即能使受术者保持姿势并方便医者施术的针刺体位。

(2)张俊卿[2]等针刺中渚、后溪治疗头痛选用举臂体位行针,能使气血流畅,加之针向病所,行针时针感强烈,故疗效显著。笔者又用此法治疗其他面部五官疾患,如耳鸣、牙痛及眼部疾患,均获得较好疗效。针刺水沟、承山穴治疗腰扭伤,选用站立体位行针,并令患者活动腰部,使气血通畅,导气至病所。针刺丰隆治疗踝关节扭伤,选用站立位进针,针尖向下,得气后将针退回至皮下,令患者活动踝关节,达到改善下肢血液循环的作用,有助于气血运行通畅,故治疗效果满意。针刺飞扬穴治疗肩周炎,坐位针刺,站立行针,加之活动肩关节,松解粘连,效果满意。总之,不同体位的操作,加之活动患侧关节,对针刺感应有明显协同作用,使气速至病所,取得满意疗效。

2. 对腧穴定位的研究

(1)尹改珍[3]认为腧穴定位的操作具有很强的实践性。并通过多年的教学实践总结出腧穴定位操作教学中的5条经验:第一是确定腧穴定位方位是决定腧穴准确度的要素;第二是穴位间连线的体表曲度是决定骨度分寸比例的尺度;第三是骨度分寸在四肢内外侧的不同表达及小数点的折量应灵活应用;第四是特殊形体应注意量体定位多法互参;第五是体位不同取穴标准应当有别。

(2)阎翠兰[4]在点穴施教中,感觉到有些腧穴定位不准确,取穴难,尤其对初学者掌握记忆更难,亟待统一标准,使其规范化,以适应新时代学者需求。阎翠兰认为腧穴定位应尽量以骨度分寸及解剖标志为标准,而不应以邻近腧穴位置作为取穴惟一依据。腧穴定位应介入数学中纵横交叉垂直所形成的点,才能准确定位。有了准确的腧穴点,方可下针艾灸施术,疗效才能如鼓应桴,因此取穴准确与否,直接影响疗效。十四经脉中只有任督二脉单线循行于人体前后正中线上,十二经脉均为左右对称的,皆以任督二脉为中心,取穴定位亦以任督二脉之骨度分寸或解剖标志为标准。任督二脉重要腧穴较多,也极为常用,因为涉及到临床很多全身性疾病,故应把二脉提到十二经之前,随着内容增加,有利于掌握和记忆腧穴定位。

(3)徐立等[5]认为腧穴定位方法应归为三类:即骨度分寸取穴法,是以人体体表骨节为主要标志折量全身各部的长度和宽度,定出分寸,用于腧穴定位的方法,是在《灵枢·骨度》记述的人体各部骨骼尺寸的基础上,后人在实践中经过不断补充修改而形成的量取穴位的标准。第二类是体表解剖标志取穴法,包括固定标志和活动标志。第三类为简便取穴法,包括手指同身寸取穴法、经验取穴法。手指同身寸包括中指同身寸、拇指同身寸和横指同身寸三种方法,根据书中对其适用部位载述,三者均可用于量取四肢部的穴位,因此三种指寸法的长度标准是相同的,应属于简便取穴法的类别。

(4)丁一丹[6]等通过测定400例人体各部骨度分寸、手指同身寸及简便取穴法的数据,经统计学处理,三者之间有显著性差异($P<0.001$),且手指同身寸各项指标也不一致,简便取穴法与手指同身寸及骨度分寸法的符合率极低。因此,笔者认为,针灸的标准取穴法只能是骨度分寸法,为避免临床

治疗取穴方面的误差，应不用或少用手指同身寸比量取穴法和简便取穴法。

简便取穴法与手指同身寸比量法对比，百会穴定位时，手指同身寸的每寸均大于简便取穴法，尤其以一夫法为明显，即手指同身寸取穴比简便取穴法偏向后发际。取列缺时，拇指同身寸及一夫法也大于简便取穴法，说明用此两种取穴法定出的穴位将会偏向肘关节。用简便取穴法定风市穴时，位置明显偏向髋关节。血海穴定位时，手指同身寸中的每寸均小于简便取穴法。

简便取穴法与骨度分寸折量法相比，有极显著的差异。百会穴简便取穴法明显小于骨度分寸法，用简便取穴法所取的百会穴仅位于前发际上3.3寸。列缺、血海穴的简便取穴法与骨度分寸折量法也有极显著的差异。取风市穴时，简便取穴法明显大于骨度分寸法。合谷穴的准确位置应在第二掌骨中点，但经测量，简便取穴法取穴准确者仅19人，大多数受试者（200人）偏向指掌关节，少数受试者（121人）偏向掌腕关节。可见，简便取穴法定穴的准确率极低。

鉴于以上测定结果，在临床取穴时，均应采用骨度分寸折量法取穴。如取关元穴时，可取脐中至耻骨联合上缘连线的上3/5与下2/5交界处；在头正中线与头维穴连线的内2/3与外1/3交界处取本神穴；胸剑联合与脐中连线的中点取中脘穴；犊鼻与外踝高点连线的中点取条口穴等。其他如孔最、足三里、上巨虚、下巨虚、百会、风市等穴均可采用多次找中点的折量法来定位，这样才能保证腧穴定位的准确性。

（5）丁一丹[6]通过对比骨度分寸折量法、手指同身寸比量法及简便取穴法，得出无论用手或自身其他部位作标准而定出腧穴的简便取穴法，均出现定位偏差；在有骨度分寸标准的人体各部位取穴时，首先应采用骨度分寸折量法取穴。如以脐中至耻骨联合上缘连线的上3/5与下2/5交界处取关元，头正中线与头维穴连线的内2/3与外1/3交界处取本神，胸剑联合与脐中连线的中点取中脘，犊鼻与外踝高点连线的中点取条口、丰隆，其他如足三里、上巨虚、下巨虚等均可采用多次折量法定穴。

必要时骨度分寸折量法与手指同身寸比量法结合取穴，如膝中上1寸与髀枢连线的上2/3与下1/3取风市，腕横纹与肘横纹连线中点上1寸取孔最，头正中线前后发际连线中点前1寸取百会，这样才能使所取腧穴具有一定的准确性。为了能更准确地取穴，更有效地运用针刺治疗疾病，其建议舍弃取穴差异较大的简便取穴法，尽量采用骨度分寸折量法。单独使用骨度分寸法不方便时，可考虑以骨度分寸折量法为主，结合手指同身寸比量法。体表自然标志与骨性解剖标志不统一时，应注重针刺治疗效应，放弃体表自然标志，用便于针刺治疗的骨性解剖标志作为取穴标准。

（6）诸毅晖[7]分析了自1985年以来的有关腧穴定位法的研究文献。

①同身寸的应用研究：有学者研究了同身寸与食道心房调搏导管深度的关系，在经食道心房调搏150例病人中选择电刺激夺获心房最佳的30例病人，分别测量中指同身寸和电极深度，经统计学处理后，提出以改良中指同身寸长度的11倍作为电极导管的插入长度，并应用于临床抢救阿-斯综合征24例，中止室上性心动过速28例，监护手术20例，均取得理想的电激夺获效果，也有人随机对1644例健康儿童和青少年右手X线中指中节指骨长度测量分析，发现中指中节指骨长和年龄、身高、体重呈正相关，提出对中指中节指骨长度的测量可以推算发育期间的儿童和青少年的年龄，估计身高与体重。

②指寸定位法（手指同身寸）研究包括以下几方面：指寸与骨度同身寸之间存在明显差异，通过测量109例男女学生拇指同身寸、一夫法、犊鼻到外踝尖长度的1/16（1寸）及3/16（3寸），发现其长度有非常显著性差异，测量后亦指出手指同身寸法与骨度分寸法所述的"寸"之长度在同一人身上并不一致；不同手指同身寸长度之间存在着明显差异：吴氏的测量分析结果显示男女左右拇指、中指同身寸各连续量取3次（3寸），与一夫法之实际长度比较，其差别均有非常显著性；另有研究表明，拇指、中指纹间、中指外侧3个"一寸"均不一致，并均与一夫三指、一夫四指等不成比例；不同个体手指

同身寸有显著差异。

指寸定位法在针灸临床广泛应用原因探讨。运用指寸定位法取穴并不十分准确,从理论上讲这种定位方法应该取缔,但却被临床普遍采用。笔者认为原因有三:一是指寸定位法取穴方便快捷。二是腧穴主治病证具有一定的共性,即同一条经脉上位置相近的穴位主治作用大同小异,只要尊崇"宁失其穴,勿失其经"的原则即可获得较为满意的疗效。

③腧穴定位法研究的价值:进行腧穴定位法研究的临床价值体现在两个方面:一是进一步探索同身寸在传统医学与现代医学各个领域内的应用;二是积极寻求一种新的取穴方法,使之既具有骨度定位取穴法的准确性,又具有指寸定位取穴法的简便性。

3. 针刺与感染

(1)杨学智[8]认为针刺的针孔正是给细菌创造了进入体内的机会,如果进针时不消毒或消毒不严及针后感染,或者满衣进针,或者用未消毒的手按压、摩擦针刺后的穴位;或者针后接触污水、污物等,都可能造成感染。根据皮肤的特点和针刺感染的原因,应杜绝一切引起感染的因素。预防方法主要包括要有严格的消毒观念,严格遵守操作规程,按照消毒制度操作,以防针刺感染。不准隔衣进针,不准用嘴温针。针刺的针具、针刺的部位、术者的手均应洗净消毒。针后要保护好针孔,避免接触污水或污物。

(2)李祥华[9]认为由于针刺能直接接触病人的皮肤、血液和其他体液,曾由于反复使用未消毒的针具而发生过乙型肝炎的流行,在我国也有针刺损伤内脏以及针刺引起过敏反应的情况出现。造成这种因针刺交叉感染的潜在因素主要是由于用未戴手套的手按压穴位,在使用针具的前后用手指摸针尖来判断针尖是否锋利,反复处理病人而不洗手,仪器反复使用而不消毒,使用过的针具与未使用的针具同时盛在一个容器内。

因此在目前血液性传染性病发病率高的情况下,一定要使用一次性针具,树立严格的无菌观念以及对针具进行严格的消毒。具体做法如下:

①对中医人员特别是针灸医生,进行无菌和消毒意识的教育。

②接触病人前后需洗手,如果手上沾了血液、体液和组织,需要立刻用肥皂和水冲洗干净。

③在接触血液、体液、组织或事先知道的那些已被污染的物体表面时,需要戴手套。

④如果衣服有可能被血液或其他体液污染时,则需要穿上隔离衣。

⑤如果病人有肺结核或患者有尚未明确诊断的咳嗽症状时,医务人员和病人都应戴口罩。

⑥对那些身患疾病的医务工作者应该明确。在治疗肝炎、艾滋病患者或其他血液性疾病的患者时,他们是否能够采取一些安全措施以防止自己被传染。任何患有渗出性疾病或皮炎之类的人不能直接护理病人。

⑦任何一位医务人员必须相当小心以免被肝炎、艾滋病或其他血液病患者的血液或体液污染了的针具所感染。污染的针具要放在明确标识的针具盒内,然后妥善处理掉。

⑧任何被血液或体液污染了的物体表面,必须用清洁剂洗净或用 1:10 的漂白液冲洗干净。

⑨所有施行特殊疗法的医务人员应该彻底认识到肝炎、艾滋病或其他血液病传播的病原学、流行病学和途径,必须持谨慎态度以防止接触到病原体。

⑩如需反复使用针具,在条件许可的情况下,无论大小医院,要高压消毒。如 121℃时至少消毒 15 分钟;或者 171℃ 干热杀菌 1 小时,161℃ 2 小时,121℃ 候 16 小时。

参 考 文 献

[1] 孙永显,张静,王启芳. 略论腧穴的取穴姿势和针刺体位[J]. 中国针灸,2006,26(2):123~125

[2] 张俊卿,时会军. 不同体位取穴对临床疗效的影响[J]. 中国针灸,2006,26(4):308

[3] 尹改珍,宋晓平. 腧穴定位操作教学浅析[J]. 中医教育,2004,23(3):52~55
[4] 阎翠兰. 关于《针灸学》中部分腧穴定位的几点意见[J]. 上海针灸杂志,2002,21(5):45
[5] 徐立,王卫. 谈腧穴定位法的分类[J]. 北京针灸骨伤学院学报,2001,8(2):23~24
[6] 丁一丹. 谈腧穴定位的准确性[J]. 上海针灸杂志,1999,18(1):27~28
[7] 诸毅晖,李静,郭晖. 腧穴定位法研究现状[J]. 成都中医药大学学报,1999,22(3):59~61
[8] 杨学智. 针刺感染及预防[J]. 山西中医,1987,3(5):39~40
[9] 李祥华. 针刺与感染[J]. 湖北卫生职工医学院学报,1990(10):59~60

第三节 持针法

一、刺手与押手

在进行针刺操作时,一般应双手协同操作,紧密配合。一般用右手持针操作,主要是以拇、食、中三指挟持针柄,其状如持毛笔,故右手称为"刺手"。左手爪切按压所刺部位或辅助针身,故称左手为"押手"(图2-13)。

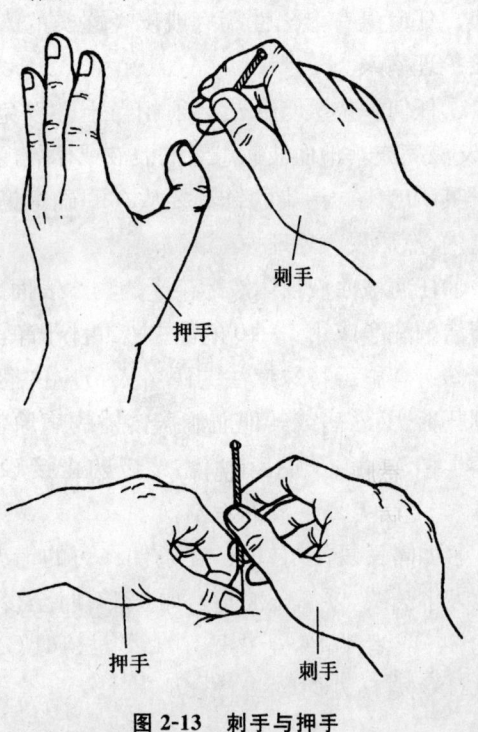

图2-13 刺手与押手

刺手的作用,是掌握针具,施行手法操作,进针时运指力于针尖,而使针刺入皮肤,行针时便于左右捻转,上下提插和弹震刮搓以及出针时的手法操作等。

押手的作用,主要是固定腧穴位置,夹持针身协助刺手进针,使针身有所依附,保持针身垂直,力达针尖以利于进针,减少刺痛和协助调节、控制针感。

二、持针姿势

持针的姿势,状如执持毛笔,故称为执毛笔式持针法。根据用指的多少,一般又分为二指持针法(图2-14)、三指持针法(图2-15)、四指持针法(图2-16)、五指持针法。

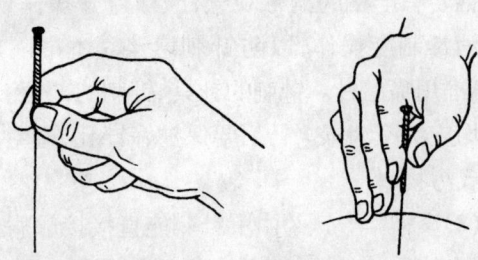

图2-14 二指持针法

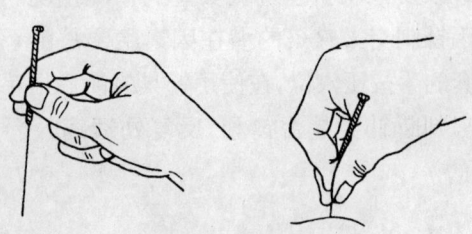

图2-15 三指持针法

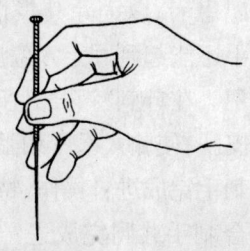

图 2-16 四指持针法

1. 二指持针法

用右手拇食两指指腹挟持针柄,针身与拇指成90°角。一般为用于针刺浅层腧穴的短毫针常用的持针法。

2. 多指持针法

用右手拇、食、中、无名指指腹执持针柄,小指指尖抵在针旁皮肤,支持针身垂直。一般为应用于长针深刺时的持针法。

三、经典文献

1.《内经》、《难经》论刺手、押手

《灵枢·九针十二原》:"右主推之,左持而御之"。

《难经·七十八难》:"知为针者信其左,不知为针信其右"。

《难经·七十八难》:"当刺之时,必先以左手厌(压)按所针荥俞之处,弹而努之,爪而下之,其气之来如动脉状,顺针则刺之。"

《难经·七十一难》:"刺阴者,先以左手摄揉所针荥俞之处,气散乃内针。"

在《内经》、《难经》的论述中,指出了进针操作时刺手和押手要配合操作。说明了押手操作在针刺治疗过程中起到了不可忽视的作用。通过刺手、押手来探明腧穴局部的情况,找准针刺穴位,是取得针刺疗效的第一步。同时也指出了押手在针刺前按揉腧穴既可减轻或者免除进针时的疼痛,又有保护卫气的作用。可见早在《内经》、《难经》时期,针灸医生就对刺手、押手的作用和重要性有了十分重要的认识。

2. 其他经典文献论刺手、押手

《标幽赋》所说:"左手重而多按,欲令气散;右手轻而徐入,不痛之因"。

杨继洲在《针灸大成》中指出:"凡下针,若气不至,用指于所属部分经络之路,上下左右循之,使气血往来,上下均匀,针下自然气至沉紧。"

在其他的针灸文献当中,也对刺手、押手的作用有所描述,指出双手协调针刺,可达到无痛针刺的目的。对于穴位肌肉浅薄和易于引起疼痛的部位,可斜刺或平刺达到肌层后以押手轻按穴下针身,刺手反复捻转以激发经气。

四、现代文献

1. 持针姿势

(1)郑魁山[1]认为持针需用拇食二指捏持针柄,以持针牢固,进针时针体不弯,而且捻、转、提、插时针体能保持垂直不会偏斜。如果拇食中三指持针,拇指需放在食、中二指之间,用力时,由于食、中二指间有缝隙,且针柄较软,就会捏弯,不但进针时患者有刺痛感,而且体表穴位虽正,针体、针尖到了体内却可能偏离穴位,刺到别处去。此时如果继续提插,则容易因针体不直而将穴内肌肉捣烂或刺破血管,发生穴内肿胀或瘀血;如果继续捻转,则容易因针体偏斜而捻转费力,而且还会发生肌肉缠针或剧痛。针尖偏离了穴位,不但疗效不理想,而且患者也会感到被针处不舒适。

(2)盛灿若[2]持针时有其独特姿势,刺手侧沉肩、曲肘、悬腕。肘部和腕部的屈曲角度根据所刺的腧穴和病人的体位而有所不同。但要求相对放松,不可僵直,使力贯于刺手大指。刺手持针以食指、中指并拢,自然伸直。拇指关节屈曲成120°,用拇指指腹抵于食、中指相对食指远端指指关节横纹处的位置上,三指相抵夹持针柄。无名指指腹扶住针身,一般置于针身的上 1/3 处,若使用 3 寸长针时,要求无名指稍用力,使针身向内弯曲15°~30°,小指自然屈曲而置于拳中。持针时拇、食、中指三指相抵夹持用力要紧,无名指抵针身时用力要轻,注意调息而减少针尖的抖动,四指配合,悬空持针而针立如玉树临风——直立、平稳、凝重。

2. 押手的作用

(1)赵刚[3]认为押手不仅是配合进针,同时要更加重视押手在揣摸审穴、调气行气、协助补泻等方面的作用,只有充分发挥押手在进针、行针、出针等各个阶段的作用才能确保针刺安全、高效。

进针时押手可揣摸审穴;候气催气;保护营卫气血;确保进针准确安全;减轻针刺疼痛。

行针过程中押手可协助刺手安全准确的自如行针;调气行气,促使得气;促使气至病所;协助补泻。

出针时押手起到顺其气之势出针,及时施行补泻的作用;还可确保出针安全无痛。

(2)赵宗辽[4]认为押手在针刺的各个过程中都起到重要的作用。针刺前押手用以探明穴位,以利进针。用押手指压、揉按、指切腧穴局部,可探明腧穴局部的皮肉筋脉骨分布和气血循行等情况。还起到分散病人注意,减少针刺疼痛,保护卫气的作用。对于初次接受针刺治疗或者对针刺有恐惧心理的患者,针刺前押手应按揉腧穴,手法由轻到重,同时用语言安慰患者,以消除其畏惧心理,分散注意力。同时押手还能起到固定穴位皮肤,使针准确刺入腧穴的作用。在针刺特殊部位时,需要押手固定腧穴局部的皮肤,使腧穴暴露和固定。针刺过程中押手可配合刺手完成进针操作,特别是在双手进针法中押手配合刺手共同完成进针。在针刺不得气时,还可用押手在针穴上下沿着经脉循行路线轻柔的循按,以催经气来至和运行,即针刺辅助手法中的循法。在针刺操作的过程中运用押手可以配合进针和行气,也可以利用押手改变经气运行方向,促使气至病所。针刺出针后,押手操作有扪按针孔实施补泻操作、揉按针孔防止经气外泄、预防针穴局部发生气滞血瘀现象和解除滞针现象的作用。

3. 夹持进针器的介绍

许天兴[5]通过总结目前针灸进针器的种类及在多年临床医疗中的长期探索,发明了毫针夹持进针器(图2-17)。除结构简单,制造材料资源丰富,体积小、质量轻且成本较低,消毒方便,使用灵活的特点外,还具有以下优点:

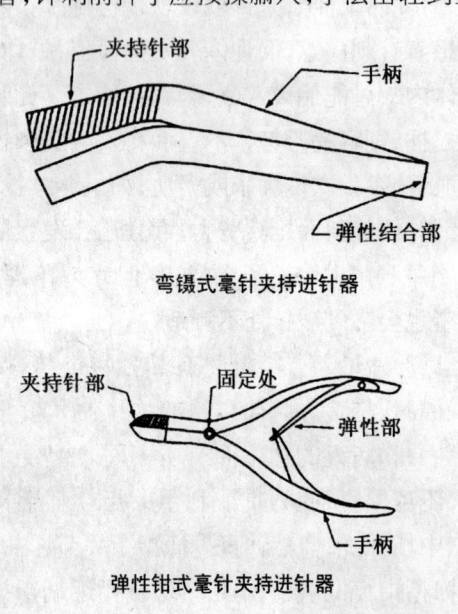

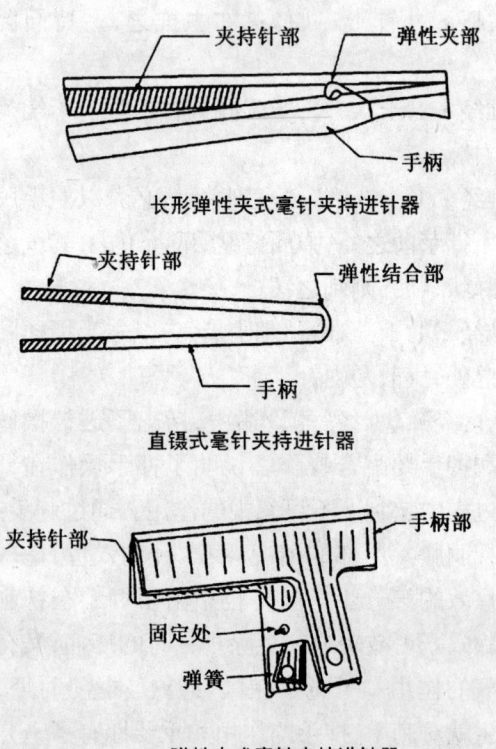

图 2-17 持针器

(1) 解决了现有的传统方法进针时,无菌操作不严格的问题;

(2) 解决了尺寸较长的毫针进针困难且易污染针体的问题;

(3) 解决了采用针筒进针时,受毫针长短限制,直刺斜刺不便的问题;

(4) 解决了戴无菌手套持进针易滑脱且手感不强等问题;

(5) 使用此毫针夹持进针器,能很好地遵守无菌操作技术,减少医源性感染这一难题,为中国针灸走向世界扫除了一大障碍。

参 考 文 献

[1] 郑魁山. 郑魁山针灸临证经验集[M]. 北京:学苑出版社,2007
[2] 徐恒泽,赵京生. 名医针刺经验用典[M]. 北京:科学技术文献出版社,2006
[3] 赵刚. 针刺押手作用探析[J]. 四川中医,1998,16(9):46
[4] 赵宗辽. 浅谈针刺过程中押手操作的作用[J]. 中国针灸,2003,23(11):671~672
[5] 许天兴. 针灸用毫针夹持进针器的介绍[J]. 上海针灸杂志,2007,26(2):45~46

第四节　进　针　法

进针法,是刺手执针,使用指力、腕力将毫针刺透穴位皮肤,并插入一定深度。进针过程应包括两个步骤,其一是透皮,其二是插入一定深度,这个步骤是毫针刺法技术的关键,使用熟练可保证针刺无痛或如蚊叮咬一样微痛。

一、无痛透皮法

透皮刺入的操作,要根据患者的不同体位、选取的不同穴位,应用不同长短的针具,采用不同的操作方法,目的是使医者刺手下针有力,押手配合方便,使患者基本无痛或微痛。透皮是指进针刺透穴位表皮,到达皮下的操作技术。人体表皮分布着丰富的痛觉感受器,针刺疼痛多表现在透皮过程中。常见导致透皮痛的因素,有如下方面。其一,患者紧张原因。紧张可出现肌肉收缩隆起,皮肤硬韧,并且表皮的神经末梢痛觉感受器处于高度兴奋状态,此时进针即容易产生明显疼痛。常用的调整办法是兴奋转移法,即《医经小学》所说:"掐穴故教深,持针安穴上,令他嗽一声,随嗽归天部。"因为在咳嗽的时候,患者的精神兴奋点在咳的动作上,穴位处紧张的皮肤肌肉会瞬间松弛,此时针刺则可达到无痛。另外,也可以向患者提问题以转移注意力,此时紧张的皮肤和肌肉常会松弛。或者通过押手重按穴位,也可松弛肌肉皮肤。同时也能降低皮肤痛觉感受器的兴奋性,从而达到无痛或微痛的进针目的。正如《标幽赋》所云:"左手重而多按,欲令气散,右手轻而徐入,不痛之因。"现代研究认为,按揉穴位可以兴奋穴位的粗神经纤维,产生酸胀的感觉,从而抑制细神经纤维对痛觉的感受和传导。其二,医者针刺指力不足。由于指力不足,下针时不能快速刺透表皮,使针尖在皮层停留时间长,兴奋了皮层痛觉感受器,这也是导致针刺疼痛的常见原因。调整的方法是使医生加强进针法的练习,练习刺硬物,以加强指力。较好练指力的方法是持针刺胶管的方法,若练至能熟练、准确、顺利快速地刺透1分厚的胶管,则快速刺透任何穴位皮肤均不成问题。其三,医者指力不稳。光有指力还不够,稳、准、轻、快是进针透皮的基本要求。针刺时下针过猛,使针体突然透入皮下深层肌肉,容易引起肌肉兴奋性收缩、抽动,牵张皮肤也常发生疼痛。调整的方法是持针要稳,进针要轻快,同时要准确刺入皮下深度,一般不超过5mm,稍作停顿,再刺入穴位应刺的深度。因此,指力和稳准轻快的手法是针灸医生必须达到的基本要求。

综上所述,在临床工作中,医生必须有较强的针刺指力,要善于使用押手,对精神紧张的病人,要用有效的方法转移其注意力,使其皮肤肌肉松弛后才下针,当针尖接触穴位皮肤时,要快速透入皮下,但用力不能太猛,一般以针体透入皮下3~5mm为度,稍作停顿后,再将针插入一定的深度,要了解针尖刺不透皮肤时会产生剧痛,针体猛然插入皮下太深也常产生疼痛,如此才能达到无疼痛或微痛透皮的目的。

透皮刺入的操作,要根据病人的不同体位,以及针刺不同部位的腧穴,应用不同长短的针具,采用不同的操作方法,目的是使术者刺手下针有力,押手配合方便,使病人基本无痛或仅有蚊虫叮咬样微痛。临床常用的方法有单手刺入法、双手刺入法以及插入法、捻入法、进针器刺入法等多种刺入方法。

1. 单手进针法

(1)单手刺入法(图2-18):刺手拇食指持针柄,中指指尖重压穴位,抵于穴旁,指腹抵住针体下段,保持针体挺直。刺入时拇、食指用力向下按压,中指随之屈曲,即将针尖压入皮下。对皮肤硬韧者,在透皮的瞬间,以拇、食指边捻转边下压,能增强透皮的力度,使针尖顺利刺入。此法中指切压穴旁,固定穴位,降低痛觉敏感性,起到了押手的作用。

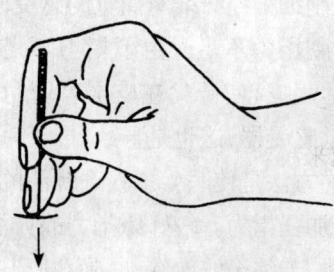

图2-18 单手刺入法

(2)单手叩入法:刺手拇食指捏针体下段,露出针尖3~5mm,中指尖在穴位上重压片刻,类似押手的作用,当中指尖抬起,离开腧穴的瞬间,拇、食指持针快速向穴位叩入,将针尖叩入皮下。此法适用于任何长短的针具,透皮速度快而有力,透皮疼痛轻微或基本无痛,对持针指力要求不高,但必须做到稳准轻快,初学者也能比较快的掌握。

(3)单手飞入法:刺手拇食指持针柄,或拇、食、中三指持针柄,针尖对准穴位,运用腕力快速甩动下压,当针尖触及皮肤时,拇指向后捻动,食、中指向前捻动,瞬即将针刺入,同时五指张开如飞鸟展翅状。此法刺入速度快,力度大,但刺入不易控制。

2. 双手进针法

(1)插入法:押手重按穴位后,置于穴旁,固定穴位,刺手持针柄,针尖对准穴位,当针尖接触皮肤的瞬间,运用指力和腕力,不加捻转,快速将针插入皮下3~5mm。如应用长针时,刺手可捏紧针体,对准穴位快速插入。此种方法操作简单,透皮速度快,可用于任何部位以及各种长短针具。

(2)捻入法:押手重按穴位,使穴位皮肤肌肉松弛后置于穴旁,固定穴位,刺手持针柄,针尖对准穴位,运用指力和腕力将针刺向穴位,当针尖接触皮肤的瞬间,运用指力稍加捻转针柄,腕力同时下压,将针刺入皮下3~5mm,此种方法操作稍复杂,需指力和腕力协调配合,其针尖透皮的力度更强,速度更快,适用于任何部位的操作,尤其肌肉皮肤紧张及老年人皮肤硬韧不易刺入者,以此方法则容易顺利刺入。

(3)爪切法(图2-19):又称指切法,是临床应用最多的双手进针法,押手拇指或食指重压穴位后,以指甲压在进针点旁,刺手执针,将针紧靠指甲缘快速刺入皮下,刺入时可用插入法也可用捻入法。此法刺手动作快,以押手按压穴位,抑制穴旁痛觉感受器的敏感性,所以达到无痛进针的目的,临床应用十分广泛。

(4)夹持法(图2-20):押手拇食指拿消毒干棉球捏住针体下段,露出针尖3~5mm,对准穴位,刺手拇、食、中指持针柄,刺入时,以押手用力下压为主,刺手配合顺势下插,或下插同时捻转针柄,增强透皮力度,此法多用于长针的刺入,下插时,刺手用力要适度,用力过猛易致弯针。

(5)提捏法(图2-21):押手拇食指捏起腧穴处的皮肤,刺手持针从捏起处的上段对准穴位刺入。此法主要用于皮肉浅薄处的穴位及短针刺法,或沿皮透刺法,尤以面部穴位常用。

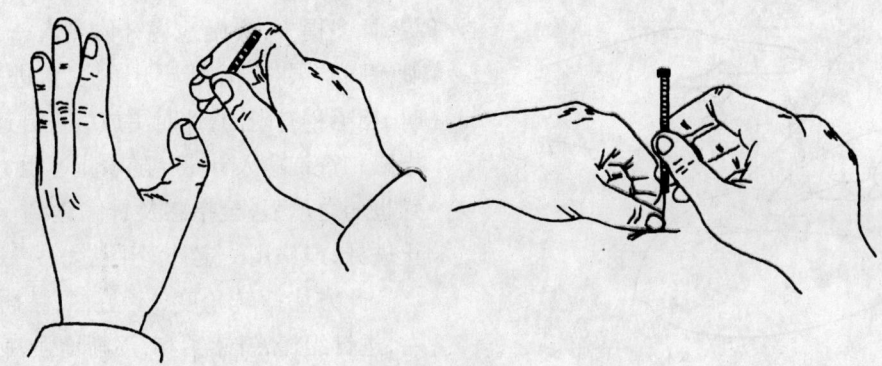

图 2-19 爪切法

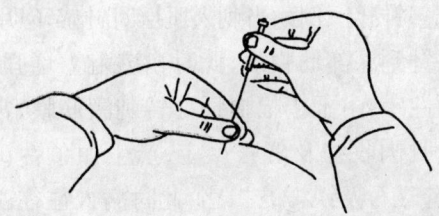

图 2-20 夹持法

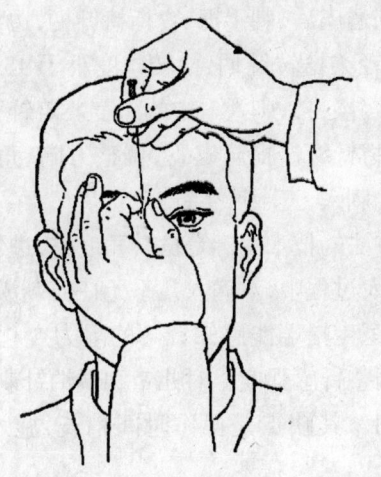

图 2-21 提捏法

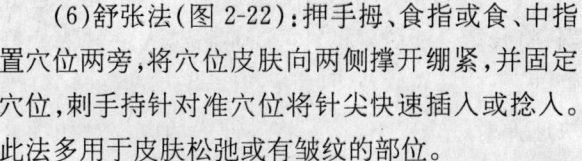

(6)舒张法(图 2-22)：押手拇、食指或食、中指置穴位两旁,将穴位皮肤向两侧撑开绷紧,并固定穴位,刺手持针对准穴位将针尖快速插入或捻入。此法多用于皮肤松弛或有皱纹的部位。

(7)弹入法：押手持针,用拇、食、中指扶正针身,对准穴位后,刺手四指弯曲,拇指抵住中指(或食指),中指(或食指)对准针的尾部,然后用中指甲部瞬间弹击针尾,针尖可迅速刺入穴位处。此法进针快而无痛,适用于中等长短之毫针。

3. 器具进针法

(1)管针法(图 2-23)：用金属、塑料或有机玻璃制成长短不一的细管,选长短合适的平柄针或管柄针装入管内,针尾露出细管上口 3~5mm,将针管置于穴位上,用手指快速打击或弹压针尾,针尖即刺入腧穴皮下,然后将细管抽出。目前国内外均有此配套生产的针具,使用更为便捷。该方法将细管重压于穴位皮肤上,类似押手的作用,拍打或弹压的进针速度快,使针尖瞬间刺入皮下,故基本无痛,适用范围越来越广泛。

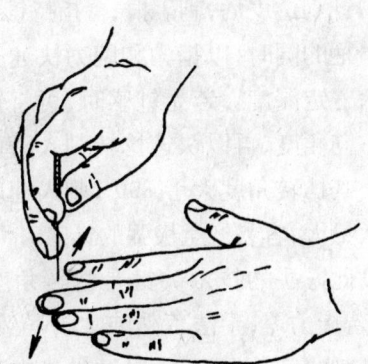 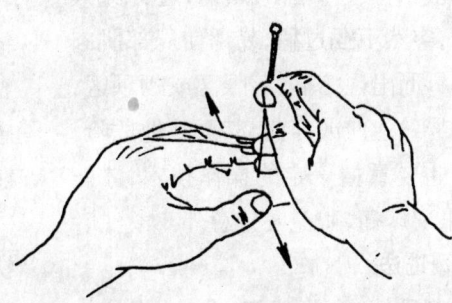

图 2-22 舒张法

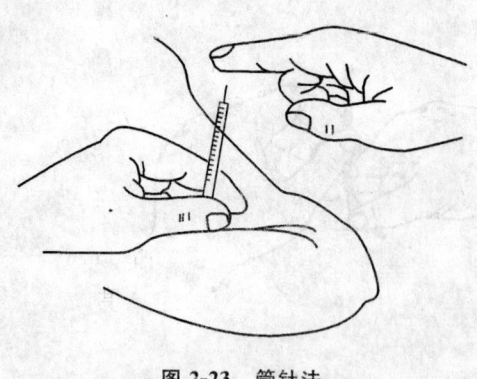

图 2-23 管针法

(2)进针器刺入法:使用特制的笔或弹簧进针器,将长短合适的平柄针或管柄针装入进针器的针管内,下口压置穴位皮肤上,用手指叩动弹簧,针尖快速弹射进入皮下,然后将进针器抽离。对初学者可以应用,但对医者来说,缺少进针感觉和指感,故临床应用较少。

以上各种透皮刺入法各有所长,临床应用时,需根据腧穴所在部位、病人体位及医生手法、指力等情况,以操作简单方便,尽量避免病人疼痛为目的,灵活选用。

二、常用刺入法

刺入是指进针透皮后,进一步将针刺入一定深度,并获得针感的操作技术。穴位的皮下至深层也分布着丰富的痛觉感受结构,如分布于肌肉层的神经纤维末梢及分布于血管壁的痛觉感受器等。若进针手法不当,即容易诱发剧烈疼痛,且不易产生有效针感。例如病人精神紧张时肌肉收缩,隆起坚硬,若医生强行进针,则容易滞针,引发剧烈疼痛,病人难以忍受。此外,医生手法不熟练,进针深入时,指力轻重不均,突然下插过猛,易诱使局部肌肉痉挛收缩,发生滞针而出现疼痛,若眼区或颈项区,针尖刺伤血管壁,导致出血或疼痛,甚至其他危险。所以进针深入时,也要掌握一定的操作技术,才能尽量减少或避免出现疼痛,避免发生意外。

1. 捻转提插缓进法

针刺透皮后,刺手拇、食指或拇、食、中指持针柄,边轻柔地捻转边提插,以均匀的速度,重插轻提,插多提少,缓慢地将针体刺入一定的深度。当刺入脂肪层时,指感无明显阻力,进一步深入肌层时,指感稍有阻力,此时更放缓进针速度,仔细体会指感和查询病人针感。随着指感阻力逐渐增强,针感也随之增强,至指感及针感达到一定强度时,停止进针,或施用一定补泻手法。

此方法捻转角度 45°左右,提插幅度 3mm 左右,进针缓慢,针感柔和,逐渐增强,病人基本无痛,容易配合治疗。由于刺入缓慢轻柔,拇食指捏力较轻,指端知觉敏感度高,容易感知针下阻力的变化,容易掌握针感。例如当刺入肌层时针感不明显,可继续进针到深部筋膜层,此时指感阻力增强,有一定的韧性感,由于小幅提插捻转刺激筋膜,常易诱发轻微肌肉收缩及舒张反应,产生如鱼吞饵的指感,或有磁石吸铁样的指感,此时病人往往主诉有明显的针感产生。

2. 缓慢捻进法

针刺透皮后,刺手拇、食指持针柄,边缓慢下压刺入,边轻柔捻转针柄,捻转角度小于 45°,以均匀的速度,缓慢将针刺入一定的深度。若针下无针感产生,可将针缓慢提至皮下,调整方向、角度,重新缓慢捻转刺入,直至产生针感。

此方法的技术关键是捻转角度小,进针速度缓慢,在插入过程中,对病人几乎无任何刺激,病人无疼痛,而医生指端能感知针下的阻力变化,能掌握针感和调整针感强度。对儿童和惧怕针刺者,本法尤为适用。其缺点是操作时间稍长,施术者容易疲劳。

3. 快速捻进法

针刺透皮后,刺手拇、食指持针柄,在大幅度捻转针柄的同时,以指力和腕力快速下压,将针快速插入一定深度。若无针感时,可将针提至皮下,调整方向角度,再以快速捻转刺入,直至产生明显针感。其捻转角度大于 360°,刺入速度极快,对病人刺激量大,容易产生极强的针感。

此方法的技术关键是捻转角度大,刺入速度快,若指力差,手法不熟练常导致针身弯曲。因为针刺的刺激量大,常易诱发肌肉强烈收缩,并易产生针刺疼痛,对初次针刺患者和惧怕针刺者,不宜采用。此外本法进针插入快,医生指端不易感知针下阻力变化,有时针尖往往错过针感点而进入深层组织,需将针提出,重新寻找针感点。

4. 快速插进法

针刺透皮后,刺手拇、食指持针柄,不捻转针柄,直接快速将针插入一定深度,至穴位产生针感。

此方法操作简单,节省时间,插入较快,具有较强的刺激量,容易产生较强的针感,临床应用者较多。但对于精神紧张惧针者,或肌肉紧张收缩者,快速直刺针体阻力大,易滞针,勉强刺入时,容易弯针,易产生剧烈疼痛,故对上述患者宜慎用。

5. 缓慢压进法

针刺透皮后,刺手拇、食指持针柄,中指端抵压穴位,指腹抵住针体,以拇、食指的指力和腕力缓慢加压,中指缓慢弯曲,使针体缓慢压入一定深度,至产生针感。

此方法进针指力较强,指力和腕力下压缓慢均匀,刺入稳准,指端能明显感知针下阻力变化,甚至能感知针尖刺到血管壁的感觉,可调整针尖方向,避开血管壁,在刺入过程中,病人可无任何感觉及疼痛,直至产生针感。此方法常用于眼区穴、颈项部哑门、大椎、天突等重要穴位及胸背部穴位的针刺。可避免刺伤血管发生出血和避免刺伤重要组织器官,出现意外和危险。

三、经典文献

1.《内经》、《难经》论进针

《内经》中强调双手协同进针;《灵枢·小针解》:"右主推之,左持而御之者,言持针而出入也"。指出针刺操作时,必须双手协作。《难经·七十八难》中突出了押手的重要作用和具体操作方法。

"知为针者,信其左,不知为针者,信其右。"强调了进针时押手的重要作用。对于押手的作用,提到"当刺之时,先以左手压按所针荥俞之处,弹而努之,爪而下之,其气之来,如动脉之状,顺针而刺之。"《难经·八十难》:"经言有见如入,有见如出者,何谓也?然:所谓有见如入,有见如出者,谓左手见气来至,乃内针,针入见气尽,乃出针。是谓有见如入,有见如出也。"这次提到候气至进针之外,还谈到候气尽出针的方法。

2.《针经指南》论进针

《针经指南·手指补泻》:"爪者,凡下针用手指作力置针,有准也。"《奇效良方·针灸》卷五十五:"爪者,以手爪甲掐穴,令气血散也,方下其针刺入也。切者,以手爪甲极掐其穴,气血散开,方下针。切与爪同。"

《针经指南·标幽赋》:"左手重而多按,欲令气散;右手轻而徐入,不痛之因"。

突出了爪法和切法的区别,以及在进针时两种辅助手法的运用对于进针的重要作用。同时也强调了进针要轻巧徐缓,可以减轻疼痛,也强调了两手配合在进针时的重要作用。

3.《针灸大成》中的十二字手法与下手八法

《针灸大成·三衢杨氏补泻》:"针法玄机口诀多,手法虽多亦不过:切穴持针温口内,进针循摄退针搓,指捻泻气针留豆,摇令穴大拔如梭。"杨氏将针法的基本操作步骤总结归纳为十二种(十二字分次第手法),即爪切、指持、口温、进针、指循、爪摄、针退、指搓、指捻、指留、针摇、指拔(表 2-2)。同时又把进针时的一些基本操作归纳为"下手八法",即揣、爪、搓、弹、摇、扪、循、捻八种(表 2-3)。现将一些进针时的手法总结如下:

表 2-2 杨氏十二字手法中的进针手法

手法	操作	作用
爪切	左手大指爪甲重切其针之穴	令气血宣散,然后下针不伤于营卫
指持	右手持针于穴上	(准备进针)
口温	入口中温热	(此法今已不用)
进针	神定、息匀,审穴在何部分,重切经络,少待方可下手	(将针刺入)

表 2-3　下针八法中的进针手法

手法	作用	方法
揣	取准孔穴	准凡点穴,以手揣摸其处,以法取之,按而正之,以大指爪切掐其穴,于中庶得,进退方有
	免伤荣卫	刺荣掐按其穴,以针而刺;刺卫撮起其穴,卧针而刺
爪	宣散气血,欲使不痛	爪而下之,左手重而切按,右手轻而徐入

下手八法中爪、搓、摇、循、捻分别与爪切、指搓、针摇、指循、指捻五法相同。揣,主要是"以手揣摸其处",探明穴位的准确位置。弹,是"先弹针头"(针尾)再配合插针,是"补针之法"。扪,是在"欲出针时,就扪闭其穴,不令气出,使血气泄,乃为真补。"

四、现代文献

1. 插入式

(1) 任作田[4]关于进针技术的研究有以下两方面

①进:进是大指前进 9 次。在前进时,同时针尖向下用力,使针深入。

②伸:在进针时,针尖向下用力,就是伸展之意,也有探索皮肤肌肉内部三层的虚实和病状的轻重,而定补泻之法。

在"进"针以前,宜用手指揉、按针治穴位。应用 75% 酒精消毒针刺部位后,以右手之拇指持针柄,然后进针。进针时,或如搓绳状,或如捻线状,拇指向前,食指向后,搓或捻针 9 次。在搓或捻针柄时,同时针尖向下用力,亦即"伸"展之法,使针深入。搓或捻针柄 9 次后,即后退 6 次,退时,同时将针柄向上微提。如此连续行之,即可进针。应用旋撚法亦可进针。所谓撚,即以拇指食指左右旋捻,以拇指与食指持针柄,向左向右来回捻动,先拇指向前,食指向后捻动针柄,同时针尖向下用力,使针深入;然后立即拇指向后,食指向前捻动针柄,同时将针柄向上稍微提起。如此连续行之,进的多,退的少,亦可进针。

(2) 马瑞林[5]关于插入式进针方法有以下研究

①刺:针刺入皮下阶段,是针刺能否减轻疼痛的关键。以往虽有"左手重而多按欲令气散"、"右手轻而徐入不痛之因"以及"爪切"、"指压"和近年"管针"进针方法等,对于减轻针刺中的疼痛有一定作用,但在严格要求消毒的情况下,有些方法受到一定条件限制。因此,在进针中能做到(持针手)持针牢、执针正、捻转匀、刺入快、取穴准即可最大限度的减轻针刺的疼痛达到不痛。

②插:指在针刺入皮下以后,继续进针达到预定深度而言。此时进针要做到进针速度慢(相对的)、刺入方向准。以便于在进针中探索、发现和掌握"得气",并在"得气"的同时施行手法。

(3) 冯润身[5]认为进针前术者首先要精神专一,调匀自己的呼吸,把全部注意力集中到针锋,如此可使患者情绪安定,且可以意领针、以气行针,使手下敏感。常用的押手与进针法有:①拇指切押、中指感触法:屈曲左手拇指末节,爪面与"透穴"皮肤呈直角,切押其上,左手中指指腹贴于"达穴"皮肤上。进针时,针体顺爪甲垂直刺至"达穴",待左手中指得针尖迫近之感后,停止进针。这种押手法多适用于四肢的垂直透刺,如曲池透少海、膝阳关透曲泉等。②拇指迎挤、中指感触法:左手拇指腹押于"透穴"进针方向的一侧皮肤上,右手拇、食、中三指持针,针尖向拟透的方向卧于"透穴"的皮肤上,左右手拇指迅速迎挤针尖。待针入皮肤后,左手拇指腹押于"透穴"原处,其余四指佛于透刺方向的皮肤上,随时知觉针尖所到和辅助纠正透刺的方向,针尖直至"达穴"则停针。此法适于皮肤松弛部位的透刺,如天井透臂臑、太阳透率谷等。

(4) 杨甲三[4]在临床和教学实践中研究和总结的一种进针手法。它汲取了双手进针中的一些特点,将"刺手"与"押手"归于一手。操作时完全运用右手持针施刺,左手持针多枚以备临证之用。

①空压式进针法:将持针手悬空,针尖距皮肤的距离约 2 寸左右,针身与皮肤的夹角约成 90°,对

准穴位向下冲压,迅速将针刺入皮下。

操作特点:针尖距离皮肤一般为 2 寸左右,如过高,则不易刺中穴位,下压时手法势必过重而增加痛感;如过低,则往往因向下冲压的力量不足,而造成进针的滞缓,同样会增加痛感;针尖露出不能过长,基本与指下缘平齐,约半分即可。如过长,进针后势必针尖直达肌肉深层,不宜行针调气;并易致针身弯曲,不便操作,针尖虽然仅外露半分,但在冲压过程中,由于拇、食指的压力,实际刺入体内的深度可达 2~3 分,完全透过皮肤或达肌肉浅层。此外,针尖不能露出过长,还有体现"押手"特点的意义。这样,在进针的同时,皮肤的着力点就有三处即无名指、针尖、小指,从而可起到"押手"模糊病人的痛觉、减少进针痛感的作用。

此法适用于人体大部分穴位及各种长度的毫针进针,如四肢的合谷、曲池、手三里、外关、足三里、三阴交及腹部等穴位需直刺或深刺时多用之。

②角度压式进针法:直刺时,先针身与皮肤表面约成 75°角,无名指、小指轻压穴位两侧皮肤使之紧张,针尖即对准穴位,然后将腕部内旋,迅速使角度由 75°转为 90°,由角度转变产生的向下压力,将针刺入皮下。斜刺时,针身与皮肤的夹角成 90°,小指轻压穴位一侧皮肤使之紧张,针尖对准穴位,同样将腕部内旋,使角度由 90°迅速转为 110°,将针刺入皮下。

操作要点:针身与皮肤表面的夹角直刺时宜在 75°左右,如角度太小,会因针尖距离穴位较远而不易刺准穴位;并会因角度转变产生向下的压力过大,致手法过重而增加痛感。反之,角度太大则因角度转变过小,向下的压力不够而致进针困难。此外,需强调说明,斜刺时,针身与皮肤的夹角是由 90°迅速转为 110°,故当针尖透过皮肤时即已形成斜刺的手势及斜刺所需的角度;角度转变的速度一般宜快不宜慢。腕部内旋时动作要灵活、自然。速度快则进针速、疼痛少。但在刺某些重要穴位,如睛明穴因邻近眼球,局部血管丰富,故手法不宜太快;角度压式的持针法与空压式不尽相同。斜刺时,无名指与小指不夹持针身下端,而是中指、无名指、小指并齐扶持针身。这是因为斜刺时如小指在

内,会阻碍针身由 90°向 110°角的转变;直刺时要求无名指、小指轻压穴位两侧皮肤,斜刺时亦要求小指压住皮肤,其目的是使穴位部皮肤绷紧,便于进针,体现了舒张押手法的特点。

此法适用于全身所有穴位的进针,腹部诸穴尤为适宜。使用 1~1.5 寸长的毫针行直刺、斜刺,或深刺时亦很适用。

(5)王启明[4]认为插入式这种刺法适用于肌腠肥厚需深刺者。在已切好爪痕的皮肤上,用刺手拇、食二指捏持针体末端,留出针尖 0.67~1cm 放在切痕上猛急刺入穴内,再行捻转使之得气。此法适宜于 6.7~10cm 以上的毫针。

(6)著名针灸家郑魁山精于针法,取穴准,手法精,疗效好[4]。

①揣穴法:当确定了穴位体表位置后,用左手手指揣摸、按压或循切经穴,寻找穴位的确切部位,了解、确定穴位的深部结构。根据穴位位置特性和肌肉厚薄,临床常行六种揣穴手法。肌肉浅薄处穴位,以左手食指或拇指指端揣切在穴位上,固定穴处肌肤,称指切法。腹部、肌肉松弛部及肌肉丰厚处穴位,以左手食指或拇指指腹压紧穴处肌肤,称按压法。肌肉孔隙间穴位,以左手食指或拇指指腹在穴处循按,寻找肌肉间穴位酸麻点,称循按法。肌腱、血管覆盖穴位,以左手食指或拇指揣穴,将肌腱、血管向左右拨开,使穴位显露,称分拨法。腕关节穴位,以左手拇指指端紧掐穴位,右手握住患者手指巧力牵拉及左右滚摇,使穴位显于指下,称滚摇法。肩、踝关节间穴位,以左手拇指指端紧掐穴位,右手握住上臂或足尖,上、下推拉摇动,松动关节,使穴位显露,称升降法。

②进针法:左手食指或拇指加重压力揣穴,右手持针以臂力、腕力和指力协同将针快速刺入穴位。

③操作时需注意:揣穴进针法注重左手揣穴,以了解和体察经络虚实、气血盛衰、穴处肌肉厚薄,确定进针方向、深度和手法,并分拨妨碍进针的肌腱、韧带等。揣穴时左手要用一定的指力,以激发经气,进针后易于得气,并减少进针痛感。尤其是肌肉孔隙间穴位,应用循按法时,其指力要能体会

到穴处肌肉间孔隙。操作时必须全神贯注,双手配合,进针方向不能偏离左手所揣摸到的穴位孔隙或酸麻点。此法适用于人体大部分穴位及各种长度毫针进针,直刺、斜刺或平刺的穴位都可以应用。

④穴位举例:针天宗穴,使患者采用正坐垂臂位,在腋后纹头下端内约4横指,用循按揣穴法,以左手拇指在穴处循按,在冈下肌外缘肌肉间孔隙中揣到酸麻点,右手持针向孔隙间进针。若采用热补手法,往往能使温热感传到上臂和手指,治疗肩关节和上肢风寒湿痹效果显著,郑老称其为"穿肿热"法。

(7)黄修武[4]的指切夹持进针技术:进针是整个针法的第一步。进针步骤的成功与否,决定着第二步进针后手法的施行。所对进针法的探讨,也是不可忽略的。黄老在临床中摸索的指切夹持进针法,具有以下几个方面的特点:通过指切可固定穴位,了解和体察穴位局部组织概况,确定进针方向和深度,为进针消除各种障碍,减少某些不必要的损伤;加强针感,促进针下得气;有利于减少针刺引起的疼痛;有利于双手协调操作,提高进针效率。

具体操作时以左手作为押手,首先由其食指摸准穴位并切压穴位中心点以待进针,右手作为持针手,以拇食指夹持针柄,以中指指腹抵住针身,将进针前的针尖置于距离穴位0.5cm的高度上以待进针(如用长针,则拇食指夹持针身距针尖1寸处)押手食指尖用力切压穴位,右手以臂力、腕力和指力协同动作将针快速沿着押手指甲端缘刺入穴位。同样方法可以直刺,也可斜刺或平刺。穿过皮层后,押手可以转移到针身上去扶直针体,协助右手将针进一步向深层推入。

2. 旋针式

(1)朱琏[4]关于进针有以下两点研究

①捻针法:捻转法是毫针的进针法,用食指、拇指的指尖捏住针柄,针尖刺在指甲压的皮肤"十"字印上,轻轻缓慢地捻转,两手指稍用压力,逐渐将针捻进,进针时切勿急躁,以免针体弯曲。捻转法手势有两种:一种是用押手,捻转进针时,左手中、食指夹住针体压在皮肤上;一种是不用押手。

②刺入捻转法:先将针尖刺入皮下,再用捻转法进针,适用于神经过敏、肌肉紧张,以及较为敏感的穴位。但须用硬质毫针。胸腹部的穴位,要趁呼气时进针,吸气时只在原位捻转,退针时相反。因呼气时进针,该部肌肉较松弛,与针尖无抵触;吸气时退针,针尖可顺其方向扩张而顺利退出。

进针后的手法要讲究,第一是进:边捻边进,用来探取神经。探到神经以后,为加强刺激,还可以略略捻进。捻得快,刺激就强烈,捻得缓慢,刺激就缓和。第二是退:进针到一定深度,没有相当感觉,可能是针刺的略偏,超过了神经,就要略略外退,退的途中出现了强烈针感,就可抓住机会将针捻动。如只有一下触电样感觉,过后再捻又无感觉了,就进退反复地试探。刺到神经以后,为了减轻刺激,或为了施行间歇的刺激,也可以用退法。第三是捻:进针退针要捻、刺到神经以后要捻。一般刺到适当深度就可不进不退的将针固定位置捻,这叫行针。捻得速度快、角度大,连续捻的次数多,刺激就强。相反就轻。向左捻和向右捻,作用也有些不同,这一点比较难掌握,平时一般的可向左向右以同等的角度捻动。一般捻的角度是180°,刺激重些可捻到一周,如果向左或向右接连捻几周,就容易使针与皮肤肌肉扭紧缠住,发生剧痛,对神经的刺激也容易过强,引起晕针。第四是留:病人觉得刺激强烈、难以忍受或捻针已到一定程度时,就停止捻动,这就叫留针。针捻不动、退不出时(这叫实状),也可卧针,等待肌肉放松。进针以后无感觉,肌肉很紧张的,针捻动时毫无阻碍(这叫虚状),有时也可留针一些时间再将针捻动,病人即可发生感觉。留针的时间要根据病情决定,一般留十几分钟就可以了。第五是捣:进针到一定部位,病人还无感觉,就可试着上下捣动,神经就在下面不远,一捣就有感觉,再略进针就达到了。有的穴位与神经分布有偏差,直着捣没有感觉,还可向左右前后斜着捣,哪一边感觉强,就斜向哪一边刺去。有时为了加强针感,也常要用捣。捣的时候,或和雀子啄食一样,上下距离不大,连捣几下以后,又可间歇捣一下,遇到感觉迟钝的,还可斜捣、直捣;但不放弃机会不使针移位,极轻度的左右同角度的捻转。如感觉太强就要留针。行针法可用上述五种,其余摇针、弹针等法,不是主要的。进针后病人无感觉,可用手指在针刺穴位的上下左右皮肤按掐,即能增强感觉,变虚为实状,进针后,肌肉紧张,捻不动针时,也可用手指在针刺穴位的上下左右皮肤上轻敲,使肌肉紧张缓解,敏感度降低,便于行针或退针。遇虚状时还可在同一条刺激线上再针一穴,交替捻针,加强刺激促进神经起反应。

(2)马瑞林[4]认为进针,是指针刺入皮下和进入到一定的深度而言,可采用刺、运、插、捻、旋各种方法,可单独应用,亦可一、二种或二、三种方法综合应用。

①捻:在刺针和向预定深度进针都可以捻,但必须注意掌握捻的角度、速度。捻转的角度小、速度慢、牵惹肌纤维组织轻,则进针中疼痛也轻;若捻的角度大、速度快,则反之。

②旋:是指进针中向一个方向捻转。当持针手感觉针下有一定阻力,或者病人感觉疼痛时,则应停止旋捻,或向相反方向旋,旋捻法多用于过于肥胖之人,在不易"得气"情况下,偶尔应用,一般用时较少。

(3)杨甲三[4]在临床和教学实践中研究和总结的一种捻压式进针手法。它汲取了双手进针中的一些特点,将"刺手"与"押手"归于一手。

①进针法:针身与皮肤的夹角,根据需要,如直刺时成90°;斜刺时,成45°或135°。直刺时,无名指与小指轻压于穴位旁皮肤;45°角斜刺时,无名指轻压于穴位旁皮肤(因此时小指不触及皮肤);135°角斜刺时,则用小指及无名指指尖轻压于穴位旁皮肤。然后,针尖轻点在穴位上,拇指迅速将针柄向后向下一捻,针尖即随之刺入皮下。

②操作要点:捻压式主要是靠拇、食指指力将针柄向后向下捻转所产生的向下压力把针刺入的。指力强则进针迅速,甚少痛感。故平时应重视指力的练习。此法以捻为主,以捻代压,一捻即进。不需边捻边压及重复捻转;捻压式的捻转角度较大。持针要求拇指端较食指端突前4分左右夹持针柄,捻转完毕后,拇指端要退至食指端后2分处,其目的为尽可能加大捻转的角度。

此法适用于1.5寸毫针进针,多用于皮肉较浅薄处或筋骨间穴位,如列缺、昆仑、犊鼻、内关、足临泣、中渚等,亦可用于内有重要脏器的胸背诸穴。

(4)林文仰[4]在临床实践中探索和改进了毫针的进针法,以减轻患者局部疼痛,达到无痛进针目的。快速无痛进针法适用于使用0.5~1寸的毫针。由于进针的速度快,疼痛较少,快速无痛进针法,可分为三种,其具体操作方法如下。

①拇指、食指快速旋刺法:穴位皮肤及术者手指按常规消毒后,以右手拇、食两指紧持针柄,针刺时以拇指向后,食指向前,用力迅速作360°旋转,随着旋转的同时把针尖对准穴位投射,这样针尖借针体旋转下冲之力刺入皮下或肌层,然后再用拇、食两指持针徐徐捻入,达到一定深度找寻感觉,使之有酸、麻、胀等感觉。

②拇指快速前捻法:常规消毒后,右手拇、食、中指紧持针柄,针刺时拇指向前,食中指向后,用力将针体迅速作360°旋转,随着针体旋转下冲之力刺入皮下或肌层,然后再用拇食两指持针徐徐捻入,达到一定深度,找寻感觉,使之有酸、麻、胀等得气感。

③拇指快速后捻法:常规消毒后,右手拇、食、中指紧持针柄,针刺时拇指向后,食中指向前,用力将针体迅速作360°旋转,随着针体旋转下冲之力刺入皮下或肌层,然后再用拇、食两指持针,徐徐捻入,达到一定深度,找寻感觉,使之有酸、麻、胀等得气感。

以上三种手法,初学者往往不能按要求刺入皮肤,反而使针反跳坠地,其原因是没有掌握好针距。要运用好针法其要点有三:手指持针要紧;旋转针柄时用力要快;把针投射入皮肤时掌握的恰当距离是针尖距皮肤0.5~0.7cm左右,距离太远则往往不能刺入皮肤,太近则刺入皮肤浅而不够理想。因此掌握针距是一个关键问题。总而言之,运用快速无痛进针法,必须运针快而有力,经常练习投射方法,使熟能生巧,达到投射准确而无痛。

(5)王启明[4]认为捻入式是一种经常采用的手法。即在切好的皮肤上,左押手加重切压之力,右刺手拇、食二指持针捻刺入穴位内。应注意的是要边捻转边压入穴位内,压力不要太重,以防弯针难入,初学者更当慎之。根据针的种类不同,刺法也不一样。这里着重介绍的是常用毫针的进针法。不论哪种进针法,都要在进针前以爪甲在皮肤上切痕,这是遵循明朝杨继洲爪切法"宜散气血,不伤荣卫,而后进针"的原则。

(6)陈尚杰[4]等探讨有效激发感传的进针手法。采用自身对照、单盲法,按随机原则分别将40例患者左右风池穴配对分为两组,再相应地分别给以慢速捻转进针法(常规消毒后,避开毛孔,将针轻轻接触在穴位皮肤上,稍加压力后再以拇指左右慢速捻转进入,频率约为20转/min,捻转角度应小于15°)和快速进针法,观察两组出现的针刺感传。结果:慢速捻转组的显著感传为20.0%,有效感传为57.5%,无效感传为22.5%,而快速进针组分别为5.0%、30.0%、65.0%。两组比较差异有非常显著性意义($P<0.01$)。结论:慢速捻转进针法所致感传明显优于快速进针法。

(7)宣益民[1]以捻转进针浅刺法治疗颈椎病和面瘫,取得了良好的治疗效果。操作方法是在施行左手压手手法同时,快速捻转至皮下,进针2~3分,视病情施行针刺手法,使局部得气。治疗78例颈椎病,痊愈24例,占31%;显效38例,占49%;好转14例,占18%;无效2例。有效率占97%;治疗面瘫220例,治疗1~2个疗程后,显效:临床症状全部消失,180例;有效:临床症状基本消失,32例;无效:临床症状没有改善,8例。总有效率达96.36%。

(8)盛灿若[6]进针时,先将刺手的拇指稍向掌侧屈曲,使针柄的位置停留在拇指的"指目"之处(所谓"指目",即指指尖与指腹相交接的地方),为始转进针做好准备。再将直立之针轻轻放在穴处的皮肤上,然后手腕部匀连用力下按,当指下触及抵抗时,随即快速地作大拇指向前为主的快速捻转,使针尖在捻转中快速穿过皮肤,而达到"无痛进针"的目的。在此,必须强调两个方面的因素,单手进针,其进针时向下的力来自于刺手腕部的下按,持针柄的三指无需用力下刺,仅要求三指用力夹紧针柄,以增加手指皮肤与针柄之间的摩擦力,防止滑脱。另一方面,捻转时要求大指向前,食、中指保持姿态,不必用力捻动针柄。捻转时可采用大拇指始转、食中指捻转和三指共同捻转三种方式,其中三指捻转时,指力最为有力,但是三指同时捻转,势必影响针身的平稳,使针尖在旋转的同时,出现较大幅度的前后移位。食、中指捻转指力太弱,且针尖亦可见向后移位。大拇指捻转时,指力亦可以道劲,大拇指活动灵活,便于针尖快速旋转。因食、中、无名指三指抵住针身,针尖几乎没有移位,可以减少进针时的痛感,故当用大拇指捻转可分为左转和右转,左转时大拇指向前用力,右转时大拇指向后用力。因大拇指向前时,指力较大,爆发力较大,故而在捻转时,当用左转捻转为主,以期快速进皮,达到"无痛"的目的。

3. 弹入式

(1)王启明[4]认为弹入式这种刺法,适用于容易晕针的患者或小儿。左手持针体留尖0.67~1cm,对准穴位;右手拇指在前,食指尖在后,连成待发之弩状,对准针柄之端弹之,使针迅即刺入皮下,再行捻转进针。此法适宜于6.7cm以内的毫针,针体以30~32号毫针为宜。

(2)王顺[4]论弹针进针技术:常规消毒后,以左手拇、食指或加中指扶持针身,用力适度,松紧要适宜,针尖放在腧穴上,用右手拇、食指或食、中指叠合,蓄力弹击针尾,使针迅速穿过真皮,同时左手要密切配合,将针置于欲针位置,同时右手迅速捏住针柄,进行下一步操作。弹针时要注意指甲平面与针柄垂直。操作时注意弹针要有一定的力度,不然针刺的深度不够;在操作不熟练的时候,初学者使用弹针很容易出现把针弹飞的现象,这就要求操作者在使用之前要多练习。

弹针的优点:①弹针的定位比较准确。穴位虽然是一个区,但是这个区也是有一定范围的,新手对穴位的定位不是很准确时而需采用速刺,此问题更为突出。②对一些特别危险的部位,比如说脸部和眼睛的一些穴位,与采用速刺相比,使用弹针有它的安全性。③弹针在进针速度上比推针速刺与按针速刺要快,所以进针时产生的疼痛比较小,适用于对针灸有恐惧心理的患者和初次针灸者。④可以避开疼痛敏感点。⑤实现了左手与右手的密切配合。

4. 雀啄进针

《灵枢·九针十二原》曰:"右主推之,左持而御之",田从豁总结前人之经验,寓繁于简,推陈出新,进针讲究双手的配合,左手切按穴位,心手合一,运气于指,右手轻微的施以雀啄法将针捻入,气随针走,针随手入,采用"天"、"人"、"地"三才进针法,一刺通过皮肤的浅部,为天才,再刺到达肌肉,为中部,是人才,三刺进入筋肉之间,为深部,是地才,如此进针,一则减少患者的疼痛,二则可以调引气机之升降。

5. 叩刺法

刘士杰[2]认为传统的针刺进针手法,多遵循《灵枢·九针十二原》篇:"右主推之,左持而御之"的古训,强调双手协同操作,紧密配合。后世针灸医家创制了现在常用的指切进针法,夹持进针法,舒张进针法和提捏进针法等四种手法。这些手法对针灸临床增强得气感,提高疗效发挥着巨大作用。但是,针痛之苦与针刺异常现象时有发生。刘世杰等在尼日利亚从事针灸讲学与临床的过程中,发现黑种人的皮肤较白种人和黄种人更致密,且较厚,在用上述传统手法对病人施治时发现,进针较困难,病人皮肤痛感多较明显,致使精神和局部肌肤紧张,针感不理想,滞针、弯针现象时有发生,疗效也受到一定影响。特别是尼方学员在从事临床实习的初期阶段,这个问题尤为突出。为此,特进行了针灸无痛快速叩刺法的研究与临床应用,并对2873例次病人进行了观察对比,取得了良好的效果。

针灸时是否出现疼痛与异常现象,关键在于进针速度。快速叩刺法基本解决了针刺皮肤疼痛这一难题,消除了病人的畏惧心理,有利于提高疗效。此法发展和丰富了传统针刺手法,是一种有推广应用价值的方法。这对中国针灸在国际的传播也是有益的。当然,临床上对于个别穴位的施针还宜与传统针刺手法相结合(如针刺印堂穴仍以提捏进针法为好)。

6. 提捏进针

(1)张秀花[3]在临床中运用舒张提捏进针法针刺治疗小儿厌食症30例,针刺组取主穴为足三里、中脘、关元、天枢、内关、滑肉门。配穴取脾胃气虚加脾俞、胃俞、太乙穴;肾阳虚加命门、肾俞、大椎穴。进针方法是左手将针刺部位的皮肤向两侧撑开使之绷紧,然后将皮肤捏起,右手持针从捏起的顶端将针刺入0.3~0.5寸,轻微捻转提插后出针。使用针具均为32号1寸一次性不锈钢针。针刺12天为1个疗程,间隔20天后进行下一疗程,观察2个疗程。5~9岁儿童,易对疼痛性刺激产生恐惧心理,不容易配合治疗,如进针时疼痛明显,将给连续的治疗带来极大困难,因此无痛性治疗是临床观察的关键,"舒张提捏"无痛性进针法,可以减少进针阻力,避免进针时的疼痛,适合于儿童及身体较弱之人。

(2)郑魁山[5]的捏提肌肉进针法

①捏提法:以左手拇指切在穴位上,固定针刺部位,食指置于穴处肌肉后方,拇指与食指协同将穴处肌肉提起。

②进针法:左手提起肌肉,右手将针向左手食指方向刺入一定深度,左手食指体会、掌握进针深度和方向。施用手法后左手松开,使肌肉恢复原位。

③操作要点:此法适用于穴处肌肉丰厚,且附近有重要脏器、组织的穴位。使用这种进针法的目的是使毫针准确地刺中穴位,有效地施用各种针刺手法,又避免了损伤脏器和组织。针刺入皮肤后,双手要时时体察掌握针刺方向和深度,其中左手食指的体会尤为重要。

④穴位举例:针人迎穴,先以左手拇指切在穴位上,拇指与食指协同将胸锁乳突肌提起,右手持1.5寸毫针沿左手拇指指甲边缘将针向胸锁乳突肌下方刺入约1寸,然后左手松开,使胸锁乳突肌恢复原位。这种进针法避免了刺及颈动脉,同时针向扶突穴,起到一针刺两穴的目的。

参 考 文 献

[1] 宣益民. 捻转进针浅刺法治疗颈椎病[J]. 中国针灸, 1997,(12):750
[2] 刘士杰,乔晋琳,张纪龙,等. 针灸-无痛快速叩刺法的临床研究与应用[J]. 山东中医杂志,1991,10(2):18
[3] 张秀花. 舒张提捏进针法针刺治疗小儿厌食症30例临床观察[J]. 中医杂志,2002,13(2):112~113
[4] 王富春. 实用针灸技术[M]. 北京:人民卫生出版社,2006
[5] 王富春. 针法枢要[M]. 上海:上海科学技术出版社,2009
[6] 徐恒泽,赵京生. 名医针刺经验用典[M]. 北京:科学技术文献出版社,2006

第五节 进针辅助手法

一、爪 法

1. 概述

爪法是指针刺时以拇指指甲爪陷穴位,便于进针的方法。源于《内经》,在《素问·离合真邪论》中对其有明确的论述。

2. 操作方法

此法作为进针的配合手法,在准备进针时,用拇指、食指指甲在穴位处掐成"十"字痕迹,而后在十字交叉处将针刺入,多用于短针进针。操作时要用力柔和,以免伤及皮肤,使穴位下方气血宣散。

3. 经典文献

《素问·离合真邪论》:"抓而下之,通而取之,外引其门,以闭其神"。

《针经指南·手指补泻》:"爪者,凡下针,用手指着力置穴,方有准也。"

《标幽赋》:"左手重而切按,欲令气散,右手轻而徐入,不痛之因"。

《奇效良方·针灸》卷五十五:"爪者,以手爪甲掐穴,令气血散也,方下其针刺入也。"

《针灸问对·十四法》卷中:"切:凡欲下针之时,用两手大指甲于穴旁上下左右四围掐而动之,如刀切割之状,令血气宣散,次用爪法。爪者,掐也。用左手大指甲着力掐穴,右手持针插穴有准。此下针之法也。"

《针灸大成·经络迎随设为问答》卷四:"凡下针之法,先用左手揣穴爪按,令血气开舒,乃可纳针。若欲出血,勿以爪按。"

4. 临床应用

爪法用于临床在针刺之前起到固定穴位的作用。可使患者无痛,爪切重陷,可使皮表的痛觉暂时消失于一瞬间,如若双手配合得宜。针随切入,则可使进针无痛。另外还可以避开络脉,防止出血。

二、切 法

1. 概述

切法是指针刺时以拇指指甲切压穴位,便于进针的方法。源于《内经》,历代医家亦多有阐述,因其确切的作用,临床应用广泛。

2. 操作手法

以大指爪切掐其穴,于中庶得,进退方有准也。进针前,用拇指或食、中指之指甲在穴位周围掐切,一般在经络循行路线上掐切,切掐时用力均匀,如"刀切割之状"。令气血宣散,然后进行针刺,可减轻针刺时的疼痛感,并能促使进针后得气。

3. 经典文献

《灵枢·外揣》曰:"切而验之"。

《素问·离合真邪论》云:"切而散之,推而按之"。

《针灸问对·十四法》:"凡欲下针之时,用两手大指甲与穴傍上下左右四围掐而动之,如刀切割之状。"

《奇效良方·针灸》卷五十五："切者,以手爪甲极掐其穴,气血散开,方下针。切与爪同。"

《针灸聚英·十四法》卷三："切者,凡下针必先用大指甲左右于穴切之令气血宣散,然后下针,是不使伤于荣卫也。"强调切法的操作方法,可以令气血宣散,不伤荣卫。

《针经指南》指出"切者,凡欲下针,必先用大指甲左右于穴切之,令气血宣散后下针,是不伤荣卫故也"。

《针灸大成·经络迎随设为问答》卷四："凡下针之法,先用左手揣穴爪按,令血气开舒,乃可纳针。若欲出血,勿以爪按。"《针灸大成》将"爪、切"合称,两者的区别在于爪以指甲掐穴位,主要用于定穴;切是以指甲在穴之周围切掐,重在宣散气血。

4. 临床应用

切法主要是用以固定穴位。与爪法配合使用,可使经气通达。通过指切穴位,也能起到减轻患者对针刺的恐惧,减少肌肉紧张程度,从而达到减轻针刺疼痛的目的。

三、揣 法

1. 概述

揣法,揣有揣度、揣摸、探寻的意思。针前取穴用之,为医者在针前普遍应用的一种寻找穴位的手法。本法源于《灵枢·外揣》:"司外揣内"之说。

2. 操作手法

医者以拇指或中指、食指的指端去揣摸局部,看其是否为腧穴的准确位置,此时患者局部有酸麻胀等感觉出现。同时分拨妨碍进针的肌腱、血管等,以确定进针的方向和深浅。揣而寻之,凡点穴以手揣其处,在阳部筋骨之侧,陷者为真。

3. 经典文献

《针灸大成》:"揣而寻之。凡点穴,以手摸其处,……以大指爪切陷其穴,于中庶得进退,方有准也。……此乃阴阳补泻之大法也"。

《难经·七十八难》提出:"当刺之时,先以左手厌(压)按所针荥俞之处,弹而努之,爪而下之,其气之来,如动脉之状,顺针而刺之。"说明在针刺操作时先用左手压穴进行揣按,当指下显现经气来到时,然后右手推针刺入,也就是说揣穴可以通利脉道促使得气。

4. 临床应用

临床上,揣法可做进针的配合手法应用,穴位在筋骨、血管之间的,如针阳陵泉、内关时用左手拇指或食指甲按在穴位旁,右手持针刺入,可以避免刺伤血管、肌腱等,并能减轻疼痛。

(1)郑魁山论揣穴:郑魁山[1]认为揣法是将左手拇指或食指放在穴位处,向前后、左右推拉、揉按、揣控,以体会针穴处肌肉厚薄;孔隙大小,周围有否肌腱、血管,从而将被针穴位处的情况了解清楚,并把妨碍进针的肌腱、血管等拨开,再确定进针的方向和深浅,做到有的放矢。例如针合谷,针刺前医生须将左手拇指或食指揣在两岐骨间的合谷穴处,向前后、左右推拉揉按,将妨碍进针的肌腱、血管推开,揣到患者感到最酸胀的位置,便是正穴,再用1寸毫针向最酸胀的点刺入3～5分即可。如用关闭法针内关,要针感传导到胸部,则针刺前须让患者仰掌握拳,医生左手拇指放在内关穴处,将两筋分开,揣到患者感到最酸胀的正穴,再用1寸毫针向正穴刺入3～5分,右手持针的针尖和左手拇指同时向上用力推努,针感就能传到胸部。如果只根据穴位的体表位置进针,不揣清穴位内部的指感所在,针尖刺不到正穴上,或刺过了最酸胀的点,针感就不会循经传导。所以,若要刺中正穴点,使针感循经传导,针刺前就必须将穴位揣准,在正穴点上行针,使气至病所,这是治疗经络脏腑病取得疗效的关键。

(2)王芬论揣穴:王芬等[2]认为揣穴在针刺操作中的作用应该引起重视,因为通过揣穴可探明穴位内部的情况,确定穴位深浅和具体穴点的位置,以便准确无痛进针;揣穴还可以开通穴道,控制针感,协助气至病所。另外,医者治神揣按穴位时可以精确体会针下气机的细微变化,以便及时施术补泻手法,提高针刺疗效。这是针灸医者施行补泻手法的重要前奏。所以说,针刺治疗过程中揣穴操作的作用不可忽视。

(3)盛灿若论进针辅助手法:盛灿若[3]认为进针前应用"一摸二循三切"之法。所谓"摸"即是以押手食指指腹沿揣摸穴处,感觉有无空隙感;"循"是针对诸如阴陵泉、后溪、三间、悬钟等穴,可用押手拇指指腹沿骨路或肌肉循于穴位上下,体会右无阻沿路;"切"即针对内关、阴谷、睛明、球后等穴。可用押手拇指爪甲切住穴处,找出空豁之处。在消毒后,当以押手食指或拇指爪甲切住穴处,使穴处皮肤因切按下凹而相对紧绷,一使穴处"气散"而减少进针时疼痛;二为松解、推进周围组织,防止进针时对周围组织造成损伤耗伤正气;三为紧绷大处皮肤,减少捻转述针时因皮肤松弛、缠绕针身而造成涩滞感,减轻疼痛。

参 考 文 献

[1]郑魁山.郑魁山针灸临证经验集[M].北京:学苑出版社,2007

[2]王芬,方晓丽.浅议"揣穴"在针刺操作中的重要作用[J].中国针灸,2010,30(5):393～394

[3]徐恒泽,赵京生.名医针刺经验用典[M].北京:科学技术文献出版社,2006

第六节　针刺的深度、角度与方向

针刺的角度、方向和深度,是指毫针刺入皮下后的具体操作要求。在针刺过程中,掌握正确的针刺角度、方向和深度,是获得针感,施行补泻,发挥针刺效应,提高针刺疗效,防止发生针刺意外的重要环节。取穴的正确性,不仅指其皮肤表面的位置,还必须与正确的针刺角度、方向和深度结合起来,才能发挥腧穴的治疗作用。临床针刺同一穴位时,如果刺入的角度,方向和深度不同,刺达的组织结构不同,产生的针感和治疗效果就会有一定的差异。所以说,不能简单地将腧穴看作是体表的一个点,而应看作是一个立体的概念。临床医生必须熟练掌握针刺每一穴位的角度,方向和深度,具体应用的方法主要依据施术部位的解剖结构,治疗需要,病人的体质、体形、病情、病位等灵活掌握。

一、针刺的深度

针刺深度是指针身刺入穴位的深浅度。每个穴位的针刺深度,以既有明显的针感,又不损伤深部的脏器组织为原则,在临床操作时,还要结合腧穴所在部位的肌肉深浅,所属经脉的阴阳深浅,以及针刺时的季节,病人的年龄、体质、病情的阴阳属性等多方面因素,使针刺深浅适度,增加疗效。针刺深度,可按以下原则综合考虑,灵活掌握。

1. 根据腧穴部位判断针刺深浅

人体各部腧穴的肌肉有厚薄之分,凡头面,胸背部的腧穴肌肉浅薄,或深部有重要脏器,皆应浅刺,一般以平刺或斜刺为宜。对于腰、腹、臀部及四肢部腧穴,肌肉厚,无重要器官,只要避开大血管和骨骼,皆可深刺。一般多用直刺,或用斜刺。

2. 根据经脉深浅针刺

人体经脉系统有经脉,络脉之分,有阴经、阳经之分,其在身体各部的循行也有深浅之分。一般情况下,刺经宜深刺,刺络宜以浅刺;刺阴经可深刺,刺阳经可浅刺;四肢肘臂,腿膝以上肉厚、脉深,可深刺;腕踝,跖指等处肉薄、脉浅宜浅刺。

3. 根据季节

人体气血循环的浅深与四季时令有关,故针刺时,也应考虑时令因素。如《难经》中说:"春夏者,阳气在上,人气亦在上,故当浅取之;秋冬者,阳气在下,人气亦在下,故当深取之。"所以一般情况下,春夏阳气循行表浅,宜浅刺为宜,秋冬阳气深伏于里,则宜深刺。

4. 年龄、体质

《灵枢·逆顺肥瘦》载:"婴儿、瘦人,浅而疾之,壮士、肥人,深而留之。"张志聪亦说:"知形之肥瘦,则知用针之浅深"。根据前人经验,对小儿娇嫩之体,稚阴稚阳,宜以浅刺调气,对青壮年,气血旺盛,可以深刺;对于形瘦而体弱者,应以浅刺,对于形胖体强者,可以深刺。

5. 病情

在《灵枢·始终》篇载:"脉实者,深刺之,以泄其气;脉虚者,浅刺之,使精气无泻出,以养其脉,独出其邪气"。说明针刺深浅,还应根据病情而施。对新病、实证,其实邪在表,宜浅刺以逐邪外泄;对久病、虚证,其正虚于里,宜深刺以扶正为主,正气胜则能祛邪。

6. 手法

《医学入门》载:"补则从卫取气,宜轻浅而针,从其卫气随之于后而济其虚也;泻则从荣弃置其气,宜重深而刺,取其荣气迎之于前而泻夺其实也"。例如提插补泻的操作是补法以先浅后深,泻法则先深后浅。

认识针刺角度、方向、深度的重要性,掌握正确的角度、方向、深度,能提高针刺疗效,防止发生针刺意外。临床应用时,三者又宜综合考虑。例如深刺多用直刺,浅刺多用斜刺或平刺。对深部有重要脏器的穴位,要掌握好针刺的角度、方向和深度,要避开脏器,防止发生意外,同时,根据临床经验,还要尽量向有针感的方向刺,针刺的深度又要以穴位产生针感为度。

二、针刺的角度

针刺角度是指进针时,针身与皮肤表面所构成的夹角。临床分为直刺、斜刺、平刺三类。对每一穴位刺入的角度,应根据穴位所在部位的解剖特点,疾病的性质、病位及操作手法等情况区别确定。针刺角度见图2-24。

1. 直刺

直刺是毫针刺入时,针身与皮肤表面成90°角左右,垂直刺入穴位。直刺法适用于人体大部分穴位的刺入,尤其是肌肉丰厚处的腧穴。

2. 斜刺

斜刺是刺入时,针身与皮肤表面成45°角左右,

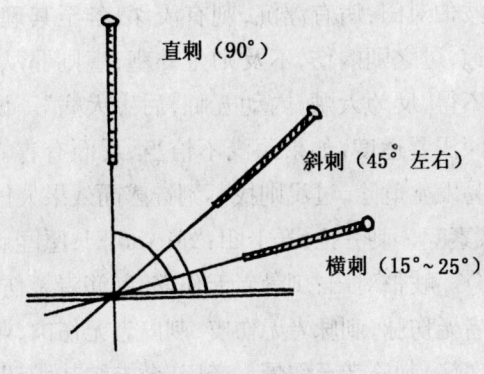

图2-24 针刺角度

倾斜刺入穴位。斜刺法适用于肌肉稍浅薄处的穴位或深部有重要脏器,组织等不宜直刺、深刺的腧穴。在施用某些催气、行气手法时,也常用斜刺法。

3. 平刺

平刺是刺入时,针身与皮肤表面成15°角左右,横向刺入穴位又称为横刺、沿皮刺。平刺法适用于肌肉极薄处的穴位及用于透穴法等特殊针法。

多数情况下,针刺的角度是依据穴位所在位置确定的。例如头面部及任脉在胸部的穴位,多用平刺;颈胸部的穴位,因其深部有骨骼及重要脏器,而多用斜刺;腹部、腰部及四肢部穴位,无重要脏器及深部无大血管和骨骼的情况下多用直刺。

三、针刺的方向

针刺方向是指进针时和进针后,针尖所指的方向,也称针向。针刺方向一般根据穴位分布的部位,经脉循行的方向,病位的方向,刺入欲达到的组织结构而定。例如针刺足三里穴,治疗胃病时,欲使针感向上传导,针尖略向上;治疗末梢神经炎时,欲使针感向下传导,针尖略向下;补法操作时,顺经脉循行方向而刺,针尖略向下;泻法操作时,逆经脉循行方向而刺,针尖略向上。

四、经典文献

1.《内经》论针刺深度与角度

《素问·刺要论》卷十四:"黄帝问曰:愿闻刺

要。岐伯对曰：病有浮沉，刺有浅深，各至其理，无过其道，过之则内伤，不及则生外壅，壅则邪从之。深浅不得，反为大贼，内动五脏，后生大病"。说明针刺深浅要适度，如果深浅不恰当，反而有害。即过深易发生危险，过浅则找不到针感而效果欠佳。

《素问·刺齐论》卷十四："黄帝问曰：愿闻刺浅深之分。岐伯对曰：刺骨者无伤筋，刺筋者无伤肉，刺肉者无伤脉，刺脉者无伤皮，刺皮者无伤肉，刺肉者无伤筋，刺筋者无伤骨。帝曰：余未知其所谓，愿闻其解。岐伯曰：刺骨无伤筋者，针至筋而去，不及骨也。刺筋无伤肉者，至肉而去，不及筋也。刺肉无伤脉者，至脉而去，不及肉也。刺脉无伤皮者，至皮而去，不及脉也。所谓刺皮无伤肉者，病在皮中，针入皮中，无伤肉也，刺肉无伤筋者，过肉中筋也，刺筋无伤骨者，过筋中骨也。此之谓反也"。强调的是针刺深浅应该适当，应该深刺，则不能浅刺；应该浅刺，则不能深刺。若针刺深浅不当，就会带来不良后果。

《灵枢·卫气失常》卷九："夫病变化，浮沉深浅，不可胜穷，各在其处。病间者浅之，甚者深之，间者小之，甚者众之，随变而调气"。说明要根据病情的变化调整针刺的深浅，病轻的浅刺，病重的深刺，病情的用针要少，病重的用针要多。

《灵枢·终始》卷二："病痛者阴也，病而以手按之不得者阴也，深刺之。病在上者阳也，病在下者阴也。痒者阳也，浅刺之，久病者邪气入深，刺此病者，深内而久留之，间日而复刺之，必先调其左右，去其血脉，刺道毕矣。"指出久病的人应当深刺且长时间留针，并且根据邪气的左右盛衰，属阴证、阳证，而调整针刺的深度。

《灵枢·官针》卷二："脉之所居深不见者刺之，微内针而久留之，以致其空脉气也。脉浅者勿刺，按绝其脉乃刺之，无令精出，独出其邪气耳"。是根据经脉所在部位的深浅，决定针刺的深浅和留针时间。

《灵枢·小针解》卷一："针太深则邪气反沉者，言浅浮之病，不欲深刺也，深则邪气从之入，故曰反沉也"。强调邪气轻浅的病，不宜深刺，如果刺得太深，反而会使邪气随针深入。

《灵枢·终始》卷二："补须一方实，深取之，稀按其痏，以极出其邪气；一方虚，浅刺之，以养其脉，病按其痏，无使邪气得入。邪气来也紧而疾，谷气来也徐而和。脉实者，深刺之，以泄其气；脉虚者，浅刺之，使精气无得出，以养其脉，独出其邪气"。说明根据脉象的虚实，来确定针刺的深浅，脉象实则深刺，脉象虚则浅刺。

《灵枢·官针》卷二："五曰扬刺：扬刺者，正内一，傍内四，而浮之，以治寒气之博大者也。六曰直针刺：直针刺者，引皮乃刺之，以治寒气之浅者也。七曰输刺：输刺者，直入直出，稀发针而深之，以治气盛而热者也。九曰浮刺：浮刺者，傍入而浮之，以治肌急而寒者也"。论述的是针刺的几种方法，即输刺、扬刺、直针刺、浮刺等，不同的针刺方法针刺的深浅亦不同。

《灵枢·本输》："春取络脉诸荥大经分肉之间，甚者深取之，间者浅取之；夏取诸输孙络肌肉皮肤之上。秋取诸合，余如春法；冬取诸井诸输之分，欲深而留之"。这是根据四时气候的顺序，气血运行的深浅，病邪逗留的部位以及时令、经络皮肉等与五脏相应的关系，而确定针刺深浅的方法。春夏之季，阳气上浮，人之气亦上浮，针刺时宜轻而浅。秋冬之时，阴气下沉，人之气亦然，故针刺宜重而深。

《灵枢·逆顺肥瘦》篇说："年质壮大，血气充盈，肤革坚固，因加以邪，刺此者，深而留之，此肥人也……瘦人者，皮薄色少，肉廉廉然，薄唇轻言，其血清气滑，易脱于气，易损于血，刺此者，浅而疾之。……婴儿者，其肉脆，血少气弱，刺此者，以毫针，浅刺而疾发针，日再可也"。说明体质强壮者，要以重、深、强的强刺激手法，留针同时进行运针，针感宜强。体弱者，要以轻、浅、微的弱刺激手法，不留针，针感宜轻微。对幼儿宜轻刺，如病情需要，一日几次也可。

《灵枢·阴阳清浊》篇说："刺阴者，深而留之，刺阳者，浅而疾之"。这是说腹为阴，宜深刺久留，背为阳，宜浅刺少留或不留针。

2.《难经》论针刺深度与角度

《难经》："春夏者，阳气在上，人气亦在上，故当浅取之；秋冬者，阳气在下，人气亦在下，故当深取之"。强调了针刺深浅与季节的关系。

3. 其他经典文献论针刺深度与角度

《针灸大成》："凡刺浅深,惊针则止"。意思是说针刺深浅从针感来讲,以得气为度。

《针灸问对》上说："惟视病之浮沉,而为刺之浅深,岂以定穴分寸为拘哉"。要根据体质强弱,身体胖瘦,肌肉厚薄、部位不同而决定针刺的深浅及强度。

《医学入门》："补则从卫取气,宜轻浅而针,从其卫气随之于后而济其虚也;泻则从荣弃置其气,宜重深而刺,取其荣气迎之于前而泻夺其实也"。说明针刺手法中的深浅要心中有数,有的放矢,如当深反浅则未及于营而反伤于卫;当浅反深则诛伐太过而损及于荣。

《针灸玉龙经·注解标幽欧赋》："定刺象木,或斜或正。"(斜刺,可曲,可直,可斜,可正,犹木之曲直也。)

《子午流注针经·流注指微针赋》卷上："观虚实与肥瘦,经云:虚则补之,实则泻之。不实不虚,以经取之。若虚实不朗,投针有失,圣人所谓虚虚实实。若明此,则无损不足益有余之过。观肥瘦者,用针之法,必先观其形之肥瘦,方明针刺之浅深。若以身中分寸肥与瘦同用,是谓深浅不得,反为大贼也。故肥人刺深,瘦人刺浅,以与本脏所属部分齐平为期,所以无过不及之伤也。"

《重楼玉钥·行针分寸歌》卷下:行针分寸中指传,屈指中节两纹尖,男左女右童稚一,长短肥瘦审经权。法以中指第二节,屈指两纹尖,相去为一寸。童稚本如之。虽人身有长短肥瘦不同,凡入针之分数,亦有不一。而身形长者,其指节亦长;身形短者,其指节亦短。但随其长短,以取分寸,则自准矣。肥人肌肉肥厚,血气充满,宜刺三分半。瘦人肌肉瘦薄,血气未盛,宜刺二分。然虽如此,犹有经有权,不可执一而论。如遇不肥不瘦之人,只在二分之间,酌量取之。至于心领神会,又当存乎其人矣。

五、现代文献

1. 从解剖学角度对针刺深度的研究

(1)严振国[1~3]对针刺安全深度的研究:上海中医药大学的严振国教授等在较新鲜成人尸体上,应用现代医学解剖学断层解剖法和层次解剖法系统对头颈部、胸部、腹部的重要危险穴位的针刺安全深度、危险深度及其解剖结构进行了研究,随机抽样较新鲜成年人尸体,定穴、解冻后,用解剖学断面方法切割,然后等化冻后,测量穴位皮肤浅点至引起危险的深点之间的距离,用统计学方法处理数据,得到穴位的安全深度及危险深度(表2-4~表2-6)。

表2-4 头颈部危险腧穴的安全深度、危险深度及易损伤的器官(单位:mm)

穴 名	安全深度	危险深度	易损伤的器官
睛 明	29.97	42.81	视神经管前极
承 泣	27.30	39.00	视神经或眼动脉
人 迎	21.70	31.00	颈总动脉、迷走神经或颈交感
风 府	35.07	50.10	脑干或脊髓
哑 门	33.33	47.62	脑干或脊髓
风 池	34.80	49.71	脑干或椎动脉
肩 井	39.17	55.96	肺
天 髎	42.19	60.27	肺
肩中俞	40.08	57.25	肺
肩外俞	38.79	55.42	肺

表 2-5　胸腹部危险腧穴安全深度、危险深度及易损伤的器官(单位:mm)

穴　名	安全深度	危险深度	易损伤的器官
俞　府	18.72	26.31	肺
彧　中	9.51	13.59	肺
神　藏	8.31	11.87	肺
灵　墟	9.15	13.08	肺或心
神　封	10.09	14.41	肺或心
步　廊	11.26	16.09	肺或心
缺　盆	26.83	38.34	肺
气　户	21.43	30.62	肺
库　房	13.65	18.66	肺
屋　翳	10.79	15.42	肺
膺　窗	10.32	14.74	肺
乳　根	8.55	12.21	肺
期　门	8.97	12.81	肺
日　月	10.63	15.19	肺
天　池	10.50	15.00	肺
渊　腋	13.61	19.44	肺
大　包	12.74	18.19	肺
辄　筋	11.55	16.50	肺
周　荣	17.29	24.70	肺
胸　乡	13.84	19.77	肺
天　溪	12.08	17.20	肺
食　窦	10.62	15.17	肺
天　突	13.41	22.91	气管或肺
不　容	10.87	15.53	肝
承　满	9.56	13.65	肝
梁　门	9.14	13.06	肝或胃
关　门	9.19	13.13	肝或胃
幽　门	9.32	13.31	肝
腹通谷	8.13	11.62	肝
阴　都	7.99	11.11	肝
商　曲	8.23	11.75	胃
横　骨	17.60	25.14	膀胱或小肠
腹　哀	8.88	12.69	肝、胆、横结肠
章　门	10.90	15.57	肝、结肠或脾

续表

穴　名	安全深度	危险深度	易损伤的器官
京　门	11.75	16.79	肝下缘或肾
鸠　尾	10.29	14.70	肝
巨　阙	8.06	11.52	肝
上　脘	8.22	11.74	肝
中　脘	8.51	12.16	胃或横结肠
曲　骨	16.58	23.68	膀胱或小肠

表 2-6　腰背部危险腧穴安全深度、危险深度及易损伤的器官（单位：mm）

穴　名	安全深度	危险深度	易损伤的器官
大　杼	43.77	62.54	肺
风　门	41.17	58.82	肺
肺　俞	35.42	50.60	肺
厥阴俞	29.58	42.25	肺
心　俞	25.56	36.52	肺
督　俞	22.96	32.80	肺
膈　俞	21.13	30.18	肺
胃脘下俞	21.54	30.77	肺
肝　俞	22.45	32.07	肺
胆　俞	25.01	35.73	肺
脾　俞	26.68	38.11	肺或肝
胃　俞	29.86	42.65	肝
附　分	36.98	52.83	肺
魄　户	31.09	44.42	肺
膏　肓	25.34	36.20	肺
神　堂	20.50	29.28	肺
噫　嘻	16.55	23.65	肺
膈　关	14.43	20.61	肺
魂　门	13.78	19.68	肺
阳　纲	14.34	20.49	肺
意　舍	15.90	22.71	肺或肝
胃　仓	19.73	28.19	肝
肓　门	22.53	32.18	肾
志　室	23.32	33.32	肾

并提出针刺安全深度的计算公式,即安全深度＝危险平均深度×80%,同时作者还将针刺的深度和角度结合起来确定了部分危险穴位的进针方向和深度。

(2)李亚东[4]等测量了膀胱经第1侧线上的7个穴位的直刺深度、斜刺距离、角度,分别得到瘦人、适中、胖人体型的活体及尸体组膀胱经第1侧线的最危险的针刺深度和角度。实验研究表明,活体所测量相应穴位所得结果均大于尸体断面切割测量结果,应用尸体作针刺深度距离的研究有较大的误差。这些研究说明了针刺浅深的量化工作要结合人体的体型年龄进行,活体研究对针刺深度的评价更为客观,而尸体解剖可对穴位及局部相关的解剖结构有更清楚的认识,二者各有各的优势,应该互参互补。

(3)上海中医药大学张建华[5]等人为研究缺盆穴的解剖结构和针刺深度,随机抽样取较新鲜的成年人尸体,采用解剖断面法和解剖层次法,向下直刺缺盆穴,解剖结构依此是皮肤、浅筋膜、颈筋膜浅层、肩胛舌骨肌下腹、臂丛、肋间外肌、肋间内肌;向下直刺的平均危险深度是38.34mm。为了安全,建议向下直刺的深度控制在26.83mm之内。向下直刺肩井穴的解剖结构依次是皮肤、浅筋膜、深筋膜、斜方肌、肩胛提肌外侧、前锯肌、肋间外肌、肋间内肌、壁胸膜。向下直刺的平均危险深度是55.96mm。为了安全,建议向下直刺的深度应控制在39.17mm之内。

2. 从文献学角度对针刺深度的研究

(1)黄建军[6]对腧穴的深度有以下五个方面的理解

①腧穴的深度取决于经脉所在位置的深度:《灵枢·邪气脏腑病形》篇云:"中气穴,则针游于巷。"即针刺中气穴,会产生经气在经络中游走运行的得气感觉。说明针刺腧穴到一定的深度达到经络,才会产生针感在经络中传导的现象。经脉在循行时出表入里,其在人体运行的部位和深度与各个局部的生理结构密切相关。经脉循行于体腔内,因其要与相应的脏腑相属络、相联系,相对位置比较深;循行于四肢肌肉丰厚处的经脉位置较深,位于其上的经穴也较深,故针刺也较深;而循行于头面及手足指、趾部位的经脉位置较浅,穴位的深度也表浅,故一般针刺较浅。

②腧穴的深度决定着针刺的浅深:针刺的深度并不是一成不变的,同为一穴的针刺深度也可有很大的差异,皆因这些针刺深度均在该穴的深度范围之内,故针刺的深度取决于腧穴的深度。

③腧穴的深度以及针刺深度是以针感为依据的:每个穴位在针刺至不同的深度时,其针感是不同的,一般进皮时为轻微的刺痛感,继续刺入,针感开始为酸胀、沉重,逐渐加强,甚至出现电麻感、或凉、或热、或为水波感等感传,此段为最佳针感区,可认为其即腧穴的深度。再继续深刺则针感减弱或消失,说明针已超越了腧穴,离开了经络。因此,自皮部的针刺痛感开始,至针感的减弱消失为止,这一深度即为腧穴的深度。

④腧穴的深度不等同于针刺的安全深度:针刺是以既要有针感,又不伤及脏器为基本原则,这就要求必须掌握好腧穴针刺的安全深度,以保证有理想的疗效,而不出现针刺意外。然而腧穴的深度并不能等同于针刺的安全深度,腧穴的深度小于针刺的安全深度,应是以皮肤表面至最佳针感消失这一段为腧穴的深度。针刺并不是在安全深度范围之内越深越好,应是以"中气穴针游于巷"为佳。

⑤腧穴的针刺深度是以疗效为依据的:腧穴是立体结构,称为穴道,腧穴的层次有皮部、孙络、络脉、经筋、经脉,通过经脉连于脏腑,故在不同层次与不同的经络相联系,针刺时可刺皮部、刺络脉、刺经筋、刺经脉等,针刺不同深度可调控不同的经络,达到不同的治疗效果。病邪所侵袭的深度不同,针刺的深浅也有别。

(2)范郁山[7]关于针刺深度的研究:为探讨浅刺疗法的可行性,从古代文献和近年临床研究入手分析浅刺针法的作用。得出针刺浅层即可激发经气,且可避免过多地刺伤组织的结论,应在针灸临床上推广浅刺针法。

浅刺针法起源于《内经》"浅内而疾发针,无针良肉,如拔毛状,以取皮痹"、"刺浮痹皮肤"的半刺、毛刺等理论。由于"卫气先行皮肤,先充络脉",所以可以应用浅刺针法以"刺卫出气",激发人体经气,疏通经络,调和气血,驱除病邪。《灵枢·邪气脏腑病形》云:"刺此者,必中气穴,无中肉节,中气穴则针游于巷,中肉节则皮肤痛"。这就说明针刺疼痛与是否刺中腧穴有直接关系,因此,毫针必须浅刺于腧穴,而不能深刺以防刺中肉节引起疼痛。浅刺针法进针迅速,极少疼痛,对病人起到镇定安神的作用,尤其对一些初诊患者,能在不同程度上消除紧张情绪和恐惧心理,从而更好地配合针刺治疗。针刺深度绝非越深越好,针刺感应也并非越强越好,而毫针必须浅刺于腧穴,避免过多地刺伤组织,使刺激量适中而止,以保护经气不受损伤,使经络的特异性充分显示出来,以便更好地遵守"宁失其穴,勿失其经"的原则。

(3)宋杰等[8]对针灸典籍中的"刺有浅深"问题进行了分析论述,针灸典籍中的"刺有浅深"问题有诸多论述,无外乎想说明两个问题:一是进针深浅不能过分拘泥,就像汪机在《针灸问对》中提到的"惟视病之浮沉,而为刺之深浅,岂以定穴分寸为拘哉",虽然很多书籍中都将穴位的针刺深度以具体的数字量化了,但在临床的运用中,还是应该综合分析、灵活掌握;二是只有结合病人的生理、病理和环境的具体情况定针刺深浅,才有利于提高疗效。临床中应参合腧穴的具体解剖部位及其他综合因素,尽力把握好针刺的三种深度:有效深度、极效深度(即发挥最佳疗效的针刺深度)和安全深度。

(4)孙永显[9]等认为针灸学作为一门已有2000多年历史,理应相当成熟的科学,在毫针针刺深度的学术问题上是应该具有统一的共识的;在当今全球化的年代,针灸学术走向世界并在国际范围内存在激烈竞争的时刻,有关针刺深度标准规范的制定就更显得迫在眉睫。据此,笔者建议:①确定我国现代人体的"众人之度",即现代国人的标准身材,作为研究现代针刺深度的人体标准。因为古代的"众人之度"和现代人的标准身材在发育上肯定存在某些差异,而且在样本采集的广度和质量上,现代的条件(尤其是作为国家行为的话)比古代也要优越得多。除了确定男性的标准身材以外,对女性也应予以确定。如条件允许,并应逐步对各年龄段、各民族男女标准身材进行确定。作为医学学术的对外合作,也可考虑对外国标准人体进行确定,因为外国人来华学习中医、针灸和我国医务人员出国开展针灸教学、医疗及国际学术交流都会遇到这个问题。②以现代国人标准身材为基础,从人体解剖结构出发,确定针刺深度(先确定直刺深度)为标准人体解剖结构所允许的安全深度值。取值的计算公式可采用严振国教授提出的"安全深度=危险平均深度×80%"。可先确定常用穴和较易发生针刺危险的腧穴,然后再逐步确定其他腧穴。③为解决不同年龄、高矮、胖瘦身材人体的针刺深度问题,除根据标准身材的深度"以心撩之",在临床上灵活运用以外,还应结合现代影像学、解剖学、统计学等现代科技,研究确定不同身材、体形人体在腧穴所在部位肢体的周长、直径(如颈围、胸围等)、骨度等相关因素,根据相关参数计算,求得安全深度的回归方程。④为方便国内外对针灸学的学习、应用和交流,适应现代标准、规范,与国际接轨,建议将针刺深度单位改为公制毫米(mm),并在一段时间内保留"寸",在有关章节中介绍"寸"及其换算关系。⑤腧穴的针刺深度除与腧穴所在位置的解剖结构、患者的高矮胖瘦、男女老幼、体质的强壮虚弱、脉象的虚实滑涩缓疾、病症的新久阴阳寒热表里、时令的春夏秋冬等因素有关外,还与针刺的角度、方向、补泻手法(如烧山火、透天凉;阳中隐阴、阴中隐阳等)等有关。应在有关章节予以详细介绍,既示人以规矩、标准,又要有随机应变的原则,以知常达变。

3. 从临床应用角度对针刺深度的研究

(1)吴名[10]通过对背部腧穴临床应用的研究发现背部腧穴可采用多种方法施治,其治疗疾病范围广,疗效显著。对背部腧穴的针刺深度进行了以下研究:

①其对古今文献关于背部腧穴针刺深度记载的整理研究,发现古代医籍关于背部腧穴针刺深度的记载基本无变化,历版《针灸学》、《腧穴学》教材中部分背部腧穴针刺深度的记载随出版时间的推移有加深的趋势。

②人体标本背部腧穴针刺深度的测量研究:通

过对10具正常男性教学标本的测量,得出督脉上的大椎、陶道、灵台、至阳、筋缩穴位的平均深度值较大,身柱、神道、中枢、脊中穴的平均深度值较小;膀胱经上背部腧穴第二侧线较第一侧线的厚度小,一、二侧线腰部穴位皆厚于胸椎段穴位,胸椎段背部腧穴针刺深度分布规律皆是上(平T_1、T_2)下(平T_{11}、T_{22})两端较深,靠近中间较浅。

③人体标本背部腧穴针刺深度测量结果与古今文献记载的对照研究:发现古代针灸医集记载的督脉、膀胱经上背部腧穴皆为浅刺,高等医学院校教材《针灸学》、《腧穴学》所载以上穴位的针刺深度也都较浅,临床针刺深度可以超过文献中所载数值。

因此吴名得出结论认为,临床针刺背部腧穴时可在安全限度内适当增加针刺深度;背部腧穴可采用多种方法进行治疗,治疗疾病范围广泛,且疗效显著。

(2)袁宜勤[11]认为掌握适当的针刺深度,在针刺过程中具有重大的意义,是保证针刺操作安全,获得针刺感应,提高针刺疗效的重要环节。

①腧穴部位定深浅:腧穴所在部位的局部解剖是决定针刺深浅的主要因素。

②根据病人与时令定深浅:病人的年龄、体型、体质及患病时所处的时令季节,是决定针刺深浅的前提条件。《灵枢·逆顺肥瘦篇》说:"年质壮大,血气充盈,肤革坚固,因加以邪,刺此者,深而留之,此肥人也";"刺壮士真骨","深而留之";"瘦人者,皮薄色少","刺此者,浅而疾之";"婴儿者,其肉脆血少气弱,刺此者,以豪针,浅刺而疾发针"。《内经》的上述论述说明,针刺深浅应因人而异。形瘦、体弱、小儿或老人,皮薄肉脆,血少气弱,宜浅刺疾出;肥胖、体壮、年轻者,肤革坚固,血气充盈,宜深刺久留。

③根据病位与病情定深浅:病位与病情,是决定针刺深浅的重要因素。根据疾病的所在部位,采用适当的深度,这是针刺安全的基本保证,也是针治获效的前提。一般来说,病位较浅的疾病,病在皮毛、肌腠、经络者,如感冒、皮肤病、面神经瘫痪等,宜浅刺或平刺、斜刺,如神经性皮炎,可在皮损局部浅刺,或从皮损边缘向中心平刺、围刺。病位较深的疾病,病在筋骨、脏腑者,宜直刺、深刺。如腰椎骨质增生,可深刺至患病腰椎附近施术;胃病可选靠近胃脘的中脘、梁门等穴适度深刺,以毫针接近胃脘而又不刺穿腹膜伤胃为原则。

④根据得气与补泻定深浅:得气与补泻需要,也是决定针刺深浅的不可忽视的因素。针刺务求得气,当刺入浅部不得气时,应由浅入深,寻找针感以得气;当针刺入深部不得气时,应由深出浅,寻找针感以得气。同时,还可在浅、深不同的层次变换针刺角度与方向,以求得气。对那些针下得气迅速、感应强烈者,刺入宜浅;针下得气缓慢、感应迟钝者,刺入宜深。

总的原则是既要得气,又不伤及脏腑组织器官。穴位的局部解剖结构是决定针刺深浅的主要因素,患者的年龄、体型体质、时令季节、病位与病情,是决定针刺深浅的重要因素,得气与补泻的需要,也是决定针刺深浅的不可忽视的因素。

(3)刘效周[12]认为正确掌握针刺深度是针灸治疗的重要环节,病人不同的体质,取穴所在的部位不同,针对不同的病因,以及四季气候的变化,针刺的深浅都不同。这四种因素对针刺深度都有显著影响。

①个体差异与针刺深度的关系:人的体质各有不同,这是决定针刺度的基础瘦弱之人浅刺;肥胖之人可适当深刺,婴幼儿则肌肉脆薄,血少气弱,胆小气怯,且其脏气清灵,随拨随应,故只要毫针浅刺,以不伤其气血为原则。

②针刺部位与深度的关系:腧穴所在的部位不同,深浅各异,故针刺不同部位的穴位,亦有浅深之分。例十二经络各有井、荥、俞、原、经、合六个腧穴,经气经过这六个穴位时,由浅入深,渐渐入里,故针刺这些穴位时,也应有相应的深度,才易于得气,而不致耗气。井穴最浅且针刺时穴位反映强烈,故只须浅刺,而经穴、合穴处经气已渐渐深入,故须相对深刺,才能得气。重要脏器所在部位不宜深刺,以确保安全,防止意外事故发生。

③病情对针刺深度的关系:病有表里寒热、虚实,新病、旧病之分,治疗也要相应,如果针刺深度

不依法度,则可带来危害。病邪居表宜浅刺,以调其荣卫之气,拒邪于外。病在里则宜深刺,反之则达不到病所。总之,阳证、表证、热证、虚证、新病应浅刺,阴证、里证、寒证、实证、久病应深刺,要针至病所。

④四季的气候变化对针刺深度的影响:四季的气候变化异常,影响到人体时,各有其一定的部位,故针刺的深浅还要根据气候而论。春天为少阳主时,阳气初升,所以春天针刺适宜于经络血脉肌肉之间的腧穴,病较严重的深刺,病较轻的用浅刺,夏季阳气充盛,热气蒸于肌表,故要取用阳经与浅表的孙络,宜浅刺,深刺则易耗散真气而晕针。冬阴寒逆,抑之使下,冬阳气微通之为贵,故秋,冬天取穴多用经俞,合穴,并可相对深刺,重刺,以加强针传入深部内层。

(4)杨国晶[13]等从事中医教学工作20年,总结归纳出针灸临床中,对身体一些特殊部位的针刺深浅及注意事项。

①针刺头部腧穴:可用卧针平刺,刺入皮下1寸左右。根据需要或再延伸,一针贯两穴亦无妨碍。后头部的穴位,如风府、哑门可以直刺,但要注意,如进针深度角度不适当,可以误伤延髓引起严重后果,甚至危及生命。一般取头正颈直的体位,针尖向鼻尖平刺(不能向眉间),0.5～1寸即可。针刺眼区腧穴,要掌握一定的角度和深度,不宜大幅度捻转、提插和长时间留针,以防止刺伤眼球及血管。出针时注意按压针孔,以防出血,颈部诸穴刺5分～1寸,但要当心切勿刺伤颈总动脉。

②针刺胸、胁、背、肩上腧穴:针刺时要准确估计胸壁的厚度。采取正确姿势,适当选针。胸肋部可顺肋间隙平刺5分～1寸为宜。背部从肋骨上缘向上一肋骨的下缘方向斜刺,容易得气,且又安全。背部正中线第一腰椎以上腧穴,如进针角度、深度不适当,可误伤脊髓引起严重后果。针刺时如病人出现触电感向四肢或全身放射时,应立即退针,切忌捣针。背部第十一胸椎两侧,侧胸(腋中线)第八肋间,前胸(锁骨中线)第六肋间以上的腧穴,禁止直刺、深刺,以免刺伤心肺。尤其肺气肿病人更应谨慎,以防止发生气胸。锁骨上窝处的腧穴,如针刺过深,可刺伤主动脉弓。两肋及肾区的腧穴禁止直刺、深刺,以免刺伤肝、脾、肾脏,尤以肝、脾肿大病人更应注意。前胸的中府、乳根;胸肋部的大包、渊液;背部的肺俞、膏肓、心俞;季肋部的期门、日月;剑突下的鸠尾等都曾发生过问题。亦有原来针刺并不过深,因留针太久,疏忽大意,随着病人的呼吸而针尖刺入胸腔发生事故的。所以,凡刺胸部的腧穴,必须了解大体解剖,注意穴位下面的脏腑器官,不宜过深或久留针。因胸部的穴位大都在肋间隙,故一定根据病人身体胖瘦具体情况,进针深浅要适宜。

③腹部腧穴:根据腹壁的厚度,一般刺入1～1.5寸。对胃溃疡、肠粘连、肠梗阻病人的腹部和尿潴留病人的耻骨联合区,必须注意针刺的角度、深度。如针刺不当,可刺伤胃肠及膀胱,引起不良后果。不可刺透腹壁,以免损伤内脏。

④腰骶部腧穴:根据肌肉厚薄针刺1～1.5寸。如肾俞、志室、大肠俞、八髎等穴。《灵枢·阴阳清浊》篇说:"刺阴者,深而留之,刺阳者,浅而疾之"。这是说腹为阴,宜深刺久留,背为阳,宜浅刺少留或不留针。

⑤四肢腧穴:上下肢穴位最为多用,其深度以不超过其总厚度的1/2为原则,也就是说,把肢体分为阴阳两面,各占一半,除透穴外,刺阳经勿伤阴经,刺阴经勿伤阳经。但在刺阴经某些穴位时,要注意避开动脉血管。手掌、足趾部位血管神经韧带都很丰富,穴位多在骨缝、肌腱、韧带之间,针刺时要缓慢进针,寻找空隙,得气为宜。指趾端的穴位,多用于点刺放血,一般刺入1分即可。

(5)贺奇志[14]将40例颈椎间盘突出症患者,采用大椎穴处硬脊膜外穿刺,测量硬膜外深度,即大椎穴安全深度。穿刺针依次经过皮肤、筋膜、棘上韧带、棘间韧带、黄韧带至硬膜外腔,深度约36～75mm,平均深度为54.6mm。

历代资料对大椎穴针刺深度的描述记载亦有较大差异,《铜人》:大椎针五分(15mm);《腧穴学》:大椎穴斜刺0.5～1寸(15～25mm);《古今穴性探微》:大椎穴针刺深度因病而异,针刺深度0.5～1.5寸(15～40mm)。实践中很难掌握大椎穴究竟该针刺多深，有人常弃而不用或用而不敢达到一定深度，针刺大椎穴引起危险的器官是脊髓，在其横断面上，中央区为神经细胞核团组成的灰质，呈"H"形，其中心有中央管，外面为由上下传导束组成的脊髓白质。如果刺中脊髓，可出现肢体剧烈的疼痛、肌肉瘫痪、肌束颤动、肌肉萎缩、尿潴留、高位截瘫、感染甚至引起死亡。根据研究结果表明中等身材的成年中国人，针刺大椎穴的深度控制在36mm之内是较为安全的深度。

4. 针刺方向的研究

(1) 张少君[15]认为针刺方向由于受到刺法、穴位、补泻、病症等因素的影响，针刺方向具有多种选择性，临床上要灵活掌握。

①根据经脉的循行选择针刺方向：即狭义的迎随补泻，又称"针向迎随补泻法"。现代在应用"针向迎随补泻法"的经验总结与临床报道多以经脉营气流注为理论基础，来解释其顺经而刺为补，逆经而刺为泻。从针灸文献和临床实践来看，单纯使用顺、逆经脉针向的针刺并不能引出预期补泻效果，但如果结合针刺提插、捻转、徐疾等其他手法，那么针向就能将这些手法所产生的补泻效应向正确的方向诱导，使其发挥更大的治疗作用和效应。

②根据腧穴解剖位置选择针刺方向：为保证安全，在针刺某些腧穴时应选择朝向某一特定的方向或部位。因此为防止针刺意外事故，必须对腧穴解剖位置及深部组织、器官的结构通熟明晓，操作中除了要掌控好针刺的角度与深度，选择相对适宜的进针方向是保证安全的前提。

③为提高针刺疗效选择某些特定的针刺方向：针刺方向在得气、循经感传、腧穴主治中起关键的作用，从而影响到针刺效果。

张少君认为针刺方向的选择与经脉顺逆补泻、腧穴针刺安全、针刺得气、经气感传、腧穴主治功能及某些针刺法的操作有关。在针灸施术中，针刺方向是其中一个重要环节，但要与针刺角度、针刺深度、针刺手法综合运用，做到因病制宜，因穴制宜，因术制宜，灵活应用，才能取得预期的疗效。

(2) 徐国强[16]从事针灸工作已有十载，在临床实践中深深体会到治病疗效不仅与辨证论治、取穴、配穴正确有关，而且与针刺方向也有很大关系。正如《内经》中提到"刺之而气不至，无问其数，刺之而气至，乃去之，勿复针"。并通过病例说明了气至病所之作用。

在治疗面神经麻痹患者时，徐国强按病情变化调整其穴位及针刺方向，不能一成不变，否则同样取穴，方向不同，取得的效果也不一样。

针刺治疗急性泌尿系统感染，取穴相同，采用一般针刺方法，不考虑针刺方向，则收到效果较差。于是，针刺中极穴方向朝下，针感要传至尿道口，三阴交针刺方向朝上，针感要沿大腿内侧放射至会阴部，才能起到及时效果。

(3) 杨兆钢[17]教授现任天津中医一附院芒针科主任，其在临床中把针刺方向作为使针感直达病所的一个必要条件，只有把握好适当的针刺方向，才能引导针下之气下行，向病变部位扩散，以取得理想的治疗效果；认为只有采取不同的针刺方向通过某一特定腧穴，兼而刺激了有关邻近的腧穴，并直接或间接影响有关组织、器官的功能，才能充分发挥该穴的潜能，扩大丰富其主治范围；每种疾病都有其关键所在，治疗疾病应首先抓住关键部位，精选穴位，施以芒针，配合一定手法，打通枢纽，使人体各部分功能获得协调，疾病自然得以痊愈。

(4) 许平[18]从三种不同的针刺方向刺向风池穴，体会到在针刺感应和主治作用方面有所差异。

①向对侧眼球方向刺：取正坐俯伏位，桌上放一个15cm高软枕，令患者前额靠着于枕上，两臂伏按于两侧。先取准风府穴，然后在风府穴外侧2寸凹陷处掐取酸胀最明显之穴点进针，针尖向对侧眼球方向缓缓刺进，当刺至0.5寸以上时，针感可从局部扩散至同侧头顶、颞部或前额眼眶部扩散。一般进针至1.5寸，针感欠强者可用捻转法轻缓捻针以导气。

②向同侧眼球方向刺：取正坐位，令患者背腰紧靠于椅背，两肩放松，两臂曲肘平放于大腿上，以双目平视前方的端正姿势为最佳体位。在耳垂水平线与枕骨直下的联线上取穴。术者站于患者背后直刺进针，向同侧眼球方向刺入1~1.5寸，针感常可上行沿胆经脑空、承灵、临泣穴一线抵达前额，

向下经天柱向肩井、肩中俞、肩外俞等肩胛部位扩张。

③横刺透风府：按前述第一法正坐俯伏位取穴，横刺进针向风府穴透刺，当进针至1～1.5寸时，针感除局部酸胀，常可扩散至项部，若透对侧风池穴则可深刺至2.5～3寸。

5. 针刺角度的研究

(1)赵传香[19]对哑门穴针刺角度的研究：哑门穴出自《素问·气穴论》，历代医著多有论述，是治疗喑哑、厥症、癫痫、瘾病等诸多病症的效穴。《素问·刺禁论》指出："刺头中脑户，人脑立死"。此穴直刺及向上斜刺均有一定的危险性，可由寰枢椎椎间隙伤及延髓，由枕骨大孔刺中蛛网膜及小脑，后果严重。赵传香、吕秀华经MRI正中矢状层面T_1加权像高清晰的图像，直观的测量、精确的计算出哑门穴斜刺安全角度范围：男性为(16.27°±7.68°)～(29.46°±7.32°)，女性为(18.46°±4.81°)～(33.61°±7.83°)。向上斜刺的危险角度：男性为16.18°±4.91°；女性为15.19°±5.28°。且向上斜刺的危险角度范围与头颅俯仰程度呈负相关，即头颅后仰角度越大，刺入枕骨大孔的危险角度越小。但临床针刺哑门穴时，患者体位多取俯坐位。低头俯坐时，施术视野相对宽广，但向上斜刺危险角度相应扩大，尤以16°～34°时最为危险。此时针刺角度以水平方向(垂直于皮肤)刺入为佳，切莫向上斜刺。赵传香认为，针刺哑门穴的正确体位是于低头俯坐位选穴刺入皮肤，令患者仰头后再继续深刺最为安全。MRI片中尚可清晰看到，向下斜刺无危险性。在MRI正中矢状层面中，有不能观察左右斜刺的深度及角度的局限性。

(2)楼新法[20]等为针刺足三里穴提供适宜的进针角度和深度，避免对神经血管的损伤并发挥其最大功效。通过采用80只成人下肢标本，按国颁标准进针，解剖观测进针时所涉及的层次结构及毗邻重要血管神经。得出直刺进针时，针体由皮肤到骨间膜的深度为(2.22±0.31)cm，到胫骨后肌后缘的深度为(4.42±0.53)cm；在骨间膜浅层可刺中胫前动脉和腓深神经的扇形分支。针体穿过胫骨后肌后可触及含有胫神经和胫后血管粗大的血管神经束。结论：针刺足三里穴的适宜深度为2.22cm，最大深度为4.42cm。穴位注射时直刺或略偏胫骨方向，接近与胫骨内侧面平行进针，同时进针深度一般不超过5cm较为安全。犊鼻下3寸，胫骨前肌、趾长伸肌之间的体表定位点，也是值得临床尝试的有效刺激点。

参 考 文 献

[1] 严振国,张建华,顾洪川,等. 头颈部"危险穴位"针刺安全深度的研究[J]. 上海针灸杂志,1996,15(8):37

[2] 张建华,严振国,顾洪川,等. 胸部危险穴位针刺安全深度的研究[J]. 上海针灸杂志,1998,17(6):24～25

[3] 严振国,白娟,邵水金,等. 危险穴位针刺深度与角度的研究[J]. 中国针灸,2004,24(11):769

[4] 李亚东,李健男,东红艳,等. 应用CT测量膀胱经第1侧线7穴进针深度、角度方向的研究[J]. 针灸临床杂志,2004,20(10):47

[5] 张建华,余安胜,赵英侠,等. 缺盆穴的解剖结构和针刺深度[J]. 中医针灸,2001,21(8):493～494

[6] 黄建军,解秸萍,付平. 谈腧穴深度与针刺深度[J]. 针刺研究,2006,31(4):246～251

[7] 范郁山. 浅刺针法探微[J]. 中国针灸,2003,23(2):92～93

[8] 宋杰,杜艳军. 浅析"刺有浅深"[J]. 湖北中医杂志,2007,29(3):47～48

[9] 孙永显,王启芳,张静. 腧穴毫针针刺深度刍议[J]. 中医针灸,2005,25(3):203～206

[10] 吴名. 背部腧穴针刺深度暨临床应用研究[D]. 天津中医学院1999硕士学位论文

[11] 袁宜勤. 针刺深浅初探[J]. 湖南中医学院学报,2004,24(2):51～52

[12] 刘效周. 针刺深度分析[J]. 针灸临床杂志,2002,18(9):48～49

[13] 杨国晶,柏玉萍,霍毓平,等. 针刺的深浅及注意事项[J]. 白求恩医科大学学报,2000,26(5):542～543

[14] 贺奇志,郝吉生,张芳,等. 大椎穴针刺安全深度的临床研究[J]. 中国针灸,2004,24(10):723～724

[15] 张少君,骆钧梵,鲍圣涌. 针刺方向初探[J]. 吉林中医

药,2007,27(2):5~6

[16] 徐国强.针刺方向和疗效的关系[J].世界中医药,2007,2(6):338

[17] 李瀛,丁洪戬,杨兆钢.芒针针刺方向浅析[J].云南中医学院报,2000,23(2):28~29

[18] 许平.风池穴的不同针刺方向运用体会[J].实用中医药杂志,2000,16(8):45

[19] 赵传香,吕秀华.哑门穴针刺角度的研究[J].中医针灸,2002,22(6):389~390

[20] 楼新法,杨新东,蒋松鹤,等.足三里穴进针角度和深度的研究[J].中国针灸,2006,26(7):483~486

第三章

针刺的神与气

第一节 治神与守神

在施用针刺治疗的整个过程中,医者思想集中,专心致志,对于取得疗效是至关重要的因素。只有心不二用,聚精会神,才能刺穴准确,进针顺利,手法对证,得气明显,运针自如。因此古人将这一要求具体到一个"神"字,经过历代医家的体察、发挥,将"神"总结为"治神"与"守神",也就是进针前与进针时要注意治神,进针后要注意守神,出针后还要注意养神。

《灵枢·本神》说:"生之来谓之精,两精相搏谓之神。"《灵枢·平人绝谷》篇说:"神者,水谷之精气也。"神,泛指整个人体生命活动的表现,是人的精神意识、思维活动以及脏腑、气血、津液活动的外在表现的高度概况,在抵御外邪、守护健康状态的过程中,起着主导作用。神周游于全身,游行出入于经络腧穴之中,故《灵枢·九针十二原》篇说:"所谓节者,神气之所游行出入也。"节,就是腧穴。《灵枢·官能》篇说:"用针之要,勿忘其神。"《灵枢·本神》说:"凡刺之法,必先本于神",明确指出针刺必须以神为根本,强调神在针刺治疗中的重要作用。近代《金针梅花诗钞》说:"用针者人也。医者之精神治,则造化通,料事明,决断果。使之临危则不乱,卒遇大恐而不能惊。病者之精神治,则思虑蠲,气血充,使之信针不疑,信医不惑则取效必宏,事半而功倍也",足见古今医家都重视针刺治疗的治神与守神。

治神、守神,是衡量判别医生技术高低优劣的标准,如《灵枢·九针十二原》说:"粗守形,上守神。"

一、治 神

治神,指医生在针刺过程中精神高度集中,并治理患者精神的过程。要求医者在针刺治疗中掌握和重视病人的精神状态和机体变化,通过病人精神调摄和医生意念集中等,使针下得气,甚而气至病所,提高临床疗效的方法。精神因素在针灸临床治疗中对医患双方都有密切关系,它对于针刺操作手法要求是否成功,针刺疗效能否提高,都有其重要意义。《素问·宝命全形论》说:"凡刺之真,必先治神,五脏已定,九候已备,后乃用针。"又说:"是故用针者,察观病人之态,以知精神魂魄之存亡得失之意。"强调治神的重要性。

1. 针刺前必须定神

定神，即医生与患者在针刺前要调整自己的心理状态，均匀自己的呼吸节律，稳定自己情绪变化的过程。如此，患者精神安宁才能显现其真正的脉证之象，术者情绪稳定则可精心分析病情，审察患者形神变化，亦即"静意观义，观适之变"（《素问·宝命全形论》）的意思。病人针刺前要适当的休息以定其神，《灵枢·终始篇》讲的非常明白："新内勿刺，已刺勿内。已醉勿刺，已刺勿醉。新怒勿刺，已刺勿怒。新劳勿刺，已刺勿劳。已饱勿刺，已刺勿饱。已饥勿刺，已刺勿饥。已渴勿刺，已刺勿渴。大惊大恐，必定其气，乃刺之。乘车来者，卧而休之，如食顷，乃刺之。出行来者，坐而休之，如行十里顷，乃刺之。"因为患者这些因素影响其机体，使"其脉乱气散，逆其营卫，经气不次，因而刺之，则阳病入于阴，阴病出于阳，则邪气复生。"如果粗工不懂治神守气的道理，就会对患者造成不利影响，导致"形体淫泆，乃消脑髓，津液不化，脱其五味。"

2. 治神要重视心理安慰

治神要始终贯穿于针刺操作的全过程，医生既要观察疾病的表现，又要了解病人的精神状态和思想情绪，要根据患者心理状态变化而施，掌握其情绪心态之根结，加以调摄，进行言语劝导。《灵枢·师传》篇说："告之以其败，语之以其善，导之以其所便，开之以其所苦。"医生让病人明白听从医生医嘱有利于疾病的治疗，并且患者要自己调摄情绪，配合医生的针刺治疗。患者调畅心神，舒缓情绪，使气血平和流畅，就不会"神不使"："针石，道也。精神不进，志意不治，故病不可愈。今精坏神去，荣卫不可复收。何者？嗜欲无穷，而忧患不止，精气弛坏，荣泣卫除，故神去之而病不愈也（《素问·汤液醪醴论》）。"可见病人治神不仅医生要开导之，更重要的是病人自己去除忧患，心平气和，做到"恬惔虚无，真气从之，精神内守"（《素问·上古天真论》）。

3. 进针要注意凝神

"持针之道，欲端以正，安以静"（《灵枢·邪客》）。"至其当发，间不容瞚，手动若务，针耀而匀……伏如横弩，起如发机（《素问·宝命全形论篇第二十五》）。"是说持针时即要安静，储备神气。进针时，术者要全神贯注，目无外视，全部精神都集中在患者身上，仔细审视血脉，凝志于针上，意守针尖，迅速穿皮刺入。同时，要随时注意病人的任何神情变化，并嘱患者仔细体察针下感觉，配合术者进行操作。

二、守 神

守神，指针刺得气后慎守经气的过程。在针刺得气后，医生和患者双方仍应注意力高度集中，心神凝聚，守气勿失。医生在针刺治疗中，精神集中，全神贯注，专心致志地体会针下感觉和观察病人反应。《灵枢·九针十二原》："粗守形，上守神。""神在秋毫，属意病者。"要求医生在进针时必须做到"必一其神，令志在针。"（《灵枢·终始》）。行针时做到"目无外视，手如握虎，心无内慕，如待贵人"（《标幽赋》）。由此可知，针刺治病，自始至终都要密切注意病者的精神变化，同时医生必须聚精会神，全神贯注地进针。只有这样，才能较快地得气，并根据气血的虚实变化，准确地运用针刺补泻手法，达到预期的治疗效果。

1. 进针后着意守神

在进针后，术者守神则静候气至，正确体察针下指感以辨气，合理调整针刺深浅和方向；患者守神则可促使针下得气，令气易行。《素问·针解篇》中说："神无营于众物者，静志观病人，无左右视也。"《灵枢·九针十二原》中也说："神在秋毫，属意病者，审视血脉，刺之无殆。方刺之时，必在悬阳，及与两衡，神属勿去，知病存亡。"可见，术者和病者在针刺之时都必须要着意守神。

2. 行针宜移神制神而守神

针刺入一定深度后，术者宜采用各种催气手法，促使针下得气。同时，又必须双目观察病人神态和目光，通过医患之间的目光暇接，使病人神情安定。诚如《素问·针解篇》说："必正其神者，欲瞻病人目，制其神，令气易行也。"在行针过程中，还须通过移神之法，使患者意守针感，促使得气，使神集中在体会针刺感应上而达到守神的目的。故《灵枢·终始》篇说："浅而留之，微而浮之，以移其神，气至乃休。"

3. 守神可维持和加强针感

在得气后，术者用手紧持针柄，用意念守气勿失，亦即"如临深渊，手如握虎，神无营于众物"（《素问·宝命全形论》）。意念集中于针尖，以意引气，不仅可维持针感，还可促使经气运行，循经感传，甚而气至病所。现代临床证明，术者在应用"气至病所"手法时，合理配合"入静诱导"、"心理暗示"等各种方法，可提高气至病所的发生率。

4. 守神可诱导针下凉热

有些针灸医师，在采用烧山火或透天凉手法时，经常结合静功，发气于指，同时令患者意守病所或针穴，调摄自己的神气，以诱导针下温热或凉爽感（但是不宜用语言诱导患者让其感觉寒热）。

此外，针后要注意养神。针刺以后，宜嘱患者稍事休息，安定神态。并嘱其稳定自己的心态，勿大怒、大喜、大悲、大忧，以免神气耗散。如《灵枢·终始》说："已刺勿内……已刺勿醉……已刺勿怒……已刺勿劳……已刺勿饱……"等注意事项。《素问·刺法论》："刺如毕，慎其大喜欲情于中，如不忌，即其气复散也。令静七日，必欲实，令少思"，"刺毕，可静神七日，慎勿大怒"。说明针刺后要防止大喜大怒等情志波动，保持安定，以使气血调和，病体得以康复。若能配合静功、自我按摩、太极拳等养生方法，则可巩固疗效。

综上所述，治神法与守神法是一切针刺手法的基础，应当始终贯穿于针刺过程之中，二者相互贯通，治神是守神的基础，守神是治神的延续，某些情况下，治神就是守神，守神也是治神，二者应用得当与否，直接影响到临床疗效，同样也是衡量针灸医生水平的标志。

三、经典文献

（一）治神

1.《内经》"治神"理论

《内经》针刺整个过程——进针前、进针后、补泻时以及出针后，都以治神为《内经》针刺基础，治神始终贯穿于整个针刺治疗过程中。

(1)针刺与治神的关系：《灵枢·官能》：用针之要，无忘其神"。在针刺前，"持针之道，欲端以正，安以静"（《灵枢·邪客》）。在针刺时，《内经》强调必须先治神，后调气，使神气相随，才能针刺得气取效。《素问·宝命全形论》说："凡刺之真，必先治神。……人有虚实，五虚勿近（泻），五实勿远（补）。至其当发，间不容瞚，手动若务，针耀而匀。静意视义，观适之变，是为冥冥，莫知其形，见其乌乌，见其稷稷。……刺虚者须其实，刺实者须其虚。经气已至，慎守勿失。深浅在志，远近若一，如临深渊，手如握虎，神无营于众物"。治神要始终贯穿于针刺操作的全过程。治神法的应用得当与否，直接影响到临床疗效，也是衡量针灸医生水平高下的标准。故《灵枢·九针十二原》篇说："粗守形，上守神。"

(2)治神法的应用：《内经》中主要阐述了以下几个方面：其一，针刺前必须定神。病人针刺前要适当的休息以定其神，《灵枢·终始篇》讲的非常明白："新内勿刺，已刺勿内。已醉勿刺，已刺勿醉。新怒勿刺，已刺勿怒。新劳勿刺，已刺勿劳。已饱勿刺，已刺勿饱。已饥勿刺，已刺勿饥。已渴勿刺，已刺勿渴。大惊大恐，必定其气，乃刺之。乘车来者，卧而休之，如食顷，乃刺之。出行来者，坐而休之，如行十里顷，乃刺之。"其二，治神要重视心理因素，要根据患者心理状态变化而施，掌握其情绪心态之根结，进行言语劝导。《灵枢·师传》说："告之以其败，语之以其善，导之以其所便，开之以其所苦。"患者调畅心情，舒缓情绪，使气平和易于流通，就不会"神不使"："针石，道也。精神不进，志意不治，故病不可愈。今精坏神去，荣卫不可复收。何者？嗜欲无穷，而忧患不止，精气弛坏，荣泣卫除，故神去之而病不愈也（《素问·汤液醪醴论》）。"《素问·调经论》也说："按摩勿释，出针视之，曰：我将深之，适人必革，经气自伏，邪气散乱，无所休息，气泄腠理，真气乃相得。"《灵枢·小针解》说："必正其神者，欲瞻病人目，制其神，令气易行也"，指出通过行为、语言诱导可以治神，并明确指出正其神、制其神的目的是易于得气，令气易行。其三，进针要注意守神。"持针之道，欲端以正，安以静"，（《灵枢·

邪客》)是说持针时即要治神、守神。故《素问·针解篇》中说："神无营于众物者,静志观病人,无左右视也。"《灵枢·九针十二原》中也说："神在秋毫,属意病者,审视血脉,刺之无殆。方刺之时,必在悬阳,及与两衡,神属勿去,知病存亡。"《灵枢·终始》篇说："深居静处,占神往来,闭户塞牖,魂魄不散,专意一神,精气之分,毋闻人声,以收其精,必一其神,令志在针,浅而留之,微而浮之。"其四行针宜移神制神。《灵枢·终始》云："凡刺之法……浅而留之,微而浮之,以移其神,气至乃休",《素问·调经论》说："神有余,则泻其小络之血,出血,勿之深斥,无中其大经,神气乃平。神不足者,视其虚络,按而刺之,刺而利之,无出其血,无泄其气,以通其经,神气乃平"。又说："按摩勿释,着针勿斥,移气于不足,神气乃得复";《素问·离合真邪论》也说："必先扪而循之,切而散之……外引其门,以闭其神,呼尽内针,静以久留,以气至为故",说明通过不同的针刺手法,可以调节经气运行,促进得气,达到治神的目的。在进针后,术者守神静候气至,正确体察针下指感以辨气。同时医生必须观察病人神态和目光,使病人神情安定。《素问·针解篇》说："必正其神者,欲瞻病人目制其神,令气易行也"就指此意。在行针过程中,还须通过移神之法,使患者意守针感,促使得气,故《灵枢·终始》说："必一其神,令志在针,浅而留之,微而浮之,以移其神,气至乃休。"其五,针后要注意养神,如前面《灵枢·终始》说："已刺勿内……已刺勿醉……已刺勿怒……已刺勿劳……已刺勿饱……"等注意事项。"刺如毕,慎其大喜欲情于中,如不忌,即其气复散也。令静七日,必欲实,令少思","刺毕,可静神七日,慎勿大怒"(《素问·刺法论》),要防止情志波动,安定气血,病体才能康复。

2.《标幽赋》论"治神"

《标幽赋》说："凡刺者,使本神朝而后入,既刺也,使本神定而气随。神不朝而勿刺,神已定而可施。"说明要在治神之后方能下针。

3.《针灸大成》论"治神"

《针灸大成·四明高氏补泻》要求做到："心无内慕,如待贵宾,心为神也。医者之心,病者之心,与针相随上下……。"《针灸大成·三衢杨氏补泻》强调："凡下针,要病人神气定,息数匀,医者亦如之,切不可太忙。"在针刺过程中,医生要精神内守,同时应保持环境安静。

(二)守神

1.《内经》论"守神"

(1)《内经》强调在针刺时非常重视"守神"。早在《灵枢·本神》篇载有:"凡刺之法,必先本于神。"《灵枢·官能》篇也说:"用针之要,勿忘其神。"都把患者的神气状态作为是否用针治疗和如何用针治疗的前提。《素问·宝命全形论》不仅指出了针刺守气的重要性,而且详细论述了守气方法,指出:"经气已至,慎守勿失,浅深在志,远近若一,如临深渊,手如握虎,神无营于众物。"

(2)以"粗守形,上守神"(《灵枢·九针十二原》)来区分刺法技术的高低。《素问·上古天真论》:"恬惔虚无,真气从之,精神内守"。《素问·针解篇》中说:"神无营于众物者,静志观病人,无左右视也。"说明了在针刺时医生守神的重要性。

2.《千金要方》论"守神"

《千金要方》指出:"夫为针者,不离乎心,口如衔索,目欲内视,消息气血,不得妄行。"说明医生应意念集中,精神专一。

四、现代文献

(一)治神

1."治神"的方法

(1)王妮、刘燕针刺"治神"理论:王妮、刘燕[1]认为治神思想包括两方面,一是说在针刺过程中,医者不能只拘守手部形式,关键在于"治神"。以神"候气"、"调气",进而"调神"、"调形体"。另一方面病者也须以神御气应针,使气随神行。两神相应,则正气易复,邪气易除。病者神形易调,机体阴阳趋向平衡,疾病自除。只有二者密切结合,才能有效。

①医者之治神:首先医者在针刺前就应静心安

神,针刺操作时,医生必须端正态度,安定心神,全神贯注,不要为其他事务所分心,以便了解病情的轻重,邪正的盛衰。针刺时,精神集中是抓住邪正变化、分辨邪气谷气的关键,以防误补误泻。医者只有静下心来,注意病人呼吸血脉的变化,以神御之才能抓住气血的微妙变化,辨明邪正,才能候来所候之气,正确补泻,达到期望的效果。如果分辨不明,在经气应刻之时,误辨为邪气,致使经气大乱,补泻适得其反,最终殒绝生灵。可见针刺手法应以"治神为先",也就是说手法的实施过程中始终贯穿着精神的作用,医生的内在心神和手法外形动作协调合一,才能起到补泻调气的作用,手法得之心而应之于手也,心为之主,手为之用,法从心出,精神为要。

②病者之应神:在针刺治病的整个过程中,医者精通医理,处于主导地位,故须属意病者,掌握病人的神气,调摄病人的神气,以激发其心神,促使得气。运用一切针刺方法,首先必须以病人的神气盛衰为依据。因为神是人体生命机能活动的反应,它以五脏精气作为物质基础,是脏腑气血盛衰的外在表现,是形的主宰,既能协调机体内外环境的相对平衡,又能鼓动正气奋起抗邪。长期的剧烈的情志变化可以损伤人体脏腑气血的功能,导致疾病,损伤五脏。五脏之神受损,还可变生诸证。如癫狂等情志病或肌肤、筋肉、脊骨等组织器官异常,严重的则危及生命,只有及时治神才会恢复健康。如果病人不信针,或不信医者,医者就当先安其心神,针刺过程中医者应充分调动病人的主观能动性,使其神气得复能够应针,否则未治先失其神,以致无法激发其心神,调摄其神气。再者如果病人的精神已经损伤,神气涣散,说明病情危重,就不能再妄用针刺了。

(2)马钧阳论《内经》针刺"治神"的方法:马钧阳[2]认为医者在针刺治疗中,重视和掌握病人的神态变化,并使用一定的方法调整病人精神,以提高针刺效果。在《内经》中,治患者之神的方法归纳起来有以下几种。其一,安神定志治神法。其二,心理诱导治神法。有医生采用意气与针刺手法结合,排除一切干扰,通过意念活动,循经意守病所,治疗外伤性桡神经损伤,气至迅速,疗效满意,正是这一治神方法的具体应用。马钧阳在针刺治疗偏瘫过程中,注意诱发患者的随意运动,也收到了满意疗效,证明心理诱导治神法可提高针刺治疗效果。其三,行针调气治神法。气至后,宜内守真气。在处理因精神紧张引起的滞针时,用手在临近部位揉按或者在附近加刺一针,以缓解肌肉痉挛;在治疗疼痛性疾病过程中,有的医生配合宁心醒脑安神的穴位以治神,以增加止痛效果,均是行针调气治神法的具体应用。

(3)孙福生论针灸"治神":孙福生[3]认为,"治"和"神"二字各有广泛的含义,由于在语言环境出现的场合不同,所代表的内容也不尽相同。"治"与"乱"相对,可引申为集中、专一,另有调节、治疗等义。"神"有广义和狭义之说,广义是指人体生命活动的总称,而狭义则指思维意识活动。"治神"可概括为调治神志,使精神专一,治神的要求包括医患两个方面,特别是针灸治疗,患者能否密切合作,显然是取得医疗成败的关键。但是,在医疗过程中,医生的作用则是主导方面。因此,治神是临床医生必须严格遵守的。

①治神为五法之首:《素问·宝命全形论》在论述治疗疾病的五法中,特地把治神放在首位。因为,"神"是人体生命活动的反映,也是脏腑经络气血机能的集中表现。"有诸内,必形诸外",当机体发生了病理改变,必然有"神"的异常变化。中医学四诊也把望诊列为首位,张介宾曾说"神者,正气也,得神者昌,失神者亡。"因此治病时不能只看到有形的脏腑组织所出现的各种现象,特别是要从整体观念出发来判断"神"的得失。那种头痛医头,脚痛医脚的方法,实在是不足取的。"治神"要通过周密的调查,认真的分析,一丝不苟确定诊断,才可施针。然而当今不少医生临床针刺治疗疾病,非仅"按寸不及尺",就连起码的脉诊也弃之不用,何谈"外内相得"从整体观念出发来治神呢?针刺固然痛苦不大,但对病人来说针刺绝非美的享受,医生如若临诊思想不集中,四诊得来的资料不翔实,辨证必有谬误。那样针刺只能给病人增加新的痛苦,而于病无益。

②治神为历代医家重视,与医德相关密切:"治神"是中医的特色所在,为医家所不能忽视的重要问题。自《内经》后,历代医家多有转引和阐发,唐代孙思邈在《千金要方·论大医精诚》篇中精辟深刻地指出了治神的重要,"凡大医治病,必当安神定志,无欲无求,先发大慈恻隐之心……"宋《圣济总录》卷四在治法中列治神为篇首,内载"故扁鹊华佗治病,忌神明之失守。"特别是元代针灸大师窦汉卿领会经文真意,在其流芳后代脍炙人口的名作《标幽赋》中就有"凡刺者,使本神朝而后入,既刺也,使本神定而气随,神不朝而勿刺,神已定而可施。"的告诫。提示医生针刺之前,要掌握病人的精神和气血循行情况,如果遇有神情散漫不收者,要从多方面进行劝慰和开导,以解除精神上的不安,使之意志集中,树立治病信心,能够积极配合,然后再行针刺,丝毫都不能疏忽大意,绝对要审慎从事,对病人采取高度负责的态度和严肃认真的精神。那种"扎针如插香,起针如拔草"漫不经心,大而化之的医疗作风应当杜绝。就是受治时也要"精其心而穷其法,无无艾灸而坏其皮。"历代医家为什么重视治神,不是昭然若揭了吗?

治神是对医德要求。医生的责任就是"救死扶伤,实行革命的人道主义。""治神"则是要求医生在治病时,不但要有广博的医学知识和高明的临床操作技术,还要有高尚的医德。清·喻嘉言《医门法律·问病论》说"医,仁术也。"明·龚庭贤《万病回春·医家病家通病》中更有"医道,古称仙道也,原为活人。今世之医,多不知此义,每于富者用心,贫者忽略,此因医恒情,殆非仁术也。"《宝命全形论》也有"天覆地载,万物悉备,莫贵于人。"孙思邈更认为"人命至重,有贵千金,一方济之,德逾于此。"故将其毕生行医济世活人经验总结著书命为《千金要方》,成为我国古代在医学道德方面的典范,世代为中外传颂,没有如上的认识,就谈不上"治神"。孙思邈还说"若有疾厄来求救者,不得问其贵贱贫富,长幼妍媸,怨新善友,华夷愚智,普通一等,皆如至亲之想。"临证时就能调理精神,使之意志高度集中,为病家治疗。反之,那种"瞻前顾后,自虑吉凶,护惜身命"者,和《素问·征四失论》所载的"精神不专,意志不理,外内相失,故时疑殆","受师不卒,妄作杂术,谬言为道,更名自功"者,"则是会灵巨贼"。严正地谴责了缺乏医德,治病时所表现的意志不专,医术不精,好功自骛,失于治神的恶劣态度。针灸治病是在中医辨证的基础上,于人体表与疾病相宜的部位,进行适当的针刺或艾灸刺激,以达防治疾病目的的独特方法。更要求医生把医术和医德等量齐观,并贯彻于医治疾病始终,否则就常会出现"于人夭殃"的恶果。

(4)靳瑞教授针刺"治神"经验:靳瑞[4]教授认为,针刺疗法内在关键是"治神",强调治神后方能得气,推崇《灵枢·本神》"凡刺之法,先必本于神"之理论,认为针灸医师应认真钻研针刺手法和心法,针刺治神在于医者必须"心领神会",方能感悟。

①针刺前

定神:针刺施术前,医者和患者均要调整好身心状态,如均匀呼吸节律,稳定精神、心理情绪等。

察神:人体生命活动的外在表现,如面色、眼神、言语、应答、肢体活动姿态等,均属神的表现形式。医者需细心、静观患者精神状态的变化,以了解其气血运化的状态。靳教授在诊治患者时,常有静默察神的无言刹那。

安神:在询问患者病情时,医者须怀爱心与慰导,使之紧张焦虑情绪得以放松,建立信心。如是则患者神安,有利于经脉气血平和流通。

聚神:患者神安后,可进一步引导其精神集中朝会。同时医者也需聚神,专心致志。治疗疾病实乃在医患间相互作用的"动态场"中进行,医者聚神专神是控制"动态场"导向的关键,成功则能有"散气可收,聚气可布"的作用,"移精变气",疾病转归向愈,否则反也。

②针刺中

持针入神:靳教授对持针很有讲究,持针方式独特,常以右手拇、食、中指挟持针柄,将针垂直放于穴位上。简而言之,持针治神,要求医者精神意识贯注,人于针中。

进针合神:进针时术者全神贯注,目无外观,属意病者,审视血脉,令志在针,用意守针。同时注意观察患者眼睛,及时了解其精神及气血运行状态。

靳教授进针时,将拇、食二指互相推前退后,捻动针柄,捻转时集中精神将腕力和指力运用到针上,并使针体垂直,且转动小,在捻转时适当用力压下,边压边捻边体会手下针感,得气即止。应用靳教授这种缓慢捻转进针法,使用时随着针尖接触皮肤至针入皮下、肌层,患者精神注意力亦高度集中于所刺激之穴位,如此使医患专注之神气相贯通,达到"两神合一",神聚则气亦聚,患者和医者之气相聚一起,患者就易"得气",然后才可行针及补泻手法。

行针和神:靳教授总结出行针三要素,即候气、辨气和补泻,均需充分运用精神意识的力量的相互作用,方可奏功。

靳教授临床发现很多患者易得气,根据经验,这些患者大多是病邪盛,气血也盛,或者病者正气未衰,病程较短,因此疗效好。反之,得气较难,或不得气者效果较差,痊愈也较慢。若不能得气,针下如豆腐之虚软,说明机能消失或严重减退,属难治证或死证。行针中针刺至欲行针之部位后,会有酸麻重胀感,有学者认为此为针刺得气,但靳教授并不认同此说,认为还未"气至",还需进一步候气。"酸麻重胀"只是局部一些浅表感觉,此时用拇、食、中三指紧抓针柄,并略将针提高少许,不稍移动,以候针下之气即无针左右,神在秋毫,切忌下针后有意识地将针上下左右提插,这样会分散针下辨气的注意力,导致未候气而行补泻。欲补则当在浅层候气,欲泻则应在深层候气。凡在穴位浅层候气是施行补法的步骤,凡在穴位深层候气是施行泻法的步骤,医者须对此"神而明之"。辨气是施行补泻手法的关键。一般可以将针下之气分为谷气和邪气两种。谷气标准是"谷气来也徐而和",谷气即是人体正气,常人正气其性质徐缓柔和,在病理状态下谷气虚陷不足,气来很弱,或与体质不同有关系,谷气大都在候气较久或催气之后应针而来,渐渐充实不易察觉,此时要"慎守勿失",不可骤然泻之,应施以补法,使患者"若有所得"。邪气标准是"邪气来也紧而疾",多在入针后即可感到,由于邪气疾速和紧涩,较候正气容易,此时不可妄用补法。若寒热之邪明显,要进一步分辨寒热,通常热邪会顶针向上,使针下皮肤高起,寒邪易吸引而下,致针下皮肤凹陷。无论寒邪热邪,施用泻法之后,应使患者"恍然若有所失"。

③针刺后:机体营卫气血之盛衰,是神的物质基础。针刺调和气血运行,而后还需要谨慎调养,靳教授非常赞同"起居有常,不妄作劳"的生活,发挥针刺的远期疗效,巩固疗效,善养其神者,方奏全功。

2. 治神法的意义

(1)易光强论针刺得气及其影响因素:易光强[5]认为,在针刺过程中,医生要精神内守,同时应保持环境安静。从历代文献中可看出历代医家对"治神"的重视。如果忽视了"治神"的作用,便会影响得气和治疗效果。临床实践证明,病人在入静的状态下接受针刺治疗,则易于得气和经络感传,疗效提高;反之,病人在精神紧张、情绪不稳时接受针刺治疗,则得气差、疗效差,甚至会出现一些不应有的异常情况,如晕针、滞针等。故病者在针刺治病过程中,要勿忘"治神",应全身放松,情绪安定,避免七情过激。医生给病人针刺治病时,要勿忘治神,应专心致志,辨明脏腑经络虚实,意念在针,专心体会针下感觉和观察病人反应。在言谈举止方面,医生应给病人信任感,亲切感,以消除病人的精神紧张,安定病人的神志。另外,诊室应做到环境安静,整洁优雅、安全舒适,避免嘈杂声音,让病人有一个良好的就医环境。

(2)马钧阳试论《内经》针刺治神的临床意义:马钧阳[2]认为,针刺治神的意义在于易于得气,提高治疗效果。由于神主宰着医者的一切活动,临症过程中,医者如能集中精神,志意专一,则有利于观察和了解病人神态变化和对针刺治疗的反应,从而运用相应的针刺手法,易于得气,达到预期治疗效果。反之,医者如果不能把握和控制自己的注意力,则必然影响治疗效果,《内经》将这种情况列为"四失"之首,指出:"所不以十全者,精神不专,志意不理,外内相失,故时疑殆……此治之一失也"(《素问·征四失论》),《针灸问对》在批评医者在针刺时不能治神时说:"今医置针于穴,略不加意,或谈笑饮酒,半响之间,又将针拈几拈,令呼几呼,仍复登筵,以足其欲,然后起针,果能病愈乎?",谆谆告劝,足以为戒。

3. 治神法的应用

(1) 邱新红《内经》针刺补泻研究：邱新红[6]认为治神法是通过病人精神调摄和医生意念集中等，使针下得气甚而气至病所，提高临床疗效的方法。《内经》中主要讲了以下几点：

针刺前必须定神。定神，是医生和患者在针刺前要调整自己的心理状态，均匀自己的呼吸节律，稳定自己情绪的过程。如此，患者精神安宁才能显现其真正的脉证之象，术者情绪稳定则可精心分析病情，审察患者形神变化。病人针刺前要适当的休息以定其神，粗工不懂治神守气的道理，以致对患者造成不利影响。

治神要重视心理因素。治神要根据患者心理状态变化而施，掌握其情绪心态之根结，进行言语劝导。医生让病人明白听从医生医嘱有利于疾病的治疗，并且患者要自己调摄情绪，配合医生的针刺治疗。患者调畅心情，舒缓情绪，使气平和易于流通，见病人治神不仅医生要开导之，更重要的是病人自己去除忧患，和泰心境。

进针要注意守神。在进针时，术者要全神贯注，目无外视，属意病者，审视血脉，令志在针，意守针尖，使针迅速穿皮刺入。同时要随时观察病人的任何神情变化。所以术者和病者在针刺之时都必须要着意守神。

行针宜移神制神。在进针后，术者守神静候气至，正确体察针下指感以辨气。同时医生必须双目观察病人神态和目光，通过医患之间的目光暇接，使病人神情安定。在行针过程中，还须通过移神之法，使患者意守针感，促使得气。针后要注意养神针刺以后，应嘱患者稍事休息，安定神态，并嘱其稳定自己的心态，勿大怒、大喜、大悲、大忧等，以免神气耗散。

(2) 王少锦、佘延芬论针刺"治神"、"调气"与肌体代谢调节内环境的关系：王少锦、佘延芬[7]认为在针刺临床应用中，注重"治神"、"调气"，是为了更好地发挥针刺对机体代谢的调节作用。研究表明，针刺对机体生理病理影响的实质是在多系统、多层次、多途径上对机体的代谢功能产生良性的调节，

从而实现预防和治疗疾病的目的。人体的物质代谢是由多种相关而复杂的代谢途径所组成的，在生理条件下，它们能互相配合有条不紊地进行着各自特有的反应，并能适应内外环境的变化而及时地加以调节，维持其动态平衡。当机体的内环境因主客观因素出现异常，而自身的代谢调节又不能很好地发挥作用时，就需要通过外界的干预加以解决，其中针刺是一种较好的干预措施。那么如何才能发挥好针刺对机体代谢的调节作用呢？在实践中认识到，应注重"治神"和"调气"。

《内经》所谓"治神"，主要有几个方面的含义：一是环境安静，定心安神，使患者专心致志于治疗中。二是医生应细心体察针下的感觉，了解气至变化，及时调整手法。三是善于观察患者的神态变化，制其神气，引导患者配合针刺，令经气易行，从而达到最佳的治疗效果。而"调气"是指人体气血阴阳应保持动态的相对平衡，是维持机体正常生理功能活动的根本条件。如果这种平衡失调，就会产生各种病理变化而患病。针刺治疗，就是通过针刺的方法激发经气，调动人体自身的调整功能，增强抗病能力，所以说"用针之类，在于调气"。相当于紊乱或低下状态的机体功能，通过针刺而得到调整后，针刺的目的即以达到，所以说"凡刺之道，气调而止"。

临床实践与实验研究证实，针刺前使患者处于一个稳定的环境和保持良好的精神状态，如使呼吸、血压、心率趋于平稳，有助于针刺疗效地发挥，这种针刺环境的建立和维持，恰恰是"治神"的内容，而"调气"的最终结果是通过针刺使机体的代谢调节达到平衡状态。

针刺对机体代谢调节的影响主要涉及两方面的因素，一是神经因素，另一是体液因素。而这两种因素欲发挥其功能，须使机体的呼吸、心率、血压、脉搏等基础生理状况保持稳定，这样针刺的疗效才能更好地发挥。"治神"就是通过医患双方的密切配合建立这种稳定的状态，这对针灸治疗有着极其重要的意义。"调气"是在"治神"的基础上对机体的代谢进行双向、良性的调节，最终使机体达到阴阳平衡，即机体的代谢调节趋于正常，内环境

趋于平稳,机体处于健康的状态。

(3)曹利民、周彩霞论"治神"可提高针灸临床疗效：曹利民、周彩霞[8]认为,良好的心理状态能提高针灸的疗效,促进疾病的康复。治神是要求医者在针刺治疗中掌握和重视病人的精神状态和机体变化。医生既要观察疾病的表现,又要了解病人的精神状态和思想情绪,针对不同的心理,正确运用"语言"对病人启发诱导,使其消除顾虑,增强信心,克服内心的苦闷和紧张,配合针灸治疗,促进机体康复。在临床中发现许多中风瘫痪病人行走的恢复,除针刺外,很受情绪影响,同时对那些气郁导致的疼痛等病症,在治疗中加一些疏肝解郁的腧穴,往往能提高疗效。作为医生要守神,即在针刺治疗中,应精神集中,全神贯注,专心致志地体会针下感觉和观察病人反应。所以医患双方均保持良好的精神状态,是提高针灸疗效的又一因素。

(4)杨长森教授针灸治疗头痛"治神"为先经验：杨长森[9]教授认为头痛治神为先,神定气调痛安。学识粗浅的医者,只会根据患者的体态外形去作处理,而学识精深的医者,则根据患者的精神状态、体质禀赋、情绪状况等多种情况加以处断。一般谓治神,是指要求医者在针刺过程中须全神贯注,聚精会神,不可分心。杨长森之治神,除前者外,更要求医者关注患者之精神神志状况,而先予采取针对性的治疗。具体到头痛之治神为先,盖因头痛之证,或外感六淫所伤,或内伤七情所为；或有痰湿、瘀血等病机存在；或头痛时作时止,或痛势绵绵不已,或头痛剧烈难忍,大多影响患者正常工作与休息,因而多伴见心烦、不寐,狂躁易怒、忧郁或嬉哭无常等精神神志症状。因此,此时应针取有关穴位,先调治患者的精神状态,安定患者心神,只有心神安定,情绪平和,经气方能调和,气机运行畅达,头痛自然减止。为此常取人中、印堂、百会、内关、大陵诸穴。人中乃督脉经穴,为醒脑开窍要穴；印堂虽为奇穴,但穴在督脉经上,与人中同功,具有醒脑安神之效,每多取用；百会乃三阳五会,取治头痛,除局部取穴之外,临床验之多有安神定志之效；内关、大陵虽为手厥阴心包经之穴,内关还为八脉交会穴,通于心、胸,但心主神明,头痛时所伴见之心烦、狂躁、不寐,嬉哭诸症,莫不与心所主之神明有关,取此二穴,有调理心气、安定神志之功效,是故杨长森之治头痛,莫不先调理神志,俾神定气调则头痛自安。

(二)守神

1. 从审神、定神、调神、专意一神四个方面论针刺"守神"

如何在针刺过程中做到"守神"呢？王荃、曾永蕾[10]认为要"守神"就要做到审神、定神、调神、专意一神四个方面。审神是在疾病正邪交争中,"神"代表了正气,神的产生则以血气为基础,"神"可以说是血气的升华,是生命现象的总体反应,它体现了内脏的功能和气血的盛衰。神分布于全身,其高级功能则为精神活动。所以审察病人的神气盛衰,以决定针刺是补是泻,是医者治病的第一要素。

针刺疗法往往令人畏惧,特别是初次接受针刺治疗的患者,或多或少怀有恐惧心理,发生全身肌肉紧张等现象,给寻找针感和掌握针感带来操作上的不便,故消除病人的恐惧心理,树立病人的治疗信心,是保证针术操作顺利的必要条件。所以此时定神就显得非常重要。此外毫针的操作不同于其他方法,治疗的环境一定要安静,在针刺过程中,病人的精神必须集中在针感上,病人神志安定才能施针,这时,针下的气行现象才容易出现,未安而勿刺。而今临床上,有的针灸科,一室多张诊床,治疗者、候诊者、医生多达十几人,环境嘈杂而不宁,对患者的"本神朝"是极为不利的。

在调神方面王荃、曾永蕾认为,针刺必然要选取一定的腧穴,而腧穴的作用就是以神气为主。人体的腧穴是神气游行出入的场所,针刺治病是通过腧穴来施行补泻,而补泻的目的也就是要调节神气。施用针刺补泻得当与否,直接关系到"神",如果乱用补泻,益有余,泻不足,就会使神分离而不能守舍,以致助邪伤正；故正确施行补泻,调适患者的神气,即可损有余,益不足,使神充沛而达到治疗的目的。

古人针刺时非常讲究施术者的专意一神,强调医者在临诊时应全神贯注,精神集中,专心致志地体会针下感觉和病人反应。故东汉名医郭玉曾深有体会地说："神在于心手之际"。而在临床有些医生针灸操作时注意力不集中，"眼观六路，耳听八方"，谈笑风生，不注意针下的变化和患者的感受，在无针感时就进行大幅捻转提插及透穴深刺，往往造成病人运动不便的后遗症，有时甚至造成内脏出血、气胸、休克等严重事故。

2. 从患者神气论针刺"守神"

《灵枢·九针十二原》篇说到"粗守形，上守神"，对于此仁者见仁，智者见智，林洁涛，罗燕君[11]认为所以通过审察患者的神气盛衰来决定针刺是补是泻，是医者针刺治疗的第一要务，患者的神气状态是用针治疗和如何用针治疗的前提。

守神是针刺技术精良的标准。守神，是针刺时全面把握患者的神气，而神气是人的生命活力的集中体现。"神"可以说是血气的升华，是生命现象的总体反映，它体现了内脏的功能和气血的盛衰。神分布于全身，其高级功能则为精神活动。人的眼光有神气，面色有神气，脉象有神气，形体有神气，志意有神气。人无病，则神气健旺，表现为脏腑和调，气血通畅，生机勃勃；人患病，则神气有衰，表现为脏腑失调，气血逆乱，生机减弱。当然，神衰的程度还有轻重的不同，必须时刻关注其变化。

"粗守形，上守神"中的上守神是指上工以调神为要，上工能把握患者的神气变化。如何把握患者的神气呢？望诊尤为重要，时刻观察患者的神情变化。而其中目神最为重要。在针刺操作过程中，医者要注视患者的眼神，频频的目光接触可以使患者安定、平静地接受针刺治疗，引导其精神专一，意守病所，则经气畅达，阴阳平调。

3. 从气至的时机论针刺"守神"

上工治病重在守神，着重了解疾病内部气血的变化情况。对此张全明[12]认为针刺治病的关键在于掌握气至的时机，给予适当的补泻手法。为了证明他的观点，张全明用《灵枢·小针解》、《素问·宝命全形论》、《素问·针解篇》做了全面的解释。《灵枢·小针解》指出"粗守形者，守刺法也；上守神者，守人之气血有余不足，可补泻也。"；"粗守关者，守四肢而不知血气正邪之往来也；上守机者，知守气也。"；"空中之机，清静以微者，针以得气，密意守气勿失也。"这里论述了守神和守机的重要性。《素问·宝命全形论》不仅指出了针刺守神的重要性，还指出："经气已至，慎守勿失，浅深在志，远近若一，如临深渊，手如握虎，神无营于众物。"《素问·针解篇》对上文也进行了解释，"经气已至，慎守勿失"者，勿变更也；"浅深在志者"知病之内外也；"远近若一"者，深浅其后等也；"如临深渊"者，不致堕也；"手如握虎"者，欲其壮也；"神无营于众物"者静志观病人，无左右视也。总之，守神在针刺操作中占有举足轻重的作用。

4. 从调神及针刺时的姿势正确与否论针刺"守神"

廖洪税[13]认为行针之时，勿忘调神、体位及押手进针的好坏与调神及针刺时的姿势正确与否有关。通过调整病人的心理状态和集中医生的精神意识，使针下易于得神取气。医者行针时要全神贯注，精力集中，细心观察病人的神气，体会针下的感应。选择好操作时医者和患者的姿势对于正确取穴和进行针刺操作有一定的影响。医患的体位，可根据针刺时全身不同部位和不同的穴位决定。如取头部风池、大椎穴，病人就要正坐，头向前低取膝眼时要正坐，两下肢屈起取腰腿后侧穴位就俯卧，两下肢伸直取胸腹部穴位就仰卧。需嘱患者全身肌肉放松勿使紧张，同时术者也要站在便于操作的一边。根据不同的部位和穴位，采用不同的操作体位。欲使指力运用自如，押手亦需重视。多数医者进针时均用压指法进针，左右两手协作而行，用左手拇、食指内侧角避开血管，分开肌肉，固定穴位。廖洪税在临床针刺时，多以右手拇、食指持针，为了保持针体垂直，中指无名指紧靠针体，慢慢接触皮肤，轻而缓快速破皮，破皮后一松一进，将针运至一定深度而止，取得了良好的效果。

参 考 文 献

[1] 王妮,刘燕.《内经》针刺治神理论初探[J].陕西中医学院学报,2004,27(2):39～40

[2] 马钧阳.试论《内经》针刺治神的方法和临床意义[J].中医文献杂志,1999,(3):17～18

[3] 孙福生.针灸"治神"浅识.陕西中医学院学报[J],1994,17(1):33～34

[4] 余瑾,袁青,靳瑞.教授针刺治神经验介绍[J].新中医,2006,28(10):10～11

[5] 易光强.论针刺得气及其影响因素[J].广西中医学院学报,2003,6(3):5～6

[6] 邱新红.《内经》针刺补泻研究[D].北京中医药大学硕士论文,2006,22～25

[7] 王少锦,余延芬.论针刺"治神"、"调气"与肌体代谢调节内环境的关系[J].河北中医药学报,2002,17(2):34～35

[8] 曹利民,周彩霞.论治神可提高针灸临床疗效[J].江苏中医.1999,20(3):37～38

[9] 郭志力.杨长森教授针灸治疗头痛经验撷菁[J].江苏中医.2001,22(8):12～13

[10] 王茎,曾永蕾.关于论针刺"守神"与"守气"的问题[J].安徽中医学院学报,2000,(2):36～37

[11] 林洁涛,罗燕君.论《内经》中的"守神"、"守机"、"守气"[J].亚太传统医药,2008,(3):3～4

[12] 张全明.论《内经》守气法及临床应用[J].针灸临床杂志.1998,14(2):24～25

[13] 廖洪税.论针刺"得气、守气、运气"之我见[J].浙江中医学院学报,1996,(2):34～35

[14] 傅贞亮,张登本,等.《黄帝内经灵枢经析义》[M].银川:宁夏人民出版社,1993

[15] (唐)杨上善撰著.萧延平北承甫校正[M].王洪图,李云增补点校.《黄帝内经太素》[M].北京:科学技术文献出版社,2000

[16] (唐)王冰.《黄帝内经素问》[M].北京:人民卫生出版社,1963

[17] 靳瑞主编.《针灸医籍选》[M].上海:上海科学技术出版社,1986

[18] 郭蔼春.黄帝内经素问校注语译[M].天津:天津科学技术出版社,1999

[19] 郭蔼春.黄帝内经灵枢校注语译[M].天津:天津科学技术出版社,1989

[20] 陆寿康主编.刺法灸法学[M].北京:中国中医药出版社,2004

[21] 王富春.实用针灸技术[M].北京:人民卫生出版社,2004

[22] 王富春.针法枢要[M].上海:上海科技出版社,2009

第二节 得气与守气

《素问·离合真邪论》:"吸则内针,无令气忤,静以久留,无令邪布,吸则转针,以得气为故。"得气,古称"气至",近称"针感"或"针刺感应",是指毫针刺入穴位后,调整针刺的深浅、角度、方向,施以提插、捻转等行针手法,使针刺穴位获得经气感应。《金针梅花诗钞》指出:"夫气者,乃十二经之根本,生命之泉源。进针之后,必须细察针下是否已经得气。下针得气,方能行补泻、除疾病"。一般来说,这种针感或称针刺感应(古称得气、气至)可被医患双方共同感知。当针刺得气时,患者感觉在针刺的部位有酸、麻、胀、重等反应,或有酸麻、酸胀、麻胀、酸痛等复合感觉,通过特殊手法的处理,有些穴位还会出现热、凉、痒、蚁行、流动、触电等感觉,这类感觉常沿着一定方向和部位传导或扩散。当患者有上述自觉感应的同时,医生持针的指下也能体会到针下紧感、涩感、沉重感、动感等。若针刺后,未得气,则患者针穴处无特殊感觉和反应,医生持针施术的手指亦感到针下空松虚滑。

一、得　气

（一）得气与"气"的关系

气的涵义有两方面。一是指维持人体生命活动的基本物质，如饮食中的水谷之气，吸入之清气（即氧气）等，即所谓"人之有生，全赖此气"。二是指生命活动的动力，如脏腑之气。所以，气有物质和功能两种涵义。气有先天之气和后天之气之分。先天之气与后天之气合而称为真气。《内经》说："真气者，所受于天，与谷气并而充身者也"，就是气的来源与生成的概括。真气充遍全身，无时不有，无所不至，以营养机体，维持正常的生理功能，所以真气是人体生命活动的物质基础和内在动力。真气偏盛偏衰直接关系着人体的健康情况。所谓"正气存内，邪不可干；邪之所凑，其气必虚"，就是说明正气旺盛不易患病，正气虚衰容易患病的道理。

针刺目的在于通过经络调整机体的气机，使之恢复健康。腧穴是"经气出入之所"，古称"气穴"。针刺中穴，古称"中气穴"，其所中之气，就是经气。"经气"亦称"真气"。《灵枢·刺节真邪篇》："真气者，所受于天（指先天肾气和空气中大气），与谷气并而充身也。"《素问·离合真邪论》："真气者，经气也。"真气包括元气、宗气、营气、卫气。故经络中的真气，其范围也应该包括这四者在内。营气和卫气运行于全身，宗气是推动营气的力量，元气是经络功能活动的基础。实际上经气就是水谷化生的精微之气和吸入的空气以及肾脏的元阴元阳之气的综合功能的体现。

真气行于经络、五脏六腑、四肢百骸、无所不到，给机体活动提供了物质基础，从而产生各种生命活动，包括情感、感觉、意识等，就是所谓"神气"。所以《灵枢九针十二原篇》中将经络腧穴说成是"神气之所"、"游行出入之所"。这就是《内经》中强调的针刺要"得神"、"得气"。针刺中气穴的客观感觉也就是"得神"、"得气"的表现。"得气"的感应，即我们常说的针下有沉、紧、重、满等针感，而病者则有酸、胀、重、麻、热等感觉，或向远方传导。

（二）得气的意义

针刺得气，是施行行气法和补泻手法的基础和前提。不得气，热补、凉泻或气至病所，都很难实现。临床上追求得气的目的，主要是为了提高疗效。大量临床经验说明得气与不得气，疗效有显著性差异。"气速至而速效，气迟至而不治"（《标幽赋》），就是对这种差异的生动描述。得气是施行针刺产生治疗作用的关键，也是判定患者经气盛衰、病候预后、正确定穴、行针手法、针治效应的依据，也是针刺过程中进一步实施手法的基础。

1. 得气和疗效有关

调整经气是毫针治疗的主要目的，是毫针取效的基础；因此不得气就无效，不得气就不利于用毫针治疗。《灵枢·九针十二原》说："刺之要，气至而有效，效之信，若风之吹云，明乎若见苍天，刺之道毕矣。"《标幽赋》说："气速至而速效，气迟至而不治。"《针灸大成》解释说："言下针若得气来速，则病易痊，而效亦速也。气若来迟，则病难愈，而有不治之忧。"针刺的根本作用在于通过针刺腧穴，激发经气，调整阴阳，补虚泻实，达到治病的目的。针刺气至，说明经气通畅，气血调和，并通过经脉、气血的通畅，调整"元神"（人体内在调整功能），使元神发挥主宰功能，则相应的脏腑器官、四肢百骸功能亦起到平衡协调，消除病痛。针刺气至，说明经气通畅，气血调和，神气游行出入自如，这样相应的脏腑器官、四肢百骸功能就能达到平衡协调，消除病痛。所以，针刺得气与否和治疗效果有着密切的关系，可见得气有利于疗效。

2. 得气迟速与疗效有关

针下得气是人体正气在受刺腧穴的应有反应。针下气至的速迟，虽然表现于腧穴局部或所属经络范围，但是能够观测机体的正气盛衰和病邪轻重，从而对判断病候好转或加重的趋向以及针治效果的快慢等有一个基本了解。《针灸大成》说："针若得气速，则病易痊而效亦速也；若气来迟，则病难愈而有不治之忧。"一般而论，针后得气迅速，多为正气充沛、经气旺盛的表现。正气足，机体反应敏捷，取效相应也快，疾病易愈。若针后经气迟迟不至者,多是正气虚损、经气衰弱的表现。正气虚,机体反应迟缓,收效则相对缓慢,疾病缠绵难愈。若经反复施用各种行针候气、催气手法后,经气仍不至者,多属正气衰竭,预后差。临床常可见到,初诊时针刺得气较迟或不得气者,经过针灸等方法治疗后,逐渐出现得气较速或有气至现象,说明机体正气渐复,疾病向愈。

3. 得气与补泻手法有关

针刺得气,是施行行气法和补泻手法的基础和前提。不得气,热补、凉泻或气至病所,都很难实现。《金针梅花诗钞》指出:"夫气者,乃十二经之根本,生命之源。进针之后,必须细察针下是否得气。下针得气,方能行补泻,除疾病"。《针灸大成》说:"若针下气至,当察其邪正,分清虚实。"若已得气,尚需进一步辨别所得之气的性质是"谷气"(正气),抑或"邪气",性质有别,必须辨明其邪正虚实方能有针对性地施以或补(正)、或泻(邪)的针刺方法,不足者补之,有余者泻之,补泻反则病益笃。如何分辨,则根据《灵枢·终始》所说"邪气来也紧而疾;谷气来也徐而和"的不同,辨别机体的气血、阴阳、正邪等盛衰情况,施以或补或泻的刺法,邪正既明,则补泻有据。

(三)得气的形式

1. 患者得气

针下是否得气,可从临床两方面来分析判断。一是患者对针刺的感觉和反应,另一是医者对刺手指下的感觉。患者得气属于自觉指征,是指接受针刺者的主观感觉和反应。当针刺腧穴得气时,患者的针感是一种深部感觉,其性质多为酸、麻、胀、重、触电感,其中以酸、麻、胀感最多见,还有一些不常见的针感,如抽动感、蚁行感、凉感、热感、水流感、痒感和不自主的肢体活动,以及特殊情况下的疼痛感等。临床可见单纯的一种针感,有时几种针感可混合出现,或呈现沿着一定的方向和部位传导和扩散现象。少数患者还会出现循经性肌肤瞤动、震颤等反应,有的还可见到受刺腧穴部位循经性皮疹带或红、白线状现象。

《灵枢·邪气脏腑病形》说:"中气穴,则针游于巷",就是对针下得气的描述。历代医家对针刺得气的临床表现也作了生动细致的形象描述,都说明了针刺得气的临床表现以及得气与未得气反应迥然不同的体会。

感觉的性质与机体反应性、疾病的性质和针刺部位密切相关。一般是敏感强壮者反应强,迟钝虚弱者反应弱。指趾末端多痛;四肢肌肉丰厚处多酸、麻、胀、重,易出现触电感、向上下传导,远端放散等;腹部多为沉压感;腰背多酸胀感。寒证、虚证为阴,得气后多为酸麻痒;热证、实证为阳,得气后多为胀、触电样感觉。总之,因人、因时、因病而异,无固定的形式和统一的指征。

不同穴位的组织结构不同,被兴奋的感受器不同,因而产生了不同的感觉,此外与不同强度的刺激手法有关,与病症性质及机体的反应能力有关。例如,针刺足三里穴时,浅刺以酸感为主,刺入中层可产生麻感,刺入深层为麻胀感,以不同手法、不同强度刺激,可使针感向上下传导。而针刺内关穴时,浅刺以酸胀感为主,稍深即产生麻感,并可向上、下传导。一般认为,针刺时,刺激到神经干、支附近时,多产生麻感,刺激肌肉时多为酸感,刺激肌腱、韧带、筋膜、骨膜附近时,多产生胀感或酸胀感、麻胀感。刺激游离神经末梢感受器及血管壁时多产生痛感为主。例如针刺人中、涌泉、十二井穴时,针感以剧烈疼痛为主,即认为是刺激了皮肤和皮下的游离末梢神经感受器及血管壁神经感受器所致。

组织学研究结果显示,所有的穴位附近都分布了一定的神经、血管,包括神经干、支,小神经束,游离神经末梢,血管壁上的传入神经和某些包囊感受器。此外未发现其他未知的特殊生理结构,这说明针感与神经、血管的关系密切。针刺产生针感的过程,可能是这些结构中的一种或数种综合反应的结果。由于多数穴位附近集中分布了多种复杂的感受结构,所以针刺不同深度、不同方向时,针感也是复杂多样的,有时是多种复合针感。

(1)酸感:如同劳累后肌肉的疲劳感,或当肌肉绷紧后,施以重按时产生酸感。酸感产生于肌肉丰厚处及深部筋膜,当针刺四肢穴及脊柱旁穴位时,易出现酸感,而头面及胸腹穴位少有出现。酸感多局限于针穴局部,有时也向周围扩散或向远处放散。

(2)麻感:是一种放射性麻窜的感觉,当四肢被长时间压迫后刚一放松的瞬间,常出现麻感。麻感最多见于脊柱和四肢关节附近的穴位,并常呈循经传导的特征。

(3)胀感:是从针穴处向周围膨胀的感觉,如同肌内注射时,注入药液对周围肌肉的挤压感。针刺关节滑膜及骨膜时,常见酸胀感,而刺肌肉浅薄处的筋膜、肌腱时,常见麻胀感。

(4)沉重感:产生于针穴局部,类似胀感的压迫感,多见于头部及颜面、胸腹等肌肉浅薄处的穴位。胀感可向周围扩散,但基本不循经传导。

(5)痛感:是针刺时最多出现的感觉,如针尖触到皮肤上,尚未透皮时,产生刺痛,当针刺入一定深度后,触到皮下血管时,会产生灼痛,当针刺入任何穴位,任何深浅度时,施以强烈刺激,都会在针处产生疼痛。这些疼痛都属于一种恶性刺激,是病人难以忍受的,临床应尽量避免产生。但有些穴位的针感是以痛感为主的,例如人中、素髎、十二井穴、十宣等,这些穴位有的以刺痛为主,有的是酸痛、胀痛或热痛等,在治疗昏迷、癫、狂、痫、瘛等精神、神经系统疾病时,只有产生这类痛感,才有治疗作用。

(6)触电感:如触电样的麻痛感,迅速向远端放射,多产生于神经干分布区的穴位,如极泉、环跳、委中、冲门等,可用于治疗神经麻痹、瘫痪及疼痛。

(7)冷、热感:是指针刺后,针下出现凉感或热感,甚至出现全身的冷感或热感。例如古代针法中的烧山火法和透天凉法,是以特种行针手法,使针后产生热感或凉感。一般认为,针后出现酸胀感时,再施以特种手法,易出现热感;针后出现麻感时,再施以特种手法,易出现凉感。热的针感用于治疗虚寒性疾病,疗效较好,而凉的针感用于治疗热性疾病,有较好疗效。从临床统计看,针后出现热感的机会多,而出现凉感的机会少。

2. 医者得气

医者得气属于他觉指征,是施针者感觉和观察到的现象。当患者有自觉反应的同时,医者的刺手亦能体会到针下沉紧、涩滞或针体颤动等反应。针刺得气后,针下可由原来的轻松虚滑,慢慢地变为沉紧,出现如鱼吞钩饵等手感;用于触摸腧穴周围,可感到肌肉由原来的松弛变为紧张,有的还会感到肌肉跳跃或蠕动,某些原来因病而痉挛的肌肉可由紧张变为松弛等。得气后病人常会感到舒适,由蹙眉、咧嘴、呼喊等痛苦表情转为平静,有的人所针局部或经脉循行部位还会出现出汗、红晕、汗毛竖立、起鸡皮疙瘩等现象。

若针刺后未得气,患者则无任何特殊感觉或反应,医者刺手亦感到针下空松、虚滑。有经验的医生,可通过指下感觉得知针尖所刺的是何种组织,并通过指感可以得知目前病人的针感是什么性质、什么强度以及针感传导的方向等,并可通过调整手法来调整针感的性质、强度及传导。

(1)沉感:将针刺入腧穴一定深度后,医生持针的手指感觉针下有吸引感,这种感觉有时如鱼吞钓饵,瞬间即逝,有时如磁石吸铁,持续较长时间不消失。此种感觉多在肌肉丰厚的穴处出现,病人多主诉为麻感或酸麻感。有时针感可沿经传导。

(2)紧感:进针至一定深度后,医生指下感觉针体被紧紧夹住。针入丰厚的肌层使肌肉紧张时可出现紧感。或刺入筋膜层、肌腱中时,指下有紧感。当进针插入时,插的速度快,幅度大会使肌肉紧张,甚至痉挛,将针体紧紧夹住,此时病人感觉针下疼痛难忍,此种感觉属于恶性刺激,在针刺中要尽量避免。此时应将针稍提出,调整针刺方向,重新缓慢刺入,使病人肌肉不紧张、无痛感。当缓慢轻柔刺入丰厚的肌层时出现紧感,病人多主诉为酸胀感。而当刺入筋膜层或肌腱中指下出现紧感时,病人多主诉为麻胀感。

(3)涩感:将针刺入腧穴后,当针体被皮肤、皮下组织及肌肉紧紧黏附着,当向下插入时,皮肤随着针体向下凹陷,向上提针时,皮肤被针体向上带起呈凸突状,当捻转行针时,皮肤亦有随之欲转的感觉,此时医生感觉行针费力,阻力较大,但无明显滞针的感觉。此种指感多见于体瘦久病、气阴两虚的病人。此时病人多有胀重感或酸胀感,苦涩感较重,医生行针阻力非常明显时,病人可出现酸痛或胀痛感。

(4)抽动感：当针刺入一定深度后，突然感到针下肌肉抽动，这种抽动感可被持针的手指感知，有时肉眼可见。当出现抽动感时，病人多主诉为麻感，酸麻感或触电感，此时多是针尖触及到神经干、支及小神经束附近，兴奋了这些感受结构而产生的反射反应。此时若加强刺激手法，则容易引发难以忍受的麻痛感。

(5)刺物感：进针刺入穴位后，刺入不同组织结构，会产生不同的刺物阻力感，这些阻力感与针感关系密切。仔细体会这些不同的刺物感，可预知针感。

肌肉指感：针刺入肌肉层时，肌纤维有一定的阻力，这种阻力柔软轻微，医生可以顺利进行提插捻转等各种行针手法。由于肌层厚度不同，紧张度不同，这种柔软的阻力强度不均匀。当肌肉松弛时，指感极轻微，当病人紧张或肌肉痉挛绷紧时，指感稍强，略有紧感。此外针刺胖人的肌层时，指感稍弱，针刺瘦人的肌层时，指感稍强。一般在肌层产生的针感，多为酸感和胀感，偶可产生麻感。

筋膜指感：在肌肉外层覆盖一层筋膜，筋膜层的指感较肌肉层稍强而有韧性，由于筋膜层极薄，这种韧性感往往一触即逝，故需仔细体会方可感觉。不同性别、年龄及不同体质，筋膜的硬度及厚度不同，指感强度也不同，例如男性比女性指感阻力强，青壮年比少年儿童指感阻力强，体质强壮者比体弱者指感阻力强，体力劳动者比非体力劳动者指感阻力强，体瘦者较体胖者指感阻力强。由于人体各部的活动强度不同，故在同一人体中不同部位筋膜厚度不同，指感强度也不同，如肩臀部较腹部的指感阻力强。人体多数穴位均有数层筋膜，而针刺筋膜时，多产生胀感或麻胀感。

腱膜、肌腱、韧带、关节滑膜指感：此类组织硬韧而富有弹性，针体刺入时有明显的紧涩感，此时病人除偶有胀感或酸胀感外，多数并无明显针感产生。

血管指感：血管壁柔韧而较富弹性，指感强度比筋膜略强，较肌腱、腱膜、韧带、滑膜等稍弱。人体穴位分布了丰厚的血管，一般认为针感的产生与针尖刺激血管壁感受器有密切关系。当针尖刚触及血管壁时，指下有柔韧感，此时病人多主诉有胀感或麻感，偶有热感，若进一步深刺，针尖刺破血管壁时，病人主诉明显的酸痛感或剧痛感，故在穴位深部的痛感均与刺伤血管有关，且出针后穴位皮下瘀血，甚至肿胀。

神经指感：神经组织柔韧且有弹性，指感与筋膜类似，人体穴位神经分布十分丰富。一般认为循经感传的针感，均与刺激穴位神经有关。当针尖刺到神经干、支或神经纤维附近时，即有明显的麻感，偶有凉感产生。进一步深入或加强刺激量，则麻感增强或出现触电感，针感常沿一定分布区扩散。在此类穴位针刺时，应严格掌握刺激量，不宜刺激过强，以针刺刚刚出现麻感即止，若进一步深刺或加强刺激时，常易导致神经损伤。

骨膜指感：骨膜柔韧但无弹性，指感如筋膜或比筋膜略强，因骨膜极薄，故针尖极易穿透刺到坚硬的骨面。针尖刺到骨膜时，多产生胀感或酸胀感，若进一步深入刺到骨组织时，多产生酸痛感。

(6)刺空感：进针透皮后，指下滑利虚空，毫无阻力，如刺在豆腐上，多见于肥胖者及浮肿病人，或针体刺入皮下组织及脂肪组织，或刺入深、浅层肌肉之间，此种指感常无任何针感出现。

(四)影响得气的因素

一般情况下，毫针刺入腧穴后，运用一定的行针手法即能得气。如不得气或气至不够理想时，就要分析原因，针对有关影响得气的因素，采取相应方法，促使得气。影响针刺得气的因素很多，主要有下述几个方面。

1. 与患者的关系

(1)患者情况：针刺得气与患者的精神状态、体质强弱和机体阴阳盛衰等情况密切相关。一般地说，新病、体形强壮、病证属实者，针后出现感应较快、较强；久病体衰、病证属虚者，针下出现感应较慢、较弱，甚或不得气。有些患者阳气偏盛、神气敏感，容易得气，并可出现循经感传。多数患者机体阴阳之气无明显偏颇者，气血润泽通畅，脏腑功能较好，故针刺时感应既不迟钝，亦不过于敏感，得气适时而平和。如属阴气偏盛的患者，多需经过一定的行针过程方有感应,或出针后针感仍然明显存在等,必须因人而异。《灵枢·行针》篇说:"重阳之人,其神易动,其气易行也。""阴阳和调而血气淖泽滑利,故针入而气出,疾而相逢也。""其阴气多而阳气少,阴气沉而阳气浮者内藏,故针已出,气乃随其后,故独行也。""此人之多阴而少阳,其气沉而气往难,故数刺乃知也。"强调了由于人的体质不同,阴阳之气有盛衰,所以下针后的得气反应也不一致。

(2)隐性得气:因为阈上刺激所产生的酸、麻、重、胀或痛等感觉是人体得到刺激信息的一个标志,若是阈下刺激,未能产生任何被人体所感觉的针感,但也不能说这就没有产生治疗效应。实际上,阈下刺激对机体的作用早已被证实,如红外线、紫外线、次声波及超声波等均不能被感官感受,而将其上传到中枢,发挥效应,但均能对视觉器官或接触部位的组织器官形成伤害,出现不适症状。同样,其他阈下刺激不能为大脑皮质感知、接受,不等于说没有感觉,刺激就不存在。李莱田在其《全息医学大全》中将这种刺激形成的刺激信息称为潜在信息,形成的是隐性感觉,与阈上刺激形成的显性信息一样,均能成为一种治疗信息。这种隐性针感是不容易被患者所感觉的。田道正将针刺中这种阈下刺激称之为隐性针感,即隐性得气。

(3)反应失灵:有些患者由于疾病的原因或者体质虚弱,出现反应迟钝、术者针下感觉和患者自觉针感均不明显的情况。这时需要候气或者催气,有些患者可以得气,有些患者仍不得气。一般来说后者疗效较差,但随着临床治疗和病情的好转,大多针感会逐渐加强。

2. 与医者的关系

取穴不准,操作不熟练,未能正确掌握好针刺的角度、方向、深度和强度,或施术时患者的体位和行针手法选用不当等,都是影响针刺不能得气或得气较慢、较弱的因素。

(1)取穴失准:针刺得气实际上是毫针与经穴之气相得,所以要求取穴准确。只有这样,医生才能通过毫针很好地调整经气,取穴不准常会影响得气以及针刺疗效。《灵枢·四时气》篇说:"四时之气,各有所在,灸刺之道,得气穴为定。"《灵枢·邪气脏腑病形》篇载:"黄帝曰:刺之有道乎?岐伯答曰:刺此者,必中气穴,无中肉节,中气穴则针游于巷,中肉节即皮肤痛。补泻反则病益笃。"《灵枢·胀论》:"不中气穴,则气内闭;针不陷肓,则气不行;上越中肉,则卫气相乱,阴阳相逐。"因此,要使针刺得气,气至病所,必须取穴定位准确,若取穴定位不准确或未能掌握好针刺的角度、方向和深度,就会影响得气,而达不到预期的效果,甚至会引起不良的后果。

(2)浅深失宜:经气在经穴之中运行有其特定的规律,并且因人、因时、因病、因穴各不相同,针刺各个穴位的深浅都要因此而定,或深或浅均不能取得满意的针感,只有深浅适中才能迅速得气。

(3)手法失熟:针刺手法需要认真地练习,才能熟练地运用于临床。针灸医生只有熟练地掌握行针的基本手法、辅助手法以及行针催气法,才能运针自如,促使经气来复,使之容易得气,提高疗效。若手法笨拙、粗暴、不得要领,就会影响得气,甚至会造成滞针等不应有的异常情况。若手法不熟练时,操作即很难达到预期的效果,因而有时也不能得气,或者得气不明显。

(4)用心失专:医生在针刺过程中要专心体察针下是否得气,注意患者精神变化和反应;同时要求患者心定神凝,体会针刺感应,专心注意于病所,促使气至。若医者在施术时精神不集中、注意力分散,不能"治神",也会影响针刺得气,即使得气也不容易守住。《灵枢·官能》篇说:"语徐而安静,手巧而心审谛者,可使行针艾,理血气而调诸逆顺,察阴阳而兼诸方。"

(5)辨证失当:针刺得气与患者的体质强弱、机体阴阳盛衰等情况密切相关,对此必须认真辨证。如辨证不当,在手法运用上就会产生偏差,从而导致针下感应迟钝或过于敏感,不得气或者得气即失等。均需医者正确辨证,才能避免上述问题。

3. 与环境的关系

针刺得气与环境也有一定的关系。环境对于机体无时无刻不在发生影响,就气候而言,在晴天、气候较温暖时,针刺容易得气;而阴天、气候较寒冷时,针刺得气较慢或不易得气。月亮的盈亏变化,对针感也有一定的影响，据临床观察，在月盈时给病人针刺，往往容易得气，月亏时给病人针刺，针感相对较差，得气慢。环境的因素很多，除气候的阴晴、冷热外，还有空气、光线、湿度、海拔高度、电磁、音响、气味、卫生等，都会对针刺得气产生直接或间接的影响。《素问·八正神明论》说："凡刺之法，必候日月星辰，四时八正之气，气定乃刺之。是故天温日明，则人血淖液，而卫气浮，故血易泻，气易行；天寒日阴，则人血凝泣，而卫气沉。月始生，则血气始精，卫气始行；月郭满，则血气实，肌肉坚；月郭空，则肌肉减经络虚，卫气去，形独居。是以因天时而调血气也。"

4. 与针具的关系

在远古时代，最初的针灸工具是砭石，之后的竹针、陶针、骨针和青铜针等也都比较粗大，在治疗疾病时，这些针具因为刺激强度大，必然会使人体产生较强烈的针感。而现代的针具多短小细滑，刺激量小，所以不是每次产生的针感都会被患者觉察到。

（五）促使得气的方法

《针灸大成》说："用针之法，以候气为先。"当针下不得气时，需取留针候气的方法以待气至。亦可采用间歇运针，施以提插、捻转等手法，以待气至。留针候气，要有耐心，不可操之过急。所谓催气是通过各种手法，催促经气速至的方法。《神应经》云："用右手大指及食指持针，细细摇动、进退、搓捻，其针如手颤之状，是谓催气。"此外，针刺的各种辅助手法，如刮动针柄、弹摇针柄、沿经循摄等法，也都有催气的作用。

针刺时，如不得气或得气较迟者，在分析其原因后，要采取相应措施，促使得气，以发挥针刺治疗的效果。具体方法如下。

1. 纠偏法

针刺不得气或得气不满意，可能是因为腧穴的体表定位不准确，或者虽然腧穴定位准确而针刺入腧穴穴内的角度、方向、深度和强度不恰当所致。腧穴是脏腑、经络之气输注于体表的特定部位，刺中腧穴，才能得气。所以，针刺时既要取穴准确，更要掌握好不同穴位的针刺角度、方向、深度和强度，以达到得气为准。如果腧穴的定位相差较大，应出针重新定准腧穴正确位置后，再行针刺。

（1）调整定位法：仔细衡量患者的骨度，然后确立准确的进针部位，之后按照针刺部位的深浅进针到适当层次，边提插，边捻转，即可获得明显针感。

（2）调整深浅法：进针至一定深度后，穴位不得气，有时是由于刺入速度太快，透过了针感层，有时是由于刺入太浅，尚未到达针感层，此时可调整针刺深浅。即将针提至皮下，边提插，边捻转，重新缓慢刺入一定深度，在刺入时仔细体会指感的阻力，在指感阻力明显处，加强提插、捻转的刺激量，即可获得明显针感。

（3）调整针向法：进针至一定深度后，穴位无针感，有时可能是针入方向稍有偏移，此时可调整针刺方向，即将针退至皮下，改变针刺方向重新刺入。可向前、向后、向左、向右等不同方向反复进退探索，或根据腧穴部位特点，或直刺，或斜刺，并适当增加刺激量，直至产生针感为度。

2. 候气法

《针灸大成》说："用针之法，以候气为先"。当针下不得气时，需取留针候气的方法等待气至；亦可采用间歇运针，施以提插、捻转等手法，以待气至。前者为静留针候气法，后者为动留针候气法。留针候气，要有耐心，不可操之过急。

3. 益气法

对于少数机体虚弱、正气不足而致针刺不易得气的患者，可根据其具体情况，在其他已得气的腧穴（多用具有强身保健的腧穴，如足三里、气海、关元等）上加强补的手法，或在未得气的腧穴上施以温针灸法、艾灸法以温经益气；或加服适当的补益药物，使机体正气渐复，经气充实，促使针刺得气。

4. 催气法

催气，是针刺入一定深度后，应用手法使穴位产生针感的操作方法。进针刺入一定深度后，使之出现针感，是针刺产生治疗作用的关键。一切针刺操作方法都是围绕针感而进行的，各种补泻手法的应用，也必须是在针刺得气的基础上才能产生效应。针刺时，若不出现针感，必须应用催气法，使针刺穴位尽快产生针感。常用的方法有行针催气法和押手催气法两类。在下一章节的行针手法中会有详细论述。

（六）调整得气强度的技术

调整针感又称调气，是在寻找到针感后，应用适当手法，加强针感的刺激量，或延长针感持续的时间，以提高治疗效果的操作方法。关于调整针感的手法，历代医家发明了较多操作方法，如《针灸大成》记载的进、退、搓、捻、摇、拔等；《针灸问对》记载的进、退、搓、摇、提、弩、飞、盘、弹等；《针经指南》记载的进、退、搓、摇、捻、盘等，都是调整针感强度的技术，简单适用的调气技术在下一章节中的调气法将有详细的介绍。

（七）促进得气感传的技术

针感传导，古称气至病所，现称循经感传，是指针刺得气后，针感沿一定路线传导，向着病所方向扩延和传布，最终达到病变部位。它是行气的主要目的，是得气的最高表现，可以使针下之气到达病变部位，从而调整阴阳之平衡，获得更好的临床疗效。针刺得气后，有时针感自然传向病区，而出现明显的治病效果，说明针感有一定的趋病性，故称气至病所，但多数情况，针感并不明显传导，为了提高疗效，历代专家研究了一些诱发和激发针感传导的方法，古称行气法，现称循经感传的激发和诱发、运气法、气至病所法等。

操作时可采用按、弩、针向行气和飞经走气、通经接气等法，促使和引导经气上下游走沿经脉循行路线向患病之处传导。《针灸大成·经络迎随设为问答》的"有病远道者，必服气直到病所"，即是言此。临床实践显示，针刺感应通过一定方向和距离，达到患病之处后，常会收到良好效果。反之，针刺感应不能达到病所者，疗效则差。临床常用的行气方法有循捏法（是针刺得气后，以刺手持续行针，增强针感，押手拇、食、中指从穴位处向病所方向循经脉轻柔捏揉，使针感向病所传导）、按截法（是行针刺得气后，欲使针感向上传导，即以押手拇指或食指重按穴位下方，并使针尖略向上方行针，则针感易向上行。反之欲使针感下行，则押手拇食指重按穴位上方，并使针尖略向下方行针，则针感易向下行）、倒针法（又称针向法、卧刺法，是针刺得气后，扳倒针身，针尖指向病所以使针感传向病所的操作方法）、推气法（是进针得气后，拇指向前推捻针柄，促使针感传导的方法）、逼针震颤法（是针刺得气后，使针尖滞着于针感点，配合震颤手法，促使针感向病所传导的方法）、逼针摇摆法（是针刺得气后，使针尖滞着于针感点，配合摇摆手法，促使针感向病所方向传导的方法）、接力通经法（是当针刺后，针感向病所方向传导距离短，不能直达病所，此时，在针感到达的穴位处再刺一针，如仍达不到病所，可再接刺一针，直至针感到达病所）、击法（是以押手指端循经轻轻快速敲击，以促使针感循经传至病所的方法）。还可以采用电针及温针灸等来激发得气和循经感传现象。此外，飞经走气四法即青龙摆尾、白虎摇头、苍龟探穴、赤凤迎源，也可用于行气。

二、守 气

在针刺过程中要注意"守气"，即是在针刺得气后，慎守勿失，留守不去。既然得气是针刺取效的重要条件，故"守气"使整个针刺过程一直保持得气的状况显得尤为重要。《针灸大成》说："宁失其时，勿失其气"，就说明了守气的重要性。

针灸历来有"得气容易守气难"之说，往往针刺气至后，一瞬间又消失了，故得气后必须守气，守气比得气更难，对此《灵枢·小针解》篇说："上守机者，知守气也。机之动不离其空中者，知气之虚实，用针之明疾也。空中之机清静以微者，针以得气，密意守气勿失也。"说明守气在具体应用时，必须仔细辨认得气情况，得气时不要随便改变针刺方向和针刺深度，宜手不离针，持针不动，针尖不要偏离已得气之处。或用治神运气法，贯气于指，守气勿失；或用较轻柔平和手法，促使经气续续而至，绕于针下。守气时医者同样要全神贯注，通过手、眼观察和体会经气的活动，即指下冲动感，针下沉紧感，针体转动有吸力和看到针穴处或针穴远处的肌肉跳动等。当需要留针守气时，针体向前捻转数次，候针下沉紧,针体滞着沉重时为恰到好处。这样的"守气"不仅在留针时针感明显,即使在出针后数小时或更长一段时间都能保留较强的针感,起到较好的治疗效果。

三、经典文献

(一)《内经》中有关"得气"的论述

1. 重视"得气"

《内经》十分重视针刺产生针感,针刺必须"得气"。《素问·宝命全形论》篇对得气感应有了生动描述:"是谓冥冥,莫知其形,见其乌乌,见其稷稷,从见其飞,不知其谁。"《灵枢·九针十二原》载:"刺之要,气至而有效,效之信,若风之吹云,明乎若见苍天"。"机之动,不离其空,空中之机,清静而微。"《灵枢·小针解》:"空中之机,清静以微者,针以得气,密意守气勿失也。"强调了得气的重要性。

2. "气至而有效"

《灵枢·终始》:"所谓气至而有效者,泻则益虚,虚者脉大如其故而不坚也,坚如其故者,适虽言故,病未去也。补则益实,实者脉大如其故而益坚也,夫如其故而不坚者,适虽言快,病未去也,故补则实,泻则虚,痛虽不随针,病必衰去。……所谓谷气至者,已补而实,已泻而虚,故以知谷气至也,邪气独去者,阴与阳未能调,而病知愈也。故曰补则实,泻则虚,痛虽不随针,病必衰去灸。"说明所谓的"气至"就是"谷气"至。在《灵枢·终始》中,还对"谷气至"的表现进行了描述:"邪气来也紧而疾,谷气来也徐而和"。这里邪气与谷气对举,"邪"与"正"对,那么谷气应当就是正气的意思。

3. 为了"得气",当需"候气"

即当指候(候)气至之时机,而施针法。因此《灵枢·九针十二原》又说:"其来不可逢,其往不可追。知机之道者,不可挂以发",因气之易失也。《素问·离合真邪论》:"候气奈何?岐伯曰:夫邪去络入于经也,舍于血脉之中,其寒温未相得,如涌波之起也。时来时去,故不常在。"这里讲的是候邪气至,但描述的特点与上文所讲的"气至"含义一致。

又《灵枢·卫气》:"取此者,用毫针,必先按而在久,应于手,乃刺而予之。"《素问·离合真邪论》中"待邪之至时而发针泻矣"及"候邪不审,大气已过"等语句,亦可等类观之。又《素问·调经论》说:"动气候时,近气不失,远气乃来,是谓追之。"《灵枢·终始》:"深居静处,占神往来,闭户塞牖,魂魄不散,专意一神,精气不分,毋闻人声,以收其精,必一其神,令志在针,浅而留之,微而浮之,以移其神,气至乃休,男内女外,坚拒勿出,谨守勿内,是谓得气。"这里讲的都是怎么促其气至,气至之后,再用手法,无失时机,即谓得气,即得气至之时机而施针法。

4. 留针"候气"

对于针后不能得气的,《素问·离合真邪论》云:"帝曰:不足者补之奈何?岐伯曰:……呼尽内针,静以久留,以气至为故,如待所贵,不知日暮,其气以至,适而自护,候吸引针,气不得出,各在其处。"

5. 得气与补泻的关系

《内经》中强调在施行补泻手法操作时,必须要细心审察针下气的往来。《素问·离合真邪论》:"吸则内针,无令气忤,静以久留,无令邪布,吸则转针,以得气为故,候呼引针,呼尽乃去,大气皆出,故命曰泻。"《灵枢·热病》:"热病体重,肠中热,取之以第四针于其腧,及下诸指间,索气于胃络,得气也。"《灵枢·终始篇》:"邪气来也紧而疾,谷气来也徐而和"。《灵枢·小针解》:"不可挂以发者,言气易失也。扣之不发者,言不知补泻之意也,血气已尽而气不下也……要与之期者,知气之可取之时也。"《素问·离合真邪论》:"方其来也,必按而止之,止而取之,无逢(逢,《甲乙》作迎)其冲而泻之。真气者经气也,经气太虚,故曰其来不可逢,此之谓也。故曰候邪不审,大气已过,泻之则真气脱,脱则不复,邪气复至,而病益蓄,故曰其往不可追,此之谓也。"在临床上针刺补泻必须在诊察形气脉象的前提下进行。《灵枢·九针十二原》说:"凡将用针,必先诊脉,视气之剧易,乃可治也。"只有根据详诊细察,判断病证之寒热虚实,才能在针刺中采用相应补泻手法。《内经》认为:"一刺入浅,则阳邪出;二刺较深,则阴邪出;三刺则谷气至"。《灵枢·终始》："谷气来也徐而和",所谓谷气者,正气也,其至也徐缓,有柔和舒适之感。当邪气来的时候,针下的感觉显得紧而急迫,此时宜深刺,并辨证分部进行,以达到扶正除邪的目的,正所谓《灵枢·终始》:"邪气来也紧而疾"。《素问·通评虚实论》说:"邪气盛则实,精气夺则虚。"针刺宜根据虚实辨证,盛(实)则泻之,虚则补之。《灵枢·小针解》亦云:"虚则实之者,气口虚而当补之也;满则泄之者,气口盛而当泻之也"。

《灵枢·九针十二原》卷一:"节之交,三百六十五会,知其要者,一言而终,不知其要,流散无穷。所言节者,神气之所游行出入也,非皮肉筋骨也。睹其色,察其目,知其散复;一其形,听其动静,知其邪正。右主推之,左持而御之,气至而去之"。《素问·针解》卷十四:"刺虚而实之者,针下热也,气实乃热也,满而泄之者,针下寒也,气虚乃寒也。刺实须其虚者,留针阴气隆至,乃去针也。刺虚须其实者,阳气隆至,针下热乃去针也。经气已至,慎守勿失者,勿变更也。"说明用手法加速得气的传导以及达到取效的目的。

(二)《难经》中与"得气"、"气至"有关的内容

《难经·七十难》曰:"初下针,沉之至肾肝之部,得气,引持之阴也。秋冬寒,必致一阳者,初内针,浅而浮之,至心肺之部,得气,推内之阳也。"《难经·七十八难》曰:"当刺之时,必先以左手压按所针荣俞之处,弹而努之,爪而下之,其气之来,如动脉之状。顺针而刺之,得气因推而内之,是谓补。动而伸之,是谓泻。不得气,乃与男外女内,不得气,是为十死不治也。"《难经·七十九难》曰:"所谓实之与虚者,牢濡之意也,气来实者为得,濡虚者为失,故曰若得若失也。"《难经·八十难》曰:"经言有见如入,有见如出者,何谓也?然。所谓有见如入者,谓左手见气来至,乃内针,针入见气尽,乃出针,是谓有见如入,有见如出也。"

从中可以看出,"气至"发生在进针之前,是下一步行手法的前提;"气至"是通过左手感应到的,而非刺手(右手)或患者;"气至"当"如动脉之状",是形容邪气正气争斗激烈、邪气盛大之状,与《内经》中的"邪气至紧而疾"的意思相同,不是《内经》所言得气、气至之意;"得气"发生在"气至"之后——得气至之时机,乃施补泻。

(三)《甲乙经》"得气"和"气至"论述

《针灸甲乙经卷之三·背自第一椎两傍侠脊各一寸五分下至节凡四十二穴第八》说:"白环俞,第二十一椎下两旁各一寸五分,刺入八分,得气则泻,泻讫多补之,不宜灸。"《针灸甲乙经·脾胃大肠受病发腹胀满肠中鸣短气第七》:"腹满痛不得息,正卧屈一膝,伸一股,并刺气冲,针上入三寸,气至泻之"。《针灸甲乙经·妇人杂病第十》:"女子月水不利,或暴闭塞,腹胀满疮,淫泺身热,腹中绞痛,欢疝阴肿,及乳难,子抢心,若胞衣不出,众气尽乱,腹满不得反复,正僵卧,屈一膝,伸一膝,并气冲针上入三寸,气至泻之"。此处的"得气则泻","气至泻之"和《难经》中的"得气"概念类似。

(四)《千金方》有关"得气"的论述

《千金方》对于"气至"和"得气"的理解,是一种意思。"视眼歪不正,口歪目𥈓,面动叶叶然,眼赤痛,目眺眺,泣,在目下七分眶骨中,当瞳子直下陷中入二分半,得气即泻,第二十七·针灸中·肝病第一)冷热泪,目睑赤皆针承忌灸。"(《千金翼方》卷"治脚转筋针内昆仑穴,在内踝后陷中,入六分,气至泻之"。《千金翼方》卷第二十七·针灸中·肝病第一)此处"得气即泻"和"气至泻之",意思完全一致,都是手法施行的前提。

(五)《标幽赋》中有关"气至"和"得气"的论述

窦汉卿在《标幽赋》中的相关论述:"先详多少之宜,次察应至之气。轻滑慢而未来,沉涩紧而已至,既至也,量寒热而留疾。未至也,据虚实而候气。气之至也,如鱼吞钩饵之沉浮,气未至也,如闲处幽堂之深邃。气速至而速效,气迟至而不治。"《针经指南》"真言补泻手法"一节说:"补法:左手掐穴,右手置针于穴上,令病人咳嗽一声,针入透于腠

理,复令病人吹气一口,随吹针至分寸,待针沉紧时,转针头向病,以手循扪,觉气至,却回针头向下,觉针沉紧,令病人吸气一口,随吸出针,急闭其穴。虚羸气弱痒麻者补之。""泻法:左手掐穴,右手置针于穴上,令病人咳嗽一声,针入透于腠理,复令病人吹气一口,随吹针至分寸,待针沉紧时,转针头向病所,觉气至病,若觉病退,便转针头向下,以手循扣,觉针沉闷,令病人吹气一口,随吹气一口,徐出其针不闭其穴,命之曰泻。丰肥坚硬疼痛者泻之。"描述了得气时针下的感觉,以及不得气时按病症虚实来候气,手法则有补泻之分。

窦汉卿在《标幽赋》中认为"沉涩紧"为"气至",并在"气至"的基础上,进行"寒留热疾"。显然这里的"气至"也是手法施用的前提。此外《标幽赋》还提到"气速至而速效,气迟至而不治",探讨了"气至"速迟与疗效的关系。

(六)《金针赋》论"得气"

《金针赋》:"气速效速,气迟效迟。"论述了得气与针效的关系,得气快,针效迅速,得气慢,针效也慢。也记载了促进得气感传导的技术,《金针赋》载:"按之在前使气在后,按之在后使气在前,运气走至疼痛之所"。

(七)《针灸大全》论"得气"

徐凤在《针灸大全》中注解《标幽赋》为:"轻浮、滑虚、慢迟也。入针之后,值此三者,乃真气之未到也。沉重、涩滞、紧实也。入针之后,值此三者,是正气之已来也。"此段文字中出现的气至是"真气至",真气来时针感是"沉重、涩滞、紧实"的。

(八)《针灸大成》论"得气"

《针灸大成》云:"用针之法,以得气为度,若针下气至当分其虚实……但濡弱者即是虚,但牢实者即是实。"《针灸大成》中这样写道:"若气不朝,其针为轻滑,不知疼痛,如插豆腐者"。描述了得气的感觉以及得气也有虚实之分。

(九)《金针梅花诗钞》论"得气"

《金针梅花诗钞》载:"夫气者,乃十二经之根本,生命之泉源。进针之后,必须细察针下是否已经得气,下针得气,方能行补泻,除疾病"。《金针梅花诗钞》载:"下针得气后,随即扳倒针身,以针尖指向病所。欲气上行则针尖向上,欲气下行则针尖向下",促进得气感传导。

(十)《三国志·魏书·华佗传》论"得气"

《三国志·魏书·华佗传》若当针,亦不过一两处,下针言"当引某许,若至,语人。"病者言"已到",应便拔针,病亦行差。"描述了"得气"是患者所能感应到的,讲述了得气与针效的关系。

(十一)《针经摘英集·治病直刺诀》论"得气"

《针经摘英集·治病直刺诀》:"治闪著腰疼,错出气腰疼,及本藏气虚,以圆利针。刺任脉气海一穴,肥人入针一寸,瘦人针入五分,三补三泻,令人觉脐上或脐下,满腹生痛,停针,候二十五息。左手重按其穴,右手进针三息,停针二十五息,依前进针。令人觉从肾处热气上入小腹,满肚,出针,神妙。治五噎,黄疸,醋心,多睡,呕吐不止,刺任脉天突一穴,在结喉下一寸宛宛中,阴维任脉之会,针入五分,留三呼,得气即泻;次针足少阴经通谷二穴,在中腕穴两傍同身寸之相去各五分,用长针针入八分,左始针能进饮食,右捻针能和脾胃。许氏云:此穴一针四效,凡下针后良久,先脾磨食,觉针动写一效。次针破病根腹中,作声写二效。次觉流入膀胱,写三效。然后觉气流行入腰后肾堂间为四效矣。治偏正头痛……次针手阳明合谷二穴在手大指岐骨间陷中,随患人咳嗽一声下针刺五分,内捻针,令病人吸气三口,次外捻针,呼气三口,次又内捻针,吸气五口,令人觉针下一道痛如线上至头为度,长呼一口气出针。治卒心痛不可忍,刺任脉上脘一次……刺入八分,先补后泻之。其穴下针,令患人觉针下气行如滚鸡子入腹为度。"说明手法行针可以促使得气,任何病症在针刺时都以得气为取效的前提。

(十二)《灵枢·小针解》篇论"守气"

《灵枢·小针解》篇："上守机者,知守气也。机之动不离其空中者,知气之虚实,用针之明疾也。空中之机清静以微者,针以得气,密意守气勿失也。"说明守气的重要意义。

(十三)《针灸大成》论"守气"

"守气"即是在针刺得气后,慎守勿失,留守不去,是针刺取效的重要条件,故"守气"使整个针刺过程一直保持得气的状况显得尤为重要,为此《针灸大成》说:"宁失其时,勿失其气",就说明了守气的重要性。

四、现代文献

(一)不同医家论"得气"

1. "得气"之前需"候气"

(1)朱琏论"候气":候气法一种是针刺中气未至,留针数分钟再行手法,如此反复应用以待气至;另一种是手不释针,密切观察以待气至,二者均有一定作用。

(2)司徒铃论"得气"与"候气":司徒铃[1]认为,得气是进针后在针刺部位产生经气已至的感应,亦称"针感"。得气时患者可出现酸、胀、沉、重等感觉,部分病人可有不同程度的循经传导;而医工则会有针下沉紧如鱼吞钩饵的沉浮感觉,在针刺过程中,如得气较慢或不得气,就可采取行针催气或留针候气的方法。

(3)郑魁山论"得气"与"候气":进针后如不得气,需要行针候气。行针是针刺穴位后,利用搓捻提插等法,使之得气的一种操作方法。候气是医者采用各种方法候其经气之到来,并包括气不至时的催气、得气后的行气和守气。气至亦即得气,这种得气感医者、患者均可察知。如患者在针刺部位感到酸、困、胀、热、凉和似线状的向上、下传导或似片状的向周围扩散。医者进针后感到的针下沉紧、冲动、针体转动有吸力和看到针穴处或针穴远处的肌肉跳动,都属于得气的现象。

2. 得气的操作

(1)承淡安论"得气":进针后,必须得气,发生感应和传达。感应快的治愈速,传达远的取效宏。如遇体弱久病,针刺不易发生感应和传达的,则须用催气法。但不及用古人"爪括针柄"之法,只须凝神静气,轻轻捻动针柄,缓缓提出针身少许。如是约经20秒钟时间,如仍无酸麻胀感,即以针再深入少许。如仍无感效,则再提出少许。如是反复试探仍不能得气时,必须休息1~2天再针。

(2)冯润身论"得气":透刺若已得气,术者可感知针下有吸着感、紧涩感,患者常有酸、麻、胀、重、热、凉等感觉。如针后不得气可施用提插、捻转、循扪等法催气,如经2~3次催气仍无针感时,则需调整针刺方向。进针得气后,应每隔10分钟行针1次。

(3)郑魁山论"得气":郑老进针后捻针的方向不管穴位是在左肢或右肢,都是顺时针方向,即拇指向前,食指向后,针尖向着病所的方向。持针的右手顺时针向前捻推,掌握好针体转动的角度,向前弩推的同时,细心体察针感。针体捻转角度过大,会使肌肉缠针,病人疼痛,甚至有时针体缠断肌纤维,针下打滑,如扎豆腐,是不得气的现象。同时左手的按压不能放松,左右手配合,上下捻搓寻找感觉,目光要集中于"病所"及经脉所过之皮部,仔细观察皮部变化,还要不断询问病人的感觉。

针尖所到必须是有目的的,如果经气被激发,左手押手感到"冲动",同时持针的右手感到针下沉紧有力,病人也有了酸胀感或走传感,就要立即停止针尖的进退,右手将针体顺时针方向稍稍捻转,这时会感到针体沉重、滞着,或留针守气,或行补泻手法。这一过程,郑老是通过眼睛、左右手、口问、体察感觉四个步骤同时进行而完成的。针刺取气中,手法操作程序是得气的重要手段,但学会了它并不等于能取气自如,尤其是针感的传导方向很难控制。郑老认为,除了左右手的协调配合。医者要在针刺过程中细心体察经气的活动,这就是古人强调的针刺时要全神贯注的道理所在。

关于施术手法,郑老主要强调两点:一点是取穴要准确,一点是左手的重要性。他认为在进针前先以左手拇指或食指揣摸、按压穴位,以确定准确的位置。即使进针后,左手指也不离开穴位,它能起到导气、激发经气的作用,左手在针刺得气中的重要性,不容忽视。另外,针刺前,先以左手循切、按压,可以了解和体察经络之虚实、气血之盛衰、肌肉之薄厚,以确定进针之深度和手法,并分拨妨碍进针的肌腱、韧带等。左手在针刺得气中必须与持针的右手密切配合,才能充分发挥它的作用。郑老称经气的到来为"冲动",这不是由病人说的,而是医者指下的针感。后之学者,往往只注意询问病人的感觉,忽视医者自己的体察,以致经气来时,医不自知,等病人诉说"有了"时,针尖已穿过经脉,所以复行针又"没了"。不知气之往来,不会掌握取气的时机,不能明察气行的微妙作用和机密所在,就是临床上经常出现的经气得而复失的原因之一。

(4) 王培清论得气的应用与操作:王培清[2]认为:得气"如鱼吞钩饵"的感觉,即"轻松虚滑变为沉紧重满"。比如押手的指感,当触知肌肉紧张、跳动或有搏动感时,所谓"如动脉状"即为得气。笔者在针刺实热证者时,常用透天凉手法,往往在针刺中押手渐有患者皮肤温度下降的感觉;患者同时也诉局部有吹凉风的感觉。这种感觉的出现,往往是在慢按紧提、三退一进,按地、人、天三部,行完六阴之数之后,这种得气才较明显。而在针刺虚寒证者时,用烧山火的手法,押手会有患者皮肤温度有所上升的感觉,患者诉局部或全身有温热感,像一股暖流进入体内,甚至押手触其肤有湿润感;患者可有面部烘热、皮肤局部潮润微红等反应。出现这种反应,一般要在行完天、人、地三部,紧按慢提、三进一退,重复3个9次之后,才有较明显的温热潮润之感。当然,在临床实践中,也不提倡非要"六九之数",只要气至,并守而勿失,治病效果才好。

在针刺过程中患者所针穴位局部和所属经脉路线上可出现酸、胀、重、麻、凉、热、痒、痛等感觉,局部肌肉可出现松弛或紧张,甚至有蚁走感、触电感、跳动感等不同的针感。针感的强烈与否与机体的反应性、病因性和针刺的部位不同而各异。如酸胀感多见于局部,特别是肌肉深层;电麻感多见于四肢;痛感多见于四肢末端及痛感敏感处,如水沟、涌泉、劳宫和指尖等。

凡事有度,凡针亦有度。针刺之得气,要无过之,无不及。术者要通过望、触、问加以仔细辨析,随时注视病人的面部表情是及时掌握手法轻重和得气程度的有效方法。针感徐缓而至,患者感觉舒适,面部则呈现平和坦然的表情;若针感紧急而至,过于强烈,患者不堪忍受,则出现痛苦表情,如皱眉、咧嘴,甚至呼叫啼哭,此时术者应停针观察,以防晕针或其他不测。

下针后气不至,以手上下循之,谓之催气。用手按压所针穴处"按之在前,使气在后;按之在后,使气在前"(《针灸大全》),谓之行气。用指甲从针尾刮至针腰(下刮),或从针腰刮至针尾(上刮)。病在上则上刮,病在下则下刮,当属行气。《针灸问对》云:"凡针腹部穴,如循环状,左盘为补,右盘为泻,为之和气","凡下针如气不至,按针左转,一呼一摇;提针右转,一吸一摇",亦属行气。在进行捻转提插的补泻手法时,一定要遵从《难经·七十八难》中指出的:"推(插)而内之,是谓补;动而伸(提)之,是谓泻"的原则,其后,"紧按慢提"为补,"慢按紧提"为泻,则是进一步的完善。而《标幽赋》所载"随济左而补暖"、"迎夺右而泻凉",即左转针为补,右转针为泻,此乃根据伏羲八卦卦象,离左居卯位,当阳气生发之时,左转顺阳而为补,坎右居酉位,当阴气渐长之时,右转顺阴而为泻之理演变而来。明代汪机的《针灸问对》则说:"捻针逆其经为迎,顺其经为随"。总之,还应归结到《难经·七十二难》之"营卫之流行"、"经脉之往来"、"随其逆顺而取"的原则。对此,王培清曾治一坐骨神经痛患者,取患侧环跳、阳陵泉,行迎随补泻手法,患者上至腰椎下至腓侧小趾,如放射之电流,开始述如过电,2次行针后,患侧肢体即感由冷变暖。

3. 得气指征与"针感"

(1) 程莘农论针感[3]:程老认为运针的指力,对疗效有直接的影响,要有"手如握虎"之力,才能"伏如横弩,起如发机",才能针达病所、气通乾坤。有时同一穴别人治不好,他却能很快取得疗效,这其中与指力有很大关系。所以程老经常要别人从他手上抽他握住的针,以试验他握针的力量。程老认为得气之时病者有针感,医者手下也应有气感。针感以直接刺激的感觉为主,所以有时有针感但不一定得气,此时可停针待气,若为了单纯追求针感而反复提插,结果虽有某种针感,但却可能打乱气机的正常运行,疗效往往不佳。另外,医生若不细心体会针下情况,而以追问病人的感觉为主,这样心中无底,疗效很难保证。

(2)于书庄论针感

①不同性质的针感及其适应证

酸胀感:临床最为多见,且经常混合出现。柔和的酸胀感,适于治疗虚证、慢性病和体虚者。以此治疗虚证者,针后感到舒服。

麻、触电感:针感强烈,适于治疗实证、急性病和体质强壮者。如针刺环跳穴,寻找触电感,传导至足,对根性坐骨神经痛、癔病性瘫痪尤宜,但当剧痛消失后仅残留微痛或脚外麻木时,则不相适宜。又如针刺环跳,针感至少腹可治肾绞痛、经闭实证等。

热感:适用于寒证,包括虚寒证、寒湿证以及风寒证,如寒湿痹证、寒湿泄泻、肾虚腰痛、面瘫后遗症的风寒证,以及麻痹和肌肉萎缩等。

凉感:适用治疗热证,包括风热证、火热证、毒热证、燥热证等。如风热感冒、咽痛、风火、胃火牙痛,肝郁风火所致的高血压头痛,偏头痛的火热证等。

抽搐感:适用于治疗内脏下垂,如胃下垂、子宫下垂等。

痛感:针刺手足部的井穴、十宣、涌泉,面部的人中,耳穴与尾骶部长强穴时,主要是痛感。因此,痛感也是针感之一。

针感传导的方向对疗效有一定影响,主要分为向心性与离心性两种。一般来说,离心性针感传导较易获得,向心性针感传导则需特殊的行气手法(如按压行气等),以提高疗效。

②针感的强度及其适应证:针感的强度,是由于针刺手法操作的指力、针刺的深浅、针刺手法操作持续的时间,以及个体对针刺的敏感程度组成的。一般来说,指力强,所获针感亦强;但个体对针感很敏感,即使针刺指力很轻,也能获得较强的针感。因此,医生必须密切注视个体对针感的敏感程度,给予恰当的指力,以获得适宜的针感强度,才能收到良好治疗效果。针感强,适用于治疗急性病、实证和体质壮实者;针感柔和,适用于治疗慢性病、虚证和体质虚弱者。但是虚实有程度之别,有局部与全身之分,因此针感强度亦随之而异。如在临床上针刺后,病情缓解时间短暂,说明针感强度不足,应结合具体病情,加强指力或延长手法操作时间。反之,针刺后病情反而加剧,过几小时或1～2天病情逐渐减轻,这说明针感过强,应予减轻指力或缩短操作时间。

③针刺的深浅及其适应证:如毛刺适于股外侧皮神经炎,输刺适于颈椎骨质增生症等,这就是根据病位深浅,来决定针刺的深浅。实践证明,发挥激发经气的部位主要是针尖,针刺深则针感强,针刺浅则能减弱针感,所以说针刺深浅除能调整针感强度之外,更重要的是针刺手法的环节之一。

④影响针感的几个因素

与病情的关系:虚寒证患者易获热感,实热证患者易获凉感。

针刺部位的关系:如酸胀感常见于任何部位,但针尖在人部(穴位中层)更易显酸胀感,针尖刺及运动点时,则显抽搐感,使用搓针法亦易显抽搐感。麻、抽搐感是针刺入神经干分支时产生的,气至病所是刺中经络所产生的。

与针刺手法的关系:推而内之,即进针得气后缓慢压针1～2分钟,将针刺入应刺的深度,易获热感。动而伸之,即将针刺入应刺的深度,得气后将针慢慢提至天部(1～2分钟),易获凉感。

与个体差异的关系:个体对针刺敏感者,容易获得各种针感。个体对针刺不敏感者,欲获得热感、凉感就不太容易。对于这种病人,欲获得热感而不至者,可配合温针灸;欲获得凉感而不至者,可配合放血。

(3)张缙控制针感技术

①针感传导:针感在一定条件下沿着一定方向向远端传导,一般称为针感传导,简称"感传"。这种现象可以用特殊手法加以控制,如足三里穴区的

通常针感是向外踝附近传导，如用手法控制，可使之向上传导至侧腹部以至更上部位。若是想了解如何控制，就必须先了解不控制时的针感情况。一般来说，术者手法娴熟，针感传导的出现率就高，传导的也较远。

张氏认为，找好基础针感是控制针感传导的先决条件。先出现麻感则易于传导，酸则相反。因此，欲使针感放散，先要找到麻感，使之向一般部位传导，然后再改变手法使之向所要求的方位传导。麻感放散的较远，但线路窄，持续短暂。酸胀感传导的近，却线路较宽，持续时间长。要使麻感持久，必须勤加捻动针体。

一般来说，四肢部位尤其是大穴的针感容易传导，也容易控制传导方位。针刺手法，捻转角度要大，通常搓、弹、插、捻、提、按都要使用。故针不能过长过细，弹性要好，针体要光滑；进针要保持无痛，争取病人之合作；针刺后不可乱捣，随时留意针感，防止针感从针尖下滑过。

②针感传导方位的控制

捻针方向：是关键操作之一，必须手技熟练，细心体会，抓住瞬间变化，要稳要耐心，要敏捷地调节捻转方向，一般可先找到麻感，然后向一个方向试探捻针，观察情况，如已达到要求，可继续按原法操作，使之向远方传导。如方位相反，则保持针尖不动而改变捻转方向，并注意维持原有基础针感。

针尖方向：通常针尖方向与针感方向一致。不需要改变方向时，可以用以下两法。其一是针尖不离原位，向相反方向搬动针柄，但这仅适于浅刺，针要粗些，并在患者反应敏感情况下才能使用。其二是针尖离开原位，适用于深刺，应用上法无效时，可将针体提出一段，然后改变方向向下按针，另找基础针感。针尖要朝向所要求传导的方向，可借提插和捻转使针感朝预定方向传导，提插幅度要小，多向下用力，押手要配合好，竭力避免酸感，因酸感不易传导。

左手的运用：不仅押手用左手，循摄也要用左手。杨继洲"十二字分次第手法"的爪切、指循、爪摄三法，就是左手的具体运用。他的"下针八法"曾四次谈到关于左手的运用。在控制针感传导方位时，左手的作用在于闭住经脉的一端，使针感向另一端放散。其次，是在本经上施以循摄，借以引导针感的到来。具体操作时，左手拇指关闭住本经一端，要贴近针刺部位，不宜太远，用力要大，要朝向经脉开放的一端，不要直下用力。关闭要用指尖而不是用指甲，用力不当或过大，会造成疼痛，针感会向反方向传导。

引导针感的方法：可将左手二、三、四、五指垂直放于皮肤，呈"一"字形排开，放在欲传导的经脉上，在行针同时一起加力揉动，或周而复始地逐次加力。也可不用四指，只用两指或三个手指，要能放在腧穴的中心点上更好。此法多用于头面部及针距病所较近的情况。如用于针距病所较远时，各手指位置可以不固定，而是在经脉线的适当部位（如较大穴区或放散受阻部位）加以循、摄和按。关闭、引导和指尖向前移动三者要一起应用，相互配合。

③针感通过关节的方法：通常针感是不易跨过关节部位的，如使用一定手法则有利于针感通过关节。《针灸大成》："若关节阻滞气不通者，以龙虎交战之法通经接气，驱而运之。"还说："先用苍龙摆尾，后用赤凤摇头，再行上下八指法，关节宣通气自流。"

苍龙摆尾：又称青龙摆尾法、行卫法和行络脉法。这是一种深而小摇的手法，即进针后先找基础针感，后拨针尖朝向病所，一左一右地慢慢搬动。

赤凤摇头：又称白虎摇头法、盘法和行络脉法。一般是一次将针插至地部，再至天部，然后四次穿提，待找到合适针感以后，再像摇铃样地将针左右摆动。

(4)屈玉明论"得气"指征：屈玉明[4]对"得气"指征比较准确的描述应是"当经气感应产生时，医者会感到针下有徐和或沉、紧、涩、滞，或针体颤动等感觉"。同时，患者的针刺部位有酸、麻、胀、重、凉、热、触电感、跳跃感、蚁走感、水波感，以及在特殊人体或特殊部位上出现的疼痛感等，这些感应有时还可沿一定的方向和部位向远方传导、扩散。少数经络敏感者还可出现循经肌肤瞤动、震颤，或出现循经性皮疹带，红、白线状现象。

4."得气"与"守气"

(1)林洁涛,罗燕君论《内经》中的"守气":林洁涛,罗燕君[5]认为当行催气手法出现得气感时,配合紧捏手法,即拇、食两指紧紧捏住针柄不动,令"气"聚于针下而不散,谓之守气。守气在具体应用时,必须仔细辨认得气情况,得气时不要随便改变针刺方向和针刺深度,宜手不离针,持针不动,针尖不要偏离已得气之处,或用治神运气法,贯气于指,守气勿失;或用较轻柔平和手法,促使经气续续而至,绕于针下。守气时医者同样要全神贯注,刺手及押手并用,体会经气的活动,即押手指下的冲动感,刺手针下的沉紧感,针体转动时有吸力等;两眼观察针穴处或针穴远处的肌肉跳动等。而在一定时间内守气,能维持针刺对穴位、经脉的有效刺激,这是施行行气、补泻手法的基础。要想针刺得气,医者需心中有数,知何病何穴易得气,何病何穴不易得气;对不得气的患者,要有耐心,细细施行补泻手法或留针候气,切忌手法粗糙或强加刺激,使患者紧张而痛苦,反不易得气。得气之后就应该守气。名老中医黄鼎坚认为,守气这一环节相当重要,守气可起到保持针感和加强针感的作用,从而使有效的刺激量在一定时间内得以维持。如果一获针感即松手,这样气散不聚则针感会很快消失,达不到有效的刺激。而在一定时间内守气,能维持针刺对穴位、经脉的有效刺激,这是施行行气、补泻手法的基础。

(2)杨国秀论"守气":杨国秀[6]认为应用针刺补泻手法,必须在体察针下得气、守气、气至的情况下进行,才能提高临床疗效。守气,就是在施行补泻手法的过程中,医者要密切体察针下得气强弱的转化,即行补法后针下之气会由弱转强;行泻法后针下之气会由强转弱,这是补泻手法奏效的信息反馈。如强弱转化的程度不够理想,可酌情增减其补泻用量,以促其气至。应用针刺补泻手法,必须体察针下得气、守气、气至三者之间的转化情况,才能判断和调节补泻用量,使之达到最佳程度。其中守气一环,尤为重要,但难度较大。若没有精湛的技术素养和认真负责的精神,操作马马虎虎,粗心大意,则很难体察出来。

(3)廖洪税论针刺"守气":廖洪税[7]认为"得气、守气、运气"皆是针刺过程中的运针之法,是决定治疗效果的关键。清代李守先论针灸之难时指出"难不在穴,在于法耳"实乃中肯之言。

得气、守气、运气是针刺过程中三种不同的针刺手法,又是不可分割的有机整体。《标幽赋》曰"气速至而速效,迟至而不效",即指出得气是治疗效果的关键,亦是针刺手法的基本要求。在针刺时缓慢地将针送到一定深度,病人感到酸、胀、重、麻,医者感到针下沉紧有一簇簇的力涌来即为得气。在临床上,往往得气容易,守气难。守气需在得气基础上将气守住,采用弹、刮、飞、颤等辅助手法保留针感,使针感维持在一定时间内。运气,是在得气、守气的基础上所进行的行针手法,用不同的手法达到运气。运针法可促使针感循经传导,甚而气至病所,有通血气,调营卫,提高针刺疗效的作用。运针是术者针尖的功夫,也是一种技巧,也并非大成所述"转针向上气自上转针向下气自下"而已。

(4)黄建军论针刺过程中的"失气"与"守气":黄建军[8]在调神的基础上,针对患者失气的原因,可采取持针守气法(进针后,当患者出现较明显的针感,即停止大幅度的提插捻转手法,而采用轻缓的手法寻找最敏感的得气深度和角度,并以刺手持针以维持最佳的针感1分钟,适用于留针时容易失气,或不宜久留针者)、滞针守气法(对进针至应刺深度后患者仍不得气,或针感甚弱,或行针时稍有针感,留针时针感迅即消失者,可采用适度单向捻针,造成轻度的滞针状态,则可出现较强的针感,且维持时间较长。手法一定要轻缓,切忌鲁莽。要根据患者的反应和针下的沉紧程度及时调整捻转角度,如在某一深度捻针至仍无满意针感出现,则应调整针刺深度再试)、行针守气法(对留针过程中针感逐渐减弱乃至消失者,可适当增加行针次数)。

(二)得气的效应

1. 郭效宗论得气效应

郭效宗[9]强调在针刺治疗中得气与否对疾病疗效的重要性,针感传导方向与手指的按压推循有密切关系。郭老认为,手指按压推循方向、针尖方向和捻针方向与针感传导方向是相一致的。只有当手指按压方向、针尖方向和捻转方向均相一致时,针刺感传才能按一定方向循行。例如针刺合谷治疗牙痛,为了达到"气至病所"的目的,就需用左手大指按压住合谷穴的下方,以阻止其针感下行,同时手指推压方向、针尖方向和捻转提插方向均需向上,以促使其针感上行。

2. 易光强论针刺得气及其影响因素

易光强[10]认为得气反应包括他觉反应与自觉反应两种。所谓他觉反应,是指施针者感到和观察到的现象,如针下有沉紧的感觉,或观察到局部或经脉循行部位的肌肉震颤、跳动或针柄跳动,或皮肤色泽改变,或患者表情改变等。所谓自觉反应,是指患者在针刺过程中所出现的主观感觉和反应,感觉针下有酸、麻、胀、沉重、痒、舒松、发冷、发热感等,有时某种感觉可沿着一定的部位,向一定的方向扩散或传导,其感觉性质与机体反应、疾病性质和针刺的部位有关。一般敏感者反应较强,迟钝者反应较弱,四肢末端多痛,四肢肌肉丰满处多酸、麻、胀、困、重,易出现触电感、跳跃感、上下传导感、蚁行感、水波样针感、线条样针感,头面部位多有沉压感,腰背部多酸胀感。以及气至某些脏腑器官所出现的某些机能改变,如气至肠胃可出现肠鸣或饥饿感。

影响得气的因素方面,认为"治神"与否对得气的影响颇大。在针刺过程中,医生要精神内守,同时应保持环境安静。如果忽视了"治神"的作用,便会影响得气和治疗效果。穴位定位的准确与否对得气也有影响;人体体质对得气影响,由于人的体质不同,阴阳之气有盛衰,所以下针后的得气反应也不一致。故临床上,医者应重视病人的体质因素,因人施针。阳气偏盛之人,得气最快,针感较强,针刺手法宜轻,若手法过重,容易造成晕针;阴阳和调之人,血气濡润滑利,故针入即气应,适时得气,针刺手法宜适中;阴气偏盛之人,得气最慢,出针后始有反应或"数刺乃知",故针刺手法宜重,若针刺手法轻,就难以得气,达不到治疗效果。日月星辰、四时气候对得气的影响,在气候较暖的情况下,针刺容易得气,反之在气候寒冷的情况下,针刺比较难以得气。月亮的盈亏变化,对针感也有一定的影响,据临床观察,在月盈时给病人针刺,往往容易得气,月亏时给病人针刺,针感相对较差,得气慢,此种现象有待进一步观察和论证。此外针刺手法对得气的影响也很大。

3. 黄晓卿论"得气"现象与针效关系

黄晓卿[11]分别以胃电变化和心功能变化作为针效指标,观察不同得气状态对针效的影响,并对不同得气状态的针效做了比较。结果发现针刺得气后针效好于无得气,针刺后得气是取得良好针效的重要条件,不同的得气状态针效有别。采用肌内注射抗胆碱能药盐酸山莨菪碱,使胃电活动受到一定程度的抑制。从实验中的对照组数据表明肌注山莨菪碱后,能够产生胃电活动抑制的背景抑制幅度大约比肌注前减弱50%。以山莨菪碱的药理作用产生的抑制性胃电图为背景,针效可单向地一致表现出对抗山莨菪碱的药理作用,从而避免了针刺效应的双向变化难以定量比较针效的问题。针刺后显性得气组和隐性得气组胃电变化与对照组比较变化差异都较显著,而无得气组胃电波参数与对照组比较变化不显著。本文在实验观察中各组胃窦频率变化和胃体频率变化均在30%左右,表明山莨菪碱和针刺对胃电频率影响不明显。

4. 邱新红论《内经》中得气与补泻的关系

邱新红[12]认为"得气"在《内经》中见于《灵枢·小针解》、《灵枢·终始》、《灵枢·热病》、《素问·离合真邪论》。得气的意义之一:得气是补泻之后气调阶段,即"空中之机,清静以微者,针以得气,密意守气勿失也"(《灵枢·小针解》)。"空中之机"是说,得气的部位在针刺的腧穴;"针以得气"是说,医生对具体得气的感觉点在针下,即是"气"与"针"相逢,既然是"密意守气勿失",可知这里的得气是针刺所要达到的目标,即"已补而实,已泻而虚"的气调阶段。此处的得气和气至的意思就很接近。"必一其神,令志在针,浅而留之,微而浮之,以移其神,气至乃休。男内女外,坚拒勿出,谨守勿内,是谓得气"(《灵枢·终始》)。这里,气至乃休则因为邪气已去,正气已复。因此得气得的是正气,外内阴阳之气已和调,也同气至含义。得气的意义之二：得气是补泻之前的阶段"吸则内针，无令气忤，静以久留，无令邪布，吸则转针，以得气为故，候呼引针，呼尽乃去，大气皆出，故命曰泻。(《素问·离合真邪论》)"这里的"大气"，是指邪气，既然得的是邪气，则应当针用泻法以泻邪气，即以得气为故之后，又施以呼吸泻法。因此，这里的得气是进行补泻操作之前的阶段。"热病体重，肠中热，取之以第四针于其腧，及下诸指间，索气于胃络，得气也。"(《灵枢·热病》)热病因邪在脾而体重，邪在胃而致肠中热，故当取之脾胃二经腧穴（如太白、陷谷）及下部各足趾间穴（如内庭、厉兑）和胃经之络丰隆，所以去其邪气也。此索气于脾胃之经络，则邪气必因之而泄。因此，这里的"得气"也就是施用补泻手法之前的阶段。可见得气在《内经》中含义有二，其一得气是补泻之后气调阶段，此时也可称为气至；其二得气是补泻之前的阶段。为了区分得气和气至，以利于论述表达清楚和临床使用，作者主张将补泻之前的得气阶段称为得气；将补泻之后气调阶段的得气称为气至。

得气情况与机体体质有关。《灵枢·行针篇》论述了针刺得气的六种情况：神动而气先针行、气与针相逢、针已出气独行、数刺乃知、发针而气逆、数刺病益剧。前四种是因为病人的阴阳气血不同而出现得气的不同情况。"神动而气先针行"的原因是：重阳之人，心肺之藏气有余，阳气滑盛而扬，言语善疾，举足善高，其神易动，而其气易往（往，至），故神动而气先行，容易得气。"气与针相逢"的原因是：阴阳和调而血气淖泽滑利，故针入而经气即出，故针与气迅疾相逢。"针已出气独行"的原因是：其人阴气多而阳气少，阴气主沉而阳气主浮，阴气盛则沉潜内藏，难以迅疾得气，故针已取出而后阳气乃随之上浮，其气独行，反应迟缓。"数刺乃知"的原因是：此人多阴而少阳，其气沉而气往难，故数刺乃知，需要多次针刺后才能针下得气。"其气逆与其数刺病益甚"者，并非病者阴阳偏盛之气，或经气的浮沉之势所致，"此皆粗之所败，工之所失，其形气无过焉"。说明后两种情况与医生针刺不当有关，从而造成经气逆乱或病情日益加重等严重后果。分析行针和得气的不同情况，有助于判断

病人的阴阳气血虚实、寒热等情况，协助我们正确辨气施术。

得气之后，在辨气的基础上行补泻。先辨气《内经》中强调在施行补泻手法操作时，必须要细心审察针下气的往来。如《灵枢·小针解》中言："不可挂以发者，言气易失也。扣之不发者，言不知补泻之意也，血气已尽而气不下也……要与之期者，知气之可取之时也。"这是指要细心体察气的往来，不论这个气是"气虚"还是"气实"，高明的医生都要了如指掌，做到心中有数，以便准确地抓住补泻时机。《灵枢·终始篇》："邪气来也紧而疾，谷气来也徐而和"。描绘了邪气和正气的区别。当针下得气后，医生感觉指下是"紧而疾"时，是邪气；当医生感觉指下是"徐而和"时，是谷气，也即正气。

辨气之后，把握补泻时机针刺治疗疾病，在明确辨别疾病的虚实邪正之后，《内经》中提出要把握针刺补泻的时机，这是对针灸医生提出的较高要求。《内经》中谆谆告诫我们要把握补泻时机，千万不可错过补泻时机，如若不然，将错失针刺补泻的最佳时机，针刺治疗的效果就不会很理想，补泻反更会给病人造成损伤。《素问·离合真邪论》强调了正确把握补泻时机的重要意义，候邪而不详审其至，使邪气已过其处，而后泻之，则反伤其真气矣。

5. 王小平论得气与气至是调经取效的重要标志

王小平[13]认为针灸调理经气的过程，一般要经过"得气"与"气至"两个阶段。得气，是经气感受和传导针灸刺激的反应，临床上有自觉和他觉两方面表现。自觉表现，即针灸时病人有酸、麻、重、胀及触电感，部分病人尚有不同程度的感应扩散及传导；他觉表现，指医生运针后手指体察到针下有沉紧或其他的异样感觉。"得气"是"气至"的基础，说明经气的"自我调节"功能已诱导或调动起来，因此，"得气"是针灸取效的前提条件，也是针灸施术过程欲达到的必需效应。呼吸补泻等灸刺手法均应以"得气"为基本要求。

针灸"得气"后，通过适当的灸刺手法促使经气进行"自我调节"，直至"气至"。施术过程中，注意"针以得气，密意守气勿失也"(《灵枢·小针解》)。

由于经气(脉气)来源于脾胃化生的水谷精微,所以,"气至"又称"谷气至"。"气至"是针灸获效的标志,"气至"说明正盛邪去,疾病转愈。"气至"之象,《灵枢·终始》曰:"所谓气至而有效者,泻则益虚,虚者脉大如其故而不坚也……补则益实,实者脉大如其故而亦坚。"又说:"所谓谷气至者,已补而实,已泻而虚,故以知谷气至也。"显然,此"实"与"虚"指脉象而言,即施术过程中,实证用泻法,虚证用补法,当实证之脉象由实转虚、虚证之脉象由虚转实时,标示着气已至。此时,治疗目的已经达到,可去针。

临床所见,"得气"与"气至"关系密切,通常,"得气"迅速,容易"气至",疗效较好;"得气"缓慢,"气至"亦迟,疗效较差;如无"得气"(除隐性"得气"之外),"气至"亦难,可能无效。所以,"得气"的迟速有无,直接影响治疗效果,为此《内经》提出"候气"之法,对"得气"迟缓或无感觉的病人,医生当态度镇静,继续实施适宜的灸刺手法,以候"气至",待经气平调后,尚需保护,以巩固疗效。

6. 周德祥论得气与针效的关系

周德祥[14]认为针刺不得气也能获效,某些针刺方法不要求得气。某些针刺法除了进针时有痛感外,并不要求有其他针感。如《内经》中所载"九刺"之"络刺"、"大泻刺"、"毛刺"、"悴刺"、"十二刺"之"直针刺"、"赞刺",五针之"半刺"、"豹文刺"等,或浅刺皮肤而疾出(或留针),或刺血管而出血,或刺痈肿,凡此种种,其惟一针感便是进针时的疼痛感,而这种痛感绝不是所谓的"针感"或"得气"。由这些刺法发展而来的皮内针、皮肤针、嵌针、火针在临床上都有广泛的适应证。1975年定名的腕踝针疗法则是更加典型的例子,它是电刺激疗法与传统的针刺疗法经验相结合而创立的,对于治疗功能性麻木、肢体瘫痪、腰腿痛、神经官能症有较好的疗效。其操作要领是不要求病人有酸麻胀重等针感,而是将针刺入皮下,越表浅,症状消失得越快,而且越安全。

某些生理状态不要求得气《灵枢·逆顺肥瘦》说:"婴儿者,其肉脆血少气弱,刺此者,以毫针浅刺而疾发针,日可再也。"临床上,因小儿形瘦体弱,脏腑未充,且易动难静,故刺此者,不论何病,一般浅刺疾出,不宜留针。该篇还提到:"瘦人者,皮薄色少肉廉廉然,薄唇轻言,其血清气滑,易脱于气,易损于血,刺此者,浅而疾之。"

某些病症不一定能得气对于中风闭证、晕厥、抽搐及其他神经感觉功能障碍者,多取人中、涌泉、十二井穴、十宣等皮肤浅薄或肢端部位的穴位,针后患者多感剧痛,虽无其他针感,但急救效果却非常显著。还有研究资料表明,如将穴位或神经干用局麻药阻断,有时针刺某穴所特有的效应并未因此而消失。脊髓病变的病人,在病变水平以下取穴,仍能引起膀胱压力的改变。

得气不一定均有效。根据观察,受针者的体质有敏感和不敏感之分,敏感者针入即有明显针感,而对于不敏感者在调整针刺的方向、角度和深度,施行一系列行针催气手法后,一般也会出现针感。现代研究认为,除了某些局部神经感觉功能障碍的患者,不论是健康人还是病人,病情是轻是重,在针刺后均会出现针感,只不过针感的种类和强弱不同而已。因此,是否出现针感并不是判断针刺是否有效的关键因素。换句话说,能出现针感的是大多数,而能获得很好疗效的则要少得多。如对于腰椎间盘突出而引起腰腿痛的患者,取环跳穴进行治疗,只要取穴准确,针刺的方向和深度正常,就会出现坐骨神经的放电感。但如果脊神经受压状态不解除,即使针感再快再强烈所获疗效亦不会太好。

针感的实质和影响针刺获效的因素。针感的产生是由于不同的组织受到刺激的结果。如触及骨膜、筋膜、腱鞘或韧带时,就会产生痛觉;当牵拉肌腱时,则会产生酸的感觉;当刺激到神经时,病人会出现类似触电样的感觉。有人发现,只要针刺到肌膜,尤其是刺激到肌肉层就可产生所谓的针感。因此,针感的出现与针刺部位的组织解剖关系更大一些,单纯根据针感判断病情的预后是缺乏科学依据的。知道这些,我们就不会在针刺睛明穴时追求酸麻感,也不会在针刺百会时要求触电感。

现代针灸工作者通过大量的临床和实验对影响针刺疗效的因素进行了观察,认为其影响因素主要有机体的机能状态、针刺的刺激量、腧穴的特异性和针灸治疗的时间几个方面,而针刺得气甚而气至病所的发生与否，从总体上讲并不是影响针刺疗效的根本因素。

7. 仇裕丰、李玉堂等论得气、针感与疗效的关系

仇裕丰等[15]认为得气与针感的有无是针灸临床的两种现象，与疗效的取得与否并无必然关系。常用刺激方法的刺激强度是以产生一定的"得气"感觉为最佳临床证明，只有产生"得气"感觉时才会有明显的疗效。近几十年来的国内外临床事实显示，另外一些穴位刺激方法如皮内针、激光针和腕踝针在操作时及过程中都不要求任何针感，而对于这几种针法的适应证的良好疗效，屡有报道，这里不再赘述。问题是这些针法给传统的"得气观"提出一些疑问：①"得气"是否必须；②"得气"是取得疗效的一个关键环节，还是一个伴随现象；③如"得气"非必需，这几种新针法如何通过穴位将刺激信息传给人体的调节中枢；④经络位置的深浅。首先，新针法的临床实践已告诉我们，"得气"不是必须的，对于不同的病症、针法和学术师承，可以有"得气"和"不得气"两种选择。如急性腰扭伤、落枕的治疗，往往在远道取穴强刺激后，其病应手而愈；而神经衰弱、腰肌劳损则不需强烈得气感或无需得气，亦能迅速见效，若以重手法治之，则适得其反。

远古针灸发明时的工具是砭石，继之以较粗的竹针、陶针、骨针和青铜针等，这些刺激工具在治疗疾病时，必须会使人体产生较强烈的针感。古代先贤追求的是疗效，不可能对针感和疗效的因果关系进行现代这样的研究。如此代代相传，一遇疗效不佳者，多责之于手法不精，得气缺如。同时，将针灸治病伴随的针感现象过于强化，使今之操针术者，进针之后，反复行针，必致强烈针感出现为止。殊不知任何一种针感对于多数受针者来说，多为一种不愉快感觉。众多患者因此将针灸当作最后的选择，而针灸医生尤怪病人之怕痛，徒叹针灸适应证愈来愈少。

我们习惯性地认为阈上刺激所产生的酸、麻、重、胀或痛等感觉是人体得到刺激信息的一个标志，若是阈下刺激，因未产生任何感觉，则认为是一个无效刺激，既不能被人体所感觉，也不能产生治疗效应。实际上，阈下刺激对机体的作用早已被证实，如红外线、紫外线、次声波及超声波等均不能被感官感受，而将其上传到中枢，发挥效应，但均能对视觉器官或接触部位的组织器官形成伤害，出现不适症状。同样，其他阈下刺激不能为大脑皮质感知、接受，不等于说没有感觉，刺激就不存在。李莱田在其《全息医学大全》中将这种刺激形成的刺激信息称为潜在信息，形成的是隐性感觉，与阈上刺激形成的显性信息一样，均能成为一种治疗信息。

经络的深浅，既往以针刺入穴位后形成得气感为准，认为肌肉少的部位如头面、手足等，经络及穴位位置较浅；而四肢腰背肌肉丰厚处的经络位置较深。从激光针、皮内针和腕踝针的临床应用看，经络似应在皮部至骨膜这样一个立体范围内。仇裕丰曾以皮内针刺肩髃，诱出手阳明大肠经的下行感传。临床常有以刮痧、拔罐、挂皮浅刺等方法治病者，这些都再次证明十二皮部的存在及其临床运用价值。

8. 谷忠悦、马铁明论得气的生物反馈作用及意义

谷忠悦、马铁明[16]认为医患之间相互认同影响心理治疗的效果，对抑郁症患者使用医学原理进行语言暗示是必要的，但是未必能获得患者的信任和接受治疗的决心。得气作为医患之间可控的生物信息反馈指标，以其针对躯体症状所产生的生理现象变化和放大的客观性，让患者感受到为其制定的治疗方案和方法具有科学性和可信性，在纠正患者对疾病的认知错误方面有语言暗示所无法得到的心理治疗效果，是针灸治疗心理性疾病的重要操作环节和方法。以得气为生物反馈信息进行针灸治疗心理性疾病临床研究，对丰富生物反馈疗法的内容和手段、促进针灸医学向生理—心理—社会医学模式发展有重要意义。

9. 董勤、胡葵论得气与针刺补泻之关系

董勤、胡葵[17]认为得气与针刺补泻的关系十分密切，董勤、胡葵从察得气与否、明补泻时机，辨得气指征、定补泻方法，观得气变化、度补泻剂量这三个方面探讨了得气与补泻之间不可分割的关系，强调得气是补泻之前提和基础，而补泻则是获得最佳效应的根本保证。只有正确把握二者之间的关系,适时适度地运用补泻手法,才能达到补虚泻实的最佳疗效。

(1)察得气与否,明补泻时机:针下得气,是施行补泻手法的基础和前提。针刺手法操作过程可分为两大阶段,前阶段为进针后在气未至或气虽至而未充实的情况下施行"候气"、"催气"阶段,其目的是为了促使"得气",气至病所;后阶段是以"得气"为标志、为起点,在此基础上施行补虚泻实的阶段。前后二者互相衔接,不可分割,"得气"表示经气已被激发,针与经气得以沟通,补泻手法则必须在这种针与经气相互沟通的前提下施行,方能真正起到补其不足,泻其有余的作用。得气是补泻的前奏,补泻必须在得气的基础上实施,才能收到良好的疗效。

《素问·宝命全形论》告诫人们得气之后当不失时机地施行各种补泻手法,不能久延等待坐失良机。用针之道,须谨守经气之往来盛衰,严格掌握施行补泻手法的时间性,遵循《内经》之谆谆教诲:"补泻之时者,与气开阖相合也"(《素问·针解》)"谨候气之所在而刺之,是谓逢时"(《灵枢·卫气行》)。可见,离开了"得气"而行补泻,则徒有形式,难以达到预期效果;反之,得气后即认为目的已达而终止针刺操作,也同样会影响疗效。此所谓候气不审,若先若后,其病不可下,徒伤正气。

(2)辨得气指征,定补泻方法:得气的指征或言标志,主要可从两方面掌握,一是通过询问病人有否酸麻重胀等针感,甚或循经感传现象;二是依靠医者仔细辨别针下之气来判断是否得气。临床上首当掌握得气之指征,方能决定补泻。若已得气,尚需进一步辨别所得之气的性质是"谷气"(正气),抑或"邪气"。针下得气,性质有别,必须辨明其邪正虚实方能有针对性地施以或补(正),或泻(邪)的针刺方法,不足者补之,有余者泻之,补泻反则病益笃,勿犯虚虚实实之戒。其辨气的方法,在《灵枢·终始》篇中已有介绍:"邪气来也紧而疾,谷气来也徐而和"谷气者,正气也,邪气之来紧疾迅速,正(谷气)之来徐和平缓,邪正既明,则补泻有据,遇邪气则泻之,遇正气则补之。临床上可根据针感获得的速度快慢及强弱程度以判断机体气血、正邪等虚实状况,进而选定针刺补泻的方法。一般而言,针感来势迅疾,且感应十分强烈者,多属(或偏)邪实之证,当予针刺泻法为主;若针感来势徐缓,感应柔弱,甚则得气困难,多属正虚之象,则应针补为主。针下辨气颇为不易,故针灸界有"刺针容易辨证难,辨证容易取穴难,取穴容易补泻难,补泻容易辨气难"的口头禅,需细细体会和积累经验。

(3)观得气变化,度补泻剂量:针刺补泻的最终目的是要达到"已补而实"、"已泻而虚"的目的,明代医家李木延曾说:"补之不可使太实,泻之不可使反虚"。就是说补泻一定要掌握适当的补泻量,即所谓不可失度。那么在针刺过程中如何酌情增减补泻的大小剂量而做到适度呢?其判断标准除临床症状、体征外,针下得气感应的强弱变化是衡量补泻剂量的一个重要指标。经气已补而实,邪气已泻而虚的标准,就是必须观察施行补泻手法之前与之后得气感应的动态变化即强弱转变。通过针下得气感应强弱变化的动态观察,来掌握补泻的度数(剂量),不致过补过泻,做到补泻适度。只有反复实践,细心体会,方有所悟。

10. 刘红菊论针感与针刺效应机制探讨

刘红菊[18]从神经生理学角度探讨得气与针刺效应的关系。针刺一定穴位后,产生的针感途径是躯体传入冲动为主,而通过躯体神经与自主神经在穴位下血管丛形成的汇合区,又引起内脏传入纤维发出的冲动对脏腑的调整功能。穴位传入信号与内脏器官发出的冲动在大脑皮层区又相互合,这也是针刺调整脏腑功能与强调得气感一致性的基础。

躯体性神经与自主性神经在血管丛形成汇合区,这是两种不同性质神经相联系的枢纽。由此可推测出针感形成的大致路径:针刺穴位所引起的躯体性和内脏性感受器兴奋后,所产生的传入冲动在外周由混合神经主要由躯体性神经纤维向中枢传递,最终经丘脑上达大脑皮层。针刺效应的大致过程为针刺产生的冲动由混合神经主要是由内脏传入性纤维传递至脊髓,再发出内脏传出纤维到达由相同节段支配的内脏器官。内脏器官发出的神经冲动与针刺信号在中枢的传导特点也是较为一致,穴位传入信号能够到达内脏性神经的皮层投影区。得气感与针刺效应在穴位处以及大脑皮层区都有相互衔接、汇合区，可以推测针感与针刺效应是保持同步一致的。

（三）得气的应用

1. 张瑞峰、谢元华关于"气至"与"得气"观点的运用

张瑞峰、谢元华[19]认为"气至"、"得气"，通常的解释大致可分为两种：一是指针刺时患者的感觉和反应，如酸麻胀、肌肉抽动、肠蠕动改变等；一是指针刺时医者针下的沉紧之感。也有人认为两种都是。对于第一种解释，有人提出过疑义。并且不管是何种解释，影响得气的首要因素并不在于时间，但是在《内经》中却极其强调时间因素。再如，按这些解释，气至、得气都是在针刺以后发生，但在《内经》中，气至亦可发生在针刺以前。再如通常强调气至而有效，而皮内针、激光针、腕踝针等，都不要求任何气至、得气（针感），但对于其适应证却仍可取得良好疗效。面对此种种矛盾，有必要对气至、得气的实质进行重新考虑。张瑞峰、谢元华认为"气至"当定义为"左手感应到的如动脉之状的搏动感"。"得气"当定义为"候气之至时，无失其机，而施针法"。

在近几十年的经络实质探索中，低流阻通道假说是一种遵循经典的经络特性并综合各家成就形成的假说。此假说认为，经络是一种存在于组织间质当中的（这种在组织间隙的理论与标幽赋的"阳穴在筋骨之间，陷下为真，阴穴在郄腘之间，动脉相应"穴位位置特性相吻合。）具有低流阻性质的，能够运行组织液、化学物质和物理量的多孔介质通道。组织液在这个通道中由于受各种因素的影响依一定的规律进行流动，因此，就有可能由于压力的改变从而形成搏动，表现为外在的现象时就形成了如涌波之起的气至。当这种搏动太过的时候，就迎头击之、泻之，当这种搏动不及的时候，就待其过去之后，推波助澜，追之、补之，从而使经络达到一种平衡状态。此即迎随补泻之法。接下来顺便解释一下为什么"不得气是谓十死不治"。根据此假说，不得气时说明组织液的流动基本上是静止的或极其微弱的，根本不可能形成搏动，是感觉不到的。此种情况下，机体的功能处于极度衰竭状态，因此是必死无疑的。而且从中医角度来讲，此时元阳衰微，经络不通，也是必死无疑的。并且，已经有人发现经络在针刺时的波动会变得更加明显。有人发现在为别人揉按一些穴位时，如足三里，揉到一定的时间时，常感到指下有一种短暂的搏动感。张瑞峰一次为一病人针右风市时，在留针过程中偶然观察到，在大腿部沿着少阳经，在皮下有一球形凸起从近端向远端迅速移动。根据大腿部的血管解剖，此定非血液之流动所形成的，那么它又可能是什么呢？再如，常于针合谷穴时，在留针过程中可以观察到针柄在剧烈的颤抖，以指触合谷穴，其处的搏动幅度有时竟超过寸口脉的搏动幅度，而在针刺以前合谷穴的搏动常常是相当微弱的。并且也有人观察到在针刺时可以感到一种冲动性感觉。以上种种现象现在虽然尚不能就称其为气至，其机制也不是很清楚，但可以说明在经络上或穴位处是完全可以获得搏动感的。

以上只是初步的探讨，至于这种气至得气的概念与传统概念的关系，尚需进一步的研究。

2. 曹利民、周彩霞谈如何提高针灸临床疗效

曹利民、周彩霞[20]认为针灸作用主要是通过调理气血达到扶正祛邪的目的。针感，即得气，是针刺疗效的保证。在临床实践中，治疗各种疾病，凡是得气明显，感传较远的临床疗效就好，否则效果就差。曹利民、周彩霞曾治一例神经性耳鸣患者，针刺中渚穴使针感循经上达耳部，患者耳鸣随之消失。另据报道，普鲁卡因局部穴位封闭使针感不明显时，针刺镇痛也不明显；当普鲁卡因阻滞作用消失，使针感恢复时，针刺镇痛效果又出现。大量临床证明，有效地调节针感是提高针灸疗效的重要一环。

（四）不同医家论"守气"

1. 王荃、曾永蕾关于论针刺"守神"与"守气"的问题

王荃、曾永蕾[21]在论述二者之间的关系时认为"守神"与"守气"是针刺获效不可分割的两个方面。"守神"是决定针刺取效的前提"守气"是决定

针刺获效的关键。针灸临床上在辨证论治的同时如能重视"守神"与"守气",对提高疗效大有神益。

针灸历来有"得气容易守气难"之说,往往针刺气至后,一瞬间又消失了,如果在进针后得了气,行施手法时又失了气,那手法的行使是徒劳无益,临床经验不足的医者,对进针后能否得气,心中无数,在提插捻转时得气了,往往又把气丢失了,故得气后必须守气,守气比得气更难。守气在具体应用时,必须仔细辨认得气情况,得气时不要随便改变针刺方向和针刺深度,宜手不离针,持针不动,针尖不要偏离已得气之处。或用治神运气法,贯气于指,守气勿失;或用较轻柔平和手法,促使经气续续而至,绕于针下。守气时医者同样要全神贯注,通过手、眼观察和体会经气的活动,即指下冲动感,针下沉紧感,针体转动有吸力和看到针穴处或针穴远处的肌肉跳动等。当需要留针守气时,针体向前捻转数次,候针下沉紧,针体滞着沉重时为恰到好处。这样的"守气"不仅在留针时针感明显,即使在出针后数小时或更长一段时间都能保留较强的针感,起到较好的治疗效果。

2. 张全明论守气法及临床应用

张全明[22]认为守气就是指在得气的基础上,经气已至,就要"慎守勿失",将针体相对固定在得气时的深度和角度,使针刺感应维持一定的量效与时效,是针刺取得有效刺激量的关键。有些临床经验不足的医生,在进针后一般都强调得气,而忽视守气,致使疗效不佳。须知治疗疾病,须给予一定量的刺激量和维持应有的时间,才能起到调节机体功能状态、补虚泻实的作用。

守气的基础是得气,在得气的状态下进行补泻,要求医生全神贯注,将意念与指力集中于针尖部位,用押手紧按针穴,细心体会指下经气的冲动感应,刺手紧握针身,针尖不能随意进退移动,指力要均匀有力。临床常用的守气法有以下三种。①推弩守气法:左手用力按压或关闭穴位,右手握针,使针尖持续顶着有感应的部位,推弩针柄或拇指向前、向下用力,使针尖不脱离感觉,维持一定时间,多用于补法守气。②捻提守气法:左手用舒张进针法将针刺入,得气后放松押手,使针尖拉着有感应的部位向外或向后捻提,维持一定时间,多用于泻法守气。③搬垫守气法:针下得气后,将针柄搬向一方,使针尖朝向病所,用手指垫在针体与穴位之间,顶住有感应的部位,维持一定时间。本法补泻均可使用。

得气是守气的基础,医生应意念集中,精神专一。意念相随,精力高度集中,全神贯注,将其补泻意念融于手下,只有这样,守气才有意义,才能起到补虚泻实的作用。

临床应用上,守气在复式补泻手法烧山火和透天凉中,是热感和凉感产生的关键,在实际应用时,单凭三进一退,紧按慢提;或三退一进,紧提慢按的手法,往往不易达到针下有明显的寒热感觉,只有配合补法守气,病人便会产生凉感,皮温亦明显下降,只有掌握了针刺补泻手法与守气法的要领,临床才能运用自如,疗效自然提高。

3. 林洁涛,罗燕君论《内经》中的"守神"、"守机"、"守气"

林洁涛,罗燕君[5]认为当行催气手法出现得气感时,配合紧捏手法,即拇、食两指紧紧捏住针柄不动,令"气"聚于针下而不散,谓之守气。守气在具体应用时,必须仔细辨认得气情况,得气时不要随便改变针刺方向和针刺深度,宜手不离针,持针不动,针尖不要偏离已得气之处,或用治神运气法,贯气于指,守气勿失;或用较轻柔平和手法,促使经气续续而至,绕于针下。守气时医者同样要全神贯注,刺手及押手并用,体会经气的活动,即押手指下的冲动感,刺手针下的沉紧感,针体转动时有吸力等;两眼观察针穴处或针穴远处的肌肉跳动等。而在一定时间内守气,能维持针刺对穴位、经脉的有效刺激,这是施行行气、补泻手法的基础。

4. 黄鼎坚论"守气"的重要性

名老中医黄鼎坚[23]认为,守气这一环节相当重要,守气可起到保持针感和加强针感的作用,从而使有效的刺激量在一定时间内得以维持。如果一获针感即松手,这样气散不聚则针感会很快消失,达不到有效的刺激。而在一定时间内守气,能维持针刺对穴位、经脉的有效刺激,这是施行行气、补泻手法的基础。

5. 杨国秀论"守气"

杨国秀[6]认为,守气就是在施行补泻手法的过程中,医者要密切体察针下得气强弱的转化,即行补法后针下之气会由弱转强;行泻法后针下之气会由强转弱,这是补泻手法奏效的信息反馈。如强弱转化的程度不够理想,可酌情增减其补泻用量,以促其气至。此即所谓"刺之而气不至,无问其数。"(《灵枢·九针十二原》)

参 考 文 献

[1] 司徒铃.略论针刺补泻手法[J].新中医,1982,(9):33
[2] 王培清.得气、气至的应用与操作[J].中国针灸,2007,27(5):349～350
[3] 彭荣琛.程莘农针灸经验简录[J].山东中医杂志,1981(创刊号):12～14
[4] 屈玉明."得气"指征的再描述[J].山西职工医学院学报,2006,16(3):50～51
[5] 林洁涛,罗燕君.论《内经》中的"守神"、"守机"、"守气"[J].亚太传统医药,2008,(3):3～4
[6] 杨国秀.浅谈得气、守气与气至[J].江苏中医,1999,20(1):37～38
[7] 廖洪税.论针刺"得气、守气、运气"之我见[J].浙江中医学院学报,1996,(2):34～35
[8] 黄建军.针刺过程中的失气与守气[J].中医杂志,1994,35(10):631～632
[9] 郭效宗.谈谈我对提高针刺疗效的一些体会[J].中医杂志,1984,(11):51～52
[10] 易光强.论针刺得气及其影响因素[J].广西中医学院学报,2003,6(3):5～6
[11] 黄晓卿."得气"现象与针效关系的初步观察[J].中国针灸,1999,(1):19～20
[12] 邱新红.《内经》针刺补泻研究[D].北京中医药大学硕士论文,2006,22～25
[13] 王小平.《内经》针灸调经原理初探[J].山东中医药大学学报,2005,29(2):105～106
[14] 周德祥."气至而有效"质疑[J].国医论坛,2000,15(2)47～48
[15] 仇裕丰,李玉堂,哈团柱.得气、针感与疗效辨析[J].上海针灸杂志,2003,22(2):2～3
[16] 谷忠悦,马铁明.得气的生物反馈作用及意义的探讨[J].中国针灸,2009,29(5):23～24
[17] 董勤,胡葵.小议得气与针刺补泻之关系[J].南京中医药大学学报,1998,14(1):34～35
[18] 刘红菊.针感与针刺效应机制探讨[J].中国针灸,2002,22(1):22～23
[19] 张瑞峰,谢元华.关于"气至"与"得气"的管见[J].上海针灸杂志,2004,23(5):41～42
[20] 曹利民,周彩霞.谈如何提高针灸临床疗效[J].江苏中医.1999,20(3):37～38
[21] 王荃,曾永蕾.关于论针刺"守神"与"守气"的问题[J].安徽中医学院学报,2000,(2):36～37
[22] 张全明.论《内经》守气法及临床应用[J].针灸临床杂志,1998,14(2):3～4
[23] 难经(影印本)[M].北京:人民卫生出版社,1956
[24] 董江涛.黄鼎坚针刺手法经验[J].中国医药学报,2001,16(1):54～56
[25] 黄帝内经素问·宝命全形论第二十五[M].北京:人民卫生出版社,1963
[26] 灵枢经·九针十二原第一[M].北京:商务印书馆,1954
[27] 黄帝内经素问·针解第五十四[M].北京:人民卫生出版社,1963
[28] 灵枢经·卫气行第七十六[M].北京:商务印书馆,1954
[29] 灵枢经·邪气脏腑病形第四[M].北京:商务印书馆,1954
[30] 杨继洲.针灸大成·卷二·标幽赋[M].北京:人民卫生出版社,1963
[31] 杨继洲.针灸大成·卷四[M].北京:人民卫生出版社,1993
[32] 灵枢经·终始第九[M].北京:商务印书馆,1954
[33] 李梴.医学入门[M].北京:中国中医药出版社,1995
[34] 陆寿康主编.刺法灸法学[M].北京:中国中医药出版社,2004
[35] 王富春.实用针灸技术[M].北京:人民卫生出版社,2004
[36] 王富春.针法枢要[M].上海:上海科技出版社,2009
[37] 郑魁山原著.郑魁山针灸临证经验集[M].北京:学苑出版社,2007

第四章

古代毫针刺法

古代毫针刺法，主要指的是在《内经》中所记载的刺法，这些刺法在《灵枢》、《素问》的多个篇章中都有体现，有些刺法流传至今，在继承、发展之后，依然广泛应用于临床。这些刺法，可以按照针刺部位的深浅、一个部位多针针刺、一针针刺多个部位，以及一些取穴原则来归纳、总结。

第一节 病位浅深刺法

在《内经》中，根据病变部位的不同，而采用刺皮、刺分肉、刺脉、刺筋、刺骨的不同刺法，即根据病位深浅而划分的刺法。《灵枢·卫气失常》："皮有部，肉有柱，血气有输，骨有属"，《素问·刺要论》曰："刺皮无伤肉"，"刺肉无伤脉"，"刺脉无伤筋"，"刺筋无伤骨"。

一、刺皮肤、皮下

1. 概述

此类针法是指针刺深度只达皮肤、皮下，在古代毫针刺法中深度最浅。《内经》中所记载的此类针法有毛刺法、半刺法、直针刺法。由于此法多操作简单方便，病人痛苦较小，故古今临床应用都十分广泛。

依据其中的毛刺法和半刺法，现代临床发展为皮肤针（梅花针、七星针）刺法。毛刺法为九变刺法之一，属皮肤针的轻刺法。半刺法为五脏刺法之一，属皮肤针的重刺法。直针刺法为十二节刺之一，现代依此法发展为皮内针、头针、眼针、腕踝针，现代临床常用的透穴刺法亦属此类针法，其临床应用非常广泛。

2. 操作方法

（1）毛刺法：以极细短毫针，轻浅疾速点刺穴位皮肤，或点刺疼痛麻痹的病变皮肤，针尖不透皮，使皮肤微红，无出血，如以毛点刺皮肤状。

（2）半刺法：以短毫针快速轻浅刺入皮肤，如拔毛状快速出针，入针极浅，不刺入肌肉，使皮肤产生针感。

（3）直针刺法：直针是指沿皮横刺法。进针时，先捏提起穴位皮肤，持针刺入皮下，沿皮横刺至一定深度。

3. 经典文献

（1）《灵枢·官针》："毛刺者，刺浮痹皮肤也。""半刺者，浅内而疾发针，无针伤肉，如拔毛状，以取皮气"。"直针刺者，引皮乃刺之，以治寒气之浅者也"。

(2)《素问·刺要论》:"病有在毫毛腠理者,有在皮肤者,……是故刺毫毛腠理无伤皮,……刺皮无伤肉"。

(3)《素问·刺齐论》:"所谓刺皮无伤肉者,病在皮中,针入皮中,无伤肉也"。

4. 临床应用

刺皮肤、皮下的浅刺法只浅刺皮部,可通过十二皮部,具有通络活血,解表透热,扶正祛邪及宣肺平喘等治疗作用。临床用于治疗感冒、发热、肺脏病咳喘恢复期,脊柱四肢关节扭挫伤筋脉拘急疼痛等,以及周围神经病变、神经功能障碍所致的皮肤疼痛及麻木等疾病。广泛应用于治疗三叉神经痛、末梢神经炎、面瘫等症,临床疗效显著。

二、刺 络

1. 概述

此类针法是指用针刺破人体浅表血络,放出一定量的血,以治疗疾病的方法。是刺血法的主要方法,为古代医家的主要针刺方法之一。早在《五十二病方》中就有此法的雏形,《内经》中则对刺络法有了比较系统的记载,如络刺法、豹纹刺以及赞刺法。因其直接作用于血络、疗效好、见效快,故应用广泛,流传久远。

刺络法,现代临床发展为三棱针刺法;络刺法发展为点刺法、刺络法,为九变刺法之一,多用于四肢末端的针刺,如十宣、十二井穴的刺法;豹文刺发展为缓刺法、刺络法,为五脏刺法之一,现代临床用于治疗红肿热痛诸症;赞刺法发展为散刺法,为十二节刺法之一,现代临床用于治疗痈肿诸症。

2. 操作方法

(1)络刺法:以左手拇食指固定欲刺的腧穴或充盈的小络脉,刺手持粗毫针或三棱针对准穴位或小络脉迅速刺入3～5mm,立即出针,并挤压针刺处,使之出血数滴后,用消毒干棉球压迫止血。

(2)豹文刺:以橡皮管或胶带结扎应刺部位上端(近心端),使浅表络脉充盈,以粗毫针或三棱针对准充盈的纵横分布的多支络脉缓缓刺入3mm左右,快刺出针,使上下左右多支络脉出血,其出血点分布如豹皮之斑点,故称豹纹刺法。

(3)赞刺法:固定痈肿部位,以粗毫针或三棱针对准欲刺部位快入快去,刺入数针,刺入浅,使之出血。

3. 经典文献

(1)《灵枢·官针》:"络刺者,刺小络之血脉也"。"豹文刺者,左右前后针之,中脉为故,以取经络之血者。""赞刺者,直入直出,数发针而浅之,出血是谓治痈肿也。"

(2)《灵枢·经脉》:"诸刺络者,必刺其结上,甚血者,虽无结,急取之以泻其邪而出其血,留之发为痹也。"

(3)《素问·调经论》:"病在血,调之络。""刺留血,奈何?……视其血络,刺出其血,无令恶血得入于经,以成其疾。"

4. 临床应用

刺络法具有浅刺血脉出血,以清热解毒泻火,开窍启闭,活血通络,消肿散结的作用,临床多用于治疗热病神昏窍闭之中暑、中风、急性传染病高热不退,斑疹、丹毒,以及痈肿疔疮,跌打损伤瘀滞肿痛诸症。临床多用三棱针刺血或以皮肤针(皮肤针、七星针)重刺出血,并选择特定穴位或部位,起效迅速、显著。①中暑:中冲、十二井穴或十宣点刺出血。②高热:大椎、十宣点刺出血,委中、曲泽刺络出血。③血管神经性头痛:印堂、中冲点刺放血,太阳刺络出血。④目赤肿痛:耳尖点刺放血,肝俞刺络拔罐放血。⑤丹毒:病损局部围刺、散刺放血,尺泽刺络放血。⑥咽喉肿痛:少商、商阳点刺放血。⑦颜面痤疮:委中刺络放血,肺俞、膈俞点刺拔罐放血。⑧急性腰扭伤:阿是穴以皮肤针(七星针)重刺出血,委中刺络出血。

因本法以粗针刺脉出血,或多处出血,故针前应严密消毒,以防感染,对于血友病及凝血机制不好者,应禁用。

三、刺 肌 肉

1. 概述

刺肌肉的针刺深度为肌肉层,按《内经》记载有合谷刺法、分刺法和浮刺法。合谷刺法此为五脏刺法之一；分刺法此为九变刺法之一，临床应用治疗肌肉劳损及各种软组织损伤类疾病。浮刺法现代有皮内针法与此类似。

2. 操作方法

（1）合谷刺法：此处合谷并非合穴，而是指肌肉会合之处，《素问·气穴论》载："肉之大会为谷，肉之小会为溪，肉分之间，溪谷之会。"合谷刺法，即是在肌肉会合的部位针刺。先向肌肉会合处的中心直刺一针，再向左、向右分别斜刺一针，刺入同一肌层，三枝针呈交叉状（如鸡足），分别得气后留针。也有人采用1针多向刺法操作，即持针直刺入肌肉会合部中心，得气后将针提至皮下，再向左斜刺入肌层，得气后再将针提至皮下，再向右斜刺入肌层，得气后出针。此法分别直刺和向左右斜刺，使针刺的得气痕迹成鸡足状。现代临床多用一针多向刺法。

（2）分刺法：分刺即刺分肉，分肉指附着于骨骼部的肌肉。操作时，持针直刺入穴位肌肉间，行针得气后留针。

（3）浮刺法：以毫针斜刺入穴位皮下之浅层筋膜层，使针尖抵至肌层，或使针体横刺入筋膜层。此法为十二节刺之一，多用于治疗急、慢性肌筋膜炎。浮刺与半刺、毛刺、直针刺等同属浅刺法，但浮刺法较半刺、毛刺、直针刺法稍深，为刺入筋膜层。

3. 经典文献

（1）《素问·调经论》："病在肉，调之分肉。"

（2）《素问·刺齐论》："刺肉者，无伤脉"，"刺肉者，无伤筋"。

（3）《灵枢·官针》："合谷刺者，左右鸡足，针于分肉之间，以取肌痹。""分刺者，刺分肉之间也。""浮刺者，傍入而浮之，以治肌急而寒者也。"

4. 临床应用

上述各刺法均为刺激肌肉，以治疗肌肉病变，具有疏通经络，活血舒筋，消肿止痛作用。临床多用于治疗各种肌肉、软组织急慢性损伤以及肌肉萎缩、肌无力等。如肩周炎，肩内陵以合谷刺法，肩贞以分刺法，肩髃以浮刺法，秉风以分刺法；慢性腰肌劳损，肾俞、气海俞、大肠俞、关元俞以浮刺法或分刺法；肱骨外髁炎，阿是穴浮刺法，手三里、曲池分刺法；肩肘损伤，肩贞合谷刺法，肩髎分刺法；面瘫，阳白合谷分刺法，即向下沿皮刺向鱼腰，得气后，将针提至皮下，再向外侧透刺丝竹空，得气后，将针提至皮下，再向内侧透刺攒竹，得气后留针。以此种刺法，针刺得气的痕迹呈鸡足状，故曰合谷刺法。取颧髎、颊车、翳风分刺法，取地仓、承浆浮刺法，针尖朝向患侧。

四、刺筋（肌腱、韧带）

1. 概述

刺筋是针刺深度至筋肉、肌腱的针刺方法，《内经》中记载的关刺法与恢刺法，很多记载中认为，"刺法特点相同"，"治疗病症也相同"。关刺法为五脏刺法之一，现在用以治疗关节软组织损伤及风湿、类风湿性关节炎等关节病。恢刺法为十二节刺之一，现代用以治疗关节软组织损伤及痉挛性疾病。关刺法多用于四肢关节部位，肌肉的尽端，多连关节，经云"筋会于节"，因名关刺。

2. 操作方法

（1）关刺法：是在关节处刺筋的方法，即以毫针直刺进针，刺入肌腱浅层即止，使之得气后出针。或在肌腱、韧带浅层，行针得气出针。此法针刺时，宜避开血管，以免刺伤血管导致关节处瘀肿，影响活动功能。出针时，多按针孔。

（2）恢刺法：痛点或筋肉痉挛处直刺进针，行针得气后，提至皮下，再向另一痛点或筋肉痉挛处刺入，至疼痛或痉挛缓解后，将针提至皮下，嘱病人活动伸曲关节，寻找痛点及痉挛点后，调整针刺方向，再如前法针刺。

3. 经典文献

（1）《素问·调经论》："病在筋，调之筋。"

（2）《素问·刺齐论》："刺筋者，无伤骨。"

（3）《灵枢·官针》："关刺者，直刺左右尽筋上，以取筋痹，慎无出血，或曰渊刺，一曰岂刺。""恢刺者，直刺旁之，举之，前后恢筋急，以治筋痹也。"

4. 临床应用

上述治法主要用于治疗肌腱、韧带、滑膜等关节软组织病变,具有通络舒筋,止痉止痛作用。如膝关节副韧带损伤取阿是穴恢刺法或关刺法;肱骨外上髁炎,取阿是穴以恢刺法;桡骨茎突狭窄性腱鞘炎、肌腱炎,阿是穴以恢刺法或关刺法。

五、刺 骨

1. 概述

刺骨,是针刺深度只达至骨的针刺方法,其深度为《内经》记载病位浅深刺法中最深的,有短刺法和输刺法。短刺法,是指刺入处接近于骨,针与骨的距离短的刺法,为十二节刺法之一,临床用于治疗骨痹之症;输刺法,直入针,直出针,以疏通内外之经气,为五脏刺法之一,多用于治疗骨痹症及深部疾病。

2. 操作方法

(1)短刺法:在肉薄骨浅处进针后,稍摇针缓慢深入至近骨处,摇摆针柄,使针体摩刮骨面,刺激骨膜。

(2)输刺法:直刺进针,缓慢深入至骨,以提插法为主,行针得气后快速出针。

3. 经典文献

(1)《素问·调经论》:"病在骨,调之骨。"

(2)《素问·刺齐论》:"刺骨者,无伤筋。"

(3)《灵枢·官针》:"短刺者,刺骨痹,稍摇而深之,致针骨所,以上下摩骨也。""输刺者,直入直出,深内之至骨,以取骨痹。"

4. 临床应用

上述疗法具有疏通经络,活血化瘀,祛寒除湿,强筋壮骨等作用,临床常用于治疗颈腰椎骨质增生、膝、跟骨之骨刺,各种骨性关节炎,类风湿性关节炎等骨病。一般以痛点取穴或临近选穴为主。如颈、腰椎骨质增生,于痛点取穴以短刺法或输刺法,每日1次。或以输刺法,于夹脊围刺;跟骨刺,以短刺法,取阿是穴,斜刺进针至骨,摇摆针柄,摩刮痛处骨膜,出针后以押手重按痛点,每日1次;类风湿性关节炎,取痛点及痛部关节周围穴,以输刺法,直入直出,深至骨,得气后出针,每次针后配合被动活动各关节。

第二节 局部多针刺法

局部多针刺法,是指在同一部位上针入数针,以增强针感,达到治疗目的的方法。此法在《内经》中记载较多,现代临床应用较广的围刺法就是从此发展而来的。以针刺时选择的多针数量以及针刺部位分类,可以分为傍刺法、扬刺法和齐刺法。

一、傍针刺法

1. 概述

傍针刺法是先在施术处刺入一针,再在第一针的旁边刺入一针的针刺方法,此法为十二节刺法之一,用于治疗日久不愈之留痹。

2. 操作方法

取痛点、反应点或局部穴直刺一针,使痛处得气后留针,再以此点旁5分至1寸处斜刺一针,针尖朝向直刺针的针尖处,行针使之得气后留针。

3. 经典文献

《灵枢·官针》:"傍针刺者,直刺傍刺各一,以治留痹久居者也。"

4. 临床应用

本疗法具有通经络,利关节的作用,如张景岳说:"一正一旁也,正者刺其经,傍者刺其络,故可以刺久居之留痹"。临床多以此法治疗寒湿之邪入里,久治不愈之痛痹,亦有以此法治疗各种骨质增生、骨刺等疾病。如跟骨骨刺,取足跟痛点直刺一针,使之得气后留针,在其旁1.5cm左右斜刺一针,针尖向直针的方向,行针得气后留针,留针期间以间歇捻针或加电针;慢性腰痛,取腰部痛点直刺一针,得气后留针,在其旁1寸左右斜刺一针,得气后留针,通以电针。

二、扬刺法

1. 概述

扬刺法为多针浅刺法,是先在施术处刺入一针,再刺入四针,即在第一针的上下左右各刺一针的针刺方法,此法为十二节刺法之一,用以治疗寒凝气滞浮浅而面积较大的病证。现代依此法发展为围刺法。即以多针在病灶周围刺入,针尖方向朝病灶中心刺。

2. 操作方法

取1寸毫针5支,先直刺病变中心1针,得气后留针,在其上下左右各斜刺1针,使局部产生明显针感后留针。

3. 经典文献

《灵枢·官针》:"扬刺者,正内一旁内四而浮之,以治寒气之博大者也。"

4. 临床应用

本法具有行气活血,消肿散瘀,祛寒止痛的作用,用以治疗寒邪凝滞,经络气血瘀阻不通所致的肿胀疼痛功能障碍等症,如肱骨外上髁炎,脊柱棘间韧带炎,急慢性软组织损伤,腱鞘囊肿,乳腺增生,甲状腺囊肿等。如腱鞘囊肿,以扬刺法,取1寸针,在病灶中心刺入一针,在其上下左右各刺入一针,针尖方向朝向病灶中心,出针后,重按病灶处,每日1次;甲状腺囊肿,以扬刺法,根据病灶大小取1寸针5～7支,在病灶中心直入一针,在其上下左右斜入4～6针,针尖朝向病灶中心。每日1次,留针20分钟;肱骨外上髁炎,以扬刺法,取1寸针在病灶最痛点直入一针,得气后,在其上下左右各斜刺一针,得气后留针20分钟,每日1次。

三、齐刺法

1. 概述

齐刺法是先在施术处刺入一针,再刺入两针,即在第一针的左右或是上下刺入的针刺方法,以三支针齐刺,可使针感向深层扩散。此法为十二节刺法之一,用以治疗寒症及痹症之面积小而稍深的各种病证。

2. 操作方法

取1.5寸或2寸毫针3支,在穴位或痛点直刺一针,得气后留针,在其旁1寸左右或上下各刺入一针,得气后留针。

3. 经典文献

《灵枢·官针》:"齐刺者,直入一,傍入二,以治寒气小深者。或曰三刺,三刺者,治痹气小深者也。"

4. 临床应用

本法具有祛寒逐痹,化瘀止痛的作用,多用于治疗寒邪凝滞,痹阻经络,病位痛点固定,又缠绵难愈之症。如肩周炎,肩肘损伤,各种风寒湿痹症等。如肩周炎,取2寸毫针刺入痛点1.5寸左右,得气后留针,在其前后1寸处各刺入一针,得气后留针,每日1次,出针后,嘱病人立即大幅度活动肩关节以恢复功能;痛经,取2寸毫针3支,直刺关元穴约1.2寸,得气后留针,在其旁1.5寸左右各斜刺一针,深度1寸左右,得气后留针,三针均以2cm艾段做温针灸,每日1次;阴挺、阳痿、遗精等症,以温针灸法,取穴及刺法同前。

第三节 透穴刺法

1. 概述

透穴刺法又称透针法、透刺法,是一针透刺多穴或多经的针刺方法。在《灵枢·官针》篇所载"合谷刺"、"恢刺"已涉及了一针多向刺法,即透刺法的操作方法,但尚未明确提出透穴法或透刺法之名。一般认为,此法开始于宋末元初,在《玉龙歌》中即明确记载了透穴的临床应用,金元医家针灸论著中对此亦有记述,至明代《针灸大成》中对《玉龙歌》透穴法内容作了详细注解,使透穴法的应用得到进一步发展。现代临床应用透穴疗法治疗各科疾病,应用十分广泛。

2. 操作方法

(1)直透法:即直刺进针,由一侧腧穴向其相对的另一侧腧穴透刺的方法。如内关透外关(从内关穴直刺进针,向外关穴方向深刺,针尖不宜透过外关穴皮肤,治疗胸胁满痛、头痛烦热等症)、条口透承山(从条口穴直刺进针,向承山方向深刺2~3寸,治疗颈肩痛及小腿抽痛等)。

(2)斜透法:即斜刺进针,由一穴斜向另一穴透刺的方法。如神门透阳谷:自神门向外斜向进针,针尖向阳谷方向刺入0.8寸左右,针尖不宜透过阳谷穴皮肤,治疗心烦、失眠、烦热、耳鸣、癫狂等症。如太冲透涌泉,即自太冲穴向足心涌泉穴斜向刺入,针尖向涌泉穴方向刺入1寸左右,治疗惊惕、癫狂、抽搐、呃逆等症。

(3)横透法:亦称沿皮透刺法,即从一穴沿皮进针,针尖朝向另一穴刺入的方法。如地仓透颊车(自地仓穴进针,沿皮下向颊车方向刺入1.5寸左右,治疗面瘫)、百会透前顶(自百会穴横刺进针,针尖向前顶方向沿皮下刺入1.5寸左右,治疗脱肛、阴挺、胃下垂等症)。

(4)多向透穴法:即以一针一穴多方向的向多穴透刺的方法。如阳白透丝竹空、攒竹(自阳白横刺进针,沿皮下向丝竹空刺入1寸左右,得气后出针至皮下,再调整针向,向攒竹方向刺入1寸左右,治疗面瘫眼肌麻痹、额纹消失等症)、膻中透乳中、中庭(自膻中穴刺入皮下后,向一侧乳中方向沿皮下刺入1.5寸左右,使乳房酸胀得气后,提针至皮下,调整针向,再向另一侧乳中穴方向沿皮下刺入1.5寸左右,得气后将针再提至皮下,调整针向后,再向下向中庭方向沿皮下刺1.5寸左右留针,治疗乳少、胸闷、哮喘等症)。

3. 经典文献

(1)《针灸大成·玉龙歌》:"偏正头风痛难医,丝竹金针亦可施,沿皮向后透率谷,一针两穴世间稀。偏正头风有两般,有无痰饮细推观,若然痰饮风池刺,倘无痰饮合谷安。风池刺一寸半,透风府穴,此必横刺方透也,宜先补后泻,灸十一壮。合谷穴针至劳宫,灸二七壮。"

(2)《金针梅花诗钞》:"人身之经脉既是纵横交叉,而孔穴更是栉次鳞比,或前后相对,或彼此并排。相对者,则直针可贯通也,并排者,则斜针可连串也,常于一针两穴或一针两经时用之,即今之所谓透针与过梁针者是也。如手厥阴经之内关与手少阳经之外关,可一针直透也,不但双穴可以前后互通,而且两经亦可彼此连贯矣。手少阴经之神门与手太阳经之阳谷,可以一针斜串也,不但双穴可以内外兼收,且阴阳亦可互相调燮矣。用针虽少而其用实多,如手心娴熟,经穴了然,自可得心应手,应付裕如矣。不论为直灸或斜串,于针尖抵达次一孔穴时,均不宜将针透出皮外,既可免疼,又可免增病人畏惧。且切忌摇动身体,而致折针或将针扭曲而出针不得"。

4. 临床应用

透穴刺法以一针刺多穴,发挥多穴的治疗作用,具有疏通经络,调和气血,通达表里,联络脏腑的功能,临床应用十分广泛,可用于治疗痹症、痿症、中风偏瘫、面瘫、顽固性头痛、三叉神经痛、哮喘等多种顽症。如顽固性头痛,横透法,取丝竹空透率谷,风池透风府,百会透前顶;落枕、颈项强痛(颈椎病),直透法悬钟透三阴交,直透法条口透承山;呃逆,斜透法阳陵泉透足三里,横透法膈俞透肝俞;胃下垂,横透法天枢透中脘,横透法关元透气海、神阙;癃闭,横透法中极透曲骨,横透法气海透关元,斜透法大赫透曲骨;胆绞痛,横透法胆俞透肝俞,直透法阳陵泉透阴陵泉(膝关);抽搐,直透法合谷透劳宫,斜透法太冲透涌泉。

第四节 其他刺法

一、巨刺法和缪刺法

1. 概述

巨刺法和缪刺法是根据经络左右贯通的理论,选取病痛对侧的穴位进行针刺,即左病取右、右病取左的选穴针刺方法。巨刺法刺其经脉,缪刺法刺其络脉。

2. 操作方法

(1)巨刺法:根据病变部位或疼痛部位及其所属经脉,选取对侧相应穴位或对应点或循经取穴进行针刺治疗,又称为左右交叉取穴法。例如中风半身不遂,选健侧肢体相应穴位针刺治疗。

(2)缪刺法:根据病变或疼痛部位及所属经脉选取对侧相应皮部瘀血的络脉,或选取对侧所属经脉的井穴,用粗毫针或三棱针点刺或散刺,放出少量瘀血。

3. 经典文献

(1)《灵枢·官针》:"巨刺者,左取右,右取左。"

(2)《素问·三部九候论》:"经病者治其经,络病者治其络,身有痛者,治其经络。其病者有奇邪,奇邪之脉则缪刺之。"

(3)《素问·缪刺论》:"夫邪客于大络者,左注右,右注左,上下左右与经相干而布于四末,其气无常处,不入于经俞,命曰缪刺。……邪客于经,左盛则右病,右盛则左病,亦有移易者,左痛未已而右脉先病,如此者,必巨刺之,必中其经,非络脉也。故络病者,其痛与经脉缪处,故命曰缪刺。……邪客于五脏之间,其病也,脉引而痛,时来时止,视其病,缪刺之于手足爪甲上,视其脉,出其血,……凡刺之数,先视其经脉切而从之,审其虚实而调之,不调者经刺之,有痛而经不病者,缪刺之,因视其皮部有血络者尽取之,此缪刺之数也。"

(4)《针灸大成·巨刺论》:"巨刺刺经脉,缪刺刺络脉,所以别也。"

4. 临床应用

本疗法具有疏通经络,活血化瘀,调和气血,祛瘀生新的功能,临床多用于经脉不畅,络脉不通,气血阻滞等经络失调的病症。巨刺法主要用以治疗中风偏瘫、痿症、痹症等经脉阻滞失调的病症。缪刺法主要用以治疗头痛、咽痛、喉痹、手足麻木及软组织损伤等络脉瘀滞不通失调的病症。如中风偏瘫,巨刺法,取健侧肩髃、曲池、合谷、髀关、风市、阳陵泉等穴,针刺得气后,被动活动患侧肢体,或嘱病人自行活动患侧肢体;小儿麻痹后遗症,巨刺法,取健侧相应部位及关节附近的穴位针刺,得气后,在行针及留针期间,嘱病人活动患侧肢体;偏头痛,络刺法,取对侧关冲、足窍阴穴,以粗毫针点刺放血数滴,多立即止痛;急性腰扭伤,络刺法,取对侧委中、至阴或涌泉,粗毫针点刺后,放血数滴,并嘱病人刺后立即活动腰部,多即刻止痛。

二、偶刺法

1. 概述

偶刺法是根据脏腑经络学说及阴阳理论,以前后选穴配伍针刺的方法。胸腹在前为阴,腰背在后为阳,此法分别取胸腹部穴与腰背部穴配伍应用,故又称为阴阳刺,临床多用于治疗脏腑病症。

2. 操作方法

以手按压胸部和背部,寻找明显痛处,选取胸和背的痛点或对应腧穴,持针于胸部及背部痛处对应的痛点或腧穴各斜刺一针,针尖避开脏腑,以免刺伤内脏器官。现代多取本脏腑的俞穴与募穴配合针刺治疗,亦有以颜面与枕项穴前后配合应用。

3. 经典文献

(1)《灵枢·官针》:"偶刺者,以手直心若背,直痛所,一刺前,一刺后,以治心痹。刺此者,傍针之也。"

(2)《金针梅花诗钞》:"偶刺之法,一手按其胸前，一手按其背后，当其痛所前后进针，观经文之意，似不必拘于经穴。傍针者，斜针以免刺中内脏也。后世之脏腑俞募配穴法，当系以古法偶刺为根源。"

4. 临床应用

本疗法疏通经络，调和脏腑，平衡阴阳，多用于脏腑功能失调的脏腑病及阴阳失调的神志病等。如胸痹，偶刺法，取膻中横刺法，厥阴俞斜刺（左）；急慢性胆囊炎、胆结石、胆绞痛，偶刺法，取日月斜刺，胆俞斜刺（右）；癫、狂、痫、癔证，偶刺法，取人中向鼻中隔斜刺，风府向下颌斜刺；失语、舌强，偶刺法，取廉泉向舌根斜刺，哑门向舌根斜刺。

三、报刺法

1. 概述

报刺法是以痛为腧，反复出入提插，使针感传至病所的针刺方法。临床用以治疗游走性疼痛，痛无定所。报多解释为重复之意，报刺即重复多次针刺之意。报亦有应答之意，即针刺后，必产生针刺感应。

2. 操作方法

寻找明显痛点，以痛为腧，或寻找游走性疼痛的上点或下点为针刺点。持针直刺深入后，以左手循按疼痛病所以催气，右手出针至皮下后重复刺入，反复行针，至病所有针刺感应传导。以此刺法必须使针刺处产生针感，若无感应，则应出针至皮下（不将针拔出体外），反复针刺。

3. 经典文献

(1)《灵枢·官针》："报刺者，刺痛无常处也，上下行者，直内无拔针，以左手随病所按之，乃出针复刺也。"

(2)《类经》："报刺，重刺也。"

(3)《灵枢·周痹》："痛从上下者，先刺其下以遏之，后刺其上以脱之，痛从下上者，先刺其上以遏之，后刺其下以脱之。"

4. 临床应用

本法具有疏通经络，祛风除湿，行气止痛的功能，多用于治疗痹症初起，痛无定所，游走疼痛及某些周围神经病变所致疼痛、麻木等症。如行痹，阿是穴以报刺法，反复刺激至痛止后出针，换穴复刺；坐骨神经痛，取环跳、阳陵泉或委中，报刺法，使针感循病所传导，至痛止留针30分钟后出针。

四、远道刺法

1. 概述

远道刺法是根据经络上下内外相通的理论，选距离病位较远的相应穴位针刺的方法，即上病下取，下病上取的针刺方法。此法多取四肢肘膝以下的特定穴，以治疗脏腑器官病，其疗效好，且远离脏腑器官而无刺伤之弊，故临床应用广泛。

2. 操作方法

(1) 本经远道选穴法：是根据经脉所过，主治所及理论，选本经脉远部穴，以治疗相应的脏腑、器官病。例如胃病选足三里，脱肛选百会等，均是取远部穴以治疗本经脉所通的远部脏腑器官病。

(2) 表里经、同名经远道选穴法：是根据表里经及同名经的经脉相通理论，选相表里经脉或同名手足经的远部穴，以治疗相应的脏腑、器官病。如偏头痛、耳鸣、耳聋等，可分别选用手足少阳经远部的中渚、侠溪等穴位治疗。颜面、头额的病症可分别选用合谷、内庭等手足阳明经远部穴位治疗。胃病选公孙太白等相表里的脾经远部穴位治疗。这类选穴法，古今均有应用。

(3) 辨证远道选穴法：是根据脏腑表里、生克等理论，辨证选用相关远道选穴治疗的方法。例如古今临床应用的补脾经太白穴，扶脾土以益肺金之气，泻心经少府穴，泻心火以平肝阳等选穴方法及《难经》中提出的子母经的母子补泻法等，均属此类远道选穴法。

(4) 经验远道选穴法：是根据历代医家的临床经验，根据某些穴位对某种病症有特异的治疗作用而选穴治疗的方法。例如乳少选远部的少泽穴，胎位不正选远部的至阴穴等，均是以历代医家记载的临床经验远道选穴的方法。

3. 经典文献

(1)《灵枢·官针》："远道刺者，病在上取之下，刺腑输也。"

(2)《灵枢·始终》:"病在上者,下取之,病在下者,高取之,病在头者,取之足,病在腰者,取之腘。"

4. 临床应用

本疗法疏通经络,调和脏腑,多用以治疗脏腑器官的病症,其选穴远离病变区,而有较好疗效,故临床应用广泛。临床应用时,多以远部选穴配合近部选穴以增加疗效。如胃肠病,远道选足三里穴或以足三里配合中脘,梁门等近部穴;急慢性胆囊炎、胆石症、胆道蛔虫症等,远道选阳陵泉穴,或以阳陵泉穴配伍日月、胆俞,以增强利胆止痛作用;乳少,可远道单选少泽穴,亦可配合膻中、乳根以通络催乳;三叉神经痛,远道选合谷或内庭,或配合近部颧髎、翳风等以通络止痛。

第五章

行针手法

毫针刺入机体后,为了使患者产生针刺感应,或进一步调整针感的强弱,以及使针感向某一方向扩散、传导而采取的操作方法,称为"行针",亦称"运针"。行针时采用的手法即为行针手法。

行针手法在针刺中的意义,主要有两点:一是促使得气,二是调整针感。

促使得气,是当针刺入人体,且达到一定深度后,由于"气未至"或者机体正气虚衰"无气可至",而"不得气"时,应用手法使机体产生针感,此时应用的手法也称催气法,是针刺产生治疗作用的关键。

调整针感包括保持针感和传导针感双重意思。保持针感是在寻找到针感后,应用适当手法,加强针感的刺激量,或延长针感持续的时间,以提高治疗效果,此时应用的操作方法也称调气法;传导针感是指针刺得气后,施以适当的手法,使针感沿一定路线传导,此时所用手法又称行气法。针刺得气后,有时针感自然传向病区,而出现明显的治病效果,说明针感有一定的趋病性,故称气至病所,但多数情况,针感并不明显传导,为了提高疗效,就要施以诱发和激发针感传导的行气法,现代也称之为循经感传的激发和诱发。

行针手法按照操作术式,分为单式手法与复式手法。单式手法是最基本的行针手法,是复式手法的基础,其操作多比较简单,手法操作方式或运动趋势单一。复式手法的操作相对复杂,一般是两种或多种单式手法的组合。

行针手法按照手法的施术部位,可分为作用于针体的手法与作用于人体的手法。作用于针体的手法是行针手法的主要部分,有单式也有复式手法;作用于人体的手法,都为单式手法,操作相对简单。

第一节 单式手法

单式手法是行针手法中的基础部分,手法操作方式或运动趋势较为单一。在作用于针体的手法中,提插、捻转这两类手法,又是基础手法中的基础,被称为基本手法,许多单式、复式手法都是由它们发展而来,而且许多古今医家所归纳的其他单式手法,从行针方法与运动趋势来看,都可划入这两类手法之中,所以本节内容把提插、捻转这两类手法作为基本手法单独介绍。除此之外的其他手法又称为辅助手法,包括作用于针体的手法,如刮、拨、弹等,也有作用于人体经络或腧穴的手法,如循、摄等。

一、提插类手法

(一)概述

提插是指作用于针体,使针体呈纵向运动,或具有纵向运动趋势的一类手法。这类手法,根据其手法操作的量学要素差异,又派生出几种单式手法。从针尖的运动范围来看,将腧穴立体结构分部后,只在一部内行针的为提插法;在一部或一部以上的范围内行针的为进退法。从操作力度看,带力操作的有动推法及捣法,带力提插的为动推法,带力以小幅度高频率提插的为捣法。还有一种特殊的"提插"震颤法,这种手法有提插动作的运动趋势,却没有提插动作的运动范围,操作时幅度小、频率快,针尖却没有深度上的改变。

(二)操作方法

1. 提插法

插法:将腧穴分天、人、地三部或上下两部,在其中的一部内行针,由外向内重沉少许。

提法:将腧穴分天、人、地三部或上下两部,在其中的一部内行针,由内向外轻浮少许。

2. 进退法

进法:将腧穴分天、人、地三部或上下两部,在一部或一部以上的范围内向里进针。

退法:将腧穴分天、人、地三部或上下两部,在一部或一部以上的范围内向外出针。

3. 动推法

动法:是带力向腧穴外提针。

推法:是带力向腧穴内插针。

4. 捣法

进针至一定深度后,医生指下已感觉有明显的阻力感或沉紧感,而此时病人无明显的针感,即在此深度施用捣针法,可使之获得针感。捣针法的操作,是以腕关节的快速颤动,带动针体在一定深度内捣动,其提插动作幅度小、频率高,以腕关节轻微上下震动为主,拇食指持针柄快速上下捣动,针尖在深部的提插幅度不大于3mm,提插动作的频率可超过150次/min,如雀啄状,又称之为雀啄术。

5. 震颤法

指捏持针柄作小幅度快速振摇,提插的动作要幅度小、频率高,且针尖深度不改变。

提插手法操作比较见表5-1。

表5-1 提插手法操作比较

	提插法	进退法	动推法	捣法(雀啄)	震颤法
穴位分部	一部	一部或多部	一部或多部	一部	一部
幅度	较大	大	大	小	小
频率	低	低	低	高	高
针尖深度改变	有	有	有	有	无

(三)经典文献

1.《金针赋》论提插

《金针赋·下针十四法》:"重沉豆许曰按,轻浮豆许曰提。"

2.《针经指南》论提插

《针经指南·手指补泻》:"进者,凡不得气,男外女内者,及春夏秋冬各有进退之理,此之为进也。"

《针经指南·手指补泻》:"退者,为补泻欲出针时,各先退针一豆许,然后却留针,方可出之,此为退也。"

《针经指南·手指补泻》:"动者,如气不行,将针伸提而已。"

3.《针灸大全》论提插

《针灸大全·梓岐风谷飞经撮要金针赋》:"沉重豆许曰按,轻浮豆许曰提。"

4.《奇效良方》论提插

《奇效良方·针灸》:"进者,行泻法,进针至穴,得分寸,令病患呼气一口,即用针进至入一豆许,停针少时,得气即退,行泻法。"

《奇效良方·针灸》:"退者,行补法之时,进针至穴,得分寸,令病患吸气一口,即用针退出一豆许,停针少时,得气却行补泻。"

《奇效良方·针灸》:"三才法:凡欲下针,先以左手大指,掐于穴上,掐令多时,令患人呼十息,然后用右手持针,用力之,取穴则有准。入穴即定,撒手停针十息,号曰天才;待少时再进针五分,根据前停针,住手十息,号曰地才;不可便起,少待一二时,方可出针,号曰人才,乃可泻也。"

5.《针灸问对》论提插

《针灸问对·十四法》:"五进:下针后气不至,男左女右,转而进之。外转为左;内转为右,春夏秋冬,各有浅深。又有补法,一退三归,真气自归。其法:一提至天部,三进入地部,提针宜速,进针三次,每停三息,宜缓,进时亦宜吹气。故曰进以助气。"

《针灸问对·十四法》:"三退:凡施补泻,出针豆许。补时,出针宜泻三吸;泻时,出针宜补三呼。再停少时,方可出针。又一泻法,一飞三退,邪气自退。其法:一插至地部,三提至天部,插针宜速,提针作三次出。每一次停三息,宜缓,提时亦宜吸气。故曰退以清气。飞者,进也。"

《针灸问对·十四法》:"提:欲泻之时,以手捻针慢慢伸提豆许,无得转动,再出。每次提之,令细细吸气五口,其法提则气往。故曰提以抽气。"

6.《医学入门》论提插

《医学入门·内集卷一》附:杂病穴法:"伸者,提也;按者,插也。如补泻不觉气行,将针提起,空如豆许,或再弹二三下以补之。紧战者,连用飞法三下,如觉针下紧满,其气易行,即用通法。若邪盛气滞,却用提插先去病邪,而后通其真气。提者,自地部提至人部天部;插者,自天部插至人部地部。病轻提插初九数。病重者提插三九二十七数,或老

阳数,愈多愈好。或问:治病全在提插,既云:急提慢按如冰冷,慢慢急按火烧身。又云:男子午前提针为热,插针为寒;午后提针为寒,插针为热。女人反此,其故何耶? 盖提插补泻,元非顺阴阳也。午前顺阳性,提至天部则热;午后顺阴性,插至地部则热。《奇效良方》有诗最明。补泻提插法,凡补针先浅入而后深入,泻针先深入而后浅。凡提插,急提慢按如冰冷,泻也;慢提急按火烧身,补也;或先提插而后补泻,或先补泻而后提插可也,或补泻提插同用亦可也。"

7.《针灸大成》论提插

《针灸大成·三衢杨氏补泻》:"进针者:凡下针,要病人神气定,息数匀,医者亦如之,切不可太忙;又须审穴在何部分,如在阳部,必取筋骨之间陷下为真;如在阴分,郄腘之内,动脉相应,以爪重切经络,少待方可下手。"

《针灸大成·三衢杨氏补泻》:"针退者:凡退针,必在六阴之数,分明三部之用,斟酌不可不诚心着意,混乱差讹,以泻为补,以补为泻,欲退之际,一部一部以针缓缓而退也。"

(四)临床应用

1. 承淡安论提插

承淡安认为,在进针后,必须得气,即使针刺效应发生感应和传达。感应快的治愈速,传达远的取效宏。在没有针刺感应和传达的时候,需要应用一定的行针手法,催使得气,得气后,再视病症及体质而分别用补泻手法。

所应用的催气手法中,提插类的手法有"雀啄术"、"震颤术"、"屋漏术"以及"乱针术"。雀啄术,即捣法,频频急速上下运动时,专用于以刺激为目的,以调节提插快慢、轻重,来调节针刺效应的抑制或兴奋作用。屋漏术,是多个雀啄术的组合,针体刺入或退出时,每操作1/3行一次雀啄术,此法属于强刺激手法,有抑制、诱导的作用。震颤术,除行轻微上下的震颤外,还在针柄上配合抓搔、轻叩、摇动等手法,对于血管、肌肉、神经的迟缓不振有兴奋作用。乱针术,是一种特殊的提插,在针刺入一定深度后,退针至皮下,再行刺入,其操作快慢、方向都十

分随意,也是强刺激手法,诱导、活血化瘀效果明显。

2. 任作田论提插

任作田经验十法中的捣法,针体在大趋势上是上下运动的,但在操作时,针体配合有旋转运动。具体操作,进针后,若气未至,用微"捣"法,捻转针柄一上一下,如捣米状,操作不宜用力过强,以轻轻捣动最为适宜,气至后,仍可应用捣法,给予适当的刺激,将针进到预定之目的后,可适当留针。此法操作可在皮肤表层,也可在肌肉层,有疏通凝滞的作用。

3. 马瑞林论提插

马瑞林的提插法操作,强调操作技术。插法,是指在针刺入皮下以后,继续进针达到预定深度而言。提法,是指在进针到预定深度而未能"得气",可以不同的手法将针向上提到预定部分而言。两法操作都要注意针感,即得气,以及手法操作的速度。插法操作速度相对缓慢,针刺方向必须要准确,提法的操作速度要与所配合使用的手法相配合,适当调整速度。提插法可单独使用,但多与其他手法相配合使用,操作过程中要注意探索、发现和掌握"得气",并在"得气"的同时施行手法。

4. 刘天健论提插

刘天健的"运气行针手法",是将针灸疗法与气功疗法相结合的一种行针手法。此行针手法,具有两种疗法的共同作用,可广泛应用于各种疾病的治疗。操作时,必须医者运气于指,否则就与一般行针手法相同。此外,医者运气行针时,还必须令患者配合呼吸,且呼吸指用鼻呼口吸。

(1)补气:进针得气后如因气乏须要补气,即行"运气插针手法",将针在感觉不大时下插2~3分深。并可令患者呼出气一口,吸进气三口。

(2)泄气:进针得气后如因气满须要泄气,即行"运气提针手法",将针在气紧时突然上提2~3分深,并可令患者呼出气三口,吸进气一口。

(3)诱气:进针后如虚证不易得气,可行"运气雀啄法",将针一上一下如雀啄米,刺激宜轻,以诱导气至。并可令患者呼出气一口,吸进气三口。

(4)破气:进针得气后,如实证腹胀痛或全身胀痛,即行"运气捣针手法",将针上下提插,而以提劲大于插劲,以破其气,需令患者呼气三口,吸气一口。此法较泄气为重。

5. 郑毓琳论提插

郑毓琳是我国现代最卓越的针灸家之一,他一生秉承家学,勇于创新,成功地将内功与中国传统针灸针法相融合,形成了一套独具特色的郑氏针法。其特色针法中,行针手法中的提插法应用也十分广泛。

(1)金钩钓鱼:指施针的操作方法似游鱼吞饵的情况,将鱼钩上提的动作一样,故名金钩钓鱼。操作方法:施针时行小提抖术。如针膻中穴,左手食指紧按穴,右手持针捻转进入穴位,得气后,右手拇、食、中三指持柄向前捻转多些,即得滞针的现象,比似游鱼上钩吃食一样,右手持针柄,再把针尖带着穴位的肌肤微微地提抖几次,即叫金钩钓鱼手法操作。临床上适用于一切虚、实兼证,肝郁气滞等证或眼病。用平补平泻手法时,可在多数穴位上应用。如针中庭、膻中、阳白等肌肤浅薄的穴位可用此法。

(2)白蛇吐信:指施针时,操作手法似白蛇吐信一样,用双针齐刺入肌肤的穴位中,故名白蛇吐信。操作方法:施针时用2枚针齐刺。如针曲池穴时,左手食指紧按其穴,右手拇、食、中指持双针齐刺捻转入穴位,得气后,行提插术;似白蛇吐信似的一伸一缩地提插,施行2枚针同时上下提插的动作。临床上适应于一切麻木的病症,如中风半身不遂、痹症等。针脾俞、肾俞、关元俞治腰背痛或刺肩髃、肩缝、肩髎、曲池、足三里治中风半身不遂等,均用热补手法。

(3)金鸡啄米:指施针时的操作手法似小鸡啄米吃一样的动作,故名金鸡啄米。操作方法:施针时行小提插术。如针曲池穴时,左手食指紧接穴,右手持针进入穴,为了催经气速至,行小提插手法,寻找感觉,似小鸡吃米时鸡头上下动作一样。临床适用于一切虚、实证。凡用补泻手法操作时,气至慢者可用此法加速气至,以达到热补、凉泻的目的。

以上各家的提插法操作,基本术式相同,操作要求均以得气、准确为要求,但在频率、幅度、范围上略有差别,又多配合其他手法操作,单一使用较少,以郑氏手法操作变化最多,又有配合气功使用之针法,更加扩大了提插手法的效应,使临床应用更加广泛。

二、捻转类手法

(一)概述

捻转是指一类作用于针体,使针体呈旋转运动,或具有旋转运动趋势的手法。以旋转运动的力学要素来看,有双向、单向旋转之分,双向的如捻法、摩法;单向的如搓法、推气法、盘法、飞法。针体旋转角度来看,摩法与飞法在操作时都不转动针体;小角度的有推气法;大角度的有盘法。从针体纵向运动趋势来看,推气法有向下运动趋势,飞法有向上运动趋势。

(二)操作方法

1. 捻法

用拇指与食、中指持针柄或用拇指指腹与食指桡侧持针柄,一左一右交替捻转,每捻不得超过90°～180°角。不能单向捻针,否则针身易被穴位软组织、肌纤维等缠绕,而引起滞针,导致行针和进出针困难,或牵拉穴位组织引起疼痛。

2. 搓法

将针刺入穴内一定深度,行针得气后,拇食指指腹捏针柄,向单一方向搓动如搓线状,使针体被穴位组织纤维适度缠紧,可以增强针感和延长针感持续时间。有人认为,补法时,以拇指向前,食指向后搓动,使针体顺时针左转,即产生补的效应。泻法时,以拇指向后,食指向前搓动使针体逆时针右转,即产生泻的效应。即所谓左补右泻。搓法有轻搓法和重搓法。轻搓法针柄搓动小于180°,用力稍轻,刺激量小,重搓法针柄搓动大于360°,用力稍重,刺激量大。如果搓动力量大,则使针体牵拉穴位组织产生疼痛,所以用力一定要适度,以不出现疼痛为宜。

3. 推气法

进针得气后,拇指向前推捻针柄,促使针感传导,是《针经指南》中"推之则行"的行气手法。现代操作时,在针刺得气后,以拇食指单向轻捻针柄,使针尖滞着于针感点,边捻边推,直至气至病所。

4. 摩法

用拇指指腹与食指末节桡侧相合,在针柄上轻摩,捏针要轻,摩针柄的力度要均匀,摩时针体不能转动。

5. 盘法

针刺入腧穴内,按倒针身,与皮肤约成10°～15°角,用拇、食、中三指甲掐住针尾,将针向一个方向盘转的手法,连续盘转3～5次(每盘360°)。

6. 飞法

术一,拇食指搓捻针柄,并于搓捻后,立即放手离开针柄,即一搓一放或三搓一放,放手时五指如飞鸟展翅状,故称飞法。

术二,由针尾上方下到针根部后,轻捏针根,然后向上飞旋,使术者指感有如提针,但要提而不出。与由下而上的旋摩同时伴以由左而右的旋摩,要使术者的指感有如捻转,但要捻而不转,使其力呈下紧上松之漏斗型。在施术过程中,要使针体产生振动,以搓捻的牵张作用和针体的振动作用增强针感和延长针感的作用时间,是取凉法的有效方法。

捻转手法操作比较见表5-2。

表5-2 捻转手法操作比较

	捻法	搓法	推气法	摩法	盘法	飞法
方向	双向	单向	单向	双向	单向	单向
针体旋转角度	90°～180°	轻<180° 重>360°	小	无	360°	无
针体上下运动趋势	无	无	下	无	无	上
针身角度	不改变	不改变	不改变	不改变	按倒约成10°～15°	不改变

（三）经典文献

《针经指南》："捻者，以手捻针也，务要识乎左右，左为外，右为内，慎记耳。"

《针灸大成》："捻者，治上，大指向外捻；治下，大指向内捻。外捻者，令气向上而治病；内捻者，令气向下而治病。"

《素问·离合真邪论篇》："吸则转针，以得气为故。"

《灵枢·官能》曰："徐旋而徐推之。""且而转之"。

《针经指南》以左转右转的动作，来区别针刺法："捻者，以手捻针也，务要识左右也，左为外，右为内。"

《医宗金鉴》曰："凡捻针时，……如欲治上，则大指向外捻，外捻者，令其气向上也；如欲治下，则大指向内捻，内捻者，令其气治下也"。

《针经》首次记载了捻转法："下针之时，掐取穴，置针于荥上三十六息。以左手掐穴令定，法其地不动，右手执针，象其天而运转也，于此三十六息然定得针。右手存息捻针，左手掐穴，可重五两以来，计其针，如转如不转，徐徐下之。"

《针经指南·手指补泻》："搓者，凡令人觉热，向外针似搓线之貌，勿转太紧。治寒而里卧针，依前转法，以为搓也。捻者，以手捻针也。务要识乎左右，左为外，右为内，慎记耳。"

《奇效良方·针灸》："搓者，凡针要寒热者，以为搓之，或外或内，如搓线之貌，勿转之太紧，恐人肉缠针，难进退。左捻则热，右捻则寒，亦出入之理，慎当忌之。捻者，以手大指次指捻针，来去上下，即飞针之法也。"

《针灸问对·十四法》："搓：下针之后，将针或内或外，如搓线之状，勿转太紧，令人肥肉缠针，难以进迟。左转插之为热，右转提之为寒，各停五息久。故曰搓以使气。"

《针灸大成·三衡杨氏补泻》："捻者，治上大指向外捻，治下大指向内捻。外捻者令气向上而治病，内捻者令气向下而治病如出针。内捻者令气行至病所，外捻者令邪气至针下而出也。搓：搓而转者，如搓线之貌，勿转太紧，者左补右泻。以大指次指相合，大指往上，为之左，大指往下，退为之右，此则迎随之法也。故经曰：迎夺右而泻凉，随济左而补暖。此则左右补泻之大法也。"

《琼瑶神书》"摩摩，左摩摩，右摩摩，中摩摩，上摩摩，下摩摩。虚实。"

《针经指南·手指补泻》："盘者，为如针腹部，于穴内轻盘招而已，为盘之也。"

《奇效良方·盘针法》："盘针法：且如针中脘、关元之穴，先刺入二寸五分，退出一寸，只留一寸五分在内盘之。且如要取上焦胞中之病，用针头迎向上，刺入二分补之，使气攻上。若脐下有病，退出二。"

《针灸问对·十四法》："盘：如针腹部软肉去处，只用盘法，兼'子午捣臼'提按之诀。其盘法如循环之状，每次盘时，各须运转五次，左盘按针为补，右盘提针为泻。故曰盘以和气。如针关元，先刺入二寸五分，退出一寸，只留一寸五分，在内盘之。且如要取上焦之病，用针头迎向上。刺入二分补之，使气攻上。脐下之病，退出二分。"

《医学入门·附杂病穴法》："《内经》针脆以布缠缴，针家另有盘法，先针入二寸五分，退出二寸，只留五分，在内盘之。如要取上焦胞络中之病，用针头迎向上刺入二分补之，使气攻上。若脐下有病，用针头向下退出二分泻之。此二句持备古法耳，初学者不可轻用。"

（四）临床应用

（1）广州中医药大学袁青等[1]，通过对取穴准确性，充分发挥皮部的功能，求得最佳得气点，安全性等四方面进行分析，认为缓慢捻转进针法取得良好针刺效应。操作要求手法轻柔，插入的速度要慢，捻转频率要慢（约 20 转/min），幅度要小（最好小于 15°）。

（2）程华军等人[2]研究捻转和非捻转刺激太溪穴后脑激活状态的功能磁共振成像，研究发现捻转刺激太溪穴主要激活了右侧颞上回 BA22，左侧的额中回 BA46，其次为左右顶叶的中央后回 BA2，BA3，左额叶的额下回 BA 45 和左顶叶的顶下小叶

BA40;而非捻转刺激则没有激活。

(3)张旸等观察提插与捻转手法强弱刺激内关穴对本经前臂皮肤阻抗影响,结果发现:捻转强刺激和捻转弱刺激之间差异有统计学意义。强刺激影响大于弱刺激,强刺激手法能稳定维持皮肤阻抗的变化趋势。捻转手法对阻抗变化趋势维持时间较久。

(4)任作田"八法神针"之搓法:如搓绳状,大指向前进,与食指起来,用力搓针柄9次,即后退6次,如此连续行之。

(5)任作田"八法神针"之捻法:如捻线状,照前法行之,但动作轻微。

(6)任作田"八法神针"之撚法:就是用大指食指左右旋捻,待针尖活动自由后,再按常法深进。进到某部分,再有凝滞状态,仍可用旋捻法使之流畅,然后再深进,直至目的为止。

(7)朱琏捻针手法:进针退针要捻、刺到神经以后要捻。一般刺到适当深度就可不进不退的将针固定位置捻,这叫行针。捻得速度快、角度大,连续捻的次数多、刺激就强。相反就轻。向左捻和向右捻,作用也有些不同,这一点比较难掌握,平时一般的可向左向右以同等的角度捻动。一般捻的角度是180°,刺激重些可捻到一周,如果向左或向右接连捻几周,就容易使针与皮肤肌肉扭紧缠住,发生剧痛,对神经的刺激也容易过强,引起晕针。

(8)马瑞林捻转法:捻转是补泻手法之一,也是针刺手法中获得"针感"的重要方法。病人耐受性大,敏感性低者,捻较角度可大些;敏感性强者,捻转角度可小些。

(9)邵水金论盘法:操作时,先将针刺入深部,行针得气后,将针提至浅部,按倒针身,使针身倾斜与皮肤夹角为15°~45°,方可盘旋针身,盘旋角度在180°~360°,向左或向右盘,每盘3~5次,有时左右交替进行。向左顺时针盘转为补,向右逆时针盘转为泻。此法有调气补泻及加强针感的作用,轻盘用于久病、虚证、体弱患者,重盘可用于初病、实证、体强以及针刺不易得气的患者。该法主要适用于臀部肌肉丰盈或腹部肌肉松弛之处的腧穴,也可适用于腰背部、四肢部等肌肉肥厚部位的腧穴。

(10)郑绍周、王新志、李边章论盘法:盘法是用针作循环盘转以加强针感的一种方法。盘法是在得气后,将针由地部提至天部,使针倾斜,与皮肤成45°角,以针孔为圆心,使针作弧形运动,具有加强反应及控制感觉传播方向的作用。盘中带按为补,带提为泻。一般盘90°,有时可盘180°。

(11)刘公望论盘法:盘法的操作是将针刺入腧定深部,行针得气后,将针提至浅部,将针搬倒,使针身倾斜在15°~45°,然后盘旋针体,盘旋的角度可在180°~360°。盘法是针体大幅度的转动,所以主要用于腹部肌肉充盈、肌肉松弛之处,也可用于腰背部及四肢肌肉肥厚部位。盘针不宜用力过猛,过快,否则可导致弯针、滞针,引起疼痛。

(12)陆瘦燕朱汝功论盘法:《针经指南》云:"盘者,如为针腹部,于穴内轻盘摇而已。"盘法专用于腹部软肉处,如循环之状,360°盘转,左盘为补,右盘为泻,用以和气,故赋曰"肚腹盘旋"。

(13)陶氏飞针手法:陶氏针刺手法深得《内经》三刺及明代三才法之奥秘,自创三指一度飞针手法,对于血瘀、痰凝、气滞、寒湿痹阻等病症,常能针到病除。

①术前准备:取穴准确与否是施术成败的关键。先令患者宽衣卧床,放松肢体,暴露针刺部位,以压痛最明显之处为穴,选用28号不锈钢1.5~2.5寸毫针,按常规消毒,进行针刺。

②操作步骤:"飞针手法"是由徐疾、捻转、提插等法组成的复式手法,归纳起来为"三指"、"一度"。

第一指:在患者得气后,将针提至天部,均匀捻转180°~360°,10~15次后。大拇指向前向下突然飞旋270°左右,随即分开拇、食两指。然后加上法操作2次。如此,谓之"第一指"。

第二指、第三指:系在"第一指"的基础上将针插入人部,施完"第一针"的操作程序,谓之"第二指";同样在地部施以"第一指"的全部操作,谓之"第三指"。

待第三指施完后,提起一豆许以留针。如上施毕三指的全部过程,为之"一度"。每施行一指,患者均有酸、麻、重、胀感向穴位周围放射,患者疼痛即感减轻,如果施完"一度",仍未见效,每隔10分钟,可分别施行"第二度"、"第三度"、……这种按指分度的飞旋手法,谓之为"飞针手法",简称飞法。

③注意事项:

层次清楚:天、人、地三部要分别在相应的位置上施术,按下、提起均宜豆许。

及时倒转:当"飞法"每施一指后,即将针身向后倒转相应的角度,待针下转动自如时,再进行下一指的"飞法"。若针下有绕缠之感,则为针尖有钩,宜调换重新施术。

注意体质与部位:本法宜于体质壮实、肌肉丰厚处施行,对妇幼、年老弱者或内有重要脏器、重要血管处,均慎用。

任氏曾治2例,一例以调理气机、祛风通络法,取穴:①组风池、大椎、合谷、筋缩、肾俞、肝俞;②组关元、足三里、三阴交。操作方法为先取①组针刺2天,后再选②组3天,用先泻后补手法,5天而痊愈。另一例以理气化痰、平肝熄风法,取穴①组神庭、脑户、风池、合谷、太冲;②组百会、风府、肾俞、肝俞、列缺,两组穴隔日交替选用,每天针1次,10次为1疗程,3个疗程后,阴天针1次,采用飞法(即以拇指、食指捻针,连搓3下,谓之飞,然后松手,拇指、食指张开,一捻一放,反复数次,如飞鸟展翅之状),经用本法治疗3个月,症状基本消失。

(14)宫艳华、董在权、曲长江论飞法

①补者一退三飞:这里指的是一种飞针补泻法。补法为飞推,泻法为飞退。飞推法,指每捻针一次,拇食二指要离开针柄一次,每次离开都似展翅而飞之状。边飞针边向内推针,飞法常连续三飞。

②泻者一飞三退:飞退的指法。指法与飞推一样,不同点就是方向相反,是向上向外飞针。

(15)吴旭、盛灿若、冯杏元论飞法:飞法,用拇指与食、中指相对捏持针柄,一捻一放,捻时食、中指内屈,使针顺转(左转),放时食、中指外伸,搓动针柄,使针逆转(右转),当手指放开时,其针颤动有如飞鸟展翅,故名。《神应经》:"用右手大指、食指持针,却用食指连搓三下(原注:谓之飞),仍轻提往左转,略退针半分许,谓之三飞一退。"其含义与《针经指南》所载的搓法同。飞又可解释作进。《针灸

问对》:"飞者进也。"故近世对一退三飞、一飞三退,通常理解为一退三进、一进三退。

(16)李梴论飞法:李梴《医学入门》对赋文此两句释作"如展翅之状",则意"上下"为提插针,"左右"为捻转针,在提插捻转针的基础上,手指一捻一放,拇食二指一展一合,有如飞鸟展翅之形,称为"飞法",也是一种辅助手法,有催气、行气的作用。

三、其他作用于针体的手法

(一)摇摆法

1. 概述

摇法是摇动针柄,使针尖在穴内旋摇,以激发经气,增强针感,并使针感向病所方向传导。此法刺激量稍强,对于针感不敏感,针感出现较慢,或经反复多次行针搜索才寻到针感者,应用本法能增强针感,延长针感持续时间,取得较好疗效。

摆法是摆动针柄,使针体及针尖在穴内摆动,使针感增强或延长针感持续时间的操作方法。摆法的刺激量稍弱,但其具有促使针感向病所传导的作用,故临床欲使针感传导时,常应用此法。

2. 操作方法

摇法操作时,拇食指持针柄,稍扳倒并旋转摇动,使针尖在穴内旋摇。

摆法操作时,直刺进针得气后,以拇食指持针柄,上下左右摆动,使针体针尖随之摆动,此外也可斜刺进针得气后,以针尖刺向病所方向,以拇食指持针柄左右摆动。

3. 经典文献

《针灸问对》说:"凡下针时,如气不行,将针摇之,如摇铃之状,动而振之。每穴每次须摇五息,一吹一摇,按针左转;一吸一摆,提针右转。故曰动以运气。"

《针灸大成》说:"乃先摇动针头,待气至,却退一尺许,乃先深而后浅,自内引外,泻针之法也。"

《针灸大成》说:"针摇者,凡出针三部,欲泻之际,每一部摇一次,……如扶人头摇之状,庶使孔穴开大也。"

《针经指南》说："摇者,几泻时,欲出针,必须动摇而出者是也。"

《针灸聚英》的"十四法"中载"摇者,凡泻时欲出针,必须动摇而出。"

《金针赋》说："青龙摆尾……一左一右,慢慢拨动。""白虎摇头,似手摇铃"。

《针灸大成》说"苍龙摆尾手法,补。""赤凤摇头手法。"

《灵枢·官能》"泻必用圆,切而转之,其气乃到,疾而徐出,邪气乃出,伸而迎之,摇大其穴,气出乃疾;补必用方,外引其皮,令当其门,左引其枢,右推其肤,微旋而徐推之,必端以正,安以静,坚以无解,欲微以留,气下而疾出之,推皮,盖其外门,真气乃存。"经文中说的"切而转之"、"摇大其穴"讲的是行针手法摇法。

4. 临床应用

郑魁山[3]盘摇法中把盘法和摇法分开论述,其中摇法是指在针下得气后,向左右似摇铃式的摆转,转动多在180°～360°,使针孔开大,一般不超过3遍。郑老该行针手法多用于使针感扩散,针下产生空虚感,并且一般情况下多用于泻法,但在施术过程中,切勿过急过快,以防肌肉缠针,引起患者肌体肿痛,损伤正气。此外,郑老在描述青龙摆尾时,说道进针得到感应后,令患者自然把鼻呼吸,随其呼吸医生将针柄向左右或前后(在45°角以内),似钟摆式连续缓慢拨动。这其中则含有摇法在其中,可见青龙摆尾法实质为摇摆法、呼吸等组成。在描述白虎摇头时,说到将针进至穴内,候到感应,如果要使感觉向上传导,则将左侧押手按在针穴的下方;如果要使感觉向下传导,则将押手按在针穴的上方,在向前摇着转针时,针成半圆形,由右下方摇着进至左上方,成半圆形,在向后摇着转针时,针成半方形,由左上方退至右下方成方形,反复向左右摇振。在描述老驴拉磨法时对摇法也有阐述,其具体方法左手食指紧按针穴右手持针将针进至地部,得气后再将针提至天部,将针扳倒,使针倾斜约15°～45°,以拇指食指握紧针柄,似拉磨式的围绕穴位转圈,但最多不超过6圈,使针孔开大,其中拉磨或围绕穴位转圈,也就是在实施摇法。

金文华[4]的粗针浅刺、转针、摇针手法,讲究神、形、气三者相合,所谓"神"是指术者、病者均能"处一其神,令志在针",因此,务求诊疗环境安静,患者无恐惧紧张心理,医者目不外视,手如握虎;医患双方都要心无内幕。"形"是指患者的体位要舒适放松,衣带宽松;术者应凝神定志,站立施术要桩步稳健,气沉丹田,形于手指则方能气与力合而针下之气可调。"气"者,乃针下之气,金氏在飞经走气手法中实施补法是以左手拇指反复切按其穴,进针先入皮下,针尖斜向病所,微捻入分肉之间,待针下得气后,施补法应略扳倒针柄,左右轻慢摇动,施泻法时不必扳倒针柄,左右摇动针柄宜快宜重,同时配合医者呼吸,吸气时摇动针柄,呼气时用震颤手法,如此反复施行,持针勿释,使酸胀感或凉热感渐渐达到病所。

张治寰[4]透针刺八法中摇法,其操作为针刺入肌体后,当针下感觉沉涩而紧或邪气吸滞针身,可用摇法,右手扶持针柄,一左一右摇头之状,自地部而人部,自人部至天部,每部各摇5～7次,有疏经逐邪,住痛移疼的功效。

赵京生[5]认为摇摆法操作是将针刺入穴位一定深度后,右手持针柄,将针轻轻摇动,以行经气的方法。具体方式有两种:一是直立针身而摇,可以加强针感,二是卧倒针身,针尖指向病所,左右摇动,可以使针感向一定的方向传导。

吴旭[6]等人认为摇摆法的操作是轻轻摇动针体,可以行气,直立针身而摇可以加强针感,卧倒针身而摇可以促使针感向一定方向传导。

郭宗仁[7]把摇摆法分为单独的摇法和摆法两种手法,而其中的摇法是针刺达到一定深度后,如已经得气,但很微弱,可用摇摆法增强针下感应。他还列举了《针灸大成》中有关摇法的论述作为自己观点的论据:"针摇者,凡出针三部,欲泻之际,每一部摇一次,……如扶人头摇之状,庶使孔穴开大也。"并且他也认为摇法有两种,其中之一为手持针身或针柄,令针身直立,将针摇动如要铃状,目的是使针体振动,在微动之中达到推动经气的作用。之二为将针卧倒而摇动,还可以使针下之气向一定的方向行走,达到行气的目的。正如《针灸问对》所言:"摇以行气"。他认为这种针法可以用于较为浅表的穴位。此外他认为摆法是针刺得气后,将针提起少许,用拇指食指持针柄左右来回频频轻微摆动针身,以催气、行气。

王云凯[8]摇摆法为直立针身,以手持针身或针柄,将针摇动如摇铃状,目的是使针体摇动、震动,在微动之中达到推动经气的作用。如果将针卧倒而摇动还可以促使针下之气向一定方向行走,达到行气的目的。

蔺云桂[9]把摇摆法分为摇法和摆法,其中摇法的操作方法是右手的中指、食指和拇指捏住针柄,以不捻、不进、不退的方法摇动针柄,摇时中指推动针体和针柄的下部,使针尖在组织内旋摇。其用意是拨动周围的组织激发针感,使针感增强或延长针感时间。有人用外摇内不摇的方法,完全失去摇的意义。此法多在针感不易固定的情况下应用,如经过数次的寻找遇到针感,但达不到要求,其针感动则有停则无;或由于组织液渗出较多,用搓法、提插法都难以达到目的时使用。还有一种单摇法,即用食指在针尾上旋转摇动。摆法的操作为右手食指、中指和拇指捏紧针柄进行左右摆动,牵拉或是划针感组织激发针感。主要适用于针尖刺到针感组织,针感明显,在此基础上为达到较长时间的柔和刺激,使用压法、搓法、捣法等不能将针感增加到所要求的程度,用提插法针感又过强的情况。如需要柔和的刺激可将针尖稍微提离明显的针感区,再进行左右缓慢的摆动。需要增强针感时,针尖应离针感层近些或刺入针感层进行摆动。

刘万成[10]认为摇法是指针刺入一定深度(不宜过深),然后像摇铃一样摇动针柄,以使气行。白虎摇头手法就是用这个术式为主。该法多用于泻法出针时,可边摇边出针,使针孔扩大,以泻邪气。

参 考 文 献

[1] 袁青,邓晶晶,靳瑞. 缓慢捻转进针法与针刺效应之关系的探讨. 世界中医药,2008,3(6):353~354

[2] 程华军,陈尚杰,朱芬. 捻转和非捻转刺激太溪穴后脑激活状态的功能磁共振成像研究. 中国组织工程研究与临床康复,2009,13(26):5020~5022

[3] 郑魁山. 郑魁山针灸临证经验集[M]. 北京:学苑出版社,2007

[4] 杨楣良. 浙江近代针灸学术经验集成[M]. 杭州:浙江科技出版社,2002

[5] 赵京生. 针灸学基础[M]. 上海:上海中医药大学出版社,2001

[6] 吴旭,盛灿若. 实用针灸学[M]. 北京:人民军医出版社,2001

[7] 郭宗仁. 中国针灸施术方法学[M]. 呼和浩特:内蒙古科学技术出版社,2000

[8] 王云凯. 针灸妙方治百病[M]. 石家庄:河北科学技术出版社,2000

[9] 蔺云桂. 针法灸法图解[M]. 福州:福建科学技术出版社,2008

[10] 刘万成. 黑水针法:针法研究与创新[M]. 济南:山东科学技术出版社,2007

(二)弹拨法

1. 概述

弹拨法,是针刺得气后,以手指或指甲弹拨针柄,增强刺激的方法。当针刺后,针感不明显时,有激发经气,促使针感产生的作用。其操作简单方便,病人无疼痛,是临床应用较多的调气手法。拨法较弹法,振动力度弱,刺激量也弱,更适合于久病体弱及儿童和惧针者应用。

2. 操作方法

弹法,将针刺入穴位得气后,以拇指压住中指顶端呈环状,使中指弹出,叩击针柄,或以中指压住食指,两指向相反方向用力,将食指弹出,叩击针柄,通过叩击,使针柄震动,激发经气,增加刺激量。

拨法,将针刺入穴位得气后,以食指或中指拨动针柄后立即放开,使针柄摇摆振动以增强刺激量。

3. 经典文献

《针灸大成》说："先弹针头，待气至，却进一豆许，先浅而后深，自外推内，补针之法也。"

《针灸问对》说："如气不行，将针轻轻弹之，使气速行。"

《奇效良方》说："弹者，凡泻时用指轻弹，使其气速行则气至也，易至也。补则不用，气实自至者，不用此法。""弹：补浑之如气不行，将针轻轻弹之，使气速行。用大指弹之，像左补也；用次指弹之，像右泻也。每穴各弹七下。故曰弹以催气。"

《针经指南》说："凡补时，可用大指甲轻弹，使气疾行之。"

《针灸聚英》的"十四法"中载："弹者，凡补时，用指甲轻弹针，使气疾行也，如泻不可用。"

4. 临床应用

陆瘦燕[1]认为在神气虚弱、不易得气的情况下，除了使用提插、捻转法外，可以运用辅助手法，促使得气，其中有弹刮法。《针灸问对》："如气不行将轻轻弹之，使气速行。"留针过程中用手指轻轻弹针尾，或用右手拇指食指轻轻刮针尾，促使神运，气行。

张治寰[2]的透针刺八法中，认为弹法是当针刺已到相应深度后，针下不得气，经催气，提气之法没有效果，可用手指轻轻弹动针柄，或在留针之际，间歇弹针，或与提按诸法相结合而使用。

任作田[3]"八法神针"之弹法是在针至目的时，如针柄动作紧沉，不易转动，即用右食指弹针柄数次，针身即能松动，就可照常行动。

赵京生[4]认为弹拨法操作时在针刺后留针的过程中，要用手指（食指或中指）轻轻地弹拨针柄或针尾，使针体产生轻微的震动，这样可以加强针刺得气感应，以使经气速行。赵氏认为该行针方法可以在催气或行气的过程中使用，也可以适用于得气迟缓的病人。

吴旭[5]等认为弹拨法的具体操作为用手指轻轻弹拨针尾，促使针体轻轻震动，从而促进针下经气的传导，加速得气。

郭宗仁[6]认为弹拨法是在针刺后的留针过程中，手指轻轻弹针尾，使针体微微震动，以加强得气感应。该法可以同时配合其他行针手法如刮法、摇摆法等行针手法，催促经气的到来，正如《金针赋》所载"气不至者，以手寻摄……进捻搓弹，直至气至。"也如《神应说》"用右手大指及食指持针，细细动摇，进退捻搓其针，如手颤之状，谓之催气。"他认为该法适用于不宜做较大幅度捻转的腧穴。

王云凯[7]认为弹拨法是用手指轻轻弹针尾，使针产生轻微震动，这样可以激发经气。他认为这种行针方法不可弹拨得过猛、过频，否则将会令患者产生剧烈疼痛感，反而达不到治疗效果。一般在留针期间弹拨7～10次为宜。他还认为本法主要作用是激发经气，增强针感，也可以使针感留守在针刺部位。

蔺云桂[8]把弹拨法单独分为拨柄法和弹柄法。拨柄法是一种微量刺激法，系用食指拨动针柄。它与弹法不同之处是碰击振动较小，但针体的摇动幅度较大，激发的针感区较大；拨动的方向不同，针感的强弱也不相同，但变化甚微，适合针感敏锐者保持针感时运用。弹柄法是运用手指弹针柄的方法，操作方法分曲指弹法和直指弹法两种：①曲指弹法：拇指压在中指顶端，中指弹出碰击针柄。②直指弹法：中指压住食指，两指相对用力将食指弹出碰击针柄。这两种弹法的作用没有太大区别，主要通过碰击针柄震动激发针感，是一种微量刺激法，适合于针感敏锐者保持针感时使用。

刘万成[9]认为弹是将大、食（或中）二指相合而迭，以弹针柄。本法应用较广，可用于行气、催气和守气，经气受阻即可弹而通之。

参 考 文 献

[1] 朱世增. 瘦燕论针灸[M]. 上海：上海中医药大学出版社,2009
[2] 杨楣良. 浙江近代针灸学术经验集成[M]. 杭州：浙江科技出版社,2002
[3] 王富春. 针法枢要[M]. 上海：上海科学技术出版社,2009
[4] 赵京生. 针灸学基础[M]. 上海：上海中医药大学出版社,2001
[5] 吴旭,盛灿若. 实用针灸学[M]. 北京：人民军医出版社,2001
[6] 郭宗仁. 中国针灸施术方法学[M]. 呼和浩特：内蒙古科学技术出版社,2000
[7] 王云凯. 针灸妙方治百病[M]. 石家庄：河北科学技术出版社,2000
[8] 蔺云桂. 针法灸法图解[M]. 福州：福建科学技术出版社,2008
[9] 刘万成. 黑水针法：针法研究与创新[M]. 济南：山东科学技术出版社,2007

(三) 刮法

1. 概述

刮法是用指甲刮动针柄，以激发经气，增强针感的方法。刮法分向上刮和向下刮。用拇指抵住针尾，以食指或中指的指甲轻刮针柄；或以食、中指抵住针尾，用拇指甲轻刮针柄。本法通过刮动针柄，使针体轻微振动，产生柔和的针感，其刺激量较轻，无疼痛和不适感，适于久病体弱和儿童及惧怕针刺者应用。

2. 操作方法

操作时，将针刺入一定深度得气后，将拇指压在针尾部，中指由下向上刮动针柄，使针体振动或以拇、中指捏针尾，使针体固定不动，以食指由下向上刮动或来回刮动针柄，使针体振动。也可以拇、中指捏住针柄下端，固定针体，食指由上向下刮动或来回刮动针柄。

3. 经典文献

《素问·离合真邪论》："抓而下之"。《医学入门》："又将大指爪从针尾刮至针腰，以刮法也"。

4. 临床应用

张治寰[1]的透针刺八法中刮法操作是用拇指抵住针尾，食指指甲在针柄上做至上而下的刮动或用食指压住针尾，用拇指指甲刮之。该法可以用于斜刺、横刺之针，不适用弹法者，对于针刺敏感的患者，经透刺向针刺部位酸胀困乏者，用刮法可以散气。

郑魁山[2]刮法是在针下得气后，以右手指甲向上或向下连续刮动针柄，或用手指向上或向上摩擦针柄，以加强感应。向下刮多用于补法，向上刮多用于泻法。

承淡安[3]震颤术是在针刺后行轻微上下的震颤，或在针柄上抓搔数次，或用食指频频轻叩，摇动针柄上端。专用于血管、肌肉、神经之迟缓不振者，即兴奋。

马瑞林[3]刮针法是一个指低压针柄顶端，另一指甲刮动针柄，亦可用拇指或食指指腹紧贴针柄，另一指指甲刮动针柄。此法可起到增强"得气"和促进"气至病所"作用。

任作田[3]认为刮法就是用指甲搔刮针柄，常用的有以下两种姿势：

(1) 向上刮：右手拇指抵住针柄上端，中指内屈，由针柄根部向针柄上部连续地刮几次至十几次。

(2) 向下刮：食、中指夹住针柄根部，用拇指甲由针柄上部向针柄根部搔刮。在刮的同时询问患者有无沉紧的感觉，有沉紧的感觉即谓得气。

赵京生[4]认为刮法的操作为针刺入穴位一定深度后，要用拇指或食指的指腹抵住针尾，用拇指、食指或中指的指甲，由上而下地频频刮动针体发生震动。他认为该行针方法在针刺不得气时可以激发经气，如果已经得气者则可以加强针感应的传导和扩散。

吴旭[5]等认为刮法是用拇指(或食、中指)抵住针尾,以食指或中指(或拇指)指甲刮针柄,可以加强针感和促使针感扩散。

王云凯[6]刮法是用拇指抵住针尾,以食指或中指的指甲轻刮针柄或用拇食指从下往上刮针柄。他认为刮法多用于催气,使针感增强,促使针感向四周扩散。

刘万成[7]认为刮法是用押手拇食指轻按以固定针之垂直方向,然后用右手中食指拦扶针柄,以拇指爪甲向下刮针柄。另外,也可以不用押手,直接用右手无名指靠近中指侧抓住针尾,中食指拦扶针柄,然后用拇指爪甲向上刮针柄;或用拇指抵住针尾,用中指指甲刮针柄均可,刮时应注意减少针身摆动,保持针身垂直角度,刮时要用力均匀,至于用力大小,可依具体情况来定,体质较弱、新病人可用力轻,体质较强、久病之人,可用力稍重。刮既能催气又能行气,其法柔和,感觉舒适轻松,故病人多喜欢此法。本法在针刺后已得气或未得气时使用。

蔺云桂[8]认为刮法有三种:第一种是压刮法,将拇指压在针尾上,压的强度根据所需要的针感而定,需要加强针感就加重些,反之则弱,然后用中指自下而上地刮针柄,适合于针感相对迟钝者。第二种,用中指和拇指捏住针柄的尾部,持不进不退的状态,用食指自下而上或来回地刮针柄,是在为了保持针感适中的情况下采用的。第三种,中指和拇指捏住针柄的根部,用食指自上而下或来回地刮是一种最轻微的震动法,适合于针感敏锐者。此法是用指甲刮针柄,通过震动的作用达到保持舒适缓和的针感时采用的。挂针柄的刺激是一种柔和的较高频率的刺激法,所产生的针感较适合于慢性疾病的补法,为优良的刺激方法。

参 考 文 献

[1]杨楣良.浙江近代针灸学术经验集成[M].杭州:浙江科技出版社,2002

[2]郑魁山.郑魁山针灸临证经验集[M].北京:学苑出版社,2007

[3]王富春.针法枢要[M].上海:上海科学技术出版社,2009

[4]赵京生.针灸学基础[M].上海:上海中医药大学出版社,2001

[5]吴旭,盛灿若.实用针灸学[M].北京:人民军医出版社,2001

[6]王云凯.针灸妙方治百病[M].石家庄:河北科学技术出版社,2000

[7]刘万成.黑水针法:针法研究与创新[M].济南:山东科学技术出版社,2007

[8]蔺云桂.针法灸法图解[M].福州:福建科学技术出版社,2008

(四)弩法

1. 概述

弩法又称倒针法、针向法、卧刺法,是针刺得气后,按压针柄,使之呈弓弩状,针尖抵住针感点,或针尖指向病所以使针感传向病所,以增强针感或延长针感持续时间的方法。弩法既能增强针感,又能延长针感的作用时间,且刺激轻微,病人无疼痛及不适感,临床应用广泛。若针感传导不明显,可配合循捏法、按截法等多可激发针感传导。

2. 操作方法

操作时,以拇食指持针柄上端,中指抵针柄下端及针体,拇食指与中指向相反方向稍用力推搬,使针体呈弓弩状弯曲,针尖抵住有针感的部位;或以中指按压针身使针身弯曲成弩弓之状,用以调整针尖方向。现代操作方法往往以针尖朝向病所,斜刺45°~60°进针,寻找针感后,压倒针柄,继续加强行针刺激量,使针感向病所方向传导。

3. 经典文献

《金针梅花诗钞》:"下针得气后,随即扳倒针身,以针尖指向病所。欲气上行则针尖向上,欲气下行则针尖向下"。

《奇效良方·针灸》:"弩者,凡用大指、次指捻针名曰弩针,引其气至也。如气不至,今病人闭气一口,着力弩之,外以泻针引之,则气至矣,气自至者,不用此法。"

《针灸问对·十四法》:"努:下针至地,复出人部,补泻务待气至。如欲上行,将大指、次指捻住针头,不得转动,却用中指将针腰轻轻按之,四五息久,如拔弩机之状。按之在前,使气在后;按之在后,使气在前。气或行迟,两手各持其针,仍行前去,谓之'龙虎升腾',自然气血搬运。故曰努以上气。一说用大指、次指捻针,名曰飞针,引气至也。如气不至,令病人闭气一口,著力努之,外以飞针引之,则其至矣。"

《医学入门·附杂病穴法》:"努者,以大指次指捻针,连搓三下,如手颤之状,谓之飞。补者,入针飞之,令患人闭气一口,着力努之。泻者,提针飞之,令患人呼之,不必着力。一法二用,气自至者,不必用此弹努。"

《金针赋》:"调气之法,下针至地部之后……复人之分;按之在前,使气在后,按之在后,使气在前,运气至疼痛之所。"徐凤创造这种手法,也称为"弩法",运用于远道刺确有一定的效果。

4. 临床应用

郑魁山[1]提出推弩法,其具体操作为:当针刺入肌体后,用针尖顶住有感觉的部位,推弩针柄或拇指向前或向后捻住针柄,不使针尖脱离感觉(不失气),稍微等待1~3分钟,以促使针感时间延长。郑老认为该法多在催气、得气、行气后,当患者已经产生针感时,医者为保持感应之持久而采用的行针方法,属于守气法的一种。《素问·宝命全形论》说:"经气已至,慎守勿失",因为候气、取气都是为了得气,得气之后最好不要失气。所以古人把能守气的术者称为"上工"《灵枢·小针解》:"上守机者,知守气也。"

郭宗仁[2]认为弩法又称为努针法,其具体操作是在针刺得气后,将针稍提,用拇食指扶持针柄,中指侧压针身使针身弯成弩弓状,欲意针感向上扩散,可将针体向下向后按;若使针感向下扩散,可将针体向上向前按压、捻转,做到手不离针。

张治寰[3]的透针刺八法中,弩法为进针达一定深度后,用右手拇食指夹持针柄,中指指腹抵针身终端,徐徐向前推进(一般都用于横透、斜透之时),手如弓,针如箭弩。

蔺云桂[4]认为弩法是用食指、中指和拇指捏住针柄,环指在针体按拨。具体的操作方法有两种:一是用环指腹部在针体上按,使针体稍有弯曲,针尖在组织内发生摆动,以增强针感,适合于针感较敏锐者。二是用环指腹端按针体,在针体稍有弯曲时,指端滑脱针体,如弹琴之状;此法刺激较强,会出现阵发性针感增强的过程。

刘万成[5]认为弩法是守气的一种基础手法。针刺得气后,为使气不欲离去,则用拇、食指固定针柄,中指或向外顶或向内勾暴露在皮外的针身中部,以使气住。

参 考 文 献

[1] 郑魁山. 郑魁山针灸临证经验集[M]. 北京:学苑出版社,2007
[2] 郭宗仁. 中国针灸施术方法学[M]. 呼和浩特:内蒙古科学技术出版社,2000
[3] 杨楣良. 浙江近代针灸学术经验集成[M]. 杭州:浙江科技出版社,2002
[4] 蔺云桂. 针法灸法图解[M]. 福州:福建科学技术出版社,2008
[5] 刘万成. 黑水针法:针法研究与创新[M]. 济南:山东科学技术出版社,2007

(五)搜法

1. 概述

当进针至一定深度后,穴位无针感,有时可能是针入方向稍有偏移,此时可调整针刺方向。搜法是将针退到皮下,改变针刺方向,再行进针,搜寻经气的方法。

2. 操作方法

操作时,当针已进到所预定之深度,并已用催气之法仍不得气之时,即将针退至皮下,改变针刺方向重新刺入。可向前、向后、向左、向右等不同方向反复进退探索,或根据腧穴部位特点,或直刺,或斜刺,并适当增加刺激量,直至产生针感为度。此为搜寻针感之法,动作要慢。

3. 经典文献

徐凤在《金针赋》中说"抽添之诀,瘫痪疮癞,取其要穴,使九阳得气,提按搜寻,大要运气周遍,扶针直插,复向下纳,回阳倒阴。"即进针后先提插到或捻转九阳数,以促使得气,再向周围作多向的提插,最后再向下直刺按纳,要求向各个方向搜寻。可见徐氏所言抽添法与如今的搜法极为类似,这可能就是古人对搜法的早期认识。

《金针赋》:"苍龟探穴,如入土之象,一退三进,钻剔四方",其中"钻剔四方"是指的针尖上下左右探寻针感,也就是搜法。

4. 临床应用

郑魁山[1]在描述苍龟探穴时认为其是先将针进至地部,又将针提到天部,变换针尖方向,再向下、向左、向右边捻边进,逐渐深入,向四方反复钻剔透刺,使针感连续出现,时间延长,其操作过程中在探寻针感时,郑老认为应向下、向左、向右多方向搜寻,有如苍龟入土之状,苍龟探穴的该操作和搜法操作一样,所以我们可以认为苍龟探寻中包含了搜法。

任作田[2]在行针手法里有描述探测法,探是指将针有不得气的地方,轻轻提起3～5分,随即向原来针刺部位的四周各约5～20mm处搜寻有无针感,在应用时,要求向四面八方一点一点地上下移动。测得操作与探相同,其差别只是它提起的高度比"提"提起的高度高3～5分,向四周移动的范围也更广一些。针刺都是在腧穴上进行的,腧穴位于经络上,但由于各个人的体质不同各个人的经络和腧穴部位或多或少地常有差异,《灵枢经脉》篇云:"人经不同,经脉异所别也。"此外,任氏认为在操作过程中进针时所选穴位位置也常有所偏差。任氏上述操作与搜法一样,可见这是任氏对搜法的认识。

刘万成[3]认为搜法即寻经气之意。是在针刺之后,若不得气,便分别向上下左右四方针刺搜寻经气,以得气为度。搜也即是催气。苍龟探穴催气法就含有此术式。并认为本法可用于通经接气。

参 考 文 献

[1] 郑魁山. 郑魁山针灸临证经验集[M]. 北京:学苑出版社,2007
[2] 王富春. 针法枢要[M]. 上海:上海科学技术出版社,2009
[3] 刘万成. 黑水针法:针法研究与创新[M]. 济南:山东科学技术出版社,2007

四、作用于人体的手法

(一)循摄

1. 概述

循法是以食、中、无名三指平直(屈曲第二指关节,垂直于经上),以指端沿针刺腧穴所属之经的路线上循按。

摄法是用食、中、无名三指平直(屈曲第二指关节,垂直于经上),以指甲沿针刺腧穴所属之经的路线切掐。

在临床上多是循摄并用,以押手指端在穴位周围或沿经络分布轻轻快速敲击,以一种叩击形式出现,并在针刺得气后,用循经捏揉的方法,促进针感传导,提高疗效。

2. 操作方法

当针刺至一定深度仍不得气,即以刺手执针持续捻转行针,同时配合以押手中指或食中、无名指在穴位周围或沿经络分布上下左右轻轻快速敲击,使三指之指端叩在经上,其中中指应叩击到一个腧穴上,至穴位产生针感。而后,以刺手持续行针,增强针感,押手拇食中指从穴位处向病所方向循经脉轻柔循摄、捏揉,使针感向病所传导。本法操作的关键是手法不宜过重,重则反易阻滞经气。在关节部位,针感传导慢或不易通过时,可反复多次操作。

3. 经典文献

《金针赋》:"爪而切之,下针之法,摇而退之,出针之法,动而进之,催针之法,循而摄之,行气之法。""气不至者,以手循摄,以爪切掐,以针摇动,进捻搓弹,直待气至"。

《灵枢·刺节真邪》:"用针者,先察其经络之实虚,切而循之,按而弹之,视其应动者,乃后取之而下之。"

《针经指南·手指补泻》:"循者,凡下针于局部分经络之处,用手上下循之,使气血往来而已也。经云行,引之则止。摄者,下针如气涩滞,随经络上,用大指甲上下切其气各,自得通行也。"

《针灸大全·梓岐风谷飞经撮要金针赋》:"循而摄之,行气之法。"

《奇效良方·针灸》:"摄者,如针下气涩滞,随经络上下,用爪甲摄之,其气自通。摄与捻者同。"

《针灸问对·十四法》:"循:下针后气不至,用手上下循之。假如针手阳明合谷穴,气若不至,以三指平直,将指面于针边至曲池,上下往来抚摩,使气血循经而来。故曰循以至气。摄:下针之时,气或涩滞,用大指、食指、中指三指甲,于所属经分来往摄之,使气血流行,故曰摄以行气。"

4. 临床应用

任作田"八法神针"之循法:进针入半途时,因气滞,针不能再深入,就用左食指在被针部位附近从上向下点划,使气自上向下行动,然后针就能深进了。揉是在进针以前,用两手中指、食指在针穴上揉数下,使皮肉活动。

马瑞林认为,辅助手法在针刺和施行手法中都具有重要意义。常用的辅助手法有按、循、摄、捏、揣、叩,对于激发经气促进"得气"和感传都有良好作用。对控制针刺得气向预定方向传导作用较明显;循、摄对激发经气使针下得气作用较大,捏、揣、叩不仅有激发经气促进得气和感传作用,而且在减轻刺针疼痛也有一定作用。

郑魁山认为,左手在针刺得气中的重要性,不容忽视。另外,针刺前,先以左手循切、按压,可以了解和体察经络之虚实、气血之盛衰、肌肉之薄厚,以确定进针之深度和手法,并分拨妨碍进针的肌腱、韧带等。同时,还认为循、摄、搓、摇等泻法对于进针后紧涩及退针时针下仍过于沉紧的,有促其针下松滑,凉感放散以泻其实的作用。

张缙认为应该揉、循、摄、按等手法并用,以引导针感。具体操作可将左手二、三、四、五指垂直放于皮肤,呈"一"字形排开,放在欲传导的经脉上,在行针同时一起加力揉动,或周而复始地逐次加力。也可不用四指,只用两指或三个手指,要能放在腧穴的中心点上更好。此法多用于头面都及针距病所较近的情况。如用于针距病所较远时,各手指位置可以不固定,而是在经脉线的适当部位(如较大穴区或放散受阻部位)加以循、摄和按。关闭、引导和指尖向前移动三者要一起应用,相互配合。

管正斋强调巧妙地应用押手、循按、阻压等辅助手法达到针感顺应精气的目的,尤其在进针以后施行补泻手法中辅手对于激发、促进"得气",控制"气至病所"的感传作用有一定意义。

伦新认为循法是指以左手或右手于所刺腧穴的四周或沿经脉循行的部位,进行徐和的循按或循摄的方法。此法在针刺未得气时,用之可以通气活血,有行气、催气之功。若针下过于沉紧时,用之可激发经气、促使得气。

由以上各现代医家对循摄法的理解来看,都高度重视辅手手法在临床促使针刺得气中的重要作用。这种观点与《难经·七十八难》中的"知为针者,言其左,不知为针者,言其右。"的观点相符。《灵枢·九针十二原》说:"刺之而气不至,无问其数;刺之而气至,乃去之。"《标幽赋》说:"气速至而速效,气迟至而不治。"这些都充分说明了针刺得气与否,直接影响治疗效果。而循、摄法作为行气之法,其作用不容忽视。

(二)按截法

1. 概述

按截法,又称扪法,是针刺得气后,以按压的手法,促使针感传至病所的操作方法。

2. 操作方法

操作时,行针得气后,欲使针感向上传导,即以押手拇指或食指重按穴位下方,并使针尖略向上方行针,则针感易向上行。反之欲使针感下行,则押手拇食指重按穴位上方,并使针尖略向下方行针,则针感易向下行。

3. 经典文献

《素问·离合真邪论》:"扪而循之,切而散之,推而按之,弹而怒之,爪而下之,通而取之。"杨上善注曰:"推而令动,以手坚按"。

《金针赋》:"按之在前,使气在后;按之在后,使气在前,运气走至疼痛之所"。"按者,以手按针无得进退,如按切之状是也。"

《奇效良方》:"按者,如补出针时,令病人吸气一口。急用手指按闭其穴上。扪者,如痛处未除,即于痛之处扪摩,使痛散也。复以飞针引之,除其痛也。"

《针灸问对》:"按:欲补之时,以手紧捻其针按之,如诊脉之状,毋得挪移,再入,每次按之,今细细吹气五口。故曰按以添气。添,助其气也。"

4. 临床应用

张缙认为按截法应与循摄法共同配合以在控制针感传导方向。操作时,左手的作用在于闭住经脉的一端,使针感向另一端放散。其次,是在本经上施以循摄,借以引导针感的到来。具体操作时,左手拇指关闭住本经一端,要贴近针刺部位,不宜太远,用力要大,要朝向经脉开放的一端,不要直下用力。关闭要用指尖而不是用指甲,用力不当或过大,会造成疼痛,针感会向反方向传导。

邵经明按截关闭法:用左手拇指贴近针刺部位,用力按压,以截住经气,使之向预定方向传导。如针合谷治牙痛,常左手拇指按合谷下方,右手持针,针尖斜向病所,使针感循经上行,则牙痛可立止。

任作田"把法神针"之按法:在进针以前用两手中指食指在穴上深按;揉法:在进针以前,用两手中指食指在针穴上揉数下,使皮肉活动。揉按两法同时施行,以使被针部分气血散开,减少疼痛。

管正斋认为循按、阻压等辅助手法可以促使针感顺应经气走行方向。

马瑞林认为,辅手尤其在进针以后施行补泻手法中对于激发、促进"得气",控制"气至病所"的感传作用有一定意义。

郭效忠认为,针感传导方向与手指的按压推循有密切关系。手指按压推循方向、针尖方向和捻针方向与针感传导方向是相一致的。只有当手指按压方向、针尖方向和捻转方向均相一致时,针刺感传才能按此一定方向循行。例如针刺合谷治疗牙痛,为了达到"气至病所"的目的,就需用左手拇指按压住合谷穴的下方,以阻止其针感下行,同时手指推压方向、针尖方向和捻转提插方向均需向上,以促使其针感上行。此种观点与《金针赋》中的"按之前,使气在后,按之在后,使气在前,运气走至疼痛之所"相符。

第二节 复式手法

一、运气法

1. 概述

运气法,首载明·杨继洲《针灸大成》。该法是在《金针赋》、《针灸问对》"进气法"基础之上发展起来的一种手法。进气法与运气法两者在手法、技术、临床主治等方面有较多的共性,因此,人们也将进气法与运气法统称为运气法。该法是补泻手法与行气法相结合,在穴位中行提插泻法,并配合针尖方向与吸气,以调节针感走向,促使气至病所的方法。

2. 操作方法

进气法与运气法名称虽不相同,但操作并无更大差异。徐凤进气法是针刺入后行提插或捻转的九阳数,气至后卧针留针七息。汪机进气法在天部行针,仍是进针得气后行九阳数,然后卧倒针身,吸气七息。进气法均为补法。杨继洲运气法是进针后捻转或提插六阴数得气后向病所卧倒针身,令病人吸气5口,为泻法(表5-3)。

表5-3 各家运气法技术要领表

徐凤运气法	汪机运气法	杨继洲运气法
①刺入穴位约九分深	①刺入穴位天部	①直刺入穴位
②紧按慢提九回溯或左转九数	②紧按慢提九数或左转九数	②捻转六阴数
③针感出现,卧倒针身,留针5~7息	③待针感出现	③针下气满,微退针
④反复多次	④稍提针2~3分	④扳倒针柄,针尖朝向病所
	⑤针尖向病所斜刺	⑤令病人吸气5口
	⑥令病人吸气5~7口	

3. 经典文献

(1)徐凤进气法:《金针赋》:"进气之诀。腰背肘膝痛,浑身走注疼。刺九分,行九补,卧针五七吸,待气上下。"

将针刺入穴位约九分的深度行九阳数,即紧按慢提或左转九数(或二十七、四十九、八十一数)待针感出现后,卧倒针身留针5~7息。

(2)汪机进气法:《针灸问对》:"进气法。针入天部,行九阳之数,气至,速卧倒针,其气行,令病人吸气五七口,其针气上行,此乃进气之法。可治肘、臂、腰、脚、身疼。"

该法是在天部行针,进针后紧按慢提九数(二十七、四十九、八十一数)或用捻转法左转九数。针感出现后,将针稍提起2~3分许,针尖向病所而卧倒针身,成45°角,留针5~7息。

(3)杨继洲运气法:《针灸大成》:"运气法,能泻,先直后卧。运气用纯阴,气来便倒,令人吸五口,疼痛病除根。凡用针之时,先行纯阴之数,若觉针下气满,便倒其针,令患者吸气五口,使针力至病所,此乃运气之法,可治疼痛之病。"

该法特点是先直刺入穴位,而后卧倒针身。先将毫针直刺入穴位天部(人部亦可),在该穴位内行慢按紧提(或右转)六次(或者说一十八、三十六次),待针下得气,病人有针感扩散时,将针微微退出,使针尖朝向病所,将针柄板倒压在皮肤上,使感应向病所放散,然后让病人吸气五口,使气向较远处运行,以气至病所为佳。

4. 临床应用

进气法刺入九分处,实际深度可根据病情及穴位的位置,所刺深度的要求适当增加或减少亦可。提插或捻转的速度、频率、角度、幅度、次数、强度均应视患者状况而定,应用部位以四肢大关节附近腧穴为宜,运气法行针为六阴数,提插或捻转均用泻法。进气法均为补法,二者不应混同。

针下得气后,即行卧倒针身,在卧倒针身之前可少许提起针尖,然后卧倒身使针尖直指病所,以达运气的目的。病人的呼吸可采用深呼吸的方法,亦可采用鼻吸口呼,吸气要短而快,呼气要长而慢,也可连续有意识地用鼻吸气5次。

徐凤、汪机进气法有催气、行气的作用,同时补气助阳。可治疗各种风湿痹证,腰肌劳损,由于阳虚阴盛而气血不通,针感不易达到病所的情况,尤其对虚证疼痛有效。杨继洲运气法有催气、行气、疏通气血、去壅决滞的祛实泻法作用,临床用于各种疼痛病症,由于气血瘀滞而导致的,尤其对实证疼痛有效。

二、纳 气 法

1. 概述

纳气法首载明·徐凤《针灸大全·金针赋》。《针灸问对》、《针灸聚英》又有发展。《针灸大成》称之为"中气法"。本法是进气法与运气法的深化,是提插补泻手法与针尖方向、吸气、插针等行气法的结合,较运气、进气之法行气作用为强。

2. 操作方法

纳气法的操作要点是先直刺入天部,通过提插或捻转使之得气,然后扳倒针身朝向病所,以达气至病所,再将针深插入人部、地部,保持得气状态,使气不回,即为纳气(表5-4)。

表5-4 纳气法技术要领表

纳气法
①针刺入天部
②提插或捻转得气
③针尖朝向病所,扳倒针柄
④针感向病所刺激,令病人吸气
⑤气至病所,立针深入
⑥气行

3. 经典文献

《金针赋》:"运气走到疼痛之所,以纳气之法,扶针直插,复向下纳,使气不回。"

《针灸问对》:"纳气法,下针之时,先行进退之数,得气便倒针,候气前行,催运到于病所,便立起针,复向下纳,使气不回。又云:下针之后,如真气至,针下微微沉紧,如鱼吞钩之状,两手持针徐徐按倒,令针尖向病,使气上行至病所,扶针直插,复向下纳,使气上行不回也。"

《针灸聚英》:"纳气还与进气同,一般造化两般工,手中用气丁宁死,妙理玄玄在手中。"

《针灸大成》:"中气法,能除积,先直后卧,泻之。凡用针之时,先行运气之法,或阳或阴,便卧其针,向外至痛疼,立起其针,不与内气回也。中气须知运气同,一般造化两般功。"

纵观古代文献,都是在强调纳气法的操作要领,即将穴位的可刺深度分为三层,先将针刺入第一针感层的天部,用提插或捻转的手法深求针感,出现明显的针感后,再扳倒针体,针尖指向病所方向,待针感向病所放散时,令病人吸气,催送经气上行。待气至病所时,须立即扶针直插,立直针身,深刺至第二或第三针感层,即人部和地部,行针使深层产生针感,其用意是使传向病所之气不复后退。静待片刻,亦可反复施行,不断行气。

4. 临床应用

纳气法的要求是取得针感,气至病所,保持针感。因此在操作上应使用快速进针法,先刺入天部,用提插或捻转法使之得气,扳倒针身使气至病所,直立针身向人部、地部刺入,直插下纳。特别要注意针感的产生,针感的传导和针感的保持,医者和病人密切的配合,才能达到纳气的作用。

纳气法可疏通气血,消除积聚,祛风止痛,治疗咽痹积聚,风湿痹痛,肌肉萎缩,各种疼痛病证以及急性胃肠炎等。

三、留气法

1. 概述

留气法,又称为流气法。首载于明·徐凤《针灸大全·金针赋》。之后高武《针灸聚英》、汪机《针灸问对》、李梴《医学入门》、杨继洲《针灸大成》等明代医家在此基础上,对该法的操作方法、技术、临床应用上加以充实、发挥,形成了留气法。该法是徐疾补泻、提插补泻、九六补泻的组合而成的复式针刺手法。

2. 操作方法

三种留气法,针刺时均分层次,先针入七分,得气后深入一寸行针,提回后反复施针。徐凤留气法和杨继洲留气法均在进入七分后行纯阳数,即九阳数提插(或捻转),李梴则用老阳数,即八十一数的捻转(或提插)。杨继洲留气法在深入一寸后用提插泻法六阴数,即慢按紧提六阴数(或一十八次、三十六次、六十四次)(表5-5)。

3. 经典文献

(1)徐凤留气法:《金针赋》:"留气之诀,痃癖癥瘕,刺七分,用纯阳,然后仍直插针,气来深刺,提针再停。"

表 5-5　各家留气法技术要领表

徐凤留气法	李梴留气法	杨继洲留气法
①先刺入七分,行九阳数,紧按慢提九阳数得气	①先刺入七分,行老阳数,捻转或紧按慢提81次,得气	①先刺入七分,行九阳数,紧按慢提九阳数,得气
②再深刺	②再深刺至一寸,轻插轻提	②再深刺至一寸
③将针提至浅部,反复施针	③将针提至浅部,反复施针	③行六阴数,慢按紧提六数
		④微提针回原处,反复施针

该法操作时先将针刺入七分深,用紧按慢提法九次(或二十七次、四十九次、八十一次),气至后将针刺入深层,再将针提至浅部,再行紧慢提法九次或九的倍数次,再得气,再深刺,反复进行多次。

(2)李梴留气法:《医学入门》:"治痃癖瘕气块,先针入七分,行老阳数,气行,便深入一寸,微伸提之,却退至原处,又得气,依前法再施。名曰留气法。"

该法操作时,针刺入七分,向左捻转针体八十一次,气至后将针刺入到一寸深,轻插轻提少许,再将针提至原处,再行左捻转八十一次,再得气,再深刺,反复多次。

(3)杨继洲留气法:《针灸大成》:"留气法,能破气,伸九提六。留气运针先七分,纯阳得气十分深,伸时用九提时六,癥瘕消溶气块匀。凡用针之时,先运入七分之中,行纯阳之数,若得气,便深刺一寸中,微伸提之,却退至原处;若未得气,依前半再行。可治癥瘕气块之疾。痃癖癥瘕疾宜休,都在医师志意求,指头手法为留气,身除疾痛再无忧。"

将针刺入穴位的七分深处,行九阳数,紧按慢提九次(或二十七次、四十九次),待气至,将针深刺入一寸之中,行六阴数,慢按紧提六次(或一十八次、三十六次)。之后,微微将针退回原处。如针感不强,可依前法反复操作。

4. 临床应用

留气法针刺时先刺七分深,后刺一寸深。但有的穴位情况不同,七数和一寸(十数),亦可以代表可刺深度的分数,七分即为十分之七,十数(一寸)即为整个的深度。本法操作应为先补阳,刺七分行九阳数之后均深入到一寸中行针。

对于病重者,即气血瘀阻严重者,应加强各层提插次数(或捻转次数),行少阳,老阳数,或少阴,老阴数。以提插或捻转九阳数为主而行针。该法施用九阳数,故有补气助阳,行血散瘀,用治因气血瘀阻而导致的痼瘀积聚。杨继洲留气法中有深入一寸之中,行六阴数,补中有泻,可调和阴阳。

四、交经法

1. 概述

交经法,是使用不同选穴方法的针刺方法。将经气与脏腑、病灶交互沟通,与另一段经脉交接,从而提高治疗效果的方法。此类方法,缘始于明代。明·徐凤《针灸大全·金针赋》中记述:"若夫过关过节,催运气,以飞经走气,其法有四:一曰青龙摆尾……;二曰白虎摇头,……;三曰苍龟探穴……;四曰赤凤迎源……。"《针灸聚英》:"过关歌:苍龙摆尾,赤凤摇头,上下伸提切,关节至交流。"《针灸问对》:"若夫关节阻滞,气不过者,以龙、虎、龟、凤四法,通经接气,驱而运之,然用循、爪、切,无不应。"《医学入门》中有通气法:"通者,通其气也,提插之后用……,却扳倒针头,带补,以大指努力,针咀朝向病处……若气又不通,以龙、虎、龟、凤飞经接气之法驱而运之……,摄者,用大指甲循经络上下切之,其气自得通行。"杨继洲将各家的操作方法加以总结,首次提出四种交经方法,即五脏交经、隔角交经、通关交经、关节交经。这里的交是交接,交通之义,以交字为主体,一切手法的操作都是为了交气。

2. 操作方法

交经法的技术一是取穴,二是操作。在取穴方面,五脏交经为五脏五行相生子母取穴,隔角交经为五脏六腑五行相生相克取穴;通关交经取大关节以下的穴位;关节交经取关节附近的穴位。手法操作方面:五脏交经运用苍龙摆尾的手法,使达到一定针感后用苍龙摆尾法。隔角交经应用多种针刺手法使针下气传开。通关交经是先用苍龙摆尾,再用赤凤摇头,配合补泻手法及辅助手法。关节交经是用倒针法(表5-6)。

表5-6 杨继洲交经法技术要领表

五脏交经法	隔角交经法	通关交经法	关节交经法
①用子母补泻法取穴	①病人仰卧,气息调匀	①捻转进针得气	①选用关节周围穴位进针
②经气满溢时进针	②按经脉五行生克取穴	②先用苍龙摆尾法	②使气至关节处
③慢捻转进针得气	③捻转进针得气,行针	③次用赤凤摇头法	③将针立起,行中气法
④用青龙摆尾法行针宣散气血	④倒针、捻针,调节针感方向	④将经气运入关节	④卧倒针身,行苍龙摆尾、白虎摇头法
⑤控制针感方向,使针感传向病所	⑤用补或泻法泻邪气,补针气	⑤当补则补,当泻则泻	⑤使气至关节
		⑥"龙"、"凤"两法交替使用,使气血通过关节	

3. 经典文献

(1)杨继洲五脏交经法:《针灸大成》:"五脏交经须气溢,候他气血散宣时,苍龙摆尾东西拨,定穴五行君记之,凡下针时,气行至溢,须要候气血宣散,乃施苍龙左右拨之可也。五行定穴分经络,如船解缆自通享,必在针头分造化,须交气血自纵横。"

该法首先在于选穴,选穴的原则是根据有病脏腑的五行属性选配各脏腑五输穴的有关穴位,即"五行定穴分经络"及"定穴五行君记之",补时选用其母穴,泻时选择其子穴。如肺气实则取本经的子穴、水穴、合穴尺泽穴,或取肾经的合穴阴谷(肾经为肺经的子经,阴为肺经的子经肾经上的子穴),如肺气虚则取本经的母穴、土穴、腧穴太渊穴,或取脾经的土穴。腧穴太白穴(脾经为肺经的母经,太白为肺经的母经脾经上的母穴)有关子母补泻的内容详见该篇。

在辨证选穴的基础上进行针刺操作。用慢捻转进针法或快速进针法将针尖刺至皮下,使用慢捻转进针,刺至应刺的深度,行针使之得气,使针感扩散范围的直径达到15~20cm后便施行"苍龙摆尾"操作法,用押手阻断他行针感,使针感沿经络传至病所。在针感传向或传至病所以后,再次施行"苍龙摆尾"法,行针1分钟,留针10~15分钟,将针退至皮下,待针感基本消失后出针。

(2)杨继洲隔角交经法:《针灸大成》:"隔角交经,相克相生,凡用针之时,欲得气相生相克者,或先补后泻,或先泻后补,随其疾之虚实,病之寒热,其邪气自泻除,真气自补生。隔角要相生,水火在君能,有症直任取,无病手中行,仰卧须停稳,法得气调均,飞经疗人角,便是一提金。"

"隔角交经"的"角",古代为盛酒的器具,本书用以代表脏器,内容是可以在经络循行中相隔一个或几个脏腑传至相生相克的脏腑。另外,凡经脉相关联的脏腑,在治病上均可互相采用各经的腧穴。例如:从胃经传入肺经,在经脉循行上应是胃经传入脾经,脾经传入心经,心经传入小肠经,小肠经传入膀胱经,膀胱经传入肾经,肾经传入心包经,心包经传入三焦经,三焦经传入胆经,胆经传入肝经,到肝经后才到肺经入肺。因此如欲通过胃经的穴位治疗肺经的病,如沿经脉循行的顺序从胃经到肺经的传注途径是漫长的,但应用隔角交经的方式则取了捷径,即是胃属土,肺属金,土生金即可达到。肺经有病,可直取胃经穴,此为相生,虚则补其母。同样道理,肝经有病,可直取肺经穴,此为相克。

在准确掌握相隔脏腑相生相克的经穴后,即可施行针刺法。用捻转慢进针法或快速进针法将针尖刺入皮下,运用捻转慢进针法将针进至要求的针感层,取得针感。针感的强度应根据脏器疾病的虚实和所使用的经络穴位而定。如相生则用补法,刺激宜缓宜轻,操作时间为1～3分钟,如相克则用泻法,刺激宜缓而重,操作时间3～15分钟。倒针、捻针,阻断他行针感,使针感传向病所。如针感不向病所传导,可采用深呼吸、针向、隔断、循、按压等辅助方法催气,以激发针感的传导,使之传向病所。针感到达病所之后,使其保持5～10秒左右,达到要求后,泻法不留针,即可出针,补法留针15分钟左右,再退至皮下,待针感消失后出针。

(3)杨继洲通关交经法:《针灸大成》:"通关交经。苍龙摆尾,赤凤摇头,补泻得理。先用苍龙摆尾,后用赤凤点头,运入关节之中,后以补则用补中手法,泻则用泻中手法,使气于其经便交。先用苍龙来摆尾,后用赤凤以摇头,再行上下八指法,关节宜通气自流。"

通关交经法的操作是将针刺入皮下后入天部,用"苍龙摆尾"法使针感扩散,范围达10cm以上,而后行"白虎摇头"手法,使针感扩散范围直达10cm以上。如针感不过关节,可采用催气法激发和诱发针感前行,促使针感通过关节。需补时可用补法,保持传导针感10秒左右,留针15～30分钟,泻法可行针保持针感30秒,留针10分钟左右,将针退至皮下,待针感消失后出针。

(4)杨继洲关节交经法:《针灸大成》:"关节交经。气至关节,立起针来,施中气法。凡下针之时,走气至关节去处,立起针,与施中气法纳之可也。关节交经莫大功,必令气走纳经中,手法运之三五度,须知其气自然通。"

该法可使针感传入关节内。操作时选用关节周围的穴位,使针快速刺入皮下,亦可用捻转快进针法进至第一针感层(天部),使之得气传至关节处,立起针,施用中气法,卧倒针身行苍龙摆尾和白虎摇头法,经气流行,则留针,后将针退至皮下,待针感消失后出针。

4. 临床应用

交经法的应用主要是要求气交经,四种操作方法包括两方面的内容:一是正确选择穴位和部位,二是恰当使用操作手法。此四法均有控制针感方向,使气顺畅通过关节而达治疗的目的。因此,选用卧倒针身,或用押手配合,可视具体情况而定。通关交经和关节交经法均有用苍龙摆尾和白虎摇头法。因此,应熟练掌握该两种方法,自如地融入到整个操作中,而取得良好的治疗效果。五脏交经和隔角交经按子母补泻的原则取穴和经脉五行属性的相生相克规律取用经脉穴,故应准确选择所用腧穴。

五脏交经与隔角交经能宣散气血,泻邪气补真气,多用于治疗内脏疾病,脏腑虚实寒热等证;通关交经,能使气与经相交,多用于治疗头部及胸腹部病症;关节交经能使气至关节,故多用于治疗关节病症。

第六章

针刺补泻

第一节 单式补泻

一、徐疾补泻法

(一)概述

徐,即缓,缓慢。疾,即快,急速。徐疾补泻,首载《内经》。《内经》中分别有三处提到徐疾补泻,分别为《灵枢·九针十二原》、《灵枢·小针解》和《素问·针解》所言意义有较大差异,后世医家,如王冰、张景岳、高武、姚止庵、杨继洲等,分别对其原文进行诠释,大多遵《灵枢·小针解》的解释,少数认为《素问·针解》篇的论述正确。

由于《内经》中的论述多提及"出"、"内"的深浅操作,因此,徐疾补泻的术式也常与提插补泻与"一进三退"、"三进一退"的进退补泻相结合。

(二)操作方法

1.《灵枢·小针解》徐疾补泻法

补法:先在穴位浅部候气,得气后,将针缓慢地向内推入到一定的深度,退针时疾速提至皮下。引导阳气由浅入深,由表及里。

泻法:迅速地一次进针到应刺的深度候气,得气后,引气向外,慢慢地分层退针,直至皮下。使邪气随针引深出浅,由里达表。

2.《素问·针解》徐疾补泻法

补法:留针时间要长,出针后迅速地按闭针孔。

泻法:留针时间较短,出针后不按闭针孔或出针后延长一段时间再按针孔。另外,亦可在出针时摇动针身,边摇边出,而开大针孔。

各家徐疾补泻法要领见表6-1。

(三)经典文献

1.《内经》论徐疾补泻

《灵枢·九针十二原》:"《大要》曰:'徐而疾则实,疾而徐则虚。'"

《灵枢·小针解》:"徐而疾则实者,言徐内而疾出也;疾而徐则虚者,言疾内而徐出也。""刺之微,在迟速。"

《素问·针解》:"徐而疾则实者,徐出针而疾按之。疾而徐则虚者,疾出针而徐按之。"

王冰注:"徐之,谓得经气已久,乃出之;疾按,谓针出穴已,迅疾按之,则真气不泄,经脉气全。故

表 6-1　各家徐疾补泻法技术要领

《灵枢·小针解》徐疾补泻法	《素问·针解》徐疾补泻法
(1) 补法 ①直刺进入浅部候气 ②得气后缓慢向深部进针 ③退针时疾速提至皮下出针 (2) 泻法 ①迅速直刺进针但深部候气 ②得气后慢慢地分层退针 ③慢退针至皮下出针	(1) 补法 ①常规直刺进针、行针 ②留针时间长 ③出针迅速按闭针孔 (2) 泻法 ①常规直刺进针、行针 ②留针时间短 ③出针后不按闭针孔 ④或出针后延长时间再按针孔 ⑤或出针时边摇边出，开大针孔

徐而疾乃实也。疾出针，谓针入穴已，至于经脉，即疾出之；徐按，谓针出穴已，徐缓按之，则邪气得泄，精气复固。故疾而徐乃虚也。"

《素问集注》张志聪："徐而疾则实者，谓针已得气，乃徐出之，针即出穴，则速按之，使正气不泄而实，此补虚之法也；疾而徐则虚者，言邪气已至，乃疾出之，针即出穴，则徐按之，使邪实可泄而虚，此泻实之法也"。

《内经》中的即用"徐而疾"的补法则能使虚证恢复正常；用"疾而徐"的泻法使邪气泻去，后世也多以此为原则。

"徐疾"在《内经》补泻刺法中的所描述的对象有三种。一是出针的快慢，补则疾出针，泻则徐出针。《小针解》所描述的即是此义。二是留针时间的长短，泻法留针时间短，为"疾出"；补法留针时间长，为"徐出"，《针解》篇中的含义即是第二种。应依王冰之解，作留针之义，此种解释与"徐疾"在《素问》中的用法一致。《针解》之解虽离《九针十二原》的原意甚远，但此解是来自于当时的实践应用的，医理、文理皆通，对于我们考察《内经》补泻刺法同样有着重要价值。由此可见就"徐疾"而言，《内经》中的应用并无矛盾之处，只是含义有所不同而已。三是指脉象，脉疾为实，脉徐为虚。根据《九针十二

原》文章的层次，"徐而疾则实，言徐内而疾"出现段落上下文的内容，以及《内经》中"徐疾"的用法，分析此句"徐疾"应是脉象，而不是针法。《小针解》对其的解释，若以脉象分析，其理可通。但由于缺乏足够的佐证，尚无法下定论。

2.《太平圣惠方》论徐疾补泻

《太平圣惠方·针经》"又云，虚者徐而疾，实者疾而徐，徐即是泻，疾即是补，补泻之法，一依此也，下针之时，掐取穴，置针于营上三十六息，以左手掐穴令定，法其地不动，右手持针，象其天而运转也，于此三十六息然定得针，右手存息捻针，左手掐穴，可重五两以来，计其针，如转如不转，徐徐下之，若觉痛，即可重二两，若不觉，以经下之，入入营至卫，至病得气，如鲔鱼食钓，即得其病气也，量其轻重，以经取之，名曰疾徐者，至病即得气，欲出针时，子午缓缓而出，令引病气不绝，名曰徐也，既引气也，一向无补，名之曰泻，问曰：凡下针时，若为是好，答曰：徐徐下之，坚持为实，凡下针，先须持针坚得安稳。"

本段虽然仅注解了泻法，对"疾而徐"有所解释，名曰疾徐者"应为判断句，下句便是对"疾徐"的解释。"即"义为随即。"至病即得气"是说针至病所，快速得气，为"疾"；"子午缓缓而出"出针时慢慢捻转而出，为"徐"。可见此句"徐疾"对应的不都是进出针环节。"疾"指得气之快，"徐"指出针之慢。由"徐即是泻，疾即是补"可见，此篇是以慢出针为泻，快出针为补，"徐疾"对应的是出针的快慢。对于进针，则不论补泻均需"徐徐下之"，也就是说进针的快慢与补泻无明显关联。此种用法与《内经》补泻出针的徐疾法一致。

3.《针灸聚英》论徐疾补泻

《针灸聚英》"辛卜泻雪心歌：补则呼出却入针。要知针用三飞法。气至出针吸气入。疾而一退急扪穴。泻则吸气方入针。要知阻气通身达。气至出针呼气出。徐而三退穴开禁。"

《针灸聚英》中的说法与《内经》同出一源，所不同的是对"徐疾"进行量化操作，"疾出"，将针一次性退出；"徐出"，分三次退出。

4.《针灸大成》论徐疾补泻

《针灸大成·经络迎随设为问答》："徐而疾则实,疾而徐则虚。然此经有两解:所谓徐而疾者,一作徐内而疾出,一作徐出针而疾按之。所谓疾而徐者,一作疾内而徐出,一作疾出针而徐按之"。

《针灸大成·三衢杨氏补泻》中提出:"补:随其经脉纳而按之,左手闭针穴,徐出针而疾按之;泻:迎其经脉动而伸之,左手开针穴,疾出针而徐入之"。

杨氏看到了两种解释中"徐疾"含义的不同,认为二者皆通,但仍将其局限在"出针入针"之法。"一解作缓急之义,一解作久速之义",看似有异,实则对"缓急"和"久速"还是语焉不详。分析"缓急"可能是指出针入针的快慢,是对《小针解》"徐疾"之义的解释;而"久速"则是指留针时间的长短,是对《针解》篇"徐疾"的解释。

(四)临床应用

徐疾补泻法,除在出针时应用外,一般作为针体在腧穴一定深度空间进内与退外的针刺动作。后世医家把单式操作常与其他手法结合,分为天、人、地三部操作,以增强针刺补泻强度,一般常与提插补泻法和开阖补泻法相结合使用,还可以构成烧山火、透天凉、阳中隐阴、阴中隐阳等丰富的复式手法。

1. 楼百层论徐疾补泻

楼百层认为《黄帝内经》的"出"和"内"是由浅及深,由内而外,互相往来的意思。是指针体在穴位内上下往来的动作而言的,这种动作又不是直上直下简单的往复,而是伴有"如转如不转,徐徐下之"的微捻手法。

徐疾补泻的全过程具体操作应该是针体进入穴位内之后,由浅部徐缓地捻入深部,再由深部疾速捻退至浅部,上下往来,以气调为度,这样可使阳气内交,所以称之为补法,反之,由浅部疾速捻至深部,再由深部徐缓地捻退至浅部,上下往来,以气调为度,这样可引阴气出外,所之称之为泻法。

2. 李志明论徐疾补泻

李志明认为徐疾补泻要结合微捻进退针,进退针的速度快慢来实现补泻,具体操作为若行补法,慢慢进针,找到热胀的感觉,出针要快,反复操作三至五次或九次;若行泻法,进针要快,找到冷胀的感觉,慢慢出针,反复操作三至五次或六次。

3. 尚乐贤论徐疾补泻

尚乐贤认为徐疾补泻不需要捻转针,认为"徐"指动作慢,"疾"指动作快,利用针刺动作快慢来决定补泻。具体操作是补法,进针时,动作慢,慢慢把针推进到腧穴预计的深度,以待得气,得气后即出针。出针时,动作快,很快地把针提到皮下浅层,稍停片刻才出针(防止出血),这种手法的目的在于引导阳气由浅入深,由表入里,属于从阳引阴,所以是补法;泻法,进针时,动作快,很快地把针插到腧穴应刺的深度,待得气后直至邪气散尽,才出针。出针时,动作要慢,慢慢地退,这种手法目的在于使邪气随针由深而浅,由里达表而散泄掉,属于从阴引阳,所以是泻法。

4. 吴秀锦论徐疾补泻

吴氏徐疾补泻操作是补法,针尖过皮肤后,缓慢而用力插至应有深度(一般2~4分钟),然后轻快上提。泻法:针尖过皮肤后,轻快地插至应有深度,然后缓慢用力提针至皮下(一般2~4分钟),与内经《小针解》关于徐疾补泻的论述一致。

5. 任作田论徐疾补泻

补法:用缓进法进针,以捻、进为主要手法。得气后要轻缓地捻动针柄,达到针下经气充实和缓即行出针。泻法:重捻针柄,快速地将针进至应刺的深度,得气后继续搓捻针柄,留针适当时间,直到邪气消散,再行出针。其要领概括为进针慢,少捻转,出针快为补法;进针法,多捻转,出针慢为泻法。

6. 马瑞林论徐疾补泻

进针时慢慢地刺入,得气后不过分捻转而迅速出针为补;进针时迅速刺入,得气后加以捻转而徐徐出针为泻。而且这种操作可以根据个体差异和病情不同,而在穴内反复地徐进疾退(补)或疾进徐退。

7. 张缙论徐疾补泻

张缙指出徐而疾出的要点在"徐内"(慢内)上,慢进针是求热的有效方法,当可属于热补;疾内而徐出的要点在"徐出"(慢出)上,慢出针是求凉的有效方法。操作要领是一针贯底不分层次,紧持针柄缓慢进针求热,紧持针柄慢出针求凉,是一种成功率很高的术式。

8. 赵喜新论徐疾补泻法

赵喜新等从古代文献的分析入手,遵循《内经》中有关徐疾补泻经文原意,结合后世的有关解释,以及赵喜新临床经验,认为《内经》中的徐疾补泻不是单一操作术式,而是补泻手法纲领,包含有很多操作方法。

(1)从医经原文直接派生的"徐疾"操作术式

术式1:一次进出式,属单式补泻手法。补法:将毫针刺入皮肤并徐徐地纳入到穴位深处,得气后疾速地将针拔出皮肤;泻法:将毫针刺入皮肤并疾速地直达穴位深处,得气后徐徐地将针拔出皮肤。在临床上确有如此施术,如对睛明等穴位的针刺。

术式2:反复插提式,属单式补泻手法。补法:针刺入穴位得气后,将针提至穴位浅部,开始行补,即徐徐地刺入深部,然后疾速地提至浅部,如此反复操作;泻法:针刺入穴位得气后,将针提至穴位浅部,开始行泻,即疾速地刺入深部,然后徐徐地提至浅部,如此反复操作。提插补泻均是将毫针针身在穴位中上下运动。

术式3:提插前身式,属单式补泻手法。补法:针刺入穴位得气后,将针插至穴位深部,开始行补,即徐徐(用力轻,速度慢)地提至浅部,然后疾速(用力重,速度快)地刺入深部,如此反复操作;泻法:针刺入穴位得气后,将针插至穴位深部,开始行泻,即疾速地提至浅部,然后徐徐地刺入深部,如此反复操作。

术式4:开阖前身式,属单式补泻手法。补法:针刺入穴位得气后,缓慢将针拔出穴位,然后,疾速按压针孔;泻法:针刺入穴位得气后,疾速将针拔出穴位,然后,缓慢按压针孔。一般将《素问·针解》描述的操作理解为本术式。

术式5:插提开阖式,即将术式2和术式4结合起来,属复式补泻手法。补法:针刺入穴位得气后,将针提至穴位浅部,开始行补,即徐徐地刺入深部,然后疾速地提至浅部,如此反复操作数次后,从穴位浅部缓慢将针拔出穴位,然后,疾速按压针孔;泻法:针刺入穴位得气后,将针提至穴位浅部,开始行泻,即疾速地刺入深部,然后徐徐地提至浅部,如此反复操作数次后,从穴位浅部疾速将针拔出穴位,然后,缓慢按压针孔。

术式6:迎随提插式,属复式补泻手法。补法:顺经脉方向将针刺入穴位,得气后,将针插至穴位深部,押手捏闭针孔,刺手行徐出疾插手法;泻法:逆经脉方向将针刺入穴位,得气后,将针插至穴位深部,押手撑开针孔,刺手行疾出徐插手法。

术式7:迎随开阖式,属复式补泻手法。补法:顺经脉方向将针刺入穴位,得气后,押手捏闭针孔,刺手徐徐将针拔出,出针后疾速按压针孔;泻法:逆经脉方向将针刺入穴位,得气后,押手撑开针孔,刺手疾速将针拔出,出针后缓慢按压针孔。

术式8:插提捻转式,属复式补泻手法。补法:针刺入穴位得气后,将针提至穴位浅部,开始行补,即左右微旋针体徐徐地刺入深部,然后疾速地提至浅部,如此反复操作或一次插提出针;泻法:针刺入穴位得气后,将针提至穴位浅部,开始行泻,即左右快旋针体疾速地刺入深部,然后徐徐地提至浅部,如此反复操作或一次插提出针。

(2)现代徐疾补泻应具的术式

术式1:带气运针式。补法:针进入皮肤后下插时医者全神贯注,持针之手的伸肌和屈肌(甚至全身的肌肉)应处于拮抗用力状态,一身之气贯注于针,控制针缓慢地下插至穴位深处,得气后再全身放松,轻快地将针上提到穴位浅部,一次或反复如此插提;泻法:针进入皮肤后轻快地下插至穴位深部,得气后医者再全神贯注,持针之手的伸肌和屈肌应处于拮抗用力状态,一身之气贯注于针,控制针缓慢地上提至穴位浅部,一次或反复如此插提。无论补泻,插提一次用时至少3秒以上。

术式2:三一进退式。补法:针刺入穴位得气后,将针提至皮下,继之连续3次向下重插(即经过天、人、地三部),然后,轻快地上提至皮下,如此反复插提,简述为三进一退为补;泻法:针刺入穴位得气后,将针提至皮下,继之轻快地下插至深(地)部,然后,连续3次向上重提,提至皮下,如此反复插提,简述为一进三退为泻。补法三进所占时间较长,一退所占时间较短,符合徐疾补泻"徐入疾出为补"的原则;泻法一进所占时间较短,三退所占时间较长,符合徐疾补泻"疾入徐出为泻"的原则。补法三进每一进均为重插,一退为轻提,就与提插补泻的"重插轻提为补"相一致了;泻法一进为轻插,三退每一退均为重提,与提插补泻"轻插重提为泻"相一致。

9. 黄育万论徐疾补泻

黄氏认为"徐疾"的涵义,即现代语的"速度","速度"必须与其他动作结合,才能具有明确的补泻意义。如针刺的基本动作为"提插"与"捻转",而"提插"又为基础的基础,无"插"无以进针,无"提"无以出针。提插的概念,一般有两种含义,一种是以进出针而言,进针为插,出针为提;另一种是以毫针在组织内的进退深浅运动而言,毫针由浅入深为插,由深入而浅为提。如"速度"与提插动作结合,则出现两种情况:①与时出针动作结合:即是《灵枢》所说的"徐疾补泻"概念。疾入徐出为泻,徐入疾出为补。②与毫针在组织内的进退运动动作相结合:"紧提慢按,慢提紧按"的补泻概念。故后世的提插补泻,实为《灵枢》徐疾补泻的发展。

此外,"速度"与捻转动作相结合,也可出现两种情况:①单向捻转:即只向一个方向捻转,按捻转的速度而分补泻。先疾后徐为泻,先徐后疾为补;即根据《灵枢·九针十二原》的"徐而疾则实(为补),疾而徐则虚(为泻)"的理论而成。这种补泻手法,未被针家所广泛接受,应用者不多。②双向捻转:即在捻转针体时,大指既向前又向后,交替使用,但二者的速度不同;如大指疾前徐后为补,徐前疾后为泻……;这种捻转补泻,现代有以捻转有力的左右侧重而分者,可能即属之。后世的"捻转补泻"与"疾徐补泻"具有非常密切的关系。基于以上分析,可知针刺手法的基本动作,必须与徐疾结合,才能具有明确的补泻意义。

王君等通过实验观察到用徐疾捻转泻法针刺家兔足三里可使因静脉滴注去甲肾上腺素引起的高血压显著降低,使异常血压向正常血压转变。周建伟等用头针徐疾补泻法与捻转法相对比治疗中风,取得了良好的疗效。

10. 陈克彦疾徐补泻技术

(1)徐疾补泻手法的刺激量:《灵枢·小针解》说:"徐而疾则实者,言徐内,而疾出也;疾而徐则虚者,言疾内而徐出也。"陈氏根据自己的临床体会,认为"内、出"不能简单地理解为针刺入皮肤和拔出皮肤。"内"包括"按"的意思,直到刺入预期深度而得气;"出"包括"提"的意思,得气后外提,直到提出皮肤。"徐、疾"也不仅表示进针、出针的速度快慢,还包括进针、出针力量的轻重和持续时间的长短。具体地说,"徐内"要求针刺速度慢,但下按的力量要重,达到预期深度所需要的时间也就必然长;"疾出",要求针刺速度快,但上提力量要轻,由深部到退出皮肤所需要的时间也就必然短。"疾内而徐出"与"徐内而疾出"的力量和时间正好相反,即"疾内"的针刺速度快,下按的力量要轻,所需时间也就短;"徐出"的针刺速度慢,但上提的力量重,所需时间也就长。

陈氏以针刺所需力量和时间用以计算刺激总量,其公式为:力量×时间=刺激总量。用此公式计算徐疾补泻手法的刺激量,可以得出,补拔的刺激总量=徐内(力量大×时间长)+疾出(力量小×时间短)。泻法则与补法相反,其刺激总量=疾内(力量小×时间短)+徐出(力量大×时间长)。从计算上不难看出,徐疾补法和泻法的总刺激量是相等的。这一观点不同于轻刺激为补、重刺激为泻的说法,而是补法有重有轻,泻法也有重有轻。

(2)徐疾补泻手法的具体操作:历代针灸家对徐疾补泻手法有轻捻、微捻和不捻之别。陈氏主张采用不捻转的徐疾补泻手法,并提出了具体的针刺深度和时间。其操作方法是,补法是慢慢用力将针插至地部(约8分深),然后紧压穴位30秒迅速出针;泻法是快速将针插至地部(约8分深),然后慢慢地用力将针退出。补法与泻法的行针时间均为4分钟。陈氏在操作时,强调守神,要点心无杂念,专心致志地行针,才能使气运于手中,贯腧穴经脉之内,使针下产生热补和凉泻的作用。

陈氏通过临床实践,采用徐疾补泻手法,使针下产生热补和凉泻的作用。具体来说,徐内而疾出的要点是徐内,徐内是求热的有效方法,当属于热补;疾内而徐出的要求是徐出,徐出是求凉的有效方法,当属于凉泻。陈氏曾对 10 例体温正常的病人,隔日在左侧合谷穴行补法、泻法与自身对照(不针刺)。结果表明,除酸胀感普遍见于补、泻两法之外,补法引出热感 5 次、痛感 1 次,泻法引出凉感 2 次、痛感 5 次,补法与泻法比较有显著差异($P<0.05$)。

(3)徐疾补泻手法的临床运用:补法治疗化学抗癌药物的毒性反应:陈氏曾对 30 例乳腺癌术后接受化学抗癌药物的患者进行针刺治疗,每次投药以前针刺,第二天再针刺,共进行 4 周 16 次的治疗。第一、三周取穴大椎、足三里(双侧),第二、四周取穴身柱、三阴交。观察结果表明,补泻手法均有明显缓解毒性反应作用,但补法缓解白细胞总数下降和改善临床症状的作用优于泻法。

泻法治疗外科手术后吸收热。共治 111 例患者,均有发热、脉弦滑数、舌红、苔白腻、口臭、便结、尿赤等实热证象。本组分为补法 37 例、泻法 34 例、空白对照 40 例,均不用退热药。在双侧曲池、足三里穴施行补泻手法,结果表明针刺泻法的即时解热作用较好,与针前相比有非常显著差异($P<0.001$);补法则即时解热作用不明显,与泻法比较有显著差异 $P<0.05$。从针刺的连续效应来看,泻法组自接受治疗的第一天开始,体温下降即有显著性,$P<0.01$,而补法组、对照组自第二天开始体温下降才有显著性($P<0.001$)。体温将至 37℃ 以下的日期,泻法组为第三天,补法组为第四天,对照组为第五天。

由以上各现代医家对徐疾补泻的理解来看,主要的徐疾补泻的具体操作可分为三大类:

①针体在腧穴内运动时,应该结合微捻进针,微捻退针,掌握进退动作的快慢,反复提按。楼百层、李志明等的针法属于这一大类。

②不捻转,按进与提出相结合,掌握进出针动作的快慢。尚乐贤、吴秀锦等的针法属于这一类。

③进针时捻进、捻出,掌握动作的快慢和捻转的轻重,即在速度快慢变化的基础上配合捻针的轻重力度变化,而实现补泻的目的。任作田、马瑞林等的操作当属于这一类。

以上的三大类手法操作虽然有一定的差别,但都遵循《内经》的观点,而操作中也体现出"内"和"出"不是简单的针刺入和拔出体内,而是要结合"按"和"提"的意思,即在进行提插或捻转的同时,要加入力量,从而实现将气引入或引出身体的目的。

二、迎随补泻法

(一)概述

迎,即逆、折。随,即顺、从之意。迎随,首载于《内经》。《内经》对"迎随"的论述是对针刺补泻的总则与概称的描述。《灵枢·卫气行》则提出以水下百刻为度,候卫气运行流注时刻的迎随补泻。按卫气流注时刻为施行补泻的依据,后发展为"子午流注"的"纳子法"。《素问·离合真邪论》以邪气去至为迎随补泻的要领,邪气至则用泻法是为迎,邪气去则用补法是为随。以此达到"邪气得去,真气乃固"的治疗目的。《难经》除了阐发《内经》经义外,又根据营卫气血的运行浅深、盛衰、经脉走向的顺逆而采取的不同补泻方法,均可称为迎随。而《难经·七十九难》又提出补母泻子的迎随补泻法。因此《针灸问对》称此法为"子母迎随"。

宋·丁德用根据《难经·七十二难》理论,指出"夫营卫通流,散于十二经之内,即有始有终。其始自中焦,注手太阴一经一络,然后注手阳明一经一络,其经络有二十四,日有二十四时皆相合。此凡气始至而用针取之,名曰迎而夺之;其气流注终而内针,出而扪其穴,名曰随而济之。"文中"营卫通流",指营气流注。按照营气流注时刻,将十二经脉配十二时辰,以"气至而泻"、"气终而补"的原则进行迎随补泻,为"子午流注纳支法"奠定了基础。

金·张璧《云岐子论经络迎随补泻法》中首载针向迎随补泻法。他提出"顺经而刺为之补,迎经而刺为之泻"。应用针刺方向和经脉流注走向的关系进行针刺,而决定补泻方法。此后,窦汉卿《针经指南·标幽赋》、王国瑞《玉龙经》、张世贤《图注难经》、杨继洲《针灸大成》等著述,皆宗于斯。从而使迎随补泻从补泻方法的原则、总则,演变到迎随补泻手法的具体操作。金·何若愚《流注指微论》中则标新立异,提出"补生泻成,不过一寸"的深浅迎随补泻法。他以《河图》"生成数"为依据,规定各经、各络的具体深浅分寸,按五行属性配十二经,补时用生数,泻时用成数,形成"补生泻成经络迎随分寸数"。他又将针刺的捻转动作解释为迎随,提出"转针迎随",即"男子左补右泻,女子右补左泻"。又结合了男女性别的区别。

(二)操作方法

1. 云岐子迎随补泻法

该法又称为针向迎随补泻法、针向迎随法。由于十二经气的流注顺逆与经脉起止方向不完全相同,故手三阳,手三阴,足三阳,足三阴经迎随补泻也区分针刺的方向。

补法:手三阴经从胸走手。针尖向手的方向即为顺经而刺,为补法;手三阳经从手走头。针尖向头部(即上部)的方向即为顺经而刺,为补法;足三阳经从头走足,针尖向下方即为顺经而刺,为补法;足三阴经从足至腹(胸)。针尖向胸腹方向即为顺经而刺,为补法。以上顺经脉循行方向而刺的补法即为随。

泻法:手三阴从胸走手。针尖向胸部方向即为迎经而刺,为泻法;手三阳经从手走头。针尖向手部(即下部)的方向即为迎经而刺,为泻法;足三阳经从头走足,针尖向上方即为迎经而刺,为泻法;足三阴经从足至腹(胸)。针尖向足部(即下部)的方向即为迎经而刺,为泻法。逆经脉循行方向而刺的泻法即为迎。

2. 何若愚迎随补泻法

该法又称"深浅迎随补泻法"。

古代《河图》以一、二、三、四、五为生数;六、七、八、九、十为成数。何若愚把生成数应用于针刺深度上。提出:补法宜浅刺,深度为1~5分;泻法宜深刺,深度为6~10分。何氏根据阴阳经络的分布有深浅不同,针刺补泻时则必须分明阳经、阴经、阳络、阴络。

补法:足太阳、手少阳、足少阴经脉;足阳明、手少阴、手厥阴络脉均浅刺1分,为补法,为随。手太阳、手少阴、手厥阴经脉;足太阳、手少阳、足太阴络脉均浅刺2分,为补法,为随。足少阳、足厥阴经脉;手阳明、足太阴络脉均浅刺3分,为补法,为随。手阳明、手太阴经脉;手太阳、足厥阴络脉均浅刺4分,为补法,为随。足阳明、足太阴经脉;足少阳、足少阴络脉均浅刺5分,为补法,为随(表6-2)。

泻法:足太阳、手少阳、足少阴经脉;足阳明、手少阴、手厥阴络脉均深刺6分,为泻法,为迎。手太阳、手少阴、手厥阴经脉;足太阳、手少阳、手太阴络脉均深刺7分,为泻法,为迎。足少阳、足厥阴经脉;手阳明、足太阴络脉均深刺8分,为泻法,为迎。手阳明、手太阴经脉;手太阳、足厥阴络脉均浅刺9分,为泻法,为迎。足阳明、足太阴经脉;足少阳、足少阴、足阳明络脉均深刺1寸,为泻法,为迎(表6-3)。

表6-2 何若愚迎随补泻法技术

经名 \ 补泻深度	经脉		络脉	
	迎泻(分)	随补(分)	迎泻(分)	随补(分)
足太阳(水)	6	1	7	2
手太阳(火)	7	2	9	4
手阳明(金)	9	4	8	3
足阳明(土)	10	5	6	1
手少阳(水)	6	1	7	2
足少阳(木)	8	3	10	5
手太阴(金)	9	4	7	2

续表

经络\补泻深度\经名	经脉		络脉	
	迎泻(分)	随补(分)	迎泻(分)	随补(分)
足太阴(土)	10	5	8	6
手少阴(火)	7	2	6	1
足少阴(水)	6	1	10	5
手厥阴(火)	7	2	6	1
足厥阴(木)	8	3	9	4

表6-3 各家迎随补泻法技术要领表

云岐子迎随补泻法	何若愚迎随补泻法
补法 ①斜刺或平刺 ②针尖顺经脉循行方向而刺 ③手三阴、足三阳针尖向下刺 ④手三阳、足三阴针尖向上刺	**补法** ①足太阳、足少阴、手少阳经脉;足阳明、手少阴、手厥阴络脉刺1分深 ②手太阳、手少阴、手厥阴经脉;足太阳、手少阳、手太阴络脉刺2分深 ③足少阳、足厥阴经脉;手阳明、足太阴络脉刺3分深 ④手阳明、手太阴经脉;手太阳、足厥阴络脉刺4分深 ⑤足阳明、足太阴经脉;足少阳、足少阴络脉刺5分深
泻法 ①斜刺或平刺 ②针尖逆经脉循行方向而刺 ③手三阴、足三阳针尖向上刺 ④手三阳、足三阴针尖向下刺	**泻法** ①足太阳、足少阴、手少阳经脉;足阳明、手少阴、手厥阴络脉刺6分深 ②手太阳、手少阴、手厥阴经脉;足太阳、手少阳、手太阴络脉刺7分深 ③足少阳、足厥阴经脉;手阳明、足太阴络脉刺8分深 ④手阳明、手太阴经脉;手太阳、足厥阴络脉刺9分深 ⑤足阳明、足太阴经脉;足少阳、足少阴络脉刺10分深

(三)经典文献

1.《内经》论迎随补泻

《灵枢·九针十二原》曰:"小针之要,易陈而难入,粗守形,上守神,神乎神,客在门,未观其疾,恶知其原。刺之微在迟速,粗守关,上守机,机之动,不离其空,空中之机,清静而微,其来不可逢,其往不可追。知机之道者,不可挂以发,不知机道,扣之不发,知其往来,要与之期,粗之暗乎,妙哉工独有之。往者为逆,来者为顺,明知逆顺,正行无问。逆而夺之,恶得无虚,追而济之,恶得无实,迎之随之,以意和之,针道毕矣。"

《灵枢·小针解》:"往者为逆者。言气之虚而小。小者逆也。来者为顺者。言形气之平。平者顺也。"

《灵枢·终始》曰:"凡刺之道,毕于终始,明知终始,五脏为纪,阴阳定矣。阴者主脏,阳者主腑,阳受气于四末,阴受气于五脏。故泻者迎之,补者随之,知迎知随,气可令和。和气之方,必通阴阳,五脏为阴,六腑为阳,传之后世,以血为盟,敬之者昌,慢之者亡,无道行私,必得夭殃。"

由此可见"迎随"二字并非具体的补泻操作方法,而是对针刺补泻时机的高度概括,即泻邪当在邪至之前,补虚当在邪去之后,也是补泻的根本法则之一。将迎随补泻当作是补泻原则的总纲,即针刺的补泻都是通过徐疾的变化来实现的。

2.《难经》论迎随补泻

《难经·七十九难》曰:"经言迎而夺之,安得无虚? 随而济之,安得无实? 虚之与实,若得若失;实之与虚,若有若无。何谓也? 然:迎而夺之者,泻其子也。随而济之者,补其母也。假令心病泻手心主俞,是谓迎而夺之者也,补手心主井,是谓随而济之者也。""所谓迎随者,知荣卫之流行,经脉之往来。随其逆顺而取之,故曰迎随。"即以广泛的针刺补泻内容称为迎随。

《难经》在《内经》基础上对迎随进行了进一步解释,并结合临床实践给予说明,认为是对泻邪气为迎、补正气为随。

3.《云岐子论经络迎随补泻法》论迎随补泻

"凡用针,顺经而刺为之补,迎经而刺为之泻。故迎而夺之,安得无虚,随而济之,安得无实。此谓之迎随补泻法也。"

本法首先要熟练掌握所有经脉的循行方向,流注规律,顺着经脉循行、流注的方向而针刺为随,为补;逆着经脉循行、流注方向而刺者为迎,为泻。其次,要在针刺的过程中采用斜刺或横刺的针刺角度。

4.《流注指微论》论迎随补泻

"夫欲用迎随之法者,要知经络逆顺浅深之分。诸阳之经,行于脉外,诸阳之络,行于脉内;诸阴之经,行于脉内,诸阴之络,行于脉外;仍各有所守之分。故知皮毛者,肺之部;肌肉者,脾之本;筋者,肝之合;骨髓者,肾之属;血脉者,心之分。各刺其部,无过其道,是谓大妙。迎而夺之有分寸,随而济之有浅深。深为太过,能伤诸经;浅为不及,宁去诸邪?是以足太阳之经,刺得其部,迎而六分,随而一分;足太阳之络,迎而七分,随而二分;手太阳之经,迎而七分,随而二分;手太阳之络,迎而九分,随而四分。手阳明之经,迎而九分,随而四分;手阳明之络,迎而八分,随而三分。足阳明之经,迎而一寸,随而五分;足阳明之络,迎而六分,随而一分。手少阳经,迎而六分,随而一分;手少阳络,迎而七分而二分。足少阳经,迎而八分,随而三分;足少阳络,迎而一寸,随而五分。手太阴经,迎而九分,随而四分;手太阴络,迎而七分,随而二分。足太阴经,迎而一寸,随而五分;足太阴络,迎而八分,随而三分。手少阴经,迎而七分,随而二分;手少阴络,迎而六分,随而一分。足少阴经,迎而六分,随而一分;足少阴络,迎而一寸,随而五分。手厥阴经,迎而七分,随而二分;手厥阴络,迎而六分,随而一分。足厥阴经,迎而八分,随而三分;足厥阴络,迎而九分,随而四分。斯皆经络结合,补生泻成不过一寸。"

要掌握是在阳经、阴经、阳络、阴络上施术,而采用不同的深度,浅刺(1~5分)为补法,深刺(6~10分)为泻法。

(四)临床应用

针向迎随补泻,一般在针刺得气后,再将针尖方向调整,以经脉循行顺逆来区别补泻。进针时亦可横刺或斜刺,在一定深度内得气。横刺或斜刺,可直接根据补泻的要求,结合经脉循行而逆或顺刺进针、行针。据针尖所刺方向调节针感,采用一些强弱刺激以求其效。

云岐子迎随补泻法,能调和营卫气血的有余与不足,故能补虚泻实,治疗血气壅滞,经脉不通等病证。何若愚迎随补泻法对体质较虚、不能耐受深刺的病人,有应用价值。

1. 吴耀论迎随补泻

吴耀通过回顾、归纳历代关于迎随补泻法源流的文献,列出13种"迎随补泻"法,即总则迎随、调气迎随、子母迎随、候时迎随、纳支迎随、针向迎随、生成迎随、子午迎随、提插迎随、呼吸迎随、徐疾迎随、穴序迎随、轻重迎随。

(1)总则迎随:迎随作为刺法原则的理论始见于《灵枢·九针十二原》,其论曰:"其来不可逢,其往不可追……往者为逆,来者为顺,明知逆顺,正行无问。逆而夺之,恶得无虚?追而济之,恶得无实?迎之随之,以意和之,针道毕矣。"这段经文虽首次提出了迎随刺法,但其间并无具体操作,所以一般认为《灵枢》迎随初起只是作为刺法补泻总则提出的,言迎随犹言补泻。正如《灵枢·小针解》注释的:"迎而夺之者,泻也;追而济之者,补也。"

(2)调气迎随:调气迎随的理论源于《灵枢·终始》,曰:"阴者主脏,阳者主腑;阳受气于四末,阴受气于五脏,故泻者迎之,补者随之,知迎知随,气可令和,和气之方,必通阴阳。"该经文虽没有指出迎随的具体操作术式,却在补泻总则的前提下提出了迎随补泻施针要考虑到阴阳经气血流注方向，并强调是通过调气实现的。《难经·七十二难》对这种调气迎随的理论有了进一步的阐明："所谓'迎随'者，知荣卫之流行，经脉之往来，随其逆顺而取之，故曰：'迎随'。'调气之方，必在阴阳'者，知其内外表里，随其阴阳而调之，故曰：'调气之方，必在阴阳'。"可见调气迎随是根据营卫气血在经脉中部位的浅深、方向的逆顺、流注的盛衰来实施补泻刺法的。值得注意的是古代针家不但用针刺迎随盛衰（针刺补泻并非完全等同于用药"补泻"，它是通过局部的补虚泻实以达到机体的阴阳平衡），同时也注意用针刺迎随邪势往来，如《素问·离合真邪论》指出："夫邪之入于脉也……猝然逢之，早遏其路……夫邪去络入于经也……方其来也，必按而止之，止而取之，无逢其冲而泻之……故曰其来不可逢，此之谓也。故曰候邪不审，大气已过，泻之则真气脱，脱则不复。邪气复至，而病益蓄，故曰其往不可追，此之谓也。"所以调气迎随虽无完整的操作术式但对刺法补泻的指导却是相当具体的。

(3) 子母迎随：这是根据五行腧理论结合迎随补泻创立的一种取配穴方法。该法首见于《难经》。《难经·六十九难》根据五行生克制化的理论结合脏腑经络的五行属性提出治则"虚者补其母，实者泻其子，当先补之，然后泻之"。《难经·七十九难》则将其结合运用到十二经五输穴理论，并与迎随补泻联系起来，"迎而夺之者，泻其子也；随而济之者，补其母也。假令心病，泻手心主俞，是谓迎而夺之者也；补手心主井，是谓随而济之者也。"所以本法又称为"十二经补母泻子迎随补泻法"。临床实际运用中既可根据本经五输穴的五行属性关系进行补泻，亦可根据十二经所属脏腑的五行关系进行补泻。

(4) 候时迎随：该法理论上源于《内经》，是根据经文中逆、逢、迎、追与随常互言不分的现象，将《灵枢》、《素问》中的候气取时学说衍成一种迎随补泻法。《灵枢·小针解》说："其来不可逢者，气盛不可补也。其往不可追者，气虚不可泻也……知其往来者，知气之逆顺盛虚也。要与之期者，知气之可取之时也。"《灵枢·卫气行》则说："是故谨候气之所在而刺之，是谓逢时。"这是候卫气的流注时刻迎随补泻；《灵枢·营气》中根据营气在十二经脉中循行流注盛衰时刻而逆顺迎随的论述，亦即后世纳支迎随之滥觞。而前面《素问·离合真邪论》提到的则是候邪势往来时刻的施针迎随。需要说明的是，候时迎随与调气迎随都包含了迎随营卫气血、经脉流注、邪势往来而行补泻之意，但候时迎随更强调时间的生理效用，即迎随的时刻。亦即《素问·针解》所谓"补泻之时"者，与气开阖相合也；后者则更注重施针的空间效应，即须依营卫经脉气血邪势往来流注方向盛衰而行补泻。所以该法也是中医时间医学的重要组成部分。

(5) 纳支迎随：纳支迎随，又称纳支补泻，纳子法，是由《内经》的"候气取时"理论结合《难经》补母泻子理论推衍而来。最早系统提出本法的当推金·何若愚的《子午流注针经》。因为该法立论是将子母迎随理论与一日十二时辰中十二经脉气血流注相结合，所以又称为"十二经流注时刻补母泻子迎随补泻法"，即子午流注针法之一种。纳支迎随与子母迎随在理论意义和取配穴方法上颇有相通之处，但本法更强调时间医学的观念，即须以每天固定的十二时辰作为取穴标准，而子母迎随则不囿于流注时刻，临床适应证则广泛得多。

(6) 针向迎随：针向迎随是以针尖逆顺十二经脉循行方向刺入而分补泻的一种迎随补泻法。该法是根据《灵枢·逆顺肥瘦》关于手足三阴三阳经脉的循行规律理论和《难经·七十二难》经脉往来逆顺迎随的理论，由金代张璧表述为"凡用针，顺经而刺之，为之补；迎经而夺之，为之泻，故迎而夺之，安得无虚？随而济之，安得无实？此谓迎随补泻之法也。"故得名"针向迎随"。后又由明·张世贤《图注难经》进一步阐明为："凡欲泻者，用针芒朝其经脉所来之处，迎其气之方来未盛，乃逆针以夺其气，是谓之迎。凡欲补者，用针芒朝其经脉所去之路，随其气之方去未虚，顺针以济其气，是谓之随"。因此本法又被称为"针芒迎随"。该法后来又经影响大、流传广的针灸专著收载传播，深得针家认同，尤其是现代教科书将其作为"迎随补泻法"的解释后，本法几乎成了现代针灸者对"迎随补泻法"的惟一认识。

(7) 生成迎随：本法由金·何若愚首倡。《素问·刺要论》曾有："病有浮沉，刺有浅深，各至其理，无过其道"。何若愚据其理并以《河图》生成数为度提出："夫欲用迎随之法者，要知经络，逆顺浅深之分"。古代《河图》以数字1～5为生数，6～10为成数，何指出补法要浅刺宜1～5分深，泻法要深刺宜6～10分深，即所谓"补生泻成，不过一寸"、"迎而夺之者有分寸，随而济之有深浅"，所以本法又称为深浅迎随。《流注指微针赋》说："诸阳之经，行于脉外，诸阳之络，行于脉内；诸阴之经，行于脉内，诸阴之络，行于脉外，仍（疑为乃）各有所守之分"。何氏认为阴阳经络分布深浅各不相同，因此补生泻成须分别开。同时，生成数还须结合十二经的五行属性，按阴阳经络的生克制化关系而施针，补时用生数，泻时用成数，具体到某经某络采用哪一对生成数均有一整套规律可循，此即所谓"补生泻成迎随补泻法"。

(8) 子午迎随：子午迎随亦即捻转迎随，捻转针原是针刺的基本操作，将捻转推衍成捻转迎随的理论主要形成于宋元（金），后盛行于明代，深受后世针家推崇，李梴在其《医学入门》中甚至说："飞经走气，亦不外子午迎随"。金·窦汉卿在《针经指南·标幽赋》中解释本法功用说："迎夺右而泻凉，随济左而取暖。"明·杨继洲则从机理上阐述："左转从子，能外行诸阳；右转从午，能内行诸阴"。本法主要操作内容是通过捻转针而分左右（即按顺逆时钟左右捻转分迎随）和轻重（即以拇食的向后向前捻转来分补泻），即《流注指微针赋》所说的："男子左泻右补，女子右泻左补，转针迎随补泻之道，明于此矣。"明·汪机的《针灸问对》还记载了一种以左右捻转来逆顺经脉循行方向的子午迎随，所谓"捻针逆其经为迎，顺其经为随"。具体方法是刺足三阳、手三阴、督脉时，大指向前（右转）、逆时针捻针为逆其经而上为迎；反之，顺时针捻针，顺其经而下为随。刺足三阴、手三阳、任脉则依法捻针方向相反。

(9) 提插迎随：此为以提插针操作而分迎随补泻的刺法，提针为迎，插针为随。最早提出提插迎随的是元·杜思敬的《济生拔萃·针经摘英集》：

"补者，随经脉推而内之……泻者，迎经脉动而引之。""随而济之是谓补，迎而夺之是谓泻。"后《针灸问对》引赋曰："迎者，迎于前；随者，随于后，迎接犹提也，随送犹按也……迎随即提按也"。杨继洲在《针灸大成》详细解释了其机制："大率言荣卫者，是内外之气出入，言经脉是上下之气往来，各随所在顺逆而为刺也，故曰迎随耳。""泻者先深而后浅，从内引持而出；补者先浅而后深，从外推内而入之，乃是因其阴阳内外而进退针耳。"可见提插迎随是经过历代针家不断实践逐渐形成完善的。

(10) 呼吸迎随：此为操作手法配合呼吸而施行补泻的一种迎随法。理论上该法源出于《素问·离合真邪论》："吸则内针……候呼引针，呼尽乃去，大气皆出，故命曰泻……呼尽内针……候吸引针……故命曰补。"但将呼吸与迎随联系起来的最早见于《济生拔萃·洁古论诸痛法》的"所谓随呼吸出纳，亦名迎随也"。金·何若愚《流注指微赋》也说："呼而迎，吸作补"。明·李梴《医学入门》的"吸而捻针右转，为泻为迎；呼而捻针左转，为补为随。"则已经将呼吸迎随作了一定的改进和发挥，从而使本法得到进一步的推广和应用。

(11) 徐疾迎随：徐疾与迎随的联系是后世对《灵枢·邪气客》一段经文注解而来，《灵枢·邪气客》云："黄帝曰：持针纵舍，余未得其意也。岐伯曰：持针之道，欲端以正，安以静，先知虚实，而行疾徐。"《黄帝内经灵枢集注》注释道："纵舍者，迎随也"，这种迎随释义未获医家广泛认同，仅此例，尚有进一步探研之必要。

(12) 穴序迎随：本法是根据《难经·七十二难》的"随经脉逆顺取之"的理论演绎而来，即依经脉循行方向中的腧穴顺序取穴而先后施针补泻的一种刺法。逆经脉走向反序取穴施针为迎为泻，顺经脉走向依序取穴施针为随为补。

(13) 轻重迎随：这是由20世纪50～60年代盛行的以轻重刺激分补泻衍化而来，即得气而止或轻行手法（弱刺）为随，得气后仍重行手法（强刺）为迎。故本法又名强弱迎随。后随着研究的深入，发现强弱刺激并非与临床针刺补泻一致，故该法现在鲜有人提了。

2. 董勤论迎随补泻

董勤认为迎随补泻法是一种原则补泻法，是多种手法的总称，其具体内容及临床运用可概括为三大方面：一为时机迎随补泻法，乃候气而刺也，候卫气之往来，营气之流注时刻及邪气之盛衰，气至而泻，气去而补，强调"逢时"，即针刺的时间性。二为针法迎随补泻，主要以针芒迎随法影响颇大，但在实际运用中尚存在不少问题有待解决。其他捻转、提插、呼吸、深浅等法，亦属迎随之列。三为穴法迎随补泻，以子母补泻法应用较为广泛，分有本经、异经，知常而达变。

（1）时机迎随补泻法：本法即候气而针的方法。该法以《素问·针解》："补泻之时者，与气开阖相合也"，和《灵枢·卫气行》："谨候气之所在而刺之，是谓逢时"的理论为其立法依据。根据所候之"气"的不同，有以下三种运用方法。

①候卫气之往来：卫气之循行，以"水下刻度"为计时单位（古代以铜壶滴水，昼夜为十二时辰，漏水量为一百刻，相当于二十四小时，一刻合十四分二十四秒）。《灵枢·卫气行》指出："卫气之存于身也，上下往来不以期，候气而刺之。""水下一刻，人气在太阳；水下二刻，人气在少阳，水下三刻，人气在阳明，水下四刻，人气在阴分。水下五刻，人气在太阳，……终而复始，一日一夜，百刻尽矣。"根据卫气循行的时间规律，当候卫气流注所在而施行迎随补泻："刺实者，刺其来也；刺虚者，刺其去也"。即所谓欲泻实，当候卫气流注时刻正至（来时），气盛而施针（如阳明实证当候"水下三刻，人气在阳明"之时针刺），此为迎而夺之；欲补虚，当候卫气流注时刻已过（去时），气衰而施针（如阳明虚证，当候"水下四刻"，"人气"已从阳明流注于阴分之时针刺），此为追（随）而济之。

本法是谨候卫气之所在而用针迎泻或随补，但因在《内经》的不同篇目中对卫气的昼夜循行规律的描述不尽一致，使后人难以掌握，故目前应用较少。

②候营气之流注时刻：此法盖始于唐宋，但理论基础亦源于《内经》和《难经》，《难经·七十三难》对《内经》的迎随理论的阐释为："所谓迎随者，知营卫之流行，经脉之往来也，随其逆顺而取之，故曰迎随。"卫行脉外，营行脉中，故营气的循行是按十二经脉的顺序周流于身的，始于手太阴肺而终于足厥阴肝，从肝复入于肺，如是循环往复，运行不息（《灵枢·营气》）。根据上述理论，后世医家便进一步演绎出候营气流注盛衰的迎随补泻法。如宋代丁德用对该法就有较明确的论述："营卫流通，散行于十二经之内，即有始有终。……此凡气始至而针取之，名曰迎而夺之；其气流注终而内针，出而扪其穴，名曰随而济之"。日有二十四时，合为十二地支时辰，配属十二经脉，根据"肺寅大卯胃辰宫，脾巳心午小未中，申膀酉肾心包戌，亥焦子胆丑肝通"这一流注时刻规律，明代医家杨继洲举例说明之："迎者，迎其气之方来，如寅时气来注于肺，卯时气至注于大肠，此时肺、大肠气方盛，而夺泻之也（用于实证）；随者，随气之方去，如卯时气去注于大肠，辰时气去注于胃，肺与大肠此时正虚，而济补之也（用于虚证）。余仿此"。这种"气至而泻"、"气终而补"的迎随法，即为近人所称的"子午流注纳支（子）法"或"纳支补泻"，临床应用较为广泛。

③候邪气之盛衰：本法的运用根据正气之虚实状态不同可有两种情况。若邪盛正不虚者可待邪气正至（盛）时，而发针泻矣，此为迎夺之法；当邪去（衰）时，而施针补之，乃随济之法。当泻即泻，当补即补，必须严格把握补泻的时间性，若先若后，血气已尽，其病不可下，徒伤正气。明代汪机阐释了其作用机理："邪之将发也，先迎而亟夺之，无令邪布"，"早遏其路"，"不使其传经而走络也"；"邪之已过也，随后以济助之，无令气忤"，"刺之无出其血，无泄真气"，"但通经脉，使其和利"，"因其邪过经虚而气或滞郁也"。若邪盛正太虚，《素问·离合真邪论》又谆谆告诫："无逢其冲而泻之"。因"真气者，经气也，经气太虚，故曰其来不可逢"。可见此时虽邪气盛，却不可直接用迎泻针法，当兼顾正气。

（2）针法迎随补泻法

①针芒迎随补泻法：金代名医张璧取《难经》"迎随"之义，"知营卫之流行，经脉之往来，随其逆顺而取之"，结合手足阴阳经循行走向规律作了如下阐述："凡用针顺经而刺为补，迎经而刺为泻"。

同期窦氏门生王镜泽在注释《针经指南·标幽赋》"要识迎随，须明逆顺"时指出："顺经络而刺是谓补，逆经络而刺是谓泻"。可见针芒迎随补泻法在金元时期应用颇广。其后明代张世贤在《图注难经》中更有明确论述："手足三阳，手走头而头走足；手足三阴，足走胸而胸走手，此乃经脉往来之规定。凡欲泻者，用针芒朝其经脉所来之处，迎其气之方来未盛乃逆针以夺其气，是谓之迎；凡欲补者，用针芒朝其经脉所去之路，随其气之方去未虚乃顺针以济其气，是谓之随"。如取足三里，因足阳经从头走足，故实证当针尖向上，逆经而刺，迎而泻之；虚证当针尖向下，顺经而刺，随而补之。明代李梴、杨继洲等均承此说，使之广为流传，影响深远。多年来针灸教材中的迎随补泻法亦多宗此。但由于本法在临床应用中常与"气至病所"要求相矛盾，且部分腧穴因局部解剖特点而无法遵此应用，故古今争议颇多。

董勤认为，临证时当因病因穴，取之所宜，并应结合其他补泻法同用，方符合实际。

②其他针法迎随补泻法：包括提插迎随、捻转迎随、徐疾迎随、呼吸迎随及深浅迎随等。如《针经指南·标幽赋》中介绍了提插、捻转迎随的操作方法："动退空歇，迎夺右而泻凉；推内进搓，随济左而补暖"，即上提右转为迎，下插左转为随。张世贤、李梴等将呼吸与捻转结合："吸而捻针右转，为迎为泻；呼而捻针左转，为补为随。"何若愚又有"补生泻成，不过一寸"的深浅迎随补泻法：补法用生数（刺1～5分），为随；泻法用成数（刺6～10分），为迎。可见迎随补泻法是各种手法之总称，若仅将它理解为针芒补泻法，是不全面的。

(3) 穴法迎随补泻法：本法即子母迎随法。《难经·七十九难》具体阐述了该法的应用："迎而夺之者，泻其子也；随而济之者，补其母也"。这是根据五行和生克制约法则，在五输穴上和十二经中补母泻子的"十二经生克制约迎随补泻法"，又称"子母补泻"。凡虚证，补本经母穴，或母经母穴，为"随而济之"；凡实证，泻本经子穴，或子经子穴，为"迎而夺之"。本法古今医家应用广泛，既有本经补泻，又有异经补泻，既有常法又有变通之法（如"刺井泻荥"法、"泻南补北"法等），守常而达变，运用十分灵活。

近代在穴法迎随补泻中，又增添了按逆顺经脉取穴的顺序以区分补泻的新内容，凡顺着经脉循行方向取穴，依次而针者为随补；凡逆着经脉循行方向取穴，依次而针者为迎泻。

三、提插补泻法

（一）概述

提，提拔。插，插上，插进。提插，针刺手法名，或称提按。古代称"伸"和"纳"（内），指针刺时将针反复上提下插。

提插二字《内经》中没有直接提出，仅仅提出"伸"与"推"。其中的"伸"就是提的意思；"推"就是插的意思。可以说，《内经》初步确立了提插的含义。《难经》对提插补泻法有了初步的阐述。将针上提，向上，向外，即为伸的泻法；将针下插，向下，向内即为纳的补法。到了明代，徐凤在《针灸大全·金针赋》中有"重沉豆许曰按"，"轻浮豆许曰提"和"插针为热"、"提针为寒"的论述。首次提出"提"、"插"的补泻概念和提插补泻产生的温补和寒泻的作用。明·李梴则在《医学入门》中对提插的方向、速度、力量加以详尽论述。明·杨继洲在《针灸大成》中则提出增强提插补泻效果所采取的措施："提起空如豆许"，"再弹二三以补之"，以及"天、人、地部"三部浅深先后，根据病情所选用的"初九数"、"少阳数"、"老阳数"、"初六数"、"少阴数"、"老阴数"等，使提插补泻法的内容更为具体、丰富。

（二）操作方法

1. 徐凤提插补泻法

补法：将针由腧穴浅层下插入深层即为补。泻法：将针由腧穴深层上提到浅层即为泻。

技术要领：关键在于下插和上提，下插为补，上提为泻。

2. 徐凤进退补泻法

该法在施行针刺补泻时，将应刺深度分为三层，即浅、中、深三层，亦称天人地三部。

补法：先将针进到天部，得气后，依照天、人、地三部进针。分别在天部、地部、人部行针，插至地部后，留针一段时间；出针时则一次将针退至天部，稍停再拔针外出。即"一退三飞"。

泻法：将针一次插到地部，得气后，从地部到人部、到天部三部退针。分别在地部、人部、天部行针。一部一停，逐步退至天部，最后出针。行针过程少许留针或不留针，即"一飞三退"。

技术要领：强调把针刺的可刺深度分为三层而刺入，几次退出，决定补与泻。

3. 李梴提插补泻法

补法：慢提急按，将针体由浅部向深部下插时用力大、速度快；将针体由深部向浅部上提时用力小、速度慢。泻法：急提慢按。将针体由深部向浅部上提时用力大、速度快；将针体由浅部向深部下插时用力小、速度慢。

技术要领：补法是针由浅部向深部下插时用力大、速度快；由深部向浅部上提时用力小、速度慢。泻法是针由深部向浅部上提时用力大、速度快；由

浅部向深部下插时用力小、速度快。

4. 杨继洲提插补泻法

把人体腧穴可刺部位分为三部，即天部、人部和地部。进针并求得气，如不得气，可行催气方法，使之得气。催气用轻提法或弹针二三下，以求得气，得气后即可行补泻手法。

补法：先浅后深，从外推气入内，得气后，由天部经人部插入地部，上提后反复提插，提插数可为初九数（初阳数即提插9次），病重者取少阳数（即提插3×9＝27次或7×7＝49次）或老阳数（即提插9×9＝81次）。

泻法：先深后浅。深部得气后，从内引气外出，由地部经人部提至天部，下插后反复提插，提插数可为初六数（即提插6次），病重者取少阴数（即提插3×6＝18次或6×6＝36次）或老阴数（即8×8＝64次）。

技术要领：是以下插为补，上提为泻，特点分为天、人、地三部分层，并采用提插的九、六数分为补和泻(表6-4)。

表6-4 各家提插补泻法技术要领表

徐凤提插补泻法	李梴提插补泻法	杨继洲提插补泻法
(1)补法：将针由浅层下插入深层 (2)泻法：将针由深层上提至浅层	(1)补法 ①由浅部向深部下插 ②下插时慢提急按，按时用力大，速度快 ③从深部向浅部上提 ④上提时用力小，速度慢 (2)泻法 ①由深部向浅部上提 ②上提时急提慢按，提时用力大，速度快 ③从浅部向深部下插 ④下插时用力小，速度慢	(1)补法 ①先浅后深 ②刺入深部得气 ③向上提针后，在地部反复提插初九数(9次) ④病重者取少阳数(27、49次)或者阳数(81次) (2)泻法 ①先深后浅 ②刺入深部得气 ③向上提针至尺部，下插后反复提插初六数(6次) ④病重者取少阴数(18、36次)或者阴数(64次)

（三）经典文献

1.《内经》论提插补泻

《灵枢·官能》曰："泻必用员，……伸而迎之……。补必用方，……微旋而徐推之"。

2.《难经》论提插补泻

《难经·七十八难》曰："得气，因推而纳之，是指补，动而伸之，是谓泻。"

3.《医学入门》论提插补泻

《医学入门》提出:"凡提插,急提慢按如冰冷,泻也;慢提急按火烧身,补也。"

4.《针灸大全·金针赋》论提插补泻

《针灸大全·金针赋》:"重沉豆许曰按,轻浮豆许曰提","插针为热","提针为寒"。

5.《针灸大成》论提插补泻

《针灸大成》曰:"伸者提也,按者插也。如补泻不觉气行,将针提起空如豆许,或再弹二三下以补之。……若邪盛气滞,却用提插,先去病邪,而后通其真气。提者自地部(深层)提至人部(中层)、天部(浅层),插者自天部插至人部、地部。病轻,提插初九数;病重者,或少阳数、老阳数。泻者先深而后浅,从内引持而出之。补者先浅而后深,从外推内而入之。乃是因其阴阳内外而进退针耳。"

(四)临床应用

1. 司徒铃论提插补泻法

(1)补法的操作:准确取穴后,以左手拇指在穴位上沿经循按推引,促其气至;右手持针刺入,进针之后,在浅层(卫分)候气,出现针下沉紧,便可运用"得气,因推而内之"的手法,先浅后深地用隐力把针徐徐推进,约纳入0.3~0.6cm,相当于"沉重如豆许"时,就会有酸、胀之感觉。再慢慢纳入一定深度,患者可能出现热胀感和循经传导的感应。如在针刺过程中,出现针下松而不紧,就应把针提至浅层(卫分)候气。务令得气后,再以前法行针;针下热,乃去针,出针时,可揉按其穴位。

(2)泻法的操作:进针后,在(营分)候气,出现得气、针下沉紧时,就可把针疾速插入一定深度,同时进行先深后浅的边捻边提退,并可结合"伸而迎之"的操作,把针徐徐提退至浅层,患者可出现酸、胀感和循经传导针感。如遇针下轻松不紧,就可把针稍向下按,并留针,务令得气后,再依前法行针,反复行针多次,患者可出现凉感(部分病人不一定出现),摇大其穴,出针勿按,令邪气得泻。

2. 楼百层论提插补泻法

重在调整营卫内外阴阳之气,在取躯干部脏腑体表之穴位时多用此法。其手法是以《难经·七十八难》"得气因推而内之是谓补,动而伸之是谓泻",及明代诸家"急提慢按为泻"、"慢提急按为补"的记载而化裁立法的。具体操作手法是针下得气后,将针上下提插,先浅部后深部,反复重插轻提(急按慢提)为补法;反之,先深部后浅部,反复重插轻提(急提慢按)为泻法。

3. 陈应龙论提插补泻法

多插少提谓之补,多提少插谓之泻。

(1)提插补法:进针得气后,以轻约之指力,将针一提而天层,再以沉紧之指力,边捻边插,多次捻插,直至得气之地层,此为1遍。根据病情之需要,按奇属阳而行针1遍、3遍、5遍、7遍、9遍。在天地二层之间,每次捻插应短距,始能达到多插之要求。

(2)提插泻法:得气后,以重紧之指力,如拔萝卜之势,从地层而出,边捻边提,多次捻提,直至天层,再以轻约之力,一插而下至地层,此为1遍。根据病情之需要,按偶属阴而行针2遍、4遍、6遍、8遍。在天地间,每次捻提应短距,始能达到多提之要求。

多插少提或多提少插,深度相等,次数悬殊,故须注意分寸。如针内关行补法,得气地层5分,天层2分,天地间3分,进针得气,行针时,一提至天层,三插至地层。针委中行泻法,天地层1寸,进针得气时,三提至天层,一插至地层。《难经·七十难》曰:"当补之时,从卫取气之时,从营置气。"《难经·七十八难》曰:"推而内之,是谓补;动而伸之,是谓泻。"

4. 方吉庆论提插补泻法

补法,提插幅度小(主要视针刺部位而定),一般在2~3分间,频率60~80次/min左右,针刺感应弱;泻法,提插幅度大(视针刺部位而定),一般在3~5分之间,频率为120~160次/min,针刺感应强;平补平泻,提插幅度一般为3分左右,频率一般在100次/min左右。

提插补泻法,上提与下插动作用力大小与速度快慢要严加区别。其提插幅度与频率应视病情不同,体质各异而酌情处理。取穴部位应选择适宜操作的部位和深度,一般用于腰腹部以及四肢部穴位为主。

提插补泻法的补法可以补虚,泻法可以祛邪。

作用较强,应用较广。功效调和气血阴阳,用于各种虚寒证和实热证。补法能导阳内入,使阳气充实于腠理,有较强的温补作用,治疗由经气不足导致的虚寒症状。泻法能引阴外出,使阴气充实于腠理,故有较强的泻凉作用,治疗由邪气盛导致的实热症状。

四、捻转补泻法

(一)概述

捻亦作拈(撚)。用手指搓转。转,旋绕。旋,旋转、转动。捻转,古代称"旋"或"转",指针刺时将针体来回转动。《内经》《普济方》《针经指南》、《医学入门》《针灸问对》以及《针灸大成》中均有论述,有的著作中还将捻转补泻,分阴经阳经、病性寒热、性别等来确定捻转的方向。而高武的捻针补泻法,主要体现为凤凰展翅及饿马摇铃。该内容并未见高武的《针灸聚英》和《针灸节要》中,而载于《针灸大成·四明高氏补泻》的"神针八法"中,其实质为捻转补泻法的操作。

(二)操作方法

1. 窦汉卿捻转补泻法

从拇指与食指两者向前、向后用力轻重,来区分左转或右转。捻转针柄时,拇指向前用力重些,食指向后用力轻些,为左转;拇指向后用力轻些,食指向前用力重些,为右转。左转为补法,右转为泻法。

主要是左转为补,为外;右转为泻,为内。操作时拇、食二指捻转针体,拇指向前,食指向后,拇指向前用力重些,食指向后用力轻些为补。拇指向后,食指向前,拇指向后用力轻些,食指向前用力重些为泻法。

2. 陈会捻转补泻法

陈会捻转补泻法须分出病人的左右侧、任督脉而进行不同的补泻手法。

补法:针刺患者十二经脉所属肢体左侧,医者以右手行针,食指向前用力,大指向后,轻提针头右转;针刺患者十二经脉所属肢体右侧,医者以左手行针,食指向前,大指向后,轻提针头左转。

针刺患者督脉,即后正中线,男子左转为补;女子右转为补。

针刺患者任脉,即前正中线,男子右转为补;女子左转为补。

泻法:针刺患者十二经脉所属肢体左侧,医者以右手行针,大指向前用力,食指向后,轻提针头左转。针刺患者十二经所属肢体右侧,医者以左手行针,以大指向前用力,食指向后,轻提针头往右转。

针刺患者督脉,即后正中线,男子右转为泻;女子左转为泻。针刺患者任脉,即前正中线,男子左转为泻,女子右转为泻(表6-5)。

表 6-5 陈会捻转补泻法表

经 脉	补 泻	病者肢体	医者的手	操 作	转针方向
十二经脉	补	左侧	右手	大指向后,食指向前	右
		右侧	左手	大指向后,食指向前	左
	泻	左侧	右手	大指向前,食指向后	左
		右侧	左手	大指向前,食指向后	右

经 脉	补 泻	病者部位	操 作	转针方向
任 脉	男补女泻	腹阴	大指向后,食指向前	右
	男泻女补		大指向前,食指向后	左
督 脉	男泻女补	背阳	大指向后,食指向前	右
	男补女泻		大指向前,食指向后	左

3. 李梴捻转补泻法

医者以右手操作为原则,根据病人的手经或足经,阳经和阴经选经不同,配合呼和吸,采用左转或右转来进行补泻。

补法:病者左手经而言,若阳经,以医者右手大指向前,病者呼气为补。若阴经,以医者右手大指退后,病者吸气为补。

病者右手经而言,若阳经,以医者右手大指退后,病者吸气为补。若阴经,以患者右手大指向前,病者呼气为补。

病者右足经而言,若阳经,以医者右手大指进前,病者呼气为补。若阴经,以患者右手大指退后,病者吸气为补。

病者左足经而言,若阳经,以医者右手大指退后,病者吸气为补。若阴经,以医者右手大指进前,病者呼气为补。

泻法:病者左手而言,若阳经,医者右手大指退后,病者吸气为泻。若阴经,医者右手大指进前,病者呼气为泻。

病者右手而言,若阳经,医者右手大指进前,病者呼气为泻。若阴经,医者右手大指退后,病者吸气为泻。

病者右足而言,若阳经,医者右手大指退后,病者吸气为泻。若阴经,医者右手大指进前,病者呼气为泻。

病者左足而言,若阳经,医者右手大指进前,病者呼气为迎。若阴经,医者右手大指退后,病者吸气为泻(表6-6)。

表6-6 李梴捻转补泻法表

经别		补法			泻法		
		捻转	呼吸	医者手指	捻转	呼吸	医者手指
左手	阳经	大指向前,食指向后(左)	呼	右	大指向后,食指向前(左)	吸	右
	阴经	大指向后,食指向前(右)	吸	右	大指向前,食指向后(左)	呼	右
右手	阳经	大指向后,食指向前(右)	吸	右	大指向前,食指向后(左)	呼	右
	阴经	大指向前,食指向后(左)	吸	右	大指向后,食指向前(左)	呼	右
左足	阳经	大指向后,食指向前(右)	呼	右	大指向前,食指向后(左)	吸	右
	阴经	大指向前,食指向后(左)	吸	右	大指向后,食指向前(左)	呼	右
右足	阳经	大指向前,食指向后(左)	呼	右	大指向后,食指向前(左)	吸	右
	阴经	大指向前,食指向后(左)	吸	右	大指向后,食指向前(左)	呼	右

4. 汪机捻转补泻法

汪机首先提出持针、捻针方法。以食指末端横纹到食指尖端为距离,作为捻转操作时针柄转动的轨道。将大指、食指捏合持针,大指从食指横纹向食指尖端捻上为左转、外转。反之从食指尖退下,退到横纹处为右转、内转。前者即为大指向前,食指向后;后者即为大指向后,食指向前。并结合手足三阴三阳的循行方向而采用左右转的方法治疗。

补法:对于足三阳和手三阴均是从上向下循行,操作时,左转,大指向前,食指向后,顺经而下即为补法。足三阴和手三阳均是从下而上循行,操作时,右转,大指向后,食指向前,顺经而上,即为补法。

泻法:足三阳和手三阴从上而下循行,操作时,右转,大指向后,食指向前,逆经而上,即为泻法。足三阴和手三阳从下而上循行,操作时,左转,大指向前,食指向后,逆经而下,即为泻法(表6-7)。

表 6-7　汪机捻转补泻法表

经　脉	循行方向	补泻	操　作	转针方向	经气逆顺
手三阳经 足三阴经	向上	补	大指向后,食指向前	右转	顺经而上
		泻	大指向前,食指向后	左转	逆经而下
手三阴经 足三阳经	向下	补	大指向前,食指向后	左转	顺经而下
		泻	大指向后,食指向前	右转	逆经而上

5. 高武捻转补泻法

高武的捻针补泻法,主要体现为凤凰展翅及饿马摇铃。该内容并未见高武的《针灸聚英》和《针灸节要》中,而载于《针灸大成·四明高氏补泻》的"神针八法"中。

"饿马摇铃"为捻针补泻法的补法。操作是用右手拇指与食指捻针,基本是左转法,一前一后地捻转,即一次拇指向前,一次拇指向后,拇指向前时用力较大,捻转幅度也大,拇指向后时用力较小,捻转的幅度也小,整个操作过程要求缓慢而用力柔和,如"饿马摇铃"之状。

"凤凰展翅"法为捻转补泻法的泻法。操作是右手大指、食指捻针,如飞腾之象,一捻一放,故后世又称为"飞法"。

6. 杨继洲捻转补泻法

杨氏捻转补泻法技术分为常法与变法两种。常法根据患者的男女性别,医者行针左转或右转来确定补泻。变法中区别寒证和热证,决定刺阳经或阴经,使用左转或右转。

(1)常法

补法:男子以大指向前,食指向后左转,女子以大指向后,食指向前右转为补法。

泻法:男子以大指向后,食指向前右转,女子以大指向前,食指向后左转为泻法。

(2)变法

补法:热证刺阳经,大指向前,食指向后左转为补法;寒证刺阴经,大指向后,食指向前右转为补法。

泻法:热证刺阳经,大指向后,食指向前,右转为泻法;寒证刺阴经,大指向前,食指向后,左转为泻法(表6-8)。

各家捻转补泻法技术要领见表6-9,捻转补泻法类比表见表6-10。

表 6-8　杨继洲捻转补泻法表

项目		补泻	补			泻		
			操作	转针左右	阴阳顺逆	操作	转针左右	阴阳顺逆
常法		男	大指向前,食指向后	左转	顺阳	大指向后,食指向前	右转	逆阳
		女	大指向后,食指向前	右转	顺阴	大指向前,食指向后	左转	逆阴
变法		热证刺阳经	大指向前,食指向后	左转	顺阳	大指向后,食指向前	右转	逆阳
		寒证刺阴经	大指向后,食指向前	右转	顺阴	大指向前,食指向后	左转	逆阴

表6-9 各家捻转补泻法技术要领表

窦汉卿捻转补泻法	陈会捻转补泻法	李梴捻转补泻法	杨继洲捻转补泻法	汪机捻转补泻法	高武捻转补泻法
(1)补法 ①捻转针柄 ②拇指向前用力重 ③食指向后用力轻 ④为左转 (2)泻法 ①捻转针柄 ②拇指向后用力轻 ③食指向前用力重 ④为右转	(1)补法 ①针病人十二经脉左侧 ②医者右手行针右转 ③针病人十二经脉右侧 ④医者左手行针左转 ⑤针督脉男子左转,女子右转 ⑥针任脉男子右转,女子左转 (2)泻法 ①针病人十二经脉左侧 ②医者右手行针左转 ③针病人十二经脉右侧 ④医者左手行针右转 ⑤针督脉男子右转,女子左转 ⑥针任脉男子左转,女子右转	(1)补法 ①病者左手阳经,医者右手大指向前,病者呼气左转 ②病者左手阴经,医者右手大指退后,病者吸气右转 ③病者右手阳经,医者右手大指退后,病者吸气右转 ④病者右手阴经,医者右手大指向前,病者呼气左转 ⑤病者右足阳经,医者右手大指向前,病者呼气左转 ⑥病者右足阴经,医者右手大指退后,病者吸气右转 ⑦病者左足阳经,医者右手大指退后,病者吸气右转 ⑧病者左足阴经,医者右手大指向前,病者呼气左转 (2)泻法 ①病者左手阳经,医者右手大指退后,病者吸气右转 ②病者左手阴经,医者右手大指向前,病者呼气左转 ③病者右手阳经,医者右手大指向前,病者呼气左转 ④病者右手阴经,医者右手大指退后,病者吸气右转 ⑤病者右足阳经,医者右手大指退后,病者吸气右转 ⑥病者右足阴经,医者右手大指向前,病者呼气左转 ⑦病者左足阳经,医者右手大指向前,病者呼气左转 ⑧病者左足阴经,医者右手大指退后,病者吸气右转常法	(1)常法补法 ①男子大指向前,食指向后左转 ②女子大指向后,食指向前右转 (2)变法补法 ①热证刺阳经,大指向前,食指向后左转 ②寒证刺阴经,大指向后,食指向前右转 (3)常法泻法 ①男子大指向后,食指向前右转 ②女子大指向前,食指向后左转 (4)变法泻法 ①热证刺阳经,大指向后,食指向前右转 ②寒证刺阴经,大指向前,食指向后左转	(1)补法 ①手三阳、足三阴大指向后,食指向前右转 ②手三阴、足三阳大指向前,食指向后左转 (2)泻法 ①手三阳、足三阴大指向前,食指向后左转 ②手三阴、足三阳大指向后,食指向前右转	(1)补法(饿马摇铃) ①右手拇、食二指持针 ②拇、食二指一前一后捻转 ③一次拇指向前,用力大,幅度大 ④一次拇指向后,用力小,幅度小(凤凰展翅) (2)泻法 ①右手大指、数值捻针 ②一捻一放,飞腾之象

表 6-10 各家捻转补泻法类比表

	窦汉卿捻转补泻法	陈会捻转补泻法	李梴捻转补泻法	杨继洲捻转补泻法	汪机捻转补泻法	高武捻转补泻法
左转	补					补
右转	泻					泻
左穴左转(医右)		泻				
左穴右转(医右)		补				
右穴左转(医左)		补				
右穴右转(医左)		泻				
左手阳经左转			补			
左手阴经右转			补			
右手阳经右转			补			
右手阴经左转			补			
左足阳经右转			补			
左手阴经左转			补			
右足阳经左转			补			
右足阴经右转			补			
右手阳经右转			泻			
右手阴经左转			泻			
右手阳经左转			泻			
右手阴经右转			泻			
左足阳经左转			泻			
左足阴经右转			泻			
左足阳经右转			泻			
右足阴经左转			泻			
男左转						补
女左转						泻
男右转						泻
女右转						补
热证刺阳经左转						补
热证刺阴经右转						泻
寒证刺阳经右转						泻
寒证刺阴经左转						补
手三阳、足三阴右转				补		
手三阴、足三阳左转				补		
手三阳、足三阴左转				泻		
手三阴、足三阳右转				泻		
饿马摇铃					补	
凤凰展翅					泻	

（三）经典文献

1.《内经》论捻转补泻

《灵枢·官能》曰："泻必用员，切而转之，其气乃行，疾而徐出，邪气乃出，伸而迎之，摇大其穴，气出乃疾。补必用方，外引其皮，令当其门，左引其枢，右推其肤，微旋而徐推之，必端以正，安以静，坚心无解，欲微以留，气下而疾出之，推其皮，盖其外门，真气乃存。"

《素问·八正神明论》："泻必用方，方者，以气方盛也，以月方满也，以日方温也，以身方定也，以息方吸而内针，乃复候其方吸而转针，乃复候其方呼而徐引针，故曰泻必用方，其气乃行焉。补必用员，员者行也，行者移也，刺必中其荣，复以吸排针也。"

2.《普济方》论捻转补泻

呼外捻针回经气，吸内捻针行经气。

3.《针经指南》论捻转补泻

《针经指南·标幽赋》："迎夺右而泻凉，随济左而补暖"。

《针经指南》："以大指次指相合，大指往上进，谓之左；大指往下退，谓之右。""捻者，以手捻针也。务要记乎左右也，左为外，右为内，慎记耳。"

4.《神应经》论捻转补泻

"如针左边，用右手大指、食指持针，以大指向前，食指向后，以针头轻提往左转。""如针右边，以左手大指、食指持针，以大指向前，食指向后，依前法连搓三下，轻提针头往右转，此谓之泻法也。"

"如针左边，捻针头转向右边，以我之右手大指、食指持针，以食指向前，大指向后，仍捻针深入一、二分，使真气深入肌肉之分。如针右边，捻针头转向左边，以我之左手大指、食指持针，以食指向前，大指向后，仍捻针深入一、二分，此谓之补法也。"

"凡针背腹两边，分阴阳经补泻。男子背上中行(督脉)，左转为补，右转为泻；腹上中行(任脉)，右转为补，左转为泻。女子背中行，右转为补，左转为泻；腹上行，左转为补，右转为泻。盖男子背阳腹阴，女子背阴腹阳故也。"

5.《医学入门》论捻转补泻

"病者左手阳经，以医者右手大指进前，呼之为随，退后吸之为迎。病者左手阴经，以医者右手大指退后吸之为随，进前呼之为迎。病者右手阳经，以医者右手大指退后吸之为随，进前呼之为迎。病者右手阴经，以医者右手大指进前呼之为随，退后吸之为迎。病者右足阳经，以医者右手大指进前呼之为随，退后吸之为迎。病者右足阴经，以医者右手大指退后吸之为随，进前呼之为迎。病者左足阳经，以医者右手大指退后吸之为随，进前呼之为迎。病者左足阴经，以医者右手大指进前呼之为随，退后吸之为迎。男子午前皆然，午后与女人反之。

或问午前补泻与午后相反，男子补泻与妇人相反。盖以男人之气，早在上而晚在下；女人之气，早在下而晚在上。男女上下，平腰分之故也。故男子阳经，午前以呼为补，吸为泻；阴经以吸为补，呼为泻。午后反之。女人阳经，午前以吸为补，呼为泻；阴经以呼为补，吸为泻。午后亦反之。"

6.《针灸问对》论捻转补泻

"赋曰足之三阳，从头下走至足；足之三阴，从足上走入腹；手之三阳，从手上走至头；手之三阴，从胸下走至手。捻针逆其经为迎(泻)，顺其经为随(补)。假如足之三阳，从头下走至足，捻针以大指向后、食指向前，为逆其经而上，故曰迎；以大指向前、食指向后，为顺其经而下，故曰随。三阳亦准此法。"

"以食指头横纹至指梢为则，捻针以大指、食指相合。大指从食指横纹捻上，进至指梢为左、为外；从指梢捻下，退至横纹为右、为内。"

7.《针灸聚英》论捻转补泻

"其泻者有凤凰展翅，用右手大指、食指捻针头，如飞腾之象，一捻一放，此泻之五法也。起补者有饿马摇铃，用右手大指、食指捻针头，如饿马无力之状，缓缓前进则长，后退则短，此补之六法也。"

《针灸聚英·补泻雪心歌》："撚(捻)针向外泻之方，撚针向内补之诀。泻左须将大指前，泻右大指当后拽。补左大指向前搓，补右大指往下搣。如何补泻有两般，盖是经络两边发。"

8.《针灸大成》论捻转补泻

《针灸大成·经络迎随设为问答》："男子，阳也，以阳为主，故左转顺阳为之补，右转逆阳为之泻。女子，阴也，以阴为主，故右转顺阴为之补，左转逆阴为之泻，此常法也。然病有阴阳寒热之不同，则转针取用出入，当适其所宜。假令病热，则刺阳之经，以右为泻，以左为补；病寒则刺阴之经，以右为补，左为泻。此盖用阴和阳、用阳和阴，通变之法也。大凡转针逆顺之道，当明于斯。"

《内经》对捻转针法技术描述很粗略，可以说是载述了捻转补泻技术的雏形。《内经》论述泻法时用"切而转之"，补法时用"微旋"。即转动针身时，用力重，角度大，速度快为泻法；而微旋针身，用力轻，角度小，速度慢为补法，其原因可能为《内经》时代，针具制作工艺较为粗糙，针体可能不一定为光滑规则的圆柱体，因此对于捻转的操作存在一定的困难。

捻转补泻法技术的形成，始于金元时代，而成熟于明代。金·窦汉卿在《针经指南·标幽赋》中指出，在捻转针体时须分辨左右，以区别其补泻寒热之不同。窦氏《针经指南·气血问答》又明确了左右转针以大指动作方向为标准的概念。窦氏又指出："捻者，以手捻针也。务要记乎左右也，左为外，右为内，慎记耳。"

之后，明·徐凤《针灸大全·金针赋》对左右转针分补泻的方法有了进一步的发挥。陈会《神应经》、李梴《医学入门》、杨继洲《针灸大成》、汪机《针灸问对》等所记述的捻转补泻法技术，使捻转补泻法技术在捻转的基础上，又结合了男女性别，左右肢体，针刺时间，手足阴阳经脉，病者呼吸等条件，构成了多种捻转补泻法技术，但是从临床的实际情况来看，以性别来分捻转方向的补泻手法尚缺少临床实证的依据。

（四）临床应用

1. 楼百层论捻转补泻法

楼氏是以通调经脉气血而立法的，多适用于四肢穴位。其手法可取高武"神针八法"，即"其泻者有凤凰展翅，用右手大拇指食指捻针头，如飞腾之象，一捻一放……其补者有饿马摇铃，用右手大拇指食指捻针头，如饿马无力之状，缓缓前进则长，后退则短"为立法依据的。具体操作手法是针刺得气后，运用捻转较重、角度较大者为泻法；反之，捻转较轻、角度较小者为补法。

2. 陈应龙论捻转补泻法

陈氏将捻转补泻结合生成之数，扩大为子午补泻：子时一刻一阳生，午时一刻一阴生，从子而午，从阳生至阳盛阴生，子者为前为上，午者为后为下。行针操作则以弩前、内收，顺经脉流注为定向，故名曰子午补泻。大指弩前谓之补，大指内收谓之泻。针之而气至，方行补泻。欲补者，大指捻前，旋针半周至1周，指下沉紧，似进非进，指力重心偏于前。欲泻者，大指捻后，旋针1周至2周，指力浮提，似退不退，指力重心偏于后。

（1）补泻基数：补者补九阳，以九为单元，轻补者捻针九数，按病情之轻重，依次而二九一十八，三九二十七，直到九九八十一为极数。泻者以六为单元，轻泻者捻针六数，依次二六一十二，三六一十八，直到六九五十四为极数。因为补泻既有定数，故非一捻而成。纯补或纯泻，皆朝一方向捻针，捻数既多，常导致皮肤与肌肉紧束针身，此既滞针。但此时定数未足；欲足但滞，为此之故，因须还原。还原者，即朝补或泻之反向转针，同时将针提离经道1、2分还原。如此一补一还原或一泻一还原，弧度相等，前后均匀，捻数再多，亦不致滞。

（2）补续雀啄，泻续摇针：每补至九阳之数，此最后一次之捻针，如搓线之状，捻转略慢，弧度要大，指力沉下，上提下插，提而不退，插而非进，微妙于毫发之间，上下点动，如雀啄食，行啄九数。如此者，每泻九阳之数续加雀啄，重复运针直至须补总数而止之。每泻至六阴最后一数，捻缓旋大，指力浮上，针不见退，指不离针，摇动针尾，形圆力均，摇以六数，令穴开大，邪出得道。如此者，每泻六阴之数续加摇针，重复施行，直至应泻数而停施。

（3）捻针方法：右手大指食指夹持针柄，行针之时，先大指捻向后，指针捏紧，此即一后一紧。随之立刻大指捻向前，并同时两指与针分开，此即一前一松。欲补者，后而紧，兼还原，随之立即前而松，虽松而运出指力，使针尖进入得气之部而行补法。如此，即完成一后一还原一前一补针之操作。补数多少，依法运针。欲泻者，后而紧，令针尖旋捻于经络之道而行泻法，随之立即前而松兼还原。如此，即完成一后一泻,一前一还原之操作。泻数多少,依此进行。

(4)捻针方向

①循经走向,顺逆行针,以调虚实:补者努前,则必须循经络之走向顺捻,内收者逆捻。如手三阴经之循行,乃由胸臂至指端,针此三经诸穴,补者努向指端,泻者内收肩胸。手三阳经,由指端而走肩、颈、头,针此三经诸穴,补者努向肩头,泻者收向指端。足三阴、三阳进改,同理行针诸如上述,努前与内收所成直线,即顺逆于经脉之往来也。

②内阴外阳,经竖捻横,以和阴阳:按人体阴阳之理,内侧属阴,外侧属阳。运针方向与经的循行垂直成十字形,针阴经诸穴,补者努前向躯干,泻者内收朝身外,针阳经反此。

3. 方吉庆论提插补泻法

补法,捻转角度小(180°),频率在60~80次/min之间,刺激感应弱;泻法,捻转角度大(360°),2~3周,频率为120~160次/min,刺激感应强;平补平泻,左右捻转180°~360°,频率100次/min左右。

该法由于各家观点不同,补泻方法亦有差异,应区别以上六种方法的不同点而选用。捻转法在操作中,应对捻转的角度、频率、力量恰当掌握。根据病人的体质、疾病轻重情况选择使用。操作中不可操之过急,用力过大,以防造成滞针和肌纤维缠绕针身而影响施术,或造成病人的疼痛。

捻转补泻法可补虚泻实,通调营卫气血。用于治疗运动系统疾病,即各种痹症。取用四肢腧穴时,多用本法。邪感有余而出现的疼痛或痉挛者用泻法;属正虚而表现为麻木或痿软时使用补法。痹症初起时的实证应用泻法;久病虚证,兼肌肉萎枯,宣泻法中兼补法。如正虚较重时,可单用补法。

五、开阖补泻法

(一)概述

开,即启,张开。阖,闭合。开阖补泻,首载《内经》。如《素问》的"刺志论"、"针解"、"调经论"和《灵枢》的"九针十二原"、"官能"、"终始"各篇。本法以出针时是否按闭针孔为内容来区分补泻。后世基本遵此,没有变化。

(二)操作方法

补法:该法技术操作是在行针、留针、出针后,迅速按闭针孔。

泻法:在行针、留针、出针后,不按闭针孔或出针时摇大针孔,不加按压。

技术要领:①本法要求在出针时注意左手的操作。②右手出针后,左手迅速按压针孔为补法。③右手出针后,左手不按压针孔为泻法。④右手在出针时摇动针体,出针后左手不按压针孔,或出针后左手不立即按压针孔,为泻法。可采用左右方向的摇法或用摇铃式的摇法(表6-11)。

表6-11 《内经》开阖补泻法技术要领表

《内经》开阖补泻法
补法
①常规进针、行针、留针
②出针后迅速按闭针孔
泻法
①常规进针、行针、留针
②出针后不按闭针孔或出针时摇大针孔,不加按压

(三)经典文献

《素问·针解》:"邪胜则虚之者,出针勿按;徐而疾则实者,徐出针而疾按之;疾而徐则虚者,疾出针而徐按之。"

《素问·调经论》:"帝曰:血气以并,病形以成,阴阳相倾,补泻奈何?岐伯曰:泻实者气盛乃内针,针与气俱内,以开其门,如利其户;针与气俱出,精气不伤,邪气乃下,外门不闭,以出其疾;摇大其道,如利其路,是谓大泻,必切而出,大气乃屈。帝曰:补虚奈何?岐伯曰:持针勿置,以定其意,候呼内针,气出针入,针空四塞,精无从去,方实而疾出针,气入针出,热不得还,闭塞其门,邪气布散,精气乃得存,动气候时,近气不失,远气乃来,是谓追之。"

《素问·刺志论》:"夫实者,气入也。虚者,气出也。""入实者,左手开针空也。入虚者,左手闭针孔也。"

《灵枢·九针十二原》："泻曰，必持内之，放而出之，排阳得针，邪气得泻。""补曰，令左属右，其气故止，中气乃实。"

《灵枢·官能》："泻必，摇大其孔，气出乃疾；补必，气下而疾出之，推其皮，盖其外门，真气乃存。"

《灵枢·终始》："一方实，深取之，稀按其痏，以极出其邪气；一方虚，浅刺之，以养其脉，疾按其痏，无使邪气得入。"

"开阖"在《内经》中并未超出"门户开关"的本义，而其描述的对象主要是皮肤腠理。皮肤腠理的"开阖"为卫气所司，决定气的出入。生理状态下，腠理开阖适宜，则真气得固，邪气不入。病理状态下，腠理开阖不当则邪气得入。治疗上，泻邪，则须开腠理，以令邪气出。

（四）临床应用

开阖补泻法，特别是补法，要求左右手的密切、有机地配合，右手出针后，左手及时按闭针孔。采用泻法时针体摇动要注意频率和角度，防止造成患者局部的疼痛。

临床用于补虚泻实。温补虚寒证，清解实热证。主要用于出针时的补泻手法，常与其他补泻手法同用。各代医家均遵从《内经》之原意，没有变化，比较统一。

六、呼吸补泻法

（一）概述

呼，吐气。吸，纳气。息，气息，呼吸。呼吸补泻是在应用针刺手法的同时配合病人呼吸的方法。

呼吸补泻，首载《内经》。《素问·离合真邪论》、《素问·调经论》则以吸气时进针为泻，呼气时进针为补。并以"针与气俱内"、"针与气俱出"和"气出针入"、"气入针出"两种方法来区分针刺补泻作用的不同。此后，元明医家又依《内经》之大法，从使然呼吸和自然呼吸的区别等方面，做了进一步的研究。

（二）操作方法

1. 《内经》呼吸补泻法

补法：在病人呼气时进针，经行针、留针后，病人吸气时出针。出针后按闭穴孔。

泻法：在病人吸气时进针，常行针，在病人吸气时捻转针体，经留针后，病人呼气时出针。

2. 杜思敬呼吸补泻法

该法要求病人着意呼吸，即使然呼吸。针刺前，先让病人反复练习呼吸数次。

补法：让病人呼气一口，针刺入八分，得气后，将针提退一分，行针完毕，让病人吸气，医者出针，出针后迅速按闭针孔。

泻法：让病人吸气一口，针刺入六分，得气后，将针提退二至三分（一豆许），行针完毕，让病人呼气，医者徐徐出针，不按闭针孔。

3. 高武呼吸补泻法

补法：病人自然呼吸。病人鼻吸气，口呼气，在呼气时进针，得气后经行针留针在吸气时将针拔出。

泻法：病人自然呼吸。病人鼻呼气，口吸气，在吸气时进针，得气后经行针留针在呼气时将针拔出。

4. 李梴呼吸补泻法

补法：男子阳经，午前呼气时、午后吸气时进针为补法；男子阴经，午前吸气时、午后呼气时进针为补法。女子阳经，午前吸气时、午后呼气时进针为补法。女子阴经，午前呼气时、午后吸气时进针为补法。

泻法：男子阴经，午后吸气时、午前呼气时进针为泻法。男子阳经，午后呼气时、午前吸气时进针为泻法。女子阳经，午后吸气时、午前呼气时进针为泻法。女子阴经，午后呼气时、午前吸气时进针为泻法。

应用自然呼吸与着意呼吸相结合的方法，在进针、转针、出针过程中以呼和吸为基础要求，根据男子、女子、阴经、阳经、午前、午后而决定补和泻，是该法的特点。在转针行针过程中，如针左手足呼气时先捻转，则针右手足在其吸气时后捻转；如针右手足吸气时先捻转,则针左手足在其呼气时后捻转。

李梴呼吸补泻法强调自然呼吸与着意呼吸相结合。在入针、出针时,令病者着意呼吸;在转针时,根据病人的呼吸细致地捻转针体。转针时,在针刺病者的左侧手足时,要病人自然呼气而先捻转;在针刺病者的右侧手足时,要病人自然吸气而后捻转。反之,在针刺病者右侧手足时,要病人自然吸气而先捻转,再针刺病者左侧肢体时,要病人自然呼气而后捻转(6-12)。

表6-12 各家呼吸补泻法技术要领表

《内经》呼吸补泻法	高武呼吸补泻法	杜思敬呼吸补泻法	李梴呼吸补泻法
(1)补法	(1)补法	(1)补法	(1)补法
①病人呼气时进针	①病人自然呼吸	①病人着意呼吸(使然呼吸)	①男子阳经,午前呼气时、午后吸气时进针
②常规行针、留针	②鼻吸气、口呼气	②呼气一口,进针八分,得气	②男子阴经,午前吸气时、午后呼气时进针
③病人吸气时出针	③呼气时进针、得气	③将针提退一分	③女子阳经,午前吸气时、午后呼气时进针
④出针后按闭穴孔	④行针留针	④行针、留针	④女子阴经,午前呼气时、午后吸气时进针
(2)泻法	⑤病人吸气时出针	⑤病人吸气时出针	(2)泻法
①病人吸气时进针	(2)泻法	⑥迅速按闭针孔	①男子阴经,午前呼气时、午后吸气时进针
②常规行针、留针	①病人自然呼吸	(2)泻法	②男子阳经,午前吸气时、午后呼气时进针
③病人吸气时转出针体	②鼻呼气、口吸气	①病人着意呼吸(使然呼吸)	③女子阴经,午前吸气时、午后呼气时进针
④病人呼气时出针	③吸气时进针、得气	②吸气一口,进针六分,得气	④女子阳经,午前呼气时、午后吸气时进针左手足呼而转,右手足吸而转,均可
	④行针留针	③将针提退二、三分	
	⑤病人呼气时出针	④行针、留针	
		⑤病人呼气时出针	
		⑥不按闭针孔	

(三)经典文献

1.《内经》论呼吸补泻

《素问·离合真邪论》:"吸则内针,无令气忤;静以久留,无令邪布;吸则转针,以得气为故;候呼引针,呼尽乃去,大气皆出,故命曰泻","呼尽内针,静以久留,以气至为故,如待所贵,不知日暮,其气以至,适而自护,候吸引针,气不得出,各在其处,推阖其门,令神气存,大气留止,故命曰补。"

《素问·调经论》:"泻实者气盛乃内针,针与气俱内,以开其门如利其户,针与气俱出,精气不伤,邪气乃下,外门不闭,以出其疾,摇大其道,如利其路,是谓大泻,必切而出,大气乃屈。帝曰:补虚奈何?岐伯曰:持针勿置,以定其意,候呼内针,气出针入,针空四塞,精无从去,方实而疾出针,气入针出,热不得还,闭塞其门,邪气布散,精气乃得存。"

2.《济生拔萃》论呼吸补泻

"按:《素问》云:'候呼内针',又曰'候呼引针'。候,伺候也,言医工持针,等候病人之呼吸而用针也。今令病人呼吸,是以呼吸候针矣。又曰:令病人吹气一口、吸气一口,又是非鼻中呼吸矣,谬之甚也。"

3.《针灸聚英》论呼吸补泻

《针灸聚英·补泻雪心歌》:"更有补泻定呼吸,吸泻呼补真奇绝。补则呼气却入针,气至出针吸气入。泻则吸气方入针,气至出针呼气出。"

《针灸聚英·呼吸》："素问注云：按经云，皆先补真气，乃泻其邪也。何以言之，补法呼尽内针，静以久留，此段泻法。吸则内针，又静以久留，然呼则次其吸，吸至则不兼呼，内针之候既同，久留之理复一，则先补之义，昭然可知。拔萃云：呼不过三，吸不过五。明《明堂》云：当补之时，候气至病，更用生成之息数，令病人鼻中吸气入，自觉热矣。当泻之时，候气至病，更用生成之息数，令病人鼻中出气，口中吸气，按所病脏腑之数，自觉清凉矣。"

4.《医学入门》论呼吸补泻

《医学入门》："盖有自然之呼吸，有使然之呼吸。入针、出针，使然之呼吸也。转针如待贵客，如握虎尾，候其自然呼吸。若左手足候其呼而先转，则右手足必候其吸而后转之。若右手足候其吸而先转，则左手足必候其呼而后转之。真阴阳一升一降之消息也。故男子阳经，午前以呼为补、吸为泻；阴经以吸为补、呼为泻，午后反之。女人阳经，午前以吸为补、呼为泻；阴经以呼为补、吸为泻，午后亦反之。或者又曰：补泻必资呼吸，假令尸厥中风不能使之呼吸者，奈何？曰：候其自然之呼吸而转针，若当吸不转，令人以手掩其口鼻，鼓动其气可也。"

5.《针经指南》论呼吸补泻

《针经指南》真言补泻手法"补法：左手掐穴，右手置针于穴上，令病人咳嗽一声，针入透于腠理，令病人吹气一口，随吹针至分寸，待针头沉紧时，转针头以手循扪，觉气至，却回针头向下，觉针头沉紧，令病人吹气一口，随吸出针乃闭其穴（谓一手急然孔是也）虚羸气弱痒麻者补之。泻法：左手掐穴，右手置针于穴上，令病人咳嗽一声，针入腠理，复令病人吸气一口，随吸气入针至分寸，觉针沉紧，转针头向病所，觉气至病退，便转针头向下，以手循扪，觉针沉闷，令病人吹气一口，随吹气一口，徐出其针不闭其穴，命之曰泻。丰肥坚硬疼痛者泻之。"

6.《针灸大成》论呼吸补泻

《针灸大成·三衢杨式补泻》："此乃调和阴阳法也。故经云'呼者阳因出，吸者阴随入'然则呼吸出入，乃造化之枢纽，人身之关键，针家所必用也。"

《内经》对于呼吸补泻的论述主要是进出针、行针过程中以呼和吸为基础，通过呼吸配合，调节针与身体出入之气的方向，从而达到补虚泻实、扶正祛邪的目的，不强调病人是否进行自然呼吸或者着意呼吸。

元代、明代以来，历代医家在《内经》呼吸补泻理论论述的基础上，又有新的发展。在呼吸调息方法的主动和被动性的应用上，体现出不同的特点。元·杜思敬《济生拔萃》主张"使然呼吸"，即由医生嘱病人进行必要的口鼻呼吸，甚至用口、鼻呼气或吸气求得热感或凉感的呼吸补泻方法。明·高武则主张病人自然呼吸，认为《素问》本义在于"医工持针，等候病人之呼吸而用针"；明·李梴《医学入门》认为，自然呼吸与使然呼吸可随机灵活应用。进针、出针时当令病人使然呼吸，捻转针体时又当候其自然呼吸。他又从男女性别、阴阳经脉、午前午后等方面，采取不同的呼吸补泻方式。《针经指南》中的呼吸补泻遵内经之法，与进针、出针、押手配合等，共同实现补虚泻实的目的。明·杨继洲《针灸大成》主要从"调和阴阳"的角度来分析呼吸补泻的机制，认为呼气时则阳气出，吸气时则阴气入。可根据病证的阴阳寒热虚实而施行某种呼吸补泻法。

也有一些医家认为呼吸因素对于补泻的作用不大，人体各部疾病的虚实和肺部吸气、呼气与进针出针的顺逆有什么联系；通过这样的手法操作，究竟是否真正能达到使所谓"大气留止"或"大气皆出"的目的，也都缺乏事实的根据。因此连古人也不相信这种手法的作用，如《难经》就提出："补泻之法，非必呼吸出内（纳）针也"。就是说补泻的方法，不一定要趁呼吸的时候出针与进针。

（四）临床应用

呼吸补泻法的治疗作用主要是补虚泻实。在临床上常配合提插、捻转、徐疾、开阖等手法，构成复式补泻法。特别在烧山火与透天凉手法时，配合呼吸补泻，可以提高热感或凉感的出现率。对一般慢性疾病施行迎随、提插、捻转等补泻手法时，如效果不佳或刺激不强时，及时配合呼吸补泻法，能提高疗效。

1. 孙晏如论呼吸补泻

孙晏如认为在腹部的腧穴宜用呼吸补泻法，有时兼用徐疾提插的手法，如取气海穴时，候病者呼气入针，疾入真皮以后就缓缓地向里进针，针到得气目的时，候吸气时疾出其针而急按其穴，这样就是补法，反之就是泻法。他反对将补泻手法复杂化，主张根据穴位的不同位置选用不同的补泻手法。

2. 陈少孚论呼吸补泻

陈少孚通过对呼吸补泻法进行实验研究，认为呼吸补泻可能是根据气功家的吐纳法式演化而来的，具有合理内涵。"呼者阳因出，吸者阴随入"是说"当呼气时，两胁向下合，横膈膜上升，胸腔缩小，腹腔相对扩大，因而胸腔真气受到压力，即沿任脉下行入小腹（丹田），即形成"心肾相交以补命火。"故气功家当丹田火冷时，则注意呼气延长用力，自然火足而丹田转温。而"吸气时，胸胁向外向上，横膈膜下降，这时胸廓扩张，而腹腔相对缩小，小腹受压，胸腔和腹腔这种机械式的张缩运动，也就把内在真气鼓动起来。足三阴经气是随着吸气运动而上行的，这就是"肾水上潮以济心火。"通过实验研究的方法，呼吸在配合手法中有一定作用，其中以呼法较明显。同时认为对补泻应该加以研究探讨，因其呼吸是客观存在的对人体一定会有影响的。对呼吸补泻中引起的其他生理指标的改变，和呼吸方式的掌握等，都要做进一步探索，才能得出更接近实际的结果。

3. 孙明一论呼吸补泻

采用呼吸法激发经气，以加强其感传，进行补虚泻实来治疗疾病，经临床不断的实践，迄今已有250余例，收到较满意的效果。

(1) 呼吸法：一般是"呼"则用口呼出，"吸"是以鼻吸入。概括来说，呼吸法是随患者的自然呼吸或嘱患者做深呼吸的同时，进行针刺的操作手法。按《针灸大成》所论："补则用呼，泻则用吸气。"孙明一认为：补针在于入，泻针在于出，但其共同点皆在于"呼"。呼吸宜用深呼吸，如用吸必先呼，用呼必先吸。吸时嘱患者先呼气一口，再轻轻深长的吸入下达于丹田后再呼出。呼时嘱患者先吸气，吸毕，再用力缓缓的自然呼出（或吹出）。条件要求室内空气新鲜为佳。

(2) "催针气法"：即激发经气感传的方法，在针刺有了针感时，即谓得气。如气不至或感觉微弱，可采用呼吸法来激发或催助针感，以促其气速至，由弱而强。并用持续的深呼吸配合针刺操作，以催助经气传导，达到通关过节，直达病所，以及上下、左右接气通经，以达到治疗目的，这便叫"催针气法"，亦所谓"气至而有效"。

(3) 补法：在针刺得气后，直刺或随经行所向进退捻转，同时配合深呼吸法催针，待感传明显后，须嘱患者仍做深呼吸，呼要以口徐徐吹出，随其呼气，边捻动，边重捻按，再呼再捻按，如此2次或3次，达于所虚之分，提退豆许，稍停，提针向病所，或随经留置。如需连续作补法时，在针达于所虚之分，提退豆许，留针1～3分钟后，将针随吸轻提至皮下，停针候气，催助感传，再如法随呼捻按，针毕，徐出针，急扪穴。

(4) 泻法：用押手深切穴位，刺手即迎经或垂直刺入，随患者开始缓缓深吸气时，将针一次捻按直至所实之分，提退豆许，留针候气，若气不至或有感而无传，仍以呼吸法激发催助其经气，使经气能感而传之。此时将穴的深度分作两三段，稍用力，分段随呼捻返或摇退。或提针向病，以呼吸法攻之，出针，急出针，不闭穴，或徐扪穴。如病重热痛未已，可连续作泻法2～3次。

(5) 说明：在为患者作针刺手法时，同时要注意患者的表情，并随时询问病人的反应，以便随机依法处理；在针刺入穴中后，如患者发生触电感时，不可妄行补泻，补泻用穴，切不可过深。

在临床上对一些慢性病，只有迎随提插补泻，进行强弱的补泻刺激，一般只收到微而短暂的疗效。实践证明运用呼吸法进行补虚泻实不但效果显著，其有效时间一般也能延长，疗程也较缩短，治愈率比较高。用呼吸法补泻，是验证辨证、辨病的诊断是否正确，又是判定选穴是否得当的好方法。呼吸法是仿效《难经》、《针灸大成》中的补泻法进行综合精练之，反复实践而确定，呼时阴气达于阳，即由内而之外，由下而之上，经五脏六腑，吸者气入于阴,即由外而之内,由上而之下,亦经五脏六腑,随呼吸的上下而沟通精气,鼓动经脉的运行。

至于"补之则热,泻之则寒",在临床实践中,有时补之未必即热,泻之未必即寒,能否产生寒热感,要看受治者身体感传的条件及腧穴的位置、角度是否正确,感传的敏感程度,临床辨证准确否,针刺手法的运用是否得当。若条件适宜,辨证准确,手法运用的得当,势必收到"补之则热,泻之则寒"的效果。

感传有隐有显。显性感传,是一经针刺,酸麻走串可立即产生,而且感觉显著;隐性感传,虽有酸麻胀重感,但无明显走串,尽管疗效程度不同,疗程长短不一,只要取穴正确,手法得当,一般都可以达到治疗的目的。

4. 焦勉斋论呼吸补泻

呼吸补泻法,源出于《内经》。焦勉斋体会如下:

(1)呼吸补泻,必须候气。留针时,医者要精神贯注,手不离针,按患者的呼吸动态,捻针以待气至,气至用补泻手法后再出针。

(2)无论是补或泻,在未针前皆先用扪循、切散、推按、弹弩、爪下等手法后,按吸气与呼气而进针。

(3)补法是呼气进针,呼气转针,吸气出针,出针后疾揉穴孔,手法是徐徐轻微捻针。泻法则吸气进针,吸气转针,呼尽出针,出针后不揉按穴孔,手法要迅速,加重刺激,摇撼针体。具体操作如下:

补针法:未针之前,先在应针的穴位上施用左手压按手法,乘患者呼气时而进针。进针后,手不离针,静以待气,目视患者呼吸状态,如气不至,则当患者呼气时,徐徐捻针以催气,吸气时则手握针不动。气至后,仍按患者每次呼气时而用补法——轻微捻针,大指向前,食指向后,吸气时手仍握针不动。候补已中机时,则乘患者吸气时而出针。出针后即速揉按穴孔。

泻针法:未针之前,同样用压按手法,进针时则与补法恰恰相反,是乘患者吸气时而进针,进针后,与补法同样手不离针而待气至。气不至,则乘患者吸气时,迅速捻针以催气,呼气时则手握针不动,气至后,仍乘患者吸气时而用泻法——加重刺激,迅速捻针,食指向前,大指向后。呼气时,手仍握针不动。候泻已中机时,当患者呼气尽时乃出针,出针后不揉按穴孔。

(4)说明:呼吸补泻进针时,皆以左手施用叩击、搔刮手法,右手进针。因患者呼吸时针体随之而摇动,故进针后手不离针,以固定针体,易于捻转施术。补法出针后,要揉按孔穴,不令精气外泄。泻法出针后,不揉按孔穴,使其邪气出尽。呼吸补泻法,适用于胸腹部位诸穴(因患者呼吸状态容易辨别)。呼气时则胸腹下凹,补则进针,泻则出针;吸气时则胸腹上凸,补则出针,泻则进针。故胸腹诸穴施用呼吸补泻,容易掌握。如头面、四肢、项背各穴,则不易辨别呼吸状态,施用补泻则较困难,可另用其他呼吸补泻法。

5. 谢国荣论呼吸补泻法

采用针刺捻转得气后,停针不动,体虚者嘱其反复吸气10~20次,并可视体质与病情,照上法重复多次,是为补法。捻转得气后,停针不动,邪实者嘱其反复呼气10~20次,并可视其体质与病情,照上法重复1~2次,是为泻法。用泻法捻转停针,改用吸气补法,然后出针,此法则可以扶正祛邪。

七、九六补泻法

(一)概述

九六补泻法,是依据《周易》理论,以1、3、5、7、9为阳数、奇数,以2、4、6、8、10为阴数、偶数。选其中九、六两数为基础。应用中以捻转、提插的九、六数或九、六的倍数作为补或泻的刺激量,同时还与针刺深浅,天、人、地部相结合所构成的补泻法,即为九六补泻法。九六补泻法在《内经》中未见载述。用于针刺手法的记载,较早见于明代《针灸大全》、《针灸聚英》、《针灸大成》、《医学入门》等书,在这些著作中,已经应用九阳、六阴之数,结合其他补泻手法,构成各种复式补泻。其中以《针灸大全》、《医学入门》记载较为全面、丰富。

（二）操作方法

在九六补泻法中，首先必须掌握九六的阴阳属性和九六初、少、老之分。"六"为阴属泻、"九"为阳属补，九六之数具体又分初九、少九、老九和初六、少六、老六（表6-13）。

表6-13 九六补泻表

	初	少	老
阳数	9	3×9=27 7×7=49	9×9=81
阴数	6	3×6=18 6×6=36	8×8=64

九六补泻法，必须与提插法与捻转法相结合应用，也就说：基础的提插法和捻转法结合九阳、六阴，是九六补泻法的基本方法。

1. 徐凤九六补泻法

徐凤在《针灸大全·金针赋》中所著录的许多针刺补泻法中，都有"九六"补泻法的操作，如"烧山火"、"透天凉"、"阳中引阴"、"阴中引阳"、"子午捣臼"、"进气之诀"、"留气之诀"、"抽添之诀"。举其中一例说明之。

补法：强补法的烧山火法，在分为天、人、地三部的基础上三进三退。三进，即插针入天部从天部进入人部，从人部进入地部，分为三部，每部进行九数的提插或捻转。三退，进入地部行针九阳数后，逐步提退至人部、天部。每部仍行提插或捻转九阳数，然后出针。

泻法：强泻的透天凉法，在分为天、地、人三部的基础上，三出三入。三出，即将针插入地部，从地部提退到人部，从人部提退到天部，分为三部，每部进行六数的提插或捻转。三入，进入天部行针六阴数后，逐步向人部、地部插入。每部仍行提插或捻转法六数。

技术要领：九六补泻法技术，必须与提插法或捻转法相结合。补为九及九的倍数（亦可用少阳数的三九二十七，或七七四十九数或老阳数九九八十一数）；泻为六及六的倍数（亦可少阴数三六一十八数、六六三十六数老阴数八八六十四数）。在操作时，应明确属于阴阳的六九数的老、少、初。针刺的深度相对应深些，可分为三部，即浅、中、深；天、人、地；第一、二、三针感层。一般在人和地部行针。

2. 李梴九六补泻法

补法：在行针提插或捻转时用九数，九数即子阳数。一九数即为初九数，在行针中行三至四个初九数，即三九二十七数或四九三十六数均为行初阳数补法，每行一九数，中间可少停约10秒再行下一九数。

少阳数行针，也是在提插或捻转时以七数计算，共行针七七四十九数，每行针七数，可少停约15秒，再行下一七数。为行少阳数补法。

老阳数行针，亦在提插或捻转的同时，配以九数行针，总数为九九八十一数，每次行针二十七次，少停30秒左右，再刺，共行针三次，为行老阳数补法。

在补法中还根据时辰、阴阳日阴阳经进行阳数的选择使用。子时后子时至午时用九阳数进补，阳日刺阴经用九阳数进补。

泻法：在行针提插或捻转时用六数，六数即午阴数。一六数即为初六数，在行针中行三个初六数，共三六一十八个数，为行初阴数补法，每行一个初六数，中间可少停10秒，再行下一六数。

少阴数刺法行针，是在提插或捻转时以六数计算，共行针六六三十六数，每次行针18次，分2次行针，每次少停20秒左右，再行下一次，为行少阴数补法。

老阴数刺法行针，是在提插或捻转时以八数计算，共行针八八六十四数，每次行针8次，分八次行针，每次少停10秒左右，再行下一次，为行老阴数刺法。

在泻法中也根据时辰，阴阳日、阴阳经进行阴数的选择使用。午时后午时至子时用六阴数而泻，阳日刺阴经，用六阴数而泻。

技术要领：李梴九六补泻法还根据时辰、阴阳日、阴阳经而采用不同的形式进行补泻。总之，技术要领要掌握三点：一是先浅后深或先深后浅，二是施术数量为九的倍数或六的倍数，三是用捻转法或提插法（表6-14）。

表 6-14　各家九六补泻法技术要领表

徐凤九六补泻法	李梴九六补泻法
(1)补法	(1)补法
①用九阳而三进三退	①在天人地中一部,用左转法或紧按慢提法
②在天人地中一部施术	②初九数行针,每次九数,行三九二十七数
③用左转法或紧按慢提法各九次或九的倍数次	③少阳数行针,每次七数,行七七四十九数
(2)泻法	④老阳数行针,每次三九二十七次,行八十一数
①用六阴而三出三入	(2)泻法
②在天人地中一部施术	①在天人地中一部,用右转法或慢按紧提法
③用右转法或慢按紧提法各六次或六的倍数次	②初六数行针,行三六一十八数
	③少阴数行针,行六六三十六数
	④老阴数行针,行八八六十四数

(三)经典文献

1.《针灸大全》论九六补泻

《针灸大全·金针赋》:"烧山火,用九阳而三进三退。""透天凉,用六阴而三出三入。"

2.《医学入门》论九六补泻

《医学入门》:"凡言九者,即子阳也;言六者,即午阴也。但九六数,有多少不同,补泻提插皆然。言初九数者,即一九也。然亦不止于一九便了,但行至一九,少停又行一九,少停又行一九,三次共三九二十七数,或四九三十六数。言少阳数者,七七四十九数,亦每次七数,略停。老阳数者,九九八十一数,每次二十七次,少停,共行三次。

言初六数者,即一六也。然亦不止于一六便了,但行至一六,少停又行一六,少停又行一六,三次共三六一十八数。言少阴数者,六六三十六数,每次一十八数,少停,共行二次。言老阴数者,八八六十四数,每次八数,略停。

或云子后宜九数补阳,午后宜六数补阴。阴日刺阳经,多用六数补阴;阳日刺阴经,多用九数补阳。此正重也。但见热证即泻,见冷证即补,舍天时以从人之病者,权也,活法也。"

(四)临床应用

在单纯采用九六补泻时,必须分清轻重、寒热虚实。在实际治疗中准确施行初、少、老九六之数。施行补泻兼施的手法时,必须以先后补泻的顺序施行,或者先行九补,再行六泻,或先行六泻,再行九补。在连续施行九补六泻的手法后,每次手法后都应少停一刻,无论是 10 秒、15 秒、20 秒或 30 秒,都需根据病情和患者的状态而确定,然后再施行下一次的手法。

九六补泻手法在结合成复式手法时,一般分天地人三部施针,在中深层补泻。如果单纯应用九六补泻时,亦可分为两层,营与卫,在针刺要求的深浅原则下,在其中一部施术。三部行针时,临床应用上也可在人部施行九六补泻。在临床应用过程中,除依据以上方法操作外,可与徐疾、开阖补泻构成烧山火或透天凉手法,以达较强的补虚泻实的目的。亦有构成一种补泻兼施的综合手法,如阳中隐阴、阴中隐阳、龙虎交战、子午捣臼、龙虎升降、青龙摆尾等手法。

现在有些针灸医师在临床上常常认为轻刺激能引起兴奋,如治疗面神经麻痹,重刺激可产生抑制,如以重手法治疗面神经痛。但也有不少相反意见,究竟孰轻孰重,持见各一,尚未完全统一认识。据古人区分补泻法的用意在于使"气不的出"和使"大气皆出"上着眼。后人遵循这一机制成"紧按慢提"和"紧提慢按"补泻法。以致将早期的补轻泻重转变成后来的"补重泻轻"。但机械的以轻重定补泻是形而上学的,因为补泻和机体状态,疾病性质不能有机结合在一起,是违反辩证法的。在施行补泻手法时因人、因病而异,不可千篇一律,以达到"阴平阳秘"为准。

八、阴阳补泻法

（一）概述

阴阳补泻法，首载于《内经》，阴阳补泻法是较古老的补泻法之一，《内经》中有多篇论述。《灵枢·根结》："用针之要，在于知调阴与阳，调阴与阳，精气乃光，合形与气，使神内藏。"该补泻方法是依据"阴阳学说"，根据人体阴阳的生理机能，病理变化，应用毫针旨在调理阴阳机能，使之和调，以达"阴平阳秘"。此补泻方法，后世医家又加以润色、发挥，形成多种补泻方法。《内经》中记载了阴阳深浅补泻法、阴阳互引补泻法、阴阳互治补泻法、阴阳左右补泻法、阴阳荥合补泻法。

（二）操作方法

1.《内经》阴阳深浅补泻法

凡属阴证、里证、寒证、虚证，在毫针治疗时，给以较深的针刺，并且留针时间长些。凡属阳证、表证、热证、实证，在毫针治疗时，给以较浅的针刺，不留针。

技术要领：《内经》阴阳补泻法，是一套较为全面的补泻原则和方法，对针刺的深浅，阴阳先后，阴阳的互取，左右互治以及选取腧穴，都作了系统、原则的规定。《内经》阴阳深浅补泻法操作，首先要准确区分疾病的阴证或阳证。如是阴证，针刺应予深入地部，深刺激而留针。如是阳证针刺应予浅部，在天部进行浅刺激不留针。特别要掌握穴位的不同针感层而施术，是阴病治阴、阳病治阳的方法。

2.《内经》阴阳互引补泻法

该法是在阴阳一盛一虚的情况下使用的阴阳调和的方法。

从阴引阳为先采用补阳气而后泻阴气的方法，补阳则使用浅刺补充阳气的方法，泻阴则采用深刺泻阴的方法，以达扶阳之正气而驱阴之邪气。治疗阴盛而阳虚的病证。

从阳引阴为先采用补阴气而后泻阳气的方法。补阴气时深刺而补充阴气，泻阳气时采用浅刺泻阳气的方法，以达先补阴气而后驱阳邪的作用。治疗阴虚而阳盛的病证。

技术要领：《内经》阴阳互引补泻法操作，应结合病证的具体情况，阴盛阳虚或阳盛阴虚的情况而针刺。阴盛阳虚，则先补阳后泻阴，阳盛阴虚的情况则先补阴而后泻阳。分别采用从阴引阳和从阳引阴的方法。

3.《内经》阴阳互治补泻法

根据阴阳互根，治病求本的原则，出现了阴病时，用治阳的方法以求达到阴阳平衡即为"阴病治阳"。反之，出现了阳病时，用治阴的方法达到阴阳平衡，即为"阳病治阴"。治阳时取浅部，即阳部浅刺；治阴时取深部，即阴部深刺。

技术要领：《内经》阴阳互治补泻，要按"以别柔刚"和"各守其乡"的诊断方法，争辩病源在阴还是在阳。治病不但要看病的表现，还要深谙其根源，即治病必求其本，区分阴阳在疾病变化中的复杂关系，分清主次，而针刺治阳或治阴。用治阳法治阴病时则浅取，即取第一针感层（浅层，天部），用治阴法治阳病时则深取，即取第二或三针感层（深层，人、地部）。

4.《内经》阴阳左右补泻法

"以右治左，以左治右"的治法，是根据经络左右相通，相关联，针刺治疗时采用左病右取，右病左取的方法。即在毫针针刺时，右侧邪盛则取左侧部位或肢体腧穴泻邪，左侧邪盛则取右侧部位或肢体腧穴泻邪；右侧正气虚弱时取左侧部位或肢体腧穴补正气，左侧正气虚弱时取右侧部位或肢体腧穴补正气。此法与《内经》巨刺、缪刺方法相似。

技术要领：《内经》阴阳左右补泻法，主要是取病变部位肢体的对侧腧穴进行针刺，可刺经、络，可分浅、深。

5.《内经》阴阳荥合补泻法

根据经络阴阳属性的治疗原则，"阴中之阴刺阴荥，阳中之阳刺阳合"，内为阴，五脏为阴，为阴中之阴。五脏有病应当针刺阴经五输穴的荥穴。

外为阳，皮肤为阳，阳中之阳，皮肤有病时，或者外邪侵入皮毛时，应取用合穴来治疗。

技术要领：《内经》阴阳荥合补泻法，主要是根据五脏病刺本经的荥穴，皮毛为病时取相关经脉的合穴。如肾经有热，出现尿频、尿赤、腰痛时，可取本经荥穴然谷配他穴治疗。伤风感冒初起发热时可刺手阳明经的合穴曲池治疗。该法亦有另一说：病在阴之阴者，刺阴之荥输，即在取荥穴的同时取输穴(表6-15)。

表6-15　《内经》阴阳补泻法技术要领表

阴阳深浅补泻法	阴阳互引补泻法	阴阳互治补泻法	阴阳互左补泻法	阴阳荥合补泻法
(1)治阴证 ①直刺入深部 ②留针 (2)治阳证 ①直刺入浅部 ②速刺不留针	(1)从阴引阳 ①直刺入浅部补阳气 ②再刺入阴部泻阴气，扶阳气 (2)从阳引阴 ①直刺入深部补阴气 ②再提至浅部泻阳气	(1)阴病治阳 ①直刺取浅层，取阳 ②治疗阴病 (2)阳病治阴 ①直刺取深层取阴 ②治疗阳病	(1)以右治左 ①左侧肢体盛取右侧穴位泻 ②左侧肢体虚取右侧穴位补 ③又称左病右取 (2)以左治右 ①右侧肢体盛取左侧穴位泻 ②右侧肢体虚取左侧穴位补 ③又称右病左取	(1)病在阴之阴：取阴经荥穴行间、少府、大都、鱼际、然谷、劳宫 (2)病在阳之阳：取阳经的合穴阳陵泉、小海、足三里、曲池、委中、天井

（三）经典文献

《内经》论阴阳补泻：

《灵枢·阴阳清浊》："刺阴者，深而留之；刺阳者，浅而疾之。"

《素问·阴阳应象大论》："善用针者，从阴引阳，从阳引阴。"

《素问·阴阳应象大论》："审其阴阳，以别柔刚，阳病治阴，阴病治阳，定其血气，各守其乡。"

《素问·阴阳应象大论》："善用针者，从阴引阳，从阳引阴，以右治左，以左治右，以我知彼，以表知里，以观过与不及之理，见微得过，用之不怠。"

《灵枢·寿夭刚柔》："病在阴之阴者，刺阴之荥输。病在阳之阳者，刺阳之合。"

（四）临床应用

《内经》阴阳深浅补泻法针对阴证和阳证，分别予以深刺和浅刺，以求阴病治阴，阳病治阳的疗效。如腹痛证，有明显的压痛，病人拒按，属于阳证，针刺不必过深，浅刺即可止痛；又如足三里穴，只需刺激第一针感层(即浅层、天部)即可起到镇痛作用。如腹痛按压痛减，即属于阴证应深刺留针。对于同一穴位，根据病情而浅、深刺，留针与否，即可达到预想疗效。

《内经》阴阳互引补泻法是在阴阳一盛一虚的情况下使用的阴阳调和方法，补虚的同时泻邪。应用先扶弱而后治盛的补泻方法。

《内经》阴阳互治补泻法是一种诊病求源的方法。首先要明确诊断，病的阴阳属性，以及阴阳的错综变化关系。如由于阴虚不能潜阳而导致的阳亢症状，这就需阳病治阴，以补阴虚的不足而使阴液充足而敛阳，达到针刺治疗的目的。

《内经》阴阳左右补泻法是在针刺补泻治疗疾病所选用的方法基础上，如局部取穴、循经取穴、上下取穴的基础上，加之左右选穴，"以右治左，以左治右"，无论是补虚还是泻实，扩大了选穴的范围。右病左取，左病右取，对于虚或实证都宜使用，根据治疗处方，患者的病情、体位，应用阴阳左右补泻法可取得有效的治疗效果。

《内经》阴阳荥合补泻法在于取用特定穴中的荥穴与合穴。

《内经》阴阳补泻法在临床应用上，要注意辨证的准确,特别是八纲辨证,分别阴阳属性,正气与邪气的状况,方可有效地使用该法。根据病情的变化,而选择其中的一种方法或几种方法。病情属阴可深刺留针,属阳可浅刺不留针;阴盛阳虚的病证用从阴引阳法;阳盛阴虚的病证从阳引阴法;有的阴病可用调理阳气的方法治疗,有的阳病可用调理阴气的方法治疗;左为阳,右为阴。病在左,可取右侧腧穴针刺治疗;病在右,可取左侧腧穴针刺治疗。五脏病刺本经的荥穴,皮毛病时取相关经脉的合穴。在辨清疾病的阴阳情况之下,根据实际情况选用《内经》阴阳补泻法,各法恰当使用,是十分必要的。

九、营卫补泻法

(一)概述

营卫补泻,是根据营气与卫气分布运行不同的特点而制定的补泻方法。营卫补泻法,首载于《内经》。根据营卫二气的形成,阴阳属性,运行特点,生理功能,形成最早的营卫补泻法。

《难经》则以"刺荣无伤卫,刺卫无伤荣"为题,引入"营卫补泻"概念。在《七十六难》中,提出:"当补之时,从卫取气,当泻之时,从荣置气"的原则,形成了《难经》营卫补泻法技术。

日本滕万卿《难经古义》认为《七十六难》与《七十难》"春夏各致一阴,秋冬各致一阳"之义相通,也就是营卫补泻的针刺深浅原则,当与四时气候阴阳变化相通。宋代以后医家对营卫补泻有了新的认识,与《内经》不尽相同。明·李梴《医学入门》阐述为:"补则从卫取气,宜轻浅而针,从其气,随之以后,而济其虚也;泻则从营弃置其气,宜重深而刺,取其营气,迎之于前,而泻夺其实也。"明·杨继洲《针灸大成》又有新说:"呼尽内针,静以久留,以气至为故者,即是取气于卫;吸则内针,以得气为故者,即是置气于荣也。"

(二)操作方法

1.《内经》营卫补泻法

《内经》营卫补泻法出于《灵枢·寿夭刚柔》。依据营和卫的生理功能,运行特点来决定补泻方法。说明卫气也生于水谷,来源于脾胃,但出于下焦,而卫气则有温养内外脏器,保卫肌肤腠理的功能。《灵枢·营卫生会》:"其清者为营,浊者为卫,营在脉中,卫在脉外,营周不休,五十而复大会,阴阳相贯,如环无端"。《灵枢·卫气行》:"其浮气之不循经者,为卫气;其精气之行于经者,为营气"。营气与卫气相互为用,相互转化,相互制约,各司其职。营气属阴,其气布于经脉深部,运行于内;卫气属阳,其气布散于经脉浅部,运行于外。两者周而复始运行并交会而阴阳相贯。

《灵枢·寿夭刚柔》:"刺营者出血,刺卫者出气。"《灵枢·官针》曰:"脉之所居深不见者,刺之微内针而久留之,以致其空脉气也。脉浅者勿刺,按绝其脉乃刺之,无令精出,独出其邪气耳。"

该法是针刺入穴位后,停留在浅部卫分或深部营分取气的方法。刺营时要刺入脉内出血,并长时间留针,是在深部行针的方法,针刺标准为出血,即刺营者出血。

刺卫时,要求不能出血,要将血管按压空虚,待脉内血液减少时再刺,以防出血,故出针时只出气而不出血。是在浅部行针的方法,针刺卫分时出气,即刺卫者出气。

2.《难经》营卫补泻法技术

《难经·七十一难》与《难经·七十六难》论述了两种不同的营卫补泻法。

①《难经》第一种营卫补泻法:《难经本义》注:"荣为阴,卫为阳。荣行脉中,卫行脉外,各有浅深也。用针之道亦然。针阳必卧针而刺之者,以阳气轻浮,过之恐伤于荣也;针阴者先以左手按所刺之穴,良久,令气散乃内针,不然恐伤卫气也。无,毋通,禁止刺。"

针刺浅层属于阳分的卫分时,要卧针斜刺或沿皮横刺,刺至皮下层,不伤及皮下静脉。针刺深层属于营气的营分时,要先用左手按压穴位,使浅层的卫气散开后,方可直刺穴位。

②《难经》第二种营卫补泻法:《难经本义》注:"《灵枢》五十二篇曰,浮气不循经者为卫气,其精气之行于经者为荣气。盖补则取浮气之不循经者以

补虚处；泻则从荣置其气而不用也。置，犹置弃之置。"

《难经古义》注："所谓从卫取气者，浅留其针，得气因推下之，使其浮散之气取于脉中，是补之也。从荣置气者，深而留之，得气因引持之，使脉中之气散置于外，是泻之也。此似与前（指《难经·七十难》）春夏致一阴、秋冬致一阳同。然彼以四时阴阳升降之道言也，此乃以一经增减之法言之。"

补法：毫针刺入浅层卫分，取得卫气后，即由浅而深入针，徐推卫气进入脉内。

泻法：毫针在深部营分取气，之后反复做上提动作，将脉内之气散于脉外。

3. 李梴营卫补泻法

补法：毫针刺入到浅层卫分而取气，轻缓而刺，针刺要浅，得气后深刺进针，然后将针退回到浅层，卧倒针身，施用随补针法，即顺经脉循行方向，调节针尖方向而刺。

泻法：毫针在深层营分取气，重急而刺，针刺较深，退针至浅部，然后调节针刺方向，施用迎泻针法，逆经脉循行方向而刺。

4. 杨继洲营卫补泻法技术

以呼气为阳，吸气为阴，呼吸与营卫之气有关。

补法：浅刺，采用扪、循等法，使气舒缓，在病人呼气尽时进针，达浅部，用弹、弩法使经气隆盛，而后捻转针体经气散布，吸气时出针。

泻法：选穴后按压局部，使阳气散，在病人吸气尽时进针，得气后刺入深层（置气于营），于深层行提插泻法，最后随呼气时出针。

各家营卫补泻法技术要领见表 6-16。

表 6-16 各家营卫补泻法技术要领表

《内经》营卫补泻法	《难经》营卫补泻法一	《难经》营卫补泻法二	李梴营卫补泻法	杨继洲营卫补泻法
（1）刺卫分 ①选穴后按压局部血管 ②浅刺不出血 ③刺卫分出气 （2）刺营分 ①选穴后直刺入脉 ②深刺出血 ③留针时间长	（1）刺卫分 ①斜刺或横刺 ②刺至皮下层 ③不伤及皮下静脉 （2）刺营分 ①左手按压穴位 ②浅层卫气散开 ③直刺深入营分	（1）补法 ①速刺入浅层 ②行针得气 ③由浅入深，入脉中 ④迅速出针 （2）泻法 ①慢进入深部 ②行针得气 ③反复紧提慢按动作 ④慢慢出针	（1）补法 ①刺入卫分得气 ②深进后退针至浅部卧针 ③顺经络循行方向而斜刺 （2）泻法 ①深刺至营分得气 ②退针至浅层卧针 ③逆经络循行方向而斜刺	（1）补法 ①采用扪循等法使气舒缓呼气尽进针 ②于浅部用弹弩等法 ③气隆盛时捻转针体 ④吸气尽时出针 （2）泻法 ①按压局部使阳气散 ②吸气尽进针 ③得气后于深部行提插 ④呼气尽而出针

（三）经典文献

1.《内经》论营卫补泻

《灵枢·寿夭刚柔》曰："刺营者出血，刺卫者出气。"

《灵枢·官针》曰："脉之所居深不见者，刺之微内针而久留之，以致其空脉气也。脉浅者勿刺，按绝其脉乃刺之，无令精出，独出其邪气耳。"

《灵枢·营气》："营气之道，内谷为宝，谷入于胃，乃传之肺，流溢于中，布散于外，精专者行于经隧，常营无已，终而复始。"

《灵枢·本脏》："卫气者，所以温分肉，充皮肤，肥腠理，司开阖者也。""卫气和则分肉解利，皮肤调柔，腠理致密矣。"

2.《难经》论营卫补泻

《难经·七十一难》："经言刺荣无伤卫，刺卫无伤荣。何谓也？然。针阳者，卧针而刺之；刺阴者，先以左手摄按所针荥俞之处，气散乃内针。是谓刺荣无伤卫,刺卫无伤荣也。"

《难经·七十六难》:"何谓补泻?当补之时,何所取气?当泻之时,何所置气?然。当补之时,从卫取气;当泻之时,从荣取气。"

3.《医学入门》论营卫补泻

《医学入门》:"补则从卫取气,宜轻浅而针,从其卫气,随之于后,而济益其虚也;泻则从营弃置其气,宜重深而刺,取其营气,迎之于前,而泻夺其实也。然补之不可使太实,泻之不可使反虚,皆欲以平为期耳。又,男子轻按其穴而浅刺之,以候卫气之分;女子深按其穴而深刺之,以候荣气之分。"

4.《针灸大成》论营卫补泻

《针灸大成》:"刺阳部者,从其浅也,系属心肺之分;刺阴部者,从其深也,系属肾肝之分。凡欲行阳,浅卧下针,循而扪之,令舒缓,弹而努之,令气隆盛而后转针,其气自张布矣。以阳部主动故也。凡欲行阴,必先按爪,令阳气散,直深内针,得气则伸提之,其气自调畅矣。以阴部主静故也。"

"呼尽内针,静以久留,以气至为故者,即是取气于卫;吸则内针,以得气为故者,即是置气于荣也。"又"补者从卫取气,泻者从荣置气,凡欲刺阳,浅卧针,循而扪之,令舒缓,弹而努之,令气隆盛,而后转针,其气自张布矣,以阳部主动之故;凡欲刺阴,以先按爪,令阳气散,直深内针,得气则伸提之,其气自调畅矣,以阴部主静故也。"

(四)临床应用

营卫补泻,针刺以深浅为原则。具体深浅尺寸应以穴位解剖位置为依据,在可刺的深度内施术。例如合谷穴可直刺1.5寸,浅层卫分内0.5寸,深层营分则为1.5寸,其余穴位类推。营卫补泻法应以得气为要领,不论补法还是泻法,首先要有针感(得气),然后再行其他手法。如果在规定的深度内,久不得气,可用候气法、催气法以求得气。

上述5种营卫补泻法技术的操作,以浅刺卫分和深刺营分的方法为基础,分别加以卧针、直刺、刺血、不出血,迎随经络的针向,配合呼吸,亦有配合男女性别而采用不同方法的补泻法,对此类分别,应注意区分。

营卫补泻法,主要以针入穴位后,停留在浅部卫分或深部营分取气,这是该法的基础,无论是加入横刺、直刺、出血、不出血、浅刺、深刺、迎或随、呼或吸,主要起到补虚泻实的作用。刺营出血,适应于血瘀证、疼痛时静脉血管明显充盈的疾病如偏头痛,充血性头痛、充血性牙痛等,下肢血管充盈时腹痛、局部炎症性静脉血管充盈、实热肢体静脉充盈等,相当于现代的放血疗法。浅刺刺卫对外感风寒、寒热往来、游走性疼痛、皮肤疼痛、阵发性腹疼、皮肤瘙痒及静脉曲张有较好的治疗作用。刺卫法相当于现代的浅刺法,如皮肤针、皮内针。

十、三刺补泻法

(一)概述

三刺补泻法首载于《内经》。《灵枢·终始》:"故一刺则阳邪出,再刺则阴邪出,三刺则谷气至,谷气至而止。"此法为古老的方法之一,最早提出了三层补泻的操作方法。到了元代,窦汉卿的著作中出现了三进的操作方法,并补充了三退法。后人在此基础上又创造出各种复式补泻方法,如"烧山火"、"透天凉"、"赤凤迎源"等,都是以三刺的深浅层次为基础。人们后来把三刺法分为天、人、地三层刺激法,即浅、中、深三部,亦称为第一、第二、第三针感层。刺激的层次不同,针感亦不相同,作用也不相同。

(二)操作方法

《内经》三刺补泻法的理论依据是邪僻之气侵入体内,与气血妄合,致使阴阳气血失去原有的正常状态,营卫气血失去正常运行的规律,邪气停留于皮肤、肌腠、经络、脏腑之中,出现了各方面异常表现。以上病变,要采用深浅不同的针刺治疗方法(表6-17):

一刺,即浅刺,是刺到皮下层,即天部、第一针感层,刺到卫分,驱逐侵入阳分的邪气,使阳分的阳邪泻出。

再刺,即中刺,刺入肌肉层的阴分,即荣分,人部,第二针感层,能放出阴邪,使血气来。

三刺,即深刺,是刺入肌肉间,则会出现谷气,谷气的出现说明已达到补泻的作用。此部为地部,第三针感层。

如何分辨邪气和谷气:邪气出现时,手感紧,针感强烈且出现较快,还会体会到不舒适的针感;而谷气的出现,则表现缓慢而柔和的感觉。

表 6-17 《内经》三刺补泻法技术要领表

《内经》三刺补泻法

①浅刺入卫分,相当于尺部,皮下层,为一刺
②驱逐阳邪,手感紧,病人感到针感强烈
③再刺入荣分,相当于人部,肌肉层,为二刺
④放出阴邪,使血气来,病人感到针感强烈
⑤深刺入谷分,相当于地部,肌肉间,为三刺
⑥谷气出现,缓慢柔和之感
⑦补虚深刺,泻邪浅刺

(三)经典文献

《灵枢·终始》:"凡刺之属,三刺至谷气,邪僻妄合阴阳易居,逆顺相反,沉浮异处,四时不得,稽留淫泆,须针而去,故一刺则阳邪出,再刺则阴邪出,三刺则谷气至,谷气至而止。所谓谷气至者,已补而实,已泻而虚,故以知谷气至也。邪气独去者,阴与阳未能调而病知愈也。故曰补则实,泻则虚,痛虽不随针,病必衰去矣。"

《灵枢·官针》:"所谓三刺则谷气出者,先浅刺绝皮,以出阳邪,再刺则阴邪出者,少益其绝皮,至肌肉,未入分肉间也,已入分肉之间,则谷气出,故'刺法'曰:始刺浅之,以逐邪气,而来血气,后刺深之,以致阴气之邪,最后刺极深之以下谷气,此之谓也。"

《灵枢·始终》:"病痛者,阴也,痛而以手按之不得者,阴也,深刺之,痒者,阳也,浅刺之,邪气来也,紧而疾,谷气来也,徐而和,久病者,邪气入深,刺此病者,深内而久留,间日而复刺之,必先调其左右,去其血脉。""又脉实者,深刺之,以泄其邪。脉虚者,浅刺之,使精气无得出,以养其脏,独出其邪气。"

(四)临床应用

三刺补泻法应选择深度适宜的腧穴操作,分 3 个针感层。在施术过程中应注意体会谷气与邪气的感觉。邪气的出现手感紧,针感强烈且出现迅速,还会体会到不舒适的针感。谷气的出现,表现缓慢而柔和的感觉。医者注意体会,并对患者进行观察和询问。在出现邪气或谷气的感觉后迅速行针补泻,即可达到补和泻的目的。

本法适用于由外邪所引起的各种病证,又分为表证三刺法和里证三刺法。表证三刺法为外邪入侵人体的初期,多为表证,如感冒畏寒,皮肤发热,体温升高;疟疾病的寒栗和身热;风湿病的皮肤红肿或皮肤疼痛、麻木及皮下结节等;风疹的皮肤瘙痒等都属于邪入阳分,亦称阳邪。治疗时重点是一刺,在天部、第一针感层施术,可配合应用提插法。使第一针感层的阻力感减弱到不明显为止,则驱逐出阳分的邪气。接着将针深刺到第二针感层,即二刺,出现针感稍加行针即驱逐出入侵阴分的邪气。最后深刺至第三针感层,出现针感(徐而和)后即可一次将针提出体外。里证三刺法是外邪入侵的后期,多为里证。如感冒咳嗽,胸痛胸闷;疟疾的脾脏肿大,疼痛为风寒湿热所致的痹证,均属于邪入阴分,为里证,治疗时重点刺激第二、三针感层。一刺在进针后第一针感层(天部)稍加行针。取得针感后行二刺,将针刺入第二针感层(人部),遇到明显阻力感时用提插法,当阻力感减弱到不明显时(即驱逐出阴邪),再行三刺,将针进入第三针感层(地部),可有明显的阻力感(即阴邪),在阻力感层遂用提插法行针,使阻力感逐渐减弱以至消失,之后出现柔和的针感,即谷气出,可将针一次提出体外。

参 考 文 献

[1] 赵喜新,冉鹏飞,吕晓蕊,等. 谈徐疾补泻的操作术式[J]. 中国针灸,2008,28(6):423~426

[2] 王君,张宝文,于新宇,等. 疾徐捻转泻法针刺足三里对高血压家兔的降压作用[J]. 中国临床康复,2006,10(7):116~117

[3] 周建伟. 头针徐疾补泻法与捻针法治疗中风对比观察[J]. 中国针灸,1997,17(3):139~140

[4] 张晨光.《内经》补泻刺法研究[M]. 北京:中国中医研究院,2005

[5] 吴耀. 迎随补泻法考辨[J]. 安徽中医学院学报,2002,21(4):8~10

[6] 董勤. 迎随补泻法古今运用探要[J]. 南京中医药大学学报,1996,12(5):43~45

[7] 刘佳. 针刺治疗婴幼儿腹泻240例[J]. 江苏中医,1998,19(2):36

[8] 黄建军. 涌泉穴临床应用举隅. 中国针灸,1998,18(8):469

[9] 郝志友. 针刺后溪治岔气. 浙江中医杂志,1997,32(5):230

[10] 王宪利. 针刺大横穴治疗老年性尿失禁. 中医杂志,1996,37(7):421

[11] 郝毅然. 针刺治疗功能性子宫出血43例[J]. 内蒙古中医药,1998,37(7):421

[12] 周玉艳. 针灸治疗眩晕63例疗效分析[J]. 上海针灸杂志,1998,17(4):11

[13] 程绍鲁,刘蕙娟. 毫针平刺滞针提插法进行软组织松解术的临床应用[J]. 针灸临床杂志,1999,15(2):21~22

[14] 王艳君,胡朝阳,蔡辉. 提插补泻法对健康人穴位皮肤温度的影响[J]. 河北中医药学报,2002,17(3):29~31

[15] 刘汉平,梁波. 水沟穴快速提插法为主治疗抑郁性神经症25例[J]. 四川中医,2003,21(9):88~89

[16] 郭效汾,邢文堂,杨硕平. 顿退六部针刺手法治疗陈旧性面瘫260例[J]. 针刺研究,1994,19(2):8~9

[17] 陈美仁,郭翔,李强,等. 针刺手法参数测试仪评判针刺提插法的研究[J]. 中医药导报,2009,15(7):53~54

[18] 陈少孚. 呼吸补泻的初步探讨[J]. 天津中医学院学报,1984,(10):19~21

第二节　复式补泻

一、烧山火法

(一)概述

烧山火法是较常应用的复式手法,是复式补泻手法的代表,由徐疾、提插、捻转、九六、开阖、呼吸等单式补法组成。烧山火法的形成,是在《内经》论述的基础上,经后人总结,发展而成。

(二)操作方法

1. 徐凤"烧山火"法

《金针赋》:"一曰烧山火,治顽麻冷痹。先浅后深,用九阳而三进三退,慢提紧按,热至,紧闭,插针,除寒之有准。"

先将腧穴可刺深度分为三等分,即天、人、地(浅、中、深三部)。针刺透皮后,在天部(应刺深度的上1/3),用紧按慢提法,提插九次,或九的倍数次(即初阳、少阳、老阳数);再将针进入中1/3的人部(应刺深度的中1/3处),依上法紧按慢提九数,或九的倍数次;最后将针进入下1/3的地部(应刺深度的下1/3处)又紧按慢提九次,或九的倍数次。

以上即为"三进"。"三退"即是紧接上法,从地部,经人部到天部,用紧按慢提法,分别在三部各行针九次或九的倍数次,即初阳,少阳,老阳数次。反复施术。出现热感后,将针深插入地部。

2. 汪机烧山火法

《针灸问对》:"针入先浅后深,约入五分,用九阳三进三退,慢提紧按,热至,紧闭针穴,方可插针。令天气入,地气出,寒可除矣。又云:一退三飞,飞,进也。如此三次为三退九进,则成九矣。其法,一次疾提至天,三次慢按至地,故曰疾提慢按。随按令病人天气入、地气出,谨按生成息数,病愈而止。一说:三进三退者,三度出入,三次则成九矣。九阳者,补也。先浅后深者,浅则五分,深则一寸。"

汪机的烧山火法,提出了三种操作方法,其中的两种方法(第一、三法),就是徐凤《金针赋》的方法。

汪机烧山火法,首先是一退三飞,飞,进的意思。操作时按针刺深度的深浅,分为地、人、天部。将针直刺入地部,得气后,迅速将针提至天部,从天部依次慢按插到人部、地部,为三次按至地。如此反复共三次,则退三次进九次。三退九进成为九数,这样就使阳热之气入内,阴寒之气出外,达到温补的作用。

3. 李梴烧山火法

《医学入门》:"如治久患瘫痪顽麻冷痹,遍身走痛,及癞风寒疟、一切冷症,先浅入针,而后渐深入针,俱补老阳数,气行,针下紧满,其身觉热,带补慢提急按老阳数,或三九而二十七数,即用通法,扳倒针头,令患人吸气五口,使气上行,阳回阴退,名曰进气法,又曰烧山火。"

该法是先从浅部入针行针,渐次刺入到深部,用慢提急按的针法,施行九阳数补法,按老阳数的九数或少阳数的三九二十七数,之后把针柄扳倒,让病人吸气五口,使阴阳之气和调,阳气向上,阴气向下,各归其位。该法又称为进气法。

4. 杨继洲烧山火法

《针灸大成》:"烧山火,能除寒,三进一退热涌涌,鼻吸气一口,呵五口。烧山火能除寒,一退三飞病自安,始是五分终一寸,三番出入慢提看。凡用针之时,须抻运入五分之中,行九阳之数,其一寸者,即先浅后深也。若得气,便行运针之道。运者,男左女右,渐渐运入一寸之内,三出三入,慢提紧按,若觉针头沉紧,其插针之时,热气复生,冷气自除。未效,依前再施也。四肢似水最难禁,憎寒不住便来临,医师运起烧山火,患人时下得安宁。"

杨继洲烧山火法,男病人针刺左侧,女病人针刺右侧。针刺时先浅后深,浅为五分,深为一寸(亦可应用天、人、地三部行针的方法),三进一退,慢提紧按,在进入五分时,根据病情提插九阳数。针入一寸时若得气,再进行提插刺激(慢提紧按)(亦可再行针于地部、第三针感层用同样的方法行针),之后将针一次性提退到浅层。此为一个周期,一度。这个周期内,毫针先分二次(或三次)进入了深层,总计为一进,又从深层提退到了浅退,为一退。如未产生热感,可再按前法重复操作一次或两次,因此共进、退针三次,为三出三入,医者行针过程中,病者以鼻深吸气一口,口呼气五口的呼吸方法配合。如医者感到针体沉涩,患者出现热感,将针插入深部,即消除凉冷之气。

5. 技术要领

徐凤烧山火法技术应用先浅后深的方法,进针分三次,由浅部至深部,再由深部退至浅部,如此反复进行刺激,用慢提紧按的方法,少者进退三次为二十七数,多者可达八十一次,即九九数,而整个过程是三进三退。汪机的烧山火法技术中,其深度是三层,一退三飞,即三进一退,共行针三度,三退九进,一次速提至天,三次慢按至地,疾提慢按。

李梴烧山火法技术是先浅后深,不分层数,不使用三进一退的方法或三进三退的方法。用老阳数(或三九二十七数)补法,慢提急按。行老阳数后、行通法后,即把针柄扳倒,之后让病人吸气五口。

杨继洲烧山火法技术要领是分二层或三层行针,慢提紧按,之后将针一次性提退到浅层,如此行针三度,即为三出三入。施术过程中配合呼吸,以及男左女右的刺激部位,是杨氏的烧山火特点(表6-18)。

6. 注意事项

(1)必须在肌肉丰厚处施针,肌肉浅薄处或内有重要脏器、大血管部位不宜施针。

(2)一般分浅中深三层,也可分浅深两层。

(3)押手要重,进针时用力切压。

(4)热感是在得气的基础上产生的,临床上以酸胀感容易引出热感,麻胀感则难以引出热感。若施针三度仍无热感,放置浅部候气3~5分钟后再行手法。

表 6-18　各家烧山火法技术要领表

徐凤烧山火法	汪机烧山火法	李梴烧山火法	杨继洲烧山火法
①先浅后深,三进三退	①直刺入地部	①先浅后深入针	①男刺左侧,女刺右侧
②直刺入天部,行紧按慢提九阳数	②一退疾提至天为一退	②急按慢提九数入地	②先浅后深,捻入天部
③刺入人、地部,行紧按慢提九阳数,为三进	③三进慢按至地为三飞	③慢提一次至天	③天人地部各慢慢紧按九数
④从地部到人部、天部行紧按慢提九阳数为三退	④三次操作为三退九进	④反复操作,针下紧满,身热	④一次退针至天
⑤热至可反复施术,插针入地部		⑤提针至天,扳倒针柄	⑤鼻吸一口,呼三口,反复行针
		⑥令病人吸气三口	⑥针头沉紧,深插针,热生冷除
			⑦为三出三入

(5)热感无论在哪一层出现,都可以停止操作而留针。若操作三度仍无热感,不必强求,以防晕针(动作到位)。

(6)操作过程中,必须观察病人的表情,及时发现晕针先兆后马上处理。

(7)可用捻转补法代替提插补法。

(8)施术过程中,医患双方都要注意力集中,患者要细心体会针感。

⑨烧山火是由提插、徐疾、开阖、呼吸等单式补法组合而成的复式手法。

(三)经典文献

1.《内经》论烧山火

《素问·针解》:"刺虚则实之者,针下热也,气实乃热也。"《内经》中没有具体的操作方法和相应的名称。

2.《针经指南》论烧山火

"假令补冷,先令病人咳嗽一声,得入腠理。复令病人吹气一口,随吹下针至六七分,渐进肝肾之部,停针。徐徐良久复退针一豆许,乃捻针,问病人觉热否？然后针至三四分及心肺部,又令病人吸气内针,捻针使气下行至病所。却外捻针,使气上行,直达所针之穴一二寸,乃吸而外捻,针出以手速按其穴。此为补"。《针经指南·标幽赋》"推内进搓,随济左而补暖"为热补手法的要点。

明·徐凤在《针灸大全》所载《金针赋》中,首推"烧山火"之名,并叙述它的操作方法和主治范围。明·汪机说道:烧山火"令天气入,地气出",天气即指阳气,地气指体内寒气而言。明·杨继洲则认为:"夫实者,气入也……以阳生于外,故入。"强调要达到阳气入内,充满腠理的目的,就要从阳(外)引阴(内),将天部(浅部、第一针感层)的阳气逐层引入地部,如此则阳胜于阴,而阳气自回,热感自生。综上所述,古人自《金针赋》以来,无论是汪机、李梴或杨继洲的"烧山火"法均不完全一致,而各有各自的操作法和理论依据。现代针灸家对"烧山火"的认识更是百花齐放,形式多样,而体现出不同流派的不同学术思想,为针灸事业的发展起到了积极的推动作用。

(四)临床应用

1. 焦勉斋烧山火针法技术

烧山火的操作方法是在进针有气至后,施用烧山火时,先将针上提至浅部,用紧按慢提、三进一退的手法(不要限于三一之数,以进多出少为原则,透天凉则以出多进少为原则),配合医者的呼吸运气而施术。向下插针时,则用紧按法,同时医者自己用口鼻呼气(呼吸运气要闭口齿),从丹田呼气上至胸膈,由胸膈达于右上肢捻针的指端(呼气要长而有力);向上退针时则用慢提法,这时医者要轻微吸气(吸气要短而缓)。这样随着呼吸运气,而进行提插、进退手法,约计5分钟左右,患者即感觉针下有热感并在循经感传的路线上皆出现温热的感觉。如患者感觉迟钝时,可继续施用手法,以出现明显的温热感为目的。

在烧山火紧按插针时,捻转手法是拇指向前,食指向后;慢提退针时,则食指向前,拇指向后。透天凉是紧提退针时,食指向前,拇指向后,慢按进针时,是拇指向前,食指向后,与烧山火相反。浅部与深部的度数,系按针的长短而灵活规定。假定用2寸长毫针,进针入穴5分为浅部;再进入1寸(共1.5寸)则为深部。其余5分,不能全部插入,以免影响捻针施术。烧山火手法是先将针上提至浅部,即针在穴内约5分深,紧按向下插针时,则将针再进入1寸左右,向上慢提时,则又将针向上退出1寸。透天凉手法是先将针下插至深部,须按进针后气至的深度规定,如针在穴内已达1.5寸,就不要再向下插入,向上紧提时,将针退出1寸左右;向下慢按时;则又将针进入1寸许。如按"三才法"进针,进入5分为天部,进入1寸为人部,进入1.5寸为地部。紧按慢提,是以呼气进针为主、吸气退针为辅;紧提慢按,是以吸气退针为主,呼气进针为辅。进退的动作,要随有呼吸长短的力量,不限于三与一之数及九阳和六阴之数。

2. 陆瘦燕烧山火针法技术

著名针灸学家陆瘦燕先生在施烧山火法82针次中,出现热感者73针次,占89%;出现凉感者3针次,无凉热感者6针次。体温(口温)上升者58针次,占71%。施针度数三至九度。

其手法是在透皮后,先进至天部(腧穴深度的上1/3处),紧按慢提9次;次进至人部(腧穴深度的中1/3处),紧按慢提9次;再进至地部(腧穴深度的下1/3处),紧按慢提9次;然后从地部一次退至天部。这样分三部进针,一部退针(三进一退),称为一度。反复操作三度,倘有热感,出针揉闭其穴;如无热感,可反复再施,或留针待热至。

3. 楼百层烧山火针法技术

将针刺入应针深度的1/2时,行左右捻转手法9次以候气,若觉针下沉紧,再刺入应刺深度,急行三出三入,慢提紧按的提插捻转手法,一般可使针下产生热感。

4. 管正斋针法技术

(1)行降阴法:用左手押准穴位,右手排针刺入穴内。针分3次渐次的下降,先进至皮下天部,次进至人部,再进至地部,最后再由地部直接提出于皮肤外面。此法的要点是先浅后深,使针力着重于深部,徐内疾出。

(2)在酸麻胀重感觉的基础上捻针时使指力向下,将针向左方捻转,每次180°~360°,即将针刺的右手(刺手)拇指向前进、食指后退的捻转方向,反复行之,有的患者即可产生热的感觉。

(3)慢提紧按,此"紧"字的涵义作"重"字解。"慢"字涵义作"轻"字解。进针在天人地部提插针时,要用重插轻提。

(4)行九阳数(周易:单数、奇数为阳,九数为老阳,七数为少阳):进针在天、人、地部捻转(或提插)3次,三三得九,为九阳数(亦可在每部各行九阳数)可少停,反复行之。

管正斋在行九阳数时,强调实效,不拘泥于古数,注重病人体质、敏感程度等客观情况,所以有时仅用三三得九,有时用三九二十七……灵活运用。

(5)随而济之:随顺其经气的流行而补其气,如手之三阴经及足之三阳经,是从上而下,于刺针后捻插时,使酸麻胀重感觉,向下传达,与经气的去路相顺。

管正斋不仅重视针刺方向顺行经气,更强调针感顺应经气,并且巧妙地应用押手、循按、阻压等辅助手法屡能达到针感顺经之目的。

(6)行震刮术:先用左手指固定针体,再用右手拇指向下震刮针柄,或右手食指作固定,右手拇指向下震刮针柄,震刮30~60次,每可产生热的感觉。

(7)乘病人呼气进针,吸气出针。

(8)出针后,立即以指(或棉球)按揉针孔,以扶正气,使真气存留,不任已入之阳气外逸。

5. 临床报道

烧山火法的应用常选择肌肉丰厚的腧穴,四肢末梢和头部穴位不宜使用,胸、背部腧穴慎用或禁用。此法多为强刺激,操作的刺激量较大,故操作时间要适可而止,不宜太长。刺激强度应根据病人针感反应的耐受程度来决定。

烧山火法施术须在得气的基础上进行,善于掌握针感者,操作动作轻重适宜,不善于掌握针感者,操作手法易过重,因此难于成功。一般情况下,三度操作即可达到热补的效果。如无热感,亦可留针10～15分钟,即可提高疗效,可能出现热感。如在天部或人部操作时,已见病人皮肤发热或出汗,或自觉在针穴附近乃至全身有热感时,可不必继续操作。热感往往在酸胀感的基础上产生,出现部位因人而异,或先在施术部产生,而后扩散到整体;或先在施术腧穴的肢端出现,而后沿经传导,发展到全身;或先出现于对侧,逐渐波及到另一侧。

根据病性及病者的体质施术,病者针感不明显、不得气时,可配合呼吸、捻转等各种单式手法操作。如手法熟练者,有足够的把握时,即可直接以提插法操作为主。病人注意力要集中,细心体会针感,医者不宜予以暗示。医者在操作中必须切实掌握进针、退针的层次和提插的幅度,要求层次分明、提插均匀。即在提插时针尖上下的幅度必须局限于一个层次内,切忌一次轻一次重,忽而快忽而慢。同时,每次提插时,必须分清紧慢,不能模糊。

烧山火法,一般可用于沉寒痛冷,命门火衰,脏腑经络元气不足之症。如中风脱症,瘫痪麻痹,风寒湿痹证,四肢厥冷,腹中寒痛,阳痿偏坠,五更泄泻等,可取得温阳散寒作用,如膝关节寒痹,可在足三里穴烧山火。外感风寒,亦可取用合谷、曲池穴,以发汗解表,祛风散寒。

临床报道,如宋淑华采用"烧山火"针刺手法治疗肾阳虚型不孕症 50 例,针刺取穴:双侧子宫穴(中极旁开 3 寸),关元。手法:将针刺入腧穴应刺深度的 1/3(天部),得气后行捻转补法,再将针刺入中 1/3(人部),得气后行捻转补法,然后将针刺入下 1/3(地部),得气后行捻转补法,即慢慢地将针提到上 1/3,由浅入深每层紧按慢提 9 次,如此反复几遍。在操作过程中,配合呼吸补泻法中的补法。至患者自觉丹田或全身有温热感时出针,并揉闭针孔。每 1 个月经周期针刺 4 次。治疗结果:50 例患者痊愈 26 例,其中针刺 1 个月即怀孕者 4 例,1～3 个月怀孕者 12 例,4～6 个月怀孕者 9 例,1 年半怀孕者 1 例。显效 18 例,有效 4 例,无效 2 例,总有效率 96%。

王萍等用"烧山火"手法治疗胃下垂 50 例,治疗取穴:足三里、梁丘、建里,除单穴外均双取,用寸毫针。手法:足三里、梁丘穴左右同时下针,针头向上微斜,至后两手同时捻针,采用由浅至深的"烧山火"手法,针下产生热感后,循经上行达于腹部,患者能感觉到整个胃部温热舒适建里穴进针得气后也采用由浅至深的"烧山火"手法,使患者感觉胃体有酸胀紧缩之感。留针 30 分钟,1 天 1 次,治疗后平卧 1 小时,10 次为 1 疗程,疗程间隔 3 天。治疗结果:治愈 16 例,显效 14 例,有效 17 例,无效 3 例,总有效率 94%。

彭建明等用烧山火针法治疗肩周炎 120 例疗效观察,治疗方法:①取穴:肩髃、肩髎、肩贞、阿是穴为主穴,曲池、外关、后溪等为配穴。每次选 1～2 个主穴行烧山火针法,配穴行常规针刺法,针刺得气后,行提插或捻转平补平泻手法。②操作:病人坐位,暴露患侧肩部,穴位皮肤常规消毒后,待患者呼气时进针,将针刺入应刺深度的浅 1/3,得气后行捻转补法,数次捻转后,当患者呼气时进针到应刺深度的中 1/3,继续行捻转补法数次,再当患者呼气时进针到应刺深度的深 1/3,再行捻转补法数次,如此称为一度。待患者吸气时将针慢提到浅 1/3,再行上述手法,反复操作 3～4 度后,在患者呼气时将针紧按到深 1/3 部留针。此时患者肩部多有麻热感,每日 1 次。治疗结果:治愈 40 例,好转 15 例,无效 2 例,总有效率 94%。

王自兴用烧山火针刺疗法治疗周围性面神经麻痹 42 例,治疗取穴:主穴取地仓、颊车、合谷、风池。对症取穴:额纹消失,眼睑闭合不全加丝竹空;眼睑闭合而额纹不能皱起加头维;耳后酸困疼痛加外关;舌前 2/3 味觉减退加廉泉。随证取穴:肝阳上亢伴高血压者加太冲;气血虚弱,久治不愈者加足三里、丰隆。治疗结果:本组 42 例,全部痊愈,治疗 7 次痊愈 1 例,2 个疗程痊愈 27 例,3 个疗程痊愈 4 例。

吴国凤等用烧山火手法治疗进行性脊肌萎缩症和肌萎缩性侧索硬化症 15 例,治疗取穴常选用以下 4 组穴位:①百会、脾俞、肾俞、命门、太溪;②膻中、关元、气海、三阴交;③大椎、曲池、外关、合谷、足三里;④风池、手三里、内关、阳陵泉、太冲。操作手法:每次选 1 组穴,在患侧所选穴位皮肤消毒,毫针刺入穴位 1.5～2 寸,待有针感后将针迅速退至"天部"(即皮肉之间),针身向内慢按疾提并逆时针捻转 9 次,一连行针 3 遍,再迅速进入到"人部"(即肉内)、"地部"(即筋骨之间),采用同样手法各操作 3 遍,即完成 1 次手法操作,留针 10 分钟,再如法进行第 2 次、第 3 次手法操作。待局部浅表血管充盈,自觉发热时缓慢出针,然后可用梅花针在局部轻叩致皮肤微出血,并施以按摩即可。第 1 个月每日 1 次,以后隔日 1 次,20 次为 1 疗程。治疗效果:临床治愈(症状全部消失,功能恢复,能正常参加工作)15 例,患者均在 1～2 个疗程中见效(症状缓解,功能部分恢复)。其中 4 个疗程临床治愈 5 例,6 个疗程临床治愈 4 例,8 个疗程临床治愈 3 例,10 个疗程临床治愈 3 例。

二、透天凉法

(一)概述

透天凉法是较常用的复式手法,是复式补泻手法的代表,是由徐疾、提插、捻转、九六、开阖、呼吸等单式泻法组成。透天凉法的形成,是在《内经》论述的基础上,经后人总结,发展而成。

(二)操作方法

1. 徐凤透天凉法

《金针赋》:"二曰透天凉,治肌热骨蒸,先深后浅,用六阴而三出三入,紧提慢按,寒至,徐徐举针,退热之可凭。皆细细搓之,去病准绳。"

先将腧穴可刺深度分为三等分,即天、人、地(浅、中、深三部)。针刺透皮后,直刺入地部(即深部),在地部用紧提慢按法,提插六次,或六的倍数次,即初阴、少阴、老阴次;再将针提退到中 1/3 的人部,依上法紧提慢按六次,或六的倍数次,即初阴、少阴、老阴次;最后将针提退到上 1/3 的天部,在该部紧提慢按六次或六的倍数次,即初阴、少阴、老阴次。以上即为"三出"。"三入"即是紧接上法,从天部,经人部到地部仍用紧提慢按法,分别在三部各行针六次或六的倍数次,即初阴、少阴、老阴数次。可反复操作,出现凉感后,缓慢出针。在进针、退针、出针等过程中,可以配合轻微的搓针法(或轻轻捻转)。

2. 汪机透天凉法

《针灸问对》:"(针入)先深后浅,约入一寸,用六阴三出三入,紧提慢按,寒至,徐徐退出五分,令地气入,天气出,热可退也。又云:一飞二退,如此三次,为三进六退,即六阴数也。其法:一次疾插入地,二次慢提至天,故曰疾按慢提,随提,令地气入,天气出,谨按生成息数,病自退矣。一说,一度三进三退,则成六矣,六阴者,泻也。"

汪机在《针灸问对》中论述了三种透天凉法,其中两种与徐凤《金针赋》中所论相同。

汪机透天凉法是一次疾插针入地,为疾按,得气后分二次慢提至天部,反复三次,为三进六退,六退为六阴数。

3. 李梴透天凉法

《医学入门》:"治风痰壅盛,中风喉风,颠狂,疟疾瘴热,一切热症,先深入针,而后渐浅退针,俱泻少阴数,得气觉凉,带泻急提慢按初六数,或三六一十八数,再泻再提,即用通法,徐徐提之,病除乃止,名曰透天凉。"

该法操作时,先深后浅,先将毫针刺入深层(即第三针感层、地部)后,进行急提慢按六次或三六一十八次,将针随急提慢按操作提到第一针感层,再刺到第三针感层(地部),又急提慢按至第一针感层,如此反复操作,以产生凉感为度。

4. 杨继洲透天凉法

《针灸大成》:"透天凉,能除热,三退一进冷冰冰,口吸气一口,鼻出五口,凡用针时,进一寸内行六阴之数,其五分者,即先深后浅,若得气,便退而伸,退至五分之中,三入三出,紧提慢按,觉针头觉紧,徐徐举之,则凉气生生,热病自除。如不效,依前法再施。一身浑似火来烧,不住时时热上朝,若能加入清凉法,须臾热毒自然消。"

该法操作时,针先从深部行起,先深后浅,即插针入地部,进行六阴数(即六数或六的倍数),用紧提慢按操作。得气后,将针尖退至人部,行紧提慢按六阴数,再退至天部,行紧提慢按六阴数,再将针插入地部,为三退一进,反复操作三次,为三入三出,并令患者进行口深吸气、鼻深呼气动作。在针尖有紧感的时候,慢慢地将针提至皮下,如无凉感,再依法刺激。

5. 技术要领

徐凤透天凉法,分天人地三部行针,应用先深后浅的方法,进针入第二针感层、第三针感层,再由深部退至浅部,用紧提慢按的方法,三出三进操作三次,操作数为六阴数。出现凉感时,再慢慢退针出针。汪机的透天凉法的三种方法中,两种是徐凤《金针赋》的方法,不同的是没有最后细细搓针的方法。汪机透天凉法操作技术是一进二退,总数三次为三进六退,用六阴数。李梴的透天凉法,以三个针感层为刺激度,先深后浅,先在地部开始,行六次急提慢按刺法,逐步、规律地将针操作提到第一针感层,再刺到第三针感层的地部,继前法反复操作。杨继洲透天凉法先深后浅,三退一进,深刺到第三针感层,行六阴数紧提慢按操作,使之得气,之后退到人部、天部。亦行紧提慢按六阴数,反复三次,为三出三入的提插,配合口鼻呼吸(表6-19)。

表6-19 各家透天凉法技术要领表

徐凤透天凉法	汪机透天凉法	李梴透天凉法	杨继洲透天凉法
①先深后浅	①进针直达地部	①刺针入深部	①刺针入深部,先深后浅
②一次进针至地	②二次慢提至天	②行急提慢按六阴数,渐至天部	②紧提慢按行六阴数
③从地至人、天各紧提慢按六阴数	③疾按至地	③插针入地部	③退针至人、天部
④从天至人、地各紧提慢按六阴数	④二次慢提至天	④亦可行急提慢按三六一十八数	④反复施术三次,为三出三入
⑤提插配合轻轻捻转	⑤反复三次	⑤再提再泻,徐徐提之,反复操作	⑤配合口吸气一口,鼻出五口
⑥三出三入,可反复操作			⑥针头觉紧,徐徐举之,凉气自生
⑦寒至,慢慢出针			

6. 注意事项

(1)必须在肌肉丰厚处施针,肌肉浅薄处或内有重要脏器、大血管处不宜施针;

(2)一般分浅、中、深三层,也可分浅、深二层;

(3)押手宜轻,或不用押手;

(4)凉感是在得气基础上产生的,临床上以麻感容易引出凉感,但触电感不行,若施针三度仍无凉感,必要时可将针留置深部候气3~5分钟后再行手法;

(5)凉感无论在哪一层出现,都可以停止操作而留针。若操作三度仍无凉感,不必强求,以防晕针(动作到位);

(6)操作过程中,必须观察病人的表情,及时发现晕针先兆后马上处理;

(7)可用捻转泻法代替提插泻法;

(8)施术过程中,医患双方都要注意力集中,患者要细心体会针感;

(9)透天凉是由提插、徐疾、开阖、呼吸等单式泻法组合而成的复式手法。

(三)经典文献

《素问·针解》:"满而泄之者,针下寒也,气虚乃寒也。"《内经》中没有具体的操作方法和相应的名称。到了金元时代,窦汉卿在《针经指南》中论述了其操作方法。

《针经指南》:"夫热病者,治之以寒也何如?须其寒者,先刺入阳之分,候得气,推内而阴之分,复令病人地气入而天气出,谨按生成之息数足,其病人自觉清凉矣。当热泻之时,使气至病,更用生成之息数,令病人鼻中出气,口中吸气,按所病脏腑之数,自觉清凉矣。"

明代徐凤在《针灸大全·金针赋》中,首推"透天凉"之法,并叙述它的方法和主治范围。明·汪机在《针灸问对》中说:"令地气入,天气出,热可退矣。"其中,天气指阳热,地气指体内凉感,总结了前人的经验,提出了三种透天凉法。杨继洲则认为:"虚者,气也……阴生于内,故出",说明达到阴气将至,必须在阳邪已退之后,阴胜于阳,才能达到治疗目的。治疗上必须从阴引阳,或从内引气外出,将亢盛的阳热之气,由地部逐层引导至天部而宣泄去之,而后则"倒阴",寒凉之感自生,阳热之邪尽退。他在《针灸大成》中提出了一套较为详细的透天凉法。后来,李梴也对透天凉法进行了论述,和前述的烧山火一样,自《金针赋》以来,无论是汪机、李梴或杨继洲的"透天凉"法,均不完全一致,各有各的操作方法和理论依据。现代针灸医家对"透天凉"的认识也是百花齐放,形式多样。

(四)临床应用

1. 焦勉斋针法技术

透天凉的操作方法是在进针有气至后,施用透天凉时,则先将针插至深部,用紧提慢按、三退一进的手法,配合医者呼吸运气而施术。向上提针时,用力捻转针柄,同时自己从丹田向上吸气,通达膈下(吸气要长而有力),再由膈下至胸部而达于右上肢捻针的指端。向下插针时,则用口鼻徐徐向外呼气(呼气要短而缓),这样以呼吸配合提插、进退的手法,经过5分钟左右,患者即感觉针下有凉感并在循行感传的经络路线上皆出现寒凉的感觉。如患者感觉不明显,再继续使用手法,以达到出现寒凉感为目的。

呼吸运气是使针下出现寒热的主要因素,故不论烧山火与透天凉,皆要集中精神,专心致志运用呼吸之气。呼与吸皆以思想意识从丹田为起点,到达指端为终点。施术时的呼吸运气,与正常呼吸相异,故烧山呼气长而吸气短,透天凉则吸气长而呼气短。

凡深吸气时,则胸腹觉有凉感;深呼气时,则胸腹觉有热感。医者自己呼吸运气,能使寒热之气由丹田而达于指端,通过拇、食二指捻转的力量,结合"提针为寒,插针为热"的手法,能将医者呼吸、寒热之气通过针的活动力量传导于患者的经穴内部,再循行于经络。

在研究烧山火与透天凉手法的过程中,焦氏曾经多次的试验比较,得出呼吸运气结合提插、进退手法,能易于出现寒热的经验。初期试验时,针自己的两足三里穴,用正常呼吸配合提插手法,针下微有寒热。改用深度呼吸,则针下的寒热力能循经扩散传导。另外,掌指力量充足时,则寒热出现的迅速,否则出现的缓慢,所以必须重视运掌练气法的学习,从个人亲身体会,不断的临床实践,深感呼吸运气配合提插、进退手法,是烧山火、透天凉的很好方法。较之令病人自己呼吸或单用进退提插手法,其功效有过之而无不及。故证实深呼时而插针能使其热,深吸时提针能使其寒,并能使针下的寒热,通达经络循行,达到应到的区域。

2. 陆瘦燕透天凉技术

陆瘦燕曾施透天凉法54针次,出现凉感者43针次,占79%;出现热感者1针次。体温(口温)下降者32针次,占60%。施针度数一至八度。

其手法是在透皮后,可直达地部,在该处紧提慢按6次,退至人部,同样紧提慢按6次,再退至天部,亦施前法6次;这样一部进针,分三部退针(一进三退),称为一度。反复操作三度,如有凉感,即可出针,并摇大气穴;如无凉感,可反复再施,或留针待凉感产生。

临床实践中他还体会到,热感与凉感的产生,往往与得气时针感的性质有关,在酸胀针感的基础上常常可以出现热感,而在沉重针感的基础上产生凉感。至于凉热感应出现的部位,可因人而异,有的人先从施述部位开始,逐步扩散,有的则先出现在肢端,有的甚至可出现在对侧。临床上凉感较热感更难引出。

3. 楼百层透天凉技术

将针刺入应针深度,即行左右捻转手法6次以候气,若觉针下沉紧,再将针提起1/2,急行三入三出,紧提慢按的提插捻转手法,一般能使针下产生凉感。

4. 管正斋针法技术

(1)行升阳法:押手及刺手式,同烧山火。不同之点是将针直刺入地部,然后分3次,作阶梯状,经人部、天部提出于皮肤外。此法的要点是先深后浅,使针力着重于浅层,疾内徐出。

(2)在酸麻胀重感觉的基础上捻针时,使指力向上,将针向右方捻转,每次90°～180°,即将持针的右手(刺手)拇指退后、食指进前的捻转方向,反复使用,有的患者即可产生凉的感觉。

(3)紧提慢按:退针在地人天部提插针时,用重提轻插。

(4)行六阴数(周易:双数、偶数为阴,六数为老阴,八数为少阴):退针在地、人、天部捻转(或提插)时,针尖向上提起,使力在针体,每部各捻转(或提插)2次,三二得六;为六阴数,(亦可在每部各行六阴数)可少停,反复行之。

(5)迎而夺之:与经络循行的来源去路相反,如手之三阳及足之三阴经,是从下向上,于刺针捻插时,使酸麻胀重感觉向下传达,与经气来路相逆。

(6)行震刮术:先用左手拇指固定针体,再用右手食指(或拇指)向上震刮针柄,或以右手食指固定,右手拇指向上震刮针柄,震刮30～60次,每可产生凉的感觉。

(7)乘病人吸气进针,呼气出针。

(8)出针时,将针摇动,使针孔扩大,去针后不揉针孔,以泻其邪气。

5. 临床报道

透天凉手法的应用应选择肌肉丰厚的腧穴,四肢末梢和头部穴位不宜使用,胸、背部腧穴慎用或禁用。透天凉法多为强刺激,操作的刺激量较大,故操作时间要适可而止,不宜太长。刺激强度应根据病人的针感反应的耐受程度来决定。

透天凉施术宜在得气的基础之上施行,操作轻重适宜为善于掌握针感者,否则,不易掌握针感者,操作手法易过轻或过重,故难于成功。透天凉法施术,要适当为佳,不必强求凉感。一般情况下,经过三度操作,即可获得凉泻的效果。如无凉感可留针10～15分钟候气,可提高疗效。

根据病情及病者的体质状况施术,病者若针感不明显,不得气时,可配合呼吸、捻转等各种单式手法催气操作。如手法熟练者,有足够的把握时,即可直接以提插法操作作为主。病人注意力要集中,体验针感,但医者不宜予以暗示。医者在操作中必须

切实掌握行针、退针的层次和提插的幅度,要求层次分明,提插均匀,即在提插时针尖上下的幅度必须局限于一个层次内,切忌一次轻一次重,忽而快忽而慢。同时,每次提插时,必须分清紧慢,不能模糊。

透天凉手法,一般常用于邪热炽盛,相火上炎,脏腑经络气火有余之证,凡属体温升高或自觉体热的病人,均可应用。主治中风闭证,暑热病,高热,阴虚骨蒸潮热,癫狂等,发挥其清热泻火作用,如膝关节热痹,在阳陵泉施透天凉法;癫狂,在内关、丰隆施透天凉法。高温病人产生凉感效率较高。

临床报道,如刘月振用透天凉手法针刺鱼际为主治疗咽炎76例,取穴:鱼际穴(在手拇指本节后凹陷处,约当第1掌骨中点桡侧,赤白肉际处)。操作:病人坐位,前臂平伸,屈肘侧掌。穴位皮肤用75%酒精棉球擦拭消毒,取28号1.5寸毫针,快速进针1～1.2寸,用提插捻转手法令其得气,然后按透天凉操作反复施术,直至穴位局部有凉感为止(经过操作始终未引起凉感仍然有效)。同时,让患者饮温开水,并不断地做吞咽动作,随后,医者用拇食二指捏按患者咽喉部数次。留针30分钟,待凉感消失后出针,不闭针孔。1日1次,7天为1疗程。结果:1～7次治疗后,痊愈(咽痛、咽干、咽痒、咽部黏膜充血、肿胀、异物感等诸症消失)61例,其中,急性咽炎48例,慢性咽炎13例;好转(大部分自觉症状消失,咽部轻微异物不适感,咽部黏膜充血明显减轻)13例,其中急性咽炎3例,慢性咽炎10例;无效(治疗前后症状体征无变化)2例,均为慢性咽炎。

三、青龙摆尾法

(一)概述

青龙摆尾法,又称"苍龙摆尾法"。该法是以针尖方向行气为主,并结合摇针行气、九六法、分层法而组成的复式手法。青龙摆尾法首载明·徐凤《针灸大全·金针赋》。在《金针赋》中列为"飞经走气"四法中的第一法。

(二)操作方法

徐凤青龙摆尾法技术,针刺深度在人部(或天、地部)不提插针具,一左一右慢慢拨动针柄而带动针尖。汪机青龙摆尾法,先将针刺入深部,然后提到天部,在天部行针,采用左摇摆后下按针身提退到原位,再右摇摆,接着下按针身,提退到原位的操作。每穴行针的时间是5息(约17秒)。李梴青龙摆尾法技术是针刺入天部,在天部行针,将针扳倒,朝向病所,同时拨动针柄,次数为九数或三九二十七数。杨继洲青龙摆尾法技术,首先是直刺入深部得气,提退到天部,使针尖朝向关节,飞气至关节处,然后行"回拨"技术(表6-20)。

表6-20 各家青龙摆尾法技术要领表

徐凤青龙摆尾法	汪机青龙摆尾法	李梴青龙摆尾法	杨继洲青龙摆尾法
①直刺入穴位中得气	①直刺针入地部	①直刺针入天部	①直刺深部得气,提针
②如掌舵样一左一右,慢慢摆动	②提针至天部	②扳倒针柄向病所	②将针尖斜向关节
③不进退,不提插	③如掌舵右摇	③如扶船舵	③顺向下按针体
	④下按针体	④摇针柄左右拨动九数,亦可27次	④将针回拨逆向关节
	⑤提针回原位		⑤上提针体,再回头
	⑥左摇		⑥反复操作,须补则补,须泻则泻
	⑦下按针体		
	⑧反复行针5息(17秒)		

(三)经典文献

《金针赋》:"若关节阻涩、气不过者,以龙、虎、龟、凤通经接气大段之法,驱而运之""若夫通关过节催运气,以飞经走气,其法有四"。《针灸聚英》中用歌赋形式记述了此种方法,并将"青"字改为"苍"字(引二十八宿中东方七宿,角、亢、氐、房、心、尾、箕合称苍龙)。"苍龙摆尾气交流、血气奋飞遍体周,任君疼痛诸般疾,一插须臾万病休。"《针灸问对》中对"青龙摆尾"增加了"提针至天部,持针摇而按"的方法。《医学入门》中又提出扳倒针头的方法。《针灸大成》则记载得较为详细,在应用中尚有新的发展。尽管如此,无论是青龙摆尾,抑或是苍龙摆尾,都是由于本法操作时拨摇针柄,犹似龙尾摆动的状况而命名的。

1. 徐凤青龙摆尾法

《金针赋》:"青龙摆尾,如扶船舵,不进不退,一左一右,慢慢拨动。"

将针直刺入穴位的应刺深度中,即针感组织层,天地人中一部,操作时像掌舵一样,既不进也不退,既不提也不插,而是一左一右慢慢地摆动。

2. 汪机青龙摆尾法

《针灸问对》:"行针之时,提针至天部,持针摇而按之,如推船舵之缓,每穴左右各摇五息,如龙摆尾之状。兼用按者,按则行卫也。"

将针直刺入地部(深部),提针到天部(浅部),再进行掌舵方式操作,边摇边按。向右摇摆,接着下按,提退到原位,向左摇摆,接着下按,提退到原位,为一周期,反复行针五息(约17秒)。该法形似青龙摆动长尾一样,同时兼用按法,目的在于使卫气下行而施补。

3. 李梴青龙摆尾法

《医学入门》:"以两指扳倒针头,朝病所如扶船舵,执之不转,一左一右,慢慢拨动九数,甚三九二十七数,其气过经交流。"

将针刺入天部,以持针两指将针柄扳倒,使针尖朝向疾病所在位置,不转动针体而一左一右缓慢拨动针柄,拨动的次数少则九次,多者为三九二十七次,使经气加快循行速度。

4. 杨继洲苍龙摆尾法

《针灸大成》:"苍龙摆尾手法,补。苍龙摆尾行关节,回拨将针慢慢扶,一似江中船上舵,周身遍体气流苏。或用补法就得气，则纯补；补法而未得气，则用泻，此亦人之活变也。凡欲下针之时，飞气至关节去处，便使回拨者，将针慢慢扶之，如船之舵，左右随其气而拨之，其气自然交感，左右慢慢拨动，周身遍体，夺流不失其所矣。苍龙摆尾气交流，气血夺来遍体周，任君体有千般症，一插须教疾病休。"

将针直刺入深部得气，再提针到天部，通过手法操作，把针尖摆向关节方向，则经气朝向关节去处（即飞气至关节去处）。将针顺向下按，再通过手指操作，将针尖摆向逆关节方向，即"便使回拨"，该过程像扶船舵之势，慢扶针，左右随气拨动。之后，将针顺向上提，复将针尖朝向关节方向，向下按，再回拨，为一个周期，反复操作。则周身遍体夺流，经气通畅。此为补法。如补法未能通过关节则用泻法，祛邪后真气乃至。

（四）临床应用

青龙摆尾法亦可配合呼吸，进针得气后可令病人自然的鼻吸口呼，随其呼吸，医生扶针柄左右拨动。即与《针灸问对》"每穴左右各摇五息"之意同，也可配合捻转法操作，即向左拨针时，轻轻捻针向左转，并略向下按；向右拨针时，轻轻捻针向右转，也略向下按。在左右拨动针柄时，针体不可上下运行，动作应均匀自然，左右对称，幅度不要忽大忽小，速度不要忽快忽慢。

本法进针时有直刺而摇动的操作方法，也有进针时向病所或关节部位斜向浅刺，得气后再行摇针行气等法。一般操作宜在穴位的浅部操作，若进针后迅速得气，即可用补法操作，如遇下针后感觉沉紧涩滞，为邪气太盛，须按《针灸大成》术式，先用泻法，祛其邪实而后真气方至。

目前，人们对青龙摆尾法技术亦有多种认识，这是由于古代医家对该法的不同见地而形成的。

1. 郑魁山青龙摆尾针法技术

郑魁山认为青龙摆尾的操作应该为进针候到感应后，令患者自然的鼻吸口呼，随其呼吸医生扶针柄，向左右或前后（在45°角以内）似钟摆式的连续缓慢的拨动，往返拨针如"江中船上舵"，使感觉放散。手法用毕缓慢将针拔出，急扪闭针穴。此法在操作时不利用呼吸也可。陆瘦燕则认为此法应以针向行气法为主，结合辅助手法中"摇以行气"的方法与九六补法组合而成，操作时，进针得气后，不进不退，扳倒针身，以针头朝向病所，执之不转，一左一右，慢慢拨运，如扶船舵之状。摇摆九数，或三九二十七数。在应用本法时，若进针后迅即得气，则可纯用补法，如下针后感觉沉紧涩滞，此邪气大盛，必须先用泻法，去其邪实，然后真气才能随至。由于本法的结构以行气法为主，所以古代称"行气"属"补"。

2. 陆寿康青龙摆尾针法技术

陆寿康认为本法的操作应该是进针得气后，提针至穴位浅层（天部），按倒针身，以针尖指向病所、执住针柄不进不退，向左右（在45°角以内）慢慢摆动，往返摆针如扶船舵之状。摇摆九阳之数，使针刺感应逐渐扩散。手法用毕后，缓缓将针拔出，急闭针孔。

3. 管遵惠青龙摆尾针法技术

管遵惠认为进针得气以后，提针至穴位浅层（天部），斜扳针身，使针尖指向病所，执住针柄不进不退，向左右（45°角以内）或前后慢慢摆动，往返拨针如扶船舵之状。摇摆9次，甚则27次之数，使针刺感应逐渐扩散。手法结束后，缓缓将针拔出，急闭针孔。

4. 杨兆民青龙摆尾针法技术

杨兆民操作为将针斜向浅刺，或先深后浅，针尖刺向病所，得气后，再将针柄缓慢摆动，好像手扶船舵或左或右以正航向一样，以推动经气向远端传导。杨兆民基本继承了徐凤的针法技术，但把"如扶船舵，一左一右，慢慢拨动"理解为好像手扶船舵或左或右以正航向一样，没有突出摇橹拨动经气前行通关过节的作用。陆寿康、管遵惠则继承了李梴的青龙摆尾技术，结合了开阖补泻手法。陆瘦燕融会了李梴、杨继洲两家的针法技术，郑魁山则在徐凤的基础上融合呼吸和开阖补泻，李家康青龙摆尾针法融合了呼吸补泻，九六补泻，分天、地、人三部行针。

5. 李家康青龙摆尾针法技术

李家康运用时是调整患者呼吸，用爪切式进

针。随咳下针,当进针达到一定深度,病人有酸胀麻感时,再提针到皮下,按倒针身,角度为30°～50°,针尖指向病所,手执针柄,不进不退,向前后、左右慢慢拨动针柄。分层进针:进针时按天三(浅)、人九(中)、地六(深),退针时按地九、人三、天六行针。每层行针3遍,共54次。患者配合鼻吸口呼。呼气时进针,得气后在吸气时将针柄左右上下拨动,如舡之舵,左右而拨之,此为补法;若口吸鼻呼,在吸气时进针,得气后在呼气时将针柄左右拨动,此为泻法。拨动针柄时,应随病人呼吸捻转拨动。注意事项:①向左拨动针柄时,捻转轻轻向左,并按下针柄。向右拨动针柄时。捻转应向右,捻转拨动时不宜提插,进针退针时,轻轻徐缓进退,不宜过快、过猛。②行针时医患注意合作,双方精神要集中,呼吸要均匀。

6. 张缙青龙摆尾针法技术

张缙认为青龙摆尾针法技术是一种深而小摇的手法,即进针后先找基础针感,后拨针尖朝向病所,一左一右地慢慢搬动。

7. 赵辑庵青龙摆尾针法技术

青龙摆尾者,卧倒针头,如龙前行,一左一右,摆动其尾。此法凡遇顽麻冷痹滞着一处不行者,即将入穴针柄拨倒使针头直朝病所,一左一右,慢慢拨动9次,如扶船舵,舵柄紧持不移,而舵头入水,摆动不已。此法多用于病患就近取穴者。

综上所述,后世医家是在继承徐凤青龙摆尾针法技术的基础上,对行针的深度、方向、补泻手法等方面作了更细致的探讨与创新。所以,徐凤的青龙摆尾针法才是最基本的操作方法。而青龙摆尾针法的三要素为:"如扶船舵,一左一右,慢慢拨动"。有如水中行舟的摇橹,在一摇一摆的过程中,推舟前进,以达到催发经气的作用。因病邪阻滞经络有如关节所致的经气不通,所以在应用中除通关过节,催发经气外,还应具有通络散结的作用。行针之时针尖朝向病所,单纯用补法能通络接气的则纯用补法,不能通络的则疏导经气以散结,先朝向病所行青龙摆尾针法,再逆向关节行针,反复操作直至通络接气。在具体应用中可以配合呼吸补泻,九六补泻,开阖补泻等针法,以增强青龙摆尾针法通关催气的作用。

8. 临床报道

青龙摆尾法临床以行气为主,兼能补虚。有温通气血,推动经气过关过节,顺利通畅的作用。治疗咽痹积聚、瘰疬瘘疬、关节痹痛等因气血瘀滞,经气不通等原因造成的病证。有人以本手法针刺中脘、天枢、关元、足三里、三阴交等穴,治气滞血瘀型腹痛有效。

临床报道,如费兰波采用青龙摆尾针法治疗腰椎间盘突出症,治疗方法:取气海俞(双)、大肠俞(双)、环跳(患侧)、阳陵泉(双)、悬钟(双)。操作:选好穴位,常规消毒,安定患者情绪,调整患者呼吸,用爪切式进针,随咳下针,当针达到一定深度,病人有酸胀麻感时,再提针到皮下,按倒针身,角度为30°～50°,针尖指向病所,手执针柄,不进不退,向前后、左右慢慢拨动针柄。然后分层进针,进针时按天三(浅)、人九(中)、地六(深)退针时按地九、人三、天六行针。每层行针3遍,共54次。患者配合鼻吸口呼,呼气时进针,得气后在吸气时将针柄左右上下拨动,如舡之舵,左右而拨之,此为补法;若口吸鼻呼,在吸气时进针,得气后在呼气时将针柄左右拨动,此为泻法。拨动针柄时,应随病人呼吸捻转拨动。针刺疗程:每日针刺1次,10次为1疗程,治疗一个疗程休息1天。治疗结果:治愈10例,显效11例,有效7例,无效3例,总有效率90.32%。

王泽涛用青龙摆尾刺太冲治疗巅顶痛110例,治疗方法:主穴取为太冲(双侧),辅穴取百会、四神聪。操作:患者取仰卧位,常规皮肤消毒所选穴位,选用已消毒的28号、长1.5寸毫针刺太冲穴,将针斜向浅刺,或先深后浅,针尖朝向病所,得气后,拇、食指执针不转,针不进也不退,一左一右慢慢摆动针柄,如用手扶船舵或左或右以正航向一样,以推动经气向远端传导。若针感过膝关节而往上走动,甚至出现气至病所,即可留针30分钟,每隔10分钟行针1次,每次行针手法操作都要体现出青龙摆尾。针百会、四神聪穴,需选用28号1寸已消毒毫针,平刺0.5～0.8寸,行泻法,留针30分钟,每隔10分钟行针1次。每天针刺1次,10次为1疗程,疗程间休息3~5天,再行第二个疗程。治疗结果:本组110例,经2疗程的治疗,全部有效,其中痊愈98例,占89.1%;显效8例,占7.3%;好转4例,占3.6%。总有效率达100%。在痊愈的98例中,1个疗程治愈73例,占74.5%;2个疗程治愈25例占25.5%。

焦杨用青龙摆尾针法治疗根性坐骨神经痛80例,治疗方法:取气海俞(双)、大肠俞(双)、环跳(患侧)、阳陵泉(双)、悬钟(双)。操作:选好穴位,常规消毒,安定患者情绪,调整患者呼吸,用爪切式进针,随咳下针,当进针达到一定深度,病人有酸胀麻感时,再提针到皮下,按倒针身,角度为30°~50°,针尖指向病所,手执针柄,不进不退,向前后、左右慢慢拨动针柄。然后分层进针,进针时按天三(浅)、人九(中)、地六(深),退针时按地九、人三、天六行针。每层行针3遍,共54次。患者配合鼻吸口呼,呼气时进针,得气后在吸气时将针柄左右上下拨动,如舡之舵,左右而拨之,此为补法;若口吸鼻呼,在吸气时进针,得气后在呼气时将针柄左右拨动,此为泻法。拨动针柄时,应随病人呼吸捻转拨动。针刺疗程:每日针刺1次,10次为1疗程,治疗1个疗程休息1天。治疗结果:治愈21例,显效9例,有效9例,无效1例,总有效率97.50%。

李子勇等用青龙摆尾法治疗网球肘91例,治疗方法:取阿是穴、曲池、手三里。操作:常规消毒后选用30号1~1.5寸华佗牌不锈钢毫针,将针斜45°进针,得气后,拇食指执针不转,针不进不退,一左一右慢慢摆动针柄,如用手扶船舵或左或右以正航向一样,针感沿前臂传导,然后留针30分钟。每天治疗1次,5次为1疗程,休息2天后再进行第二个疗程,共治疗两个疗程,随访1个月观察疗效。治疗结果:治疗2个疗程后治愈率为100%。

四、白虎摇头法

(一)概述

白虎摇头法,首载明·徐凤《针灸大全·金针赋》,并列为"飞经走气"第二法。白虎摇头法,是由提插、捻转、呼吸三种方法,并结合直立针身而摇的手法(即"动"法的反复运用)组合而成的复式手法。后世《针灸聚英》、《针灸大成》则称之为"赤凤摇头"。本法无论称为"白虎摇头"或"赤凤摇头",操作中均有提插、捻转、摇针等操作,故犹似老虎摇头或似赤凤摇头。

(二)操作方法

白虎摇头之法,又有赤凤摇头之称,其操作的共同点是"摇",无论是"摇橹"或"摇铃"都和捻转而摇相关联。徐凤的白虎摇头法形似手摇铃。退针时在长方体的边缘逐层提退,左或右盘退,针体既摇又振。进针时在圆柱体的边缘左或右盘进,针体既摇又振。汪机白虎摇头法第一法进针时将针直插穴内,得气后以押手配合控制针感走向,即闭气下行。在分层进退中配合捻转,进则左转,退则右转,最后摇动针体。汪机第二种白虎摇头法进针时轻捻转至地部,行针时插针,针尖运动形成圆形轨迹,配合轻轻捻针,重插轻提。提针时针尖运动形成方形轨迹,配合轻轻捻针,重提轻插反复操作,每穴施术5息(约17秒)。李梴白虎摇头法在轻捻针得气后,在人部操作,捻转针体并左右摇动,每穴共行针6~18次。杨继洲赤凤摇头法在进针得气后,以左手押手控制针感传导方向,之后在进退针尖的过程中按从辰到巳到午,又从午到巳到辰左右而摇。再行退方进圆之术。退方,要掌握退针时针尖在长方体形状下逐步把针提退。进圆,使进针时针尖呈螺旋形,绕圆柱体逐步将针下插。在退方进圆过程中,体现针的摇动、振动(表6-21)。

在白虎摇头的操作中,涉及到摇橹与摇铃的技术,二者有所不同。

摇橹操作方法是食指及拇指捏住针柄的尾部,由左至右或由右至左摆动,摆动时针体呈60°左右捻转,摇的方式又有两种:一种是缓摇法,摇的总角度为60°。在摇的过程中速度和力量不一致,从左摇到30°时速度逐渐减慢,向右摆从30°~60°是由慢逐渐增快,达到60°时有瞬间的停顿。左右相同。该法较青龙摆尾的刺激大些,每秒钟缓摇一次。另一种是急摇法,摇的总角度是30°,向左右各15°,同样在向左摇时针向右转60°,向右摇时针向左转60°,动作比缓摇快一倍,此种摇法比缓摇针感强,急摇每秒钟2次。应用此种摇橹动作要专项练习。摇橹作用一是针体在皮下的脂肪层或是软结缔组织内拨动和带动针感区的组织范围较大,易于激发针感。二是摇的动作较为缓慢,且有振摇和缓摇、急摇三种方法,易于控制针感。

表6-21 各家白虎摇头法技术要领表

徐凤白虎摇头法	汪机白虎摇头法一	汪机白虎摇头法二	李梴白虎摇头法	杨继洲赤凤摇头法
①直刺进针至天部	①押手按闭上或下气行下方或上方	①轻捻插针至地部	①轻捻插针至人部得气	①直刺进针得气
②进针时,按圆柱形呈螺纹状向右盘旋入地部	②直刺兼左捻,进针地部	②提动针体	②轻捻转先右摇振	②控制针感方向,使气上行,按下方,使气下行,按上方
③左盘退右,按长方体形边缘向左横行直退天部	③退针,右捻上提	③先按正方形小幅度提插并左右转动针体	③轻捻转后左摇振	③右拨动针柄,针尖对左下方为辰
④向左盘进圆到地部	④反复操作	④后按图形小幅度提插并左右转动针体	④左右振摇六阴数	④左拨动针柄,针尖对下为巳为进
⑤向右盘退方到天部	⑤出针前左右摇动针体	⑤每穴反复施术5息	⑤欲使气先行,押手按后	⑤左拨针柄,针尖对右下方为午为退
⑥反复施术呈摇振状			⑥欲使气后行,押手按前	⑥与上反向拨针柄,则为进为退
				⑦退针时按长方体渐退为退方
				⑧进时按圆柱体螺旋向下为进圆
				⑨反复操作

摇铃操作法主要靠左右摆动。摇的方式有两种:一种是缓慢地摇,摇动时由左至右或自右至左都是均匀的动作。另一种是振摇,摇时向左向右力量均较强,在摇到左右的终止时有一瞬间的停顿,振时也就是摇中针感最强时,振摇比缓慢摇法针感要强些。摇的用意是拨动针感区的组织,增强或控制针感,摇的速度为每秒钟1~2次。

(三)经典文献

从各家医籍上看,记载"赤凤摇头"的,没载"白虎摇头"之法,而记载"白虎摇头"的,亦未述"赤凤摇头"法。从操作方法来看,"赤凤摇头"和"白虎摇头"两法中,"摇橹"或"摇铃"都是两者的主体内容,不过是有的主张"凤",有的主张"虎"而已。该法的论述,各家认识亦不相同。《金针赋》所论为"退方进圆",明·汪机认为是左右捻转,"提针而动之"的意思;清·周树冬则认为:"下针得气后,向内进针要左右旁出,有如摇铃,用力稍重,谓之方;向外退针时轻慢上提,用力稍轻,谓之圆"。具体方法各异。《针灸问对》、《针灸大成》还在操作方法中,配合医生左侧押手,按在针穴的上方或下方,来控制经气流行方向。《医学入门》又指出:"龙为气,虎为血",认为青龙摆尾可行气,白虎摇头可行血。《针灸大成》指出:"青龙摆尾手法,补";"赤凤摇头手法,泻"。两者均为"飞经走气"之法,但行气,行血的补泻方法则不同。

1. 徐凤白虎摇头法

《金针赋》:"白虎摇头,似手摇铃,退方进圆,兼之左右,摇而振之。"

徐凤白虎摇头法是"飞经走气"的第二法。该法操作像手摇铃一样摇而振动。进针时,先行进圆,从天部向深部进针,按圆柱形的边缘,向右逐步盘旋,呈螺纹线,盘旋而进入地部。退方,即在退针的时候,按长方体的边缘,向左逐步盘旋呈直线横行直退。先右盘进圆,而后左盘退方,再左盘进圆,接着右盘退方。反复操作,周而复始,达到左右方向,又摇又振的效果。

2. 汪机白虎摇头法

《针灸问对》："行针之时,开其上气,闭其下气,气必上行;开其下气,闭其上气,气必下行。如刺手足,欲使气上行,以指下抑之;欲使气下行,以指上抑之。手针头按住少时,其气自然行也。进则左转,退则右转,然后摇动是也。又云：……行针之时,插行地部,持针提而动之,如摇铃之状,每穴每施五息。退方进圆,非出入也,即大指进前往后,左右略转,提针而动之,似虎摇头之状。兼行提者,提则行荣也。"

3. 李梴白虎摇头法

《医学入门》："以两指扶起针尾,以肉内针头轻转,如下水船中之橹,振摇六数,或三六一十八数。如欲气先行,按之在后;欲气后行,按之在前。"

该法按天人地三层行针,先轻捻转针体进入人部得气。仍在人部行针,在轻捻转中先右后左摇动针体,像下水行船摇橹一样,振摆针体六数或三六十八数,六六三十六数。如欲控制针感,使针感前行,用左手指按压针后,反之,如欲使针感后行,则用左手指按压针前。

4. 杨继洲赤凤摇头法

《针灸大成》："赤凤摇头手法,泻。凡下针得气,如要使之上,须关其下,要下须关其上。连连进针,从辰至巳,退针,从巳至午,拨左而左点,拨右而右点,其实只在左右动,似手摇铃,退方进圆,兼之左右摇而振之。"

杨继洲《针灸大成》中,未载"白虎摇头"而载有"赤凤摇头"并且记载颇详,从技术操作等内容看,与"白虎摇头"只是名称不同。该法的操作是进针后须得气,并控制针感的方向。若使针感上行,应用左手指按压关闭下方。反之,使针感下行,则用左手指按压关闭上方。将针柄向右拨,则针尖向下方,此方向为辰位。再将针柄拨向左方则针尖向正下方,此方向为巳位,这种拨针为进,即从辰至巳。之后将针柄拨向左方则针尖向右下方,此方向为午位,这种拨针为退,即从巳至午。反之,针尖从午经到巳辰为从午至巳,从巳至辰,从午到巳为进,从巳到辰为退。之后再行退进圆的手法(如徐凤白虎摇头法的退方进圆)为行针的一个周期,这种方法,主要是针尖的左右摆动,如同手摇铃响,如船中橹的摇动,如赤凤左右摇头。因该法是泻法,因此选择实热证治疗方为正确。

(四) 临床应用

历代医家对白虎摇头法的应用,注重押手的配合。在针刺得气后,用押手控制针感的传导方向,欲使针感向上传导,押手须按压针穴的下方;欲使针感向下传导,押手须按在针穴的上方。现代医家也根据自己的临床实践,对白虎摇头针法进行了阐述。

1. 杨兆民白虎摇头法

杨兆民操作此法时直刺捻转进针,直达深层(地部),得气后将针快速左右摇动,如手摇铃一样,边摇边提针。与此同时,于所针腧穴经脉的一端,用左手指按压,让此端经脉关闭,使经气沿经脉向另一端传导运行,直达病所。

2. 陆寿康白虎摇头法

陆寿康认为此针法是在深层得气而向外退针时,结合直立针身左右摇针的手法。具体操作方法是进针至穴位深层(地部),得气后两指扶针尾向外退针,随病人呼吸摇动针体,左转一呼一摇,呈半圆形,由右下方摇着进至左上方(进圆);右转一呼一摇,呈半方形,由左上方退至右下方(退方)。左右摇动,有如摇铃,其间要有停顿,以使针体振动。

3. 陆瘦燕白虎摇头法

陆瘦燕认为本法当进针至一定深度时,随着病人呼吸操作。插针时左转,一呼一摇,提针时右转,一吸一摇。插针左转,呼而摇之,导气下行;提针右转,吸而摇之,催气上行。经气上下,气行则血行,鼓动血气畅流。

4. 郑魁山白虎摇头法

郑魁山认为将针进至穴内,候到感应,如使感觉向上传导,左侧押手则按在针穴的下方;如使感觉向下传导,则按在针穴的上方,在向前摇着转针时,针成半圆形,由右下方接着进至左上方,成"C"形;在向后摇着转针时,针成半方形,由左上方退至右下方,成"L"形。反复的向左、右摇振,似"舡中之橹",使感觉放散。手法用毕即将针拔出,缓慢揉按针穴。

5. 张缙白虎摇头法

张缙认为白虎摇头针法技术是一次将针插至地部,再至天部,然后四次穿提,待找到合适针感以后,再像摇铃样地将针左右摆动。

6. 赵辑庵白虎摇头法

赵辑庵认为该法乃进针入穴后,穴下邪气壅聚,则将针柄连续前后左右摇转,使针孔撑大,则下邪随针泄出。

综上可以看出杨兆民所论述的白虎摇头法重点是得气后左右摇动针体,并配合押手。陆寿康所述的白虎摇头法重点是随病人呼吸摇动针体,进圆退方。陆瘦燕的针法重点是得气后配合患者呼吸摇转针体。郑魁山之法重点则是配合押手向前摇着转针时,针成半圆形,在向后摇着转针时,针成半方形。

白虎摇头针法源于徐凤的《针灸大全·金针赋》,其核心在于"退方进圆"和"摇振"。其操作,进圆而摇,退方而振,此为其要点所在。进针时,持针沿圆弧平滑而摇动针体,以拨动针感区的组织,增强或控制针感;退针时,以方形路线出针,在其拐角处振动针体,以增加刺激量,易于激发针感,共同达到手法效果。此处的方形不一定为纯粹几何学中的"方",只要不圆滑、近似方形的路线均可看作是"方"。徐凤之后的医家在其著作中所提及的白虎摇头法,若没有"退方进圆"和"摇振"之说,虽名为"白虎摇头",但实际上已不再属于此法。通过以上对古代和现代各家针法的对比分析可以看出,汪机(第二法)和杨继洲以及陆寿康和郑魁山的操作是对白虎摇头针法的继承和发挥。汪机所论第一法和李梴以及现代医家杨兆民、陆瘦燕所论均已不属白虎摇头之列。

在白虎摇头针法操作时,应注重提插、捻转、呼吸以及押手之间的相互配合,以"方"、"圆"来摇动针柄,振动针尖以产生针法效应。每穴施术时间,可根据病症轻重和针感放散的具体情况决定。同时,古代针具一般较粗且质地硬韧,更适合于摇振等手法操作的需要,而现在针灸临床运用的毫针多质软而细,因此在操作白虎摇头针法时应该使用相对粗一些的针具。笔者认为单式手法重点是手指的灵活配合,腕部保持不动;而临床中应用白虎摇头针法重点是要灵活运用腕部的摇动,使其摇动与拇、食指的捻转、提插手法相配合,共同达到复式手法的要求。

白虎摇头针法是捻转与摆动相结合的手法,是对人部和地部的针感层进行刺激,是一种大面积、大强度的刺激方法,对治疗局部病灶效果良好,可用于未得气时的催气,使针感迅速出现,更可用于得气之后针感不明显时的行针,用之可增强针感,促进针刺效果。白虎摇头针法看似操作摇动针柄,但真正用力却在针尖,是振动针尖产生泻实作用,并能随机调节针尖的力度、速度、幅度及针感的强度和传导。可见,各医家的白虎摇头针法,是通过"摇"的过程来达到行气、疏通经络、推行经气之目的的。白虎摇头属于泻法范畴,能清热泻火、祛风化痰、行气活血。临床用于高热烦躁、神昏癫狂、痉挛项强、痰热壅盛等实热证。此手法能通关过节,促使针感传导,对气血阻滞、针感传导迟缓者尤宜。郑魁山应用本法,取合谷、人中、丰隆等穴,治疗狂躁型精神病,取得明显疗效。李玉麟等用本法,可促使针感向外、向上扩散并呈片状。可取六经相应穴位,引邪外出,用治邪气内侵之风寒痹证。

白虎摇头针法在临床中的运用范围广泛,作用效果显著,适宜在四肢肌肉丰厚处施行,如合谷、足三里、丰隆、曲池等。实践证明,以白虎摇头为代表的复式手法是提高针刺疗效的重要方法。

五、苍龟探穴法

(一)概述

苍龟探穴法是由徐疾补法与针向多向行气法相结合而形成的一种复式针刺手法。

（二）操作方法

徐凤苍龟探穴法要点是斜刺或平刺，在浅部施术，退针为一次，向一个方向分三次进针，然后行剔法四次，如此分别向四个方向行针。

汪机第一种苍龟探穴法是斜刺或平刺行针，分别向上下左右四个方向探刺，向上下探刺用提插法，向左右方向探刺时应用捻转法行针。汪机第二种苍龟探穴法行针时分三次插入一次退回，到达地部时左盘并行剔法。

李梴苍龟探穴法特点在于先直刺进针，后扳倒针柄，一退三进四剔。在三进中每一进都有一剔，第一进向上剔，第二进向下剔，第三进向左又向右钻剔共三次。向各方向反复操作（如表6-22）。

表6-22　各家苍龟探穴法技术要领表

徐凤苍龟探穴法	汪机苍龟探穴法一	汪机苍龟探穴法二	李梴苍龟探穴法
①直刺进针地部得气 ②提针到天部 ③扳倒针身 ④上下左右斜刺进针 ⑤退时一次，进时三次，并行剔法四次	①直刺进针地部得气 ②提针到天部 ③扳倒针身，上下左右探刺 ④上下探刺时，用斜或平刺提插 ⑤左右探刺时，用斜刺或平刺捻转	①直刺三次插入进入天部 ②一次退针 ③三次插入，进针入人部 ④一次退针 ⑤三次插入，进针入地部 ⑥在地部左盘提而剔	①直刺进针入天部 ②扳倒针身 ③一次退针 ④三进四剔（一进向上钻剔，二进向下钻剔，三进左右各钻剔一次） ⑤向各方向反复操作

（三）经典文献

该法首载明·徐凤《针灸大全·金针赋》，是"飞经走气"四法中的第三法。此后，由于各医家的发挥，苍龟探穴的操作方法也有了不同的变化。《金针赋》的操作方法是先深刺，再进行一退三进，向四方探刺的操作；《针灸问对》中增加了盘提和捻转；《医学入门》中又增加了向上钻剔一下，向下钻剔一下等。由于各医家的不同理解和不同的经验，形成了不同的苍龟探穴法。

1. 徐凤苍龟探穴法

《金针赋》："苍龟探穴，如入土之象，一退三进，钻剔四方。"

直刺进针入地部得气，将针从地部一次退至穴位的天部。然后以两手指扳倒针身，按先上后下，自左而右的次序斜刺进针，更换针刺方向。在向每一方向针刺时，都必须由浅入深，分三步徐徐而进，待针刺得到新的感应时，将针一次退至穴位的浅部，改换方向，依上法再针。该法在操作中除了钻四方之外，还同时进行一个剔法。剔的操作方法，三进中，每进针一步，都要钻剔一次。如进针一步时向左剔一次，进针二步时向右剔一次，进针三步时向上和下各剔一次，成为三进四剔。剔，是用针尖剔或拨"得气"组织，以增强针感。钻和剔结合起来，因本法有如乌龟入土探穴，四方钻剔之象，称为"苍龟探穴"。

2. 汪机苍龟探穴法

《针灸问对》："如入土之象，一退三进，钻剔四方。又云：得气之时，将针似龟入土之状，缓缓进之，上下左右而探之。上下，出内也；左右，捻针也。又云：下针手三进一退，将两指按肉，持针于地部，右盘提而剔之，如龟入土，四围钻之。盘而剔者，行经脉也。"

汪机在《针灸问对》中论述三种苍龟探穴法，其中一种同《金针赋》。

汪机第一种苍龟探穴法：将针直刺入深层，使之得气，提针到浅层，扳倒针身，向上下左右探刺。向上下探刺，即用斜刺或平刺提插。向左右探刺，即用斜刺或平刺捻转。通过向上下左右四方探刺，达到似龟入土之象而缓缓入土。

汪机第二种苍龟探穴方法：下针时三进一退，即在天人地三层进针中，每层均经三次插入而一次退回。到达地部时则行左盘提而剔之，左盘，就是在底部的一个平面上，针尖按左转方向边提插，边剔进，如龟入土四围钻之。

3. 李梃苍龟探穴法

《医学入门》："以两指扳倒针头，一退三进，向上钻剔一下，向下钻剔一下，向左钻剔一下，向右钻剔一下。先上而下，自左而右，如入土之象。"

李梃苍龟探穴法，先直刺进针，范围在浅部，然后扳倒针柄，行针时一退三进四剔，一退是将针从深部提退到浅部。然后，斜刺或平刺分三次进针到浅部之底层，第一次进针后停顿一下，将针尖向上钻剔一下，再第二次进针，之后仍停顿一下，将针尖向下钻剔一下，最后第三次进针到浅部的底层，在底层向左侧钻剔一下，又向右侧钻剔一下。此操作如苍龟入土之象。如此操作三次或向各方向反复操作。

（四）临床应用

纵观文献，现代医家的论述大多为不同方向、不同深度的探刺，即强调了"钻"，但缺少"剔"，这样减少了对局部组织深部的刺激量，很难达到古代针法的作用效果。但现代医家也根据自己的临床实践，对苍龟探穴针法进行了进一步发挥。

1. 陆寿康论苍龟探穴法

陆寿康将其描述为在直刺进针得气后，向各个方面探刺，每一方针刺，都必须出浅入深，分三部徐徐而进。王泽涛认为应由浅入深，一深再深，一探再探，以产生足够强度的针感。出针时摇大针孔，不闭其孔。

2. 杨兆民论苍龟探穴法

杨兆民认为本法要点为向不同方向探刺以寻找最佳针刺感应，或加大刺激量以增强得气感。

3. 李静茁论苍龟探穴法

李静茁认为本法应向各方探刺，继用捻转、振颤等催气手法加强感传，以达到"气至病所"的目的。

4. 赵辑庵论苍龟探穴法

赵辑庵认为该法乃进针落穴搓转补气后，再将针头扳倒，向左深按攒剔一手，使气达左边一次，再向右一次，有如苍龟入土之状。

5. 王富春论苍龟探穴法

王富春认为在操作中注重"钻"和"剔"两个方面的结合，在临床治疗肩周炎、梨状肌综合征、顽固性疼痛等疾病取得了良好疗效，值得提出的是有研究者在临床利用小针刀、刃刀等现代针具进行苍龟探穴针法的操作，增强了对局部粘连组织割剔、拨离的作用效果，取得了良好疗效，保持了古代针法的基本治疗意图，是对苍龟探穴针法另一种较为合理的发展。

6. 临床报道

苍龟探穴法是先刺达穴位应刺深度，找到针感时，再退针到天部，改变针刺方向，对不同层次的针感层及不同部位的针感层进行刺激。为了增加刺激的强度和面积，在进针时又配合捻转等法，是一种大面积的刺激方法，对治疗局部病灶效果良好，同时针感不明显时，用之可增强针感。本法除了有探索、增强针感的作用外，尚有行气、疏通经络、推行经气的作用。经脉居深，该刺法引气入深，结合"三退一进"的方法，加之钻剔法，兼有补虚的作用。临床可用于治疗各种疼痛病症，如四肢关节痹痛等。

临床报道，如张爱冰用苍龟探穴法治疗网球肘38例，治疗方法：主穴取患者肱骨外上髁周围压痛点，为阿是穴，取穴要准确，按压局部酸痛明显，可放射至前臂。配穴为患侧曲池穴、手三里穴。操作：患肢屈肘功能位，选用28号2寸毫针，穴位常规消毒后进针，得气后退至皮下，在分别向前后左右多向斜刺，待获得较强的针感后，留针30分钟，留针期间行针2次，10次为一疗程，疗程间休息3天，再行第二个疗程，两疗程评定疗效。治疗结果：治愈25例，有效12例，无效1例，总有效率97.37%。

邹建华用苍龟探穴法针刺率谷穴治疗偏头痛35例，治疗方法：取患侧率谷穴，以30号2寸毫针，沿头皮水平进针后朝丝竹空方向平刺1～1.5寸，得气后将针尖退到皮下，再将针朝角孙方向平刺1～1.5寸，得气后再将针退回至皮下，然后将针朝脑空方向平刺1～1.5寸，获取强针感后，留针30分钟，留针期间行针2次。每次针刺由浅入深过程中体现苍龟探穴针法：如龟入土，一深再深，一探再探，产生足够量的针感。出针时摇大针孔，不闭其孔。每天针刺1次,10次为一疗程。共3个疗程。治疗结果:基本恢复12例,显效9例,有效10例,无效4例,总有效率88.6%。

邱有法用苍龟探穴法治疗关节疼痛100例,治疗方法:以关节疼痛局部取穴为主,辅以辨证取穴。其中,在阿是穴或关节局部主穴施以"苍龟探穴法",痹证之风寒湿痹加用灸法。每天治疗1次,10次为1疗程,每次治疗根据病情选择不同的留针时间,最长留针时间为1小时,留针者每10分钟行针1次。治疗结果:在100例患者中,治愈92例,好转8例,平均治愈天数5.1天。其中1次治愈者5例,2次治愈者5例,3次治愈者12例,4次治愈者25例,5～10次治愈者45例,1个疗程没有治愈但疗效能够评定为好转者8例。

王兵等用苍龟探穴针刺法为主治疗单纯性肥胖40例,治疗方法:主穴取上脘、中脘、水分、阴交、中极、大横(双)、不容(双)、天枢(双)、外陵(双)、水道(双)。配穴:双侧章门、归月、三阴交。患者取仰卧位。先在主穴中选出4个穴位(以脐为中点,上下左右各象限均应有1穴为佳),常规消毒后,使用华佗牌30号1寸不锈钢毫针先针刺脐上穴位。采用苍龟探穴法进行针刺:先将针进至地部,复将针提至天部,以拇指、食指扳倒针身,依照先上后下、自左而右的次序斜刺进针,变换针尖方向。向每一方向针刺都必须由浅入深,分三部徐徐而进,待针刺得到新的感应时,则退至穴位浅层,然后改换方向,依上法再刺。手法完毕后,出针(不需留针)再行针刺下一穴位(按照脐左、右、下的顺序)。待4个主穴的苍龟探穴针刺法全部完毕后,再消毒其他穴位,用华佗牌30号1.5寸不锈钢毫针,按照常规进行针刺,手法刺激得气后反复轻插重提,大幅度高频率捻转,产生较强的针感后,将G6805贾型电针仪接于腹部脂肪较为肥厚穴位处的针柄上,采用连续波,强度以患者耐受为度。配穴采用华佗牌30号1寸不锈钢毫针,按照常规针刺,平补平泻法。留针3分钟。起针后,用4号火罐在腹部和大腿处拔罐,留罐期间,嘱患者自行摇晃腹部火罐罐底,带动肌肉的运动,10分钟后起罐。取耳穴饥点、渴点、口、胃、脾、内分泌、神门、大肠、脑点,脱敏胶布剪成5mm×5mm,中间放王不留行籽,贴上述穴位。每次贴一侧,两耳交替贴压。嘱患者每日按压至少3次,每次均按至耳朵发热为止。每周治疗3次,10次为1疗程。治疗1个疗程后,如果效果不佳,则继续治疗第二个疗程。治疗期间,患者应限制淀粉类食物的摄入量,提倡高纤维素饮食;适当增加运动量以增加热量消耗,减少脂肪积聚。治疗结果:40例患者,经过1～2个疗程治疗后,显效28例,占70%;有效9例,占22.5%;无效3例,占7.5%;总有效率92.5%。1个疗程治疗后体重减轻最多9.7kg,最少1.2kg,平均5.15kg。腹围缩减平均为2.3cm。治疗前有25例患者血脂(TC、TG)高于正常值,治疗后有19例患者血脂恢复正常;治疗前9例患者血糖高于正常,治疗后5例血糖恢复正常;治疗前有11例经B超诊断为脂肪肝,治疗后10例复查未查出脂肪肝。

邢民用苍龟探穴治疗中风下肢功能障碍126例,治疗方法:主穴取环中上穴或环跳穴;配穴取阳陵泉、三阴交、足三里、悬钟等。操作方法:常规消毒穴位后,用28号3～7寸不锈钢毫针,将针刺入穴位后,先退至浅层,然后更换针刺方向,上下左右多方透刺,逐渐加深,如龟入土探穴,要求针感传至足部,以足三阳经循环路线表现出来,阴经得气出现者为佳。1天针刺1次,7天为1疗程,疗程间隔2天,最长不超过6个疗程。治疗结果:126例中,治愈50例,显效60例,有效14例,无效2例,总有效率为98.41%。

陈红路等用苍龟探穴法为主治疗梨状肌综合征55例,治疗方法:取穴环跳、环中、秩边、殷门、阳陵泉。操作方法:上组穴位行苍龟探穴法,即直刺进针得气后,自穴位地部一次退至穴位天部,然后更换针尖方向,上下左右四方透刺。每一方透刺都必须由浅入深,按天、人、地三部徐徐进入,待插入地部后,一次退至天部。手法操作完毕后,留针30min。治疗结果:治愈32例;好转21例;无效2例。有效率为96.4%。

六、赤凤迎源法

(一)概述

赤凤迎源法,是徐疾泻法与飞法等单式手法组合而成的复式补泻手法。由于在操作中如赤凤展翅飞旋的形态,故称为"赤凤迎源",又称为"凤凰迎源"。

(二)操作方法

徐凤的赤凤迎源法在三部分层的范围内,直插针至地部,又提针尖回天部,进到人部,即原,在人部针尖多向环周摇动、飞旋。病在上随病人吸气环周摇动而退针;病在下,随病人呼气而环周摇动向下进针。徐凤的赤凤迎源法是各家在赤凤迎源法的基础,各有所发挥。汪机赤凤迎源法是在人部向左方盘旋,按捣针尖,像赤凤展翅高飞之象。李梴赤凤迎源法,是在徐凤该法的基础上,根据病位的上下方,根据病人呼吸进退针。如病位在上方,待病人边吸气边退针;病位在下方,待病人呼气时边向下插针(表6-23)。

表6-23 各家赤凤迎源法技术要领表

徐凤赤凤迎源法	汪机赤凤迎源法	李梴赤凤迎源法
①直刺入地部得气	①直刺经天、人部入地部	①直刺经天、人部入地部
②提针到天部	②提针回天部得气	②提针回天部
③松手,针体摇动	③插入地部,松手针摇	③插入人部
④刺入深部	④提针回人部	④针尖上下左右、四围飞旋
⑤行针四围飞旋	⑤针尖左盘旋并按捣	⑤病在上方,病人吸气退针
⑥如病在上吸而退针		⑥病在下方,病人呼气进针
⑦如病在下呼而进针		

(三)经典文献

"赤凤迎源"首载明·徐凤《针灸大全·金针赋》,是"飞经走气"第四法。明·汪机在《针灸问对》中,记述了《金针赋》赤凤迎源原文外,提出另一种操作方法。汪机对"病在上吸而退之,病在下呼而进之"作了解释,认为"吸而右退,呼而左进"即"上下左右"的意思。同时提出赤凤迎源法以"行络脉"的主治内容。又有"凤补龟泻"之说,说明了与苍龟探穴法相比赤凤迎源兼有补法的作用。《金针赋》中,有"复进其原"之说法,但没有详细说明其部位。后来,汪机、李梴将该句解释为"复进至人部",使人们加深了对《金针赋》赤凤迎源的理解。明·李梴《医学入门》总结了几种操作方法。

徐凤在论述赤凤迎源针法时,所强调的是在提插行针之后进行"四周飞旋"的操作,指的是在捻转针柄的同时,通过手指的操纵,使针身及针尖在天人地三部沿上下左右、前后不同平面行圆形轨迹的多向飞旋,而非仅仅手形的表现。同时徐凤和李梴所论述的赤凤迎源针法均结合呼吸进行操作,指出若病位在上方,待病人边吸气边退针;病位在下方,待病人边呼气时边向下插针。

在古代针灸医家使用的针具一般较现代针具粗,且相对较硬韧;现在临床所应用的针具多较细,较软,在操作时有一定的难度。对古代经典针灸方法应该完整的继承,而不能轻易地将之简化,在操作时可选择较粗且有一定韧性和硬度的针具是可以按照古代医家的描述进行操作的,同时本法对针刺手法的要求较高,即在针身刺入肌层后,一定要通过手法使针身产生向上、下、左、右摇转的趋势,而不能单纯的捻转。

1. 徐凤赤凤迎源法

《金针赋》:"赤凤迎源,展翅之仪,入针至地,提针至天,候针自摇,复进其原,上下左右,四围飞旋,病在上吸而退之,病在下呼而进之。"

徐凤赤凤迎源法,是将针刺穴位分为天人地三层,首先将针直刺深入地部,得气后将针提退到天部,松手,针体稍摇动后,又刺入地部,在地部行针。通过手指的操纵,使针尖在地部及人部沿上下左右、前后不同平面行圆形轨迹的多向飞旋。如果病在上法,则在吸气时边飞旋边退针;病在下方,在呼气时边飞旋边进针。

2. 汪机凤凰迎源法

《针灸问对》:"下针之时,入天插地,复提至天,候气入地,针必动摇,又复推至人部,持住针头,左盘按而捣之,如凤冲摆翼之状。盘而捣者,行络脉也。"

汪机凤凰迎源法也是把穴位的针刺深度分为天、人、地三部,进针时针尖经天部经人部插入地部,再将针尖提退回天部,经天部候气得气,又插入地部,松手后针柄摇动,再将针提退到人部,针尖左盘旋并同时按捣(捣即上下搬动的动作),针尖在环周的摇动同时加提按。

3. 李梴凤凰迎源法

《医学入门》:"以两指扶起针,插入地部,复提至天部,候针自摇;复进至人部,上下左右,四围飞旋,如展翅之象。病在上,吸而退之;病在下,呼而进之。"

李梴凤凰迎源法的操作是将穴位的可刺深度分为天、人、地三层。持针直刺达地部,再提针到天部,松开手指,针柄自然摇动。又将针插到人部,进行行针,针尖沿上下左右前后等方向进行多向环周摇动,向四周飞旋,形如凤凰展翅一样。病位在上方,待病人边吸气边退针;病位在下方,待病人边呼气时边向下插针。

(四)临床应用

赤凤迎源法在天、人、地三部行针,应在天部得气后,再插入地部。此法要熟练地操作,徐凤、李梴之法是强调四围飞旋,在行飞旋时要向各方向环周的摇动。汪机之法是左盘按捣,即在人部从右向左环周均匀按捣。此法一般或稍重刺激为泻法,但如果减少刺激量,采用缓和的手法,可补虚。如按病变部位操作,则应结合患者的呼吸而决定。现代医家对于"赤凤迎源"针法的论述均以徐凤的赤凤迎源针法为基础,但在杨兆民、陆寿康、李鼎对其论述与徐凤所述赤凤迎源针法有明显不同。

1. 杨兆民、陆寿康论赤凤迎源法

杨兆民、陆寿康认为赤凤迎源针法是先直刺进针至腧穴深层,再退针至腧穴浅层,待针下得气,针体自摇,插针至腧穴中层,然后边提插,边捻转。用右手拇、食两指呈交互状,两指一搓一放。

2. 李鼎论赤凤迎源法

李鼎虽兼而论述了结合呼吸操作,但其表述仍简化了古代医家的论述,认为赤凤迎源针法多在行提插捻转法后,结合一捻一放,刺手形如赤凤展翅飞旋,以达通行经气的作用,强调刺手两指展开,行捻放操作,与针刺辅助手法中的"飞法"非常相似。

3. 临床报道

赤凤迎源法在操作中刺激量较大,可使行气、守气,保持针刺感应,有疏通经络、行络脉之气的作用。因此有泻实的作用,可用于疼痛症,风寒湿痹痛证及痉挛等证。如果使用该法减少刺激量,动作及针感缓和,有补的作用,适用于各种慢性疾病,如消化道溃疡病、消化不良、月经不调、神经衰弱、慢性肝炎、慢性肾炎等病证。

临床报道,曾奕用赤凤迎源针法治疗落枕48例,治疗方法:选双侧悬钟穴,患者取仰卧位,局部穴位用75%酒精棉球常规消毒,选用30号40mm毫针,用夹持进针法,将针刺入皮肤后行赤凤迎源针法。先进针刺入穴位深层,得气后,再上提至穴位浅层,候针自摇,再进针插入穴位中层,然后用拇、食指边提插,边捻转。要求每捻1次,离针柄1次,结合一捻一放,两指展开,形如赤凤展翅飞旋之状,要求针感向上传导。每天针刺1次,留针30分钟,期间可用赤凤迎源法行针2次,以加强针感。治疗结果:本组48例中,治愈(临床症状消失,活动自如)43例,占89.58%;好转(症状好转或部分消失)5例,占0.42%。总有效率100%。一般在用赤凤迎源法行针中,病人即感症状减轻。治疗次数最多3次,最少1次。

王泽涛等用赤凤迎源针法治疗术后腹胀100例,治疗方法:取双侧下三合穴(足三里、上巨虚、下巨虚)。患者仰卧位,双下肢伸直,穴位局部用

75%的酒精棉球消毒后,选用已消毒的28号2寸毫针,采用指切进针法,先将毫针直刺入穴位深层(刺入1.5寸),得气后,再退针至穴位浅层(刺入0.5寸),候气摇针,待针下得气,再将针插入穴位中层(刺入1寸),然后用提插捻转,边提插、边捻转,结合一捻一放,两指展开,行飞法行气,如凤凰展翅状。采用这种手法操作之后,可使针感扩散到足背部或过膝关节至大腿部,甚至到达腹部,这时可留针40分钟,在留针期间行针2次,每次行针都要体现出赤凤迎源的针法。每天针刺1次。治疗结果:本组100例全部治愈,其中治疗1次而愈93例,占93%;经治疗2次而愈7例,占7%。一般在针刺后15分钟开始排气,腹胀减轻,出针后1~2小时,腹胀消失,肠鸣音恢复正常。也有少数患者在出针后半小时才开始排气,腹胀随之很快消失。

七、阳中隐阴法

(一)概述

阳中隐阴法出自金·窦汉卿《金针赋》,又称先补后泻法。阳为补,阴为泻,阳中隐阴,就是补中有泻的意思,是一种补泻兼施的方法,即先行热补(烧山火),后用凉泻(透天凉)。此法系受《灵枢·终始》及《难经·七十六难》有关补泻先后兼施原则启发产生的。最早见于《金针赋》,《针灸问对》则加上针刺分寸的说法,并述其机理。《针灸大成》做了进一步阐发。目前临床应用,常以"二进一退"的方法操作,以徐疾补法和提插补法、泻法组合而成"二补一泻"的形式。《金针赋》:"阳中之阴,先寒后热。浅而深,以九六之法,则先补后泻也。"《针灸大成·三衢杨氏补泻》:"凡用针之时,先运入五分,乃行九阳之数,如觉微热,便运一寸之内,却行六阴之数,以得气,此乃阳中隐阴,可治先寒后热之证,先补后泻也。"阳中隐阴法是复式补泻手法之一,由徐疾、提插、九六法三种基本手法结合而成的。阳中有阴是补中有泻的意思。本法适用于治疗先寒后热,虚中挟实的病证。

本法必须在得气的基础上进行,一般来说,在人部行烧山火法宜在酸胀感的情况下,地部行透天凉法宜在沉重、麻感的情况下施术。分层操作,必须严格按要求执行,切忌混淆。针法熟练者可不必配合呼吸,分两层操作,可先在腧穴5分深处行九阳之数的烧山火,后在腧穴1寸处行六阴之数的透天凉。

(二)操作方法

阳中隐阴手法常规操作:选取皮肉丰厚处穴位,常规皮肤消毒。视穴位的可刺深度,分浅(五分)、深(一寸)两层操作。先浅后深、先补后泻是其操作要点。先在浅层作紧按慢提行九阳数;再将针进入深层作紧提慢按行六阴数,然后退至皮下,称为一度。按病情需要反复施术至适度后出针。

1. 各家操作方法

(1)《金针赋》:"阳中隐阴,先寒后热。浅而深,以九六之法,则先补后泻也。"即将所刺穴位分浅、深两层,先在浅层针刺得气后,施行紧按慢提九阳数,至患者觉针下热时,再进针到深层施行紧提慢按六阴数,至患者觉针下凉时,即出针,不按闭针孔。阳为补,阴为泻。阳中隐阴,即为补中有泻,属于一种先补后泻的补泻方法。

用捻进或速刺法将针刺入穴位,先浅后深,紧按慢提,令气至后,将针向下插一至二分,随后拇指向前边捻边进,三进一退;至针下觉热时,再将针刺入较深部位,由深而浅,紧提慢按,令气至后将针向上提出一至二分,随后拇指向后边捻边提,三退一进,至针下觉凉,即行出针,不闭其孔。

(2)《针灸大成》:"凡用针之时,先运入五分,乃行九阳之数,如觉微热,便运一寸之内,却行六阴之数,以得气,此乃阳中隐阴,可治先寒后热之证,先补后泻也"。进针后,先进入浅层(在规定深度的一半处,0.5寸左右),得气后行提插补法(紧按慢提),行九阳数,患者应觉微热,再将针刺如达规定深度(1寸左右),用提插法的泻法慢按紧提六次(紧提慢按),退至皮下,此为一度。反复施术至适度而止。

(3)《针有深浅策》:"先寒后热者,须施以阳中隐阴之法焉。于用针之时,先入5分,使行九阳之数,如觉稍热,更进针令入1寸,方行六阴之数,以得气为应。"意思是对先寒后热证,要施行阳中隐阴法,其操作方法是先进针5分,作九阳法以"稍热"为度,然后再进针到1寸,作六阴法以"得气"为度。这是因为主要的病机是卫虚荣盛的荣卫不和,所以治则是调和荣卫,在这里助卫气衰少为主而抑荣气外溢为次。

(4)《医学入门》论阳中隐阴:令患者口呼鼻吸,随其呼气,用单指押手法,将针进入天部,候其气至,即将针急插至人部。在人部1分上下的范围内紧按慢提九阳之数,也可配合捻转补法,拇指向前捻针,患者如有热感,稍停片刻,候热感消失,再令患者改为口吸鼻呼的呼吸,医生改用舒张押手法,将针缓慢地插至地部,再在地部1分上下的范围内慢按紧提六阴之数,也可配合捻转泻法,拇指向后捻针,待针下凉感,稍停片刻,即将针提至天部,再稍停片刻,将针拔出,缓慢揉按针孔。

各家阴中隐阳法技术要领见表6-24。

表6-24 各家阴中隐阳法技术要领表

徐凤阳中隐阴法	杨继洲阳中隐阴法	李梴阳中隐阴法
①用捻进或速刺法将针刺入浅层,得气 ②拇指向前边捻边进,三进一退,令患者觉热 ③刺入深层 ④拇指向后边捻边提,三退一进 ⑤令患者觉凉,即出针 ⑥不按闭针孔	①针刺入浅层,得气 ②提插补法,紧按慢提,行九阳数,令患者觉热 ③针刺入深部 ④提插法的泻法慢按紧提六次,令患者觉凉 ⑤退至皮下,此为一度	①随患者呼气,用单指押手法,针刺入天部,气至后将针急插至人部 ②在人部1分上下的范围内紧按慢提九阳之数 ③令患者口吸鼻呼,以舒张押手法将针刺入地部 ④在地部1分上下的范围内慢按紧提六阴之数 ⑤将针提至天部,稍停片刻出针,不按闭针孔

2. 注意事项

(1)先补后泻是重点:纵观各种版本的针灸著作以及临床研究文献,对于阳中隐阴针法有以捻转为主行针者,亦有以提插手法为主的。笔者认为,阳中隐阴的要义在于先行补法再行泻法,无论捻转还是提插,皆以得气或患者有冷热之感为有效,故二者皆是可行的。

(2)刺激要有度:《针有深浅策》:"以寒不失之惨,以热则不过于灼,而疾以之而愈矣。"意思是寒法不要太过,热法不要太过,疾病随之而痊愈。这是因为治疗的主要目的是在调和荣卫而不在祛邪,如果刺激太过的话,反而伤正气,所以刺激要有度,即"稍热"、"微凉"便可,荣卫得以调和就达到了治疗目的。所以杨氏在《三衢杨氏补泻》中论阴中隐阳里说"荣卫调和病自痊。"

(三)经典文献

《针灸大成》之《针有深浅策》:"先寒后热者,是阳隐于阴也"。这句话的意思是阳不足引起阴盛则寒,外邪耗伤阴分则热。参考《针有深浅策》:"曰先曰后者,而所中有荣卫之殊,曰寒曰热者,而所感有阳经阴经之异"和《经络迎随设为问答》:"病热,则刺阳之经"这些记载,又可以解释为卫气虚的基础上,外邪侵犯阳经,先伤卫气然后引起荣气更外溢则寒,外邪耗伤荣气则热。所以"阳隐于阴"是指卫气隐于荣气,就是说卫气衰少而荣气外溢的荣卫不和的病理状态。因此说,阳中隐阴法以补阳为主而兼能清热,临床上适用于先寒后热的疟疾,或寒多热少,寒热错杂(内热表寒以表寒为主)、虚实夹杂(内实外虚以外虚为主)的杂病。

(四)临床应用

阳中隐阴针法在临床应用较为广泛。吴耀持等以该法治疗萎缩性胃炎,取中脘、足三里穴,用阳中隐阴法治疗38例萎缩性胃炎患者,并与药物组进行疗效比较。结果显示针灸组与药物组临床综合疗效比较,有效率分别为86.84%和84.21%,而胃镜及病活检综合疗效比较,有效率分别为81.58%和84.21%,表明针灸治疗缩性胃炎具有与药物相同的治疗效果,并且远期疗效优于药物治疗。张玉欣以阳中隐阴针法治疗下肢冷痛,取穴患侧下肢阴市、阳陵泉、阳辅、三阴交。阴市、阳辅先在浅层行补法(紧按慢提九数),再进入深层行泻法(紧提慢按六数);阳陵泉、三阴交施以平补平泻手法,3日后症状明显减轻,1周后痊愈。王贡臣采用阳中隐阴针法治疗荨麻疹,取穴以曲池、风市、足三里为主,配以风池、合谷、血海、委中等。操作采用银针入穴位皮下后,先在浅层紧按慢提9次以行补法,再进入深层紧提慢按6次以行泻法,留针30分钟;中间以同样手法再行针2次。夏天治疗1次,10次为1疗程。共诊治17例患者,痊愈16例,显效5例,有效2例,总有效者占76.5%。结果表明该法疗效显著。李关键、胡玲采用阳中隐阴治疗偏头痛,选取风池、外关、阳陵泉、太冲穴,采用《金针赋》中"阳中隐阴"针刺手法进行治疗。经治疗,56例患者痊愈33例,占58.92%;好转21例,占37.5%;无效2例,占3.57%。结果表明此疗法治疗偏头痛疗效较好。

八、阴中隐阳法

(一)概述

阴中隐阳与阳中隐阴对称,为先泻后补法。本法正同前法相反,阴中隐阳,就是泻中有补的意思,也是一种补泻兼施的方法,即先行凉泻(透天凉),后用热补(烧山火),它适用于先热后寒、实中有虚之证。《金针赋》:"阴中之阳,先热后寒。由深而浅,以六九之方,则先泻后补也。"《针灸大成·三衢 杨氏补泻》:"凡用针之时,先运一寸,乃行六阴之数,如觉微凉,即退至一分之中,却行九阳之数,以得气,此乃阴中隐阳,可治先热后寒之证,先泻后补也。"

(二)操作方法

针法操作顺序与阳中隐阴相反,进针后先在深层行泻法——紧提慢按六数,再退到浅层行补法——紧按慢提九数。

1.《金针赋》

"阴中之阳,先热后寒。深而浅,以六九之方,则先泻后补也。"又,"阴中隐阳,先热后寒,深而浅,以六九之方,则先泻后补也。"即将所刺穴位分浅、深两层,进针后先在深层得气,施行紧提慢按六阴数,至患者觉针下凉时,再将针退到浅层,施行紧按慢提九阳数,至患者觉针下热,即出针,并按闭针孔。阳为补,阴为泻,阴中隐阳,即为泻中有补,属于先泻后补的补泻方法。其操作方法是与前法次序相反,先深后浅,紧提慢按,三退一进,行凉泻法;至针下觉凉时,再由浅而深,紧按慢提,三进一退,行热补法,至针下觉热,即行出针,以手按揉针孔。

2.《针灸大成》

"凡用针之时,先运一寸,乃行六阴之数,如觉病微凉,退至五分之中,却行九阳之数,以得气,此乃阴中隐阳,可治先热后寒之证,先泻后补也。"《针有深浅策》:"先热后寒者,用以阴中隐阳之法焉。于用针之时,先入一寸,使行六阴之数,如觉微凉,即退针,渐出五分,却行九阳之数,亦以得气为应。"意思是对先热后寒证,要施行阴中隐阳法,其操作方法是先进针1寸,作六阴法以"微凉"为度,然后退针到5分,作九阳法以"得气"为度,这是因为主要的病机是荣虚卫盛的荣卫不和,所以治则还是调和荣卫,在这里助荣气衰少为主而抑卫气内伐为次。阴中隐阳手法操作与同阳中隐阴手法而施术顺序与阳中隐阴相反。进针得气后,再先深后浅依次操作,即先将针进至深层,作紧提慢按行六阴数;再退针至浅层,作紧按慢提九阳数,称为一度。按病情需要反复施术至适度后出针。

3.《医学入门》论阴中隐阳

与前者相反,令患者口呼鼻吸,随其吸气,用单指押手法,将针进入地部,候其气至,即将针急插至天部。在人部1分上下的范围内紧提慢按六阴之数,也可配合捻转泻法,拇指向后捻针,患者如有凉感,稍停片刻,候凉感消失,再令患者改为口呼鼻吸的呼吸,医生改用舒张押手法,将针缓慢地插至天部,再在天部1分上下的范围内紧按慢提九阳之数,也可配合捻转补法,拇指向前捻针,待针下热感,稍停片刻,将针拔出,不需按针孔。

各家阴中隐阳法技术要领见表6-25。

表6-25 各家阴中隐阳法技术要领表

徐凤阴中隐阳法	杨继洲阴中隐阳法	李梴阴中隐阳法
①先深后浅,紧提慢按,三退一进,行凉泻法 ②至针下觉凉时,再由浅而深 ③紧按慢提,三进一退,行热补法 ④至针下觉热,即行出针,以手按揉针孔	①针刺入深层,得气 ②提插泻法,紧按慢提,行六阴数,令患者觉凉 ③针刺入浅部 ④提插法的补法慢按紧提九次,令患者觉热 ⑤退针,此为一度	①随患者吸气,针刺入地部,气至后将针提至天部 ②在人部1分上下的范围内紧提慢按六阴之数 ③令患者口呼鼻吸,以将针刺入地部 ④在天部1分上下的范围内慢提紧按六阴之数 ⑤待针下热感,稍停片刻,将针拔出,缓慢揉按针孔

(三)经典文献

《针有深浅策》:"先热后寒者,是阴隐于阳也",这句话的意思是阴虚引起阳盛则热,外邪耗伤阳分则寒。参考《针有深浅策》:"曰先曰后者,而所中有荣卫之殊,曰寒曰热者,而所感有阳经阴经之异"和《经络迎随设为问答》:"病寒,则刺阴之经"这些记载,又可以解释为荣气虚的基础上,外邪侵犯阴经,先伤荣气然后引起卫气更内伐则热,外邪耗伤卫气则寒。所以"阴隐于阳"是指荣气隐于卫气,就是说荣气衰少而卫气内伐的荣卫不和的病理状态。因此说,阴中隐阳法以泻热为主,兼能补阳,临床上适用于先热后寒的疟疾,或热多寒少,寒热错杂(里热表寒以里热为主),虚实夹杂(内实外虚以内实为主)的杂病。

(四)临床应用

与阳中隐阴针法相比,阴中隐阳应用相对较少。郭翔等以阴中隐阳针法配合摩腹治疗小儿食积,令患儿仰卧位或俯卧位,取足三里、梁门、中脘、天枢、梁丘、脾俞、胃俞、章门等穴,分两组轮流使用。阴中隐阳针法为先泻后补,根据穴位的可刺深度,分浅(五分)、深(一寸)操作,进针后先深层行泻法,紧提慢插6次,再退针到浅层行补法,紧插慢提9次,均不留针。每日1次,10日为1疗程。治疗5次后,症状逐渐缓解,2个疗程后获愈。陈美仁采用阴中隐阳针法治疗月经不调120例,主穴取关元、肾俞、三阴交。随证配穴:月经先期配行间、中封;月经后期配气海、足三里;月经先后不定期配期门、肝俞;倒经配气海、血海。主穴均运用阴中隐阳针法,阴中隐阳针法为先泻后补之法。根据穴位的可刺深度,分浅(5分)、深(1寸)两层操作,进针后先深层行泻法,紧提慢按6数,再退针到浅层行补法,紧按慢提9数。均不留针,可行数度。每日1次,10天为1疗程,一般采用每个月治疗1个疗程,连续治疗至少3个月以上。根据辨证后选用的配穴则采用一般的平补平泻手法。结果表明,该法疗效显著,值得在临床推广。盖因治疗采用阴中隐阳的先泻后补的针刺手法,先泻其有余之热,再补其不足之阴,并辨证论治取穴,可收理气调经之功。

九、龙虎交战法

(一)概述

龙虎交战法,首载于徐凤《针灸大全·金针赋》。该法是通过毫针行针过程中反复左右交替捻转针体,达到治疗作用的针刺方法。也有以青龙摆尾、白虎摇头手法相结合并与捻转、提插、九六法组合而成,或分层进行操作。

(二)操作方法

龙虎战法,要领在于向左捻针九数和向右捻针六数,这是基本的,也是徐凤龙虎交战的基础方法。汪机的两个方法,丰富了徐凤的基本方法。其一是先左捻九进八十一次,后右捻六退三十六次,如此反复操作。其二是分天地部施术,在天左盘右转,之后三提九按或八十一按。在地右盘左转,之后三按六提或三十六次。杨继洲的龙虎交战法是分别在天、地部施术,各左转九数,右转六数(表6-26)。

表6-26 各家龙虎交战法技术要领表

徐凤龙虎交战法	汪机龙虎交战法一	汪机龙虎交战法二	杨继洲龙虎交战法
①直刺入深部得气	①直刺入深部得气	①直刺入浅部得气行苍龙摆尾	①针刺入天部
②左转九阳数(苍龙行)	②行苍龙九阳数足左转八十一次	②针尖环周向左盘行	②行左捻九数
③右转六阴数(白虎行)	③行白虎六阴数右转三十六次	③捻针柄向右转动	③行右捻六数
④反复施术	④反复施术	④针分三次提上	④刺入人部
		⑤九次按下(可达81次)	⑤行左捻九数
		⑥将针插入地部行白虎摇头	⑥行右捻六数
		⑦针尖环周向右盘行	⑦针刺入地部
		⑧捻针柄向左转动	⑧行左捻九数
		⑨将针三按六上提(可达36次)	⑨行右捻六数
		⑩出针	⑩反复施术

(三)经典文献

龙虎交战法,首载于徐凤《针灸大全·金针赋》。龙,指苍龙,为左,意指左转捻针,为补法;虎,指白虎,为右,意指右转捻针,为泻法。左转、右转两法反复交替使用,称为"龙虎交战"。而后,《针灸问对》、《针灸大成》又有所发展。一般操作是先向左捻转九次,后向右捻转六次或者九六的倍数次捻转。

1. 徐凤龙虎交战法

《金针赋》:"龙虎交战,左捻九而右捻六,是亦住痛之针。"

进针到深部得气后,先用拇指向前左转(苍龙行)九次,达九阳数足;再用拇指向后右转(白虎行)六次,达六阴数足。反复交替。

2. 汪机龙虎交战法

《针灸问对》:"下针之时,先行龙而左转,可施九阳数足;后行虎而右转,又施六阴数足,乃首龙尾虎以补泻。此是阴中引阳,阳中引阴,乃反复其道也。又云:先于天部施青龙摆尾,左盘右转,按而添之,亦宜三提九按,令九阳数足;后于地部行白虎摇头,右盘左转,提而抽之,亦宜三按六提,令六阴数足。"

汪机在《针灸问对》中,提出龙虎交战法技术两种:一种是针刺入深部得气后,先向左捻九进八十一次,向右捻六退三十六次,再向左捻九进八十一次,向右捻六退三十六次,即首龙尾虎而施补泻,达到阴中引阳,阳中引阴的目的。第二种方法是将穴位可刺深度分为三层,先在天部施行青龙摆尾法操作,针尖在天部环周向左盘行,两手指捻针柄向右转动。将针分三次提上,分九次按下,可达八十一次。后将针插入地部行白虎摇头之法,针尖在地部向右环周盘行,用双指将针柄向左转动。最后在地部将针行三次下按，六次上提，可达三十六次，最后出针。

3. 杨继洲龙虎交战法

《针灸大成》："龙虎交战手法，三部俱一补一泻……凡用针时，先行左龙则左拈，凡得九数，阳奇零也；却行右虎则右拈，凡得六数，阴偶对也。乃先龙后虎而战之，以得气补之，故阳中隐阴，阴中隐阳，左捻九而右捻六，是亦住痛之针，乃得返复之道，号曰龙虎交战，以得邪尽，方知其所，此乃进退阴阳也。"

杨继洲龙虎交战法，将穴位的针刺深度分为天、人、地三部，该法在三部分别进行一补一泻。先在天部行针，得气后将针左捻九数，之后右捻六数。进入人部仍按上法施术，进入地部仍按上法施术，反复操作。

（四）临床应用

龙虎交战法是左九转和右六转相结合的操作法，宜反复操作，同时结合提插、青龙摆尾和白虎摇头等手法的基础上，构成复式手法，可取得理想的疗效。该法的镇痛作用，与捻的次数，与捻的角度关系密切。在刺至针感层时，向一个方向捻到一定次数，都会有组织纤维缠绕针体，而出现拉扯针感组织的现象。因此在操作时要准确把握刺激强度，适可而止。本法适用于剧烈疼痛及瘫痪病症，故凡感觉敏感及身体虚弱者不宜采用。若水肿病人使用本法时，由于针体与组织之间渗出液较多，组织纤维不易缠绕针体，捻针时针感不佳者，可配合其他方法以加强针感。

龙虎交战是毫针刺法操作中一种最强烈的刺激方法，能有效地疏通经络气血运行，达住痛移疼的效果。因此可治疗各种痛症及瘫痪病症。如各种疼痛，风寒湿痹，胃火牙痛，胃痛，痛经，三叉神经痛，以及截瘫，中风后遗症等。亦可治疗疟疾等寒热往来之症。

詹德琦用龙虎交战针法治疗坐骨神经痛169例，治疗方法：主穴取秩边、环跳，配穴取殷门、合阳、阳陵泉、丰隆、悬钟，每次选1～2穴。主配穴均取患侧。操作方法：治疗组的患者侧卧位，常规消毒所取穴位，取消毒后的30号毫针，用指切进针法，将针刺入皮肤后，直接至该穴治疗所需深度，针尖略偏向病处，得气后行龙虎交战手法，先向左捻转九数，后向右捻转六数，反复施行3次，留针30分钟，然后取针。每日1次，10次为一疗程。治疗结果：痊愈115例，显效46例，好转7例，无效1例，总有效率99.4%。

杨军雄用龙虎交战为主治疗急性腰扭伤86例，治疗方法：取合谷（双）、太冲（双）。操作方法：取患者坐位，两手微握拳置于两膝上，穴位常规消毒，用29号、长1.5寸不锈钢毫针直刺入穴1寸许，行龙虎交战法，即先浅向左九转，再深向右六转，如此反复四遍，手法操作完毕后，留针20分钟，每隔10分钟行龙虎交战法1次，每次行该针法时，嘱患者主动作腰部前屈、后伸旋转等活动，每日1次，3次为1疗程。治疗结果：按疗效评定标准86例患者治愈78例，占90.7%；有效6例，占7%；无效2例，占2.3%；总有效率达97.7%。

刘景洋用龙虎交战手法治疗坐骨神经痛，治疗方法：主穴为阳陵泉。配穴取大肠俞、关元俞、环跳、委中、承山、昆仑，均取患侧。操作方法：令病人伏卧或侧卧（患侧在上）。取28号2寸不锈钢毫针，用75%酒精棉球将穴位常规消毒。阳陵泉按龙虎交战手法施术，即将针刺入穴位得气后，将针退至0.5寸处，以左转为主，即大拇指向前用力捻转9次；再以右转为主，即大拇指向后用力捻转6次；然后刺入1寸处、1.5寸处各重复上述手法1次。针感不能太强，以病人能忍受为限，要求针感向风市穴或昆仑穴传导为最佳。留针30分钟。大肠俞、关元俞、环跳、委中、承山、昆仑施以平补平泻手法，均留针30分钟。每日针刺1次，每周针5次，10次为一疗程。治疗结果：治愈47例，显效30例，有效7例，无效8例，总有效率96.5%。

贾红玲用龙虎交战合平补平泻针法治疗腰椎间盘突出症，治疗方法：龙虎交战组取双侧腰椎突出部位及其上下椎体的华佗夹脊穴为主穴，如$L_{4\sim5}$椎间盘突出，即取L_3、L_4、L_5双侧的华佗夹脊穴，根据疼痛、麻木部位选取患侧环跳、殷门、风市、委中、阳陵泉、承山、昆仑为配穴。针法：针刺前先用拇指按揉片刻,用 30 号华佗牌 1.5~3.0 寸不锈钢毫针直刺进针(阳陵泉向下斜刺),华佗夹脊穴要求深刺至两椎板之间,得气后施龙虎交战针法,即先拇指向前(左)用力捻转 9 次,后拇指向后(右)用力捻转 6 次,先左后右,一补一泻,此为一度,一般每穴操作三至六度。留针 30 分钟,12 次为 1 疗程。两个疗程观察疗效。治疗结果:治愈 39 例,好转 5 例,无效 1 例,总有效率 97.78%。

十、子午捣臼法

(一)概述

子午捣臼法,子,方位在下,为北,时间为夜半。午,方位为上,为南,时间为正午。子午象征方位的转动,意指捻转。捣臼,即指古代用杵在臼内舂米之状,捣臼说明杵的上下舂米动作,意指提插动作。子午捣臼法,是以捻转、提插法为主,并结合徐疾补泻组成的复式手法。子午捣臼,首载于明·徐凤《针灸大全·金针赋》,此后《针灸聚英》、《针灸问对》、《针灸大成》均对子午捣臼有所论述,但基本内容和操作和《金针赋》没有更大的区别。

(二)操作方法

子午捣臼,首先是分天、人、地三层操作。九入,即捣臼的动作,提针速度较慢,下捣速度较快,力量也大于提。捣针分三部,每层下捣三次,总计九次,同时配合捻针。提针亦为三层,每层提退二次,提针力量大,总计六次,配合捻针(表 6-27)。

表 6-27 徐凤子午捣臼法要领表

徐凤子午捣臼法
①直刺入天部得气
②边捣边进,九次达地部,同时左右捻转针体
③六次提退配合左右捻转针体提回人部
④反复操作

(三)经典文献

《金针赋》:"子午捣臼,水蛊膈气,落穴之后,调气均匀,针行上下,九入六出,左右转之,千遭自平。"将所刺腧穴分天人地三层,针刺入天部得气后,经过九次下插,边进边捣,到达地部,下插同时左右捻转针体,即九入;到达地部,分六次提退到人部,提退时仍配合转针,即六出,反复多次,即出针。

(四)临床应用

子午捣臼法是在分三部的基础上,每部三进,共九进,到底部后,每部二退,共六退,结合捻针旋转,因此要掌握穴位的深浅,以确定分部,进行正确操作。该法九进六退,进时紧按,退时紧提,达到捣臼的目的,加之捻转,有一定的泻的作用。

1. 赵辑庵子午捣臼法

子午捣臼者,持针一提一插,如人捣臼之状,提针用三分力,插针亦用三分力,提插均平,无或浅或深之弊。此法最能活动穴下之气,运气催气,其效甚大。捣臼时,一上一下,手指颤动,故得名。

子午捣臼法作用可导引阴阳之气,壮阳以利水,补阳兼泻阴,能消肿利水,用以治疗由阳气不行,水湿泛滥所导致的水肿、鼓胀,"蛊膈膨胀之疾",包括腹水、严重的胃肠胀气、肝脾肿大及食积等症,此外,还可治疗腰肌劳损等症。

2. 陈玲琳子午捣臼法

陈玲琳等用子午捣臼针刺手法配合艾条灸治疗老年人习惯性便秘,治法:穴取天枢、关元、大肠俞、脾俞,用 30 号 1~1.5 寸毫针直刺进针,得气后行子午捣臼手法。子午捣臼是一种捻转提插相结合的针刺手法,进针得气后,先紧按慢提九数,再紧提慢按六数,同时结合左右捻转,反复行针。每间隔 5 分钟行子午捣臼手法 1 次,以保持持续针感。留针半小时,每日治疗 1 次,5 次为 1 疗程。在行针间隔中配合艾条灸,灸针刺的部位及周围,灸至皮肤微微发红为宜。结果:治疗 45 例,其中男 28 例,女 17 例;年龄最小 60 岁,最大 85 岁。经 1 次针灸治疗,24 小时以内大便排出者 21 例,经 2~5 次针灸治疗大便排出者 21 例,经 5 次针灸治疗大便未排出者 3 例,有效率为 93.33%。

3. 刘枫林子午捣臼法

刘枫林等用子午捣臼针刺手法配合艾条灸治

疗术后肠麻痹38例,治疗方法:取天枢(双)、关元(中)、上巨虚(双)、下巨虚(双)手法,用28号1.5寸长毫针直刺进腧穴的皮内,进针的深度可根据病人的胖瘦而定,运用《金针赋》中子午捣臼手法,寻找针感,得气后反复实施,后间隔5分钟行子午捣臼手法,在间隔中配合艾条灸,灸腹部的俞穴,留针1小时每日治疗1次。治疗结果:治愈18例,显效1例,有效1例,无效2例,总有效率92.86%。

十一、龙虎升降法

(一)概述

龙虎升降法首载明·高武《针灸聚英》,书中只谈及此法的原则:"龙虎飞腾撚妙玄,气通上下似连山,得师口诀分明说,目下教君病自痊。"即"龙虎飞腾歌",其中内容不全,操作技术不详。后来,明代针灸家汪机、杨继洲在《针灸问对》和《针灸大成》中亦有论述。三家的名称分别为"龙虎升腾"、"龙虎飞腾"、"龙虎升降",前两者的意思基本相同,"升腾"和"飞腾"都是向上的意思。而"升降"则是形容向上又向下操作的意思,与前两者不同义,但三者的操作方法,都是有深,有浅,故此法应用"升降"二字表达最为贴切。龙虎升降法,是以捻转、提插补泻手法与行气法相结合的复式补泻手法。

(二)操作方法

该法之所以称为龙虎,即其中有向左转或左盘的操作,有向右转或右盘的操作。称为升降,即其中有盘按,盘提,按而提之的操作。

汪机的操作方法重点是刺激天部和地部,即第一针感层和第三针感层。使用左右盘按,左右盘提法。其中增加了弩法的操作动作,作用是利用针体的拨动激发针感组织,出现一种柔和的针感。

"如拨弩机之状",其中,弩机是发射箭用的机关,多数是用中指扣动扳机将箭射出。"用中指将针腰插之",该处的"插"并非是提插中的插或进的动作,而是用中指用力扳动针体,如扣动弩机一样的动作。杨继洲的龙虎升降法主要是捻转法和提插法的组合,其中有右手和左手的换手动作,目的加强针感。原文中"引起阳气"是指第一针感层(天部)的针感。"气行上下交合迁",是地部和天部的感觉互相交和。如此反复进行上下反复的操作为升与降。汪机的盘按盘提及弩法要仔细操作方可达到要求(表6-28)。

表6-28 各家龙虎升降法技术要领表

汪机龙虎升腾法	杨继洲龙虎升降法
①直刺进针至天	①右手持针,大指前捻,食指后捻入天部
②先左盘按一次	②左手大指向前捻,食指后捻
③后右盘按一次	③向右捻转针体
④插直针,用中指拨针柄,如拨弩机九次	④向下按,向上提针体
⑤进针至地	⑤反复操作
⑥右盘提一回	
⑦左盘提一回	
⑧插直针,用中指拨针柄,如拨弩机六次	
⑨使气在前,按之在后	
⑩使气在后,按之在前	
⑪反复操作	

（三）经典文献

1. 汪机龙虎升腾法

《针灸问对》："龙虎升腾，先于天部持针，左盘按之一回，右盘按之一回，用中指将针腰插之，如拨弩机之状。如此九次，像青龙纯阳之体。却推针至地部，右盘提之一回，左盘提之后一回，用中指将针腰插之。如此六次，像白虎纯阴之体。按之在后，使气在前；按之在前，使气在后。若气血凝滞不行，两手各持其针行之。此飞经走气之法也。"

该法的操作是将穴位可刺深度分为天、人、地三部，重点刺激天部和地部。首先将针刺入天部，先用左盘法，盘即转圆之意，同时加用按法。再同法向右盘按一回。再做弩法，将针插直后，用手中指拨动针柄，如拨弩机的形状，共弩九次。将针插入地部，施左右盘提法，先向右转圆重提轻按，后左转圆重提轻按。再做弩法，将针插直后，用手中指拨动针柄，共弩六次。在操作同时用左手控制针感方向，欲使气在前，按之在后，使气在后，按之在前。

2. 杨继洲龙虎升腾法

《针灸大成》："龙虎升降手法，凡用针之法，先以右手大指向前拈之，入穴后，以左手大指向前捻，经络得气行，转其针向左向右，引起阳气。按而提之，其气自行。如气未满，更依前法再施。龙虎升降捻妙法，气行上下合交迁。依师口诀分明说，目下教君疾病痊。"该法的操作是将穴位的可刺深度分为三层，即天、人、地三部。先用右手持针，大指向前捻，食指向后进入天部，之后，换左手大指向前捻，再向左向右捻转针体，捻后即向下插按针体，再向上提针体。可反复操作，反复上下即为升降。

（四）临床应用

龙虎升降法为三层操作，因此应注意针刺的深度和部位。一般以肌肉丰厚之处为佳，如四肢及臀部、腹部。根据针感传导的要求，可采用使气向前，按之在后，使气在后，按之在前的方法。

龙虎升降法可用来调和阴阳，疏通经气，补泻兼施，治疗疼痛痒麻等营卫虚实不调之症，如外寒内热出现的皮肤畏寒，口渴，便秘及内寒外热出现的恶热，消化不良，怕冷食等症，对胃及十二指肠溃疡、胆结石、慢性肾炎等症也有较好的疗效。

十二、汗吐下三法

（一）概述

针灸汗吐下三法，是在《内经》汗吐下三法理论基础上，经过后世医家的继承和发展，使其成为一种腧穴选择与针刺手法相结合的针灸汗吐下三法。

汗法，即发汗解表，祛风除邪，是表证的治疗方法。《素问·阴阳应象大论》曰："其在皮者，汗而发之"。吐法，即涌吐痰涎、宿食、毒物，使之通过呕吐排出的治疗方法。《素问·阴阳应象大论》曰："其高者，因而越之。"病邪位于咽喉、胸膈、胃脘，可用吐法。下法，即攻下通里，泻热导滞，治疗肠胃积热，大便秘结的方法。《素问·阴阳应象大论》曰："中满者，泻之于内。"《内经》的汗吐下三法，为后世提出了辨证治疗的原则，后世医家以此为据，发展成为汗、吐、下、和、消、清、温、补药物的八法治疗。如汉代张仲景《伤寒论》用麻黄汤、桂枝汤等发汗解表，治疗太阳伤寒。又针刺风府穴等，祛风散寒，治疗伤寒初起，以免邪入里传经。《伤寒论》以瓜蒂散涌吐痰食等，是吐法的代表方剂。以大承气汤、小承气汤、调胃承气汤治疗阳明腑实之证，为药物攻下的代表方剂。金元时代张子和《儒门事亲》力主祛邪扶正，提倡"邪去正安"说，在临床上擅长汗吐下三法，在针灸施术上体现为刺络泄血法。张子和的汗、吐、下三法的内容，是极其广泛的。他说："引涎、嚏气、追泪，凡上行者皆吐法也；灸、蒸、熏、渫、洗、熨、烙、针刺、砭石、导引、按摩，凡解表者皆汗法也；催生下乳、磨积逐水、破经泄气，凡下行者皆下法也。"他明确指出："岂知针之理，即所谓药之理。"他又说："出血之与发汗，名虽各异而实同。"提出了刺络泻血法在临床上即汗吐下三法的治疗作用。

针刺手法与取穴相结合的汗、吐、下三法是明代李梴的独创。他在《医学入门》"杂病穴法"篇，以汗、吐、下三法并列，分别取用合谷、内关、三阴交等穴，施用不同的针刺手法，构成了独有的针灸汗、吐、下三法。

（二）操作方法

汗、吐、下三法操作，首先是选择腧穴，汗法为合谷，吐法为内关，下法为三阴交。行针部位以人部最佳。汗法先补八十一次，再用男左女右的搓法行针十至几十次。吐法是先补六次，再泻三次，后行子午捣臼法三次，嘱病人配合多呼几次。下法是男左女右捻针六阴数（六次、一十八次、三十六次），之后令病人口鼻闭气，将气吞鼓腹中，泻插一下（表6-29）。

表6-29 李梴针刺汗吐下法技术要领表

汗法	吐法	下法
①直刺合谷穴	①取内关穴	①取三阴交穴
②进针到人部	②直刺到人部	②直刺到人部
③提插或捻转补泻法八十一次	③提插补法六次	③男取左，女取右侧
④男左女右搓法数十次	④提插泻法三次	④右转六阴数次
⑤汗出身温出针	⑤子午捣臼法：提插补法九次，提插泻法六次，同时捻转推战一次	⑤令病人口鼻闭气
	⑥吐止徐徐出针	⑥将气吞鼓腹中
		⑦泻插一下
		⑧出针

（三）经典文献

1. 李梴针刺汗法

《医学入门》："汗，针合谷，入针三分，带补行九九之数，搓数十次，男左搓，女右搓，得汗方行泻法，汗止身温，方可出针。如汗不止，针阴市，补合谷。"

汗法的操作是毫针直刺入合谷穴，达人部得气后，用提插（或捻转）补法行针八十一次，之后用搓法，男用左搓法，女用右搓法。左搓法时，以食指末节横纹至拇指为依据，拇指、食指捏住针柄，拇指从食指指端横纹向前搓，搓至指梢，为搓一次，搓十次乃至几十次为止。右搓法与左搓法相反方向。

2. 李梴针刺吐法

《医学入门》："吐，针内关，入针三分，先补六次，泻三次，行子午捣臼法三次，提气上行，又推战一次，病人多呼几次，即吐。如吐不止，补九阳数，调匀呼吸三十六度。吐止，徐徐出针，急扪其穴。如吐不止，补足三里。"

吐法的操作是毫针直刺入内关穴，达人部得气后，用提插（或捻转）补法行针六次，再用泻法行针三次，然后行子午捣臼法三次，使患者有恶心作呕感，再推战针体，令病人多呼几次，即可呕吐。吐后可徐徐出针。

3. 李梴针刺下法

《医学入门》："下，针三阴交入三分，男左女右，以针盘旋，右转六阴数毕，用口鼻闭气，吞鼓腹中，将泻插一下，其人即泻。如泄不止，刺合谷，行九阳数。"

下法的操作是毫针直刺入三阴交穴，达人部得气后，男子取左侧，女子取右侧，向右捻针，捻针次数是六阴数（六次、一十八次、三十六次），然后口鼻闭气，将气吞鼓腹中，泻插一下，会出现便意。

（四）临床应用

汗法可发汗解表，祛风散寒，用于恶寒重，发热轻、无汗、头痛、身痛、脉浮紧等风寒表证。吐法可涌吐痰涎、宿食，用于胸满脘胀，闷乱懊烦，上冲欲呕等证。下法可攻下通里，泻热导滞，治肠胃积热，大便秘结，腹痛拒按等症。

汗法的禁忌证是大吐、大泻、大出血后的病人。如风寒表证兼气虚或阴虚的病人，可先以补虚，可先针足三里穴以补气，针照海，太溪穴以滋阴，然后施行汗法。该法使用后，如汗不止，可针刺补阴市、合谷穴。

吐法的禁忌证是年老体弱、久病、孕妇、产后之人、大出血后、气虚、哮喘者不可使用。如施术后吐不止，可取足三里穴针刺补法。

下法的禁忌证是表邪未解、孕妇、产后或大出血病人忌用。年老体弱之人慎用。

十三、子母补泻法

（一）概述

子母补泻法，是根据五脏六腑，十二经五输穴的五行属性，应用虚补母、实泻子的原则选取有关腧穴进行治疗疾病的一种补泻方法。《难经·六十九难》："虚者补其母，实者泻其子，当先补之，然后泻之。"这是根据五行生克制化的理论，结合经络脏腑以及五输穴的五行属性产生的临床治疗方法。该法除了指导中药配伍用药治疗各科疾病外，还用于针灸临床取穴。就是将阴经井荥输经合五输以木火土金水为属性；将阳经以金水木火土为属性，用五行相生的顺序，与五脏六腑五行所属相合，生者为母，所生为子，排列成补母泻子的补泻方法。具体来说，如某脏腑（经）虚证，可采用补其母脏腑（经）的方法治疗；某脏腑（经）实证，以可采用泻其子脏腑（经）的方法治疗。实者泻其子，虚者补其母，能调节阴阳盛衰，达到祛邪扶正的目的，从而治愈疾病。

自金元时代以来，五行生克理论、子母补泻针刺取穴法有较大发展。元·窦汉卿《针经指南》则以《难经·七十五难》为据，在子母补泻法的应用上，可在他经取穴，如肝实肺虚，肝实就泻其子，取子经心经上的子穴少府（荥火）；肺虚应补其母，取母经脾经上的母穴太白（输土）。明·汪机《针灸问对》对《内经》、《难经》经义又有新的认识，他以《难经·五十难》虚邪、实邪、微邪、贼邪、正邪为论，提出《难经》子母补泻应当随证取穴，只有在本经自病时才取本经子母穴，否则宜取有关经穴进行补母泻子。杨继洲则认为子母补泻法在治疗五脏病时，除取穴当依五行生克关系取用他经穴位之外，还必须注重针刺手法，如针向迎随补泻、开阖补泻、徐疾补泻等。若用以治疗十二经病，则应以本经穴位为主，进行针刺补泻手法。在《针灸大成》卷八中也反映了他对子母补泻的论点。《针灸问对》把本法称为"子母迎随"，是源于《难经》中的论述。

（二）操作方法

该法的操作首先要掌握三点，一是阴阳经五输穴与五行、天干的对应关系。二是十二经及其五输穴与五行相配合的关系。三是掌握十二经的母穴、子穴、本穴（表6-30、表6-31）。

1. 本经子母补泻法

该法是根据"虚者补其母"和"实者泻其子"的原则，在本经五输穴上取穴的方法。首先找出本经及本经五输穴中本穴的五行属性来，按生我者为母，我生者为子的原则，分别找出母穴、子穴来。本经实证，取本经子穴为泻；本经虚证，取本经母穴为补。如肺经有病，应取肺经上五输穴的母穴和子穴，根据虚实而定补母泻子。肺经属金，肺经五输穴上的本穴也属金，是经渠。母穴是生金的穴，是属土的太渊穴。子穴是金生的穴，是属水的尺泽穴。因此肺经实证，取尺泽穴为泻子；肺经虚证，取太渊穴为补母。他经类推。

表6-30 五输穴与五行、天干对应关系

五行＼五输＼天干	井	荥	输	经	合
阴阳经					
阳经	庚金	壬水	甲木	丙火	戊土
阴经	乙木	丁火	己土	辛金	癸水

表 6-31　十二经五输穴配合五行表

阴经						阳经						
穴名经名	井(木)	荥(火)	输(土)	经(金)	合(水)	穴名经名	井(金)	荥(水)	输(木)	原	经(火)	合(土)
肺(金)	少商	鱼际	太渊	经渠	尺泽	大肠(金)	商阳	二间	三间	合谷	阳溪	曲池
脾(土)	隐白	大都	太白	商丘	阴陵泉	胃(土)	厉兑	内庭	陷谷	冲阳	解溪	足三里
心(火)	少冲	少府	神门	灵道	少海	小肠(火)	少泽	前谷	后溪	腕骨	阳谷	小海
肾(水)	涌泉	然谷	太溪	复溜	阴谷	膀胱(水)	至阴	通谷	束骨	京骨	昆仑	委中
心包(相火)	中冲	劳宫	大陵	间使	曲泽	三焦(相火)	关冲	液门	中渚	阳池	支沟	天井
肝(木)	大敦	行间	太冲	中封	曲泉	胆(木)	窍阴	侠溪	临泣	丘墟	阳辅	阳陵泉

2. 他经子母补泻法

该法仍按"虚者补其母"和"实者泻其子"的原则,而是在他经五输穴上取穴的方法。首先找出本经及本经五输穴的五行属性来,按生我者为母,我生者为子的原则,分别找出该经的母经和子经来。本经虚证取其母经上为母的穴为补,本经实证,取子经上的子穴为泻。如胆经有病,应选取胆经的母经和子经,胆经属木,本穴属木为临泣,其母经为水经,即膀胱经。其子经为火经,即小肠经。如胆经实证,应取胆之子经上的子穴。胆属木,本穴属木,子经为小肠经,小肠经上胆经的子穴属火,为阳谷。如胆经虚证,应取胆经母经上的母穴。胆属木,本穴属木,母经为膀胱经,膀胱经上胆经的母穴属水,为通谷。

子母补泻法的原则是虚则补其母,实则泻其子,用此寻求母经、子经、母穴、本穴、子穴,而确定选取的穴位,达到治疗的目的。要熟练掌握本经上的母穴、本穴和子穴。本穴即是与本经五行属性相同的五输穴。如找膀胱经上的本穴,膀胱经属水,其本穴亦属水,即荥穴通谷。又如心经上的本穴,心经属火,其本经亦属火,即荥穴少府。与本穴临近的穴,生我的穴为母穴,我生的穴为子穴。找到本穴,对寻找子穴与母穴就方便得多了。要熟悉推导五行,特别是五行的相生规律,即木火土金水是相生的。要掌握"阳井金"、"阴井木"的规律。该规律就是指阳经和井穴为金,阴经的井穴为井。按此规律,阳经的荥输经合穴分为属水木火土;同样,阴经的荥输经合穴分别属火土金水。比如,小肠经的输穴后溪穴,按井荥输经合的顺序为第三,按五行排列,井属金,顺序是金水木火土,那么第三位的输穴后溪穴即属木。

(三)经典文献

《难经·六十九难》:"虚者补其母,实者泻其子,子能令母实,母能令子虚。假如肝病(肝为木),虚即补厥阴之合曲泉(水)是也,实则泻厥阴之荥行间(火)是也。"

《难经·七十九难》:"迎而夺之者泻其子也,随而济之者,补其母也。假令心病(心为火),泻手心主俞(土为子);补手心主井(木为母……土为火子),手心主之输大陵也,实则泻之是迎而夺之也。木者火之母,手心主井中冲也,虚则补也,是随而济之也。"

《难经·七十三难》:"诸井者,木也,荥者,火也。火者木之子,当刺井者,以荥泻之。故经言补者不可以为泻,泻者不可以补,此谓也。"

子母补泻的治疗方法,多载于《难经》,观其文,可见子母补泻法在临床应用过程中可采用取灵活多变的方式,不必拘泥。《难经经释》曰:"按《内经》补泻之法,或取本经,或取他经,或先泻后补,或先补后泻,或专补不泻,或专泻不补,或取一经,或取三、四经,其说俱在,不可胜举。则补母泻子之法,亦其中一端,若竟以为补泻之道尽如此,则不然也。"其论可谓完善,是临床使用中的重要参考。

(四)临床应用

子母补泻的配方原则,应以病症性质及穴位的主治范围为前提,然后结合五输穴的五行属性,采用子母补泻法。杨继洲《针灸大成》卷八载"唾血振寒"之治,取用太溪、足三里、列缺、太渊即是此例。其中太渊为手太阴肺经母穴(输土),配阳明胃经经母穴以补土生金;列缺为手太阴肺经络穴,太溪为少阴肾经原穴,同用以清热养阴。这里未用太阴脾经太白穴,而取足三里,这就是穴位主治与病症关系的灵活应用,不拘于五行生克。

根据具体病情,辨别经络脏腑寒热虚实,取用以上穴位,进行子母补泻。在实际临床中,单纯的虚证或实证并不多见,特别是有些病表里见症,虚实交错,因此治病上取穴配方,可在本经子母补泻的基础上,取用他经子母穴位,并同时配合相应的针刺手法,以达扶正祛邪,虚补实泻的作用。如心经实证,应泻子穴土穴,输穴神门,同时可泻子经上的子穴,子经是脾经,子穴太白穴,可加强治疗作用。

十四、纳支补泻法

(一)概述

纳支补泻法,又称为纳子补泻法,是子午流注针法中的一种。子午流注的另一种方法是纳午法或称纳干法。纳支补泻法也称为"十二经流注时刻补母泻子迎随补泻法"。本法首载于明·高武《针灸聚英》。是以每天十二时辰,每个时刻对应一个脏或腑,应用该脏腑的五输穴,进行补泻的方法。纳支法是由《难经》补母泻子迎迎随补演法推行而来,与一日十二时辰中十二经脉气血流注相结合,与《难经》七十九难、二十三难论述相结合。纳支补泻法是以每天十二时辰为取穴的标准,所取穴为五输穴,因此,此法属于按时取穴补泻范畴。

(二)操作方法

1. 高武纳支补泻法

《针灸聚英》:"十二经脉昼夜流注歌,肺寅大卯胃辰经,脾巳心午小未中、申膀酉肾心包戌、亥三子胆丑肝通。"

《针灸聚英》:"十二经病井荥输经合补虚泻实。"

手太阴肺经属辛金,起中府,终少商,多气少血,寅时注此。……补(虚则补之),用卯时(随而济之),太渊(穴在掌后陷中,为经土。土生金,为母。经曰:虚则补其母)。泻(盛则泻之),用寅时(迎而夺之),尺泽(为合,水。金生水,实则泻其子,穴在肘中约纹动脉中)。

手阳明大肠经为庚金,起商阳,终迎香,气血俱多,卯时注此。……补用辰时,曲池(穴在肘外辅骨,屈肘曲骨之中,拱胸取之,为合土。土生金,虚则补其母。泻,用卯时,二间(穴在食指本节前内陷中,为荥水。金生水,为子,实则泻其子)。

足阳明胃经属戊土,起承泣,终厉兑,气血俱多,辰时气血注此。……补,用巳时,解溪(穴在冲阳后一寸五分,腕上陷中,为经火。火生土。经曰:虚则补其母)。泻,用辰时,厉兑(穴在足大指次指去甲如韭叶,为金井。土生金。经曰:实则泻其子)。

足太阳阴脾经属巳土,起隐白,终周荣,多气少血,巳时气注此。……补,用午时,大都(穴在足大指本节后陷中,为荥火。火生土,为母。虚则补其母)。泻,用巳时,商丘(穴在足内踝下微前陷中,为经金。土生金。实则泻其子)。

手少阴心经属丁火,起极泉,终少冲,多血少气,午时注此。……补,用未时,少冲,穴在手小指内廉端,去爪甲如韭叶,为井木。木生火,为母。经曰:虚则补其母)。泻,用午时,灵道(穴在掌后一寸五分,为经金。土生金,为子,实则泻其子)。

手太阳小肠经属丙火,起少泽,终听宫,多血少气,未时注此。……补,用申时,后溪(穴在手小指外侧,本节后陷中,为俞木。木生火。虚则补其母)。泻,用未时,小海(穴在肘内大骨外,肘端五分陷中,为合土。火生土,为子。实则泻其子)。

足太阳膀胱经属壬水,起睛明,终至阴,多血少气,申时注此。……补,用酉时,至阴(穴在足小指外侧,去爪甲如韭叶,为井金。金生水,为母。虚则补其母)。泻,用申时,束骨(穴在足小指外侧本节后陷中,为俞木。水生木,为子。实则泻其子)。

足少阴肾经属癸水,起涌泉,终俞府,多血少气,酉时注此。……补,用戌时,复溜(穴在足内踝上二寸动脉陷中,为经,金。金生水。虚则补其母)。泻,用酉时,涌泉(穴在足心陷中,为井水。水生木,木为水之子。实则泻其子)。

手厥阴心包络经,配肾(相火),起天池,终中冲,多血少气,戌时注此。……补,用亥时,中冲(穴在手中指端,去爪甲如韭叶,为井木。木生火,为母。虚则补其母。滑氏曰:井者,肌肉浅薄,不足为使也。补井者,当补合)。泻,用戌时,大陵(穴在掌后两筋间陷中,为俞土。火生土,为子。实则泻其子)。

手少阳三焦经(属相火配心包),起关冲,终丝竹,多气少血,亥时注此。……补,用子时,中渚(穴在手小指次指本节后陷间,为俞木。木生火,为母。虚则补其母)。泻,用亥时,天井(穴在肘外大骨后上一寸,两筋间陷中,屈肘得之。甄权云:屈肘一寸,又手按膝头,取之两筋骨罅,为合土。火生土,为子。实则泻其子)。

足少阳胆经,属甲木,起瞳子髎,终窍阴,多气少血,子时注此。……补,用丑时,侠溪(穴在足小指次指岐骨间,本节前陷中,为荥水。水生木,为母。虚则补其母),泻,用子时,阳辅(穴在足外踝上四寸,辅骨前绝骨端,去丘墟七寸,为经火。木生火,为子。实则泻其子)。

足厥阴肝经,属已木,起大敦,终期门,多血少气,丑时注此。……补,用寅时,曲泉(穴在膝内辅骨下。大筋上小筋下陷中,屈膝得之,在膝横纹头是,为合水。水生木,为母。虚则补其母)。泻,用丑时,行间(穴在足大指间,动脉应手,为荥火。木生火,火为子。实则泻其子)。

上针法,井荥俞经合补泻皆本《素》《难》也。

我国古代是以干支计时的,包括年、月、日、时都是以干支相配合而记述和应用的。如甲午年乙丑月庚辰日甲午时等。和子午流注针法纳支法关系密切的是时干支,尤其是时地支。时地支和脏腑及每日小时的对应关系如表6-32。

表6-32 时地支和脏腑及每日小时的对应关系

时间	昼夜											
	夜		黎明			白昼			黄昏		夜	
时辰	子	丑	寅	卯	辰	巳	午	未	申	酉	戌	亥
时间	23~1	1~3	3~5	5~7	7~9	9~11	11~13	13~15	15~17	17~19	19~21	21~23
脏腑	胆	肝	肺	大肠	胃	脾	心	小肠	膀胱	肾	心包	三焦

表6-32所述,即每个脏腑对应每个时辰,也是十二经流注的时刻。

根据"虚则补其母,实则泻其子"的原则施用补泻方法。

补法:当经气去衰,选用该经五输穴中的母穴,追而济之即为补法。

泻法:当经气来旺之时辰,迎而夺之,选用该经中的子穴为泻法。

经气去衰之时,就是十二经流注旺盛后的一个时辰。如肝经去之时,就是肝经旺盛时辰,丑时已过,丑时后的时辰即寅时。在寅时取用肝经五输穴中的母穴曲泉,亦可加上毫针补法,就为补法。

经气来旺之时,就是十二经流注旺盛的具体时辰。如肝经经气来旺之时,就是丑时,在丑时选用肝经五输穴中的子穴行间,亦可加上毫针泻法(表6-33)。

2. 窦汉卿纳支补泻法

《标幽赋》:"一时取十二经之源,始知要妙。"

该法是在某经流注时刻已过时,不拘于流注时刻,直取本经的原穴或本穴。

如肝经有病,丑时、寅时已过,如到午时,就不能用高武的纳支补泻法。这时可选用肝经的本穴大敦和原穴太冲,欲补毫针用补法,欲泻毫针用泻法。

表 6-33 十二经流注与时辰对照

十二经	流注时刻	迎而夺之 实泻其子		追而济之 虚补其母		过时取穴	
		时刻	子穴	时刻	母穴	本穴	原穴
肺(辛金)	寅	寅	尺泽(水)	卯	太渊(土)	经渠(金)	太渊
大肠(庚金)	卯	卯	二间(水)	辰	曲池(土)	商阳(金)	合谷
胃(戊土)	辰	辰	厉兑(金)	巳	解溪(火)	三里(土)	冲阳
脾(己土)	巳	巳	商丘(金)	午	大都(火)	太白(土)	太白
心(丁火)	午	午	神门(土)	未	少冲(木)	少府(火)	神门
小肠(丙火)	未	未	小海(土)	申	后溪(木)	阳谷(火)	腕骨
膀胱(壬水)	申	申	束骨(木)	酉	至阴(金)	通谷(水)	京骨
肾(癸水)	酉	酉	涌泉(木)	戌	复溜(金)	阴谷(水)	太溪
心包(相火)	戌	戌	大陵(土)	亥	中冲(木)	劳宫(火)	大陵
三焦(相火)	亥	亥	天井(土)	子	中渚(木)	支沟(火)	阳池
胆(甲木)	子	子	阳辅(火)	丑	侠溪(水)	临泣(木)	丘墟
肝(乙木)	丑	丑	行间(火)	寅	曲泉(水)	大敦(木)	太冲

3. 李梴纳支补泻法技术

《医学入门》:"人每日一身周流六十六穴,每时周流五穴(除六原穴),乃过经之所。""周身之三百六十六穴,统于手足六十六穴"。

该法是把十二经五输穴及原穴(共六十六穴)分列在一日十二时辰之内,仍是按寅时开取脉经经穴类推。每一时辰开一经的五输穴和原穴,从井穴开始,经荥、输(原)、经、合,到下一时辰,又条经脉的穴位又开穴。每一穴位占一个时辰的五分之一,折算每隔二十四分针流注一穴。原穴的开取时间和输穴的开取时间一致。以肺经为例,寅时开始第一个二十四分钟开井穴少商,第二个二十四分钟开荥穴鱼际,第三个二十四分钟开输穴太渊(开输穴同时开本经原穴,本经原穴亦为太渊),第四个二十四分钟为开经渠,第五个二十四分钟开尺泽。以胃经为例,辰时开始第一个二十四分钟开井穴厉兑,第二个二十四分钟开荥穴为庭,第三个二十四分钟开陷谷同时开原穴冲阳,第四个二十四分钟开解溪,第五个二十四分钟开足三里。

综上所述,纳支法在治疗应用时不必考虑本年的干支、月干支、日干支、时天干,只要牢记十二经流注时刻的地支即可。而且要把每一时刻,每一脏腑经气旺盛与衰弱时刻牢牢记住。

对各经的本穴、原穴、子穴、母穴也应记牢,对五行的推算,补母泻子在五输穴上的应用有较熟练地掌握。

(三)经典文献

1. 高武纳支补泻法技术

《针灸聚英》:"十二经脉昼夜流注歌,肺寅大卯胃辰经,脾巳心午小未中、申膀酉肾心包戌、亥三子胆丑肝通。"

《针灸聚英》:"十二经病井荥输经合补虚泻实。"

2. 窦汉卿纳支补泻法

《标幽赋》:"一时取十二经之源,始知要妙。"

该法是在某经流注时刻已过时,不拘于流注时刻,直取本经的原穴或本穴。

3. 李梴纳支补泻法技术

《医学入门》:"人每日一身周流六十六穴,每时周流五穴(除六原穴),乃过经之所。""周身之三百六十六穴,统于手足六十六穴"。该法是把十二经五输穴及原穴(共六十六穴)分列在一日十二时辰之内,仍是按寅时开取脉经经穴类推。

(四)临床应用

每时辰为2小时,24小时对应12时辰。换算中应牢记子时为23至1时,午时为11至13时,以此类推即可把小时换为时辰,便于使用该法。该法所取的穴经可为主穴,再辨证死穴加以应用。在取穴的基础上,可加配毫针补泻法配合应用,效果更佳。

除了上述的补母泻子法取穴外,还可应用"按时循经取穴"法。就是某经病时,于该经经气旺时,取用该经的五输穴(任何一个均可)治疗。如肝经病时,在丑时取肝经的五输穴中任何一个均可,大敦、行间、太冲、中封、曲泉均可,纳子补泻法适应于脏腑虚实等病症,在应用时还应考虑五输穴各自的主病特点,如井主心下满,荥主身热,经主喘咳寒热,俞主体重节痛,合主逆气而泄。临床中,主取该穴外,可选取其他腧穴配合治疗。李梴《医学入门》云:"缓病必开阖,急病不拘开阖"。说明该法在临床中可用于"缓病"。

参 考 文 献

[1] 宋淑华."烧山火"针刺手法治疗肾阳虚型不孕症50例.陕西中医.2007,28(3):331

[2] 王萍,江宁."烧山火"手法治疗胃下垂50例.中医外治杂志,2005,14(6):43

[3] 彭建明,卢洪,胡虚白.烧山火针法治疗肩周炎疗效观察.中国针灸,2006,26(8):581~582

[4] 王自兴.烧山火针刺疗法治疗周围性面神经麻痹42例.河北中医,2004,26(5):363

[5] 吴国凤,任飞,张硕.烧山火手法治疗进行性脊肌萎缩症和肌萎缩性侧索硬化症15例.中国针灸,2000,7

[6] 刘月振.透天凉手法针刺鱼际为主治疗咽炎76例.中国针灸,2002,1(22):324

[7] 费兰波.青龙摆尾针法治疗腰椎间盘突出症疗效观察.中国中医骨伤科杂志,2005,13(1):47

[8] 王泽涛.青龙摆尾刺太冲治疗巅顶痛110例临床观察.中国针灸,1998,5:300

[9] 焦杨.青龙摆尾针法治疗根性坐骨神经痛80例分析.中医药学刊,2004,22(4):729

[10] 李子勇,老锦雄.青龙摆尾法治疗网球肘91例的临床观察.按摩与导引,2006,22(3):9

[11] 张爱冰.苍龟探穴法治疗网球肘38例临床观察.江苏针灸,2003,(1):338

[12] 邹建华.苍龟探穴法针刺率谷穴治疗偏头痛35例.中医药学刊,2005,23(4):723

[13] 邱有法.苍龟探穴法治疗关节疼痛100例疗效观察.云南中医中药杂志,2006,27(2):35

[14] 王兵,刘家瑛.苍龟探穴针刺法为主治疗单纯性肥胖40例.中医杂志,2005,46(10):768~76

[15] 邢民.苍龟探穴治疗中风下肢功能障碍126例.针灸临床,2005,14(5)9

[16] 陈红路,严晓春.苍龟探穴法为主治疗梨状肌综合征55例.中国针灸,2002,22(4):276

[17] 曾奕.赤凤迎源针法治疗落枕48例疗效观察.新中医,2002,34(9):50

[18] 王泽涛,付培红,刘庆思等.赤凤迎源针法治疗术后腹胀100例临床观察.中国针灸,1999,(7):436

[19] 林晓华,杨军.赤凤迎源针法促进术后肠功能恢复的对比观察.邯郸医学高等专科学校学报,2002(15):34~35

[20] 詹德琦.龙虎交战针法治疗坐骨神经痛169例疗效观察.中国针灸,2000,(8):481

[21] 杨军雄.龙虎交战为主治疗急性腰扭伤86例.针灸临床杂志,2003,19,(12):29

[22] 刘景洋.龙虎交战手法治疗坐骨神经痛的疗效观察.中国针灸,2000,(2):91

[23] 贾红玲.龙虎交战合平补平泻针法治疗腰椎间盘突出症疗效对比观察.辽宁中医药大学学报,2007,9(3):132

[24] 陈玲琳,马素萍.子午捣臼针刺手法配合艾条灸治疗老年人习惯性便秘.中国针灸,2002,22(8):540

[25] 刘枫林,陈玲琳,赵孝珍.子午捣臼针刺手法配合艾条灸治疗术后肠麻痹38例疗效观察.针灸临床杂志,2003,19(9):26~27

第三节 平补平泻

一、概述

平补平泻法是针刺得气后，不疾不徐，均匀地提插、捻转后出针的操作方法。平补平泻法最早出现在宋代朱肱的《类证活人书》，称为"平泻法"。明代陈会的《神应经》及杨继洲的《针灸大成》完整地提出"平补平泻"。平补平泻法用于治疗虚实兼有或虚实不太显著的病症，即"不盛不虚以经取之"之意。由于其操作方法没有严格的规范，并且简单方便，故是现代临床医生应用最多的一种操作手法。甚至有人对于明确的虚证或实证，亦应用平补平泻之法，以调其经脉之气，发挥腧穴主治的特异作用和机体不同机能状态的调整作用。"平补平泻"共有三说：一说是为一种先泻后补的手法，二是杨氏"刺有大小"说，强调补泻之量的大小，三是近说（暂用此代之），为一种不补不泻的手法。

二、操作方法

平补平泻法操作时，以针刺得气后，边提插，边捻转，提插的幅度与捻转的角度不大不小，均匀一致。或者以单纯的提插行针，或者以单纯的捻转行针，使针感达到一定的刺激量后即出针。

从目前临床的应用来看，平补平泻手法应该包括单式和复式2种，主要适用于虚实不太明显或虚实夹杂的病证。

1. 单式平补平泻法

针刺得气后均匀地提插或均匀地捻转后留针或退针。现今针灸临床工作者所采用的平补平泻法多为此手法，其具体操作是针刺入一定深度得气后，缓慢均匀地左右捻转和上下提插，提插的幅度和捻转的角度应轻重适中，徐入徐出，从而达到从阴引阳，从阳引阴的效果。

2. 复式平补平泻法

（1）先泻后补法：即陈会之法。是采用提插或捻转的补泻手法，先施泻法，后行补法，先祛病邪，后扶正气。

（2）小补小泻法：即杨继洲之法。亦是采用提插和捻转补泻手法，是介于补与泻之间的手法，也是均匀柔和的提插捻转手法。该法适宜于虚证或实证较轻的病证，同时对虚实夹杂及慢性病也较适宜。目前临床应用也多是该法。

由上可以看出，平补平泻手法既有单式手法，亦有复式手法。单式平补平泻手法主要以提插或捻转为主；复式平补平泻手法一般是指提插与捻转手法的结合施术。

三、经典文献

1.《神应经》[1] 平补平泻法

《神应经》"凡人有疾，皆邪气所凑，虽病人瘦弱，不可专行补法。经曰：邪之所凑，其气必虚。如患赤目等疾，明见其为邪热所致，可专行泻法，其余诸疾，只宜平补平泻，须先泻后补，谓之先泻邪气，后补真气，乃先师不传之秘诀也。"其意是指虚实夹杂之疾，宜采用先泻后补的方法，即其操作方法是一种先泻后补的刺法。强调人体罹病皆有邪实的因素，虽为正气虚弱，亦不能一味用补，而应采用平补平泻法。这里的"平补平泻"作先泻后补解，陈氏把"平"字的内涵理解为"常"，即把先泻后补作为针刺治疗疾病的常法，施针时先行泻法以去邪，后用补法以扶正，目的是要使其邪去正复，阴阳得以协调，此种针法实属于复式补泻手法，后衍化为《金针赋》中的阴中隐阳法。

2.《针灸大成》平补平泻法

《针灸大成·经络迎随设为问答》[2]："有平补平泻，谓其阴阳不平而后平也，阳下之曰补，阴上之曰泻，但得内外之气调则已。有大补大泻，惟其阴阳俱有盛衰，内针于天地部内，俱补俱泻，必使经气内外相通，上下相接，盛气乃衰。""平"是指"平和"的意思，杨继洲阐发的"平补平泻"是与"大补大泻"相对，是建立在提插基础上的手法较轻、刺激量较小的补法或泻法，目的在于使机体内外之气调和，适用于一些阴阳不平的病症。这里的平补平泻法实指平补法和平泻法两种独立的针刺操作手法的总称。如宋代朱肱在《类证活人书》中曾提到平泻法的应用："凡妇人病，法当针期门，不用行子午法，恐缠藏膜引气上，但下针令病人吸五吸，停针良久，徐徐出针，此是平泻法也。"此平泻法即指手法较轻、刺激量较小的泻法，故可认为《针灸大成》平补平泻法应源于《类证活人书》之平泻法。

3. 导气法

有人认为平补平泻法相当于《灵枢·五乱》中的导气法。导气法出于《灵枢·五乱》[3]"徐入徐出，谓之导气，补泻无形，谓之同精，是非有余不足也。"即缓慢进针，然后缓慢出针的方法，与提插平补平泻法极为相似。"导"为导引之义，与"行气法"相同，是促使"得气"的一种方法，是施行补泻手法的开始阶段。"非有余不足也"其意也是指在没有针感的时候，施用该法。因此可以说"导气法"即是"得气法"、"行气法"，该法并无补泻之意。因此，导气法应该是补泻手法的基础，只有在"得气"之后才能进行补泻，才能真正达到临床效果。平补平泻手法也是如此，只有在"得气"之后才能施用，虽然二者手法相似，但阶段不同，意义也异。

4. 平针法

近人也有将平针法称为平补平泻法。平针法，出于《医经小学》（卷五·针法歌）[4]："先说平针法……揣穴故教深；持针安穴上，令他嗽一声，随嗽归天部，停针再至人；再停归地部，待气候针沉，气若不来至，指甲切其经；次提针向病，针退天地人。"就其文所述应属"进针法"与"行针法"范畴，如"揣穴故教深，持针安穴上，令他嗽一声，随嗽归天部"，显然是进针的一种方法。"停针再至人；再停归地部，待气候针沉，气若不来至，指甲切其经；次提针向病，针退天地人。"此段描述也是一种促使"得气"和"气至病所"的方法。由此可见，"平针法"应该是一种"进针法"和"行气法"的描述，而非"补泻手法"之意。

5. "平补平泻"的提出及其衍化

"平补平泻"一词最早出现在宋代朱肱的《类证活人书》，称为"平泻法"。明初《神应经》（由陈会之徒刘瑾辑成）完整地提出"平补平泻"。陈氏在《神应经》中说："用右手大指及食指持针，细细动摇，进退搓针，其针如手颤之状，谓之催气。这种右手持针，进行反复的提插与捻转，并结合轻轻动摇的操作，是现在临床上常用的一种手法，其目的不外乎"催气"。在针刺未得气的情况下，用来催以得气；在已得气时，则起加强激发经气的作用。又指出"凡人有疾，皆邪气所凑，虽病人瘦弱，不可专行补法，只宜平补平泻，谓之先泻邪气，后补真气"。这段话是根据《内经》"邪之所凑，其气必虚"而来的。说明人体患病有正邪两个方面的因素，虽为正虚，但也具邪实。在针灸治疗上，不能一味用补，而应采用"平补平泻"的手法。这里指的"平补平泻"，乃是一种先泻后补的手法，目的在于先泻除遏滞经络的病邪，然后施行补法，真气才能充实。这一针刺手法后由徐凤、杨继洲等人衍化归入复合的"阴中隐阳"等手法中，治疗先热后寒、实中夹虚之症。《医经小学》（卷五·针法歌）："先说平针法……揣穴故教深；持针安穴上，令他嗽一声，随嗽归天部，停针再至人；再停归地部，待气候针沉，气若不来至，指甲切其经；次提针向病，针退天地人。"杨继洲在《针灸大成·经络迎随设为问答》中提到"平补平泻"，说："（刺）有平补平泻，谓其阴阳不平而后平也……但得内外之气调则已。有大补大泻，唯其阴阳俱有盛衰，内针于天地部内，俱补俱泻。"此处的"平补平泻"是与"大补大泻"相对而言的。意思是说，针刺在补或泻的质的不同基础上，尚应注意与讲究量的大或小的区别。可见历代医家对平补平泻手法的理解各有不同，故在临床应用时应详审其意，辨别使用。

四、临床应用

1. 陆瘦燕论平补平泻法与平针法[5]

（1）平补平泻法

陆瘦燕认为"平补平泻"法被认为是指较小刺激量的补泻手法而言。至于陈氏《神应经》则是将"平"字理解为"平常"的意思,即指这是一种常用于补法之前的方法。但陈氏将先泻后补法称为"平补平泻",则相对地必然贬低其他补泻手法的常用价值,前者似更切合。但是不论前者与后者,都没有指出"平补平泻"法是不属于补泻范围之内的,或不分补泻的针刺方法,这是十分明显的。近人对"平补平泻"法有很多不同的看法,有认为平补平泻法是不分补泻的手法,用于不虚不实或虚实难辨之症;有认为平补平泻法的操作须不断地作左右捻转,同时还要作上下提插。这种方法考之文献,似与《神应经》中记载的"催气法"很相类似,故应为一种催气的方法。将催气法用于补泻的前后,或在不用补泻的情况中应用,自然可以,但称为"平补平泻",则似乎缺少古人文献的根据。与此相类,认为平补平泻的目的是激发经气,使针刺得到得气的反应的,也是将平补平泻法没解作催气法,同样缺乏根据。

(2)平针法

《针法歌》中载:"先说平针法,含针口内温,按揉令气散,指穴故教深,持针按穴上,令他嗽一声,随嗽归天部,停针再至人,再停归地部,……泻欲迎握取……",这种"平针法"的操作是以分层进行候(催)气为主,待气至退针至人部,施用针向行气法,然后在经气行运向病所的基础上施行补泻。故就其性质来说应属候气、行气的综合运用;若就针刺过程来说,是补泻的前一阶段。

目前也有人将此与"平补平泻"法相混淆,认为"平针法"即"平补平泻"法。至于"平针法"的应用,陆瘦燕认为应用于以行气为目的的刺法中为主。但是,临床某些疾病往往会虚实难辨,如骤施补泻,可致"虚虚实实",造成不良后果,或某些非阴阳之气有余不足,营气循环太过不及所导致的病,徒然补泻之,当然也不能愈疾。在这样的情况下,则可用以"得气为度"或"行气至病所"的方法来治疗,也可视为"平针法"的范围。

2. 楼百层平补平泻法

楼百层认为平补平泻法是以诱导邪气外出,导引正气恢复的导气法为立法依据,适用于虚实不太显著或虚实兼有的病症,以及机体一时性气血紊乱所致的疾病。其方法是以《灵枢·五乱》"徐入徐出,谓之导气,补泻无形,谓之同精,是非有余不足也,乱气者之相逆也"的记载为立法依据的,具体操作手法是针刺得气后,进行不快不慢、均匀提插捻转,针感以患者能够忍受的适宜刺激量为度,捻转数分钟后出针。

3. 赵辑庵平补平泻手诀[6]

(1)平补平泻第一诀——搓转均匀:搓转针柄时,不多不少,一生一成,谓之"搓转均匀"。如针柄左转为补,则右转为泻;针头向上为补,则向下为泻,搓转均匀是无偏轻重之手法。

(2)平补平泻第二诀——子午捣臼:子午捣臼者,持针一提一插,如人捣臼之状,提针用三分力,插针亦用三分力,提插均平,无或浅或深之弊。此法最能活动穴下之气,运气催气,其效甚大。捣臼时,一上一下,手指颤动,又名"赤凤迎源法"。

(3)平补平泻第三诀——直进直退:进针退针均要直,则上气不至入下,下气不至泄上,此又补又泻,活动经穴气道之法。

(4)平补平泻第四诀——先补后泻,先泻后补:病有先补正气,后泻邪气;又有先泻邪气,后补正气之法。审病者正气多少,邪气轻重,以择其法。一补一泻,即一损一益之法,择宜而施。如邪轻而正太虚者,用补多泻少法;邪重而正不至太虚者,用多补少泻法。

4. 赵玉青平补平泻法

针身直进直退,左右搓转均匀,一上一下,提插均匀,又补又泻,活动经穴之气,此乃临床常用之法。或一上一下,手指颤动,起运气催气作用。或先补后泻,或先泻后补。审病之虚实灵活掌握。总之,要手指有劲,才能进退自如。

5. 凌剑武家传针法技术论平补平泻法

将针不快不慢进入肌肉,以适当速度捻运,轻轻提插数次,使病人感到酸势悠悠扬扬,徐起徐散,然后将针缓缓拔出,略扪其穴。

6. 纪青山等论平补平泻法[7]

(1)用"平补平泻针法"来命名故认为这种针法

本身就应该属于补法或泻法,达到补中气或泻邪气的作用。说是非补非泻的针法,是没有根据的。如在临床应用时,遇到瘦弱的病人,不可专行补法,只宜平补平泻针法,这种平补平泻针法,即是先泻后补的针法,先泻邪气,后补真气,才能彻底达到治愈疾病的目的。

(2)把"平补平泻针法"看作是不分补泻的针法,这种观点似乎是含有贬低其他针法的意义。针灸治病的原则,如《灵枢·经脉》篇中指出:"盛则泻之,虚则补之,热则疾之,寒则留之,陷下则灸之,不盛不虚以经取之。"这说明疾病属实者当泻,属虚者当补,病在经脉者应针刺经脉,因病邪在经脉,很难分虚实,只能分寒热,故刺其发病经。针刺就应本着这种针刺原则进行治疗,故认为平补平泻针法不分补泻是不合乎虚补实泻的治疗原则的。

(3)主张平补平泻针法用于补泻前后。其方法为不断左右捻转,同时上下提插。这种针法用于针刺前,是寻找针感的方法,在有针感的基础上进行补泻操作,把平补平泻针法看作是针前的候气法或催气法,这似乎又和"平针法"有些相似。如果用于针刺补泻后,是为了加强针感,或松动针体,将针提出,是在针灸临床中的实际操作方法。

7. 吕菊梅论平补平泻法

各种补泻手法量的变化,主要是由速度、力度和幅度三个方面决定的。一般地说,速度较快的、力度较重的、幅度较大的,补泻的量就较大(或较强),反之,速度较慢的、力度较轻的、幅度较小的,则补泻的量也较小(或较弱)。如徐疾补泻法,徐而疾则实,疾而徐则虚。其法以速度论补泻,操作中力度没有变化。因此,决定其补泻量的大小,主要由进出针幅度的大小作根据。进出针幅度小的(由天部进针至人部,又由人部退针至天),其泻量就小,进出针幅度大的(由天部进针,经人部,直插至地部,又由地部一次退针至天部),其补泻量也大,又如捻转补泻法,按窦氏之法,右转(逆时钟转,或大指向后)为泻,左转(顺时针转,或大指向前)为补。其补泻量,若大指向前时用力较重,捻转幅度较大,速度较快的,为大补(或称强补),若大指向前时用力较轻(但尚比大指向后时用力为重),捻转幅度较小,速度较慢的,为小补(或称弱补),处于上两者之间的,则为中补。

8. 王富春教授对平补平泻的体会[8]

长春中医药大学王富春教授通过学习和多年的临床体会,针对平补平泻手法提出如下几点:

(1)平补平泻手法有单式与复式之不同。单式平补平泻是指均匀柔和地提插或捻转补泻,即介于补与泻之间的手法。

(2)复式平补平泻手法有先泻后补和小补小泻。先泻后补,即陈会之法,是先祛邪、后扶正的手法。小补小泻法即杨继洲之法,是提插捻转结合的均匀柔和手法。平补平泻法与导气法不同,导气法实则为"行气法",是促使得气的手法,二者施术阶段不同、意义不同。

(3)平补平泻法与平针法不同。《医经小学》的平针法属于"进针法"与"行气法"的范畴,无补泻之意。

9."平补平泻"的临证应用

"平补平泻"针法是在阴阳一般性(或通常性)的不平衡时使用,使阴阳变其平衡,其标准只要使内外阴阳之气调和就可以了。而"大补大泻"则是当阴阳都具明显的偏盛偏衰状况下才使用[9]。其操作,毫针须在天部与地部之间进行大幅度的运动,施行各种补泻手法。很明显,这两种操作,毫针运动的幅度是不同的,杨继洲认为是"刺有大小"。在近代的一些针灸著作中,有承杨氏之说的,而更多的是把"平补平泻"作为一种不补不泻的手法,或称为"平针法",即"平补平泻"也可以说界于补泻之间的手法[10]。操作方法较简单,只需将针不快不慢地刺入穴内,然后再来回均匀地捻针或者采用其他各种基本手法,借以激发经气,候病人得到一定的感觉后将针退出体外。这种方法主要用于不虚不实或虚实难辨之症[11]。有人对此的操作说得更简单,认为"进针后均匀地提插,捻转,得气出针"[12]。

"平补平泻"是各种补泻手法中补或泻的具体针刺补泻手法,是以病证之虚实为前提的。"补虚泻实",是历代针灸学家十分重视的,任何补泻手法都不能偏离补虚与泻实两种性质完全不同的原则。

刺法的区分补泻,是以症候的虚实为前提。《灵枢》"盛则泻之,虚则补之,不盛不虚,以经取之",是针灸施治取穴的总则;在方法上,于补法、泻法之外,还有导气法,适用于"非有余不足"的病证。导气法,可以认为是近人所说"平补平泻"法的最初载述。平补平泻针法是临床上比较常用的针法,也是有效的针法,但由于对平补平泻针法的认识不同,操作也不一样,今后应力求平补平泻针法从理论上、操作上达到统一,以明显提高平补平泻针法的临床效果。

参 考 文 献

[1] 李鼎. 针灸玉龙经神应经合注[M]. 上海:上海科学技术文献出版社,1995

[2] 杨继洲. 针灸大成[M]. 北京:人民卫生出版社,1984

[3] 张珍玉. 灵枢经语释[M]. 济南:山东科技出版社,1983

[4] 施土生. 针灸歌赋校释[M]. 太原:山西科技出版社,1987

[5] 王富春. 实用针灸技术[M]. 北京:人民卫生出版社,2006

[6] 傅景华. 赵辑庵补泻法[J]. 山西中医杂志,1986,(2):34

[7] 朱英,张敏,纪青山. 平补平泻针法小议[J]. 吉林中医药,2007,27(6):41~42

[8] 王富春. 论平补平泻针刺技术[J].《中国针灸》,2008:4

[9] 奚永江. 针刺"平补平泻"法的探讨[J]. 中医研究,2003,(16):14~15

[10] 杨子雨. 有关"平补平泻"手法之我见[J]. 甘肃中医药,2001,20(9):21~22

[11] 刘海峰,刘军,许广里. 脐周四边穴治疗腰间盘突出症30例[J]. 长春中医药大学学报,2008,24(2):208

[12] 杨玉光. 针刺配合中药外用治疗足跟痛48例[J]. 长春中医药大学学报,2007,23(8):67

第七章

留针与出针法

第一节 留针技术

一、概述

留针是针刺得气后，施以适当的补泻手法，并将针留置穴内，停留一段时间后，再予出针的方法。留针技术是毫针刺法的一个重要环节，留针与否，留针的方法，留针时间长短等对针刺治疗效果有直接影响。针刺得气后，适当留针，可以加强针刺感应，延长刺激时间，起到候气和催气、调气的作用。

针刺留针与否，留针时间的久暂，应视病人的体质、病情、针刺部位而定，现代毫针刺法对此有了较明确的规定。如外感表症、热证，宜浅刺不留针；对痛症及久病内寒者，宜深刺久留针，有的留针时间可达数小时；一般的病症，针下得气后，施以适当的补泻手法，可留针10～20分钟。对有些针刺部位不宜留针，如天突、廉泉等，留针时易刺伤气管等组织，针刺得气后即应出针；对有些人不宜留针，如婴幼儿不懂事，留针后容易活动而出意外，故针刺得气后即出针。此外对需要留针者，可以留针者，在留针期间应随时观察病人的反应，有不良反应即立即出针，以防止晕针等意外情况。

二、操作方法

1. 静留针法

静留针法是针下得气并施以补泻手法后，即将针留置于穴内，不再行针，直到出针。临床对于多数慢性病、虚证、寒证病人均可用此法留针。一般在留针过程中，针感会逐渐减弱，但不应消失。对于针感易消失者，可在行针后，配合增强针感的手法（如用搓法使针感组织缠紧针尖，以延长针感持续时间），再留针于穴内。出针时应先捻转针柄，使针体、针尖松动，以免出针困难和疼痛。

2. 动留针法

动留针法是针刺得气后，在留针的过程中，多次间歇行针的方法。临床对于需要留针而又感觉迟钝，针感不明显，或行针时有针感，静留针则无针感者，多用此法。本法以不断间歇行针的方法，以增强针刺感应，延长针感持续时间，以达到补虚、泻实的目的，提高针刺疗效。

3. 守气留针法

守气留针法，是指在使用候气、催气之法针下得气后，患者有舒适的感觉时，医者需采取守气方法，守住针下经气，以保持感应持久。只有守住针下之气，才能在此基础上施以不同手法，使针刺对机体继续发生作用。常用的守气留针法有推弩法和搬垫法。

（1）推弩法：即将针尖顶住有感应的部位，推弩针柄，或用拇指向前或向后捻住针柄，不使针尖脱离经气感应处，稍待1～3分钟，以保持感应时间延长。

（2）搬垫法：即在针下得气后，患者有舒适感觉时，医者刺手将针柄搬向一方，用手指垫在针体与被针穴位之间，顶住有感觉的部位。如用拇指搬针，即用食指垫针。反之，用食指搬针，即用拇指垫针，以加大经气感应。如配合补泻者，用于补法时，针尖要往里按着，搬垫的角度要小；用于泻法时，针尖要往外提着，搬垫角度要大。

留针时间是针刺刺激量的重要参数，直接影响到临床针刺的疗效，在临床上留针时间却参差不齐，有的针灸医生主张留针时间短些，甚至不留针，有的倾向留针时间长些[1]。近几年留针时间问题引起针刺基础研究和临床研究的重视。针刺的临床效应取决于有效的刺激量和机体的反应。而有效的刺激量由刺激强度和持续时间构成。机体对针刺的反应有一定规律，针刺后须经过一个或长或短的潜伏期，针刺效应才开始显现。随着留针时间的持续，针刺效应逐渐上升，达到峰值，后逐渐下降。这就提示针刺治疗某一病症，在一定刺激强度作用下，存在着最佳的留针时间范畴[2]。这个最佳留针时间应通过严谨的临床和实验研究获得，并能够在临床上得到验证和重复。

留针时间与针灸效应的关系受到多种因素的影响，如疾病种类、性质、轻重、患者的个体差异、施术者的手法及所采用的针刺方法（如体针、头针或理针等）。在针刺治疗的过程中，有效刺激量是疗效的重要标准。在刺激强度相同的条件下，一般来说，刺激时间越长，则有效刺激量越大，反之则有效刺激量越小，但如果刺激时间无限延长，也会使有效刺激变为无效刺激甚至恶性刺激，带来不良影响。因此，寻找针灸治疗各种疾病的最佳留针时间，统一操作规范、提高疗效具有极其重要的意义。

一般来说，病情轻者，留针时间短，反之则留针时间长；体针相对于头针、理针等方的留针时间短。有效刺激量是针灸疗效的重要保证，它与刺激强度、刺激时间直接相关。在刺激强度相同条件下一定时限内，刺激时间越长，有效刺激量越大；反之则有效刺激量越小。众多的研究都表明，针刺效应有一个产生高峰至衰减的过程，并非刺激时间越大，有效刺激量越大。不同的疾病，其最佳刺激时间也不尽相同。因此，加强对各种常见疾病的最佳刺激时间的研究，即针刺治疗时效关系的研究，符合循证医学对现代针灸临床规范化、系统化针刺治疗模式的要求，有着确切的临床指导意义[3]。但是需要指出的是，目前关于留针时间的现代研究均局限于施针后所有穴位的共同留针时间，而较少提到不同下针顺序时，不同穴位的不同留针时间对于疗效的影响。

三、经典文献

古代文献中关于留针的论述大多在于说明针刺治疗的过程中，留针时间的长短取决于不同的病症类型。如《灵枢·邪气脏腑病形》[4]篇载："刺急者，深内而久留之，刺缓者，浅内而疾发针，以去其热"，《灵枢·终始》篇载："久病者，邪气入深，刺此病者，深内久留之"。

古代医家对于留针产生治疗效果的论述也值得后世思考。如《灵枢·小针解》说："上守机者，知守气也。……针以得气，密意守气勿失也"，《灵枢·终始篇》谓："刺热厥者，留针反为寒，刺寒厥者，留针反为热"，《素问·宝命全形论》："经气已至，慎守勿失"，《席弘赋》载："下针麻重即须泻，得气之时不用留"，都说明了留针的目的在于候气、催气和调气。

四、临床应用

1. 郭效宗留针法[5]

留针对有的病人是提高针刺疗效不可缺少的

一个重要环节。对一般慢性疾病，如面肌痉挛、冠心病、胃溃疡、哮喘等留针效果好。《灵枢·经脉》说："热则疾之，寒则留之。"《灵枢·九针十二原》曰："毫针者，尖如蚊虻喙，静以徐往，微以久留之。"《灵枢·九针论》谓："邪之所客于经，而为痛痹……微以久留，正气因之，真邪俱往，出针而养者也。"《灵枢·终始》曰："久病者邪气入深，刺此病者深内之而久留之。"说明患病时间长短与留针有密切的关系。笔者体会到，针刺留针与否必须根据病的轻、重、缓、急及病程长短等情况而定。病程长者留针时间长，病程短者留针时间短。一般情况下属抑制型的患者，针刺后稍留针3～5分钟，再反复施手法3～5次，治疗效果更明显。属神经兴奋型的患者留针需20～30分钟，久病者更长一些。

2. 方吉庆留针法[6]

快速颤指动作，将针刺入穴内，颤指动作要求快慢均匀，手法举止灵敏。如针下"气"来迟缓，以辅助手法催其气；如"经气已至，慎守勿失"，以相应的手法稳针"守气"。留针的长短，运针次数的多少，出针的快慢，视疾病虚实而定。

3. 郑魁山留针守气法[7]

针刺得气后必须守好气才能取得理想的疗效，所以《灵枢·针解》说："针以得气，密意守气勿失也。"如果气至后，"昙花过一现"，很容易消失。郑老说，一个有经验的针灸大夫，都必须有控制"经气"的本领，在行针过程中，无论使用什么手法，都不能丢了气。如果在进针后得了气，施行手法时又丢了气，那手法的施行是徒劳无益的，应该重新行针候气，找到感觉，也就是说使针下得气，再继续手法操作。正如《灵枢·针解》所述："上守机者，知守气也"。

临床经验不足的医者，在进针后，是否能得气，心中没有标准，在提插捻转时即使得气，往往也不容易将气感持续下去。故得气后必须守气，守气比得气又难了一步。因此，《灵枢·小针解》说："所谓易陈者，易言也，难入者，难著于人也。粗守形者，守刺法也；上守神者，守人之血；气有余不足，可补泻也。"前人的体会说明，扎针容易，得气也可以做到的，但要掌握经气及其活动规律就很困难。郑老的经验是当针刺得气后，针尖不能随意进退移动，如果进则穿透经络，退则脱离经络，都可能丢了气。因此，得气之后，要谨慎守气，守气时医者同样要全神贯注，通过手、眼观察和体会经气的活动，即指下冲动感、针下沉紧感、针体转动有吸力和看到针穴处或针穴远处的肌肉跳动等。《素问·宝命全形论》说："经气已至，慎守勿失，深浅在志，远近若一，如临深渊，手如握虎。神无营于众物。"故需要留针守气时，针体向前徐转3～5次，候针下沉紧，针体滞着沉重时为恰到好处。郑老的针感，不仅在留针守气时明显，即使起针以后，病人针穴处还有酸困胀感，往往持续几个小时，甚至长时间的十几个小时不消失。

第二节 出针技术

一、概述

出针又称退针、起针，是针刺补泻及留针后，达到了治疗要求，将针提出体外的操作技术。出针是毫针操作技术的最后步骤，在临床应用时，应根据病症虚实，病人体质，腧穴位置，针刺浅深，针刺补泻要求等具体情况正确施用，否则会影响针刺疗效，甚至引起出血、血肿，针刺后遗感等不良后果。

二、操作方法

根据历代医家的出针经验，现代常用出针法主要有快速出针法，缓慢出针法和单手出针法等。

1. 快速出针法

以左手捏干棉球按压于针旁，右手持针柄，稍加捻动，使针体针尖松滑不滞，再快速将针提出皮外。此法适用于短针浅刺的出针法，其出针快，无疼痛。

2. 缓慢出针法

以左手捏干棉球按压于针体旁，右手持针柄边捻边提针，缓慢地将针由深层退至浅层，待针退至皮下时，稍待片刻后，将针一次提出。此法适用于长针深刺的出针法，不伤气血，无针后出血、血肿及麻、胀、重、痛等针刺后遗感。

3. 单手出针法

以单手中指指腹抵于针体，指端按压穴旁，拇食指持针柄，边捻边上提，中指则轻柔下按穴旁皮肤，以免肌肉随针带起，短针可一次提出穴外，长针可分次逐步上提至皮外以出针。出针后，中指可即速按压针孔，或按泻法操作，不按压针孔。此法出针，出针较快，且指力稳定无疼痛。

4. 退针法

指针入体内一定的部位后，逐渐由深至浅向外退出针体（以不拔出皮肤外面为度）的方法。

5. 扪法

出于《素问·离合真邪论》："扪而循之"。据此，《针经指南》将针刺后扪闭针孔称之为"扪"："凡补时，以手扪闭其穴是也"，即出针之时按闭针孔，目的是起到补的作用。操作时，一手持消毒干棉球紧闭其针孔上，手指按压针孔出针。尤其是出针时针孔有出血，更应施以按压针孔的手法出针以止血。实热症候时一般不用此法。

上述各种出针法在应用时，应根据补泻要求而灵活掌握，如按"疾徐补泻法"快出针或慢出针，按"开阖补泻法"按闭针孔或不按针孔等。

在出针时，还应注意针下感觉，一般来说，只有在针下松动滑利时，方可退针、出针。若针下沉紧，提之不动，多为组织纤维缠针、滞针所致，不可硬行出针，以免疼痛和弯针等或出现其他损伤。此时可配合施以辅助手法，使针下松滑后再缓慢出针。

对于头皮、颜面、眼周围等易出血的部位，在出针时尤其要动作轻柔缓慢，同时左手要稍用力按压针旁，出针后仍需按压针孔1分钟左右，以免出血或血肿。

出针的先后顺序，一般先上后下，先内后外的顺序。即先出上部针，后出下部针，先取靠近医生一侧的针，后取另一侧的针。

应用上述方法出针时，应注意两个问题：出针一般不会造成病人疼痛，因而出针的快慢并不重要，匀速退出即可。而在晕针时，则强调快速出针，迅速将患者身上的针具悉数拔去，以尽快去除晕针的病因；出针后用消毒干棉球（或酒精棉球）按压一下针孔，以防止出血。或者在出针时，用押手的拇食两指夹一干棉球（或酒精棉球）按住针孔周围，刺手拔出针具后，用棉球轻微按压针孔。若出针后，针孔出血，多由于刺伤浅表静脉所致。处理方法是用干棉球按压片刻。对于头发内穴位的出针，应特别注意检查是否出血。

三、经典文献

古代医家对于出针的论述主要体现在出针技法方面。如《金针赋》说："出针贵缓，太急伤气"。又："摇而退之，出针之法"，《医宗金鉴·针灸心法要诀》："拔针之时切勿忙，闭门存神要精详，不沉不紧求针尾，此诀须当蕴锦囊"，《针灸聚英》："出针不可猛出，必须作二四次，徐徐转而出之则无血，若猛出必见血也"，《针灸大成》载："凡持针欲出之时，待针下气缓不沉紧，便觉轻滑，用指捻针，如拔虎尾之状也"，以及《针灸要诀与按摩十法》载："进针固宜缓，出针亦要缓，盖出针急则带穴肉，易致疼痛。不过补针要直出，泻针要摇转而出，稍有不同"，上述论述对于出针技巧的描述均形象生动，颇为精妙，对于指导临床有着深远的意义。

四、临床应用

1. 朱琏退针法

在病人觉得轻快、针刺部分的组织没有沉重感时轻捻，然后慢提地将针退出。朱琏使用的针都是银质的，不适应快速进针法。现在临床基本应用合金针，手法宜相应的有所改变。

2. 赵玉青出针

赵玉青反对不运用手法，如同拔草一样地出针，主张在针感强烈时不可生硬拔针，要用针刺手法与按摩相结合，导气住痛，针松气通后再徐徐搓转而起针。出针后按摩,促使气血流通以助针功。如针风池穴,颞部、肩背部均有余邪,可按摩悬厘、颅息、肩井部位,导气流通则不适感减轻。

3. 高玉瑃论出针

(1)一般出针法:一般是对病情平稳,虚实证情不太突出之患者,出针时,左手持一消毒之干棉球,自上部开始,向下顺序出针,若是卧位,左右两侧均有针时,可以先出靠近医生之侧的针,然后再出外面之针,也即是从上而下、从内而外的顺序出针。如此可以防止落针或是碰弯针身。绝大多数病人均可以使用此法出针。

(2)虚证出针法:患者体质虚弱,疲乏无力,腰膝酸软或麻木不仁,肌肤缓纵不收等症,治疗后出针时,使用开阖补泻之"阖法",出针之后,用棉球紧按其针眼,揉按数次为宜。若其感觉迟钝,应当在出针之前,再度提插捻转,使其针感强大,即速出针,遗留针刺感觉,谓之后劲,此种后劲对于知觉不敏者,活动不灵者有益。出针顺序同前。

(3)实证出针法:如剧烈头痛、腿痛、牙痛、咽痛或是腹痛。在用针行泻法之后出针,应用开阖补泻之"开法"。《灵枢经·终始篇》:"稀按其痏,以极出其邪气"。出针之时,将针柄稍一捻动,试其未曾滞针,随即将针提出,不可再大幅度捻转,防止再度出现针感。若已出现针感,需再停留片刻,在出针之后,不要立即揉按针孔,以期使其邪气充分外排,达到泻邪之作用,亦可在出针后捏挤针孔,使其少量出血疗效更佳。

(4)升提出针法:出针是随着症状的不同而采用不同的出针法,由于脏腑功能失调,而出现下垂之疾患,针灸科常见的有眼睑下垂、胃下垂、子宫下垂、脱肛,以及低血压等症,用针灸治疗的目的是升提下陷之经气,治疗完毕,出针顺序应从下而上,引导经气上行。

(5)降下出针法:降下与泻下有相似的理论,引邪下降,引邪外出,均属于泻之范围。如肺气不降,肝气不降,使其下降为顺。临床所见咳嗽、胁痛、头晕、血压升高等病,治疗完毕,出针之时,要注意出针之先后,应严格遵守先出上部之针,后出下部之针,从上向下,达到引气下行的目的。

(6)特殊出针法:行针完毕应立即出针。由于患者精神过度紧张或医生操作时手法不当,而出现滞针,提针时牵拉不动,稍用力则胀痛难忍。此时可在该穴附近之经穴浅刺1~2针,留针片刻,始能将所滞之针起出。此时若针感仍很强大,则不可将针体全部退出,只将针提出2/3左右,待其痛胀感觉全部消失之后,再行出针,方能免去遗留之不适感觉。

4. 方吉庆留针和出针法

一般病证只要针下得气,施术完毕即可出针。虚证一般留针15~20分钟,每5分钟运针一次;实证一般留针30分钟以上,每3分钟或连续不断运针,保持一定的刺激量;对于虚实不明显的病证,一般留针15分钟,中间运针一次。出针的快慢,如虚证宜轻而慢出针,实证宜重而快出针。

5. 王启明出针法

本法是指针后将针提出体外,在于配合补泻。如结合补法时用"徐而疾则实",即当出针时缓慢提针出于体外而急闭针孔,如结合泻法时用"疾而徐则虚",即当出针时快速提针出于体外,而缓慢地去按针孔;如刺穴泻热时,则不闭针孔,同时以两手挤针孔使少量出血,以达泻热目的。然后以棉球擦去出血,再按片刻以闭针孔。

参 考 文 献

[1] 杨子雨. 浅谈留针法[J]. 中医杂志,1983,8(615):54~55

[2] 胡银娥,杨华元. 对针刺手法参数的研究现状分析与探讨[J]. 针刺研究,2006,8(3):322~325

[3] 刘堂义,蒯乐,杨华元,高明. 针刺手法操作规范化初探[J]. 中国针灸,2008,5(28):356~358

[4] 张珍玉. 灵枢经语释[M]. 济南:山东科技出版社,1983

[5] 郭效宗. 谈谈我对提高针刺疗效的一些体会[J]. 中医杂志,1984,(11):51~52

[6] 方吉庆. 谈凤凰展翅补泻手法[C]. 中国针刺手法选编,101~102

[7] 王富春. 实用针灸技术[M]. 北京:人民卫生出版社,2006

第八章

针刺宜忌与异常情况处理

古代医家认为"人与天地相应",本着这种观点认为针刺疗法也必然要符合自然规律。当临证时首先明确脏腑相关,经络循行,气血升降出入的机理,并且熟知腧穴正确位置,如何掌握针刺深浅和补泻迎随手法,进而诊查病情浅深,刺法强弱等。医生技术低劣,昧于学理、盲目行事,犹如经文所说的"疾浅针深、内伤良肉,皮肤为痈;病深针浅,病气不泻,支为大脓"。所以要求病在表不能治里,病在上不能去治下,病虚者不能泻,病实者不能补。有的医生技术浅薄,临证违背了理论法则,他们任意悖情逆理,轻病转重,重病致危。作为医生本着"治病救人"为己任,如果不能尽职尽责为病人着想,就必然成为"庸医"而杀人。以上经文之告诫必须详审,谨守针刺之理法,不可随意造次。

第一节 时间的宜忌

针刺时间的宜忌,包括治疗时间、四时刺法、时辰刺法等宜忌。

一、治疗时间

把握治疗时间是针灸处方的重要因素,主要选择适宜的治疗时机、掌握好留针施针时间。制定疗程时间和间歇时间、预测治疗的总体治疗时间。

(一)治疗时机

如何把握好针灸的治疗时机,是一个非常关键的环节,选择适宜的治疗时间对有些病症能更好的发挥治疗作用,提高疗效。

针灸治病时,要分标本缓急,要抓住主要矛盾。《素问·至真要大论》曰:"病有盛衰,治有缓急。"对于任何一种病症,是先治标,还是先治本,还是标本同治,要抓住病情的轻重缓急,把握好时机,才能使病情得到控制和治疗,不会贻误病情。临床上运用的原则是"急则治标,缓则治本"。标本俱急或俱缓,则应标本同治。

例如失眠症,上午治疗就不如下午或晚上治疗效果好,尤其是睡前1~2小时为最佳。治疗疟疾最佳时间是在规律性发作前2小时左右;癫痫应在发作前5~7天开始针刺;女子不孕一般最好能在排卵期前后连续针刺。

(二)留针时间

一般病症以留针20~30分钟为宜。在留针时间内,每隔5～10分钟针1次,谓之"动留针"。对于不易配合动留针刺操作的婴幼儿以及肢体痉挛性疾病的患者,不适合留针。以防发生弯针、断针等事故。但对于一些急性痛症如急性阑尾炎、急性胆绞痛、肾绞痛等,则需要长久留针,少则1～2小时,多则10小时以上。

根据病情,医者要正确把握好出留针的时间,对表热证,宜急出针;对里证和虚寒证,一般均需留针,留针主要是为了延长针刺作用的时间。留针的宜忌,如《灵枢·经脉》说:"热则疾之,寒则留之。"《灵枢·终始》说:"刺热厥者,留针反为寒;刺寒厥者,留针反为热。"《灵枢·根结》说:"气滑即出疾,其气涩则出迟;气悍则针小而入浅,气涩则针大而入深,深则欲留,浅则欲疾。"这就是说剽悍滑利,其人易脱于气,不宜久留;相反,气涩迟钝,则宜久留以致气。

(三)疗程时间

多数疾病如面瘫、风湿痹痛等,以针刺10次左右为1疗程。部分急性或简单的病症,例如急性扭伤、牙痛、目赤肿痛等,以3～5次为1疗程,少数慢性病、疑难病和运动功能障碍性疾病,例如肥胖症、中风偏瘫、截瘫等,至少1个月为1疗程。

(四)间歇时间

有的患者针刺时间短,有的患者针刺时间长,有的2日针刺1次,有的则1日针2次。一般慢性病症可每日或隔日治疗1次。但对于一些需要尽早控制的疾病,例如急性传染病、剧烈疼痛等,则需要每日2次或每隔5～6小时针刺一次,不可间隔太长时间,否则不利于积累疗效。每个疗程之间应休息3～5天,然后再继续下一个疗程。如此可避免因连续刺激后机体产生的耐针性,使兴奋降低而影响疗效。

(五)总体治疗时间

总体的治疗时间需要根据病情而定。大致来说,凡急性、简单的病症,例如晕厥、急性扭伤、牙痛等,治疗时间较短,少则1次,多则3～5次即可痊愈。而慢性病、疑难杂病和肢体功能障碍性疾病,例如肥胖症、中风偏瘫等,治疗时间较长,少则数月,多则数年。有的疾病为了巩固疗效,防止复发,还需继续治疗3～5次。但对于左右经络失衡的病症,如面瘫、中风偏瘫、足内翻等,经治疗一旦达到了相对平衡,就应该收效即止。切不可贪效而多加治疗,以免"矫枉过正",导致新的左右经络失衡。

二、四时刺法

结合时序的递变,人的气血活动和肥瘦情况也有不同。《灵枢·终始》曰:"春气在毛,夏气在皮肤,秋气在分肉,冬气在筋骨。刺此病者,各以其时为齐。故刺肥人者,以秋冬之齐;刺瘦人者,以春夏之齐。"这是指出春夏季节与瘦人宜刺浅,秋冬季节与肥人宜刺深。当然,在临床上还必须根据病情的实际情况而灵活运用。

按照针刺理法,春夏秋冬各有当刺与不当刺之病证。这是古代医家根据阴阳五行与脏腑经络相应关系,总结出来的经验之谈。文中所说的"春刺秋分"、"夏刺春分"等,实际是说病位在肝,医生不去刺肝经腧穴而刺肺经腧穴;或病位在心;不去治心而去治肝,当然就违背了"各有所治,法其所在"的治疗原则,因此必然形成隔靴搔痒,贻误病情以至轻病转重,甚或犯逆致误,促使病情恶化,造成医疗事故。

春季,天的阳气刚刚开始生长,地的阴气也开始发泄,由寒冷而转向温和,冻解冰释,水流行而河道通,所以人身之气也在经脉。夏季,经脉中血气充足流入孙络,皮肤得以濡泽而结实。长夏,经脉与络脉中的血气都很旺盛,所以能充分的灌溉润泽于肌肉之中。秋季,天气开始收杀,人身的腠理也日见闭塞,皮肤也收缩紧密。冬季主闭藏,人身的气血收藏在内,因此冬气内着于骨髓,通于五脏。所以邪气常常随着四时气血的不同情况来侵入人体而产生疾病,至于它的变化不可预测,然而在治疗方面,必须根据四时的经气,做出适当调治,才能祛除病邪。

诊病的重要点在于天、地、人相互之间的关系。

如正月、二月，天气开始有一种升发的气象，地气也开始萌动，这时候的人气在肝；三月、四月，天气正当明盛，地气也正是华茂而欲结实，这时候的人气在脾；五月、六月，天气盛极，地气上升，这时候的人气在头部；七月、八月，阴气开始发生肃杀的现象，这时候的人气在肺；九月、十月，阴气渐盛，开始冰冻，地气也随着闭藏，这时候的人气在心；十一月、十二月，冰冻更甚而阳气伏藏，地气闭密，这时候的人气在肾。由于人气与天地之气皆随顺阴阳之升沉，所以春天的刺法，应刺经脉腧穴，及于分肉腠理，使之出血而止，如病比较重的应久留其针，其气传布以后才出针，较轻的可暂留其针，候经气循环一周，就可以出针了。夏天的刺法，应刺孙络的腧穴，使其出血而止，使邪气尽去，就以手指扪闭其针孔伺其气行一周之顷。痛病之气必下去而愈。秋天的刺法应刺皮肤，于肌肉之分理而刺，不论上部或下部，同样用这个方法，观察其神色转变而止。冬天的刺法应深取俞窍于分理之间，病重的可直刺深入，较轻的可左右上下散布其针，而稍宜缓下。

三、时辰刺法

《素问·八正神明论篇》说："凡刺之法，必候日月星辰，四时八正之气，气定乃刺之。是故天温日月，则人血淖液而卫气浮，故血易写，气易行；天寒日阴，则人血凝泣而卫气沉。"说明人体生理功能与天时的变化有一定关系。正因为如此，古人结合日月的运行盈亏，推论人体气血的周期性活动，根据气的开阖而补泻，所谓"是以因天时而调血气也，是以天寒无刺，天温无凝，月生无写，月满无补，月郭空无治，是谓得时而调之"。《内经》中这些记载，可供针灸临床进一步研究。"天温无凝"，是指人的气血易行，适宜针刺，故后人多于夏季伏天施行针刺，以治疗宿疾。"候时而刺"思想，后世发展为"子午流注"的时间针法等。

《灵枢·五禁》："黄帝曰：何谓五禁？愿闻其不可刺之时。岐伯曰：甲乙日自乘，无刺头，无发蒙于耳内。丙丁日自乘，无振埃于肩喉廉泉。戊己日自乘四季，无刺腹，去爪泻水。庚辛日自乘，无刺关节于股膝。壬癸日自乘，无刺足股，是谓五禁。"

上文指出这些都是违犯针刺最忌讳的原则。告诫医者，在针刺时要因时而刺，不要违背针刺之时，盲目针刺，一定要掌握原则。

四、经典文献

《素问·八正神明论篇》说："凡刺之法，必候日月星辰，四时八正之气，气定乃刺之。是故天温日月，则人血淖液而卫气浮，故血易写，气易行；天寒日阴，则人血凝泣而卫气沉。"

《素问·四时刺逆从论》："是故春气在经脉，夏气在孙络，长夏气在肌肉，秋气在皮肤，冬气在骨髓中。春者，天气始开，地气始泄，冻解冰释，水行经通，故人气在脉。夏者，经满气溢，入孙络受血，皮肤充实。长夏者，经络皆盛，内溢肌中。秋者，天气始收，腠理闭塞，皮肤引急。冬者盖藏，血气在中，内着骨髓，通于五脏。是故邪气者，常随四时之气血而入客也，至其变化不可为度，然必从其经气辟除其邪，除其邪则乱气不生。春刺络脉，血气外溢，令人少气；春刺肌肉，血气环逆，令人上气；春刺筋骨，血气内著，令人腹胀。夏刺经脉，血气乃竭，令人解㑊；夏刺肌肉，血气内却，令人善怒；夏刺筋骨，血气上逆，令人善怒。秋刺经脉，血气上逆，令人善忘；秋刺络脉，气不外行，令人卧不欲动；秋刺筋骨，血气内散，令人寒慄。冬刺经脉，血气皆脱，令人目不明；冬刺络脉，内气外泄，留为大痹；冬刺肌肉，阳气竭绝，令人善忘。凡此四时刺者，大逆之病，不可不从也，反之，则生乱气相淫病焉。故刺不知四时之经，病之所生，以从为逆，正气内乱，与精相薄。必审九候，正气不乱，精气不转。"

《灵枢·五禁》："黄帝曰：何谓五禁？愿闻其不可刺之时。岐伯曰：甲乙日自乘，无刺实，无发蒙于耳内。丙丁日自乘，无振埃于肩喉廉泉。戊己日自乘四季，无刺腹，去爪泻水。庚辛日自乘，无刺关节于股膝。壬癸日自乘，无刺足股，是谓五禁。"

《素问·诊要经终论》说："正月、二月，天气始方，地气始发，人气在肝；三月、四月，天气正方，地气定发，人气在脾；五月、六月，天气盛，地气高，人气在头;七月、八月,阴气始杀,人气在肺;九月、十月,阴气始冰,地气始闭,人气在心;十一月、十二月,冰复,地气合,人气在肾。故春刺散俞,及与分理,血出而上,甚者传气,间者环也。夏刺络俞,见血而止,尽气闭环,痛病必下。秋刺皮肤,循理,上下同法,神变而止。冬刺俞窍于分理,甚者直下,间者散下。春夏秋冬,各有所刺,法其所在。春刺夏分,脉乱气微,入淫骨髓,病不能愈,令人不嗜食,又且少气;春刺秋分,筋挛逆气,环为咳嗽,病不愈,令人时惊,又且哭;春刺冬分,邪气著藏,令人胀,病不愈,又且欲言语。夏刺春分,病不愈,令人解堕;夏刺秋分,病不愈,令人心中欲无言,惕惕如人将捕之;夏刺冬分,病不愈,令人少气,时欲怒。秋刺春分,病不已,令人惕然欲有所为,起而忘之;秋刺夏分,病不已,令人益嗜卧,又且善梦;秋刺冬分,病不已,令人洒洒时寒。冬刺春分,病不已,令人欲卧不能眠,眠而有见;冬刺夏分,病不愈,气上,发为诸痹;冬刺秋风,病不已,令人善渴。凡刺胸腹者,必避五脏。中心者,环死;中脾者,五日死;中肾者,七日死;中肺者,五日死;中膈者,皆为伤中,其病虽愈,不过一岁必死。刺避五脏者,知逆从也。所谓从者,鬲与脾肾之处,不知者反之。刺胸腹者,必以布巾著之,乃从单布上刺,刺之不愈,复刺。刺针必肃,刺肿摇针,经刺勿摇。此刺之道也。"

《素问·离合真邪论篇》说:"静以留针。"是说当针刺入穴位后,要安静地多留一些时间,不可一概而论。

五、现代文献

(一)论针刺时间的重要性

阮建蓉、孙兴海[1]认为,掌握适宜的针刺时间是取得疗效的重要因素。针灸时间上要指总的治疗时间、每疗程和间隔及每次的治疗时间。总的治疗时间可因病情的急慢而不同,对一些慢性病,疗程较长,通常需治疗数月甚至数年;对急性病,一般治疗时间多在3~5天左右。每疗程的间隔时间,对慢性病一般针刺7~10天为1疗程,间隔3~5天为宜。如临床上常见面瘫等症的治疗,往往是在疗程间隔期内出现明显疗效。每次治疗的时间,慢性病以每天治疗1次为宜,少数可每隔2~3天针刺1次,对一些急需控制病情的患者,则需每隔5~6小时针灸1次。留针时间通常以0.5小时为宜,但对某些急性病,则需留针时间长些。如针刺治疗一例胃痛患者,开始留针0.5小时,其止痛效果差,后改为留针1~2小时,则止痛效果明显增强。巩固疗效的治疗时间,是对一些疾病经治疗症状消失后,继续巩固治疗所需的时间,可因疾病的不同、病情的轻重及病程的长短而不同,应根据具体情况确定。

(二)延长针刺时间对大颗粒小泡(LGV)的影响

乔跃兵,马秀艳等[2]用形态与功能相结合的方法,观察在甲醛致痛时,延长针刺时间并增强针刺频率,大鼠三叉神经脊束核尾侧亚核内大颗粒小泡非突触部位胞吐的情况。发现在一定时间内,大鼠三叉神经脊束核尾侧亚核大颗粒小泡于非突触部位的胞吐数量随针刺时间的延长而增加。

另有用辐射热致痛、针刺镇痛,并延长针刺时间,电镜下观察,记录大颗粒小泡(LGV)于突触部位的胞吐。结果发现,实验组动物中枢神经内有较多的LGV于突触部位胞吐其内含的递质,实验组与对照组比较有显著的统计学意义。在高频率、较长时间的针刺过程中LGV于突触部位的胞吐增加。

(三)针刺时辰的选择对针刺效果的影响

李磊等[3]观察了辰时电针足三里穴对正常人外周血白细胞计数的影响,结果发现,辰时电针足三里后,正常人外周血白细胞总数和中性粒细胞百分数出现了2个上升高峰,一个在针后2~3小时,另一个在针后16小时;淋巴细胞百分数则显示了相反的对应性变化。根据神经调节和体液调节的不同特点,推测前一高峰主要是因神经反射而引起,后一高峰则可能是通过神经体液的综合调整而形成,其中体液因素应该起着重要作用。在电针后外周血白细胞总数和分类计数出现的2个峰值的基础上,李磊等进一步观察了12个时辰电针足三里穴对正常人外周血白细胞计数的影响,结果发现,针刺后2.5小时白细胞总数呈下降趋势,针刺后16小时白细胞总数则以上升为主。分类计数中中性粒细胞百分数显著上升,淋巴细胞百分数则对应下降。和针刺前比较,针刺后2.5小时和16小时均有统计学意义。由于白细胞总数和分类计数的变化幅度均在临床检验正常范围内,说明这些变化系由针刺的调整作用所致。但在12个时辰组中,针刺后不同时辰组的白细胞总数和分类计数呈现了不同的结果,其上升、下降变化不一。男女之间、针刺后2.5小时和16小时之间亦有明显差异。提示针刺对象不同,针刺时间不同,其针刺效应亦有所不同。

邬继红、马惠芳[4]等在不同针刺时间对致敏豚鼠血清 IL-4 和 TNF 影响的实验研究发现,不同针刺时间对致敏豚鼠血清 IL-4 和 TNF 含量的影响不同,以隔2日针刺组影响最明显,隔日针刺组次之,每日针刺组再次之。至少可以说明,并不是一定每天针刺疗效就好。

宋立中等[5]观察辰时、酉时电针对脑血栓患者 TXB_2、$PGF_{1\alpha}$ 的影响,发现辰时、酉时任何一个时辰进行电针,无论是治疗3个疗程后还是即时针刺效应,对缺血性脑血管病患者 TXB_2、$PGF_{1\alpha}$、$TXB_2/PGF_{1\alpha}$ 均有十分明显的良性调节作用;酉时电针3个疗程后对缺血性脑血管病患者 $TXB_2/PGF_{1\alpha}$ 的良性调节明显优于辰时;不同针刺时间内针刺,针刺效应的"时-效"关系模式不同,即不同时间内针刺,即时针刺效应应达到峰值的时间不同。

以上事例,都旨在说明针刺时间选择的及时与否对改善患者病情有着密切的关系。

(四)论针刺效应与针刺时间的相关规律性

传统的子午流注、灵龟八法、飞腾八法虽然是不同的时间针刺疗法,但都涉及到一个同样的问题:在不同的时间内针刺所产生的效应是不尽一致的。现代研究证实,即使运用相同的针刺手法在不同的时间内针刺同一穴位所产生的效应有时也会表现出明显的差异。

第二节 地点的宜忌

根据不同的地理环境特点制定适宜的治疗方法。由于地理环境、气候条件和生活习惯的不同,人体的生理活动和病理特点也有区别,治疗方法亦有差异。关于这一点,《素问·异法方宜论》也指出了治疗方法的选用与地理环境、生活习性和疾病性质有密切关系。

一、治疗场所

作为治疗患者的场所,应给予高度的重视。室内要布局合理,清洁区、污染区分区明确,标志清楚。无菌物品按灭菌日期依次放入专柜,过期重新灭菌;设有流动水洗手设施。医护人员进入室内,应衣帽整洁,严格执行无菌技术操作规程。一次性物品要做到一次使用和用后废弃,不得重复使用,非一次性物品要严格按照消毒程序进行消毒。常用无菌敷料罐应每天更换并灭菌;置于无菌储槽中的灭菌物品(针灸针、棉球、纱布等)一经打开,使用时间最长不得超过24小时,提倡使用小包装。治疗车上物品应排放有序,上层为清洁区,下层为污染区。感染性敷料应放在黄色防渗漏的污物袋内,及时焚烧处理。坚持每日清洁、消毒制度,地面湿式清扫。

二、治疗地域

由于地理环境的不同,各地的气候条件和人们的生活习惯也就不同,对人体的生理活动和发病特点影响也不一样,这就要求我们在治疗方法的选择上因地制宜。

《素问·异法方宜论》指出:东、西、南、北、中五方由于地域环境气候不同,居民生活习惯不同,所形成不同的体质,易患不同的病症,因此治法随之而异。东方得天地始生之气,气候温和,是出产鱼和盐的地方,由于地处海滨而接近于水。该地的人们,多吃鱼类,而喜欢咸味,他们安居在这个地方,以鱼、盐为美食。但由于多吃鱼类,鱼性属火,会使人热积于中,过多的吃盐,因为咸能走血,又会耗伤津液,所以该地的人们,大都皮肤色黑,肌理松疏,该地的疾病,多发痈疡之类的外科疾病,对这些病的治疗,大都宜用砭石刺法。因此,砭石的治病方法,也是从东方传来的。西方地区,是多山旷野,沙漠千里,盛产金玉而又多沙石,这里的自然环境,像秋令之气,自然界有一种收敛引急的现象。该地的人们,依山陵而住,宅简多风,水土的性质,又属刚强,而他们的生活,不甚考究衣服,穿毛布,睡草席,但饮食却都是鲜美酥酪骨肉之类,因此体肥,外邪不容易侵犯他们的形体,他们发病,大都属于内伤,对这些病的治疗,宜用药物。所以药物疗法,也是从西方传来的。北方地区自然界的气候,如冬天一样,有闭藏的气象,地形较高,人们依山陵而居住,经常处在风寒冰冽的环境中。该地的人们,喜好游牧生活,四野临时住宿,吃的都是牛羊乳汁,因此内脏受寒,易生胀满的疾病,对这些病的治疗,宜用艾火烧灼。所以艾火烧灼的治病方法,也是从北方传来的。南方地区,自然界多长养气候,是阳气最盛的地方,地势低下,水土薄弱,因此雾露经常聚集。该地的人们,喜欢吃酸类和腐熟的食品,人们身体的皮肤致密而带红色,这里发生的疾病,以筋脉拘急、麻木不仁等为多,这些病的治疗,宜用微针针刺。所以九针的治病方法,也是从南方传来的。中央之地,地形平坦,而多潮湿,物产丰富,所以人们的食物种类很多,生活比较安逸,这里发生的疾病,多是痿弱、厥逆、寒热等,这些病的治疗,宜用导引按跷的方法。所以导引按跷的治法,也是从中央推广出去的。

从以上情况来看,一个高明的医生,是能够将这许多治病方法综合起来,根据具体情况,随机应变,灵活运用。所以治法尽管有所不同,而结果是疾病都能痊愈,这是由于医生能够了解病情,并掌握了治疗大法的关系。

三、经典文献

《素问·异法方宜论》:"东方之域,天地之所始生也。鱼盐之地,海滨傍水,其民食鱼而嗜咸,皆安其处,美其食。鱼者使人热中,盐者胜血,故其民皆黑色梳理,其病皆为痈疡,其治宜砭石。故砭石者,亦从东方来。西方者,金玉之域,沙石之处,天地之所收引也,其民陵居而多风,水土刚强,其民不衣而褐荐,其民华食而脂肥,故邪不能伤其形体,其病生于内,其治宜毒药,故毒药者,亦从西方来。北方者,天地所闭藏之域也,其地高陵居,风寒冰冽,其民乐野处而乳食,脏寒生满病,其治宜灸焫,故灸焫者亦从北方来。南方者,天地所长养,阳之所盛处也。其地下,水土弱,雾露之所聚也。其民嗜酸而食胕,故其民皆致理而赤色,其病挛痹,其治宜微针。故九针者,亦从南方来。中央者,其地平以湿,天地所以生万物也众,其民食杂而不劳,故其病多痿厥寒热,其治宜导引按跷者,亦从中央出也。故圣人杂合以治,各得其所宜,故治所以异而病皆愈者,得病之情,知治之大体也。"

四、现代文献

黄东勉[6]在浅谈影响针刺刺激量的因素中谈到,在针刺治病时,必须因地制宜,不能机械的、一成不变的给予同等程度的刺激量,应当区别对待。一般的南方人体质多瘦弱,因而用补法刺激量较小,北方人体质强壮,所以用泻法刺激量较大。

胡忠根[7]曾多次带学生赴建德进行"小暑期"社会医疗实践,在临床中确切体会到因地制宜选用温针灸的重要性。他认为位于浙西的建德,新安江流贯其间,四周青山环绕,自1959年新安江大坝合龙后,形成了库容量达660亿立方米的千岛湖,坝下江水常年恒温在12℃左右,夏暑季节也是冷风习习，在这"天然空调"的影响下，形成了周围特殊的"小气候"，即湿度大、温度低，加之当地居民喜用江水洗物、洗身，日积月累，极易损伤机体卫阳，卫阳失固，使寒湿之邪乘虚而入，经脉痹阻，而形成风寒湿痹症。主症为肢体关节酸痛，以腕、肘、肩、脊柱、膝、踝等大关节受累为多见，活动则疼痛加剧，但局部无红肿现象，或兼有恶风疼痛呈游走性，或局部痛甚而冷，得热则减，或肢体沉重而苔白腻。治宜"寒则温之"，治疗结果发现，温针灸组临床治愈27例，占26.5%；显效50例，占49.4%；有效16例，占15.9%；无效9例，占8.3%，总有效率91.7%。笔者采用温针灸治疗为主，取得满意的疗效。

《素问·保命全形论》提出："人以天地之气生，四时之法成"，自然界运动变化，直接或间接地影响人体。居住在新安江大坝下沿江两岸的人们，长年生活在"冬暖夏冷"的特殊气候环境中，特别在暑夏"三伏天"，当人体卫气不固、腠理疏松时，长期用冰冷的江水洗身洗物，极易使风寒湿邪乘虚而入，阻滞经络而致痹痛。在治疗上当"欲以微针，通其经脉，调其血气"。综观当地特殊的地理环境，其寒湿之邪偏胜，仅用常规针刺较难达到理想效果，而温针灸确能起到事半功倍的效果。

第三节 病情的宜忌

应用针灸方法治疗疾病，临床上必须详察病情，选择适应证，不可盲目从事，从病情实际出发，宜针宜灸，宜补宜泻，均须详辨。

一、年龄的宜忌

由于年龄的差异，在针刺治疗疾病时，应有所区别对待，幼少青壮老是人类生命发展的自然规律，在其生存活动过程中，一般来说，体质的发育是由小到大，由弱到强，然后由强到衰。思想活动也是由简单到复杂、由低级到高级。由于机体智慧的发育各个阶段不同，体质和胸襟都有差别，故所患之病，亦不完全一样，如儿童多患停食着凉外感病。同时必须注意儿童皮肉脆嫩，故刺激宜巧，多不留针。另外，小儿则可能因为囟门没有完全闭合而损伤。《针灸资生经》指出："若八岁以下，不得针，缘囟门未合，刺之，不幸令人夭。"对于新生儿针灸问题，应以有病无病为根据，既不可有病而贻误病机，又不可无病而妄伐正气。青年人以饮食所伤居多，其症多属实，用泻法，刺激量宜大，针刺不易直接伤及。壮年人以起居失宜独胜，其症多虚实夹杂，刺激量居中。老年人亦因肝肾亏虚，气血俱衰，所以在针刺时，要注意针刺的深度、强度和留针的时间，老年人以七情所伤为主，其症多虚，用补法，刺激量宜轻。

总之，宜以细心详辨、谨慎从事为要。体壮气血充盈的可深刺久留针，而体质瘦弱，气血不足的患者，在针刺时易浅刺疾出针。人的体质有强弱、肥瘦、老幼的不同，体质的类型也各有差异，针刺时必须区别对待。

二、疾病性质宜忌

病情有表里、寒热、虚实的不同，临床应在辨证的基础上，选择不同的刺灸方法给予适当的治疗。一般表证者宜浅刺，表寒者可用温针，表热者应疾出针。里证者宜深刺，里寒者可用补法，里热者应行泻法。虚证者用补法，虚寒者宜少针，虚热者可多针。实证者用泻法，表实者宜浅刺，里实者可深刺。寒证者宜深刺，久留针。热证者宜浅刺，疾出，并可刺出血。

三、状态的宜忌

这里提到的状态包含了医师与患者双方的神气因素。其中最为重要的是患者的得气与否，另外医生手下针感的变化也是针刺疗效获得的主要影响因素。而患者的心理因素(即患者五脏的情志活动)也是神气因素中的一个方面,在临床治疗时除了患者不得气需要留针候气加刺激量等具体感受外,患者求医的时的心理活动也是影响刺激量的重要原因。更有学者认为治疗时运用不同手法产生疗效的重要性低于患者在针刺时机体的机能状况。

因患者对针刺的看法不同,心里有所顾忌,对针刺认知有差别,在一定程度上也会影响针刺的疗效。例如,初次接受针刺治疗的患者,往往精神过度紧张,从而导致晕针、滞针、断针等不良反应的发生。另外,有的患者身体虚弱,在针刺前,应先做好解释,消除对针刺的顾虑,同时选择舒适持久的体位,最好采用卧位。有的患者在饥饿、疲劳、大渴时,不宜针刺,应令其进食、休息、饮水后再予针刺。

医者在针刺治疗过程中,要精神专一,随时注意观察病人的神色,询问病人的感觉。一旦有不适等晕针先兆,可及早采取处理措施,防患于未然。

四、经典文献

《针灸问对》:"或曰:人有肥瘦白黑小长,刺法同乎否乎。经曰:年质壮大者,血气充盈,肤革坚固,因加以邪,刺此者,深而留之。婴儿者,其肉脆,血少气弱,刺此者,以毫针浅刺而疾发针,日再可也。肥人者,广肩,腋项肉薄,皮厚黑色,唇临临然,其血黑以浊,其气涩以迟,刺此者,深而留之,多益其数也。瘦人者,皮薄色少,肉廉廉然,薄唇轻言,血清气滑,易脱于气,易损于血,刺此者,浅而疾之。壮士真骨者,坚肉缓节,监监然,此人重则气涩血浊,刺此者,深而留之,多益其数,劲则气滑血清,刺此者,浅而疾之。常人者,视其黑白,各为调之。其端正敦厚者,血气调和,刺此者,无失常数也。"

《针灸资生经》:"若八岁以下,不得针,缘囟门未合,刺之,不幸令人夭。"

《千金要方》:"儿童新生无疾,慎不可针灸之,如逆针灸,则忍痛动其五脉,是以害于儿童也。"

《灵枢·逆顺肥瘦》:"年质壮大,血气充盈,肤革坚固,因加以邪,刺此者,深而留之……广肩腋,项肉薄,厚皮而黑色,唇临临然,其血黑以浊,其气涩以迟,其为人也,贪于取与,刺此者,深而留之,多益其数也。黄帝曰:刺瘦人奈何?岐伯曰:瘦人者,皮薄色少,肉廉廉然。薄唇轻言,其血清气滑,易脱于气,易损于血,刺此者,浅而疾之。"

《灵枢·五禁》:"形肉已夺,是一夺也;大夺血之后,是二夺也;大汗出之后,是三夺也;大泄之后,是四夺也;新产及大血之后,是五夺也,此皆不可写。"

《针灸甲乙经》:"凡刺之理,补泻无过其度,病与脉逆者,无刺。形肉已夺,是一夺也;大夺血之后,是二夺也;大夺汗之后,是三夺也;大泄之后,是四夺也;新产及大下血,是五夺也。此皆不可泻也。"

《灵枢·小针解》:"取五脉者死,言病在中气不足,但用针尽大泄其诸阴之脉也。"

《灵枢·官针》:"疾浅针深,内伤良肉,皮肤为痈;病深针浅,病气不泻,支为大脓。病小针大,气泻太甚,疾必为害;病大针小,气不泄泻,亦复为败。"

《素问·刺禁论篇》:"无刺大醉,令人气乱;无刺大怒,令人气逆;无刺大劳人,无刺新饱人,无刺大饥人,无刺大渴人,无刺大惊人。"

《灵枢·终始》:"凡刺之禁,新内勿刺,新刺勿内;已醉勿刺,已刺勿醉;新怒勿刺,已刺勿怒;新劳勿刺,已刺勿劳;已饱勿刺,已刺勿饱;已饥勿刺,已刺勿饥;已渴勿刺,已刺勿渴;大惊、大怒,必定其气,乃刺之;乘车而来者,卧而休之,如食顷,乃刺之;出行来者,坐而休之,如行十里顷,乃刺之。凡此十二禁者,其脉乱气散,逆其营卫,经气不次,因而刺之……是谓失气也。"

《素问·疟论》:"经言无刺熇熇之热,无刺浑浑之脉,无刺漉漉之汗,故为其病逆未可治也。"

《素问·宝命全形论》:"人有虚实,五虚勿近,五实勿远。"

《灵枢·小针解》:"针太深则邪气反沉者,言浅浮之病,不欲深刺也,深则邪气从之入,故曰反沉也。皮从筋脉各有处者,言经络各有所主也。"

《针灸问对》:"或曰:诸病逆顺,可得闻乎?经曰：腹胀，身热，脉大，一逆也。腹鸣而满，四肢清，泄，脉大，二逆也。衄而不止，脉大，三逆也。咳且溲血，脱形，其脉小劲，四逆也。咳，脱形，身热，脉小以疾，五逆也。如是者，不过十五日而死矣。腹大胀，四末清，脱形，泄甚，一逆也。腹胀便血，脉大时绝，二逆也。咳，溲血，脱形，脉搏，三逆也。呕血，胸满引背，脉小而疾，四逆也。咳，呕，腹胀飧泄，脉绝，五逆也。如是者，不及一时而死矣。工不察此而刺之，是谓逆治。五夺者：形肉已夺，一也；大夺血之后，二也；大汗出之后，三也；大泄之后，四也；新产及大血之后，五也。此皆不可泻。热病脉静，汗已出，脉盛躁，一逆也；病泄，脉洪大，二逆也；著痹不移，䐃肉破，身热，脉偏绝，三逆也；淫而夺形，身热，色夭然白，及后下血衃笃重，四逆也；寒热夺形，脉坚搏，五逆也。小儿病，头毛皆逆上者，必死。"

五、现代文献

根据人体的机能状态在不同时期采取针刺治疗。

陈少宗认为机体的每种生理机能在一天 24 小时内并非处在同一水平，即有时处在相对亢盛的状态，有时则处在相对低下的状态，根据针刺效应主要取决于机体的机能状态的理论，如果疾病的性质为亢奋性的，为了获得最佳抑制效应，就应在机能状态处于相对旺盛的时区内针刺；如果疾病的性质为抑制性的，为了获得最佳兴奋性效应，就应在机能状态处于相对低下的时区内针刺。也就是说，对亢进性的疾病来说，在机能状态处于相对旺盛的时区内针刺所产生的抑制性效应最为显著，而在机能状态处于相对低下的时区内针刺所产生的抑制性效应则相对较弱；对于功能低下的疾病来说，在其机能处于相对抑制的时区内针刺所产生的兴奋性效应最为显著，而在机能状态处于相对旺盛的时区内针刺所产生的兴奋性效应则相对较弱。总的来说，运用相同的针刺手法在不同时间内针刺同一穴位之所以有时会产生明显不同的针刺效应，主要是由不同时间内机体的机能状态的不同所决定的。

第四节　感染性损伤

针刺后的细菌感染性损伤是因针灸导致的感染，是常见的针灸意外事故之一。

针灸感染，以针刺感染为多见，随着时代的发展，这个问题引起了人们的广泛关注。

针灸感染可分为针灸损伤所致的外科感染和针刺传播两类。针灸损伤所致的外科感染包括化脓性感染和一些特异性感染，例如气性坏疽和骨髓炎等，重者可引起败血症并广泛性血管内凝血，甚至死亡。也有因为穴位注射不当而造成气性坏疽的，只能用截肢的方法保住生命。针刺传播，是指针刺工具作为媒介物传播治病微生物，我国很少有此类报道。

一、针刺感染的原因

针刺感染的原因有很多，大致可分为以下三类。

1. 消毒

针刺引起感染的主要原因是针刺消毒不严，针刺消毒包括针具、穴位区皮肤和施术者手指，任何一个环节都不能忽略。在我国偏远地区仍然有少数医生，习惯用隔衣进针法，很容易引起感染。而三棱针、皮肤针等针灸用具的消毒也常常被忽略。特别是偏远山区，针具不消毒或用一些民间的消毒液等。

2. 操作

针刺过程中，将皮下浅层组织中原有的细菌或致病微生物，带入深层组织或其他组织。

3. 其他原因

穴位结扎、点刺放血或针刺后护理不当，也可引起感染。

二、针刺感染的预防

医者要严格消毒针具、双手以及患者穴区。提倡使用一次性无菌针灸针，或专人专用，没有条件的地方，在针刺一些有传染性疾病患者后，要特别注意针具的消毒。避免在有感染、溃疡、瘢痕或疮疖的部位进行针刺治疗。针刺部位，避免在2小时内洗涤，或接触带有致病菌的污水等。出针后，若针孔较大或有出血现象，用消毒棉签按压以止血及闭合针孔。特别要指出的是杜绝隔衣进针，否则，感染极易发生。

三、经典文献

《针灸甲乙经》："乳中，禁不可刺灸，灸刺之不幸生蚀疮，疮中有脓血清汁者可治，疮中有息肉若蚀疮者死。"

《针灸甲乙经》："脐中，禁不可刺，刺之令人恶疡，溃矢者死不治，灸三壮。"

四、现代文献

取小海等引起尺神经炎案[8]。桑某某，男，35岁。一月前曾在某医院施行右腋臭切除术，二周后创口愈合良好，但肩关节抬起障碍，并有酸胀感，经针灸3次，其中有两个穴位相当于小海、神门处。第1次针后肩关节活动有好转；第2次针刺时、针后酸胀放射至无名指及小指，针时自感良好，针后在小海穴处发生红点，略有疼痛；第3次针后该红肿增大，数日后无名指及小指指间关节伸展障碍，掌指关节微屈曲时似爪形，小指与拇指相对亦有困难，手指开合舒展不灵，尺侧掌面及背侧皮肤有过敏现象。在肘内侧针刺处（小海穴）有1cm×2cm大小炎性肿块，故诊断为尺神经炎（可能与针刺损伤及感染有关），采取抗菌药物及复合维生素治疗。

本病是因小海穴感染所致。医生对针刺感染缺乏认识，如果发现小海穴针刺后出现红肿、疼痛，立即采取有效措施，冷敷或使用消炎类药物，可以控制炎症的扩大，不至于引起尺神经炎。

第五节 反应性损伤

反应性损伤是指在针灸过程中，由于受术者紧张、恐惧、心理状态不稳定等因素，或者饥饿、疲劳虚弱、体质过敏等体质因素，或由于针灸刺激时间过长，刺激量过大等，从而引起患者一系列机体功能紊乱，常包括晕针、晕灸、晕罐、过敏性反应、癔症样反应、穴位激光照射反应以及其他反应。另外，目前尚不清楚其本质的经络不良反应（循经出现的功能障碍、经络皮肤病或其他器质性变化等），也应归属此类。晕针在所有针灸意外事故中最为常见。

一、晕 针

晕针是在针刺过程中病人发生的晕厥现象，这是可以避免的，医者应该注意防止。

1. 原因

患者体质虚弱，精神紧张，或疲劳、饥饿、大汗、大泻、大出血之后或体位不当，或医者在针刺时手法过重，而致针刺时或留针过程中而发此现象。

2. 症状

患者突然出现精神疲倦，头晕目眩，面色苍白，恶心欲吐，多汗，心慌，四肢发冷，血压下降，脉象沉细，或神志昏迷，仆倒在地，唇甲青紫，二便失禁，脉微细欲绝。

3. 处理

立即停止针刺，将针全部起出。使患者平卧，注意保暖，轻者仰卧片刻，给饮温开水或糖水后，即可恢复正常。重者在上述处理基础上，可刺人中、素髎、内关、足三里、灸百会、关元、气海等穴，即可恢复。若仍不省人事，呼吸细微，脉细弱者，可考虑配合其他治疗或采用急救措施。

4. 预防

对于晕针应注重预防。如初次接受针刺治疗或精神过度紧张、身体虚弱者，应先做好解释，消除对针刺的顾虑，同时选择舒适持久的体位，最好采用卧位。选穴宜少，手法要轻。若饥饿、疲劳、大渴时，应令进食、休息、饮水后再予针刺。医者在针刺治疗过程中，要精神专一，随时注意观察病人的神色，询问病人的感觉。一旦有不适等晕针先兆，可及早采取处理措施，防患于未然。

二、过敏

针灸可治疗过敏性疾病，然而，从20世纪70年代以来，陆续有报道，穴位注射、艾灸可以使机体出现不同程度的过敏反应。近年来，也有报道单纯应用毫针或电针引起过敏反应的。

1. 原因

(1)体质原因：患者本身的体质是导致过敏反应的主要原因，多有哮喘、荨麻疹、花粉过敏或药物过敏史。

(2)药物过敏：药物过敏一般与穴位注射的药液中含致敏原有关，中药药剂也可能导致过敏反应。

(3)蜂毒过敏：蜂针疗法是蜂蜇疗法与我国的传统针灸相结合，以蜜蜂的蜇针代替针灸中使用的钢针刺入穴位或压痛点来治疗的一种方法。蜂毒具有抗炎、抑菌、止痛、抗辐射的功能，同时可以增强集体免疫力，不仅对风湿、类风湿、乙肝有很好的效果，对其他疾病也有良好的效果。但是蜂毒内含有大量胺、肽和酶类物质，同时也有其反面作用——蜂毒过敏反应。

(4)其他反应：还有这样一些患者，在针刺或电针刺激时发生过敏，但与上述诸多因素无关。有一种观点认为这可能与针刺强度与时间过强过大，激发并引起神经内分泌系统一系列反应，是抗组胺和乙酰胆碱能性物质增多，造成局部血管扩张、渗透性增加，而出现过敏症状。但确切原理还有待于探讨。

2. 症状

(1)一般过敏：以过敏性皮疹最为常见，表现为局限性(穴位周围区域)的红色小疹，或全身性的风团样丘疹，往往浑身发热，瘙痒难忍，重者可伴有胸闷，呼吸困难，甚至面色苍白，大汗淋漓，脉象细微。穴位注射一般常发生于注射即刻或不久，最短在留针后20分钟出现过敏，也有在取针后数小时发生。

(2)蜂毒过敏：轻者表现为胸闷，心悸，头晕，眼睑浮肿，体温升高，乏力，局部痒感明显；重者过敏性休克，甚至危及生命。资料表明，蜂毒进入机体后不仅直接作用于体表组织，还可诱发变态反应，可使心脏血管扩张，大量血清外渗，心脏间质出现炎性水肿，甚至发生出血。同时毒素干扰自主神经功能，加剧心肌缺血，终致心肌结构与功能的损害。当然心肌损害多随中毒症状的好转而迅速恢复，很少留有后遗症。以轻度反应多见，中度反应次之，重度的过敏性休克较少。多数为迟发反应，10分钟后至2天不等，即刻反应者少之。

3. 处理

有局部或全身过敏性皮疹者，一般于停止穴位注射后几天内自然消退。在此期间宜应用抗组织胺，维生素C等药物，多饮水。如兼发烧，奇痒，口干，烦躁不安等症状时，应进行药物脱敏治疗，方法是服用马来酸氯苯那敏(4mg)和泼尼松(5mg)各1片，若服用4小时后还没有好转，可继续按以上方法服用，直至症状消失，中药凉血消风方剂也有效果。若3~4次后仍不见效，应到医院作进一步检查和治疗。

当表现为面色苍白，大汗淋漓，脉象细微时，除肌肉注射抗组织胺药物外，可肌注或静注肾上腺素，必要时，注射肾上腺皮质激素等药物。

4. 预防

(1)询问病史：针灸前，应仔细询问患者病史，了解患者有无过敏史，特别是对穴位注射有无过敏史。

(2)预作试验：在进行穴位注射之前，先按照肌肉或皮下注射常规进行，对已知可引起过敏反应的药物作过敏试验，无反应方可使用。

(3)慎察先兆：针刺或穴位注射过程中，如果有过敏反应先兆,要立刻停止。

(4)预作准备:诊室应准备适量抗过敏药物,如果出现过敏反应,诊室既要有药品和器械准备,医者又要具备急救的技能。

三、经络不良反应

本节所述的经络不良反应,系指通过针灸刺激(包括各种穴位刺激)的激发,在循经感传中或气至病所后所出现的一些损伤性反应。有称之为循经感传的劣性效应。现代最早报道于1959年,自20世纪70年代起,随着循经感传现象引起普遍重视,这种情况日益增多。近年来,有人一次就报道42例之多。笔者也在临床上遇到过多例类似现象。

一般认为,尽管这种现象目前尚不能做出圆满的解释,然而,它确实存在,且可给机体带来一定的功能障碍,或者造成某些器质性病变,必须认真对待。

1. 原因

其确切原因尚不清楚,据已有材料,可能包括下列因素:

(1)刺激量较强:多见于应用激发循经感传或气至病所的手法时。其刺激量往往较一般针刺刺激量要强。有学者曾遇到的4例经络不良反应,有3例是应用气至病所的手法时出现的。

(2)低年龄:据观察,此类现象在10岁以内儿童多见,成人中则多发生于女性。

(3)体质因素:针刺诱发的一些可见经络不良反应(如皮丘带、循经皮疹等),以循经感传显著而又有皮肤过敏史者多见。

(4)疾病因素:在患者身上,当循经感传达到病所时,常会诱发出原有疾病的某些症状。如冠心病患者,感传至心前区,可出现心律失常、心绞痛、胸闷气短等;有的则可加重原有症状。有学者曾遇到一病例,原有右侧面部痉挛症,经针灸及其他方法治疗后已经控制半年左右,因心慌胸闷要求针刺治疗,针左内关穴,针尖朝上,患者自觉有一股带状酸胀感沿手臂内侧由腋下过颈部上左脸从头顶向对侧感传,当传至右侧面部时,突然诱发痉挛复发,不能自止。自此后,尽管用多种方法而未能控制。

2. 症状

(1)功能性障碍:出现循经的抽痛、麻木、抽搐,并可呈现或伴有内脏功能失调,如上传至膀胱时,有尿急;至腹部有腹痛;至胃区,有胃部灼热、恶心呕吐;至胸部,呼吸困难、胸闷、心悸,胸痛;至颈项,有咽干、吞咽困难;至眼时,视物不清、头晕目眩。还有在针刺麻醉时,循经感传到术区,创痛加剧,出现有节律性跳痛;或感到循经感传通不过切口时,有强烈的冲击感。尚可出现局部或大片感觉缺失。

(2)器质性病变:目前以皮肤出现循经性病理改变最为多见,主要有以下几种:

①循经皮疹,包括扁平苔藓样皮疹、湿疹样皮疹、密集性小水泡样皮疹以及红色丘疹等。

②循经出血带,往往是先形成带状红斑,进而形成丘疹,最后循经血管脆性改变,红细胞渗出,而成循经出血带。亦可出现循经瘀血斑。

③循经皮丘带,即循经产生荨麻疹样改变。与此同时,可伴全身发热,体温升高0.5~1℃,多汗,脉快等。

除上述外,尚表现为其他多种不同形式的症状和体征。

3. 处理

(1)功能性障碍:多为一过性的、可逆性的,当症状出现后,只要立即停止刺激,即可迅速或逐渐回复,不需特殊处理。然而也有例外,某医家曾遇到一例患者,原有右侧面肌痉挛史,经中药及针灸治疗后已停止发作。此次冠心病心绞痛要求针灸治疗。为针左侧内关穴,用气至病所手法(提插加小捻转结合迎随补泻),患者自述有一热胀感沿手臂经肩颈上传至左侧面部,突感右侧面部一阵抽动,诱出面肌痉挛复发,当即去针,但痉挛未止,随访3年未能恢复。这类患者应给予适当的治疗。

(2)器质性病变:可采用病损的对侧本经穴位,或同名经交叉对应点进行针刺治疗。疗效不满意时,宜配合刺络拔罐、腧穴注氧、耳穴压丸或贴磁、头针,在病侧或对侧循经取穴治疗等方法,也可采用其他中、西医疗法。

4. 预防

因对其确切原因不明,目前尚无有效预防之法,可试采取以下措施:

(1)体质过敏者:对循经感传敏感且有体质过敏者,宜避免采用激发气至病所的针刺手法。

(2)有反应史者:经络不良反应可反复诱发。故有此反应史者,亦应慎用激发循经感传的方法或手法。

四、其他不良反应

其他针灸不良反应,临床上仅以个案出现,其症状表现不一,而又较难解释其确切原因的意外不良反应,包括暴喑、狂笑、神志异常、肌肉痉挛、发热、月经紊乱等。

一般来说,精神紧张、心里恐惧可造成晕针,但很少见诱发其他疾病。这就要求医生在针刺治疗时要注意了解患者体质、心理,充分做好准备,消除或减轻患者恐惧心理。刺激患者留针过程中尽量采取卧位。最大限度避免异常情况发生。

五、经典文献

《针灸甲乙经》:"刺血络而仆者,何也?血出而射者,何也?血出黑而浊者,血出清而半为汁者,何也?发针而肿者,何也?血出若多若少而面色苍苍然者,何也?发针而面色不变而烦闷者,何也?血出多而不动摇者,何也?愿闻其故。对曰:脉气甚而血虚者,刺之则脱气,脱气则仆。"

《针灸甲乙经》:"凡刺寒热者,皆多血络,必间日而一取之,血尽乃止,调其虚实。其小而短者少气,甚者泻之则闷,闷甚则仆不能言,闷则急坐之也。"

《金针赋》:"假令针肝络,血晕,以补本经曲泉穴之经,针入复苏,效如起生。"

以上内容是在说,气血虚弱者,容易晕针,提示人们在针刺的时候注意患者的身体状况,以防出现不测。

《标幽赋》:"空心恐怯,直立侧而多晕。"

《金针赋》:"其或晕针者,神气虚也,以针补之,以袖掩之;口鼻气回,热汤与之。略停少顷,根据前再施。"云:"医人深明气血往来,取穴部分不差,补泻得宜,必无晕针昏倒之患。或慌忙之际,畏刺之人多感此。壮者气行自已,怯者当速救疗。假令针肝经,感气晕,以补肝经,合曲泉穴之络。"又云:"刘宗浓曰:晕针者,夺命穴救之,男左女右取之。不回,却再取右,女亦然。此穴正在手膊上侧筋骨陷中虾蟆儿上,自肩至肘,正在当中。"

《济生拔萃》:"有随针而卒者何?曰:一则不知刺禁,如刺中心一日死之类也;二则不明脉候,如下利,其脉忽大者死之类。凡针灸者,先须审详脉候,观察病证,然后知其刺禁,其经络穴道,远近气候,息数深浅分寸。"

《针灸大成》:"下针之时,必令患人莫视所针之处,以手爪甲重切其穴,或卧或坐,而无昏闷之患也。"

《本草》:"医工针人,而针折在肉中不出,杵牡鼠肝及脑涂之。又象牙主诸针及杂物入肉,割取屑,细碾入水和,敷上立出。"

《肘后方》:"针折肉中,象牙屑水和,敷上立出。"

《宝鉴》涌针膏:"取针刺入肉,并箭头不出。用鼠粪头十个,蝼蛄四十九个,土消虫十个,芫青、马肉中蛆、酱内蛆,俱焙干,蜣螂、巴豆、信石、砂、夏枯草、磁石、黄丹、苏木、地骨皮各一两,石脑油三两,蒿柴灰汁三升。上将灰汁、石脑油以文武火熬成膏,次下诸药,令匀,瓷器内收贮。临时看疮大小,点药,良久,自然涌出。"

《针灸大成》:"外有云门并鸠尾、缺盆主客深晕生。"

六、现代文献

1. 廖源、郭元琦对晕针临床表现的认识

廖源、郭元琦[9]认为,作为针灸工作者,要意识到几个问题:

(1)晕针的临床表现不仅仅是前面提到的常见的晕针表现,还可能有多元的症状,如本例患者有血压升高、脉搏加快、面潮红等。

(2)即使是有多次针灸治疗的患者,平卧位也有可能出现晕针现象,医者与患者都不能掉以轻心。另外,医生针刺治疗结束后,要监守岗位,不能随意离开诊室,以防患者出现意外情况,方便及时处理。

(3)临床上遇到这种针刺异常情况,医者不要慌张,要保持镇静。晕针出现时,立即停止针刺,并将针全部起出;使患者平卧,保持空气流通。轻者仰卧片刻,饮开水可恢复正常。重者通过上述处理的同时,可指掐人中、内关、足三里、灸百会、关元、气海,即可恢复。更严重者,要配合其他的急救方法。

(4)面对这些异常情况,预防更为重要。对于初次接受针灸治疗或精神过度紧张、身体虚弱的患者,应先做好解释工作,消除顾虑;对于多次接受针灸治疗的患者也不能忽视。同时选择舒适持久的体位也很重要,最好取卧位;保持诊疗环境的空气流通亦不容轻视。医生治疗时选穴宜少,手法宜轻柔。若患者疲劳、饥饿、大渴时,应先休息、进食、饮水以排除引起晕针的诱因后,再予以针刺治疗。医生在其治疗过程中应专心致志、严密观察病人的神色变化,详细询问病人的感觉,一旦有不适等晕针先兆,应及早采取处理措施,防患于未然。

2. 徐贵平、袁永梅[10]论晕针的护理

及早发现晕针患者对接受针灸治疗的患者,一旦发现晕针兆头,立即中止针灸,起针,让患者平卧(头低脚高位),松解衣带,注意保暖,并通知医生进行就地抢救。急救处理密切观察患者,体温、脉搏、呼吸、血压等生命体征,轻症患者,给予饮温开水或糖开水300~500ml,并给予针刺式掐患者人中、合谷、内关、涌泉、足三里等,或者灸百会、气海、关元、神阙穴等;重症者立即持续低流量吸氧,建立静脉通路,配合医生急救,必要时给予强心、扩容升压等对症支持治疗。由于患者对针刺治疗程序不甚了解,对疼痛过于敏感,表现出焦虑、恐惧心理,因此护理人员要向病人耐心解释针刺、晕针知识,安抚患者和家属焦虑情绪,语言舒缓轻松,消除患者及家属恐惧心理,防止其发生过激行为,建立良好医护患关系,增强病人对护理和治疗的信任和信心,并能主动配合医护人员的治疗和护理。对不同原因引起的晕针患者进行针对性的护理是急救成功与否的关键。对初诊有恐惧心理者,要进行心理疏导;疲劳者,让其充分安静地休息,避免外界打扰;对饥饿和低血糖反应者,给予饮温糖水或静脉推注高糖;低血压患者可给予扩容、强心、升压;对因针具带钩、针刺手法过重、针感过强、滞针而致晕针者,可嘱病人全身放松,做深呼吸,并循经式局部按摩,缓解患者疼痛;同时,对基础血压偏低者建议医生取卧式针灸,并密切观察病情变化,注意保暖、避免诱发因素,随时配合医生急救。环境护理是晕针急救的重要环节,一定要保持室内安静整洁,通风良好、空气新鲜、温度适宜、避免室内温度过冷或过热。

3. 取肩髃晕针而致折针案[10]

用自制的24号钢针治疗一肩痛患者,举臂直接取肩髃2寸深,因病人晕针跌倒在地,将针折断,断入体内1.2寸。针折断后未做任何处理,开始局部不能活动,仅局部疼痛、酸楚,按压局部刺痛,活动上肢时局部刺痛,时而剧痛。半年之后,仅每遇阴雨时局部微痛,剧烈运动,如上肢上举、外展、内收活动较猛时,肩关节突然酸痛或剧痛一下,即刻消失,余无异常。

第六节 物理性损伤

由于针刺、艾灸(也包括拔罐)使用不当,过强的物理刺激(机械刺激或温热刺激)作用于机体,引起组织或器官的解剖完整性的破损,称为物理性损伤。目前临床上很少使用直接灸,一般很少造成物理性损伤,拔罐时间过长,可出现水泡,但对机体影响也不大,临床上还有认为起水泡对某些病症的恢

复有利。所以,针刺机械性损伤是物理损伤中发生最普遍,危害最严重的损伤。物理性损伤包括内脏损伤、神经损伤、血管及软组织损伤等。针刺损伤中最严重的就是机械性损伤,其损伤严重程度与所损及的脏器有关。一般而言,中枢神经系统和重要脏器的损伤最为严重,往往可导致死亡。另外,临床上发生的弯针、断针事故,由于留在体内的针可导致机体组织的损伤,也属于物理性损伤,也是针刺损伤中十分常见的一种。

内脏各器官均属机体之要害,针刺损伤任何部位其后果都是严重的,所以有"刺中心,一日死","刺中肝,五日死"等诸说。不过针刺损伤脏器并不是都可致死。如"刺缺盆……令人喘咳逆","刺少腹中膀胱溺出,令人少腹满"。取某些腧穴针入体腔之内,所接触的就是内脏器官,浅刺轻提插捻转可能损伤则轻,为害也轻,深刺就可出现危险,医生临床必须加倍审慎。

一、身体物理性损伤

(一)弯针

弯针是指进针时或将针刺入腧穴后,针身在体内形成弯曲,称为弯针。

1. 原因

医生进针手法不熟练,用力过猛、过速,以致针尖碰到坚硬组织器官或病人在针刺或留针时移动体位,或因针柄受到某种外力压迫、碰击等,均可造成弯针。

2. 现象

针柄改变了进针或刺入留针时的方向和角度,提插、捻转及出针均感困难,而患者感到疼痛。

3. 处理

出现弯针后,即不得再行提插、捻转等手法。如针柄轻微弯曲,应慢慢将针起出。若弯曲角度过大时,应顺着弯曲方向将针起出。若由病人移动体位所致,应使患者慢慢恢复原来体位,局部肌肉放松后,再将针缓缓起出,切忌强行拔针,以免将针断入体内。

4. 预防

医者进针手法要熟练,指力要均匀,并要避免进针过速、过猛。选择适当体位,在留针过程中,嘱患者不要随意变动体位,注意保护针刺部位,针柄不得受外物硬碰和压迫。

(二)断针

断针或称折针,是指针体折断在人体内。若能术前做好针具的检修和施术时加以应有的注意,是可以避免的。

1. 原因

针具质量欠佳,针身或针根有损伤剥蚀,进针前失于检查;针刺时将针身全部刺入腧穴,行针时强力提插、捻转,肌肉猛烈收缩;留针时患者随意变更体位,或弯针、滞针未能进行及时地正确处理等,均可造成断针。

2. 现象

行针时或出针后发现针身折断,其断端部分针身尚露于皮肤外,或断端全部没入皮肤之下。

3. 处理

医者态度必须从容镇静,嘱患者切勿变动原有体位,以防断针向肌肉深部陷入。若残端部分针身显露于体外时,可用手指或镊子将针起出。若断端与皮肤相平或稍凹陷于体内者,可用左手拇、食二指垂直向下挤压针孔两旁,使断针暴露体外,右手持镊子将针取出。若断针完全深入皮下或肌肉深层时,应在 X 线下定位,手术取出。

4. 预防

为了防止折针,应认真仔细地检查针具,对不符合质量要求的针具,应剔出不用;避免过猛、过强地行针;在行针或留针时,应嘱患者不要随意更换体位。针刺时更不宜将针身全部刺入腧穴,应留部分针身在体外,以便于针根折断时取针。在进针、行针过程中,如发现弯针时,应立即出针,切不可强行刺入、行针。对于滞针等亦应及时正确地处理,不可强行硬拔。

(三)血肿

血肿是指针刺部位出现皮下出血而引起的肿

痛,称为血肿。

1. 原因

针尖弯曲带钩,使皮肉受损,或刺伤血管所致。

2. 现象

出针后,针刺部位肿胀疼痛,继则皮肤呈现青紫色。

3. 处理

若微量的皮下出血而局部小块青紫时,一般不必处理,可以自行消退。若局部肿胀疼痛较剧,青紫面积大而且影响到活动功能时,可先做冷敷止血后,再做热敷或在局部轻轻揉按,以促使局部瘀血消散吸收。

4. 预防

仔细检查针具,熟悉人体解剖部位,避开血管针刺,出针时立即用消毒干棉球按压针孔。

(四)经典文献

《灵枢·本输》所说的:"刺上关者,呋不能欠;刺下关者,欠不能呋。刺犊鼻者,屈不能伸;刺两关者,伸不能屈。"

(五)现代文献

1. 取肩髃上肢猛动引起折针案[11]

取肩髃,直接刺入关节腔内,移动上肢易于弯针,甚至折针,应告诫患者注意。前人指出的,"已针不可摇,恐伤针",也正是为了防止弯针和折针。

用钢丝自制25号毫针治疗肩关节风湿病,举臂(肘尖置于桌子上)直刺肩髃2寸深,因针感过强,加之患者怕针,猛动上肢幅度过大,将针折断(断入体内1寸)。

折针的原因很多,大致可归纳如下几类:

(1)针的质料欠佳,缺乏韧性,特别是用钢丝自制的针具,或用缝衣针代替针灸针,更易折针。

(2)针体有损伤,久用或针体受挫受折后多次修复,伤痕处极易折断。

(3)针具选择不合适,如针头部可用0.5~1寸的针,取环跳要2寸以上的针。选针不恰,有时将针体全部刺入体内,或因患者体位移动,或因医生强烈捻转,易从根部折断。

(4)医嘱不够及时细致,针刺治疗中未能嘱咐患者不要移动体位,不要自动取针或提插,以防意外。

(5)刺激过于强烈,有些穴位肌肉丰盛,强力提插捻转致使肌肉猛力收缩,或电针施治时电量过大,致使肌肉强直,可造成折针。

(6)在关节附近针刺,折针的大都是由患者体位变动引起的。

本例病证就是由于取肩髃强力捻转,患者猛力移动上肢而将针折断。如果在针刺之前讲明此部位进针的要求并缓缓给予刺激就不会引起事故。折针后不要恐慌,如有断残部分外露者,可用镊子钳取出。如果折在肉内,应当救治于外科。为了预防折针必须做好准备工作,检查针具质料、针体伤痕,因穴选针,认真负责,折针是完全可以避免的。

2. 取环跳引起折针案[12]

用自制的24号钢针,针治一腰髋痛患者,刺入环跳穴3寸左右,因针感过强加之患者怕针,由侧卧位转向俯卧位,突伸下肢,将针折断(断端约寸余)。断后未作任何处理,开始局部不能活动,此后局部胀疼、酸痛,受压时局部刺痛,抬腿行走时局部刺痛、胀痛加重,半年之后,仅每遇阴雨时局部微痛,活动较猛时局部突然酸痛或剧痛一下,即刻消失,余无异常。

髀枢肌肉丰满,进针较深,移动下肢易于弯针,甚至折针,应告诫患者注意。前人"已刺针不可摇,恐伤针"的告诫,也是为了防止弯针和折针。

此案仍系肢体活动而致折针,切记针刺时及留针过程中,嘱患者勿改变体位。

3. 取环跳等引起折针案[13]

赵某某,男,48岁,因腰腿痛四、五年,加重半月,来院就诊。自左腿疼痛且从腰胯部大腿外后侧向下放射,疼痛难忍,活动受限。查脊椎无侧弯,左直腿抬高试验30°(+),坐骨神经激惹征(+),左踝反射弱。诊断为左坐骨神经痛。取穴环跳、阳陵、绝骨。按处方要求,施术者应先针环跳,后针阳陵泉。但术者先针阳陵泉,后针环跳。由于环跳针感强,下肢突然抽动,肌肉强烈收缩,致使阳陵泉穴上的针由根部锈蚀处折断,残端未露出皮外。立即请外科手术,也未能取出。X光透视,残端针已游走小腿胫腓骨之间,收住院治疗观察。住院后病人走动时无明显疼痛感。半月后,步行过程中,针尖露出皮外,拔出获愈。

此案除因肢体猛动之外,还有针体锈蚀的因素,可见医生施术前应检查针具等。

4. 取内膝眼引起折针案[14]

有一膝关节痹证患者时,令患者坐在大圈椅上,用自制的24号毫针刺入内膝眼穴1.8寸深。因患者晕针昏倒,跪伏在地,将针折断(断端寸余)。当时膝关节疼痛不能活动,用磁石未吸出。月余后,局部酸痛、胀痛,时而刺痛,能屈曲短距离行走数步,伸膝剧痛。半年后,局部胀痛、酸痛仍存在,行走微痛不适。1年后,行走基本正常,偶因伸屈过猛剧痛一下即刻消失,余无异常。

针折体内是危险的,在四肢部问题小些,当然也有意外,如短针刺入血管附近随着肌肉舒缩而移动,可能刺伤血管而出血,或刺伤神经干而致局部功能障碍,特别应考虑到折针于躯干部位,如胸、背、肩部折针可刺伤肺脏,腹腔内折针也可能刺伤肝脾等脏器。

虽然折针在非要害部位,偶尔可自行脱出;极个别的折针也可埋伏于某处经久不动,并不影响局部功能,但这终归是少数。为避免折针带来新的危害,应在X线下手术取出,不要认为短暂无异常就可置之不理。

5. 取足三里引起折针案[15]

李某某,男,学生,患者因多发性关节炎2年,行针刺治疗。取穴足三里,天冷隔衣进针,用泻法,捻针较剧,酸胀剧烈,患者紧张,肌肉收缩,针柄与针体交界处断裂,断针随肌肉收缩进入软组织中。当即脱衣未能找到,病人步行返家。次日复诊,摄片右小腿上1/3软组织中约3cm长之针尖部抵达胫骨,内缘尾部距皮肤约1.5cm,位于原针孔上2cm,在腰麻及X光下3针定位施行手术,将针取出,经过顺利,创口Ⅰ期愈合,住院7天出院。

此案折针之原因有二,一是患者高度紧张,肌肉强烈收缩,二是针具质量不佳。前者告诫医生做好患者的思想工作以解除顾虑,后者须在针刺前医生精选针具。

6. 取内外膝眼引起弯针案[14]

有一膝关节炎患者,令坐在高凳上针灸,用26号不锈钢针刺入左侧内外膝眼穴约2寸深,因患者年龄较大,体质较差,加之坐在高凳上气不接续,因晕针从高凳上摔倒,跌伏在地,两针均呈直角形弯曲。此例首先处理晕针,待患者精神复常后,令其复原体位,再将针顺势缓慢拔出。

针刺治疗取坐位是可以的,最好用有靠背的椅子以免因晕针或坐久疲倦、坐而入睡等跌倒而摔伤或折针。此例即是晕针跌倒,幸好未挫断针体,幸免于折针事故。

二、感觉器官损伤

人体有多种感觉器官,主要是眼、耳、鼻、舌、皮肤等。在感觉器官的损伤中以损伤眼睛最为常见。

眼部血肿是一种常见的针刺意外事故,这一点古人也早有认识,如《铜人腧穴针灸图经》说:"承泣……禁不宜针,针之令人目乌色。""四白……若针深则令人目乌色",这些都很接近眼部血肿的症候。

(一)病因、临床表现及处理

1. 原因

针刺眶周腧穴时,不宜施行手法,若稍有疏忽,便会造成眶周出血。在治疗眼疾时,常选眶周穴来治疗,治疗后起针时不注意,有可能出现眶周出血,也有可能在起针时未见出血,但眶周慢慢出现瘀青,这主要是因为刺伤了深部血管,损伤面积较小,出血缓慢,数量不多。眶内及周围血管分布相当丰富,在内部有内眦动脉、静脉,下方有眶下动、静脉。这些血管纵横交错,形成血管网,位置表浅,在针刺眼周穴位,如不谨慎,便可伤及,引起出血,这样的部位针刺出血率较高等。同样,眼周其他穴位如上明、外明、球后、睛明等针刺时也可能导致眶周出血。选用较粗的针具也是引起眼周围出血的一个重要原因。而针刺不当,深刺往往可引起特别严重的出血,主要表现在进针过猛过急,不恰当地使用提插或捻转。

2. 临床表现

刺破浅层血管或细小的动静脉分支，多在起针后，针孔有出血现象，数分钟或数小时后，穴区周围逐渐显现青紫色瘀斑、瘀点。若伤及深层血管和较重要的眼部动、静脉，属重症，在起针数秒或半分钟内即发生，出血处眼睑迅速肿胀闭合，无法睁开。

3. 处理

若出现上述情况，轻者可不予以处理，重者，在出血期用纱布蘸蒸馏水或冷水冷敷15～20分钟止血，止血后，用热毛巾敷眼，每日2～3次，直至瘀斑消失。

眼部血肿，临床上应注意针刺眶周穴位需选用针身挺直、不带钩毛的毫针。针刺前应先将眼球轻向一侧固定，针沿眶壁缓慢刺入，一般采用直入直出的"输刺"法，不作或尽量少作捻转提插，也不必留针。选用较细的毫针，出针后轻轻揉按针孔片刻。

（二）经典文献

《圣济总录》："两目大眦二穴、只可眷睛斜飞，不得直针，直即伤睛攻瞎，不可治也。"

《铜人腧穴针灸图经》："承泣……禁不宜针，针之令人目乌色。""四白……若针深则令人目乌色。"

（三）现代文献

1. 取睛明等引起眼部血肿案[15]

王某，女，28岁，因两眼红肿，畏光2日余，伴有头痛，医取睛明、瞳子髎、阳白等穴，留针20分钟。起针后右睛明穴当即出血，渐渐加重，在数分钟内整个右眼上眼睑全部肿胀，眼裂不能撑开，外观似半个乒乓球大。经先冷敷，继而热敷等处理，3天后肿胀消退，留有青紫半个月后消退。

眼睛周围血管丰富，针刺宜浅不宜深，尤其针刺法很重要。取睛明方法与进针分寸可参考李世珍著的《常用腧穴临床发挥》（人民卫生出版社，1985年版）。本例除取睛明外，取瞳子髎、阳白，从眼部血肿发生与发展看，与此二穴关系不大，故从略，不作讨论。

2. 取承泣引起球后出血案[16]

有一近视患者，用26号毫针取承泣刺入1.2寸深，因操作不慎，进针较快，捻转幅度较大，快速拔针后又未用棉球压按穴孔，即刻整个眼球发红，外凸，视物不清。眼科检查眼底无异常。眼部用毛巾冷敷10分钟后，嘱患者回家热敷，半月后眼球及视力恢复正常。本穴易于出血，退针后可用小棉球压迫局部2～3分钟，以防出血。

承泣在目下7分，直对瞳子。解剖位置在眶下缘与下眼睑交界处，眼轮匝肌中，有眶下动脉及眶下神经分布。取承泣穴不当刺伤眶下动脉出血，在眼球后形成血肿，就会出现眼球外凸、眼球胀感或疼痛、视物模糊等。此时应嘱患者休息，以毛巾入冷水浸透敷之。反复更换，见眼球凸胀缓解再换毛巾浸入热水中拧干敷之。如此反复多次，则渐渐消退而痊愈。据见到取承泣或睛明、球后等穴引起球后出血者，均未导致目盲，但会给病人造成肉体痛苦与精神负担。

3. 取睛明、球后引起球后出血案[13]

张某某，男，23岁，因患中心性视网膜炎半月余，来院治疗，取睛明、球后、合谷、风池等。由于施术不当，起针时右眼流泪，眼痛，不敢睁眼，视物不清，眼球向外突出。急请眼科医生会诊，诊为球后出血。给予湿敷、止血、镇静等对症治疗，半月后痊愈。

睛明，又名精明、泪孔、泪腔、目内眦、内眦外，属足太阳膀胱经之穴，又为手足太阳、足阳明、阴跷、阳跷五脉之会，穴位在目内眦角外1分处。局部解剖在眶内缘，睑内侧韧带中有内眦动静脉和滑车上、下动静脉，深层上方有眼动、静脉本干，分布着滑车上、下神经，深层为眼神经分支、上方为鼻睫神经。

针法与主治：端坐合目，掐取内眦角内约1分处，鼻骨边缘取之。针1～2分深。可治疗目赤肿痛，胬肉攀睛，迎风流泪。内外翳障，眦痒，雀目，视觉昏蒙。

球后出血主要是由于取球后穴针刺过深损伤了眶下动脉引起的。关于睛明穴的刺法其说不一，《甲乙经》主张刺入6分，《针灸明堂》主张刺1.5分。主要由于取法不同。一般取法靠鼻骨边缘进针，所以刺入1分或1.5分。如斜刺避开眼球方向就刺得深些。《圣济总录》中说："两目大眦二穴、只可背睛斜飞，不得直针，直即伤睛攻瞎，不可治也。"取睛明直刺或向眼球方向深刺，可刺伤内眦动脉、眼动脉引起球后出血。刺此穴一定要保护眼球，不要使其受到伤害。

4. 耳部感染

视听器造成的损伤以皮下血肿、感染、耳廓畸形为主，误刺病例中大都没有造成严重后果，耳廓畸形经外科矫治结果也是令人满意的。但是不能掉以轻心，有针睛明造成目内眦感染，因表浅很快治愈，如果是深层感染或球后感染那也是相当危险的，有失明或颅内感染的可能。眼周围的穴位大部治疗与眼有关的病变穴位的选择也比较单纯，因此在治疗过程中要注重配穴的重要性，尤其是远端选穴。在选录的临床治验中大部配有远穴。耳针疗法前以做了阐述，由于它有许多优点，临床上已成为最广泛的疗法之一，耳针所造成的医疗事故主要是感染，临床医生只要操作正确是完全可以避免的。另外目前耳压疗法也比较盛行，医者一般以磁珠、绿豆、王不留行籽做垫压物，有的患者不注意按压溃破也往往造成感染，应引起注意。

（1）救治方法

①耳部形成一般炎症可局部涂消炎类药膏，如症状严重还需配合口服、注射抗生素。

②耳软骨膜炎较难控制，往往蔓延，要尽快切开引流，选敏感的抗生素治疗。

（2）预防措施

①耳部针刺重要在于无菌操作，严格消毒，出针后再用酒精棉球擦1次。

②耳针后针眼有红肿应停止再针，先处理红肿痊愈后再针。

③耳部有感染、外伤等皆禁针。

耳廓埋针是国外针灸师比较常用的治疗方法之一。耳部接受针刺治疗前必须严密消毒，以防感染。我国医家也曾多次报道这类病例，说明国外报道的两例引起耳软骨膜炎治疗后遗留耳廓畸形，导致终生痛苦。此类教训应大声疾呼勿蹈覆辙。

三、神经系统损伤

神经系统包括中枢神经和周围神经，前者即脑和脊髓，后者有脑神经和脊神经。中枢神经系统是神经组织最集中的部位。周围神经系统是中枢神经系统以外的神经组织的总称，包括各种神经，神经丛和神经节。人体是一个极其复杂而又高度统一的整体，能够适应内外环境的多种变化，神经系统在这方面起着主导作用。人体功能的调节包括神经调节、体液调节和自身调节，其中神经调节是人体内最主要的调节方式，故神经系统是机体生理功能的主要调节系统。针灸可对各系统功能发挥调整效应，但相反，如果损伤了神经系统也会带来严重的后果甚至引起死亡。

（一）脑脊髓损伤

1. 原因

针刺风池、风府、哑门、安眠、颈项部夹脊穴等颈项部穴位时，由于针刺过深或针刺角度、方向均有可能误伤延髓。此外，针刺背中线第1腰椎以上棘突间过深，也可刺中脊髓。

2. 临床表现

多数引起肢体瘫痪，出现向肢端放射的触电感，刺激过重会发生后遗症，引起短暂的肢体瘫痪。延髓损伤时，轻者出现倦怠、嗜睡，重者出现剧烈头痛、恶心呕吐、脑膜刺激征，甚至昏迷等症状。

3. 处理

轻度脑脊髓损伤者，要密切观察患者变化，因有些出血性损伤的病情是逐渐加重的，一定不能掉以轻心。症状严重或逐渐加重者要及时抢救，送往条件较好的医院救治。

4. 预防

针刺颈项部穴位时，要严格掌握进针角度、方向及深度。针刺不宜过深，一般不超过1.5寸，以免刺入枕骨大孔，刺伤延髓。特别是风府、哑门，进针时针尖应刺向下颌方向。针刺背部正中线穴位时，若有触电感向肢端放射时，要立即退针，不施行任何手法，以免造成损伤。

（二）周围神经损伤

1. 原因

针刺神经干或神经根部穴位时，若患者出现电击感后仍继续施行手法，刺激过重，就有可能损伤神经组织，在施行穴位注射或电针刺激时更应该注意。

2. 临床表现

神经损伤时，主要表现在受损神经分布区域内出现运动障碍及灼痛、麻木等。症状轻重与损伤程度有关。

3. 处理与预防

轻者可通过穴位注射或按摩等恢复，但为了避免刺伤神经，在神经干上的穴位要避免强刺激，要尽量避免同一个穴位，即使取同一个穴位时，也可稍偏离原进针点。穴位注射不要直接注射在神经干上，注射的药物要选择容易吸收的、刺激性相对小的。这些都是针灸临床上要时刻注意的问题。

（三）经典文献

《针灸大全·席弘赋》："从来风府最难针，却用功夫度浅深。"

《素问·刺禁》："刺头中脑户，入脑立死。"

（四）现代文献

1. 脑脊髓损失

（1）取风府损伤延髓致死案[17]：谭某某，男，19岁，患精神失常数年。近年接受针刺治疗，第6次针刺风府后的第2天。病人自觉头痛，发烧，呕吐清水，卧床不起，不能进食。第5天出现语言与吞咽困难，四肢瘫痪，小便潴留等。翌日检查：神志清醒，语言带鼻音，喉中有痰鸣，瞳孔缩小。血压13.3/7.9kPa，心率40次/min，呼吸10余次/min，四肢瘫痪，深反射消失，无病理性反射。诊断为延髓损伤性瘫痪。针刺后第8天昏迷，口吐白沫，瞳孔散大，呼吸困难，脉搏约160次/min，急救无效而死亡。尸体解剖：软脑膜充血，延髓外形明显变粗变圆，椎体与橄榄核界限消失；切面：自延髓上端至下端有长达4cm之出血区，在橄榄下核上份切面可见椎体与橄榄下核区出血，左侧较大有直径0.6cm之出血区，右侧较小约0.2cm出血区；在橄榄下核下份切面有四处出血……在延髓中份切面，出血区最大为1.2cm×1cm，接近腹面；在延髓下份切面，出血区逐渐变小为0.2cm×0.3cm。病理解剖诊断为：①延髓出血区（针刺所致），损及生命中枢。

（2）取风府损伤右小脑半球致死案[18]：某患者，男，15岁。患精神分裂症2年，屡治不愈，乃试用针刺治疗。入院后每日针刺1次。有一次取风府穴，进针较深，重泻，患者当即停止呼吸。经注射咖啡因，插管人工呼吸、数分钟后呼吸恢复，但未清醒，予脱水治疗。下午出现呼吸衰竭。会诊后，紧急开颅探查，见脑压甚高，硬膜下右小脑表面有5ml血肿，暗红色，局部隐约见针刺痕迹。右小脑半球充血水肿显著。吸除水肿后自动呼吸一度恢复，但术中并发急性脑膨出，切除右小脑半球外侧脑组织，行内减压后关颅。继续应用脱水、呼吸兴奋药无效。次晨死亡。

刺风府穴进针过深可通过枕骨大孔刺伤小脑，造成严重后果，说明这个穴不可轻易应用，更不应当连日针刺。此患者尚属青少年，每日针刺风府1次，施重泻手法，未免损伤太重，何况已是久病，即使健康人也恐力所难支。凡取此腧穴，术者必须具备一定的针灸理论与人体解剖知识，否则就属孟浪从事。该医不懂针刺风府穴的知识，而属"试用"，可知乃属初学者练习阶段。俗话："初生牛犊不怕虎"，因不知其害，所以毫不顾忌，"每日针刺1次"，还"深针重泻"，引起医疗事故，已成必然。

（3）取安眠引起脑干出血案[19]：某男，21岁。因患失眠症而入院。经卫生员针刺安眠穴，进针过深，加之捻转，针后感到头疼不适，反复呕吐，出现精神失常。检查颈项强直，一侧肌力弱，活动受限；另一侧时而抽动。经会诊为颅内凹血肿。当即施开颅手术，发现脑干出血，在延髓下有枣大的陈旧性血肿压迫。清除病灶，挽救了生命，但留有后遗症（如步态不稳等）。

据文献记载，以安眠命名的腧穴有四处：其一是原卫生部中医研究院编的《针灸学简编》载：安眠穴在项后上部,当翳风穴与风池穴连线之中点处。可针5分～1寸,主治失眠、头痛、眩晕等症。其二、三是《常用新医疗法手册》记载的"安眠₁"与"安眠₂"。安眠₁位于头颞部、胸锁乳突肌止部,乳突下凹陷前5分处,即翳风与翳明之间。针1.5～2寸,主治失眠、偏头痛,精神分裂症等。安眠₂位于颞部、项部肌肉隆起外缘的凹陷处与胸锁乳突肌止部乳突下凹陷连线之中点,也即风池穴与翳明穴连线之中点。针0.5～1寸,治疗失眠、心悸等症。其四是《针灸经外奇穴图谱·续集》引中国人民解放军第六○野战医院介绍:"安眠₃穴位:翳明下1寸,针法:向颈椎方向进针2.5～3寸。作用:安眠"。这4个安眠穴从位置看,针刺方向与深度欠妥都可损伤延髓或脊髓,本例事故足以说明问题了。

针刺安眠穴直刺不得超过2寸,针尖平行向下为妥,不要偏上。以避免损伤延髓。有人认为针刺越深疗效越好,这是不符合实际的。《灵枢·官针》中说:"疾浅针深,内伤良肉,皮肤为痈;病深针浅,病气不泄,支为大脓",只有辨证而针才不致有误。

(4)电针大椎损伤脊髓致死案[18]:某女,30岁,患精神病7年,入院治疗。第7次电针大椎穴(另一极所在部位不详)通电0～3mA,3～4分钟,无反应,因故暂停。后又将电流增至6～7mA,并行节律性刺激4～5次,再通电3～4分钟。突然发现患者四肢软瘫,发绀,急取针。送行急救无效而死亡。

尸检:发现颅脑脊髓背面正中有一小针孔,未见出血,局部脊髓外观无其他异常。

针刺大椎过深、手法过重时,患者会出现头痛、呕恶、瘫痪、尿潴留等严重反应,这是不待言的。本例取大椎穴,第1次通电安静无异常反应,说明刺激量尚可,第2次通电加大了电流量,并予节律性刺激4～5次。这样强烈的刺激超出了患者机体的耐受力,破坏了脊髓组织、累及了机体正常生理功能,致延髓麻痹瘫痪而死亡。

本例说明除风府、哑门进针不当易于损伤延髓外,针刺督脉其他穴位也不要刺激过强,特别是接近头、颈部诸穴,更要慎重。有些脑穴不用督脉,如风池、安眠等,针刺不当也可发生严重事故。用针时要考虑到安全问题,以杜绝事故的发生。

(5)取哑门致死案[19]:某男,40岁,患双侧耳聋,诊断为神经性耳聋。到某医院针刺治疗,第4次取哑门穴时,病人当即感到不适,继而头痛,但尚能忍受。接着收麦与打铁等连续干活2天。第3天头痛加剧,伴有呕吐,面色苍白,立即来诊,此次只做了一般处理。次日凌晨急诊,按脑血管意外抢救无效,死亡。死后腰穿证实蛛网膜下腔出血为致死的原因。

哑门,又名舌根、舌厌、舌横、瘖门等。位于项后入发际五分处。在第1颈椎与第2颈椎之间两侧斜方肌中,有枕动脉的分支,分布第3枕神经,深部的脊管内有脊髓。取此穴针感为局部胀闷,如深刺入脊管内抵达脊髓时,患者有触电感向四肢放散。刺此穴不宜过深,更不应使针尖朝向上方深刺,以防止刺伤延髓发生事故。如果进针后运用手法时也应注意不宜提插捻转、捣动等。如出现触电样感觉,则应立即将针后退,或出针。如患者针后有头痛,昏晕、恶心等,应卧床休息片刻。

本例针刺最初对脑、脊髓损伤不重,但患者未得休息,却强力劳动2天,致使伤痕扩大,出血过多,压迫要害部位致死。

2. 周围神经损失

(1)取内关、列缺损伤桡神经案[20]:某男,40岁,患肝炎,经某医院针刺治疗。取内关、列缺,即感到麻酸胀如触电,上至肩臂,下达拇指。此后1月余,拇、指仍有沉重、麻木感。检查:拇指外展,臂上举功能欠佳,皮肤病觉与触觉均丧失热敷、电疗、服维生素B等,逐渐好转出院。

列缺,属于太阴肺经之穴。穴位在脘横纹上1.5寸,侧掌取穴。局部解剖:在桡骨茎突上方,肱桡肌腱与拇长展肌腱之间。有头静脉及桡动、静脉的分支;布有前臂对外侧皮神经和桡神经浅支的混合支。

针法与主治:令患者两手虎口相交,一手食指压在另一手的桡骨茎突上,当食指尖端到达的凹陷中是穴。按定下针,针2～3分。治疗偏头痛、咳逆、咽肿,半身不髓、口眼㖞斜、手肘痛。

本例虽取内关与列缺二穴,但从出现的拇指外展与上举功能欠佳、皮肤知觉障碍,说明为取列缺损伤桡神经所致。通过热敷、电疗等,使损伤的组织得以缓解,恢复而愈。

(2)取足三里损伤腓神经案[20]:某男,1岁,因不规则发热3个月而入院。经胸透X光片诊断为亚急性血行播散性肺结核。曾用抗生素、中药、针灸、激素、穴位注射等治疗,收效尚佳。但在右下肢足三里针灸后,第3天发现右足下垂,踝关节肿胀。经热敷、针灸、按摩、维生素B等治疗,逐渐好转。

婴幼儿肌肤娇嫩,足三里穴如果刺得过深或手法过重,伤及腓神经可引起足下垂。足三里在膝眼下3寸,胫骨外大筋内。解剖:在胫骨上端和腓骨小头关节部的下方,胫骨前肌和趾长伸肌之间,有胫前动静脉,深层有腓神经。取足三里不当可引起足下垂等症。

(3)足三里穴注损伤腓深神经案[21]:李某(性别未记),14岁。主诉:高烧6天,于晚间急诊入院。体温39.2℃。诊断为肺部感染(胸片证实)。注射安基比林2ml,半小时后热仍不退,于是在患儿右足三里注射冬非合剂半量(即氯丙嗪25mg与异丙嗪25mg),10分钟后患儿安静入眠,体温降至36.2℃。第2天发现患儿步态不稳,右足下垂,并轻度内翻。检查:查足和趾不能背屈(伸趾肌和胫骨前肌瘫痪),趾屈良好,小腿前部外侧面及足背的温、触、痛觉减弱。诊为穴位注射引起右腓深神经损伤。采取针灸、穴位按摩和注射三磷酸腺苷、辅酶A等,治疗2个月,行走正常。

足三里药物注射应用很广,治疗疾病也很多,但如果注射不当或用药量大,或药物浓度过高,则可引起医疗事故。本例主要与取穴不准、用药欠当有关。因为此穴深部有腓深神经,损伤后可引起胫前诸肌发生麻痹及足下垂,但足趾内屈不受影响,故而行走步态不稳,甚至跛行。

药物穴注应选择易于吸收、刺激性小、浓度低、pH值接近中性者为妥。针刺遇有滞针,或患者出现触电感时,应停止推药,退针另刺,以免损伤局部神经、血管等。

(4)药物穴注损伤周围神经10例[22]:因腰腿痛取环跳等穴、注射酒精普鲁卡因或酒精葡萄糖混合液,损伤右坐骨神经、腓总神经、左胫神经各1例(3例),注入后立即出现局部发胀、疼痛和神经损伤症状,并遗有肌肉萎缩。因下颌关节炎、三叉神经痛,取阿是穴和下关穴注射酒精和醋酸氢化可的松损伤面神经2例,注入后立即出现周围性面神经麻痹的症状。因发热、腹痛,在曲池、足三里注入安乃近或冬眠灵损伤右桡神经、腓总神经各1例(2例),注后立即出现局部疼痛、右手指不能伸直、拇指不能外展、右胫前肌萎缩、足下垂。因尺神经炎、左腕关节扭伤、扁桃体炎,取阿是穴和双侧合谷穴注入酒精或青霉素,损伤桡神经、右侧尺树经、左尺和正中神经各1例(3例),并遗有该神经分布区的肌肉萎缩和部分功能障碍。

治疗方法和结果:酒精注阿是穴、环跳、下关穴损伤周围神经的6例,经针灸、肌注维生素B_{12}和氢溴酸加兰他敏,口服血管扩张药和B族维生素,经3~11个月治疗无效。安乃近注入曲池1例,治疗方法基本同上,18个月治疗无效。青霉素注入双侧合谷、冬眠灵注入足三里2例,以针灸为主和口服血管扩张剂、B族维生素有进步。醋酸氢化可的松注入下颌关节区阿是穴,损伤面神经1例,经针灸、中药热湿敷,3个月治疗痊愈。

该10例患者疾病不同,用药取穴亦异,引起的反应各不相同。本组10例显示取曲池穴不慎损伤桡神经;取环跳穴不甚损伤坐骨神经;取足三里不慎损伤腓总神经;取合谷穴不慎易损伤桡神经。有些药物注入神经干周围可损伤神经纤维,造成相应部位的刺激症状和肌肉萎缩。穴注酒精一般用于封闭三叉神经节感觉支,治疗三叉神经痛,而且预先必须用普鲁卡因注入,定位准确后,才可注射0.5~1ml。酒精注射损伤周围神经者虽经治疗,短时间也难以恢复。药物穴位注射不慎,不仅会引起各种严重症状,而且治疗上还不易取效。本组患者都经过多种方法的综合治疗,仅有1例痊愈。

总之,若干腧穴由于进针不当,可刺伤脑、脊髓或周围神经。刺风府、哑门穴针尖偏上即可刺入枕骨大孔损伤延髓;刺经外奇穴,如中接(位于风府与枕外隆凸之间)、明堂(位于哑门与风府之间、阳穴(项后正中线入发际1.7寸旁开左侧5分,也即风府直上7分之点左侧5分处)、阴穴(项后正中线入发际1.7寸旁开右侧5分,也即风府直上7分之点右侧5分处),由于施针者不熟悉,掌握分寸不准,易于刺入枕骨大孔而损伤延髓。还有些经穴,如陶道、身柱、灵台、至阳、筋缩、中枢、脊中,以及经外奇穴的衄血(哑门下5分)、崇骨(第6颈椎与第7颈椎之间陷中)、背部之五柱、九连环、阳斑、阳枢等,都可因针刺失于规范而损伤脊髓。神经分布密如蛛网,人体无处不至,故容易损伤周围神经的腧穴更多。有些神经干被针刺伤后出现感觉异常,甚至功能障碍,以至肌肉萎缩,肢体残废。某些药物穴位注射引起的损伤更为明显,如取前臂和手部之经穴尺泽及经外奇穴肘俞、阴池、高骨等,易于伤及桡神经而出现手指伸展障碍,尤其多见的是拇指外展困难;取曲泽与经外奇穴中梭、臂间、金门、剑巨等,易于伤及正中神经出现手指屈曲困难与拇指不能屈曲和外展;取少泽、腕骨、神门与经外奇穴泽田等,易于伤及尺神经而出现鹰爪状手;取小腿或足部经穴三阴交、商丘、地机与经外奇穴上溪、地健等,易于伤及胫神经;取下巨虚、丰隆与经外奇穴理中、大丘等,易伤及腓神经而出现小腿部麻木酸痛、足下垂或内翻等。神经系统布络于全身,分布有序,一旦遭到损伤,其相应的部位即可出现结构改变或功能障碍。

刺伤神经者,如较严重,应休息,使用镇痛药、B族维生素,或配合糖皮质激素治疗。也可使用中草药、针灸、拔火罐、局部透热疗法、蜡疗、电疗等方法治疗。注射药物发生神经损伤,应及时采取措施,可用局部温热疗法、直流电碘离子导入法治疗,以改善血液循环,促进药物吸收。在后期为促进神经的再生及生理功能的恢复,可配合针灸、药物、电体操等方法治疗。经治疗,程度轻者短期即可恢复,重者经数月、甚至1年以上才能逐步恢复。患部恢复快慢与损伤轻重或治疗及时与否有一定关系。

医生在针刺治疗时,应时刻保持高度的责任心和强烈的事业感,进针做到心中有数,不能只看穴表,还要详知穴内,如有异常感觉应立即停针,分析原因,决定下一步的办法。对于已有触电感者,要停止深刺、捻转,缓慢出针。穴位注射的药物在剂量、浓度等方面应严格选择,杜绝使用刺激性强、浓度高的药物。只要医者认真专一,出现肢体神经损伤的现象是完全可以避免的。

四、循环系统损伤

循环系统包括心脏和血管。血液循环是指血液在循环系统中按一定方向周而复始地流动,心脏是血液循环的动力器官,血管是血液运行的管道。血液循环的正常也是保证机体新陈代谢正常的前提。

内脏损伤中,心脏损伤是最严重的一种。《素问·诊要经终论》说,环死,指一日内死亡。针刺心脏的损伤相对较少,但也不可掉以轻心。

(一)原因、症状及预防

1. 原因

心脏表面光滑,质地坚韧,处于搏动状态,一般不易伤及,针刺事故中,刺伤心脏的原因大致有以下几种:

(1)穴位原因:双侧神封、步廊、灵墟,左侧乳根、鸠尾,双侧心俞、膈俞,左侧期门,针刺较深时均可发生意外,在剑突下进针过深可导致心脏破裂而使患者血压下降,休克,治疗不及时或严重者可导致死亡。

(2)病例原因:当心脏本身有疾患时,针刺造成的损伤可能性就将加大。心脏肥大或心包积液,可使刺道变短,同时在体表投影面积增大,这样就可能造成损伤的穴位数目增多。心肌炎、心包炎等疾患都极易造成心脏的损伤。

(3)操作原因:手法不当,针刺过深,方向错误都有可能损伤心脏,留针时间过长,一旦针刺损伤心脏,心脏又不断收缩与舒张,随着时间的推移,往往会促使心壁裂口不断增大而发生机械性心脏破裂。也有穴位埋针,毫针不慎折断于体内,或剪断针尾埋于穴内者损伤心脏者。

2. 症状

针刺损伤心脏,一为刺伤心脏上的主要血管,一为直接刺破心壁,主要表现为针刺损伤后不久或即刻出现心前区疼痛剧烈，高度气急，发绀，短暂性昏厥，四肢抽搐，甚至休克。若心功能损害，则有严重心律失常，心悸、胸闷，以致心力衰竭。若患者突然出现心剧烈症候，并迅速进入休克状态，一般是肌肉内断针所致，这种意外无先兆，且一时查不到原因，易误诊，要特别注意。

凡出现心脏损伤症状时，要立即去针，并及时抢救，绝对卧床，镇静，吸氧，应用强心剂、利尿药物，限制水分摄入等，防止心力衰竭。若损伤较重，心脏破裂，出血不止，要马上进行开胸手术。心脏损伤分秒必争，不可延误。

3. 预防

一定要严格掌握心脏投影区域穴位分布，也要了解心脏病变时所涉及的穴位，更要严格控制针刺深度和针刺方向。尽管心脏距胸背都有一定距离，但针刺胸背部投影区穴位一定要按照常规深度，并且还要注意针刺方向，胸部穴，向肋骨缘刺或直刺；背部穴，向脊柱侧斜刺。此外，还要密切注意留针情况，胸背部穴位留针时间不宜过长，一般不超过15分钟，操作时不可猛提重插，以捻转为主，配合小幅度提插。留针期间，嘱患者保持原有体位，若咳嗽或打喷嚏等，将针退至皮下，一旦见到针尾出现节律摆动，或针体与脉搏或呼吸运动响应时，表示针尖已和心脏相触，要迅速退针。为了避免损伤心脏或发生其他事故，不要采用穴内断针或埋针法。

此外，针刺可造成血管损伤，当治疗甲状腺瘤针刺颈前穴位时，可刺伤腺上动脉分支造成大出血，治疗乳腺炎针刺局部穴位或章门穴过深时，可引起肋间动脉损伤而大出血，用氯丙嗪穴位注射足三里或神门穴时，可引起血栓闭塞性脉管炎或手指坏死。这些在临床上都应该注意，注意针刺角度、深度及方向，以免酿成不必要的后果。

（二）经典文献

《素问·诊要经终论》："中心者，环死。"

《灵枢·邪气脏腑病形》："诸小者，阴阳形气俱不足，勿取以针……。"

《素问·诊要经终》："凡刺胸腹者，必避五脏，中心者环死。"

《灵枢·九针十二原》："持针之道，坚者为宝。正指直刺，无针左右。"

《灵枢·官针》："凡刺之要，官针最妙。九针之宜，各有所为，长短大小，各有所施也，不得其用，病弗能移，疾浅针深，内伤良肉，皮肤为痈。疾深针浅，病气不泻，又为大脓。"

（三）现代文献

1. 取鸠尾刺伤心脏致死案[23]

某患者，男，9岁，因患肺结核与心脏病施用针灸疗法。隔日进针1次，第6次针刺时，系隔衣进针。由于针柄露在衣外，可见针柄上下摆动。患者哭闹，喊痛，不久退针。患者呼吸困难，口唇发绀，两手握拳，作苦闷状。立即行人工呼吸，急救无效，迅速死亡。尸解所见：死者营养较差，身体消瘦，背部有两个针孔，胸腹部剑突下2cm及3.5cm处（稍偏左）各有1个针孔，其他无特殊所见。腹腔有淡红色血水约20ml。切开胸壁，见心脏体积显著增大，心包膜极为紧张膨满。整个心脏占据大部胸腔，除位于右侧胸腔的肺脏稍显露外，整个肺脏因被心脏挤压，几乎不可见。心脏右界至胸骨剑突下右侧肋软骨外缘，左侧充满左胸腔。心包膜显淡青绿色，有1个明显针孔；近胸骨剑突下横膈膜面有1个针孔，周围有充血现象；隔膜上之肌肉间亦有明显可见之针孔，并有较大面积之溢血斑块。切开心包膜见膜内充满血流及凝血块，约有430ml。在右心室前壁见有一不规则的破裂孔，大小约0.6cm×0.4cm，孔之周围3cm×1.5cm充血发红，孔距心尖约5cm。由皮肤、横膈上、肌肉间、心包膜及心脏的针孔推测，针是在剑突下朝向胸腔作40°倾斜刺入的。

死因：针自胸腹部稍向左上方刺入右心壁……而发生机械性的心脏损伤破裂，大量血液迅速流入心包膜内，使心包内压力突然增高，心包填塞及心脏贫血而至心跳停让，呼吸终绝，患者迅即死亡。

鸠尾，又名尾翳、臆前、神府，为任脉之络穴，位于胸前蔽骨之下5分。局部解剖：在胸骨剑突尖端腹白线上，腹直肌起始部，有腹壁上动、静脉分支，分布着第6肋间神经前皮支的内侧支。此穴正对腹腔内的肝左叶,偏左上方有心脏。针法与主治:仰卧,从蔽骨下5分取之。蔽骨不明显者,可从岐骨际下行1寸取之。针5分,针尖微下成45°角,先使患者双手上举,然后进针。切忌针尖偏上或偏左右,以避免伤心或肝等脏器。主治胸满,胃胀,气逆上冲咳嗽,喘息,心痛,翻胃,癫狂。

此例事故的沉痛教训,有以下几个方面:第一,辨证失误。此孩9岁,精气未充,又患肺结核与心脏病,必然形气不足,妄加针石,伤正而代本,且鸠尾未必可治其病。《灵枢·邪气脏腑病形》有:"诸小者,阴阳形气俱不足,勿取以针……。"鸠尾一穴,对体壮身强之人尚须慎用,而如此虚衰之体,何可支持,更不用说直伐心官,实促速死。《素问·诊要经终》有:"凡刺胸腹者,必避五脏,中心者环死。"环,一昼夜也。第二,隔衣进针。《灵枢·九针十二原》云:"持针之道,坚者为宝。正指直刺。无针左右。"是说针刺的法则,最重要的是对准腧穴;端正直刺,不可使针随意偏向左右。隔衣取穴必然切循不准,难免出错。此例针尖左偏向上,伤及心脏。第三,昧于常变,咎由自取。此儿已6次针治,当知其喜恶常变,此次针后两点可疑,却未警惕:其一是患儿啼哭喊痛,异于寻常;其二是针柄上下摇动,当晓有因。医者置之不问,酿成大祸,责当自负,别无可言。

2. 取鸠尾刺伤心脏致死案[18]

某患者,女,19岁,患精神分裂症住院,每日针刺1次,已针多次。最后1次取鸠尾穴,以2寸针在剑突下半寸处垂直进针后,再向胸骨正中线平刺1寸。开G6802治疗仪通电,连接曲池和鸠尾针两穴,见鸠尾穴跳动著明。数分钟后病人忽而尖叫一声,头后仰,眼上翻,呕吐。迅即拔针,见已发绀,呼吸心跳均已停止。经开胸心脏按摩,呼吸心跳先后恢复,但仍持续昏迷。终因肺部严重感染,20天后死亡。

鸠尾穴古来主张不可妄刺妄灸。《铜人腧穴针灸图经》要求取此穴须"大妙手",不然,"难针"和"令人夭亡",此言甚是。此例有以下三点谬错:

第一,用2寸针每日1次是违背常法的。对"难针"之穴应取审慎态度,不可以一般腧穴取刺。《铜人腧穴针灸图经》要求"针入3分",只可用5分~1寸的针。

第二,报道中讲:"向胸骨正中线平刺1寸"。一般取此穴要求针尖微向下,"平刺"对心脏充盈下垂者可致刺伤。

第三,鸠尾通电见针柄"跳动",显系心动之传导,又如此数分钟强烈刺激,不免使心肌麻痹或梗死。所以心跳停止。

3. 取颈部穴刺伤甲状腺上动脉出血案[20]

于某某,男,35岁。颈部肿块已5年,前经针灸治疗,取穴人迎、水突、翳风、天突、气舍,针刺时患者叫喊。针后右侧颈部肿胀逐渐加重,向左颈蔓延,伴有呼吸困难,2小时后急诊入院。检查:面色苍白,呼吸困难,呼吸26次/min,血压17.3/12.0kPa,神志清楚。颈部高度肿胀,会厌软骨与锁骨上窝消失,呼吸急促。手术中发现右侧甲状腺肿瘤,约核桃大小;甲状腺上动脉主要分支破裂大出血,腺瘤下方约1cm长破裂。进行腺瘤摘除和止血术,术中输血400ml。术后8天出院。

针刺甲状腺上动脉出血事故,如果处理不当会有危险,因为甲状腺体呈"H"形,附于结喉下方与气管上方之两侧。患甲状腺肿者,甲状腺上的血管暴露得更为明显。报告指出,甲状腺血管丰富,组织脆弱,能随吞咽动作上下移动。患者针时叫喊,说明刺得不当,或过深过重,因而引起损伤。从局部解剖关系来看,水突穴有颈皮神经分支经过,深层为交感神经发出的心上神经及交感神经干,外侧为颈总动脉;气舍穴有锁骨上神经前支及舌下神经袢肌支经过,血管有颈前静脉,深层为颈总动脉。取以上两穴时,只要深刺或稍偏外侧,则会刺伤交感神经,而致剧痛;刺破颈总动脉,有致大出血的危险。

以上说明,针刺颈部穴位应该特别谨慎,首先是取穴正确,其次不宜深刺,手法也不可过重,以免破坏局部组织或脉管。一旦针刺时患者叫喊痛苦,或出现气急、昏晕就应立即出针,令其坐起休息片刻,如有出血倾向应立即按压数分钟以止血(有过敏现象者不可按压止血),或外涂止血粉治之。

4. 取章门引起肋间动脉破裂出血案[24]

某患者,男,36岁,因半年来两季肋部轻微胀痛,饭后上腹部胀满感,诊为肝炎。某日中午曾去医院针灸治疗。针刺中有咳嗽,出针后气短,且有腹痛,逐渐加重,向右侧卧时疼痛更为明显,曾有呕吐及腹泻,当晚入院。

检查:脉搏140次/min,呼吸36次/min,血压听不清。面色苍白,神情烦躁,喜右卧位,腹部膨隆,无肠形及蠕动波。剑突下及肋部有针刺痕迹,全腹部中度肌紧张,明显压痛及轻度反跳痛。肝脾未触及,有明显的腹水征,肠鸣消失,肝浊音界存在。腹部穿刺有血性液体,抢救无效,入院4小时后死亡。

尸解:打开腹腔有大量血液外溢,腹腔内积血共2700ml。右侧腹膜后可见4cm×1.4cm大小之血肿,位于右侧第10肋骨下缘,与体表章门穴之针刺痕迹一致。左侧对称部位亦见有3cm×3cm大小之瘀斑。

最后诊断:肋间动脉破裂引起腹腔内大出血,休克死亡。

章门,又名肘尖、胁髎、季肋等,属足厥阴肝经之穴,足少阳厥阴之会,脏之会,脾之募。穴位在直季肋之端,与下脘相平。

局部解剖:在侧腹部第11肋骨尖端腹内外斜肌中,有肋间动脉,分布着肋间神经,右侧当肝脏下缘,左侧当脾脏下方。

针法与主治:侧卧,屈上腿,伸下腿(侧卧两腿分为上下)当11肋软骨尖端取之。针5～8分。可治疗胁疼不得卧,腹胀,肠鸣,饮食不化,呕吐,溺多白浊,腰背冷痛。

取章门宜平刺,不宜深,超过1寸就可能刺伤肋间神经或血管。针尖偏上取左侧可能刺伤脾脏,取右侧可能刺伤肝脏。如果技术不熟练,取穴不准,针向刺偏,则易发生事故。因为章门深内既有肋间动脉,又有脏器,临床应审慎用之。一旦刺误出现强烈反应,就应立即采取救治措施,否则后果是严重的。正如李氏报道所言:胸腹部穴位针刺后病人发生严重反应就应结合临床症状,考虑到有损伤神经、血管、脏器而引起休克、气胸、出血及其他并发症的可能。本例有休克表现,腹部阳性体征明显,腹腔穿刺有血液,应及早考虑到内出血的可能,予以积极抢救。如能及时进行输血(包括动脉输血)抢救,或可能挽救其生命。

5. 针刺中脘加火罐引起腹部血肿案[25]

黄某,男,29岁,主诉:上腹部隐痛,纳差,便溏2天。取中脘等穴刺之,起针后即拔火罐,随之出现血肿,形如大枣。

分析:该患者出现的血肿,是医生操作不慎,刺伤腹壁血管所致。因此在针刺时应避开血脉,对于血管丰富的穴位,针刺时不要大幅度提插捻转,出针后应按压针孔少许。

针刺中脘很少出现血肿,因为腹壁虽然血管丰富,但较大的血管不多,毫针刺中只能出少量的血。此例由于针后拔火罐,负压作用导致皮下或皮内出血是主要原因。

五、呼吸系统损伤

呼吸系统是由鼻、咽喉、气管、支气管、肺以及胸膜等组成。呼吸系统的主要功能是进行气体交换,生命活动能够正常进行,呼吸过程中任何一个环节发生障碍,都将影响细胞新陈代谢和其他生理功能。一旦呼吸停止,生命也将随之终止。

在呼吸系统的损伤中以气胸最为常见,严重者伴有水胸后脓胸,甚至死亡,所以在针刺时要加以注意,特别是初学者。

(一)气胸

指的是由于针刺伤及肺脏,使空气进入胸腔,引起肺萎陷。

1. 原因

由于针刺胸背、腋、胁、缺盆等部位的腧穴时,直刺过深,伤及肺脏,引起创伤性气胸。

2. 现象

轻者出现胸痛、胸闷、心慌、呼吸不畅甚则呼吸困难、唇甲发绀、出汗、血压下降等症。体检时,可见患侧胸部肋间隙变宽,胸部叩诊鼓音,气管向健侧移位,听诊时呼吸音明显减弱或消失。有的病例,针刺当时并无明显异常现象,隔几小时后才逐渐出现胸痛、胸闷、呼吸困难等症状。

3. 处理

一旦发生气胸,应立即起针,并让患者采取半卧位休息,要求患者心情平静,切勿恐惧而反转体位。一般漏气量少者,可自然吸收。医者要密切观察,随时对症处理,如给予镇咳、消炎类药物,以防止肺组织因咳嗽扩大创口,加重漏气和感染。对严重病例需及时组织抢救,如胸腔排气、少量慢速输氧等。

4. 预防

医者在进行针刺过程中精神必须高度集中,令患者选择适当的体位,严格掌握进针的深度、角度。

(二)经典文献

《素问·诊要经终论》:"中肺者,五日死。"

《素问·刺禁论》:"刺府中陷中肺,为喘逆仰息。""刺缺盆中内陷,气泄,令人喘咳逆。""刺掖下肋间内陷,令人咳。"掖通"腋"。王冰注:"掖,肺脉也。肺之脉,从肺系横出掖下"。

(三)现代文献

1. 取神藏引起左侧气胸案[26]

案1:方某,女,20岁,因左乳腺癌根治术后瘢痕疼痛,后施针刺。第4次针刺时,取穴气户、天溪、彧中、神藏(仰卧位)。进针后有酸困感觉,留针半小时,顺序起针。当起神藏针时,患者感觉胸痛难忍,呼吸困难,不能起身。经X线胸部透视摄影,证实为左气胸,左肺压缩30%。休息3周后,气胸吸收而愈。

神藏属足少阴肾经之穴。穴位在彧中下1.6寸,去胸中行2寸。局部解剖:在第2与第3肋骨之间胸大肌中,有肋间动脉,分布着肋间神经和胸前神经,深内有肺脏。针法与主治:穴位在胸部;令患者仰卧或端坐从灵墟穴按上肋间陷中取之(当第2肋之下)。斜刺或平刺3~5分。取气户、天溪、彧中等胸部穴位,每穴深刺均可伤及肺脏,但这三个穴反应不大,惟独神藏出针时患者感到胸痛难忍,呼吸困难,因此可以认为引起气胸的原因是深刺神藏,但连取4个穴,留针半小时,又按进针顺序起针,神藏为最后1针,也可能感觉判断上有误。因此,不排除由其他3针中某针刺深引起气胸的可能。

案2:赵某某,男,22岁,因患肋间神经痛,于中午行针灸治疗,取神藏、膻中、璇玑三处。当刺入神藏时,即感局部锐痛,历15分钟后,自觉气喘,呼吸困难,伴有干咳,病情迅速加重,不能平卧。病后第2天入院检查:呈急性病容,呼吸急促、困难,无明显发绀,气管向右移位。心浊音界向右移位,心音低远。透视左肺压缩50%以上,外围均匀一致性透明度增加。胸膜腔无积液,气管纵隔及心脏略右移。口服小剂量鲁米那及可待因。入院次日上午行左侧胸膜腔穿刺,抽出气体500ml。术后气喘减轻,气管移位已不明显。透视见左肺稍有扩张,积气减少,抽气480ml。近1个月痊愈出院[27]。

本例虽取3穴,其中的膻中与璇玑二穴均位于胸前正中线任脉上,由于胸骨柄护肺脏,针刺无损于肺。神藏深内即肺上部,针刺过深,穿过胸膜脏层,必然导致气胸。

胸腔内除心脏之外,其余主要由肺充满。因此,在胸部针刺时,首先要想到胸壁是一很薄的腔体,内有心肺等重要腔器,故在进针时要多以斜刺为主,进针勿过深,以防伤及心肺。同时,当患者针刺后出现异常疼痛、气短、发绀等症状时,要高度引起注意,切勿掉以轻心。

2. 取俞府引起右侧水气胸案[28]

沈某某,女,患咳喘已2年,晚间加重,诊为支气管喘息。针灸治疗,12次为1疗程,喘息减轻。在一次针双俞府穴时,病人感到胸部不适,留针期间病人诉右胸痛闷。隔日复诊时医生诊为肋间神经痛而针刺外关、支沟止痛,但效不明显。又隔日病人右胸痛加重。检查:发现右侧胸部呼吸音低,叩诊呈轻度鼓音。X线透视,发现右肋膈角有小液面,右胸腔外侧有透明区,但无胸膜肥厚现象。休息卧床1周后,发现积气减少,右横膈中外1/4处仍可见一较小的液面,继续休息,20天后积液吸收。

俞府,又名输府、腧府,足少阴肾经之穴。在巨骨下,去璇玑旁各2寸陷中。局部解剖:穴位在锁骨下方胸大肌中,深部有胸内动脉,分布着支配胸大肌的胸前神经和支配锁骨下肌的锁骨下神经,由锁骨上神经和第一肋间神经前皮支司感觉。

针法与主治:端坐或仰卧,在璇玑旁开2寸,锁骨下端之凹陷处取之。斜刺或平刺3～5分深,可治疗咳逆上气,哮喘,胸满痛。本例取右俞府穴刺伤肺脏,由于患咳喘多年,宿疾日深,针刺伤肺,病必加重。幸好损伤较轻,卧床调养,才得逐渐恢复。可见针刺引起之气胸轻者,加强调护是有一定意义的。

3. 取辄筋引起左侧水气胸案[29]

郭某某,男,68岁,左半身麻木伴支气管炎,语言涩滞。曾取天突穴针刺3分,渊腋针刺3分,辄筋针刺3～8分,加红外线照射左肩部。病人上臂部移动后感局部疼痛。30分钟后出现胸痛、咳嗽。X线照片为左侧外伤性气胸。1周后转为液气胸。立即使病人半卧位,吸氧,并经止痛、止咳、抗感染等治疗,20天后症状消失。

辄筋,又名神光、胆募,属足少阳胆经穴。穴位在腋下3寸,前行1寸。局部解剖可见穴位在胸外侧乳后第4肋间胸大肌之外侧前锯肌中,有胸外侧动脉,分布着胸长神经和肋间神经外侧皮支。

针法与主治:在腋下3寸,渊腋前1寸,坐位举臂取之。可治疗胸肋满痛、咳嗽、喘息。

本例虽取3个腧穴,据报道讲,其中的天突与渊腋2穴均刺入3分,不可能刺伤肺脏;唯有取辄筋穴时,刺入3～8分,这就超过了规定的针刺深度,如果体瘦之人势必刺伤肺脏引起气胸。

4. 取大包引起左侧脓气胸案[26]

李某,男,27岁。因患风湿性关节炎,在针灸科治疗数月。第17次针刺时,取穴大包、京门。针左侧大包穴时深至5分,突感胸痛、气促、恶心,不能平卧。即作X线胸部透视,未发现异常。几日后胸痛增剧,来院门诊。经X线胸部照片,发现左侧脓气胸,左肺压缩约10%,住院治疗。曾行胸腔穿刺,抽出少量脓液。住院期间自觉微恶寒、发热,使用抗生素治疗。最后X线胸部透视,脓气胸吸收,体温正常出院。

大包,又名大胞,属足太阴脾经之穴,为"脾之大络"。穴位在侧胸部,渊腋下3寸处。局部解剖:在第6、第7肋骨之间,前锯肌中有胸外侧动脉,分布着肋间神经的外侧皮支和胸长神经,深内有肺脏,右侧与肝脏接近。

针法与主治:令患者仰卧,手外开,从食窦穴外开2寸取之(腋下6寸)。针刺0.3寸为妥。可治胸胁痛,咳喘,实则一身尽痛(泻之);虚则百节皆纵(补之)。

本例针刺大包0.5寸深已达肺脏,说明古人主张针0.3寸是有根据的。如果人体瘦弱,抵抗力低下,针刺前未能做到严密消毒,随针带入细菌,因之引起感染化脓,形成脓气胸。临床脓气胸并不多见。此例患者脓气胸轻微,经及时治疗控制发展而得愈。

5. 取肩井等引起左侧气胸案[30]

李某某,女,26岁。因患支气管炎,行肩井、肺俞、定喘等穴针刺治疗。针后即感胸闷、气短而急诊入院。既往健康。检查:体温36.5℃,脉搏84次/min,呼吸33次/min,血压17.29/10.64kPa。气喘状态,口唇无发绀,气管偏右。左侧胸部活动度弱,语颤降低,叩诊呈鼓音,呼吸音明显减弱,心浊音界消失,心音弱。胸部X线透视,左侧高度透明,肺纹理影消失,左肺压缩约在90%、纵隔向右侧移位。诊断:气胸。入院后卧床休息,抗生素控制感染,闭式插管排气治疗。3天后症状消失,检查正常,胸部X线透视左肺已复张,痊愈出院。

肩井、肺俞、定喘中任何一穴针刺过深都可引起气胸,特别是肩井,针刺稍不慎就有刺伤肺尖的可能。肺俞穴应用较广,取效显著,出现的事故相对也多。定喘是经外奇穴,应用虽不广,针刺事故也时有报道。所以针刺这三个穴都须审慎。

6. 取膏肓俞引起左侧气胸案[31]

童某某,男,41岁,因痰内带血,透视发现右上肺结核片影状,干咳,右胸背痛。针刺膏肓俞配三阴交、肺俞配足三里,每日1次,第3次行针左膏肓俞时,有痛感,加灸时痛剧。休息半小时痛甚,干咳气逆。检查:左胸较右胸膨隆,叩诊鼓音,听诊呼吸音减弱,心搏98次/min。透视:发现左肺压缩约80%,周围透亮,心脏右移。穿刺自行排气,荧光屏见肺向外围膨大,心脏复位,症状减轻。20分钟后左胸又膨隆、增大，肺压缩60%，又15分钟未见再增大，又以针头刺入自行排气，1周后正常。

本例素患肺痨，痰中带血，取膏肓俞及肺俞很可能因刺入过深伤及肺脏，气体外溢，引起了气胸。好在患者尚属中年，抵抗力尚强，经及时救治得以恢复。对这类病人施行针刺治疗，应注意勿刺过深，手法勿过重，否则很容易引起气胸。

本节主要叙述的是由于误刺背部膀胱经诸俞穴（心、肺、膈俞等）引起气胸、血胸案，同时介绍了正确针刺背部多穴位临床治验案。背部亦为胸腔的一部分，同样具有胸壁薄，内有肺心等重要脏器的特点，因此医者在背部针刺治疗疾病时，如不具备其生理解剖知识，盲目的针刺治疗，同样可引起严重的后果。

通过以上误针造致气胸（包括水气胸、脓气胸）及颈部皮下气肿案例分析，其教训主要为：①粗乃败之：此言出自《素问·生气通天论》。王冰注解云："粗工轻侮，必见败亡也。"就是说医技浅薄者，既不通传统医学理论，不晓脏腑经络与腧穴的关系，又缺乏现代医学解剖生理知识，还自称高明，胡乱针刺。正如《素问·移精变气论》云："粗工凶凶，以为可攻，故病未已，新病复起。"即所谓庸医杀人。②违背针刺操作规程：对此《灵枢·本输》就有此类记载。如刺上关穴，须要张口而不能闭口；刺下关穴，须要闭口而不能张口。可有的医生自命不凡，不循常理而酿成事故。③未正确掌握针刺分寸：临床施针首先考虑疾病性质，同时明晓解剖部位及腧穴深内结构，辨病辨证，选穴论治。否则病深刺浅或病浅刺深，都会事与愿违。《素问·刺要论》云："病有浮沉，刺有浅深，各至其理，无过其道。"这是至理名言。可仍有人偏欲求其功，以深为治，欲速不达，反受其害。反之，如能予以正确操作，并具有成熟的经验，许多疾病均可通过针刺得以治愈或好转。

上文整理的案例背部诸穴针刺事故案，除针刺引起气胸外，尚有血胸及致死案，说明临床在针刺背部腧穴时，同样应熟练掌握胸部的解剖生理知识，严格按照操作规程，最好在有经验的医师指导下，谨慎体验治疗技巧。一旦发现病人有异常表现，及时送往大医院观察，以免造致气血胸，甚至死亡的严重后果。

六、泌尿系统损伤

泌尿系统功能包括肾脏的泌尿功能和膀胱的储尿、排尿功能。

（一）肾脏损伤

针刺损伤肾脏《内经》中就有提及，现在临床上肾脏的损伤亦不少见。

1. 原因

肾为实质性器官，正常情况下，针刺一般不可能从腹部刺中，多于背部胃俞、三焦俞、肾俞、气海俞等取穴治疗时误伤肾脏。肾下垂时，针刺大肠俞、关元俞等不当也可损伤肾脏。上述可能损伤肾脏的穴位，均位于肾脏体表投影附近，当朝外、外上、外下深刺时，较易刺中肾脏，手法过重或患者大幅度改变体位也可刺伤肾脏。

2. 临床表现

肾脏损伤较轻时，症状一般不明显，只有轻度肾区疼痛和显微镜下见到尿中有红细胞。但若肾实质破裂或多处刺伤时，会出现腰部疼痛，肾区压痛叩击痛、并伴有血尿，且扩散到肩部，有压痛，腰肌强直，严重可导致死亡。

3. 处理

若遇到了出血的情况，不要慌张，损伤较轻、症状较轻、出血量少时，卧床休息一般可自愈。若症状较严重，密切观察病情及血压变化，同时冷敷止血、用止血药。若很严重，立即急救。

4. 预防

要熟悉穴位的解剖，掌握肾脏所对应的穴位，针刺深度与组织结构的关系，严格掌握进针深度。在肾脏投影区内的穴位针刺时，直刺不要超过1.5寸。肾俞等肾投影区附近膀胱经内测线上的穴位，不可向外斜刺，应直刺或斜刺向脊柱方向。并根据患者形体、年龄、体质及脏器的病理改变灵活掌握。肾脏损伤较多发生于小儿，小儿的肾位置较低，肾周围筋膜发育不全，更要注意针刺深度和方向。当毫针穿过腰背肌膜时，突然抵触感消失，并有空落感，表明针尖已入肾囊。如触及肾表面，手下有刺在胶布上的感觉，则不可再深刺。

5. 经典文献

《素问·刺禁论》："刺中肾，六日死，其动为嚏。"

6. 现代文献

取腰部穴引起肾周围炎案[32]

患者曲某某，男，37岁。因上腹疼及胃病行针灸治疗，第2、第3次皆在肾区左右各两针。针灸后的第3天入医院检查，右下腹发现肿块，诊断为肾周围炎，用大量青霉素注射，发热消退，肿块缩小。几天前又发寒热、腰疼，具有小便频数，用绿霉素、链霉素控制，转院。当天逆行造影术，右肾稍向外下方移位。次日行右肾区穿刺，抽出200ml陈旧性血液。体格检查右肾区肿块复出现，大小与未穿刺前近似。入院第6天行右肾探查手术，发现肾被膜内潴留陈旧血液约100ml，肾内上方有胡桃大囊肿1个，内亦有血性液体，肾后面中部有横裂口1处，长约6~8cm，深约0.5~1cm，出血已停止，肾周围粘连较重。行右肾连同周围肥厚之被膜一并切除。半月后恢复出院。

肾区不能深刺。分布肾区周围的胃俞、三焦俞、肾俞、肓门等穴，应用时必须审慎，可刺5~7分深，针刺1寸以上就有危险。病例未说深度，但根据造成的后果可知针尖已抵肾脏实质，造成的裂口深度达到0.5~1cm。手术及病理皆证实肾上极囊肿之外，并有肾体中部长约6cm的裂伤口，显系针刺损伤。针刺过深入肾内，病人因疼痛而用力呼吸，术者又把持刺针过紧，则易发生裂伤，或病人因疼痛移动体位，或术者在针头刺入肾体后又改变其方向，也可发生裂伤，否则针头虽入肾脏亦不致如此。

三焦俞、肾俞、膀胱俞、胃俞、腰眼等穴为临床常用穴，只要针刺这些穴位时，能够严格遵守针刺的注意事项就不会出现意外。

对肾脏的损伤轻者，早期应绝对卧床休息2周，如过早活动有加重损伤继发出血的危险。在这期间，必须加强观察，对所出现的症状进行对症处理，如果有出血征象者，必须严密注意临床表现以判断肾脏损伤的程度，并注意血压的变化，同时选用口服或肌内注射的止血药，也可同时配合局部压迫冷敷以止血和中药凉血止血、利尿通淋的小蓟饮子同时治疗。为了预防感染，应大量应用有效的抗生素药物。

对于严重广泛肾损伤时尽早进行手术治疗。

（二）膀胱损伤

膀胱损伤临床上较少见，只有在膀胱充盈时，针刺才可能伤及膀胱，中枢、关元、曲骨、水道、归来等腧穴极易在膀胱充盈时损伤膀胱。小儿的膀胱平时即高出骨盆，贴近腹前壁，所以较易发生损伤。在尿潴留或其他因素导致膀胱过大，或膀胱本身有结核或肿瘤等病变时，也较容易发生损伤。

1. 原因

（1）穴位原因：空虚的膀胱近似锥体形，可分为尖、底、体三部。膀胱尖细小，朝向前上方。膀底朝后下方，近似三角形，其上外侧角有输尿管末端穿入膀胱内。膀胱尖和膀胱底之间的部分为膀胱体。当膀胱充盈时，类似卵圆形。

只有在膀胱充盈时，针刺才可能伤及。因为空虚的膀胱全部位于小骨盆内，膀胱顶一般不超过耻骨内联合上缘，但在充满时，可不同程度上升，高出耻骨上缘以上，甚至与前腹壁最下部接触。

在充盈时易导致损伤的穴位：中枢、关元、曲骨、水道、归来等。

由于小儿的膀胱平时即高出于骨盆上方，贴近腹前壁，故较成人更易于发生损伤。

（2）病理原因：在尿潴留或其他因素致膀胱过度胀大，或因膀胱本身有结核或肿瘤等病变时，针刺易发生误伤。

2. 表现

膀胱损伤较轻微时以局部出血、水肿为主，表现为下腹部不适、膀胱区坠痛、腹胀等。若多次刺伤或有贯通性损伤导致出血及尿液渗透时，主要表现为下腹疼痛，并伴有直肠及会阴部下坠感，腹胀，下腹部压痛，腹肌紧张，排尿困难及明显血尿。严重者可引起腹膜炎。

3. 处理

(1) 轻症：多可自行恢复，不需做特殊治疗，必要时，给以对症治疗。

(2) 重症：及时给以镇静、止痛、止血及输液等全身治疗，应用抗生素以防止感染。可先置导尿管，以充分引流外渗尿液。如上述方法无效，应改用手术止血、引流及修补膀胱裂口。

4. 预防

为了避免不必要的损伤，在针刺前要求患者排干净尿液，详细检查患者有无尿潴留等病理改变。小儿患者，下腹部穴位不可深刺，不宜手法过重，不要留针时间过长。尿潴留患者平刺透穴。

5. 经典文献

《灵枢·刺禁篇》："刺少腹中膀胱溺出，令人少腹满。"

6. 现代文献

由于现今医疗水平的不断提高，医生的诊疗技术不断规范化，针刺导致膀胱损伤的临床报道极少。

七、消化系统损伤

消化系统在人体具有重要的作用，其功能是消化食物，吸收营养，排除消化吸收后的食物残渣。

中医认为脾胃为后天之本，气血生化之源，二者相辅相成，共同完成机体对水谷精微的消化吸收。临床上常以疏肝理气、温中散寒、健脾益胃法治疗，常选用脾经、胃经、肝经腧穴，当针刺脾区或治疗其他疾病用到脾区、胃区、肝区腧穴时，针刺角度、方向或针刺过深均可刺伤脾、胃、肝。

（一）胃部损伤

胃属于腹部的空腔器官。一般而言，腹部脏器，特别如胃肠导致针刺损伤的机会要少一些。这是由于腹壁肌层较厚，有皮下脂肪、腹肌等。而胃肠等肌性器官本身又有一定的收缩能力，当纤细的毫针刺入腹腔时，胃受到刺激后，会主动收缩，通过蠕动而退让，加之表面光滑，不易刺中，即使较小的刺伤，也可因胃壁肌肉收缩而弥合，从而不表现出明显的临床症状。

但是，针刺不当也可以引起胃部的损伤，如出血、穿孔等，严重者甚至导致胃穿孔性腹膜炎。所以，决不可盲目地根据古人"腹如井"的说法，一味深刺，以免造成不良后果。国内关于针刺意外事故损伤及胃的首次报道见于20世纪50年代初，在1949年6月至1950年10月间，南京华东军区医院外科，共收治40例腹部穿刺伤的病例，其中因针刺造成损伤的有4例。之后，临床上陆续有一些报道，这些病例，多为外科手术所证实。如有2例腹痛患者，均经针刺腹部穴位后病情加重求诊。结果发现，其中有1例因针刺不慎导致胃穿孔性腹膜炎，手术时发现有4处穿孔；另一例幽门梗阻性腹膜炎，手术时见有渗出、充血、水肿，前壁与大网膜粘连、幽门梗阻等，认为均与针刺有关。

值得一提的是，临床上尚有报道针刺导致间接胃穿孔。这种意外往往发生于胃部有溃疡等病变部位的患者，属于间接针灸意外事故。尽管有关报道不多，确切原因也不很清楚，但应引起重视。

1. 原因

(1) 穴位原因：胃位于腹腔左上方，其前壁、右侧与肝相邻，其左侧为膈，前壁中间部直接与腹壁相贴。每个人胃的形状和位置不尽相同，不同的年龄、性别、体型乃至体位，以及在不同的生理或病理状态下，如饱食或胃下垂时，都会发生较大的变化。如正常情况下，胃在空虚时呈管状，中度充盈时大部分位于左季肋部，小部分位于腹上部；过度充盈时，可达脐或脐以下，而正常人的胃大弯下极一般在髂嵴边线上、下5cm处。鉴于上述情况，胃的体表投影区域往往难以固定。较易导致损伤的穴位：上脘、中脘、建里、下脘；左侧的承满、梁门、关门等。如中脘穴，可从肌肉深层经腹白线入腹膜腔，正对胃小弯中部。另外，临床上已发现，足三里穴针刺不当可引起间接性损伤。

(2) 病理原因：当胃扩张时，胃和十二指肠体积显著增大，胃壁变薄，内压增高，此时针刺腹部穴位，操作不当就有发生胃穿孔、破裂的危险。在慢性胃炎、溃疡或肿瘤的情况下，由于组织机构发生病理变化，针刺亦易造成损伤。同时，也能引起间接损伤。

(3) 操作原因：针体过粗，刺之过深，临床所见，用芒针治疗胃肠病时，发生刺伤胃的事故较多，往往不仅伤及胃的浆膜层、肌层，且可贯穿整个胃壁；手法过重，大幅度的提插捻转，常常使损伤加重，穿孔部增大及多处穿孔。有一例针刺导致的胃穿孔性腹膜炎，术中发现胃部有四处针孔。

2. 症状

因针刺损伤的程度和原有病变情况的不同，可分为轻重二症。

(1) 轻症：一般为针刺损伤轻、穿孔小，而胃本身无器质性病变者。由于胃黏膜较厚且可移动，黏膜能自穿孔处突出，堵住孔口，使胃部内容物不能流入腹腔，即使感染也容易局限化。故在穿孔处，尤其在空腹情况下，腹膜刺激征和全身症状多不明显，仅在一二日内出现腹部疼痛不适，局部有压痛、恶心、纳差以及低热等轻症。

(2) 重症：胃裂口较大，特别在胃扩张或饱食时损伤，胃内容物大量流出，引起强烈的腹膜刺激症状。加之胃部的血运较为丰富，穿孔时往往伴有出血，包括剧烈的腹痛、呕吐、呕吐物含有血液，腹部压痛明显，腹肌强直，肠蠕动音消失，肝浊音界消失。严重者，易发生休克。X线检查可见膈肌下可积气。实验检查可见白细胞计数升高，多在 $15\times 10^9 \sim 20\times 10^9/L$ 之间。

3. 处理

(1) 轻症：损伤轻，穿孔小，全身情况良好者，可令其卧床休息，注意饮食，必要时针刺足三里、上巨虚等穴，或内服疏肝理气、清热解毒的中药。如因穿孔渗出少量内容物，引起局限性感染者，则根据证候情况，采取禁食、胃肠减压、输液等措施，并据感染程度给予抗生素。

(2) 重症：穿孔大，内容物渗出多，症状明显及全身情况差者，应及早转外科进行手术治疗，包括探查腹腔，对损伤的血管进行结扎和缝合裂口及其他措施等。

4. 预防

(1) 掌握针刺深度：在胃部投影区的穴位针刺时，要掌握好针刺的深度，首先须体会不同肌肉层次的手感和反应。以胃区任脉线上穴位为例，局部解剖结构为皮肤，皮下，腹浅筋膜，腹白线，腹横筋膜，腹膜外脂肪层（脐以上此层不甚显著）和腹膜壁层。针刺深度应限制在腹膜壁层以上的各组织之中，此时即使未出现针感或针感不强，也只应在腹壁各层间缓慢提插捻转，或留针候气，再行操作。腹部针感特点是当针尖入肌层后，即有沉重之感，呈向外放射性刺痛。医者手感，如针尖触及一坚韧之膜，不宜再深刺，可轻轻做小幅度提插，略略将针退出0.1寸左右。

(2) 选择适当针具：应用普通毫针能奏效的疾病，尽量不要选用芒针或粗针，特别是芒针，针身细而长，如果技术不熟悉，或者患者移动体位，不仅易刺伤胃，且易发生弯针、滞针以致折针。临床上以28号2寸毫针为宜，过细则不易刺入。

(3) 保持一定体位：针刺腹部腧穴，以取仰卧位较好，不仅患者能放松腹肌，保持体位，医者亦便于施针，体会针刺深度和感应，正如《针灸大成》所云："凡针腹上穴，令患者仰卧，使五脏垂直，以免刺患。"

(4) 谨慎选穴操作：在饮食后或急性胃扩张等情况下，尽量少选或不选腹部穴位，对必须选择的穴位，应严格遵守操作常规。在治疗胃溃疡、胃炎等疾病时，腹部穴的针刺手法不可过猛。

5. 经典文献

《素问·刺禁》："无刺大劳人，无刺新饱人，无刺大饥人。"

6. 现代文献

(1) 取中脘引起胃穿孔腹膜炎案[33]：王某，男，20岁，因酒后腹部不适，针刺中脘穴，约10分钟出现全腹持续剧痛。半小时后查白细胞总数 $18.0\times 10^9/L$，中性粒细胞0.82。病后10小时急诊入院。

检查：体温38.6℃；脉搏88次/min；呼吸22次/min。腹式呼吸消失，腹部呈板状，全腹有压痛及反跳痛，肠鸣音消失。化验：血红蛋白133g/L，白细胞 $18.5\times 10^9/L$，中性0.96，淋巴细胞0.4。腹部X线透视，双膈下见半月形游离气体，左腹中上可见多个小液面，部分肠管胀气。诊断为胃穿孔、腹膜炎。入院1小时后手术，见胃及结肠胀气，右肝区及髂窝处有白色黏稠脓液约100ml。胃小弯处4cm×4cm×4cm大小的血肿,局部网膜充血,穿孔已被网膜覆盖。经荷包缝合修补,吸净脓汁,左肝区及髂窝部分置引流。11天出院。

中脘属手太阳、少阳、足阳明、任脉大会,胃之募穴。位于腹上部,上脘下1寸,脐上4寸处。局部解剖:在腹白线中,有腹壁上动、静脉;第7、第8肋间神经前皮支的内侧支;深层腹腔正对胃小弯。针法与主治:仰卧,脐上4寸取之。直刺8分至1寸。主治胃痛,腹胀,呕吐,泻泄,痢疾,反胃吞酸,食物难化。

针刺中脘穴反而引起脘腹剧痛,首先检查取穴是否正确,其次针刺是否超过应用深度,如果发现确系刺伤胃壁,即可让病人仰卧休息,不要剧烈运动,更不要揣摸挤压胃部以免胃容物由创孔外溢。服些化瘀止痛中成药,如云南白药之类。饮食给半流食,禁食生冷油腻食品。如果过2~3小时疼痛缓解,精神转佳,就可继续观察,不作其他处理;相反如疼痛加剧,病势发展者,需进一步检查,必要时进行手术探查,以免发生意外。

(2)火针关元、天枢引起肠穿孔案[20]:周某某,女,56岁,因患蛔虫致肠梗阻腹痛2天。经用火针治疗,取关元、天枢。次日全腹疼痛剧烈,有脱水及休克现象。检查:全腹部肌紧张有压痛。手术时发现回肠距回盲部约80cm处有一圆形针孔,遂行手术修补,加腹腔引流术。住院24天,痊愈出院。

关元又名丹田、次门、下纪、大中、三结交、脖胦、血海、命门等。属任脉之穴,小肠之募,足三阴、任脉之会。穴位在脐下3寸。局部解剖:在脐下腹白线中,有腹壁下动静脉,分布着第11、第12肋间神经前皮支,深部有小肠。

梗阻致肠腔积滞充满粪便,火针深刺则易于引起穿孔。火针对虚寒积聚、阴症等是良好的传统疗法,但刺激极强,此例由火针深刺导致肠穿孔。由于针孔伤痕较大很难自然愈合,所以需要手术治疗。

(3)取腹部穴致肠管损伤[34]:孟某某,女,38岁。脐周突然阵发性绞痛,伴频繁呕吐及停止排便、排气12小时。曾在当时施行腹部针刺治疗,针后疼痛加剧,急来院就诊。

体检:血压14.63/13.3kP,脉搏100次/min。急性病容,四肢厥冷,腹部隆起,腹肌紧张,上腹部可见针眼10余个,满腹均有压痛和反跳痛,肝浊音界消失,可闻及气过水声。腹部透视:可见大小不等之阶梯状液面5~6个,原下有游离气体。诊断:急性机械性肠梗阻、肠穿孔、弥漫性腹膜炎。行剖腹手术。术中见回肠末端顺时针扭转180°,肠管高度充气,呈腊红色,迅速复位后,仔细检查小肠,发现有12个针孔,其中3个不断外溢气体及液体,形成肠穿孔。修补关腹,14天痊愈出院。

此例针刺引起之肠穿孔、腹膜炎,是因医生缺乏针灸知识,只知头痛医头,足痛针足,胡针乱刺,致使小肠管上竟有10多个针孔。说明术者以为多针探针可以止痛,不知肠梗阻的肠管内已经充盈膨大,管壁变薄,提插反复,可能一针之下出现多处损伤。

(二)肝脏损伤

关于针刺不当损伤肝脏,早在《素问·刺禁论》就有记载。现代临床上,以同时刺伤肝脏和其他内脏报道较多,单纯伤及肝脏的事故少见。

1. 原因

肝脏位于右侧膈下和季肋深面,受胸廓和膈肌的保护,不容易被伤及。毫针刺伤肝脏,与下列因素有关。

(1)穴位原因:肝脏是人体中最大的实质器官,呈楔形,左右径为25cm,前后径约15cm。大部分在右上腹部,小部分超越正中线而达左上腹。上界在右锁骨中线平第五肋上缘,下界齐右肋缘,肝脏右叶下缘在上腹中线可达剑突与脐连线的中点。较容易导致肝脏损伤的穴位有鸠尾、巨阙、上脘;右侧乳根、期门、日月、章门等。

(2)病理原因:肝脏可因感染或非感染性原因发生肿大,随着肿大程度的增加,其涉及的体表穴位即可增多,针刺中脘、下脘及附近的肾经、胃经的穴位,都有可能伤及。同时肝脏组织比较脆弱,病变时,肝细胞变性,表面粗糙,更容易被损伤。特别是肝硬化,由于肝细胞变性、坏死、新生,并伴有弥漫性炎症及结缔组织增生,针刺不当,特别手法较重时,很可能发生破裂。

(3)操作原因:上述穴位,针刺过深,或手法过重,反复提插等,均可伤及。特别是临床上常有误将因病变而硬化的肝脏当作"痞块",采取粗针提捣以活血散结等,更易带来严重后果。

2. 症状

(1)轻症:系指损伤较轻、较单一者。此时肝脏出血往往不多,血肿局限于肝脏被膜之下,多无明显的腹膜刺激症状。表现为肝脏胀痛,或有压痛,胀痛可向背部放散,触诊肝脏可有肿大。

(2)重症:损伤较重或多处损伤者,可引起局部组织细胞坏死,甚至肝脏破裂,胆汁溢出及较大量的出血。血液和胆汁流入腹腔,刺激腹膜,出现剧烈的腹痛和右侧腹肌紧张,压痛和反跳痛;刺激膈肌,则有呃逆和右肩牵涉痛。重者呼吸困难,口唇苍白,口渴恶心,烦躁不安,而进入休克状态。叩诊:右腹有浊音和移动性浊音。X线检查:显示肝阴影扩大、膈肌升高。实验室检查:红细胞计数、血红蛋白和血细胞比容,都提示进行性贫血。证情复杂时,可采用腹腔穿刺,甚至剖腹探查加以确诊。

3. 处理

(1)轻症:采取保守治疗法,患者应静卧休息,适当应用止血剂和止痛剂,配合保护肝脏的药物,控制饮食,必要时用抗生素。但应严密观察,如肝脏持续增大或出现进行性贫血,则应转院进一步检查。

(2)重症:须立即转外科,如并发休克,宜先进行抗休克治疗,出血猛烈者,可快速输血及止血。待休克好转后,再予以手术治疗,包括切除坏死的组织,清除腹腔内血块和胆汁,修补缝合伤口,充分止血和可靠的引流。

肝脏损伤的预后与损伤程度和及时准确的治疗密切有关,故一旦为针刺伤及,必须迅速判断症状的轻重,给予有效的救治。

正常情况下,肝脏下缘不超出右侧肋弓,在腹上部突出剑突约3cm。但患者若有肝病史,肝脏肿大,已突出剑突下5～6cm,其体表投影区已扩大。鸠尾、上脘已在投影区内,当针刺过深时,可伤及肝脏。针刺腹部穴,不仅要注意针刺深度及操作的方式,而且要详细了解病史和进行触诊、叩诊等检查。

4. 预防

(1)确定投影区域:在针刺肝区附近的穴位时,先应了解有无肝病史,用触诊和叩诊的方法检查一下肝脏的大小和性质。对既往有肝病史、肝脏肿大或肝硬化的患者,要避免选择或注意浅刺其投影区穴位。

(2)慎重操作:嘱患者选仰卧位或左侧卧位。在正常情况下,针刺深度决不可超过腹膜壁层,应比针刺胃部穴位更为谨慎。当进针后或留针时,患者感觉到局部疼痛,则应将针外提,或干脆去针另换穴位治疗。肝投影区穴位针刺时,切忌大幅度捣针或捻转。在诊断未明的情况下,不要盲目乱刺"痞块",以防造成严重后果。

5. 经典文献

《素问·刺禁论》:"刺中肝,五日死,其动为语。"

6. 现代文献

取梁门穴针刺前应检查肝脏或脾脏是否肿大,肿大的边缘如在梁门穴处或此穴以下,慎不可刺,以免刺伤。

一位30多岁的肝炎(肝肿大)患者,被一医生按"久郁积块"治疗,针刺右侧梁门(用24号毫针刺入2寸),因刺伤肝脏,造成内出血而死亡[35]。

梁门在承满下1寸,第8肋软骨下,右侧深部当肝下缘,胃幽门部。此处进针过深,尤以针尖偏上可刺伤肝脏。如果肝脏肿大,直刺此处也同样能刺伤肝脏。本例对患过肝炎的病人,问诊不详,检查马虎,梁门深刺,刺伤肝脏引起内出血而致死。

取梁门穴刺伤肝、胆、胃、肠者曾有报道,刺伤轻微,出血不多,可以保守治疗;如果刺伤严重,只有手术急救,别无良策。李氏提出:"取梁门穴素体虚弱或正气不足,复患胃腑疾病,或胃腑病证日久,服用破伤正气的药物较多而致使正虚邪实者,取刺上腹部的梁门、上脘、承满、中脘等穴,用24号毫针刺入2寸左右。若进针影响呼吸出现气闭或呼吸浅短,面色苍白,语言难出,甚至肢体发软等症状时,应将针提出数分或1寸。若提针后仍不缓解,可将针拔出,或急补合谷、足三里,益气固脱。"这是一般急救措施。如出现休克征兆、心悸、昏晕、血压下降,应剖腹探查,不可贻误时机。

对针刺腹部穴位者,在施针前一定要详细的体格检查,对肝脏肿大者,禁针梁门、期门、日月、中脘、上脘等穴,以免损伤肝脏。对施针后,特别是针刺梁门、期门等肝脏附近的穴位,出现腹部疼痛或加剧者,嘱卧床休息,减少活动,口服止血的中西药物,一则给予预防性治疗,二则如果刺伤肝脏,针眼小出血量少者,可起到治疗作用。

(三)胆囊穿孔

针刺不当,伤及胆腑的文献记载首见于《内经》。现代国内有关临床资料最早见于1959年。尽管胆囊所在部位较深,体积较小,表面光滑而有一定张力,以及前有肝脏等脏器的覆盖保护等。但无论古今,刺伤胆囊绝非少见,值得警惕。

由于针刺伤及胆囊后,可以引发起急腹症,如处理不及时,容易导致严重后果,故尽量避免事故发生,或当事故出现之后,及早加以处置,有着十分重要的意义。

1. 原因

一般而言,针刺不易伤及胆囊,这是因为胆囊所在部位较深,体积较小,表面光滑而有一定张力,以及前有肝脏等脏器的覆盖保护等。造成刺伤胆囊的原因约有下列几种:

(1)穴位原因:正常胆囊,其形如梨,长7～9cm,宽2.5～3.5cm。其体表投影位置一般在右侧腹直肌外缘和第9肋软骨交叉处。胆囊的腹膜包裹时不完全,仅腹面和两侧面由肝包膜反折加以覆盖,其囊底暴露于上述交叉处。较易导致胆囊损伤的穴位有右侧期门、日月、不容、承满以及上脘、鸠尾等。

(2)病理原因:胆道梗阻或胆囊本身所存在的疾病(如胆结石、炎症、异物等),可引起胆囊内胆汁充盈,不仅使其体积增大,而且常能使胆囊表面粗糙,缺乏相应的弹性和张力,容易招致针刺破损囊壁。同时,肿大的胆囊,其囊内压力明显增加,一旦刺破,即可促使胆汁外流,穿孔处不易闭合,从而加重和促进炎症的蔓延。其次,肝脏肿大可使胆囊位置下移,胆囊本身病变肿大,都会造成体表投影位置变化,使涉及的穴位增多,如有报道针刺梁门穴亦可导致胆囊体部贯穿性穿孔。

(3)操作原因:针刺过深,特别是对胆囊肿大的患者来说,是引起事故的重要原因之一。手法不熟悉,反复的提插捣刺,不仅可以刺伤胆囊,还可能导致囊壁多处穿孔。选用毫针过粗过长,会增加胆囊穿孔机会。针刺方向错误,也是原因之一,往往在非胆囊体表投影区针刺,由于针刺方向不正确而刺破胆囊。

2. 症状

针刺误伤胆囊,以胆囊穿孔多见。其损伤部位,常见于胆囊底部,亦有刺破囊体部;可以是贯穿损伤,亦可只伤一侧囊壁。胆汁外流引起不同程度的腹膜炎症状。根据患者的体质,胆囊是否有病变、穿孔的大小、胆汁外流的程度,临床上分胆囊周围炎、局限性腹膜炎及弥漫性腹膜炎数种,程度上有轻重之分。

(1)轻症:可见右上腹痛,并有压痛,可伴有恶心、呕吐等。有少数患者在24～36小时内不出现症状,故要注意观察。

(2)重症:多于针刺后出现症状。表现为右上腹剧烈疼痛,呈持续性并逐渐扩散至全腹,有显著触痛(以右肋下最明显),反跳痛和肌紧张。恶心、呕吐,全身可呈发热、脉速、呼吸浅快等中毒症状,特别是由于胆汁溢入腹腔,强烈刺激腹膜,渗出大量液体,降低循环血量,而易出现低血性休克。腹腔穿刺,多可抽出淡黄色胆液,有助于诊断;白细胞计数升至$15×10^9$/L以上,中性粒细胞增高。

3. 处理

根据针刺情况、临床证候、炎症范围及全身状态而采取不同治疗方法。

(1)轻症:全身状况好,原无胆囊病变者,可采取保守疗法,卧床休息,并应用理气止痛,清热解毒的中药或消炎止痛的西药,或针刺右侧胆囊穴。必要时,禁食及胃肠减压,以及体液疗法,补充足够的水、糖、电解质及维生素等。

(2)重症:一般情况差,全身中毒症状较重,或用非手术疗法不见好转者,均应不失时机转外科实行手术。轻者做缝合修补,严重者则须作胆囊切除。对症情严重,暂不宜做胆囊摘除术。

4. 预防

(1)慎重选穴:针刺前应了解有无胆囊及肝病史,检查右上腹部,如触及肿大的胆囊,最好不在此范围内取穴。如为肝脏肿大,更应了解胆囊的具体位置。凡遇此类情况,对经验不足者来说,以远道取穴或左病取右为宜。

(2)注意操作:局部取穴,即使是在肝胆正常情况下也应轻刺浅刺,不可刺破腹膜。期门、日月等穴,临床上不易得气。笔者的体会是,针尖可稍偏向肋骨缘,斜刺至触及骨面,再提插捻转,往往会出现满意的针感,但切忌大幅度乱捣乱刺。如为胆囊肿大者,取用局部穴位时,宜选30号毫针,留针时间不可过长(一般为10~15分钟),并嘱患者保持原来体位,不要随意变动。取针后,可令其在诊室休息30分钟,以观察有无不良反应。

5. 经典文献

《素问·刺禁论》:"刺中胆,一日半死,其动为呕。"

《素问·六节藏象论》:"十一藏取决于胆。"

《灵枢·邪气脏腑病形》:"胆病者,善太息,口苦,呕宿汁,心下澹澹,恐人将捕之。"

6. 现代文献

(1)取期门、日月、不容引起胆囊穿孔案[36]:温某某,男,60岁。因右上腹部经常疼痛,伴有呕吐、吐酸水而住某医院治疗。1天前在相当于右期门、日月、不容等穴位施行针刺,针后疼痛加剧,数小时后,全腹疼痛而呈休克状。当时血压7.98/5.32kPa,体温38.8℃,脉搏120次/min。经会诊疑为胃穿孔合并全腹性腹膜炎。经X线透视未见游离气体。腹腔穿刺抽得5ml淡黄色胆汁样液体,故确认为胆囊穿孔所致的胆汁性腹膜炎。抗休克治疗后,施行剖腹探查:吸出胆汁约200ml,肝肿大在右肋缘下4指,胆囊肿大似成人拳头大小,胆囊壁充血水肿,囊底有穿孔,并有胆汁继续外溢。其穿孔部位与针刺体表穴位相一致。在施行胆囊切除术中,发现胆总管有花生米大小的石块3枚,蛔虫1条,在胃小弯处有1.5cm×1cm无穿孔之溃疡,溃疡未作处理,总胆管作"T"行引流和腹腔引流术。3周后痊愈出院。

胆囊位于肝右叶下面的胆囊窝内,胆囊底暴露于右侧第9肋软骨与腹直肌外缘之交角,可能伤及胆囊的穴位有期门、日月、不容、承满等。如果肝肿大或胆囊本身病变(胆结石、胆管阻塞、胆汁郁积、胆囊体积增大),体表针刺能够损伤胆囊的穴位就会多一些。本患者胆囊体积增大,针刺不当造成胆囊破裂。右上腹部疼痛者,应考虑胆囊疾患,在详问病史的前提下,再进行细致的检查,确定有否肝脏或胆囊的肿大触及,然后选择针刺穴位,决定针向与深度。发现肝脏或胆囊肿大时,不应取附近孔穴。针刺损伤肝胆脏器时,虽然直观不易发现,但有些伴随症状应该引起注意。如有腹部疼痛加剧,腹部板硬,腹肌紧张,局部压痛,甚至休克。腹腔穿刺可抽出淡黄色胆汁,X线可见右侧肋膈角运动迟缓现象等。一般损伤轻微,症状局限者,可采取保守疗法,观察病势发展与否,严重者症状明显发展或恶化,则急需手术治疗。

(2)取梁门等引起胆囊穿孔案[37]:某男,35岁。因上腹部疼痛2日入院。于2日前早餐后,突感胃区疼痛,疼痛为持续性,初不甚剧。发病当日下午两时许,于上腹部行针灸治疗(相当于梁门或三脘穴部位)针长3寸左右,全部刺入,留针30分钟。腹痛未减轻,并于当晚5时许感右下腹部持续性疼痛,继转至全腹部。入院后行开腹探查术,术中发现腹腔内含有多量之胆汁液,胆囊体部内侧发现两处粟粒大小之穿孔,两孔相距0.5cm,呈斜形排列,穿孔处见胆汁外漏。胆囊呈7cm×5cm×5cm大小,囊壁柔软,无坏死及明显炎症,胆道无异常发现。术后良好。

能刺伤胆囊,只有梁门接近胆囊部,行剖腹探查术中发现胆囊体内侧两处穿孔,认定为针刺所致,乃肯定取梁门之故。梁门在第8肋下,中脘旁开2寸,针刺损伤肝胆是可能的。

对胆囊本身有病变的,如胆囊肿大,胆道有结石或蛔虫者,取腹部穴时要特别注意最好不取胆囊附近的穴位,若取者也要注意针刺的深浅度及针尖方向,以免造成不良后果。对于腹部取穴者,针刺后要注意休息,减少剧烈的活动。

(四)脾脏损伤

脾脏是腹部内脏中最易受损的器官,早在《内经》中便有记载,针刺意外事故损伤脾的报道首见于1957年。尽管处于正常位置的脾脏其体表投影区域内无经穴分布,但因针刺不当损伤脾脏,造成脾脏破裂出血的报道,并不少见。

1. 原因

(1)病理原因:这是针刺误伤脾脏的主要原因。成人正常的脾脏约掌心大,外形似蚕豆。位于左季肋深处,被第9、第10、第11肋所遮盖。脾周围的腹膜皱襞与附近脏器相连,形成各条韧带,对脾脏起支持和固定作用。由于脾脏在体表投影区无经穴分布,其位置较固定,又为肋骨保护,故在通常情况下,针刺不可能伤及。但脾脏常因某种疾病如疟疾、黑热病、血吸虫病等发生肿大,当脾脏体积增大时,向上伸展,抬高膈肌,向下可伸入左上腹。巨大的脾脏有时能达到左髂部,甚至进入右腹腔。此类病变脾脏,游动程度低于正常,而脆度明显增加。这时,不仅其邻近的穴位,如左侧的章门、京门、腹哀以及胃上穴等,在针刺时可导致损伤,而且涉及到更多的其他腹部腧穴。且由于肿大的脾脏压迫腹壁,使刺道明显缩短,针刺损伤的机会会更高。另外,有些医生在不了解病情的情况下,盲目行腹部深刺,治疗"痞块",也是导致脾脏破裂的原因之一。

(2)操作原因:脾脏是腹部内脏中最易受损的器官,稍受到外力损伤,即可破裂。脾脏又是造血器官之一,血运极为丰富,故一旦破裂,常造成大出血。因此,过度的深刺,大幅度的运针等,均可造成严重损伤。针刺误中脾脏,如留针时间较长,因脾脏常随膈肌呼吸上下移动,深入脾脏的毫针部分则使其裂口不断增大,导致脾脏实质内出血加剧。另外,深刺时,如剧烈咳嗽,或因疼痛等原因造成呼吸加深,脾脏随膈肌运动幅度的增大,亦引起或加重脾脏的破裂。

2. 症状

因脾脏破裂的程度、范围及出血情况不同,其临床表现证候不一。

(1)轻症:系指单纯为针尖所伤,未形成裂口,且能自行闭合者。一般无明显自觉症状,部分患者仅觉左上腹有不适或胀痛感,或在左上腹触及有压痛的肿块,多位于针刺处。

值得注意的是:针刺损伤,毫针造成脾脏的中央型破裂和被膜下破裂两种不同类型的损伤,但不论何种类型,均可形成张力血肿。刚开始时,患者可没有任何症状,然而,脾脏却仍在出血,张力血肿可继续增大。当压力达到一定程度时,积血将突破被膜,形成真性破裂,引致腹腔内大出血,患者往往迅速休克,甚至未及抢救而死亡,这种情况多于受伤后1~2周内出现,必须提高警惕。

(2)重症:多系针刺造成较大裂口,引起明显出血,可出现剧烈的腹部疼痛。开始局限于左上腹,随着出血增加,流入腹腔,渐即全腹疼痛,但仍以左上腹显著。血液刺激腹膜,引起腹膜刺激症状:腹肌强直,触痛,反跳痛,并可伴有恶心、呕吐等。部分患者因血液刺激膈肌,出现左肩部疼痛。出血较快者,短时间内就表现为烦躁、口渴、心悸、冷汗出、面色苍白,以致神志淡漠,脉搏细速而微,血压下降而陷入休克。实验室检查:红细胞计数、血红蛋白量呈进行性下降,白细胞计数上升。超声检查:可发现腹腔内有积液,脾脏体积增大,尤其对被膜下的脾破裂能及时作出诊断。X线检查:腹部X线透视可见左膈抬高,运动受限等;X线平片示脾影消失或变形。腹腔穿刺,如吸出不凝固血液,结合左上腹有针刺史及其他临床症状,即可诊断为脾破裂。

3. 处理

(1)轻症:无明显临床症状的患者,可静卧休息,并给予止血药物等进行对症治疗。但对此类患者,均须严密观察2~3周,一旦发生内出血,应立即转科处理。

(2)重症:绝大部分患者要转外科手术治疗。发生休克者,应首先抗休克,包括快速输血、补液等。由于脾实质甚为脆弱,不宜缝合、修补,故脾破裂的诊断一经确定,应实施脾切除术。

4. 预防

(1)熟悉脾脏的解剖位置:针刺治疗前,宜先行腹部触诊，了解脾脏是否肿大及肿大的范围。如发生肿大，少选或不选投影区的穴位。

(2)慎重操作：在脾脏正常时，如取与脾脏投影区附近的穴位(如章门、京门、梁门等)，注意不可向脾脏方向斜刺、深刺。脾脏肿大者，更宜用浅刺或横刺法，针尖须保持在肌层中。对有剧烈咳嗽或惧痛的患者，则应避免选取投影区及附近的穴位。如不慎刺入腹腔，针尖触及脾脏被膜，医者手感常有一定的阻力，此时即须退针，切不可深刺或施以提捣之法。留针期间，患者如觉针处出现疼痛不适，也应立即去针，并加强观察。

另外，在不明症情的情况下，亦决不可盲目深刺"痞块"。

5. 经典文献

《素问·刺禁论》："刺中脾，十日死，其动为吞。"

6. 现代文献

取左上腹部穴引起脾破裂内出血案[38]。

张某某，男，36岁。8年前患有血吸虫病，其后在左上腹部有1肿块，逐渐增大。入院前3天上腹部疼痛，经某医施行针刺治疗2次。一穴在心窝部(剑突下)，二穴在左上腹部。第2次针刺时，留针10分钟，针时略有咳嗽，针后疼痛加剧，数小时后遍及全腹。且有口干、心慌。经临床检查，符合脾破裂内出血诊断。立即予以抗休克治疗，并剖腹探查，共吸出腹腔鲜血800ml。术中发现脾脏较正常大一倍半，左上腹有1针孔，正对脾脏破裂面，裂口长2cm，深1cm，创口继续出血。行脾切除术后痊愈出院。

本例几年前患有血吸虫病，应考虑肝脾肿大，审慎取穴。当成咽痹进行针刺，又取左上腹部穴，从而引起脾破裂。疟疾、黑热病、血吸虫病等使脾脏肿大，严重者其下界可达盆腔内。此类病理脾脏，活动度低于正常，脆性明显增强，因脾肿大而涉及体表穴位亦相应增多，针刺损伤的机会亦随而增高。深针过程中，因腹肌与内脏随呼吸运动而上下移动，致使深入脾脏之毫针部分将脾脏撕裂成为伤口，造成无法制止的内出血。救治措施：针刺伤脾者多有明显的左上腹部疼痛，内出血过者有休克。

腹腔穿刺抽得不凝之血，绝大多数病例均须施行脾切除手术，个别病例刺伤轻微，及时而正确的止痛、止血、抗感染等治疗和充分卧床休息，也可以痊愈，但应严密观察，如有变化，则采取其他措施或手术治疗。

(五)肠道穿孔

关于针灸损伤肠道的意外事故，在古籍中虽然记载不多，但现代发生的并不少见。我国现代最早的因针刺不当造成肠穿孔的公开报道见于1959年，肠道的损伤，虽多不及前述脏器严重，然而也有不少重度穿孔引起急性腹膜炎，有的甚至因抢救不及而死亡。因此必须慎重对待，不可掉以轻心。

1. 原因

肠道和胃一样，由于表面坚韧光滑，且可自动躲避，不易刺中。万一刺伤肠壁，因针孔细小，也往往能自行闭合，不致发生较严重的后果。导致肠道穿孔及并发急性腹膜炎的主要原因如下。

(1)穴位原因：肠道包括小肠和大肠，几乎占据了全部腹腔，在腹部的投影区域较大，涉及的穴位较多，原则上腹部的多数穴位都有可能引致肠穿孔，已发生过的有中脘、关元、气海、天枢及其他脐周穴位。均应注意不可深刺，特别在病理的情况下。

(2)病理原因：大多数误刺是在肠道病变下发生的，包括肠梗阻、肠扭转及肠道炎症、肿瘤等。此时，或表现为肠管扩张，表面张力增高，蠕动缓慢，在针尖刺激是避让困难；或表现为肠道本身组织充血水肿、变性坏死，易于刺中。此时，深刺腹部穴位，易于损伤肠管，不仅穿孔较大，针孔很难愈合，且易使内容物溢入腹腔，发生急性腹膜炎。

(3)针具原因：应用火针具或粗针具，极易损伤肠管，尤其在肠道本身病变的情况下，更为严重，火针针孔，由于系烧灼损伤，多不易自行闭合。而粗长针，尤其是芒针，如刺刺不当，可穿过多段肠管造成数处穿孔。

(4)操作原因：主要有以下两个原因。

①手法不当：除不适当的深刺外，在腹部穴位，反复使用大幅度提插捻转手法，亦可加重病情，造

成肠管多处穿孔。

②进针过深：由于受腹部深似井一说的影响，往往不论患者症情如何，盲目深刺，是造成肠穿孔的又一原因。

2. 症状

针刺不当引起的大小肠损伤，其表现临床证候特点有相似之处，故并在一起讨论。

(1)轻症：自觉症状不显，或有腹痛，一般不剧烈且较局限，腹膜刺激症状不明显。

但应注意，有时小肠穿孔，尤其是回肠末段穿孔，在伤后早期患者全身情况可能良好，而在数小时之后，会出现显著的腹膜炎症状，患者病情迅速恶化。其次，结肠穿孔，因其内容物较干，含有细菌甚多，感染力较小肠为强，但刺激性较小。早期症状往往不显，可是感染的危险性很大。在诊断时，切不可疏忽大意。

(2)重症：穿孔较严重或多处穿孔，特别是伴有肠道其他病变者。症状多迅速出现逐渐加重的剧烈腹痛，恶心呕吐，体温增高，腹部压痛明显，反跳痛，腹壁强直，肠鸣音消失。X线检查可见腹腔内有多量游离气体。实验室检查可见白细胞计数增高。如损伤严重或出血过多，患者则多表现有休克现象。

3. 处理

(1)单纯肠道穿孔：一般情况好者，如属轻症，无明显自觉症状，可令其休息观察，根据情况，给予对症治疗；如穿孔较重，腹部已发生感染，但局限化者，可按腹膜炎非手术疗法，包括禁食，胃肠减压，退热，止痛，抗菌消炎，以及辅以全身疗法，如输液等。

对以上患者，在治疗过程中，应密切注意症情变化，如有异常，即采取相应措施。

(2)重症肠道穿孔(包括多处穿孔)：引起急性弥漫性腹膜炎，或合并肠道梗阻、肠扭转等症者，须立即转外科手术处理，包括切除坏死或损伤过重的肠段，进行牢固的缝合等。腹部针刺除不能刺之过深外，切忌大幅度提插捻转。

4. 预防

(1)慎重选穴：在治疗肠道疾病所致的急腹症时，如急性肠梗阻、肠扭转、肠套叠等，应慎选腹部穴位，最好多取远道穴位，如足三里、上巨虚等，或背部腧穴。其他肠道病症，组方配穴，亦须斟酌。

(2)注意操作：腹部穴位，以2寸左右的28号毫针为宜。火针和芒针不要用于腹部深刺，如用火针，只能用于浅表点刺。某些急腹症必须选用腹部穴位时，针刺深度不可超过腹膜壁层。如无把握，可斜刺、平刺透穴等。

倘怀疑有针刺损伤及肠道可能，或出现某些早期症状时，应严密观察，并做必要的检查，见微知著，及早防治。

5. 经典文献

《针灸甲乙经》记载："脐中禁不可刺，刺之令人恶疡，溃矢者死不治，灸三壮。"

《素问·气穴论》"脐一穴"，王冰注解说："脐中也，禁不可刺，刺之使人脐中恶疡，溃矢出者，死不可治。"

6. 现代文献

取天枢、神阙引起肠穿孔腹膜炎案[39]。

高某某，男，42岁。因患肠痉挛，行中脘、天枢、神阙、足三里穴针刺治疗。出针后即感疼痛加重，继而发热，3天后入院。检查：既往健康，体温38℃，脉搏86次/min，呼吸27次/min，血压100/70mmHg。痛苦病容，双肺呼吸音清晰，肺肝界于第6肋。心律整，无杂音。腹平无肠蠕动波，全腹肌紧张，压痛及反跳痛明显，肝脾未扪及，无移动性浊音，肠鸣音弱。化验：白细胞15000/mm³，中性88%，淋巴12%。印象：化脓性腹膜炎。胃肠减压，给大剂量抗生素，补充水电解质，保守治疗。第二天病情进一步加重，血压下降至50/40mmHg，脉搏100次/min，手足发凉，示中毒性休克。在上述治疗基础上，增加血管活性药，待血压升至90/60mmHg，即行剖腹探查。探查见腹腔充满黄色浑浊液体，有粪臭味，用吸引器吸出750ml；于回肠中段见一针尖大小孔，孔周壁覆盖黄白色的脓苔。将空行荷包缝合，包埋关闭，外加浆肌层间断缝合。进一步探查腹腔，无其他异常，然后用生理盐水冲洗腹腔，置放引流，关闭腹腔。术后继续应用大剂量抗生素，加强支持治疗。一周拆线，拔去引流，半月后恢复健康痊愈出院。出院诊断：肠穿孔并发化脓性腹膜炎。

本例医者刺中脘、天枢、神阙、足三里穴治疗肠痉挛是正确的。四穴中只有天枢、神阙二穴可伤及回肠。其中神阙穴古代文献大都说"宜灸，不宜针。"《甲乙经》记载："脐中禁不可刺，刺之令人恶疡，溃矢出者，死不治。"《素问·气穴论》"脐一穴"，王冰注解说："脐中也，禁不可刺，刺之使人脐中恶疡，溃矢出者，死不可治。"两处载禁不可刺，并不是恐伤小肠，而是认为刺后可引起"恶疡"。这恐怕是当时不讲究消毒，刺后引起感染的缘故。

天枢与神阙两穴深部主要为肠，针刺过深，再加提插捻转手法，可伤及肠管，肠容物外溢使腹腔感染而引起化脓性腹膜炎则是必然的。

参 考 文 献

[1] 阮建蓉,孙兴海等. 针灸治疗中的几个问题[J]. 山东中医杂志,1995,(10):26

[2] 乔跃兵,马秀艳等. 延长针刺时间大鼠三叉神经脊束核尾侧亚核非突触部位胞吐数量的变化[J]. 中国临床康复,2006,(35):26

[3] 李磊,奚永江等. 辰时电针足三里对白细胞计数的影响[J]. 上海针灸杂志,1992,12(2):27

[4] 邹继红,马惠芳等. 不同针刺时间对致敏豚鼠血清IL-4和TNF影响的实验研究[J]. 北京中医药大学学报,2006,13(5):10

[5] 宋立中,张泉玲等. 辰时、酉时电针对脑血栓患者TXB_2、$PGF_{1\alpha}$的影响[J]. 针灸临床杂志,2007,23(12):97

[6] 黄东勉. 浅谈影响针刺刺激量的因素[J]. 中国热带医学,2007,7(12):2357~2358

[7] 胡忠根. 因地制宜运用温针灸的临床体会[J]. 浙江中医学院学报,1999,(6):33

[8] 陈汉威. 关于针刺引起感染的讨论[J]. 广东医学(中医学版),1965,(4):39

[9] 廖源. 针刺晕针1例报告[J]. 针灸临床杂志,2009,(8):21

[10] 徐贵平,袁永梅. 82例针刺晕针患者的急救与护理中国医疗前沿[J]. 2007,(13):125

[11] 李世珍. 常用腧穴临床发挥[M]. 北京:人民卫生出版社,1985

[12] 李世珍. 常用腧穴临床发挥[M]. 北京:人民卫生出版社,1985

[13] 王秀英. 针刺意外8例报告及分析[J]. 山东中医杂志,1983,(6):20

[14] 李世珍. 常用腧穴临床发挥[M]. 北京:人民卫生出版社,1985

[15] 杨元德. 针刺异常情况的临床举隅[J]. 陕西中医,1986,(7):319

[16] 李世珍. 常用腧穴临床发挥[M]. 北京:人民卫生出版社,1985

[17] 黄克维. 针刺"风府"引起死亡1例报告[J]. 中医杂志,1957,(7):353

[18] 刘信基. 4例针刺治疗精神分裂症的意外事故[J]. 中华神经精神病杂志,1981,7(5):317

[19] 施永康. 肌肉注射发生62例断针意外的教训及预防[J]. 人民军医,1980,(4):52~53

[20] 成志芳等. 针灸差错处理六例报告[J]. 江苏中医,1963,(10):24

[21] 袁家明. 足三里穴位注射致腓深神经损伤一例[J]. 辽宁医药,1977,(6):23

[22] 贺长晏. 药物穴位注射损伤周围神经10例报告[J]. 新医学,1984,15(7):365

[23] 叶迁珧. 金针疗法刺穿心脏死亡一例[J]. 中医杂志,1956,8(6):15

[24] 李乐天等. 针刺章门穴引起肋间动脉破裂腹腔内大出血[J]. 中华外科杂志,1960,(4):406

[25] 蒋作贤. 针刺异常10例分析. 陕西中医学院学报[J]. 1988,11(1):25~26

[26] 彭仁罗等. 针刺引致创伤性气胸四例报告[J]. 广东中医,1963,(1):27~28

[27] 吴镛基. 针灸引起外伤性气胸一例[J]. 人民军医,1959,(4):308

[28] 董文喜. 针灸引起水气胸一例[J]. 人民军医,1959,(4):309

[29] 丁蕴英. 针刺胸背部引起外伤性气胸10例[J]. 中原医刊,1986,(4):39

[30] 段群录等. 针刺治疗所致3例严重并发症的教训[J]. 河北中医,1984,(1):36~37

[31] 陈潮等. 针刺胸背穴位引起创伤性血气胸的防治[J].

广东中医,1962,(10):24

[32] 刘士怡. 肾区穿刺疗法引起的肾损伤[J]. 中级医刊, 1957,(10):11

[33] 肖雪塘. 针刺引起胃穿孔1例教训[J]. 中国农村医学,1985,(1):9

[34] 薛志强. 急性肠梗阻病人行腹部针刺致肠管损伤2例报告[J]. 广西赤脚医生,1979,(10):24

[35] 李世珍. 常用腧穴临床发挥[M]. 北京:人民卫生出版社,1985

[36] 陈汉威. 关于针刺所致的腹腔内脏器损伤的讨论[J]. 中医杂志,1963,(4):26

[37] 周霆. 针灸深刺引起小肠及胆囊穿孔两例报告[J]. 针灸杂志,1966,(2):41

[38] 陈汉威. 关于针刺所致的腹腔内脏器损伤的讨论[J]. 中医杂志,1963,(4):26

[39] 刘玉书. 针刺事故救治与预防[M]. 北京:中医古籍出版社,1998

第九章

特种针法

第一节 三棱针法

一、概述

三棱针法是用三棱针为主要工具刺破血络或腧穴，放出适量血液，或挤出少量液体，或挑断皮下纤维组织以治疗疾病的方法，其中放出适量血液以治疗疾病的方法属刺络法或刺血法，又称放血疗法。

三棱针由古代九针中的锋针发展而来。锋针，在古代主要是用于泻血排脓，或治疗难治性病症。在《黄帝内经》中详细论述了锋针的形态、操作方法、针刺机理、适应证、禁忌证等。（见彩色插页图9-1-1）

三棱针刺络放血具有通经活络、开窍泻热、消肿止痛、祛风止痒、泻火解毒等作用，主要用来治疗急症、实证、热证、瘀证及疼痛性疾病，具体的可划为急性病毒感染性、急性细菌感染性疾病、退行性病变、内分泌及功能失调性疾病、神经性病变、血管性病变。临床中既可辨证取穴又可直接作用于病患局部，因势利导，将体内的实邪直接祛除，有立竿见影的效果。

近年来对三棱针法的运用既有继承，更有创新，拓宽了治疗范围，扩大了适应证，其主治病症包括了内、外、妇、儿、五官等临床各科，且疗效卓著。经左莹等[1]对三棱针治疗疾病中的病种和相关文章数进行统计，结果表明，三棱针治疗疾病病种排在前10位的是麦粒肿、带状疱疹、痤疮、扭伤、急性结膜炎、急性扁桃体炎、头痛、发热、腮腺炎、乳腺炎。可见三棱针治疗疾病以热、毒、痛证为主。

二、操作方法

（一）取穴部位的选择

三棱针放血疗法，取穴部位有三种，其一，循经取穴放血，病在何经，就取何经穴位放血。其二，表里经取穴放血，某经有病，取与该经相表里的经脉穴位放血。其三，局部取穴放血，病在何处就在该处放血。临床中三棱针治疗疾病时的常用穴位排在前5位的是五输穴、阿是穴、经外奇穴、背俞穴、大椎穴。其中五输穴、经外奇穴、阿是穴等在三棱针法治疗疾病时使用率较高。

（二）操作方法

一般以右手持针，用拇、食两指捏住针柄中段，中指指腹紧靠针身的侧面，露出针尖3～5mm。三棱针的操作方法一般分为点刺法、刺络法、散刺法和挑刺法四种。针具和针刺部位消毒后，可按疾病的需要，选用不同的刺法。

1. 点刺法

此法是用三棱针点刺腧穴以治疗疾病的方法。点刺前，可在被刺部位或其周围用推、揉、挤、捋等方法，使局部充血。点刺时，用一手固定被刺部位，另一手持针，露出针尖3～5mm，对准所刺部位快速刺入并迅速出针，进出针时针体应保持在同一轴线上。点刺后可放出适量血液或黏液，也可辅以推挤方法增加出血量或出液量。

此法多用于指趾末端、面部和耳部，如井穴、十宣、印堂、攒竹、耳尖、四缝等穴位。

2. 刺络法

此法是用三棱针点刺血络出血以治疗疾病的方法。刺络前，可在被刺部位或其周围用推、揉、挤、捋等方法，四肢部位可在被刺部位的近心端以止血带结扎，使局部充血。刺络时，用一手固定被刺部位，另一手持针，露出针尖3～5mm对准所刺部位快速刺入后出针，放出适量血液，松开止血带。

注意刺络时，下手不可过猛，恰当掌握出血量，防止伤及其他组织。关于出血量多少问题，古籍记载不一，有多有少。如《素问·玉版论要》云："夏刺络俞，见血而止"，似指微量；后世医书，有"出血如豆"之说，量亦不多。而《内经》也有记载："血变而止"，意为血色由紫变红，血量显然较前为多。宋代楼全善治疗喉痹出血量达半盏，而金元时代的张子和在《儒门事亲》中所述的刺血量多用升、斗、杯、盏计量，虽然古今计量不同，但量还是较大的。临床中，应该因病而异，因人而异，灵活掌握刺血量，提高疗效。

3. 散刺法

此法是在病变局部及其周围进行连续点刺以治疗疾病的方法。用一手固定被刺部位，另一手持针在施术部位点刺多点。根据病变部位大小的不同，由病变外缘环形向中心点刺，可针10～20针，以促使瘀血或水肿的消除。

此法多用于局部瘀血、血肿或水肿、顽癣等。

4. 挑刺法

也称针挑法。此法是以三棱针挑断穴位皮下纤维组织以治疗疾病的方法。用一手固定被刺部位，另一手持针以15°～30°角刺入一定深度后，上挑针尖，挑破皮肤，并挑断皮下部分纤维组织，然后出针，覆盖敷料。

此法多用于阳性反应点或阿是穴，以治疗肩周炎、失眠、胃脘痛、颈椎病、支气管哮喘、血管神经性头痛等。

三、经典文献

三棱针疗法的形成和发展经历了一个漫长的过程，历史悠久，可以追溯到石器时代。早在旧石器时代，人们就懂得使用一些锋利的石器刺破脓肿，解除病痛。到了新石器时代，产生了砭石，其形状有针形、刀形、剑形等，并成为排脓、放血的主要工具，据《说文解字》记载："砭，以石刺病也"；《五十二病方》记载可以用砭石治疗癫病。可以说砭石的应用是针刺工具的萌芽，也是三棱针的萌芽。

《黄帝内经》第一次对三棱针疗法进行了总结，如《灵枢·九针十二原》曰："四曰锋针，长一寸六分"；"锋针者，刃三隅以发痼疾"。《灵枢·九针论》中记载"四曰锋针，取法于絮针，筒其身，锋其末。"《灵枢·官针》记述了锋针的操作方法："络刺者，刺小络之血脉也"，"赞刺者，直入直出，数发针而浅之出血"，"豹纹刺者，左右前后针之，中脉为故，以取经络之血也"这三种操作方法经不断发展，分别被称为刺络法、点刺法和散刺法。《灵枢·小针解》指出了三棱针的放血机理："宛陈则除之者，去血脉也"；"泻热出血"。锋针可以用来治疗高热、痈疮、水肿、各种痛症（如头痛、腰痛、咽痛等）、疟病。《灵枢·官针》："病在经络痼痹者，取以锋针"；《灵枢·刺节真邪》："刺大者用锋针"；《灵枢·热病》曰："热病面青脑痛，手足躁，取之筋间，以第四针于四逆。筋躄目浸，索筋于肝，不得索之金，金者肺也。热病数惊，癫疾而狂，取之脉，以第四针，急泻有余者。"其禁忌证如"五夺不可泻"；大脉不可刺；病人大劳、大饥、大渴、大惊等情绪不稳、生活失常时不可采用放血疗法。

秦汉时期专以锋针刺脓放血以治疗脓肿、热病，后世发展成为三棱针。《黄帝内经》详细论述了锋针的形态、操作方法、针刺机理、适应证、禁忌证等，为三棱针疗法奠定了理论基础。

晋唐时期是三棱针疗法的发展阶段，这一时期，三棱针疗法的应用逐步广泛，然其放血部位仍以局部为主，热性肿痛病仍是其主要适应证。孙思邈是这一时期中应用三棱针疗法较多的一位医家，其在《银海精微》中大量记载了用小锋针治疗眼疾，如蟹睛疼痛、风弦赤眼等。在《备急千金要方》中第一次记载了锋针被用作火针的医籍记载，"火针亦用锋针，以油火烧之，务在猛热，不热即于人有损也。"《医心方》中也有类似的记载："燔针法：……燔大症积，用三隅针。"

北宋时期，锋针开始被称为三棱针，三棱针疗法被大量应用于临床，最大特点是开始注重取穴放血来治疗疾病，如《铜人腧穴针灸图经》记载："上星一穴以三棱针刺之，即宣泄诸阳热气。五令上冲头目"，还有《太平圣惠方》记载："若有肿处，先以三棱针刺破，除去上血"；《仁斋直指方论》中载："攒竹二穴，宜以细三棱针刺之，宣泄热气，三度刺，目大明。"金元四大家中张子和擅用三棱针治疗疾病，其治疟疾发作时放血，效果很好，他在《儒门事亲》中写道："目暴赤肿，隐涩难开者，以三棱针刺前顶、百会穴，出血大妙"。这一时期，三棱针疗法被许多医家所认可，逐步兴盛。

三棱针疗法在明清时期取得了巨大发展，医籍记载数量最多，三棱针法的适应证也逐步增加，除被用来治疗痈疽脓、喉痹、目赤肿痛外，还用来治疗消渴、重舌、脚气寒及用来急救等等。如杨继洲《针灸大成》："喉痹，用白汤煮三棱针，出血。咽喉肿闭甚者，以细三棱针藏于笔尖中，戏言以没药调点肿痹处，乃刺之"；《奇效良方》载："四缝四穴，在手四指内中节。是穴用三棱针出血，治小儿猢狲劳等证"；《针灸逢源》用三棱针刺"曲泽之大络，使邪毒随恶血而出，极效"治急性瘟疫。这一时期的医家除重视三棱针的临床应用，也很重视放血量的多少及针刺的深度和手法，如刺"攒竹，针三分"，"少商，针一分"等。放血量的多少主要依据放血部位、病情、体质的强弱及疾病的性质等，如有"出紫黑血约二合许"、"如墨汁者数盏"。三棱针疗法在这一时期得到了系统化的完善，因此明清时期可以说是三棱针疗法的鼎盛时期。

四、现代文献

（一）内科疾病

1. 头痛

（1）杨晓霞[2]采用针刺配合三棱针点刺放血治疗（治疗组）28例，取四神聪、风池、太阳、合谷、列缺等穴位针刺，取太阳、四神聪三棱针点刺放血。单纯针刺治疗（对照组）28例，两组进行比较。结果针刺配合三棱针点刺放血总有效率92.86%，单纯针刺总有效率67.86%。提示针刺配合三棱针点刺放血治疗偏头痛疗效确切。

（2）李华贵[3]等将90例偏头痛患者随机分为治疗组50例，对照组40例，2组分别采用三棱针点刺阿是穴治疗和口服尼莫地平治疗，观察2组疗效及治疗前后相应指标的变化，评定疗效，结果治疗组临床疗效总有效率为94%，而对照组为72.5%，治疗组明显优于对照组。说明三棱针点刺阿是穴治疗偏头痛有较好临床疗效，能减轻头痛程度、缩短头痛时间、降低头痛指数，能提高血浆中血浆5-羟色胺和一氧化氮的含量。

（3）范郁山[4]等取太阳（双）、角孙（双）、风门（双）点刺放血治疗血管性头痛作为治疗组，口服西药颅痛定、谷维素、尼莫地平作为对照组，结果显示治疗组总有效率达94%，对照组总有效率达72.5%，治疗组疗效明显优于对照组。

2. 面神经麻痹

（1）黄有才[5]等采用蜂针加三棱针放血治疗面神经麻痹58例，经治疗后本组治愈46例，显效10例，好转2例，总有效率100%，疗效显著。

(2)赵吉平[6]等将患者随机分为治疗组、对照组各50例,分别采用针刺配合三棱针放血治疗及单纯针刺治疗的方法,共治疗4个疗程。分别于治疗1周、2周及1个月后对Bell麻痹主要症状、体征进行评分,并观察临床疗效。结果两组治疗前后症状、体征评分比较差异均有统计学意义($P<0.05$或$P<0.01$),治疗1个月后治疗组症状、体征评分及疗效均优于对照组($P<0.05$)。结论针刺配合三棱针放血疗法对风热型Bell麻痹急性期有较好的临床疗效。

3. 面肌抽搐

王翠花[7]采用三棱针配合足部按摩治疗面肌抽搐20例,经治疗,20例中治愈14例,好转2例,无效4例,总有效率80%。

4. 高血压

刘艳娟[8]等以耳尖放血治疗高血压病63例,取耳尖穴,常规消毒后,用三棱针或毫针点刺1~2mm,双手挤压;放血5~10滴后用干棉球按压止血。隔日治疗1次,两耳交替进行治疗,1周治疗3次,12次为1疗程。取得了较好的降压效果,总有效率88.8%。

5. 失眠

吴超等[9]为观察三棱针刺血络治疗失眠症的临床疗效,将48例失眠患者分为2组,分别采用头部刺血疗法与肢体取穴针刺法治疗,并比较临床效果。结果血络组总有效率95.6%;常规组83.0%。2组比较差异有显著性。按中医辨证分型,实证患者疗效优于虚证。结论:三棱针刺血络治疗失眠疗效显著。

6. 痛风

罗永寿[10]治痛风10例,用三棱针迅速刺入阿是穴或穴位处瘀阻比较明显的静脉血管,使血液流出,并加火罐,治愈率80%。

7. 干霍乱

王清国[11]用三棱针挑刺鸠尾穴皮下白色纤维组织治疗干霍乱20例,均1次治愈。

8. 流行性感冒

于胜华[12]用三棱针点刺大椎、少商为主并放出少量血液治疗流行性感冒210例,经3次治疗全部治愈。

9. 中风

王贺元[13]以井穴为主刺络放血并配合中药外洗治疗中风初期50例,结果各症状均缓解,有效率100%。

10. 急性单纯性胃炎

张之义[14]用止血带扎紧上臂,使肘内浅静脉暴露,用三棱针向肘内静脉暴露最高点点刺放血,治疗急性单纯性胃炎,有效率达到100%。

(二)外科疾病

1. 肩周炎

(1)卢继林[15]以三棱针点刺为主综合治疗肩周炎62例,以压痛最明显处为主穴,近取肩贞、大椎、肩髃、肩髎等为辅穴,每次取2~4穴,如有放射痛可按经络走向在远端配取1~2穴,施术时患者取坐位,医生立于其患侧方,左手托患侧前臂,使患肩略外展前伸,右手适度用力在患处揉按片刻,使脉络怒张可见。用碘酒消毒后,以右手持无菌三棱针对准选穴快速刺入1~2mm深后立即出针,如此在穴位上下左右点刺4~6针,点刺处呈圆形,其圆形的直径应小于拔罐口径,以出血如米粒为宜。干棉球擦净血迹后,用闪火法把火罐吸附于所刺部位上,留罐20分钟,隔日治疗1次。再配合口服汤剂及辅助锻炼,10次为1疗程,疗程间隔5天,治疗2~4个疗程后,治愈45例,好转12例,无效5例,总有效率91.94%。

(2)赵玉娟[16]采用电针、三棱针结合火罐治疗漏肩风30例,经治疗后本组30例患者,痊愈27例,好转3例,有效率100%。

2. 急性腰扭伤

(1)景宏义[17]用三棱针散刺加拔罐方法治疗急性腰扭伤40例,结果痊愈31例,显效5例,好转4例,总有效率100%,治愈率77.5%,本法能通经活络,活血止痛,去瘀生新,具有简、便、验的特点。

(2)张光磊[18]采用三棱针刺血治疗急性腰扭伤95例,治疗时取腰部压痛点及双侧腘窝处,经治疗后痊愈70例,有效19例,无效6例,总有效率93.7%。

3. 腰椎间盘突出症

(1) 加米西[19]采用三棱针点刺放血后拔罐发疱治疗腰椎间盘突出症98例,结果痊愈79例,好转16例,无效3例,总有效率达96.94%。

(2) 封迎帅[20]等将64例急性腰椎间盘突出症患者随机分成治疗组与对照组各32例,对照组予常规针刺治疗,治疗组在此基础上加用三棱针点刺委中穴放血,进行临床疗效评价结果:治疗组症状及体征改善明显优于对照组,治疗后两组的坐骨神经传导速度较治疗前明显加快($P<0.05$),且治疗后两组间的坐骨神经传导速度有显著性差异($P<0.05$),治疗组总有效率明显高于对照组,差异有显著性意义($P<0.05$)。

(3) 杨孟林[21]采用三棱针放血,加拔罐、中药独活寄生汤加减内服。结果:治愈显效率90%,总有效率97%。提示:三棱针放血、拔罐可祛除瘀血,中药独活寄生汤加减具有扶正固本,活血祛风,舒筋活络,消肿止痛作用。

4. 锁骨骨折

(1) 于博[22]三棱针固定治疗锁骨骨折12例,结果本组病人无1例骨折端错位及三棱针滑脱,骨折全部愈合,无血管神经等并发症,取得良好疗效,值得推广。

(2) 闫保平[23]等选用切开复位三棱针内固定治疗锁骨骨折,结果97例患者随访1~3年,无骨折延迟愈合和不愈合,无内固定松动和退出,无肩关节功能障碍,达到96.9%的优良率。提示三棱针具有本身不易旋转和防止骨旋转,固定牢固不易脱出的优点。

(3) 田红杰[24]等,采用三棱针髓内固定治疗成人锁骨骨折62例,随访56例,本组优50例,可6例,无差病例,无感染、骨不连等并发症,肩关节活动恢复良好,疗效满意。

5. 尺桡骨骨折

卢龙珠[25]用三棱针作尺桡骨骨折内固定材料,治疗36例病人,结果36例病人均在5个月内达骨性愈合,无一例感染和移位情况出现,随访6~14个月,功能活动恢复满意。

6. 痔疮

(1) 刘乐森[26]等用三棱针挑刺龈交穴治疗内痔出血,操作时病人仰卧,垫高颈部,暴露龈交穴,右手持消毒三棱针,针体与患者上唇呈平行水平方向,用针尖前1/2的一侧平面部轻轻按压穴位,然后用横刺法迅速刺入穴位,针尖向外挑刺,用消毒棉球压迫止血。60%的痔疮患者在龈交穴处或下方有一芝麻粒状大小不等的粉白色赘生物,如有此物者,可用三棱针直接挑刺此赘生物,效果尤佳。72例中,治愈61例,显效9例,无效2例,总有效率97.2%。

(2) 齐广森[27]应用三棱针挑刺痔点治疗痔疮15例,1次挑刺治愈7例(病情较轻者),2~3次挑刺治愈6例,另2例半年后巩固挑刺1次治愈。痊愈者共13例,有效者为2例,疗效确切。

7. 静脉炎

纪艳华[28]等观察刺血加TDP照射对胸腹壁血栓性浅静脉炎的治疗效果。方法:对19例胸腹壁血栓性浅静脉炎患者进行三棱针刺血拔罐结合TDP照射治疗,2个疗程后评定疗效。结果:19例患者,治愈12例,占63.16%;好转6例,占31.58%;无效1例,占5.26%;总有效率为94.74%。结论:刺血拔罐加TDP照射治疗胸腹壁血栓性浅静脉炎操作简便,具有显著的临床疗效。

8. 膝关节病

(1) 蔡少忍[29]以三棱针局部刺血为主治疗膝关节病,取得满意效果。结果:30例中,痊愈24例,显效4例,无效2例,有效率为90.3%。

(2) 周兴亚[30]在膝关节局部刺络放血治疗老年性增生性膝关节炎60例,总有效率96.6%。

(3) 李兆文[31]取曲池、阳池、阳溪、太冲、丘墟、商丘、太溪、阳陵泉、血海等穴。轮流取2~3穴刺络放血治疗痛风性关节炎,有效率100%。

9. 踝关节扭伤

朱守应[32]采用三棱针放血、按摩加针刺治疗慢性踝关节扭伤患者25例,均收到较满意的效果,痊愈率为80%,总有效率达100%。

10. 腱鞘囊肿

(1) 徐丽君[33]运用毫针、三棱针配合艾灸治疗腱鞘囊肿36例,经治疗后本组36例中,痊愈26例,占72.2%;有效7例,占19.4%;无效3例,占8.4%。总有效率为91.6%。

(2)刘向东[34]采用火三棱针刺法治疗腱鞘囊肿36例,治疗时以肿块中点为穴。经1疗程治疗后痊愈30例,占83.5%;好转6例,占16.7%,总有效率为100%。临床观察疗效良好。

(3)庞素芳[35]观察三棱针刺治疗腱鞘囊肿的疗效。方法:将10例腱鞘囊肿患者单纯采用三棱针在囊肿最高点,用三棱针垂直刺入,然后挤出内容物加压包扎的方法治疗。结果:全部病例均取得一次性成功,未见复发。结论:三棱针刺治疗腱鞘囊肿效果显著。

11. 弹响指

孙成安等[36]采用局部封闭结合三棱针闭式松解治疗弹响指96例,经治疗除1例松解处粘连而症状复发,行2次松解治愈,余均一次性治愈,有效率100%,取得良好的疗效。

(三)妇、儿科疾病

1. 痛经

丁树习[37]以刺血疗法治疗痛经150例,其中原发性痛经130例,继发性痛经20例,于月经期间交替点刺隐白、大敦两穴,各出血1~2滴,经期结束后停止治疗,3个疗程后痊愈140例,好转10例,总有效率100%。

2. 小儿遗尿

吕美珍[38]等采用三棱针点刺肾纹穴(位于手掌面,小指第2指间关节横纹处)配合中药敷脐治疗小儿功能性遗尿症30例,治愈13例,显效11例,好转4例,无效2例,有效率为93.3%。

3. 小儿疳积

宋秀圣[39]等将156例小儿疳积患者随机分成两组:治疗组86例,对照组70例;治疗组用自拟疳积散。三棱针点刺患者双手四缝穴,隔天1次。对照组采用常规的健脾益气方剂参苓白术散;两组均以7天为1疗程,治疗1~2个疗程后观察两组的治疗效果。结果:治疗组总有效率为98%,对照组总有效率为60%,两组疗效明显差异。结论:自拟疳积散加三棱针点刺四缝穴是治疗小儿疳积的有效方法,值得推广。

4. 小儿慢性消化不良

王雨军[40]等引用三棱针点刺四缝穴治疗小儿慢性消化不良426例,每次每穴点刺1~2针,深0.7~1分,以针眼处流出白色半透明黏液,再挤出少量红色血液为度,总有效率100%。

5. 小儿腹泻

袁虹[41]点刺少商穴治疗小儿腹泻26例,其中1次治愈9例,2次治愈12例,3次治愈5例。

6. 儿童股骨骨折

唐光平[42]用三棱针治疗儿童股骨骨折。方法:全麻后取适当体位,在局部大腿外侧切口暴露骨折端。选择三棱针2~4枚,要求恰好通过并充满股骨髓腔的最窄处,行逆行性穿针内固定术,针尖从大转子处穿出,留约1~1.5cm并弯成直角以防止滑入髓腔,也便于拔针。术后常规穿"丁"字鞋,防止肢体转动,疼痛减轻后及早开始床上功能锻炼。本法不会对儿童股骨的生长发育造成影响或造成畸形生长,且卧床时间短,恢复快。

(四)皮肤科疾病

1. 神经性皮炎

彭志青[43]用三棱针挑刺配合体针治疗神经性皮炎64例,三棱针挑刺取穴:背部膀胱经循行部位反应点,避开皮损,左右上下各一,共4穴。常规消毒后,左手捏起穴位处皮肤肌肉,右手持小号三棱针,快速刺入皮下,针尾下压,针尖挑起穴位处皮肤,加力挑断所选各穴局部皮肤纤维,每周1次,7次为1疗程。体针取曲池(双)、血海(双)、合谷(双)、郄门(双)等穴强刺激,不留针,每日1次,10次为1疗程,疗程间休息7日,治疗3个疗程后,痊愈58例,占90.63%;显效6例,占9.37%,总有效率100%。

2. 骨外侧皮神经炎

周志跃[44]等应用梅花针叩刺结合三棱针刺络放血、拔罐法治疗32例股外侧皮神经炎患者。应用梅花针叩刺结合三棱针刺络放血、拔罐治疗0.5~3个月,疗效确切。经过6个月~3年随访,痊愈24例,好转7例,无效1例。结论:梅花针扣刺结合三棱针刺络放血、拔罐治疗股外侧皮神经炎是一种疗效确切的治疗方法。

3. 粉刺

(1) 张晓菊[45]等观察针药结合治疗粉刺的临床疗效。方法:三棱针、毫针与中成药结合。结果:43例患者治疗的总有效率97.67%。结论:针药结合治疗此病具有整体性、全面性、疗效高等优点。

(2) 杨茂英[46]运用三棱针点刺加拔罐治疗痤疮56例,治疗方法为耳穴点刺法:取内分泌、肺及胃三对耳穴,局部常规消毒后,用三棱针点刺出血,用75%酒精棉球拭净血迹,按压针孔至血凝。刺络拔罐法:取大椎、肺俞(双),局部常规消毒后三棱针点刺出血后拔罐,留罐10分钟,用75%酒精棉球拭净血迹。上述治疗每隔3日1次,10次为1疗程。经治疗全部获效,其中痊愈32例,显效14例,好转10例。

(3) 叶文珍[47]等运用三棱针放血配合拔罐治疗痤疮50例,取得了较理想的疗效,并与单用维胺脂治疗的47例进行对照观察,结果治疗组总有效率为90%,明显优于对照组的70.2%。

4. 带状疱疹后遗神经痛

(1) 黄燕惠[48]以三棱针拔罐并用治疗带状疱疹后遗神经痛患者11例,结果总有效率达100%。说明三棱针拔罐并用可以有效改善带状疱疹后遗神经痛的症状。

(2) 郭丽霞[49]将71例带状疱疹患者随机分为两组,治疗组36例采用三棱针点刺加拔罐治疗,同时口服阿昔洛韦,肌注维生素B_1、维生素B_{12};对照组35例仅采用口服阿昔洛韦,肌注维生素B_1、维生素B_{12}。结果:两组起效时间相比,差异有显著性意义($P<0.01$);治疗组治愈率明显高于对照组。结论:三棱针点刺加拔罐治疗带状疱疹疗效肯定、疗程短。

(3) 刘学桂[50]运用三棱针叩刺与药物治疗带状疱疹16例,结果痊愈15例(93.6%),有效1例(6.2%),总有效率100%,且无1例留有后遗神经痛者。

5. 鸡眼和刺猴

安向平[51]采用单纯三棱针刺血的方法治疗鸡眼和刺猴325例,其效果优于贴鸡眼膏、手术、冷冻等方法,治愈率达100%。

6. 下肢湿疹

王书良[52]等采用三棱针取阿是穴、大椎、肺俞、膈俞、脾俞点刺拔罐治疗下肢湿疹54例,并设对照组54例口服西替利嗪,两组治疗2个疗程后,随访半年后统计疗效,结果治疗组总有效率为98.1%,明显优于对照组的77.8%。

7. 急性湿疹

姚军[53]等将88例患者分为治疗组和对照组。治疗组46例,采用三棱针点刺病变部位与背俞穴刺络放血拔罐治疗;对照组42例,口服开瑞坦,外用派瑞松软膏。结果:治疗组总有效率为100.0%,愈显率为89.1%;对照组总有效率为88.1%,愈显率为42.99%,两组总有效率差异无显著性意义($P>0.05$),愈显率差异有非常显著性意义($P<0.01$)。结论:三棱针点刺合刺络拔罐治疗急性湿疹疗效肯定,优于西药治疗。

(五) 五官科疾病

1. 麦粒肿

(1) 刘正霞等[54]用三棱针点刺出血治疗麦粒肿35例:方法为患者坐位或仰卧位,轻轻按摩刺血部位,使其自然充血,常规皮肤消毒后用三棱针刺太阳(双)穴、印堂穴、耳尖(双)穴。动作应迅速,深度约2~3mm,稍加挤压,使有血滴流出为宜。每穴出血1~2滴后,用无菌干棉球按压止血。本组经治疗全部获效,其中1次治愈22例,2次治愈13例。

(2) 敬越颖[55]等以三棱针放血疗法治疗麦粒肿60例,以膏肓、耳尖为主穴,经治疗痊愈54例,占90%,有效6例,占10%,总有效率100%,疗效显著。

2. 急性结膜炎

赵兰英[56]运用三棱针放血治疗急性结膜炎,取双侧耳尖、太阳、攒竹,经治疗,32例病例全部治愈,其中2次治愈22例,3次治愈8例,4次治愈2

例。总有效率达100%,疗效确切。

3. 过敏性鼻炎

孙秋梅[57]耳压配合刺络放血治疗过敏性鼻炎25例:应用王不留行药籽耳穴贴压法,取内鼻气管肺为主穴,配穴取肾上腺和随症加减穴配合刺血法;使用三棱针依次点刺鼻尖小络脉及迎香穴,挤血1.5ml,治疗过敏性鼻炎25例经过1个疗程治疗后,总有效率占95%,疗效显著。

4. 鼻衄

白峻峰[58]在委中穴处刺络放血治疗鼻衄,治疗时出血量较大,但起效较快,说明此法治疗鼻衄确有良效。

5. 急慢性扁桃体炎

董喜艳[59]等应用三棱针取大椎、少商(双)、合谷(双)、扁桃体(双)穴点刺放血治疗急慢性扁桃体炎15例,结果1次治愈9例,2次治愈4例,3次治愈2例;药物组6例静滴青霉素、病毒唑、口服含片等,均为3天治愈,但三棱针放血疗法更为快速有效。

6. 急喉痹

喻松仁[60]等将60例急喉痹患者按1:1比例随机分为针刺放血治疗组和西药对照组。治疗组采用针刺放血疗法(即用毫针丛刺患处、用三棱针点刺拇指少商穴和耳轮三点放血)治疗;对照组采用头孢拉定胶囊和病毒唑口服。两组均连续治疗5天,观察两组的治疗效果并做统计学处理。结果:针刺放血治疗组治疗后第3天和第5天的愈显率明显高于西药对照组,有显著性差异($P<0.05$)。结论:针刺放血疗法治疗急喉痹疗效确切,经临床观察,具有高效、安全、无毒副作用的优势,可在临床上进一步推广应用。

7. 老年性舌痛

黄先学[61]等以舌下静脉为主,三棱针刺络放血治疗老年性舌痛65例,有效率96.9%。

(六)高热

(1)毛宗政[62]点刺大椎穴为主治疗高热56例,针2次后体温全部降至正常。

(2)张笑玲[63]用三棱针点刺耳穴的肘、肩、颈并放血治疗外感高热96例,有效率93.7%。

(3)耿霞[64]取十宣点刺放血,配合针刺大椎、曲池、合谷为主穴,神昏加水沟,烦躁加印堂、神门,治疗高热患者42例,38例体温明显下降,其中5例降至正常,4例降温效果不明显。

(七)应用体会

三棱针疗法自古以来就被广泛地应用于临床,并在长期的医疗实践中发展成了一个刺络放血流派,成为针灸系统中的一个特色疗法。历史上善用此针法的名家辈出,曾出现了张子和、薛立斋等代表医家。张子和运用此法有三多:一是运用铍针多,二是所刺部位和针刺数多,三是出血量多。由于时代的不同,各医家所使用的放血工具也不同,远古时代人们用砭石来排脓放血,后来用竹骨针、陶瓷片刺络放血;到铁器时代,各医家所用工具更是千姿百态,如李东垣善用三棱针,张子和多用铍针,薛立斋则用细瓷片,清代郭又陶乃用银针,并各有不同的说法和讲究。施术方法有点刺法、散刺法、挑刺法和泻血法。所主治病症异中有同,都以急、热、实、瘀、痛证为主,其治病机制都遵循《内经》"血实宜决之","宛陈则除之,去血脉也",并且由张子和将刺络放血法发展成为针灸施术的汗、吐、下祛邪法。

当代医家肖少卿教授,善用三棱针治各种疑难杂症。除传统的痈肿、疮疡,肖老还用三棱针治疗内、外、儿、皮肤、眼耳鼻喉等各科疾病,如中风、中暑、小儿惊风、小儿疳积、疟疾、癫狂、闪挫伤、疔疮、喉痹、目疾。在操作上,肖老根据患者具体病证及不同的施术部位分为以下5种方法:

1. 点刺法

针刺前先推按被刺穴位部,使血液积聚于针刺部位,经常规消毒后,左手拇、食、中三指夹紧被刺部位或穴位,右手持针,对准穴位,迅速刺入1~2分深,随即将针退出,轻轻挤压针孔周围,使出血少许或挤出液体少许,不可用力过猛及捻转,以免造成过分深大的创口,术后用消毒干棉球按压针孔。此法多用于手指或足趾末端、面部、耳部的穴位,如十二井、印堂、上星、耳尖等。多用于高热、昏迷、小儿惊风等。

2. 散刺法

此法是对病变局部周围进行点刺的一种方法，局部常规消毒后，根据部位的大小，连续垂直点刺10~20针以上，由病变外缘呈环形向中心点刺，刺入极浅，令出血如珠即可，多用于局部瘀血、肿痛、顽癣等。

3. 划刺法

患部常规消毒后。于病患局部浅浅划破，使流出较多的血液及渗出液，此法多用于带状疱疹等症，通常与火罐相结合疗效颇佳。

4. 钻刺法

局部常规消毒后，左手拇、食、中三指固定病患部位，右手持三棱针如持锥式，于病患局部向心刺入，然后左右摇大针孔使之流尽恶血或黏液。此法多用于脂肪瘤、痈、疽、腱鞘囊肿等。

5. 泻血刺法

术前先用橡皮管结扎在针刺部位的上端（近心端），局部常规消毒后，左手拇指按压在被刺部位的下端，右手持三棱针，对准静脉向心斜刺，迅速出针，针刺深度以针尖刺中血管，让血液自然流出为度。松开橡皮管待出血停止后，以无菌干棉球按压针孔，并以75%酒精棉球清理创口周围的血液。

本法多刺于肘窝、腘窝及太阳等处的浅表静脉。施术操作前，当向患者做好解释工作，防止晕针发生。本法多用于急性腰扭伤、急性绞肠痧、青光眼等。

以上五种方法在操作过程中肖老强调要做到稳、准、快一针见血，这样既可减轻患者疼痛，又可以取得较好的疗效。若穴位和血络不吻合，施术时宁失其穴，勿失其络，勿刺伤深部动脉。

五、注意事项

(1)对患者要做必要的解释工作，以消除思想顾虑，尤其是对放血量较大者。

(2)针具和刺血部位必须严格消毒，陋止感染。刺血的穴位，消毒应严格。可用安尔碘消毒穴区皮肤或先用2%的碘酊涂擦穴区局部皮肤，再以75%的酒精脱碘，即用酒精棉球由内向外擦去碘酊。

(3)操作时手法宜轻、宜稳、宜准、宜快，不可用力过猛，防止刺入过深、创伤过大，损害其他组织，更不可伤及动脉。

(4)体弱、贫血、低血压、低血糖、妇女怀孕和产后等，均要慎重使用。凡有出血倾向或血管病及肝肾或心脏有严重疾患者禁用本法。重度下肢静脉曲张、血管瘤处也应禁用三棱针法。

参 考 文 献

[1]左莹,郭义,陈泽林,等. 三棱针法治疗疾病病谱分析[J]. 针灸临床杂志,2006,22(11):1~2

[2]杨晓霞,温晓慧. 针刺配合三棱针点刺放血治疗偏头痛28例临床观察[J]. 哈尔滨医药,2008,28(5):43

[3]李华贵,曹晓滨. 三棱针点刺阿是穴治疗偏头痛疗效观察[J]. 新疆医科大学学报,2009,32(7):861~863

[4]范郁山,曾绍球,罗燕. 刺血疗法治疗血管性头痛67例的临床观察[J]. 针灸临床杂志,2005,21(4):35~36

[5]黄有才,赵玉仙. 蜂针加三棱针放血治疗面神经麻痹58例[J]. 中国民族民间医药杂志,2003,(60):34

[6]赵吉平,朴彦政,王军. 针刺配合三棱针放血治疗风热型Bell麻痹急性期50例临床观察[J]. 中医杂志,2009,50(2):145~146

[7]王翠花. 三棱针配合足部按摩治疗面肌抽搐20例[J]. 中国民间疗法,2005,13(1):36

[8]刘艳娟,刘瑛,张新君. 耳尖放血治疗高血压病63例疗效观察[J]. 辽宁中医药大学学报,2009,11(10):133

[9]吴超,戴衍. 三棱针刺血络治疗失眠[J]. 中国康复,2004,19(2):118

[10]罗永寿. 三棱针点刺出血治疗痛风10例[J]. 内蒙古中医药,1997,(S1):142

[11]王清国. 针桃法治疗干霍乱20例[J]. 中国针灸,1999,19(7):445

[12]于胜华. 三棱针放血治疗流行性感冒[J]. 上海针灸杂志,1995,14(4):158

[13]王贺元. 刺井放血配合中药外洗治疗中风初期50例[J]. 中国针灸,1997,17(6):361

[14]张文义. 曲泽放血治疗急性单纯性胃炎[J]. 中国针灸,2003,23(1):34

[15]卢继林. 三棱针点刺为主综合治疗肩周炎62例[J].

广西中医药,2008,31(5):36

[16] 赵玉娟. 电针、三棱针结合火罐治疗漏肩风 30 例[J]. 针灸临床杂志,2005,21(7):33

[17] 景宏义. 三棱针散刺加拔罐治疗急性腰扭伤 40 例[J]. 现代中医药,2002,(5):55

[18] 张光磊. 三棱针刺血治疗急性腰扭伤 95 例[J]. 中国民间疗法,2003,11(11):10~11

[19] 加米西. 三棱针点刺拔罐发疱治疗腰椎间盘突出症 98 例[J]. 江西中医药,2006,37(281):47

[20] 封迎帅,易受乡,张德元,等. 三棱针点刺委中穴放血治疗急性腰椎间盘突出症临床观察[J]. 现代生物医学进展,2009,9(8):1493~1495

[21] 杨孟林. 三棱针放血加拔罐中药内服治疗腰椎间盘突出症 58 例[J]. 陕西中医,2007,28(5):595~596

[22] 于博. 三棱针固定治疗锁骨骨折 12 例分析[J]. 中华临床医药,2004,5(23):71

[23] 闫保平,胡金明,吴学建,等. 三棱针内固定治疗锁骨骨折 97 例临床观察[J]. 医药论坛杂志,2006,27(18):44~45

[24] 田红杰,何红让,李红超,等. 三棱针髓内固定治疗成人锁骨骨折[J]. 中国骨伤,2004,17(10):611

[25] 卢龙珠. 三棱针内固定治疗尺桡骨骨折[J]. 中国临床医药研究杂志,2007,(180):40

[26] 刘乐森,张艳,房文辉. 三棱针挑刺龈交穴治疗内痔出血 72 例[J]. 中国民间疗法,2005,13(2):16

[27] 齐广森. 三棱针挑刺治疗痔疮[J]. 中国针灸,2003,23(10):602~603

[28] 纪艳华,王霆. 刺血拔罐加 TDP 照射治疗胸腹壁血栓性浅静脉炎[J]. 针灸临床杂志,2009,25(7):44

[29] 蔡少忍. 三棱针刺血治疗膝关节病 30 例[J]. 河南中医,2003,23(7):68~69

[30] 周兴亚. 刺络放血治疗老年增生性膝关节炎[J]. 中国针灸,1996,16(10):37

[31] 李兆文,黄耀恒,林俊山. 刺血疗法治疗痛风性关节炎 23 例对照观察[J]. 中国针灸,1993,13(4):11~14

[32] 朱守应. 三棱针放血、按摩加针刺治疗慢性踝关节扭伤 25 例[J]. 中国针灸,2008,28(9):634

[33] 徐丽君. 毫针、三棱针配合艾灸治疗腱鞘囊肿 36 例[J]. 针灸临床杂志,2006,22(10):23

[34] 刘向东. 火三棱针治疗腱鞘囊肿 36 例[J]. 针灸临床杂志,2006,22(7):30

[35] 庞素芳. 三棱针刺治疗腱鞘囊肿 10 例[J]. 河南中医,2009,29(10):1020

[36] 孙成安,段毅. 局部封闭结合三棱针闭式松解治疗弹响指 96 例体会[J]. 基层医学论坛,2006,10(2A):96

[37] 丁树习. 刺血疗法治疗痛经 150 例[J]. 上海针灸杂志,2002,21(3):46

[38] 吕美珍,宋少军. 三棱针点刺配合中药敷脐治疗小儿遗尿症 30 例[J]. 中国针灸,2003,23(12):734

[39] 宋秀圣,彭淑兰. 自拟疳积散加三棱针点刺四缝穴治疗小儿疳积[J]. 辽宁中医药大学学报,2008,10(3):90

[40] 王雨军,王战. 三棱针点刺四缝穴治疗小儿慢性消化不良 426 例[J]. 辽宁中医杂志,1994,21(12):564

[41] 袁虹. 点刺少商穴治疗小儿腹泻 26 例[J]. 中国针灸,2003,23(1):35

[42] 唐光平,唐化政,尹义意,等. 多枚三棱针内固定治疗儿童股骨骨折[J]. 实用骨科杂志,1999,5(4):228

[43] 彭志青. 三棱针挑刺配合体针治疗神经性皮炎 64 例[J]. 河北中医,2006,28(8):568

[44] 周志跃,姜洪林,孙艳秋. 梅花针叩刺结合三棱针刺络拔罐治疗股外侧皮神经炎 32 例[J]. 中国民康医学,2008,20(16):1861

[45] 张晓菊,胡长军. 三棱针、毫针与中药并用治疗粉刺 43 例[J]. 针灸临床杂志,2007,23(6):17

[46] 杨茂英. 三棱针点刺加拔罐治疗痤疮 56 例[J]. 中国民间疗法,2002,11(10):18

[47] 叶文珍,郑越红,林向全. 三棱针放血配合拔罐治疗痤疮 50 例[J]. 湖南中医杂志,2007,23(5):55

[48] 黄燕惠,林忠豪. 三棱针拔罐并用治疗带状疱疹后遗神经痛 11 例[J]. 中国医学创新,2008,5(35):57

[49] 郭丽霞. 三棱针点刺加拔罐治疗带状疱疹疗效观察[J]. 山西中医,2006,22(3):41

[50] 刘学桂. 三棱针叩刺与药物治疗带状疱疹 16 例临床观察[J]. 中国临床医药实用杂志,2004,(15):41

[51] 安向平. 三棱针刺血治疗鸡眼和刺猴[J]. 石家庄师范专科学校学报,2002,4(4):94

[52] 王书良,徐霞. 三棱针点刺拔罐治疗下肢湿疹疗效观察[J]. 实用中医药杂志,2008,24(10):658~659

[53] 姚军,李乃芳. 三棱针点刺合刺络拔罐治疗急性湿疹临床观察[J]. 中国针灸,2007,27(6):424~426

[54] 刘正霞,陈红梅. 三棱针点刺出血治疗麦粒肿[J]. 中国民间疗法,2003,11(4):11

[55] 敬越颖,敬海生. 三棱针放血疗法治疗麦粒肿 60 例[J]. 中国冶金工业医学杂志,2005,22(3):241

[56] 赵兰英. 三棱针放血治疗急性结膜炎 32 例疗效观察[J]. 中华临床医药,2004,5(13):101~102

[57] 孙秋梅. 耳压配合刺络放血治疗过敏性鼻炎 25 例[J]. 中国城乡企业卫生,2010,(1):110~111
[58] 白峻峰. 委中刺血验案[J]. 中国针灸,1996.16(12):31~32
[59] 董喜艳,吴丽莎. 三棱针点刺放血治疗急慢性扁桃体炎[J]. 中国民间疗法,2009,17(2):10
[60] 喻松仁,刘春燕,谢强,等. 针刺放血疗法治疗急喉痹的临床研究[J]. 辽宁中医杂志,2010,37(1):140~142
[61] 黄先学,凡延,孙伯锋. 刺络放血治疗老年性舌痛 65 例[J]. 中国针灸,1998,18(12):724
[62] 毛宗政. 穴位点刺出血治疗高热病 56 例[J]. 中国针灸.1993,13(6):18
[63] 张笑玲. 耳穴刺络治疗外感高热 96 例[J]. 中国针灸,1994,14(1):34
[64] 耿霞. 十宣放血为主治疗高热 42 例[J]. 中国针灸,2003,23(8):466
[65] 贺普仁. 针灸三通法操作图解[M]. 北京:科学技术文献出版社,2006
[66] 朱运喜. 实用针罐疗法(第 2 版)[M]. 北京:人民卫生出版社,2007

第二节 皮肤针法

一、概述

皮肤针也称梅花针,七星针,属丛针浅刺法,是由多支不锈钢短针集成一束,浅刺人体体表一定部位,以防治疾病的一种方法。皮肤针刺法是在古代"半刺"、"浮刺"、"毛刺"的基础上发展而来的。《素问·皮部论》说:"凡十二经络脉者,皮之部也。是故百病之始生也,必先于皮毛",十二皮部与人体经络、脏腑联系密切,运用皮肤针叩刺皮部,可以调节脏腑虚实,调和气血,疏通经络,促进机体恢复正常,从而达到防治疾病的目的。

二、操作方法

(一)针具的检查和消毒

皮肤针在使用前,应先检查针具,可用脱脂干棉球轻沾针尖,如果针尖有钩或有缺损时,则有棉絮丝被带动。针具检查后则行消毒,可用 75% 酒精浸泡针 30 分钟以上。其他如将针组采用煮沸消毒、高压消毒亦可,或采用紫外线照射灭菌。临床上皮肤针在使用后即浸泡于 75% 酒精中,使用时需用挤干的消毒酒精棉球稍擦即可。

(二)针刺方法

1. 叩刺

(1)持针方式:硬柄和软柄两种皮肤针持针方式略有不同。硬柄皮肤针的持针是用右手握住针柄,以拇指、中指挟持针柄,食指置于针柄中段上面,无名指和小指将针柄固定在小鱼际处;软柄皮肤针的持针式是将针柄末端固定在掌心,拇指在上,食指在下,其余手指呈握拳状握住针柄。

(2)叩刺要求:第一,运用腕部弹力,使针尖刺到皮肤后,由于作用力而使针弹起,这样可减轻针刺部位的疼痛。第二,针尖起落要呈垂直方向,即将针垂直地向下刺,垂直地提起,防止针尖斜着刺入和向后拖拉着起针,以免增加病人的疼痛。第三,叩刺的速度和力度要求均匀,防止快慢不一,用力不匀地乱刺,根据临床需要,可按一定路线成行叩击,也可以在一定范围内环形叩击,或在一个点上进行重点叩击。

(3)叩刺部位:可分为三种。一种是局部叩刺,即在病变局部按经脉循行叩刺,或在病变局部由外转向中心叩刺,如皮肤病、脱发、网球肘等均可采用此法叩刺;另一种按经脉辨证循经取穴,如头痛,可根据疼痛部位循经取穴叩刺;还有一种是整体叩刺,即先刺脊柱两旁,由背至骶,后刺项部及病变局部,类风湿性关节炎患者常采用此法叩刺。对某些病变在脊柱附近及其他有关部位上所出现的一些特殊所见,如条索状物、结节等,均为重点叩刺部位。上述三种方法既可单独应用,也可结合应用。

(4)各部位的具体叩刺顺序如下。

头部:按督脉、膀胱经、胆经各经的循行,由前发际刺至后发际,两侧额部则由上向下叩刺。

项部:沿着颈椎及骶椎两旁,由上向下叩刺。

肩胛部:先由肩胛骨内缘从上向下刺,其次在肩胛冈上缘由内向外叩刺,最后由肩胛冈下缘,向内后外叩刺。

脊背部:沿着脊柱两侧膀胱经第一、二侧线由上向下叩刺。

骶部:由尾骨尖向外上方叩刺,每一侧叩刺三行。

臀部:由内上向外下叩刺。

四肢:按十二经脉循行叩刺,在关节周围可进行环形叩刺。

眼部:从眉头沿眉毛向眉梢叩刺,从目内眦分别沿上下眼睑刺至目外眦部。

鼻部:以两侧鼻翼上方软骨部为重点。

耳部:以耳垂后和耳前为重点。

胸部:沿正中线从上向下叩刺,沿肋骨由内向外叩刺。

腹部:纵横交叉叩刺。

腹股沟区:沿腹沟由外上向内下叩刺。

2. 滚刺

手持滚刺筒的筒柄,将针筒在需要滚刺的部位皮肤上来回滚动,滚动时的压力和速度力求均衡,并避免在骨骼突起处来回滚动,使刺激范围成为一个狭长的面或扩展一片广泛的区域。

3. 刺激强度

根据患者体质、病情、年龄、叩打部位的不同,有弱、中、强三种强度。①弱刺激:用较轻腕力叩刺,针尖接触皮肤时间较短,局部皮肤略见潮红,患者无疼痛感觉。适于老年人、久病体弱、孕妇、儿童,以及头面五官肌肉浅薄处。②强刺激:用较重腕力叩刺,针尖接触皮肤时间稍长,局部皮肤有血液渗出,患者有较轻微的疼痛感觉。适于年壮体强,以及肩、背、腰、臀、四肢等肌肉丰厚处。③中刺激:叩刺的腕力介于弱、强刺激之间,局部皮肤潮红,但无出血,患者稍觉疼痛。适于多数患者,除头面五官等肌肉浅薄处外,其余部位均可使用。

(三)适应证及针刺部位

皮肤针应用范围广,应用面涉及消化系统、呼吸系统、泌尿生殖系统、循环系统、内分泌系统、神经精神系统、运动系统及皮肤科,五官科疾病,治疗时可以单独应用皮肤针,也可以采用复合疗法,即皮肤针拔罐、电皮肤针及皮肤针配合药物疗法。

(1)头痛、偏头痛:重点针刺项部、头部。头痛是取后头、项部及疼痛部位和远端有关经脉循行线上的敏感部位;偏头痛时取项部、痛侧头部和有关经脉循行的敏感部位。

(2)胸痛、胁痛:重点针刺第1~12胸椎两侧,特别是肝俞和膈俞处。胸痛时可按疼痛部位及其上下沿肋骨走行叩刺;胁痛在上述部位外还可配支沟、太冲穴。

(3)失眠:重点针刺脊柱两侧,心俞、肝俞及手少阴心经、手厥阴心包经。失眠、多梦、心悸,加风池、三阴交穴或其附近的敏感部位;嗜睡加督脉、任脉的敏感部位。

(4)上、下肢痛及腰扭伤:重点针刺胸椎两侧和疼痛部位及督脉敏感点;下肢腰椎两侧。腰扭伤针刺腰骶部及其两侧和膀胱经在下肢循行的敏感点。

(5)口眼㖞斜:重点针刺颜面部,以攒竹、瞳子髎、地仓、颊车部为主,并配手阳明大肠经的合谷穴或敏感点。

(6)痹症:上肢痛针刺胸椎两侧及肩关节、肘关节;下肢痛刺腰椎两侧及疼痛部位。热痹有红肿的可在局部重刺出血,如痹症局部肿胀积液可点刺出血,并配合拔罐法。

(7)呃逆:重点针刺第9~12胸椎及腹部正中线,也可配合膈俞、肝俞、胃俞和腹部天枢、大横等穴。

(8)痿症:上肢刺第1~7胸椎两侧;下肢刺腰椎、骶椎两侧。如上肢麻痹可配合手三阴和手三阳经;下肢麻痹可按足三阴和足三阳经的循行叩刺;重点叩刺关节变形部位。

(9)胃脘痛、呕吐:重点针刺肝俞、脾俞、中脘。胃脘痛加刺公孙、足三里或其附近敏感点;呕吐加内关重刺。

(10) 腹痛：重点针刺第9～12胸椎两侧及第1～5腰椎两侧和腹部。上腹部加刺上脘、中脘、幽门；下腹部加刺关元、气海穴。

(11) 哮喘、咳嗽：重点针刺胸椎两侧、肺俞、膻中；哮喘加刺天突、天枢穴；咳嗽加刺尺泽；有痰加刺丰隆或其附近敏感点。

(12) 遗尿：重点针刺腰椎、骶椎两侧及下腹部。小儿遗尿加刺三阴交、气海；成人遗尿配合气海、关元、大赫。

(13) 遗精、阳痿：重点针刺腰椎、骶椎两侧及腹正中线。遗精加关元；阳痿加次髎、大赫；失眠加三阴交。

(14) 心悸：重点针刺心俞、肝俞。配合用神门、三阴交、太溪穴或其附近的敏感点。

(15) 眩晕：重点针刺肾俞、肝俞和头部。配合用太阳、上印堂（印堂上1寸）、胆经在侧头部的循行部位。

(16) 痛经：重点针刺腰骶两侧和任脉、肾经循行部位。重点叩刺气海、关元，配合用肝俞、三阴交。

(17) 小儿惊风：重点针刺十宣穴，也可用十二井穴或刺风池、大椎、身柱等穴。

(18) 目疾：重点针刺眼周围、肝俞、胆俞、肾俞。青光眼配风池、攒竹；白内障配风池、瞳子髎；结膜炎配太阳、瞳子髎或攒竹。

(19) 鼻塞、鼻渊：重点针刺肺俞、风池、迎香。初病鼻塞可配迎香和上迎香。鼻渊配以合谷、鱼际。

(20) 瘰疬：重点针刺第5～10胸椎两侧。并配合在瘰疬周围重刺。

三、现代文献

（一）内科疾病

1. 感冒

张艳彬[1]等应用皮肤针叩刺加拔罐治疗感冒31例，治疗时从大椎穴沿督脉经至脊柱用皮肤针叩打，再分别从两侧的大杼到肺俞穴沿足太阳膀胱经自上而下叩打，均先轻后重，以微出血为宜。叩打完毕后即以大椎穴为中心拔一火罐，留罐5～7分钟，局部以皮肤出现瘀紫并渗出少量血液为度，一般感冒治疗1～2次即可治愈。单独使用本法治愈23例，占72％；结合药物治疗明显好转5例，占16％；使用本法有一定疗效3例，占12％。

2. 面瘫

(1) 花明[2]等采用闪罐法加皮肤针治疗面神经麻痹38例，主穴：颊车、翳风、太阳；配穴：地仓、迎香、下关、阳白、人中等，经治疗痊愈23例，占60.53％；显效13例，占34.21％；有效2例，占5.26％。总有效率100％，疗效满意。

(2) 徐福新[3]运用透刺加皮肤针叩刺治疗顽固性面瘫，结果本组58例，痊愈35例，占60.3％；显效16例，占27.6％；好转7例，占12.1％。总有效率100％，疗效确切。

3. 糖尿病周围神经病变

贾朗[4]等将66例确诊为糖尿病周围神经病变的患者随机分为试验组和对照组，每组各33例，所有患者均控制血糖水平在7mmol/L以下。在此基础上试验组给予皮肤针配合口服弥可保，对照组则单纯使用口服弥可保进行治疗。并分别观察两组患者症状、体征各项评分指数变化。结果：治疗组有总有效率62.50％，优于对照组的36.67％，治疗后治疗组的症状、体征各项评分对比中麻木、疼痛、手套感、袜套感、蚁行感、踏棉感改善程度较对照组更显著（$P<0.05$）。结论：皮肤针加弥可保治疗对糖尿病周围神经病变安全有效。

4. 不寐

薛金缓[5]采用针刺结合皮肤针治疗不寐47例，针刺治疗时主穴取神门、三阴交，辨证随症配穴；皮肤针叩刺选取脊柱两旁（0.5～3寸）、骶部及头颞区。结果治愈38例，占81％；好转7例，占15％；无效2例，占4％；总有效率为96％。疗效显著，说明以皮肤针叩刺能激发调节脏腑经络功能，调养心神、健脾补血、扶助肾阴、平肝降火，以达到安神目的。

5. 中风

姬承武[6]等将120例脑梗死后遗肢体瘫痪的患者随机分成3组，每组40例。Ⅰ组单纯应用梅花针疗法，Ⅱ组单纯应用水针疗法，Ⅲ组应用梅花针加水针疗法，治疗60天后评定疗效。Ⅰ组总有效率为62.5%；Ⅱ组总有效率为42.5%；Ⅲ组总有效率为90%。组间两两比较显示，Ⅰ、Ⅱ组之间差异无显著性（$P>0.05$）；Ⅰ、Ⅲ组之间差异有极显著性（$P<0.01$）；Ⅱ、Ⅲ组差异有极显著性（$P<0.01$）。

6. 痹症

（1）张启兰[7]应用皮肤针刺联合拔罐治疗痹证46例。结果46例中治愈40例（86.69%），其中1次治疗痊愈2例，3次治疗痊愈17例，5次治疗痊愈21例；好转6例（13.04%），无1例发生不良反应，随访1年未复发。提示皮肤针刺联合拔罐在痹证治疗中有较好的作用。

（2）程林兵[8]等应用蜂疗配合皮肤针综合治疗类风湿性关节炎35例，结果治愈10例，显效18例，有效4例，无效3例，总有效率占91.43%。疗效确切。

（二）外科疾病

（1）冯桥[9]采用壮医皮肤针治疗丹毒局部皮肤硬肿。按患者就诊顺序分为两组，针刺组110例，对照组40例。治疗方法：患者取平卧位，充分暴露患处皮肤，局部皮肤消毒后，用已消毒的皮肤针轻叩皮肤硬肿处，使其局部轻微渗血，然后在针孔处挤出瘀血。治毕，用酒精棉球擦净瘀血，再用3%碘酊棉球将叩刺区涂擦一遍，配合金黄散外敷。皮肤针隔2天1次，共治3次。金黄散每天换药1次，连用10天。对照组：未行皮肤针叩刺，仅外敷金黄散。用法、疗程同针刺组。治疗结果：针刺组痊愈100例，好转7例，无效3例，总有效率97.3%。对照组：痊愈24例，好转6例，无效10例，总有效率75%。说明壮医皮肤针配合金黄散外敷治疗丹毒局部皮肤硬肿，疗效确切。

（2）冯桥[10]采用壮医皮肤针治疗下肢丹毒80例，并设对照组（仅外敷金黄散）40例作观察治疗，疗效满意。治疗组总有效率达到97.5%，明显优于对照组的75%。说明壮医皮肤针配合金黄散治疗下肢丹毒疗效较好。

（三）骨伤科病症

1. 扭伤

廉南[11]采用皮肤针治疗急性腰扭伤。治疗方法：皮肤针组选用单头皮肤针，消毒后，于疼痛区域局部或辨证后循经叩刺，以皮肤稍出血为度；皮肤破损者，按经络走向上下皮肤区域或反射点选择叩刺部位，每日1次。体针组按疼痛部位并结合辨证，取腰痛穴、大肠俞、肾俞、腰阳关、华佗夹脊穴、环跳、委中、昆仑等，取针灸针（直径0.35mm，针长25～70mm），常规消毒后，根据针刺部位的不同，采用直刺或斜刺，进针10～60mm左右，以局部酸胀为宜，手法平补平泻，每日1次。均治疗5次为1疗程。治疗结果：皮肤针组治愈率明显高于体针组。两组治疗后疼痛改善情况比较：两组治疗后疼痛症状均得到明显缓解，与治疗前比较差异有显著性（$P<0.01$）；而治疗后两组间疼痛改善程度疗效比较，则以皮肤针组为佳（$P<0.05$）。

2. 肱骨外上髁炎

翁国盛[12]等运用皮肤针放血合"新伤二号"治疗肱骨外上髁炎43例，另设对照组40例，采用针灸推拿的方法治疗，7天为1疗程，2组均观察3个疗程，疗程结束后随访6个月。观察疼痛、肘关节屈伸度、内外旋功能。结果治疗组总有效率为97.6%，优于对照组的90.0%，且疗程短于对照组，说明本法疗效确切。

3. 冈上肌肌腱炎

金东席[13]等运用肩井穴皮肤针拔罐治疗冈上肌肌腱炎37例，结果痊愈者28例，占75.6%；有效8例，占21.6%；无效1例，占2.7%。总有效率为97.2%。

4. 肌筋膜炎

（1）田明萍[14]等应用皮肤针围刺阿是穴及邻近腧穴治疗颈肩肌筋膜炎38例，治疗时以阿是穴为主，辅以邻近腧穴，如肩井、天宗、巨骨、肩外俞、华佗夹脊穴等。每次取4～6穴，以皮肤针快速围刺病变部位腧穴，以围刺周围出现红晕充血为最佳，然后配合拔罐及艾灸疗法，隔日1次，5次为1疗程。经1～2个疗程治疗后统计，总有效率为

100%。疗效显著。

(2)张如祥[15]运用皮肤针加走罐治疗肌筋膜炎36例,皮肤针叩刺时运用中等强度刺法,在病变局部由外围向中心叩刺,重点叩刺可触摸到的肌筋膜结节的部位。隔天1次,治疗5次后统计疗效,结果治愈(症状消失,无压痛点,条索感消失)29例,有效(症状部分消失或减轻,压痛减轻,条索感明显改善)7例。

5. 脊柱炎

周鑫[16]采用皮肤针疗法配合刮痧治疗腰椎退行性脊柱炎48例作为治疗组,另设对照组48例,于夹脊穴、肾俞、委中、昆仑用电针法,结果治疗组总有效率为95.8%,对照组91.7%,提示运用皮肤针配合刮痧治疗腰椎退行性脊柱炎疗效满意。

(四)儿科疾病

1. 婴幼儿便粗

刘文国[17]采用捏脊加皮肤针叩刺治婴幼儿便粗,皮肤针叩刺时以皮肤潮红为度,不可产生疼痛,结果48例患儿,治疗10~30次,平均20次。其中痊愈39例,好转9例,无效0例。有效率100%,疗效确切。

2. 小儿遗尿

林婷婷[18]采用浅刺及皮肤针叩击治疗小儿遗尿88例,取百会、三阴交、中极、水道、外关等,肾气不足加太溪,脾气虚加阴陵泉。用30号1寸的毫针,浅刺0.2~0.3寸,留针30分钟,10次为1个疗程。皮肤针叩刺取膀胱经在腰骶部的第一侧线,用皮肤针轻叩及至皮肤潮红为度,10次为1疗程。经治疗,所有患者均在3个疗程内症状消失,6个月或1年随访无复发。其中70例均在1个疗程内治愈,18例在2~3个疗程内治愈,治愈率达100%。

(五)妇科疾病

洒玉萍[19]采用皮肤针扣刺配合拔罐法治疗痛经,治疗时取次髎穴行中等强度的刺激,至皮肤潮红,有轻微出血点后结合拔罐法,经治疗腹痛即刻缓解。后嘱患者每次月经来潮前3~5天开始治疗,每日1次,3次为一疗程,经3个疗程治疗后,患者痛经症状消失。

(六)皮肤科疾病

1. 带状疱疹

(1)吴成举[20]采用皮肤针加艾灸治疗带状疱疹40例,将患者按就诊顺序号进行分组,皮肤针叩刺加艾灸组(治疗组)40例,单纯皮肤针叩刺组(对照组)40例。治疗方法:Ⅰ.对照组:疱疹区消毒后,用皮肤针从疱疹边缘环形区向中心部位叩刺。反复叩刺,力由轻到重,直到疱疹刺破,皮肤上出现均匀血珠为止,再在叩刺区拔上火罐,促其血吸出。如疱疹已愈合,潮红,只留下后遗痛,即在患者疼痛皮肤上由外向内叩刺出血,再拔火罐。Ⅱ.治疗组:以单纯皮肤针叩刺法为基础(治疗同对照组),再配合艾灸。将艾绒搓捻成麦粒大小的圆锥状艾炷,用镊子夹住中部,用酒精灯点燃其尖,底部沾少许水,以加强附着力,放置在疱疹上,逐个进行直接灸,当患者感到灼痛时夹去艾炷,每处7~9壮,以皮肤潮红、患者感觉局部温热为度。两组均隔日治疗1次,10天为1个疗程,1个疗程后评定疗效。治疗组治愈率为72.5%;对照组治愈率为42.5%。治疗组治愈率明显优于对照组($P<0.05$)。

(2)江桂珠[21]运用皮肤针叩刺配合拔火罐为主治疗带状疱疹37例,并与单用皮肤针叩刺治疗20例对照比较,结果治疗组总有效率为94.6%,明显优于对照组的70%。

(3)黄桂兴[22]运用皮肤针配合火罐治疗带状疱疹,经治疗36例均痊愈。其中1次治愈者14例,2次治愈者18例。由于皮损面广,经3次治愈者4例,治愈率100%。

2. 斑秃

(1)温瑞书[23]采用化瘀生发汤配合皮肤针治疗斑秃56例,化瘀生发汤组成为:鸡血藤30g,当归15g,丹参、桃仁、红花、赤芍、制首乌、川芎、郁金、防风各10g,蔓荆子6g。每日1剂,水煎服。1周为1疗程。皮肤针操作:斑秃处局部常规消毒后,用皮肤针叩刺斑秃患部,以微微出血为度,将出血用消毒棉球轻轻拭去。隔日1次,共治疗3

次。5个疗程后观察疗效。结果56例中治愈34例，显效12例，好转9例，无效1例，总有效率达98.2%。

(2)熊爱君[24]运用中西医结合的方法治疗斑秃40例，疗效显著。治疗时将患者随机分为治疗组20例和对照组20例。对照组口服谷维素、六味地黄丸、养血生发胶囊、胱氨酸，治疗组除口服上述药物还结合皮肤针叩刺，结果经1个月治疗后，治疗组痊愈13例，显效5例，好转1例，无效1例。对照组分别为6、8、2、4例，两组差异明显。

(3)李胜利[25]等采用围刺结合皮肤针叩刺治疗斑秃60例，结果痊愈32例，占53.3%；显效18例，占30.0%；有效8例，占13.3%；无效2例，占3.3%，总有效率96.7%。

3. 白癜风

刘文国[26]采用皮肤针艾灸配合穴位注射自血治疗白癜风，治疗时以皮肤针轻叩病变区域，直至皮肤潮红，以微微出血为度，同时配合艾灸及穴位注射自血，4次为一疗程，1~2个疗程统计结果。58例中，痊愈20例(34.5%)，基本痊愈24例(41.4%)，显效10例(17.2%)，有效3例(5.2%)，无效1例(1.7%)，总有效率为98.3%。本法无不良反应，效果良好，值得临床推广。

4. 皮神经炎

(1)廖伯年[27]采用皮肤针配合药物及灸法治疗局限性神经性皮炎97例，治疗方法：Ⅰ. 皮肤针治疗：75%酒精常规消毒后，先轻叩皮损周围，再重叩患处以少量出血为度。Ⅱ. 药物治疗：75%酒精擦干出血点，再用999皮炎平软膏外擦患处。Ⅲ. 灸法治疗：以灸条在患处悬灸，每个部位灸30分钟。上述方法按先皮肤针再药物后灸法的顺序，每日1次，7天为1疗程。1个疗程后统计疗效。97例患者治愈90例，占92.78%；好转6例，占6.19%；未愈1例，占1.03%；总有效率98.97%。

(2)于静[28]应用皮肤针配合TDP加外涂中药治疗骨外侧皮肌炎68例，结果全部治愈。经1个疗程后痊愈38例，经2个疗程痊愈的22例，经3个疗程痊愈的8例。

(3)杨晓华[29]应用皮肤针配走罐艾灸治疗股外侧皮神经炎36例，方法为患部皮肤常规消毒后，用消毒的皮肤针从病损部位由外圆向内圆弹叩，直至皮肤发红并微微出血，而后涂以活络油。用中号玻璃火罐在局部拔罐，并做左右上下走罐，放血2ml左右。再常规消毒患处，用艾条循灸患处20分钟左右，此时病人可有温热舒适感。治疗10次为1个疗程，隔日治疗1次。本组患者经上述治疗后，9例痊愈，16例获显效，6例有效，5例无效。总有效率86.2%。

5. 冻疮

杜梁栋[30]等运用皮肤针叩刺加周林频谱仪治疗冻疮，结果8例病人中，痊愈6例，好转2例，总有效率100%。所有病例均治疗6次以内，表明皮肤针叩刺加周林频谱仪治疗冻疮，能调整局部血管神经的兴奋性，改善身体末端的血液循环，促进损伤组织修复，且本法简便易行，疗效显著，无任何副作用。

6. 湿疹

(1)胡静[31]等应用皮肤针叩刺加薄棉灸治疗顽固性皮肤病30例，其中体癣12例，牛皮癣6例，湿疹12例。经2个疗程治疗，痊愈19例，显效5例，好转5例，无效1例，总有效率为96.7%。

(2)江光明[32]等对40例慢性湿疹患者采用皮肤针叩刺加得宝松外擦治疗，每2周治疗1次，共5次，3个月判断疗效。并与30例醋酸强的松龙局部注射患者进行对照。结果治疗组3月后痊愈26例，显效12例，有效2例，无效0例，痊愈率(65.00%)与对照组比较(40.00%)，差异有显著性($P<0.05$)。说明皮肤针叩刺加得宝松外擦治疗慢性湿疹具有疗效高、安全性好的特点。

7. 瘢痕

罗成群[33]等运用皮肤针联合瘢痕平治疗烧伤后增生性瘢痕患者12例共40处，随机分组，试验组用皮肤针联合瘢痕平治疗，对照组仅用瘢痕平治疗，比较两组在治疗后1、3、6个月时的疗效，结果：试验组与治疗组在治疗后1个月时的总有效率分别为65%、25%($P<0.05$)，3个月时的有效率分别为80%、40%($P<0.01$)结论：皮肤针对增生性瘢痕有一定治疗价值；皮肤针联合瘢痕平治疗增生性瘢痕较用瘢痕平治疗效果更好。

8. 扁平疣

宿修英[34]等采用中药结合皮肤针叩刺膀胱经的方法治疗扁平疣48例,叩刺时以皮肤潮红,不出血为度。痊愈42例,扁平疣全部消失;9例明显见效,扁平疣明显减少。有效率100%,治愈率87.5%。

9. 肛门瘙痒症

孙彦辉[35]等运用皮肤针与中药外用合治肛门瘙痒症29例,治疗时取长强、阿是穴。方法:患者以温水清洗肛门局部,取侧卧位,暴露臀部。以0.1%新洁尔灭棉球消毒,皮肤针先重点叩刺长强穴,以皮肤微微出血为度,后叩刺肛门病变局部,以皮肤潮红但无渗血为度。然后在病变局部以中药青黛散或青黛膏外用(肛门潮湿者用青黛散,肛门干燥者用青黛膏),纱布包扎。每日1次,7次为1疗程,症状消失后续治1周以巩固疗效。结果经2~3疗程治疗后,治愈18例,好转11例,总有效率100%。

10. 慢性单纯苔藓

邱茗[36]等采用皮肤针治疗慢性单纯苔藓40例,采用皮肤针局部叩刺并配合规范的专科护理进行治疗,每周2次,8次为1疗程,共治疗2个疗程。结果痊愈12例,显效26例,总有效率为95%。表明本法治疗慢性单纯苔藓疗效显著,不良反应小,患者乐于接受,值得临床推广应用。

11. 痤疮

陈玉华[37]对临床60例痤疮患者采用中药配合局部皮肤针叩刺治疗。结果60例患者中,痊愈14例,显效36例,有效6例,无效4例,总有效率为93.3%。说明为中药配合皮肤针治疗寻常型痤疮具有较好的疗效。

(七)其他

1. 疲劳综合征

张纯娟[38]皮肤针叩刺拔罐治疗疲劳综合征30例,运用皮肤针叩刺背部穴位大椎、心俞、肺俞、脾俞、肝俞、肾俞等,至皮肤均匀微小出血并加拔罐放血疗法。结果总有效率90%,提示皮肤针叩刺拔罐放血疗法具有改善人体免疫功能,抗疲劳,镇静安神的作用。

2. 不宁腿综合征

周国赢[39]应用皮肤针叩刺等综合治疗不宁腿综合征48例,另设药物对照组42例,综合组常规药物治疗及按摩同药物组,同时加用皮肤针叩刺,治疗时以中等度刺激叩刺,先由近心端向远心端叩刺胃经、膀胱经,再由远心端向近心端叩刺脾经、肝经。两组均治疗30天后判定疗效。结果综合组48例,治愈26例,有效16例,无效6例,药物组42例,治愈15例,有效12例,无效15例。综合组明显优于对照组。

四、注意事项

(1)治疗前对病人作详细检查,尽量求得明确诊断。并对病人做好解释工作,说明针刺时稍有痛感是正常现象,以免患者紧张;对慢性病治疗不能一次起效,要坚持治疗。

(2)施术前检查针具,如针尖有钩曲、不齐、缺损等,应及时修理或更换,方可使用。针刺前针具及针刺部位(包括穴位)均应消毒。叩刺后皮肤如有出血,须用消毒干棉球擦拭干净,保持清洁,以防感染。

(3)治疗时要注意观察患者的表情,询问其感觉,看有无不正常反应,一旦发现患者有异常现象,应立即停止治疗,及时采取措施。

(4)操作时针尖须垂直向下,用力均匀,避免斜刺或钩挑。

(5)局部皮肤如有创伤、溃疡、瘢痕形成等,不宜使用本法治疗。

参 考 文 献

[1]张艳彬,赵淑艳.皮肤针叩刺加拔罐治疗感冒31例体会[J].吉林中医药,2003,23(6):39~40

[2]花明,尹志秀.闪罐法加皮肤针治疗面神经麻痹38例[J].中医外治杂志,2006,15(1):41

[3] 徐福新. 透刺加皮肤针叩刺治疗顽固性面瘫58例[J]. 河北中医,2006,28(5):376
[4] 贾朗,周建伟. 皮肤针叩刺治疗糖尿病周围神经病变疗效评价研究[J]. 四川中医,2008,26(10):100~102
[5] 薛金缓. 针刺结合皮肤针治疗不寐[J]. 山东中医杂志,2007,26(12):832~833
[6] 姬承武,成秀梅,李庆生,等. 梅花针加水针治疗脑梗塞后遗肢体瘫痪40例[J]. 针灸临床杂志,2004,45(12):924
[7] 张启兰. 皮肤针刺联合拔罐治疗痹证及护理[J]. 中国中医急症,2007,16(12):1564~1565
[8] 程林兵,黄婧,徐丽金,等. 蜂疗配合皮肤针综合治疗类风湿性关节炎35例[J]. 中医研究,2007,20(10):61~63
[9] 冯桥. 壮医皮肤针治疗丹毒局部皮肤硬肿疗效观察[J]. 上海针灸杂志,2009,28(2):89
[10] 冯桥. 壮医皮肤针治疗下肢丹毒疗效分析[J]. 中国民间疗法,2008,(9):37
[11] 廉南,雷中杰. 皮肤针对急性腰扭伤治疗作用的临床分析[J]. 中国中医急症,2002,(6):450
[12] 翁国盛,唐劲松. 皮肤针放血合"新伤二号"治疗肱骨外上髁炎43例[J]. 福建中医学院学报,2010,20(2):52~53
[13] 金东席. 李红肩井穴皮肤针拔罐治疗冈上肌肌腱炎37例[J]. 中国针灸,2003,23(11):670
[14] 田明萍,肖宝香,田泳. 皮肤针围刺阿是穴及邻近腧穴治疗颈肩肌筋膜炎38例[J]. 中医外治杂志,2002,11(1):36
[15] 张如祥. 皮肤针加走罐治疗肌筋膜炎36例[J]. 湖北中医杂志,2007,29(1):46~47
[16] 周鑫. 皮肤针疗法配合刮痧治疗腰椎退行性脊柱炎48例疗效观察[J]. 中国临床医药研究杂志,2007,(169):19~20
[17] 刘文国. 捏脊加皮肤针叩刺治疗婴幼儿便粗48例[J]. 中国民间疗法,2008,(6):16~17
[18] 林婷婷. 浅刺及皮肤针叩击治疗小儿遗尿88例[J]. 江西中医药,2009,12:70
[19] 洒玉萍. 皮肤针扣刺配合拔罐法的临床应用[J]. 针灸临床杂志,2007,23(7):19~20
[20] 吴成举,刘海英,谢鑫. 皮肤针加艾灸治疗带状疱疹40例[J]. 中医杂志,2008,49(3):246
[21] 江桂珠. 皮肤针叩刺配合拔火罐为主治疗带状疱疹37例观察[J]. 实用中医药杂志,2006,22(6):361
[22] 黄桂兴. 皮肤针配合火罐治疗带状疱疹36例[J]. 实用中医药杂志,2002,18(7):34
[23] 温瑞书,刘忙柱. 采用化瘀生发汤配合皮肤针治疗斑秃56例[J]. 四川中医,2003,17(7):85
[24] 熊爱君. 皮肤针治斑秃40例[J]. 江西中医药,2007,38(297):47
[25] 李胜利,李红星. 围刺结合皮肤针叩刺治疗斑秃60例[J]. 吉林中医药,2008,28(4):285
[26] 刘文国. 皮肤针艾灸配合穴位注射自血治疗白癜风58例[J]. 光明中医,2009,24(6):1100~1101
[27] 廖伯年. 皮肤针配合药物及灸法治疗局限性神经性皮炎97例[J]. 针灸临床杂志,2005,21(2):31
[28] 于静. 皮肤针配合TDP加外涂中药治疗骨外侧皮肌炎68例[J]. 中华实用中西医杂志,2005,18(24):1881
[29] 杨晓华. 皮肤针配走罐艾灸治疗股外侧皮神经炎36例[J]. 中国民间疗法,2005,13(4):29
[30] 杜梁栋,杜晓山. 皮肤针叩刺加周林频谱仪治疗冻疮[J]. 针灸临床杂志,2003,19(12):24
[31] 胡静,冯启廷. 皮肤针叩刺加薄棉灸治疗顽固性皮病30例[J]. 中国针灸,2004,24(8):587
[32] 江光明,邱茗,赖小娟. 皮肤针叩刺加得宝松外擦治疗慢性湿疹的临床观察[J]. 深圳中西医结合杂志,2006,16(4):234~236
[33] 罗成群,李高峰,贺奎勇,等. 皮肤针联合疤痕平治疗烧伤后增生性瘢痕的临床研究[J]. 中国烧伤创疡杂志,2003,15(1):68~70
[34] 宿修英,隋峰,张淑杰. 中药结合皮肤针治疗扁平疣48例[J]. 中医药信息,2001,18(4):57
[35] 孙彦辉,曹永清,陆金根. 皮肤针与中药外用合治肛门瘙痒症29例[J]. 江苏中医药,2009,41(9):55
[36] 邱茗,罗细娥. 皮肤针治疗慢性单纯苔藓的临床观察及护理体会[J]. 中国实用医药,2009,4(5):185~186
[37] 陈玉华. 中药配合皮肤针治疗寻常型痤疮疗效观察[J]. 黄石理工学院学报,2009,25(4):41~46
[38] 张纯娟. 皮肤针叩刺拔罐治疗疲劳综合征30例疗效观察[J]. 针灸临床杂志,2004,20(12):37
[39] 周国赢. 皮肤针叩刺等综合治疗不宁腿综合征48例[J]. 中国中医药信息杂志,2002,9(10):63~64
[40] 王华. 皮肤针治疗常见疾病[M]. 北京:中国医药科技出版社,2006
[41] 郭长青,周莺莺,陈幼楠. 实用针灸特色技法丛书实用皮肤针疗法[M]. 北京:化学工业出版社,2009
[42] 张学丽. 皮肤针疗法——中医独特疗法[M]. 北京:人民卫生出版社,2004

第三节 电针法

一、概述

电针疗法是用电针器输出脉冲电流,通过毫针作用于人体经络穴位以治疗疾病的一种方法,是毫针的刺激与电的生理效应的结合,这种方法不但提高了毫针的治疗效果,而且扩大了针灸的治疗范围。

电针的适应范围和毫针刺法基本相同,可广泛应用于内、外、妇、儿、五官、骨伤等各种疾病,并可用于针刺麻醉,尤常用于各类痛证、骨关节病变、肢体瘫痪、脏腑疾患、五官疾患、神经官能症、预防保健等。

二、操作方法

（一）电针的选穴

电针选穴的基本原则有二:一是按经络选穴,二是结合神经的分布,选取有神经干通过的定位及肌肉神经运动点。

(1)头面部:听会、翳风(面神经);下关、阳白、四白、夹承浆(三叉神经)

(2)上肢部:第6～第7颈椎夹脊、天鼎(臂丛);青灵、小海(尺神经);手五里、曲池(桡神经);曲泽。

(3)下肢部:环跳、殷门(坐骨神经);委中(腘神经);阳陵泉(腓总神经);冲门(股神经)。

(4)腰骶部:气海俞、八髎。

穴位的配对,如属神经功能受损,可按照神经分布特点取穴。如面神经麻痹,可取听会、翳风为主,皱额障碍配阳白、鱼腰;鼻唇沟变浅配人中;口角歪斜配地仓、颊车;坐骨神经痛取环跳、承扶外,配殷门、委中、阳陵泉等穴。

（二）操作方法

先把电针仪器的强度调节旋钮调至零位(无输出),关闭电源,再将电针器上每对输出的两个电极分别连接在两根毫针上。一般将同一对输出电极连接在身体的同侧,尤其在胸背部的穴位上使用电针时,更不可将两个电极跨接在身体两侧。然后接通电源,再调节强度旋钮,逐渐加大,以免给病人造成突然的刺激。临床治疗,一般持续通电20分钟左右,从低频到中频,使病人出现酸、胀、热等感觉或局部肌肉作节律性的收缩。通电较长时间后,病人会逐渐产生适应性,即感到刺激渐渐变弱,此时可适当增加刺激强度,或采用间歇通电的方法,即通电几分钟后,停电几分钟,然后再通电,治疗结束后,把强度调节旋钮逐渐减小,调至零位,再关闭电源。单穴电针时,可选取有主要神经干通过的穴位将针刺入,同时将用水浸湿的纱布或酒精棉球,固定在同侧经络的皮肤上,然后将电针器上一对输出的两个电极分别接在毫针和无关电极上。相邻近的一对定位进行电针时,毫针间要以干棉球相隔,以免短路,影响疗效,损坏机器。(见彩色插页图9-3-1,图9-3-2,图9-3-3)

三、现代文献

（一）内科疾病

1. 头痛

董利强[1]采用电针结合推拿治疗颈源性周期性头痛1例,治疗时取风池穴,C2夹脊穴,用G6805-2A型治疗仪(上海华谊医用仪器有限公司),疏密波,弱刺激,每次20分钟。然后结合推拿,每日1次,10次为1疗程。同时对患者进行心理疏导。1个疗程结束,患者自述思维清晰,记忆力较强。1周后随访,本月头痛未发作,仅头略有沉感,持续16～18天。3个月及6个月后2次随访,头痛均未发作,记忆力明显改善。

2. 面瘫

李伟杰[2]等采用针向迎随补泻法配合电针法治疗面瘫患者30例，取穴：太阳、攒竹、鱼腰、阳白、颧髎、四白、颊车、下关、地仓、翳风、风池、合谷等均双侧取穴，承浆、水沟。面瘫早期(发病7天内)不使用电针，面瘫中期(发病后7天～1个月)、后期(发病1个月后)配合使用电针，电针输出波型选用疏密波。经治疗后30例中，痊愈24例，显效4例，有效1例，无效1例，总有效率96.7%。治疗时间最短者6天而愈，最长者长达5个疗程，一般为2～3个疗程。

3. 三叉神经痛

韩秋珍[3]将60例三叉神经痛患者随机分为治疗组和对照组各30例，分别采用电针连续波治疗和卡马西平治疗，疗程均为1个月。结果：总有效率治疗组为93.3%，对照组为83.3%，治疗组优于对照组($P<0.05$)。结论：电针治疗原发性三叉神经痛疗效优于卡马西平。

4. 糖尿病周围神经病变

李永方[4]等用固本通络电针法治疗糖尿病周围神经病变96例，主穴分2组：①仰卧位取气海、关元、丰隆、三阴交；②俯卧位取脾俞、肾俞、环跳、飞扬。2组主穴隔日交替使用，余穴随症加减。诸穴常规针刺得气后，于损伤神经支配区域穴位接G-6805型电针仪，连续波，频率为5Hz，强度以患者能耐受为度，留针30分钟。隔日1次，每周3次，连续治疗2个月后进行疗效评价，结果96例中，显效53例，占55.2%；有效35例，占36.5%；无效8例，占8.3%。总有效率为91.7%。

5. 不寐

彭冬青[5]等为观察电针风池穴为主治疗失眠症的临床疗效，将120例患者随机分为两组，治疗组60例采用电针风池穴为主治疗；对照组60例仅行单纯针刺治疗。结果总有效率治疗组为93.3%，对照组为76.7%。两组疗效比较，差异有显著性意义($P<0.05$)。两组治疗后匹兹堡睡眠质量指数总评分比较，治疗组低于对照组，差异有显著性意义($P<0.05$)。提示电针治疗失眠症的临床疗效优于单纯针刺治疗。

6. 痹症

李文华[6]采用电针治疗急性痛风性关节炎63例，电针治疗以局部阿是穴为主。采用围刺法对疼痛关节进行针刺，刺后接G6805电针治疗仪，用连续波治疗30分钟，1天1次，同时配合口服痛舒胶囊及外擦肿痛气雾剂，治疗5天后观察疗效。结果63例中，治愈60例，占95.24%；显效3例，占4.76%。总有效率100%。疗效确切。

7. 中风

王秋云[7]采用按期分经电针法治疗中风后偏瘫，其将128例中风后偏瘫患者随机分为治疗组和对照组各64例，治疗组以Brunnstrom脑卒中运动恢复六阶段表作为治疗偏瘫分期标准，按不同分期选取不同经穴进行治疗，常规针刺得气后，选用G6805-2A型电针仪，取疏波，频率为600次/min，每次留针40～50分钟，10次为1疗程，疗程间休息3天。对照组以常规针刺治疗。3个疗程后进行疗效评价，结果治疗组总有效率为93.8%，对照组为57.9%，治疗组疗效明显优于对照组。说明按期分经电针法治疗中风后偏瘫效果好。

8. 消化不良

赵亚伟[8]等将60例功能性消化不良的患者随机分为2组，观察组35例采用电针背俞穴治疗，对照组25例口服西沙必利治疗，结果总有效率为91.42%，对照组72%，2组比较差异有显著性意义。

9. 呃逆

钱晓平[9]等将168例顽固性呃逆患者随机分为两组，治疗组87例采用电针部分胸段夹脊穴治疗，对照组81例针刺足三里、中脘、内关、攒竹；两组均连续治疗10次后评定疗效。结果治疗组总有效率为93.10%，对照组总有效率为61.73%，治疗组疗效优于对照组。说明电针部分胸段夹脊穴治疗顽性呃逆疗效显著。

10. 慢性腹泻

李胜利[10]等为观察电针天枢穴治疗慢性腹泻的疗效，将180例慢性腹泻患者随机分为治疗组和对照组，治疗组采用电针天枢穴治疗，对照组采用电针脐旁6寸的非经穴点治疗。结果：治疗组疗效明显优于对照组。结论：电针天枢穴治疗慢性腹泻有非常显著的疗效,天枢穴对治疗慢性腹泻有特异性的治疗作用。

11. 血管性痴呆

王惠明[11]将64例血管性痴呆患者随机分为2组,治疗组32例用电针法,即选取风池、水沟、印堂、上星、百会、四神聪为主穴,配以神门、内关、合谷、三阴交、太溪、太冲、血海等穴。常规针刺得气后采用华佗牌电子针疗仪SDZ-Ⅱ型,连续波,强度随个人调节,以能耐受为度。针灸2次/d,行针30分钟/次,每周治疗6次,1个月为1疗程。对照组口服西药尼达尔、喜得镇,1个月为1疗程。连续治疗3个疗程后,治疗组总有效率为89%,对照组总有效率为74%。说明电针比西药效果更好。

12. 高脂血症

胡幼平[12]等将69例原发性高脂血症痰浊型患者随机分为电针治疗组37例和药物对照组32例。电针组电针双侧丰隆、阴陵泉,药物组用舒降之,进行6周的不同治疗处理后比较两组疗效。结果电针组总有效率为85.29%,对照组的总有效率为54.84%。两组对临床症候的改善有显著性差异($P<0.05$),电针组优于药物组。两组降血脂的疗效比较差异无显著性($P>0.05$)。提示电针丰隆、阴陵泉对原发性高脂血症痰浊型比舒降之改善临床症候的作用更好,且和舒降之有相同的降低血脂效应。

13. 单纯性肥胖

唐春林[13]等采用电针配合穴位埋线治疗心脾两虚型单纯性肥胖33例作为观察组,另设对照组32例单纯采用电针治疗,治疗前后进行体质量、体质量指数、腰围、腰臀比等一些指标评估,结果观察组总有效率优于对照组。

14. 尿潴留

董文萍[14]应用优势平衡电针法治疗产后尿潴留患者55例,与同期采用以传统物理方法诱导排尿的患者50例进行比较,观察疗效结果：治疗组总有效率96.4%,痊愈率61.8%;对照组总有效率82.0%,痊愈率32.0%。经统计学分析,两组的疗效比较,差异有显著性意义($P<0.05$),痊愈率比较,差异有非常显著性意义($P<0.01$)。提示优势平衡电针法治疗明显优于传统物理诱导方法,且疗程极短。

15. 坐骨神经痛

廖小七[15]将105例坐骨神经痛患者随机分成2组,浅刺电针组(观察组)92例,常规针刺深度加电针组(对照组)65例,2组均采用密波脉冲电流。结果浅刺电针组疗效与对照组比有非常显著的差异,明显优于对照组。

16. 慢性前列腺炎

王凤艳[16]将60名明确诊断的慢性前列腺病人随机分为电针组(电针+药物)30例和对照组(药物)3例,通过对治疗前后慢性前列腺炎症状评分的比较、临床症状的改善变化进行了观察。结果：电针组临床症状改善情况优于对照组($P<0.05$),两组疗效比较,电针组也优于对照组。结论：电针治疗慢性前列腺炎疗效确切,电针治疗该病,既能加强针感,活血化瘀利湿,又能提高机体整体及前列腺局部的免疫力,减轻临床症状,是一种治疗慢性前列腺炎行之有效的方法。

17. 术后肠胀气

刘承浩[17]采用G6805号电针连续波刺激下肢足三里、上巨虚、下巨虚等下合穴治疗术后肠胀气56例,结果治疗1~4次,腹胀满疼痛完全消失,排气顺畅者22例;治疗5~8次,腹胀满疼痛完全消失,排气顺畅者29例;治疗8次以上腹仍胀满疼痛,排气困难者5例。总有效率为91.07%。

(二)外科疾病

1. 痔疮后疼痛

李宁[18]等将120例痔疮疼痛患者随机分为电针组与药物组,各60例。电针组取长强、承山穴,用频率为2/100Hz疏密波治疗;药物组使用止痛药曲马多口服和马应龙麝香痔疮栓剂纳肛对症治疗。两组共治疗5天,评价每日排便时疼痛的视觉模拟评分(VAS)变化情况。结果：电针组在治疗前VAS评分为6.64±3.66,从第2天针刺治疗后疼痛就明显减轻($P<0.05$),第2天VAS评分为5.65±2.21,第5天VAS评分为1.85±1.24。药物组在治疗前VAS评分为6.58±3.18,从第3天起,疼痛较前明显减轻($P<0.05$),VAS评分为

4.86 ± 2.04，第 5 天 VAS 评分 2.24 ± 1.46。两组在治疗第 5 天结束后，VAS 疼痛评分组间差异无统计学意义（$P>0.05$）。说明承山与长强穴远近配伍对改善痔疮排便疼痛是有效的。

2. 肛门直肠痛

徐天舒[19]等将 62 例功能性肛门直肠痛患者随机分为治疗组和对照组。治疗组采用电针治疗，对照组采用普济痔疮栓塞肛治疗。结果：两组患者治疗后疼痛评分与治疗前相比均有显著性差异（$P<0.05$），且两组治疗后疼痛评分有显著性差异（$P<0.05$），治疗组优于对照组。结论：电针在治疗功能性肛门直肠痛中疗效确切，不会形成药物依赖性及耐药性，是一种安全有效的治疗功能性肛门直肠痛的方法。

3. 急性乳腺炎

孙书彦[20]应用电针配合拔罐治疗急性乳腺炎 40 例，治疗时于伴有明显压痛的乳房肿块周围，采取围刺法上下左右向中心斜刺进针，针身不超过肿块的半径为度，连接电针仪，上下、左右各一组，选用疏密波，电刺激 20 分钟，强度以耐受为度；同时取患侧肩井、期门、双侧太冲、内庭，针刺至局部酸胀感后留针，20 分钟后起针。分别于患侧肩井、期门穴处及乳房肿块相对应后背处拔罐 10 分钟。每日 1 次，5 次为 1 疗程，1 个疗程后观察疗效。结果治愈 32 例，好转 5 例，未愈 3 例，总有效率 92.50%。表明电针配合拔罐可作为临床治疗急性乳腺炎的一种良好方法。

（三）骨伤科病症

1. 颈椎病

张春梅[21]等用电针法治疗颈椎病，治疗时主穴选取百会、风池；以颈夹脊 4～6、肩髃、天宗、曲池、外关、合谷为配穴。常规针刺得气后，将 BT-701B 型电麻仪正负极分别接在主、配穴针柄上，取连续波，所用电流量以患者能耐受为度。留针 30 分钟。每日 1 次，10 次为 1 疗程。留针同时，艾灸百会穴 15 分钟左右，结果 37 例中，临床治愈 22 例，显效 9 例，好转 5 例，无效 1 例，总有效率 97.3%，疗效显著。

2. 肱桡关节滑囊炎

彭江华[22]采用伸肘定位取穴扬刺电针法治疗桡肱关节滑囊炎 56 例，经治疗 10 次或治疗结束后 1 周观察疗效，结果痊愈 18 例，显效 11 例，好转 21 例，无效 6 例，总有效率为 89%。疗效确切。

3. 腰椎间盘突出症

庞建荣[23]采用电针治疗巨大型腰椎间盘突出症 1 例，治疗取十七椎、腰阳关、环跳（患侧）、委中（患侧）、阳陵泉（患侧）、三阴交（双侧），接 G6805-C 低频脉冲治疗仪，选连续波，频率 40Hz，电流强度 2mA，留针 20 分钟，每日 1 次。治疗 5 次后，症状明显缓解；10 次后大部分症状消失，惟右小腿外侧仍有麻木；治疗 20 次后症状消失。随访 3 年未复发。

4. 增生性脊柱炎

高旋慰[24]等运用电针配合中药热敷治疗腰椎增生性脊柱炎，并与单纯电针（对照组）治疗比较，结果治疗组经治疗后总有效率为 97.0%，对照组为 80.0%，两者经卡方检验后差异有统计学意义（$P<0.05$），提示治疗组总有效率优于对照组。

5. 跟痛症

张雯[25]采用电针配合 TDP 治疗跟痛症 200 例，取昆仑、申脉、太溪、照海、阿是穴。得气后，行平补平泻手法，用 G6805-2 电针仪，疏密波输出，电量大小以患者舒适为度，昆仑、太溪为一组，申脉、照海为一组。同时 TDP 照射患部 30 分钟。每日 1 次，10 次为 1 疗程，疗程间休息 1 天，一般 2～3 个疗程起效，不超过 4 个疗程。结果痊愈 121 例，有效者 75 例，无效 4 例，总有效率达 98%，疗效肯定。

（四）儿科疾病

小儿脑瘫

谢菊英[26]等将 30 例小儿脑瘫患儿随机分为两组，对照组 15 例采用运动疗法、水疗、痉挛机治疗等常规康复治疗，治疗组 15 例除采用常规康复治疗外，加用电针华佗夹脊穴。采用改良 Ashworth 痉挛评定量表于治疗前、治疗 1 个月、3 个月后分别评定 1 次。结果：治疗组更能降低痉挛评分,与对照组比较有显著性差异($P<0.05$)。提示电针华佗夹脊穴对改善小儿脑瘫肌痉挛有较好疗效,且治疗时间适度延长,疗效更好。

(五)妇科疾病

围绝经期抑郁症

史晓岚[27]将60例围绝经期抑郁症患者随机分为治疗组和对照组,各30例;治疗组采用电针治疗,对照组给予坤泰胶囊口服。治疗1个月后观察两组改良Kupperman评分及Hamilton抑郁量表评分变化。结果:治疗后两组改良Kupperman评分和Hamilton抑郁量表评分均显著降低($P<0.01$),且治疗组的降低较对照组显著($P<0.05$)。提示电针治疗围绝经期抑郁症疗效确切。

(六)五官科

1. 动眼神经麻痹

陈肖云[28]等将64例动眼神经麻痹患者随机分为治疗组及对照组各32例,治疗组在西药基础上加电针,主要以眼睛周围的穴位及项部穴位为主,对照组单纯用西药治疗。结果治疗组痊愈18例(56.3%),有效14例(43.7%),总有效率为100%;对照组痊愈5例(15.6%),有效19例(59.4%),无效8例(25.0%),总有效率为75%;两组总有效率比较差异有显著意义($P<0.01$)。说明电针治疗动眼神经麻痹的临床疗效显著。

2. 青少年近视

李彬[29]等将107例青少年近视患者随机分为电针组和对照组,电针组55例,对照组52例,电针组:取睛明、球后、四白、太阳、攒竹、鱼腰、瞳子髎为主穴,合谷、足三里、光明、三阴交为配穴。治疗时患者仰卧,每次选眼穴4个,体穴2个针刺,留针30分钟,用中等强度和连续波进行电刺激。对照组采用按摩眼周疗法。两组均10天为1个疗程,3个疗程后评定疗效,结果电针组总有效率为94.5%,对照组总有效率为67.7%($P<0.01$)。治疗组明显优于对照组。

3. 中风后语言障碍

马越[30]采用针刺"运动点"加电针法治疗中风后言语语言障碍32例,除取伸舌穴、增音穴外,还根据中医辨证,取太渊、太溪穴,4个疗程后,显效18例(思维正常,言语基本清晰);有效12例(有一定的理解力,语言欠清晰,偶有口吃);无效2例(经治疗后无变化),显效率为56.3%。

(七)其他

疲劳综合征

诸毅晖[31]等将60例慢性疲劳综合征患者随机分为电针穴位组和电针非穴位组各30例,治疗2个疗程;应用疲劳严重程度量表(FSS)、躯体及心理健康报告(SPHERE)、疼痛视觉模拟量表(VAS)以及健康状况调查简表(SF-36)评定患者疲劳程度、潜在症状、疼痛程度以及生活质量。结果治疗后两组FSS、SPHERE、VAS量表积分降低,SF-36各维度积分均明显升高($P<0.01$),且电针穴位组明显优于非穴位组($P<0.01$);治疗结束后1个月、3个月随访,患者FSS积分、SPHERE积分以及VAS积分较治疗后均有所升高,但电针穴位组低于电针非穴位组($P<0.01$),SF-36各维度积分较治疗后下降,除总体健康维度外其他维度积分电针穴位组高于电针非穴位组($P<0.01$)。说明电针肾俞、足三里能明显减轻慢性疲劳综合征患者的临床症状,提高其生活质量。

四、注意事项

(1)电针器使用前必须检查其性能是否良好,输出是否正常。电针仪的输出导线很容易在插头柄附近或近针夹处发生折断,影响治疗,故临床时应定期检修后使用或调换新导线。应用一段时间的毫针,在针柄与针体的交界处很易发生折断,因此旧毫针必须常检查和调换。另外,作为温针使用过的毫针针柄表面往往氧化而不导电,应用时须将输出线夹在毫针的针体上。

(2)调节电流量应细心缓慢,开机时应逐渐从小到大,切勿突然增大,应根据患者病情需要、体质状况及通电后反应等不断调节电流量,不要仅根据患者要求盲目加大电量而造成不良后果。通电时间不宜过长,一般以20分钟为宜。

(3)一般不在胸背部行电针治疗,以防通电后针刺深度变化而伤及内脏;心脏附近也应避免使用电针,对患有严重心脏病者尤需注意;靠近延髓、脊髓等部位使用电针时,电流量宜小,不可过强刺激,且不横跨脊髓通电,以防损伤脊髓甚至发生脊髓休克;孕妇慎用电针。

(4)针刺时可比一般体针时的深度略浅一些,以免通电后由于肌肉收缩致针刺深度发生变化而致意外事故。

(5)接受电针治疗时,要求体位舒适。年老、体弱、醉酒、饥饿、过饱、过劳等,不宜电针。精神病患者在使用电针时应固定其体位,并随时注意其表情和反应,以防发生意外。

(6)电针扶突、人迎等某些穴位,注意不可进针太深或电刺激量过大,否则可引起迷走神经反应或颈动脉窦综合征,患者可出现脉率和血压下降,心脏出现期外收缩,面色苍白,出冷汗等一系列症候。如出现这种现象,须立即将针退出或减轻刺激量。

(7)重视电针治疗三要素。决定电针效应的有三个要素:

①机体的失衡状态:从大量的实验材料来看,电针的效应是机体原有内在调节功能被激发加强而致,所以必须在失衡的状态,即在疾病的存在下才能发挥效果。

②选择适宜的穴位:穴位是有相对特异性的,因此有效穴位的选择也是决定电针效应的必要条件。

③选择合适的电针参数:不同类型的电针参数对机体会产生不同的影响,因此电针仪的参数是否适于患者的病情也是决定效应的重要因素。此外,患者的个体差异,不同的病情,患者的心理状态与情绪,也可对电针效应发生影响,临床应用时需注意。

参 考 文 献

[1]董利强.电针结合推拿治疗颈源性周期性头痛1例[J].河北中医,2009,31(4):589

[2]李伟杰,陈文娟.针向迎随补泻法配合电针法治疗面瘫[J].光明中医,2009,24(2):243~244

[3]韩秋珍.电针治疗原发性三叉神经痛30例临床观察[J].中医药导报,2009,15(9):35

[4]李永方,李尚丽,郭秀英,等.固本通络电针法治疗糖尿病周围神经病变96例临床观察[J].河北中医,2004,26(1):40~41

[5]彭冬青,董玉喜,王秋红.电针风池穴治疗失眠症临床观察[J].中国中医药现代远程教育,2008,6(12):1492~1493

[6]李文华.电针治疗急性痛风性关节炎63例[J].中医外治杂志,2009,18(4):57

[7]王秋云.按经分期电针法治疗中风后偏瘫疗效观察[J].中国针灸,2006,26(1):33~35

[8]赵亚伟,葛兆希.电针背俞穴治疗功能性消化不良35例疗效观察[J].新中医,2009,41(8):98~99

[9]钱晓平,徐芳,宋佳霖,等.电针部分胸段夹脊穴治疗顽固性呃逆87例[J].中国中医急症,2009,18(6):982~983

[10]李胜利,陈雪艳,张绍杰.电针天枢穴治疗慢性腹泻90例[J].中医中药,2009,16(16):96~97

[11]王惠明.电针法治疗血管性痴呆临床疗效观察[J].天津中医药,2007,24(3):218~220

[12]胡幼平,卢松,胥林波,等.电针丰隆、阴陵泉治疗原发性高脂血症临床疗效研究[J].针灸临床杂志,2008,24(3):6~7

[13]唐春林,戴德纯,赵桂凤,等.电针配合穴位埋线治疗心脾两虚型单纯性肥胖临床观察[J].中国针灸,2009,29(9):703~707

[14]董文萍.优势平衡电针法治疗产后尿潴留疗效观察[J].中华实用中西医杂志,2004,4(17):866~867

[15]廖小七.浅刺电针法治疗坐骨神经痛92例[J].上海针灸杂志,1997,16(3):18

[16]王凤艳,高琳,刘岩,等.电针治疗慢性前列腺炎的临床观察[J].中医药学报,2009,37(1):35

[17]刘承浩.下合穴电针法治疗术后肠胀气56例[J].浙江中医杂志,2007,42(9):532

[18]李宁,何洪波,王成伟,等.电针承山、长强穴治疗痔疮疼痛疗效观察[J].中国针灸,2008,28(11):792~794

[19]徐天舒,钱海华,刘兰英.电针腰俞、长强二穴治疗功

能性肛门直肠痛的临床观察[J]. 中国医药导报,2009,6(29):79～80
[20] 孙书彦. 电针配合拔罐治疗急性乳腺炎40例[J]. 中国中医急症,2009,18(5):713～714
[21] 张春梅,马晓燕. 电针法治疗颈椎病37例临床观察[J]. 光明中医,2006,21(3):38
[22] 彭江华. 扬刺电针法治疗桡肱关节滑囊炎56例临床观察[J]. 吉林中医药,2005,25(10):42～43
[23] 庞建荣. 电针治疗巨大型腰椎间盘突出症1例[J]. 上海针灸杂志,2009,28(8):463
[24] 高旋慰,李晓阳. 电针配合中药热敷治疗增生性脊柱炎100例[J]. 上海针灸杂志,2009,28(11):666
[25] 张雯. 电针配合TDP治疗跟痛症200例[J]. 上海针灸杂志,2009,28(7):415
[26] 谢菊英,王灵. 电针华佗夹脊穴治疗小儿脑瘫肌痉挛的临床观察[J]. 针灸临床杂志,2009,25(1):31～32
[27] 史晓岚,杨帅,张国庆,等. 电针治疗围绝经期抑郁症临床观察[J]. 上海中医药大学学报,2009,23(5):37～39
[28] 陈肖云,朱英,黄小珊. 电针治疗动眼神经麻痹32例[J]. 南方医科大学学报,2009,29(8):1747～1748
[29] 李彬,李杜军. 电针治疗青少年近视临床观察[J]. 湖北中医杂志,2008,30(8):51～52
[30] 马越. 针刺"运动点"加电针法在中风后言语语言障碍治疗中的应用[J]. 中国临床医生,2002,30(10):37～38
[31] 诸毅晖,梁繁荣,成词松. 电针肾俞、足三里治疗慢性疲劳综合征的随机对照研究[J]. 上海中医药杂志,2008,42(10):48～50
[32] 周幸来,周幸秋,孙冰. 电针疗法大全[M]. 湖南:湖南科技出版社,2010

第四节 芒针法

一、概述

芒针是一种特制的长针,一般用较细而富有弹性的不锈钢丝制成,因形状细长如麦芒,故称为芒针。芒针系由古代"九针"中的"长针"发展演化而成。(见彩色插页图9-4-1)

常用芒针因其体长刺深,运用一定的刺激方法,通过穴位、经络和神经体液起到通经接气,调节自主神经系统及大脑皮层功能的作用,从而调动人体的积极因素提高机体的抗病能力,达到治愈疾病的目的。芒针疗法即在中医学基本理论指导下,对机体进行辨证选取某些特定的腧穴,运用芒针治疗的独特的治疗方法。芒针治疗疾病以深刺为主要特点,故凡是病位较深的疾病或神经、肌肉、筋膜疾病皆可视为芒针疗法的适应范围。芒针疗法不仅运用于内科、妇科、儿科等疾病的治疗,而且芒针具有独特的止痛作用。取穴少而精、效高而速,是芒针治疗的最大特点。

二、操作方法

(一)常用穴位的选择

芒针疗法精选了一些特殊的穴位,即创用穴、重用穴等,并将这些牵一发而动全身的穴位称为枢纽性穴位。

1. 枢纽穴的确定

(1)按经络的特性确定:芒针治疗选穴时,特别重用前后正中线上的穴位,如巨阙、鸠尾、上脘、中脘、水分、大椎、身柱、百会等,这些腧穴分属于任、督二脉。任、督二脉均起于胞中,于龈交穴相会,一前一后,一阴一阳,如环无端,统领一身经脉,发挥枢纽调节作用。在临床上,许多久治不效的疾病,选用上述穴位之一,打通枢纽,都能取得很好的效果。特别是上脘、中脘、水分是治疗多种疾病的要穴,具有典型的枢纽性。如深刺上脘,可调节上焦和全身的机能,具有健脑宁心、开郁散结之功,主治头脑和精神、神经系统疾病,如高血压脑病、神经官能症、躁狂症、抑郁症等。深刺中脘则可以调节中焦升降机能，健脾开胃，行气化滞，为中焦之枢纽穴位。此穴打通，则脾气得升，胃气顺降，使胃炎、胃下垂、胃溃疡等多种消化系统疾病得以治愈。深刺水分，通调水道，以治疗下焦诸多病症，如前列腺炎、前列腺肥大、性功能不全、水肿、妇科经带诸症及不孕、不育等。再配以肢体有关穴位，奏效甚速。如病情复杂，亦可上脘、中脘、水分同时选用，或协调选用，分调上、中、下三焦。

(2) 按腧穴的特性确定：腧穴既是经络气血输注的部位，亦为邪气所客之部位，同时又是针灸治疗的刺激点。不仅可以治疗局部病症，也可以治疗相隔较远部位的病症。有些穴位还具有特殊的治疗作用，芒针疗法根据腧穴的这些特性精选了一些位于特殊器官、组织附近的特效穴，包括创用穴、重用穴。如全知（乳突下2寸，胸锁乳突肌后缘，天牖前下方1寸）、颈臂（胸锁乳突肌后缘下1/3处，约锁骨上2寸）、肩背（斜方肌上缘中部，肩井穴前1寸）等创用穴。中脘、气海、天突等重用穴。有些穴位虽然借用其名，体表位置亦相同，但其针刺的深度则与毫针迥然不同。如天突穴，毫针刺一般为直刺或斜刺，深度为13～25mm，而芒针用弯刺法针刺，深度可达100～150mm。中脘穴根据解剖可深刺150～220mm。再如秩边穴，毫针刺法一般直刺30～75mm，芒针则可深刺100～200mm，并可根据病情需要改变针刺方向和深度，使针感沿不同路线传导，可治疗多个系统之疾病。

(3) 按疾病的部位确定：邪之伤人，各有分部，风性轻扬，易袭头部，湿性重浊，喜伤下焦，病之所患，各有部位。故芒针取穴还根据疾病的不同部位选用一些具有影响局部的枢纽性穴位，如颈臂，为上肢疾病的枢纽穴，上肢绝大部分疾病针之均可收到良好效果。如臂丛神经痛，往往只取此一穴即可解除疼痛，收效神速。秩边为下肢疾病的枢纽性穴位，又是治疗生殖、泌尿系统的枢纽穴位，下肢病如坐骨神经痛，针刺秩边，使麻电感放射到足部，配以三阳（阳陵泉及其直下2寸、4寸各1穴，共3穴）、三健（分健步、健中、健下3穴。承扶旁2寸名健步，殷门旁2寸为健中，殷门下2寸旁2寸为健下）等穴，可获良效；前列腺肥大，深刺秩边，使感觉直达会阴部和尿道，即可解除尿频、尿急、会阴部坠胀等症状，并对性功能减退亦有良好的治疗作用。其他如头部的风池、百会；颈部的天突、上廉泉；背腰部的大椎、腰阳关；下肢的环跳、阳陵泉、足三里；手部的合谷；足部的太冲等都具有一定的枢纽性，为治疗各自局部病症的重要穴位。

(4) 按病机、病症确定：芒针穴位的枢纽性还根据疾病不同的发展阶段而不同。同一种疾病在其发生发展过程中，处于不同的发展阶段，或病机不同，所表现的症候也不同，故其枢纽性穴位亦不相同。如眩晕气血两虚者，症见头昏眼花、面色苍白、唇甲不华、体倦纳呆、舌淡脉细弱等，其病机关键为气虚不能濡脑、养脑，故治以益气提气为主，气升血亦升，治以气海、百会为枢纽；如痰浊中阻者，症见眩晕、头重如裹、胸脘痞闷、呕吐痰涎、苔白腻、脉濡滑等，其病机关键为痰浊阻滞，清气不能上升于头而致眩晕，故治以化痰降浊为要，则丰隆为枢纽。不同的疾病发展到一定阶段，出现了相同的病机，其枢纽穴位也可以是同一穴位。如胃下垂和脱肛，病症不同，但其病机皆是由于中气下陷所致，其治疗皆应升阳举陷，均以百会为枢纽穴位。

临床应用时，要求首先辨明疾病的病机病位、症结所在，然后确定枢纽性穴位，如疾病为局限性，则可只选具有影响局部的枢纽性穴位；如疾病影响面较大，或系全身性疾病，或系顽固性疾病等，则除了选用局部枢纽性穴位以外，还应选用具有影响该部位及全身的枢纽性穴位。一般以创用穴为主，配以常用经穴及阿是穴。选穴配穴时，往往只用一、二个穴位即可。

2. 操作方法

芒针的各种刺法及补泻手法，都是由针刺基本手法演变而来，主要有以下五种。

(1) 进针：芒针的进针要异常轻巧，利用钢丝弹性，缓缓按压，以达到进针时最大限度减轻疼痛。临床施术时，进针时先取好穴位，局部皮肤消毒后，以右手拇、食、中三指平均扶持针体的近下端，使针尖抵触穴位，右手捻动针柄，同时左手的拇食二指稍加用力，压捻结合，迅速刺透表皮。在芒针的进针过程中绝对不能忽视押手的作用。押手的运用不仅关系到能否顺利进针或进针后能否使针锋直达应刺的部位,而且对固定"透穴"的皮肤,限制进针方向,对于针锋所到,起着触感和指向的作用。

(2)出针:在针刺施术完毕后,应把针退出皮肤表面或者左手拇指把消毒棉球紧压于透穴上,其余四指疏开,扪于"透穴"与"达穴"之间的皮肤上,并将"透穴"的皮肤加以固定,右手持针柄轻轻将针退出。出针后,左手在透刺的针体通道口,稍作按揉循扪,以防经气滞。如出针后发生血液从针孔迅速流出者,为针尖刺破小血管所至。此时应立即以干棉球按压出血处,静止片刻,直至血液停止溢出。

(3)捻转:在芒针针体的进出过程中,左手操纵进退。右手捻转针柄,始终使针处于捻转之下的转动状态。在捻转时务必左右交替,不能单方向捻转,以免针身缠绕肌肉纤维,增加患者疼痛。此外,在刺入一定深度产生得气感应之后,捻转的动作按一定的规律结合轻重、快慢的不同要求,可以起到一定的补泻作用。

(4)辅助手法:所谓芒针的辅助手法,是在针刺达到一定深度时,使之产生感应针感而采用的辅助手法。主要靠押手的动作,以及刺手的灵巧配合来完成。方法是押手食指轻轻向下循按针身,如雀啄状,同时刺手略呈放射状变换针刺方向,以扩大针感。

(5)变向针刺法:又称变换针刺方向刺法,即根据不同穴位的解剖特点相应地改变押手所掌握的针刺角度,以使针尖沿着变换方向,顺利深入。如太阳穴直刺仅能刺入一寸许,为了深刺,则在刺入0.5寸左右时变为斜刺。可透下关。其余如天突穴,面部透穴等均应采用变向刺法,这就要靠押手的准确动作来改变针刺的角度和方向。

3. 针刺的方向和深度

针刺的方向和深度主要根据局部解剖的特点和病人的病情、体形等情况来掌握,如腹部、侧腹部、四肢肌肉丰厚处,可直刺、深刺,腰背部脊柱两侧的穴位,可斜刺,头面、胸背部穴位可横刺。有些需要深刺而直刺或斜刺不能直接到达的特殊穴位,均可采用弯刺,如太阳透下关,则沿颧弓后缘弯刺,天突深刺时,则胸骨柄后缘弯刺。

三、经典文献

《灵枢·九针论》记载:"八曰长针,取法于綦针,长七寸,主取深邪远痹者也。"、"八者,风也。风者,人之股肱八节也。八正之虚风,八风伤人,内舍于骨腰者腠理之间,为深痹也,故为之治针,必长其身,锋其末,可以取深邪远痹。"又如《灵枢·官针》曰:"病在中者,取以长针。"《灵枢·九针论》亦云:"主取深邪远痹"。说明芒针适用于治疗邪深病久之痹证。

四、现代文献

(一)治疗概况

1. 内科疾病

(1)面瘫:程书桃[1]应用芒针疗法加毛刺治疗顽固性面瘫50例,治疗时取患侧地仓、禾髎、额部及太阳穴区及双侧合谷、足三里穴。从地仓、禾髎穴进针,按芒针操作方法,分别向颊车、颧髎方向透刺;在患侧额部及太阳穴区行毛刺;合谷、足三里穴直刺,留针30分钟,每日1次,14次为1疗程,治疗2个疗程。结果痊愈35例,显效9例,有效6例。总有效率达100%。提示芒针刺法加毛刺治疗顽固性面瘫疗效显著。

(2)三叉神经痛:彭丽辉[2]等治疗原发性三叉神经痛46例,治疗时采用芒针深刺下关穴,同时常规针刺四白、颊车、太阳、合谷,经2个疗程治疗后,临床治愈31例,显效12例,有效3例,有效率达100%。疗效确切。

(3)糖尿病性胃轻瘫:薛银萍[3]等观察芒针为主的治疗方法对糖尿病胃轻瘫的临床疗效。方法:将85例经临床确诊的糖尿病胃轻瘫患者,随机分为芒针为主深刺中脘穴的治疗组与口服吗丁啉的对照组,两组均治疗15天后观察疗效。结果:治疗组总有效率86.7%,对照组总有效率55%,两组比较差异有显著性意义($P<0.05$)。结论:芒针为主的治疗方法治疗糖尿病胃轻瘫疗效确切。

(4) 不寐：陈幸生[4]用芒针透刺治疗失眠症52例，并设中药酸枣仁汤加减治疗30例为对照组进行观察。治疗组先用5~9寸芒针，取至阳透刺大椎、神道透腰阳关、腰奇透腰阳关。得气后行捻转泻法，留针20分钟后起针。再用5寸芒针，取双侧内关透郄门，行捻转泻法，双侧三阴交透太溪，行捻转补法，留针20分钟后起针。每日下午针刺1次，两组均以10日为1疗程，2个疗程后进行疗效观察，结果治疗组总有效率为90.4%，对照组为70.0%。说明芒针透刺疗法具有良好的安神定志、镇静安眠作用。

(5) 中风：柳刚[5]将140例中风患者随机分为芒针循经透刺法治疗组（简称芒针组，70例）和常规针刺组（简称针刺组，70例），芒针组采用芒针循阳明经透刺治疗，常规电针组选取常规穴位针刺治疗。1个疗程后进行疗效评定，结果芒针组疗效明显优于常规针刺组（$P<0.05$）。提示芒针循经透刺法对脑中风的恢复具有良好的效果。

(6) 慢性胃炎：沈长青[6]采用芒针治疗慢性胃炎52例，治疗时患者取俯卧位，医者立于患者右侧，针具及医者双手需严格消毒，左手绷紧膈俞穴周围的皮肤，局部经常规消毒后，右手拇食二指夹住针身前端，露出针尖，对准膈俞穴，迅速将针尖刺透皮肤，向下平刺。接着右手拇食二指依次向上移动一点，插入一点，直到针身进入体内约23cm左右即可。一侧针好后，再用同样手法针刺另一侧膈俞穴，后接电针，留针30分钟，隔日1次，6次为一疗程。经治疗后，显效32例，占61%；有效18例，占35%；无效2例，占4%。总有效率96%，疗效满意。

(7) 消化不良：王子臣[7]等用6寸芒针深刺中脘穴为主治疗消化不良患者61例，佐以太冲、足三里穴，经治疗后显效31例，占50.8%；有效22例，占36.1%；无效8例，占13.1%。总有效率86.9%，疗效显著。

(8) 呃逆：徐守臣[8]用毫针、芒针治疗中风后中枢性呃逆46例，毫针针刺取穴攒竹、阳白、止呃穴，芒针取中脘穴，经1疗程（3天）治疗后，35例痊愈（呃逆完全消失），8例好转（呃逆次数明显减少，呃声明显低缓，但未能停止），3例无效（呃逆未见明显改善）。

(9) 胃下垂：葛书翰[9]等采用7寸芒针透穴并用升提手法治疗胃下垂，取穴巨阙、左肓俞穴，收效明显。结果本组540例，有效率为90.7%，其中治愈率为47.6%。针刺疗效与胃下垂的程度关系密切，Ⅰ度胃下垂治愈率为77.7%，Ⅱ度胃下垂治愈率为37.5%，Ⅲ度胃下垂治愈率为11.8%，不同程度胃下垂的针刺疗效有非常显著的差异，说明胃下垂的程度愈轻，针刺疗效愈好。

(10) 便秘：刘孔江[10]用芒针治疗中风后慢性便秘38例，治疗时用5~7寸的芒针，取穴大肠俞、气海俞，配以天枢、足三里、上巨虚，治2个疗程后统计疗效，结果痊愈30例，占78.9%；有效5例，占13.2%；无效3例，占7.9%，总有效率为92.1%。疗效显著。

(11) 抑郁症：江小荣[11]应用芒针治疗抑郁症47例，治疗时以巨阙、中脘、水分、阴交主穴。配以百会、四神聪、率谷、风池、耳神门、内分泌。随症配穴：肝气郁结加阳陵泉、三阴交；心脾两虚加足三里、丰隆、内关、通里；肝肾阴虚加太溪、三阴交。经治疗后，痊愈24例，显效12例，有效9例，无效2例，总有效率达95.7%。疗效确切。

(12) 单纯性肥胖：张吉玲[12]等以芒针为主治疗单纯性肥胖病150例，主穴选取大横（双）、减肥经验穴（双）、中脘、腹哀（双）、气海、关元行芒针泻法，其中大横、减肥经验穴接电针；配穴选取百会、神庭、上巨虚（双）、丰隆（双）用毫针行平补平泻法。选饥点、渴点、下角端、神门、肝、胃、脾等耳穴用王不留行籽贴压。150例中，经1疗程（15次）治疗后，临床控制30例，占20%；显效90例，占60%；有效18例，占12%；无效12例，占8%；总有效率92%。

(13) 尿失禁：郭会敏[13]采用芒针治疗尿失禁150例，治疗时取中极、关元、膀胱俞、肾俞、百会、秩边透水道、三阴交，治疗1个疗程后治愈105例，显效40例，无效5例，总有效率96.7%。

2. 外科疾病

杨贤海[14]等治疗痔疮27例，治疗时取秩边穴为主穴,芒针与矢状面和横断面均呈15°~20°夹角,斜向肛门方向进针,施芒针手法,令针感直达肛门,点刺10下后出针。配穴为百会、支沟、承山。经1~3个疗程针刺治疗后,治愈11例,好转15例,无效1例,总有效率达96.3%。疗效显著。

3. 骨伤科病症

(1)肌肉急性扭伤:王家祥[15]运用芒刺治疗大腿部肌肉急性损伤56例作为治疗组,另设对照组35例,采用毫针直刺阿是穴为主进行治疗,2组病例2周后进行疗效评定,统计分析。结果2种针刺法总体疗效相当,但治疗组(芒刺组)疗程更短,见效更快。

(2)颈肩筋膜炎:孙巧玲[16]采用芒针配合推拿治疗颈肩肌筋膜炎32例,治疗时取肩背(位于斜方肌上缘中部,肩井穴前1寸)、风池、大椎。经治疗,本组32例,痊愈27例(1个疗程痊愈16例,2个疗程痊愈11例),有效5例。总有效率100%,疗效显著。

(3)背肌筋膜炎:刘文国[17]采用芒针和回旋灸治疗背肌筋膜炎200例,治疗时取督脉及背部膀胱经为主,治疗2个疗程后统计疗效,结果症状完全消失、功能活动正常为痊愈,共178例,占89%;症状基本消失、功能改善22例,占11%。总有效率达100%。

(4)腰椎间盘突出症:杨光[18]用芒针深刺腰夹脊穴治疗腰椎间盘突出症,针刺时取125mm芒针,直刺或稍向中线斜刺患侧夹脊穴,进针2.5~4.5寸后施提插泻法30秒~1分钟,使局部有酸胀热感并(或)向下肢远端放射,不留针。再用40mm毫针,刺秩边、殷门、委中、承山、昆仑等穴,进针1~1.5寸,行提插泻法;肾俞、太溪行捻转补法,留针20~30分钟。每日或隔日针刺1次,15次为1疗程,治疗1~2个疗程后观察疗效。140例患者中临床治愈81例(57.86%),好转52例(37.14%),无效7例(5%)。总有效率为95%。

(5)腰肌劳损:张阳[19]以芒针为主治疗慢性腰肌劳损20例,治疗时取肾俞穴沿皮下平刺,针身全部刺入体内,留针1小时左右,起针后在局部行推法、摩法,3日1次,3次为1个疗程,2个疗程后评定疗效,结果痊愈18例,显效1例,好转1例,有效率达100%。

(6)急性腰扭伤:王建胜[20]采用芒针针刺阿是穴治疗急性腰扭伤患者120例,治疗时快速针刺,不留针,针毕嘱患者下地活动腰部3~5分钟,经治疗后痊愈98例,显效22例,总有效率为100%。效果显著。

(7)肩周炎:张继红[21]采用芒针透刺配合功能锻炼治疗肩周炎78例,取肩髃、肩髎、阿是穴,治疗2个疗程后,痊愈52例,显效11例,有效14例,无效3例,总有效率为96%。疗效满意。

(8)梨状肌综合征:耿涛[22]等采用芒针透刺配合推拿治疗梨状肌综合征312例,治疗时应明确诊断,查清病位,找准阳性反应点,每日1次,5次为1个疗程,1个疗程无效者,改用他法治疗。结果按好、中、差进行评比,评为好者232例,中者80例,有效率达100%。结果表明芒针法对急性梨状肌综合征疗效较好,对慢性损伤者疗效稍差。

(9)多灶性运动神经元病:李俊[23]采用芒针透刺治疗多灶性运动神经元病1例,选曲池、手三里、合谷、足三里、悬钟、肩髃透臂臑、阳陵泉透阴陵泉、血海、梁丘,均双侧,沿经脉循行路线向上透刺,每日1次。治疗10次后,患者自诉有明显好转。

(10)非特异性肋软骨炎:刘涛[24]等采用芒针治疗非特异性肋软骨炎52例,穴取患侧步廊、太溪穴,治疗3个疗程后评价疗效,痊愈者30例,显效者14例,好转者8例,总有效率为100%,疗效确切。

(11)胸长神经麻痹:戴紫紫[25]应用芒针治疗胸长神经麻痹20例,穴取颈$_5$~颈$_7$夹脊穴、胸$_1$~胸$_9$夹脊穴、曲垣、肩贞、天宗、巨骨、秉风。经治疗后20例患者全部痊愈,症状完全消失,肩胛骨恢复两侧对称,疼痛消失,颈、肩活动自如。有效率100%。

4. 儿科疾病

魏文著[26]等将110例小儿脑瘫患者随机分为治疗组(74例)和对照组(36例)。治疗组芒针透刺结合功能训练,对照组采用功能锻炼,结果对照组总有效率为58.3%,治疗组总有效率为87.9%。

两组差异显著,治疗组明显优于对照组。

5. 妇科疾病

周英[27]采用芒针结合穴位注射治疗痛经30例,治疗时取穴中极、子宫(双)、次髎(双)、地机(双),于月经来潮前3~7天开始。针刺前令患者排空尿,取中极、次髎(双)、子宫(双)。均垂直进针,刺入3~4寸,针感向下腹部及会阴部放射。地机穴刺入3寸。针感向大腿内侧及下腹部放射。每日1次,针刺至月经来潮,同时配合穴位注射,连续应用3个月经周期,观察疗效,结果治愈12例,显效9例,好转6例,无效3例,总有效率为90%。

6. 皮肤科疾病

(1)带状疱疹:郄海铭[28]等应用芒针电刺激治疗老年躯干部带状疱疹后遗神经痛32例作为观察组,另设对照组32例,口服吲哚美辛,肌注维生素B_1、维生素B_{12},两组均以10天为1个疗程,连续治疗1个疗程后评定疗效,结果观察组有效率为96.88%,优于对照组的81.25%。

(2)外阴瘙痒症:粟漩[29]等运用芒针为主治疗外阴瘙痒症,治疗时取双侧秩边、肾俞、大肠俞、带脉、三阴交、归来、八髎、气海、石门、关元、鸠尾。隔日治疗1次,3次为1疗程。共治疗2个疗程后统计疗效,结果34例中显效20例,有效13例,无效1例,总有效率为97.0%。疗效肯定。

(3)骨外侧皮神经炎:苗红[30]等运用芒针配合电针治疗股外侧皮神经炎30例,穴取风市、髀关穴,沿骨外侧皮神经走向平刺,进针深度约4.5寸,电针仪用连续波,经治疗后痊愈23例,显效6例,有效1例,有效率100%,疗效显著。

7. 五官科

陈幸生[31]等采用芒针透刺天突、全知、鸠尾、廉中、足三里透三阴交治疗假性球麻痹吞咽障碍,随机设立毫针对照组,对照组取廉泉、内关、通里、金津、玉液。治疗3个疗程后评定治疗效果。结果:治疗组愈显率为62%,对照组愈显率为24%,两组愈显率对比,差异有显著性意义($P<0.05$)。结论:芒针透刺疗法对改善假性球麻痹吞咽障碍患者的症状安全有效。

8. 男科疾病

(1)男性乳房肥大症:程玉荣[32]应用毫针配合芒针治疗男性乳房肥大症22例,取穴:A组取双侧的合谷、内关、乳旁四穴、足三里、丰隆、膻中、气海(气海穴采用芒针刺法3~4寸)、耳神门;B组取双侧的肩井、天宗、膈俞、肝俞、三阴交、阳陵泉、耳内分泌。余穴辨证加减,治疗3个疗程后统计疗效,结果治愈15例,好转5例,无效2例,总有效率为90.9%。疗效显著。

(2)慢性前列腺炎:杨铭[33]应用芒针治疗慢性前列腺炎68例,采用秩边透刺深刺,从秩边透向少腹部水道穴下,辅以深刺气海、关元等穴。余穴辨证加减。结果临床治愈14例,显效33例,好转14例,无效7例,总有效率89.7%,疗效显著。

(3)前列腺增生:刘鸿[34]以芒针为主治疗前列腺增生症60例作为治疗组,并设口服药物保列治治疗20例为对照组。治疗组取肾俞、前列俞、足三里、三阴交穴。治疗时,前列俞用5寸毫针向内下斜刺4寸左右,行捻转补法使针感放射至尿道口、会阴及大腿内上侧;肾俞、足三里直刺1寸左右,行捻转补法;三阴交直刺1寸左右,行捻转泻法。其间10分钟运针1次,留针30分钟。每天1次,10天为1疗程,连续4个疗程治疗后进行疗效统计,结果治疗组总有效率为90.0%,对照组总有效率为65.0%,提示治疗组临床疗效明显优于对照组。

(4)功能性阳痿:吴宏东[35]运用芒针针刺代秩边穴治疗功能性阳痿35例,另设对照组34例,2组均选用大敦、关元、大赫、刺髎、肾俞等穴位。治疗组加用芒针针刺代秩边穴,2组治疗均隔日1次,15次为1疗程,经治疗后总有效率91.34%,明显优于对照组的76.47%,疗效确切。

(二)应用体会

1. 郭尔夫对芒针的应用

郭尔夫,男,1942年7月出生,西安市中医院主任医师,从事针灸临床工作数十年,善于挖掘针灸绝技,擅长芒针深刺募穴。现就郭老师多年运用芒针深刺募穴的临床经验总结如下。

(1)中脘:郭老强调中脘穴补中益气、健脾和胃,鼓动经气的作用,以芒针深刺中脘穴治疗了一系列顽固性疾患,取得较满意效果。郭老师取中脘穴时一般取仰卧位,让患者充分暴露腹部,腹部放松,自然呼吸,使内脏后垂,以免伤及重要脏器。郭老师根据中脘穴的局部解剖特点,强调施术时手法要灵活,轻捻缓进,利用针体自身的弹性,缓缓下压,如刺入脂肪层松软,肌肉层紧张,透进腹腔时阻力突然消失,操作时注意刺手与押手的配合,垂直进针,以揉按捻转为主,不做大幅度反复提插,以免伤及邻近器官。使良好的感应随针体上下趋行,切忌粗暴刺入及捻转幅度过大,并注意观察患者面部表情,达到理想针感即可出针,脘腹部穴位一般不留针。

(2)关元:郭老根据关元穴养生延寿,主治诸虚百损,气虚血亏,肾虚精亏的作用,强调针刺关元穴时用补法。郭老师芒针深刺关元穴时分天、人、地三部进针:针尖抵在天部时,气至在会阴,可治疗阴部病,如阴痛、阴痒、带下、阳痿等。同时会阴部是督、任、冲三脉所起,一源而三岐,气至会阴部,三脉之气鼓动,气血可由下而上升至头面,前过三田(上丹田、中丹田、下丹田),背通三关(尾闾关、夹脊关、玉枕关),能改善脑部血液循环;针尖抵在人部时,气向上至巨阙,向左横络心包,对心肌缺血、心律失常有明显的调正作用,可防治胸痹、心痛;针尖抵在地部时,腰骶发热,尾闾关开,督脉气动,内肾气至,对肾虚阳痿、脊骨强痛、肾虚精衰、髓海空虚、头昏头晕、中风等疗效卓著。

(3)气海:郭老在临床中观察到,气海空虚是经气不足的表现,当用灸法、补法,芒针操作时患者取仰卧位,揉按缓进针入3~8寸,使针感向少腹部放射发胀为佳,施以多按勿提,纯插无提的大补针法。

(4)中极:郭老认为此穴助气化、清利湿热作用强,下焦膀胱湿热、尿浊、茎中痛、阴痒、阴疮、前列腺炎的湿热症,配委中、委阳;少腹血结成块,配太冲、三阴交、合谷,效应明显。郭老针中极穴时,嘱患者先排空膀胱,然后斜向深刺,使针体沿耻骨联合后缘与膀胱前壁之间刺入,针尖所指相当于尿道内口部位,当针下有沉涩感时,据病情可施以平补平泻或雀啄法,当病人针感传至前阴或会阴部,以有热、胀、重或有排尿感为佳,对阳痿、遗尿、附件炎、盆腔炎、不孕等疗效颇佳,对膀胱及前列腺等器官起到消炎止痒,活血止痛作用,使其功能得以改善。在临床上治疗慢性尿路感染、前列腺炎等病症,以中极为主穴,对小便不利或尿道感觉异常者,亦可选用该穴。

(5)天枢:郭老谓脐以上为天、属阳,脐以下为地、属阴。天枢是天地之界,天地间的枢纽,也是阴阳之界,清阳、浊阴升降之关,故天枢穴升清降浊功著。天枢穴和胃健脾、补土安中、平冲降逆作用尤著,又是大肠之募穴,故是治疗大肠病的要穴。治疗偏瘫时上配头维,下取伏兔,中取天枢,气血升降通顺,肢体血脉流通,筋骨肌肉得于润养,功能可复。针刺时使用6寸芒针,以轻柔缓进之法进针后,患者即觉腹中如气流滚动者为佳。

(6)水道:郭老师认为此穴位近膀胱,深处有小肠,治疗水肿尤佳。配水分、三阴交、足三里,可消腹水;脾虚配阴陵泉;膀胱湿热配中极、委中;心阳虚衰配通里。操作时使用6寸芒针,施以徐疾、迎随法进针4~6寸。

(7)神阙:历代均认为神阙穴禁刺,宜灸,予艾灸、敷药为主,具回阳固脱、健脾理气之功效,可用治泄痢、绕脐腹痛、中风脱症、水肿鼓胀等证。郭老师经多年临床观察发现,神阙穴并非不可针刺。古时禁针,是由于古代针体粗刺中动脉出血不止人死、消毒不严成痈、操作技术欠佳之故。郭老师认为此穴后对命门,芒针深刺从阴引阳,阳病阴治,补命门火,温通肾阳,又能治疗失神疯癫、痉证,对前列腺增生有特效。针前必须按操作规程进行严格消毒。进针点选在脐窝下边缘中点与腹壁皮肤成角处(即时针的6点位置)。进针时入皮宜快,以减轻疼痛,进皮后缓慢进针,进针方向应斜向脐下腹壁肌层内刺入,进针不宜过深,应视病人的胖瘦而定,在3~5寸左右,勿令透入腹腔,以免刺伤小肠。行针不宜提插,可小幅度捻转或刮针柄,手法切忌粗暴,出针时再用碘酊消毒穴位,不宜拔罐。

2. 邵铭熙对芒针的应用

邵铭熙教授是南京中医药大学教授、南京中医药大学附属医院主任医师、博士生导师、享受国务院特殊津贴专家。从事骨伤推拿40余年,对急慢性软组织损伤的治疗有丰富的临床经验,尤其对急慢性损伤后的痛证,运用芒针治疗,有独到之处。

邵铭熙教授认为芒针因其身长,故能达到毫针所不及的部位,能做到一针多穴,这样能更好地疏通经络,做到机体的"松、顺、动",从而达到通。而且它能够激发机体内在的抗痛机能,提高痛阈,达到抑制痛觉及其不良反应。现就其临床经验总结如下:

(1)操作方法:进针时邵老往往在针刺之前先确定好压痛点或穴位,用拇指先按压,然后迅速进针。具体操作方法是用右手(刺手)拇指、中指第一节扶持针柄的稍下方,用无名指抵住针身,避免刺手加压中造成针体较大弧度的弯曲。左手(抑手)自然放在穴位表面皮肤上,中、无名指、小指的第一节自然弯曲,三个指头的指印尺侧贴于穴位周围,食指尖压住所刺部位旁的皮肤,使针身通过拇指与食指第二节横纹之间,其次通过食指与中指第一节之间进入皮肤。在进针的同时,拇指、食指沿着针身作上下缓慢移动,帮助针身顺利刺入穴位。进针角度多为10°~30°,方向多为顺着经络或软组织走行方向由上而下或顺着肌纤维方向由上而下。

当针尖迅速进入皮下,然后徐徐捻进,达到预定的深度,施以捻转手法,捻转行针时,要轻捻慢进,捻转手法要轻巧,幅度不宜过大。右手捻转针时要左右前后捻动,不能单方向捻动,以防针身被肌纤维缠绕,出现滞针造成局部疼痛。进针后,还可以采用一些辅助手法以加深针感。其一,右手在捻转同时可作小幅度的提插;其二,右手拇、食、中三指持住针身作震颤。留针须视病情而定,如遇急性痛证,一般不留针,如遇慢性痛证,一般留针10分钟左右。在行补泻时,邵老根据《灵枢·九针十二原》"徐而疾则实,疾而徐则虚"的道理,对急性痛证(多实)进针要快,直达病所;待气至后,引气往外,出针要慢,此为泻法;对于慢性痛证(多虚),进针要慢,将针缓慢地向内推入到一定的深度,退针时疾速提至皮下,此为补法。针刺完毕后,轻轻抽出,以免出血或疼痛。

(2)治疗特点

①取穴少而精:邵老认为用药用针如用兵,"兵在精而不在多"。在临床上,邵老常独取一穴,用一针,即能解除病人疼痛。邵氏取穴很注重部位,其多在四肢及腰、骶、臀部(外侧手足阳经),尤以下肢为多。邵老认为肌肉比较丰厚之处,适用于芒针,且足之阳经循行路线长,主治功效广。

②经筋为病,以痛为俞:邵老认为"以痛为俞",在治疗"经筋为病"(即软组织损伤的疾病)时,要分缓急轻重,辨明主次。在临床中,有些病人表现出的痛点很多,作为医生不可能都"以痛为俞",这时就要对"痛证"做出分析,要找出疾病的根源在何处,即何处为原发性的压痛点。只有弄清并抓住这一点,才能提高临床疗效。如腿部许多痛证,往往与腰有关,在治疗时往往以腰部为突破口。如对急性腰扭伤的治疗,抓住原发性压痛点,如在督脉上,针尖则沿督脉方向向下,如在膀胱经,则沿膀胱经方向向下。

③上病下治,下病上治;左病右治,右病左治:根据经络在人体内互相交叉循行的原理,邵老在长期大量的临床实践中形成了自己的独特治疗风格。如落枕,邵老采用芒针透刺治疗落枕,首先在患者颈部或肩胛部寻找最明显的压痛点;然后取对侧的阳陵泉穴,针尖向下循足少阳经透刺,捻转、提插或震颤针柄加强针感,疾进徐出,使患者感到被刺小腿有酸胀感;针刺的同时,嘱患者运动其颈部,哪边不能动,就向哪边动。邵老认为对急性痛证,如落枕、岔气、腰扭伤的治疗,进针时要轻,病人没有反应,行针时要"出其不意,攻其不备"。

3. 田从豁对芒针的应用

田从豁,男,1930年出生,有较高的专业知识和丰富的临床经验,在针灸治疗中强调中医辨证施治,注重理、法、方、穴、术,主张当针则针,当药则药或针药并用,以及中西医结合治疗。

田老芒针通调督脉法可用于中风、顽固性面瘫与面肌痉挛、眩晕、耳鸣、耳聋、哮喘、过敏性疾患、消化系疾患、疑难杂证等诸多疾病,表现阳经与阳气病变者,均可应用。现从几方面对田老的经验进行总结:

(1)针具:田老通督所用芒针规格大致分为125~175mm、380mm、500mm、1200mm 几种,其中500mm、1200mm芒针为田老定制，直径为1mm。针具消毒可以采用高压灭菌法，也可采用0.2%戊二醛浸泡消毒。由于芒针过长，护藏不当易出现针尖卷毛或钩曲，在使用前应先检查针具是否完好。临床根据病情选用不同芒针，一般病情重、病程长、病机复杂者选用较长芒针，病情轻、病程短、病机简单者选用较短芒针。

(2) 患者体位：田老一般要求患者采用俯卧位、侧卧位或背对术者而坐，尽量保持脊柱正直，不能过于前后屈或侧弯，头略前倾，以免针刺入后难以掌握方向，使用较长芒针时，田老对患者体位要求较严格，因背部脊柱两侧均有重要脏器，针尖偏斜可能会刺伤脏器，有一定危险。

(3) 取穴：取穴为督脉背部腧穴，由上向下透刺时，以取大椎、陶道等上部腧穴为主，由下向上透刺时，可取命门、脊中等偏下部腧穴，临床以由上向下透刺应用较多，主要是因为由上向下透刺操作时针刺方向、针尖到达部位等相对容易控制，危险性相对小。另外大椎为诸阳之会，是田老调和气血、祛瘀生新最为常用之穴，大椎穴可用较长芒针直透至命门，一针透多穴，往往产生立竿见影的效果。

(4) 操作：针刺之前，患者皮肤及术者双手均需用75%酒精消毒。芒针的手法，田老认为必须双手配合，右手为刺手，左手为押手，越长的芒针，押手的操作越重要。针刺时，刺手的姿势为执笔姿势，即用拇、食、中指第一节挟持针身下部，用无名指抵住针身，押手持针柄，使针尖抵触皮肤，利用刺手指力和腕力下压，押手配合，迅速刺过皮肤，然后沿脊柱后侧透刺，刺手挟持针身下部向下透刺，押手握住针柄掌握方向，380mm、500mm、1200mm芒针因针身过长采用弯针刺法，押手握住针柄，使针身向左下方弯曲，形成近似n字形，刺手向下刺入的同时押手上下前后摆动，以控制针刺方向，随着针刺深入，针身体外部分逐渐变直，直到针尖到达应刺深度再施补泻手法，为操作安全一般不采用提插法，而是采用呼吸、捻转、徐疾补泻法。如嘱患者吸气，同时术者拇指向前用力，出针时快速出针，疾按针孔为补，反之为泻，捻转手法轻巧，幅度在180°~360°之间，左右交替，不能一直向同一方向捻转，防止肌纤维缠绕针身，增加患者的疼痛。若患者不能配合或精神意识障碍，则要有助手配合操作。125~175mm芒针可留针20分钟，一般比较安全，380mm、500mm、1200mm芒针不留针，以免发生意外，出针时要注意使针身保持一条直线，沿刺入方向反向拔出，不要弯曲或硬行拔出。

芒针通督法不宜每次均用，对于实证可一星期应用一次，对于虚证可两星期应用一次，并应根据病情的好转逐渐改用较短芒针，芒针通督法透穴较多，刺激较强，这本身就有一定泻法的作用，故对于虚证者更不可应用过频。

4. 杨兆钢对芒针的应用

杨兆钢教授是著名的芒针专家，他经多年的研究与临床实践，在原有芒针治疗方法的基础上，将芒针与现代人体解剖学、生理学等有机地结合起来，并进行全面的总结和科学性的验证，创立了一套新的芒针疗法，并将其推广于临床多种疾病的治疗，著有《中国实用芒针治疗》《芒针治疗法》等书。其针法独特，疗效卓著。现将其芒针经验特色总结如下：

(1) 强调芒针特色

①芒针的针刺手法及治疗原则：杨教授运用芒针临证，其针刺手法和治疗原则可概括为"疏弹趋动，技巧术行"八个字，即利用芒针深刺的治疗方法，疏导脏腑、经络气血，通过经络感传及气至病所，施行弹动的补虚泻实手法，使良好的感应徐徐下行，直达病所，促进机体各脏腑、器官之间的功能活动并建立新的动态平衡。芒针治疗的整个过程是在中医辨证论治选穴配方指导下进行的，且运用灵活的治疗方法与精湛的手法，熟练掌握临床施术的技巧，达到治疗的目的。如芒针深刺鸠尾穴、三脘穴及秩边穴透刺等，其手法要非常轻巧、熟练利用芒针的弹性缓缓下压，无痛进针，使良好的感应随着针身的运动徐徐下行，有的放矢地气至病所。

芒针的进针，是分层次进行的，不同的层次，有不同的针刺感应，施行不同的手法，可以产生不同的针刺效应。其刺激量的大小、手法的轻重，需结合机体的具体情况而定,不可千篇一律。

②芒针效穴的定位与主治:杨教授应用芒针治疗时,精选了某些创用穴、重用穴及透穴,所用的创用穴及重用穴多为一些特殊器官和组织的特效穴,如肩背、全知、颈臂等,其中肩背穴位于斜方肌上缘中部,肩井穴前1寸,主治肩神经痛、半身不遂、落枕、肩凝症、颈椎增生及关节炎等;全知穴位于乳突下2寸,胸锁乳突肌后缘,天牖穴前下方1寸,主治颈神经痛、突发性神经炎、半身不遂等;颈臂穴位于胸锁乳突肌后缘下1/3处,约锁骨上2寸,主治肩臂麻木、臂丛神经痛、肩周炎、肋间神经痛等。而重用穴多为腹部经穴,如中脘、气海等,杨老称此类穴为治疗某些顽疾的关键性穴位,临证多用之。

③芒针的针刺方向:杨教授以多年临床经验证明,除了应用传统手法外,采取适当的针刺方向,是引导针下之气直达病所的一种有效的方法,疗效较单纯用循、摄、搓、捻等手法为佳。在治疗许多顽症时,杨老改革了许多穴位传统的针刺方向,使针身能刺入一定深度,引导经气直达病所,从而获得良好的疗效。如假性延髓麻痹一症,普遍疗效欠佳,杨老治之以风池、廉泉二穴,风池穴针刺方向朝向咽喉部,轻捻缓进2~3寸,施以小幅高频补法,施手法1分钟,以咽喉麻胀,腭垂收紧感为宜;廉泉穴则朝向舌根部,刺入3.5~4寸,以舌根部麻胀为度,宜轻捻缓进,施以泻法。此法疗效惊人。

同是一穴,刺入不同方向,能使针下有许多种感应放散,结合临床的不同需求,可使针下之气直达病所,获得神奇疗效。如秩边穴直刺可使感应向下肢放射到足跟部,用以治疗下肢疼痛、瘫痪等症;斜刺向会阴部,则可治疗泌尿、生殖系统病症;斜刺向脊柱内侧,可治疗脱肛、腹泻之症;刺向少腹部则可用以治疗妇科诸症。

杨教授认为只有采取不同的针刺方向通过某一特定腧穴,兼而刺激了有关的邻近腧穴,并直接或间接影响有关组织、器官的功能,才能充分发挥该穴的潜能,丰富其主治范围。

④芒针疗法中的弯刺针法:芒针在刺法上有它的独特性,其操作必须双手协作,灵巧配合,其刺法除了点刺、横刺、斜刺、直刺与毫针刺法相同外,还有一种特殊的变向刺法——弯刺法。其要领是根据穴位的不同解剖特点,相应地改变针刺角度,以使针尖逐渐变换方向,顺利刺入,如天突穴,利用弯刺进针3~5寸,使这一穴位的功能得以充分发挥,产生明显的止咳平喘、开肺降逆的功效。具体刺法:病人取仰卧位,在胸骨半月切迹上缘内上方凹陷中取之,针尖先垂直刺入,进针0.3~0.4寸时针尖转入下方,沿胸骨柄内侧缘下行,勿向两侧偏斜,以免刺伤胸膜,可深刺3~5寸左右,临床常用于肺气肿、哮喘、呃逆、食道疾病、心胸痛诸症,效果极为理想,成为急救和治疗呼吸、消化系统疾病的要穴。

⑤芒针疗法中的透刺针法:杨教授还根据穴位解剖特点和治疗上的需要,利用芒针从某一穴位进针以后,采用"点刺深透"、"斜刺平透"、"横刺沿皮透"等透刺方法,一可扩大针刺感应面,使针感易于扩散传导,二可精简用穴,避免多穴进针,减少患者之痛苦,三可一针贯通2~3条以上的经脉,起到疏通经络、调整气血运行的作用,如天窗透人迎、地仓透水沟、地仓透颊车等。

杨教授特别推崇透穴法,并根据病邪之深浅和不同部位,采用不同的透穴方法。凡病邪表浅,皮薄肉少之部位,宜沿皮透刺,如面瘫口歪取地仓透水沟等;病在肌层,部位较深者,用斜刺多向透刺,如合谷透后溪、合谷透鱼际、条口透承山等;病在肌腱关节,病位较深者,以直刺深透直达病所,如肩凝症采用极泉透肩髎、极泉透肩贞等肩部透穴;病在深部器官,不宜从就近部位刺入者,宜定向深透直达病所,如治疗前列腺疾病,根据其腺体解剖位置的特殊性,选用秩边穴进针,定向深透5~7寸,直达水道穴。

(2)精于辨证取穴

①精于辨证,注重实效:杨教授临证,精于辨证,注重临床实效,常谓临床实效为检验辨证、配方、针技的惟一标准,认为芒针也是中医临床施治的一种方法,必须在中医理论指导下,运用八纲、脏腑、经络辨证,把四诊所取得的临床资料进行分析、归纳,从而做出正确的辨证,在辨证准确的基础上,选穴处方,进行合理的治疗。他从整体来考虑疾病

的根本治疗,制定了疏通枢纽、高位取穴、直达病所、三脘配穴等选穴配穴方法,取得了显著的疗效。他采用巨阙穴及鸠尾穴治疗脑和神经及精神系统的一些病变,如健忘、失眠、神经血管性头痛;并根据经络走行及神经分布采用远隔取穴或在病痛器官的上部取穴,如肘臂痛宜取颈臂,治疗大、小肠疾病取天枢、大横等,亦称高位取穴。杨老还依据芒针体长刺深,可直达病变所在处而取穴,如治腰痛,刺大肠俞、小肠俞;前列腺疾病直刺秩边透水道等;还有三脘配穴,是杨老运用芒针在诊疗全身性疾病时常用而独特的配穴方法,首先应确定属上中下三焦之哪一部分病变为主,分别选用上脘、中脘、水分三穴,调理上中下三焦,或者同时选用,疗效极佳,不胜枚举。

②注重补泻手法:早在《灵枢·九针十二原》中就明确指出:"凡用针者,虚则实之,满则泻之,宛陈则除之,邪盛则虚之"。由此可知,芒针针刺手法的补泻,必须在虚实定性后才能施行,否则会造成"补泻反,则病益笃"之不良反应。杨教授强调,补泻有先后,或先泻而后补,或只补不泻,或只泻不补,或平补平泻。施术亦有序,一般枢纽性穴位先针,其他穴位后针;腹部穴位先针,四肢穴位后针等,不要拘泥于经脉顺序。如针气海穴,补法为针芒向上,轻捻缓进,呼气进针,得气后大指向后,食指向前,逆时针向右转针,此时经络感传与任脉循行均为上行,出针迅速不留针,急扪针孔;泻法操作为针芒向下,轻捻疾进,动而伸之,吸气进针,得气后,大指向前,食指向后,顺时针向左转针,出针不扪针孔,此时经络感传与任脉循行相逆,迎夺有余。

(3)杨兆钢教授芒针治疗慢性前列腺炎经验

①病机分析,注重湿热与正气:杨教授根据《内经》"邪之所凑,其气必虚"、"脑为髓海,肾主骨生髓又主生殖"的理论,认为当今之人工作、学习、生活紧张过度或恣情纵欲均可使大脑兴奋过度,最终导致前列腺局部抵抗力下降。另外,当今之人多喜饮酒,过食肥甘厚味,致湿热内生,蕴结于膀胱导致本病缠绵难愈。所以该病既有正气受损,又有湿热内蕴。虚实错杂乃本病的病机特点。

②辨证取穴,注重针感:杨老根据本病的病机特点,制定了扶正祛邪、益肾化气、清利湿热的治疗大法。取主穴:秩边、中极,配穴:水道、归来、三阴交、四神聪、耳神门。操作:令患者俯卧位,在第4骶椎棘突旁开3寸取秩边穴,常规消毒后,选6寸(直径0.4mm)芒针,用夹持进针法,边捻转边进针,约进针5～6寸,患者会阴部或小腹部产生强烈的放散感即为得气,得气后施小幅捻转补法约半分钟,缓慢捻转出针。出针急按针孔。再令患者仰卧位,同上用芒针刺法(约进针3～4寸),先后针刺中极、归来、水道,以针感向会阴部放散为得气。三阴交、四神聪、耳神门均用1.5寸(直径0.35mm)毫针常规治疗。每日1次,每次留针20分钟。10次为1疗程,一般需要连续治疗3～5个疗程。

五、注意事项

(1)由于芒针刺得深,感应强,所以操作时必须慎重,防止刺伤内脏或大血管等。

(2)由于芒针针身长而细,如果技术不熟练,或者病人移动体位,很容易发生弯针、滞针以致折针。所以针刺前必须注意针具的检查。

(3)针刺时必须缓慢,切忌快速提插,遇到阻力即应退针改变方向再进。

(4)对病人要做好思想工作,防止病人对较长的针具发生恐惧心理,同时使病人保持舒适的体位,防止发生晕针等事故。

(5)皮肤有感染、溃疡、瘢痕或肿瘤处,不宜应用芒针治疗。

(6)自发性出血性疾病,及损伤后出血不止的患者,不宜芒针治疗。

(7)孕妇一般情况下不宜用芒针治疗。

(8)重要脏器如心、肺、肝、脾等应禁针,胸背部不宜直刺,项后诸穴如风府、风池等切忌向上斜刺,以免伤及延髓,其他重要部位,如囟门部、眼球部、喉头、气管、胸膜、睾丸、乳头等处禁针。

参 考 文 献

[1] 程书桃. 芒针疗法加毛刺治疗顽固性面瘫50例[J]. 江西中医药, 2007, 38(291): 61

[2] 彭丽辉, 陈剑明, 黄贵英. 芒针深刺下关穴治疗三叉神经痛46例[J]. 中国针灸, 2007, 27(6): 433~434

[3] 薛银萍, 高彤. 芒针为主治疗糖尿病胃轻瘫疗效观察[J]. 四川中医, 2006, 24(4): 99~100

[4] 陈幸生. 芒针透刺治疗失眠症52例对照观察[J]. 中国针灸, 2002, 22(3): 157~158

[5] 柳刚. 芒针循经透刺法治疗脑中风70例临床研究[J]. 中华现代中医学杂志, 2008, 4(1): 8~10

[6] 沈长青. 芒针治疗慢性胃炎52例[J]. 中国针灸, 2001, 21(12): 758

[7] 王子臣, 冯霞, 啜振华, 等. 芒针深刺中脘穴治疗非溃疡性消化不良61例体会[J]. 河北中医药学报, 2002, 17(1): 33, 38

[8] 徐守臣. 毫芒针治疗中枢性呃逆[J]. 浙江中医杂志, 2006, 41(1): 21

[9] 葛书翰, 葛继魁, 黄晓洁. 芒针治疗胃下垂540例疗效观察[J]. 中国针灸, 1998(10): 589~590

[10] 刘孔江. 芒针治疗中风后慢性便秘38例[J]. 中国针灸, 2003, 23(12): 742

[11] 江小荣. 芒针治疗抑郁症47例临床观察[J]. 中医药学刊, 2003, 21(9): 1567~1568

[12] 张吉玲, 何继红. 芒针为主治疗单纯性肥胖病150例总结[J]. 甘肃中医, 2003, 16(9): 28~29

[13] 郭会敏. 芒针治疗尿失禁150例体会[J]. 现代中西医杂志, 2002, 11(13): 1262

[14] 杨贤海, 许玲香. 芒针深刺秩边穴为主治疗痔疮[J]. 中国针灸, 2003, 23(10): 602

[15] 王家祥. 芒刺治疗大腿部肌肉急性损伤56例[J]. 南京中医药大学学报(自然科学版), 2002, 18(5): 305~306

[16] 孙巧玲. 芒针配合推拿治疗颈肩肌筋膜炎32例[J]. 河北中医, 2004, 26(5): 370

[17] 刘文国. 芒针和回旋灸治疗背肌筋膜炎200例[J]. 中国民间疗法, 2008(5): 8

[18] 杨光. 芒针深刺腰夹脊穴治疗腰椎间盘突出症140例[J]. 光明中医, 2007, 22(4): 56~57

[19] 张阳. 芒针为主治疗慢性腰肌劳损20例[J]. 中国针灸, 2004增刊: 74~75

[20] 王建胜. 芒针治疗急性腰扭伤[J]. 中华实用中西医杂志, 2003, 3(16): 977

[21] 张继红. 芒针透刺配合功能锻炼治疗肩周炎78例[J]. 中国农村医学杂志, 2008, 6(4): 42

[22] 耿涛, 丁育忠. 芒针透刺配合推拿治疗梨状肌综合征312例[J]. 河南中医, 2004, 24(8): 65~66

[23] 李俊. 芒针透刺治疗多灶性运动神经元病[J]. 上海针灸杂志, 2002, 21(4): 48

[24] 刘涛, 于翠萍. 芒针治疗非特异性肋软骨炎52例[J]. 中国针灸, 2004, 24(11): 768

[25] 戴紫萦. 芒针治疗胸长神经麻痹20例[J]. 中国针灸, 2001, 21(5): 290

[26] 魏文著, 杨冬东, 杨振球, 等. 芒针透刺结合功能训练治疗小儿脑瘫的临床观察[J]. 中国康复医学杂志, 2008, 23(8): 741~742

[27] 周英. 芒针结合穴位注射治疗痛经30例[J]. 上海针灸杂志, 2003, 22(2): 9

[28] 邹海铭, 李伟凡. 芒针电刺激治疗老年躯干部带状疱疹后遗神经痛32例[J]. 中国中医药信息杂志, 2005, 12(3): 67

[29] 粟漩, 刘素涵, 巫祖强. 芒针为主治疗外阴瘙痒症34例[J]. 中国针灸, 2004, 24(11): 755

[30] 苗红, 刘培强, 张志刚. 芒针配合电针治疗股外侧皮神经炎30例[J]. 上海针灸杂志, 2004, 23(5): 26

[31] 陈幸生, 曹奕, 韩为, 等. 芒针治疗假性球麻痹吞咽障碍50例临床研究[J]. 针灸临床杂志, 2005, 21(2): 14~15

[32] 程玉荣. 毫针配合芒针治疗男性乳房肥大症22例经验介绍[J]. 中医药学刊, 2006, 24(2): 364~365

[33] 杨铭. 芒针治疗慢性前列腺炎68例[J]. 针灸临床杂志, 2004, 20(6): 23

[34] 刘鸿. 芒针为主治疗前列腺增生症临床观察[J]. 针灸临床杂志, 2005, 21(7): 19

[35] 吴宏东. 芒针针刺代秩边穴治疗功能性阳痿35例[J]. 中国中医药信息杂志, 2003, 10(2): 69

[36] 郭长青, 卢婧. 实用针灸特色技法丛书——实用芒针疗法[M]. 北京: 化学工业出版社, 2009

[37] 杨兆钢. 前列腺疾病的芒针治疗秘验[M]. 天津: 天津科技翻译出版公司, 2008

第五节 埋针法

一、概述

穴位埋针法，又称为皮内针法，是以特制的小型针具或毫针，刺入穴位或特定部位的皮内或皮下，加以固定，留置一定时间的一种治疗方法。针埋入皮下后，可产生持续而稳定的刺激，不断地促进经络气血的有序运行，从而调节经络脏腑气血的功能，从而达到防治疾病的目的。《素问·离合真邪论》有"静以久留"的刺法，《针灸大成》有"病滞则久留针"。埋针法萌芽于《内经》时代，是古代针刺留针方法的发展，其目的是为了长期的、持续的给以最小限度的轻刺激。

皮内针疗法是皮部理论和腧穴理论相结合的具体运用。十二皮部是十二经脉功能活动反映于体表的部位，也是络脉之气散布之所在，是十二经脉在皮肤上的分属部分，与经络气血相通，故既是机体卫外屏障，又是针灸治疗的场所。腧穴既是脏腑经络之气输注于体表的特殊部位，又是针灸施术之处，所以针刺皮部同样可以疏通经络之阻滞，调节气血之逆乱，平衡阴阳之偏颇，恢复脏腑之功能，达到防治疾病的目的。

从现代医学来看，人体结构的基本形式是以体节为基础，其中神经节段将躯体与内脏联系在一起，它们之间的生理、病理信息是相通的，其治疗信息也是可以互达的。而皮内针疗法取穴或进针点和病变部位在节段的支配上大体是一致的，通过神经末梢的传导，可引起病灶部位的解痉，改善血液循环，从而缓解症状，故皮内针进针后有些病痛即可减轻或消失，而有些病痛随着起针又再出现，留针则可延长镇痛效应。对人体脏腑功能的调节也可产生一个从量变到质变的过程，说明皮内针疗法效应的取得不能排除体液因素的参与，但其具体调节机理有待今后的研究。

20世纪60年代，以毫针或专用的皮内针刺入皮下治疗疾病的腕踝针和皮内针问世，至今，其治疗范围已经逐步从治疗表浅虚寒之疾，发展到可以治疗临床各科疾病。其疗效可靠，有无痛无针感、起效迅速、疗效持久、定时刺激等几方面的临床特点与优势。

在治疗上，埋针法的适应证广泛，仇裕丰[1]认为埋针法主要用以治疗各类痛症和慢性病，如急慢性软组织损伤、关节炎、骨质增生、网球肘、弹响指、肩周炎、足跟痛、腕管综合征、桡骨茎突狭窄性腱鞘炎、胃痛、腰痛、头痛、失眠、高血压、哮喘、月经不调和心律不齐等。何玲[2]将埋针法的应用范围按病变部位分3大类：①脏腑病症，包括呼吸系统、心血管系统、消化系统、肝胆系统、泌尿系统的疾患。②头面五官科疾患，如面瘫、面肌痉挛等。③经络病，如肩周炎、关节炎等。王天俊[3]结合埋针的特点分析，认为埋针法的适应证有几方面：①急性发作病症，埋针的即刻效果可以迅速解除或减轻病人的痛苦，提高其信任度。故而临床运用埋针法治疗膈肌痉挛、眶上神经痛等症。②顽固性病症，由于埋针疗法的持久刺激能维持有效作用的蓄积时间，提高总的刺激量及疗效，因此对于很多慢性、顽固性疾病更是其治疗所长。临床中可见用埋针法治疗脱肛、癫痫、眼睑跳动、失眠、遗尿、习惯性便秘等的报道。③发作有时的病症，如抑郁症患者在夜里发作心慌、胸闷，某些夜里加剧的疼痛性疾病也可以用埋针法治疗，因其持续持久的刺激就可以对发作有时，或不定时的病证发挥更大的作用。④其他，临床上对于需要浅刺激，长时间留针的病例，多采用埋针法。如治疗原发性三叉神经痛，埋针于"扳机点"可持续刺激面部，达到镇痛和抑制痛性抽搐的目的。

二、操作方法

针刺前针具和穴位皮肤均进行常规消毒。

1. 颗粒型皮内针操作方法

先将针浸泡于75%的酒精中,穴位消毒后,临用时用消毒镊子夹住针柄,沿皮下将针刺入真皮内,针身可沿皮下平行埋入0.5~1.0cm,然后用一长条胶布,顺针身的进入方向粘贴固定在皮内,不致因运动的影响而使针具移动或丢失。针刺方向采取与经脉成十字形交叉状,例如肺俞(膀胱经背部第一侧线上),经线循行是自上而下,针则自左向右,或自右向左横刺,使针与经线成十字交叉形。(见彩色插页图9-5-1)

2. 揿针型皮内针操作方法

先将针浸泡于75%的酒精中,穴位消毒后左手舒张皮肤,右手用镊子夹持揿针针柄或揿针的中心拐角处,对准穴位直压进入,使揿圈平附于皮肤上,然后用方块形小胶布黏贴固定。另外,也可以用小镊子,将针放在预先剪好的小方块胶布上黏住,手执胶布将其连针贴刺在选定的穴位上。

注意固定的胶布以黏性好的可以防水的纸质胶布最合适。

3. 补泻手法

一般补法动作要轻,泻法动作要重。同时应交代患者,每日可按压胶布3~4次。轻重可依补泻需要交代清楚。

4. 埋针时间

埋针时间的长短,可根据病情、气候、体质等因素而决定,一般可埋3~5天,冬天可长埋6~7天,暑热天在汗出较多情况下,埋针时间宜短,一般不超过2天,以防止感染。埋针期间,可每天按压数次,以加强刺激。埋置的皮内针也可结合通电,电流强弱以调节至患者感到舒适为度,通电时间为15~20分钟。

5. 其他操作方法

皮内针疗法的应用依据临床需要可有多种操作方法。①纵刺法:依据经脉的循行路线进针埋藏。此法疏通经络之功颇强,一般用于四肢腧穴,可治疗经脉、脏腑、器官之疾患,但不宜用于关节部位。②横刺法:进针与经脉路线相垂直,视穴区形态选适当长短针具。③近刺法:在病痛局部针刺经穴,若无经穴可取阿是穴,此法要求阿是穴一定准确。医生要反复仔细探察,取穴越准,疗效越好。④远刺法:此法以辨经为基础,以"经脉所过,主治所及"为指导原则,取病变相应经脉的远端腧穴针刺,针尖指向病所即可。⑤远近结合:临床中有些病痛范围大,功能受限严重,病变实际部位不易寻找,则可先选相关经脉的远部穴位针刺,嘱患者活动患部,当痉挛解除,大部分疼痛消失后,真正的病变部位显露出来,此时结合局部取穴,力强功专,即可一扫病痛。⑥长刺法:若病变部位大且平坦,可选用较长针具。如背腰部可用40mm毫针横刺,有些皮肤科疾患如疔疮、带状疱疹等血分热毒瘀积者,或多个脏腑功能失调时可选用背部督脉或膀胱经穴用40~75mm毫针透刺法,一针透刺2个或2个以上穴位。⑦短针刺法:若病变部位较小,或局部凹凸不平,或在颜面部,则使用特制的6~13mm的小型皮内针,不影响局部的功能活动。⑧直刺法:应用于耳穴时,由于穴区小,穴形凹凸不平,可用图钉型针具直刺然后固定。⑨电针法:对特殊病人,为加大刺激量可用电针。⑩针刺方向与补泻:一般选针刺方向有3个原则,一是针尖指向病所,这是最基本的原则。如治疗内脏、头面、躯干、颈肩部疾患取四肢的穴位治疗时,针尖均向上刺,治疗手足部疾患向下刺。二是根据辨证,当脏腑经脉为虚证时,顺着经脉循行的方向针刺,并适当运用插刺手法(拇指向前单方向捻转2~3圈,快速将针推进,力进针不进,以推进经气的运行,反复施术9次为一度,此为补法)。反之当脏腑经气病变为实证时,逆着经脉循行方向针刺,适当应用抽提手法(食指向前单方向捻转2~3圈,快速抽提针柄,力退针不退,以通经祛邪,反复施术6次为一度,此为泻法)。三是横刺法,一般短针用横刺法,在躯干关节处为不影响活动也用横刺法,另外不需要补泻手法的穴位可用横刺法,取平补平泻之意。除此之外,根据临床需要也可先直刺或斜刺,在行针得气或补泻手法之后将针提至皮下按所需方向平卧进针,以留针,留针期间活动患部。(见彩色插页图9-5-2,图9-5-3)

三、现代文献

(一) 内科疾病

1. 面瘫

李洪立[4]为观察皮内埋针治疗顽固性面神经麻痹的疗效,将200例患者随机分成治疗组和观察组。治疗组运用皮内针穴位埋针治疗。结果:治疗组痊愈率为60.0%,总有效率95.0%。对照组痊愈率21.4%,总有效率为77.6%,两组比较差异显著($P<0.01$),治疗组疗效优于对照组。

2. 面肌痉挛

李光海[5]运用皮下埋针治疗面肌痉挛患者55例作为治疗组,同时使用卡马西平治疗42例患者为对照组。治疗组选取患侧阿是穴(痉挛最明显处或原发痉挛处)、四白、太阳、地仓、颊车等穴。每次选2~3穴,常规消毒后,采取特制消毒环形皮下针刺入穴位,得气后用胶布固定。一般埋针72小时,休息1天,再行第2次治疗,5次为1疗程,3个疗程后进行疗效评价,结果治疗组治愈率为58.18%,总有效率为96.36%,而对照组的治愈率仅为28.57%,总有效率为88.09%。说明埋针法治疗面肌痉挛疗效显著。

3. 三叉神经痛

宋丽梅[6]为比较不同针刺法对原发性三叉神经痛的治疗效果,将86例三叉神经痛患者随机分为两组,治疗组和对照组各43例,分别采用埋针和毫针治疗,进行疗效对比。结果:两组总有效率无显著性差异($P>0.05$),临床治愈率有显著性差异($P<0.05$),治疗组疗效优于对照组。疗效显著。

4. 枕神经痛

姜立言[7]等运用埋针治疗枕神经痛患者30例,以风池、翳明、阿是穴为主穴,配玉枕、翳风、率谷、天柱、脑空、玉机,治疗时每次选3~4个穴位,留针两三天,单侧痛埋单侧,双侧痛交替埋针。埋针5次为1疗程,2个疗程后评定疗效。结果痊愈者22例,好转6例,无效2例,总有效率达93.3%。疗效显著。

5. 急性脑梗死

蔡立皓[8]将273例脑梗死患者分为头埋针组170例、常规针刺组51例和药物组52例,对其治疗后的神经功能缺损评分及实验室指标进行分析。结果头埋针组的显效率85.88%,常规针刺组78.43%,药物组48.08%。提示头埋针法为主治疗急性期脑梗死有助于提高临床疗效。

6. 抑郁症

王天俊[9]治疗抑郁症患者1例,首次治疗时仅取大椎、命门,选用麦粒型皮内针治疗,并嘱患者经常按压小埋针以增强刺激,尤其是在心慌、失眠等不适发作时,进针后患者自诉无疼痛酸胀等不适。二诊时于大椎、命门选用麦粒型小皮内针,纵行刺入皮下,并活动周围皮肤,无刺痛后,胶布固定,留针48小时,2穴交替使用;选穴神庭、百会平刺,得气后留针2小时,同时对症选穴,经过6周治疗,患者各项症状均明显改善,无悲观厌世感,情绪正常,无烦躁心慌,食欲大增,体重增加7.5kg,汉密尔顿抑郁量表前17项总分为5分,结束治疗。

7. 哮喘

田从豁[10]等应用皮下埋针法治疗不同证型哮喘患者70例,并以肺通气功能为观测指标。经治疗70例患者总有效率为75.72%,其中实证有效率85.42%,虚证54.54%,两者比较,实证患者疗效较好($P<0.01$)。肺通气功能呈现与临床疗效一致的改善。结论:皮下埋针法治疗哮喘效果较好,实证效尤佳。

8. 内分泌紊乱

于萍[11]单纯用耳穴埋针治疗内分泌紊乱引起的痤疮、黄褐斑、经期紊乱。①黄褐斑、痤疮:内分泌、皮质下、神门、肾、卵巢、大肠、肺。②经期紊乱:去大肠加子宫。结果满意,21例黄褐斑治愈6例,显效10例,有效4例,无效1例,总有效率为95.2%。经1~3年随防,复发率为14.3%。46例痤疮患者,治愈14例,显效22例,有效7例,无效3例,总有效率为93.5%,经1~3年随访,复发率为26.1%。35例经期紊乱患者治愈21例,显效8例,有效6例,无效1例,总有效率为97.3%。经1年随防,复发率为11.1%。

9. 呃逆

刘景玲[12]等运用膈俞埋针治疗顽固性呃逆患者48例,治疗时由膈俞沿皮刺入至肝俞,得气后用防过敏胶布将针柄固定,留针48小时。3次为1疗程,2次之间相隔3小时,1疗程无效者改用其他治疗方法。经治疗痊愈42例,有效4例,无效2例,总有效率为95.8%。疗效确切。

10. 慢性泄泻

刘月振[13]采用耳穴埋针法配合经穴温针灸治疗慢性泄泻,温针灸时穴取脾俞、章门、肾俞、中脘、天枢、足三里、上巨虚。耳穴埋针时取神门、交感、大肠、小肠、直肠下段、脾、胃、皮质下,每次埋针只选一侧耳廓,两耳交替使用,每次埋穴3~4个,并嘱患者每天按压埋针的穴位2~3次,每次每穴按压30下左右(不得揉搓),使之产生酸、胀、痛、热等感觉。结果本组51例患者,经温针灸2个疗程,配合耳穴埋针4次后,痊愈37例,好转14例,有效率100%。

11. 便秘

王德伟[14]采用经验耳穴"便秘点"(三角窝内,坐骨与交感连线作底边,作一等边三角形,顶点处即是)埋针为主,治疗便秘35例,另依辨证分型,酌配体针:胃肠实热型配上巨虚、足三里、支沟、合谷、曲池、承山;肝脾气滞型配太冲、支沟、足三里、承山;气血两亏型配足三里、太溪、照海、气海、关元。每日针刺1次,7次为1疗程,2个疗程后统计疗效,结果痊愈31例,无效4例,治愈率达88.6%。

12. 妊娠高血压综合征

魏江萍[15]选符合标准的妊高征患者67例,以降压沟为主穴作长期埋针,配合针风池、曲池、足三里、太冲,每日1次,10天为1疗程,治疗1~2个疗程,结果痊愈31例,显效17例,好转16例,无效3例,总有效率为95.5%。治疗后血压参数显著降低($P<0.001$)。说明降压沟埋针为主治疗妊高征疗效满意。

13. 遗尿

李南安[16]运用穴位埋针治疗遗尿,选取关元、中极、三阴交(双)与肾俞(双)、命门、列缺(双),两组穴交替使用,久病者另加长强穴。方法为穴位消毒后,用皮内针与皮肤表面呈15°角刺入,以不痛、无不适感为宜。然后,用胶布覆盖固定,留置5~7天换1次。5次为1疗程,3个月后,进行疗效评价,结果114例中,治愈76例,占66.67%;显效22例,占19.30%;好转10例,占8.77%;无效6例,占5.26%;总有效率为94.74%。

14. 遗精

徐永文[17]等运用列缺穴埋针治疗遗精46例,经治疗痊愈42例,有效4例,其治愈率为90.8%,有效率达100%。说明列缺埋针治疗遗精疗效显著。

15. 胆囊炎

李淑华[18]采用耳穴埋针法治疗胆囊炎35例,穴取耳部肝、胆、腹、胸、神门、内分泌埋针2~3天,3天后换另一侧耳穴,方法相同。结果35例患者经治疗后症状消失,基本痊愈。疗效确切。

16. 胆道蛔虫症

王宗江[19]等采用耳穴埋针治疗胆道蛔虫症65例,取耳穴肝(针尖向胰胆)、胆(针尖向肝)、十二指肠、大肠、交感、神门、皮质下、耳迷根。经治疗后痊愈62例,无效3例,疗程最短3天,最长1个月。

17. 肝内胆管结石

吴广伟[20]以耳穴埋针治疗肝内胆管结石患者68例作为治疗组,对照组50例口服消溶肝胆结石片。治疗组选取耳穴肝、胆、脾、肾、十二指肠、大肠、三焦、内分泌、皮质下、耳迷根、肝阳。常规消毒后,将皮内针埋入,然后用医用胶布贴封整个耳廓,留针48小时,左右耳交替使用,15天为1个疗程。治疗2个月后进行疗效观察,结果治疗组有效率66.2%,对照组44%,两组疗效有显著性差异。提示耳穴埋针治疗肝内胆管结石疗效优于药物治疗。

(二)骨伤科病症

1. 网球肘

廖晓红[21]等将120例网球肘患者随机分为两组,治疗组66例,对照组54例,治疗组取阿是穴埋入医用揿钉型针,每次埋针仅限一处,夏天埋针不超过2天,其余时间埋3~4天。对照组针刺阿是穴、曲池、手三里、外关等穴,每天1次。2组均以

10天为一疗程。结果治疗组痊愈57例,好转9例,无效0例,对照组痊愈11例,好转42例,无效0例;2组痊愈率差异显著,治疗组明显优于对照组。

2. 急性腰扭伤

沈瑾[22]将急性腰扭伤患者随机分为两组,治疗组采用埋针配合运动疗法,对照组采用毫针配合TDP照射,治疗一次进行疗效评定。结果:治疗组20例,治愈10例,好转8例,未愈2例,总有效率90%,对照组20例,治愈4例,好转11例,未愈5例,总有效率75%。两组治疗结果比较有显著性差异($P<0.05$)。结论:埋针配合运动疗法治疗急性腰扭伤疗效优于单纯针刺治疗。

(三)儿科疾病

小儿遗尿

徐晓明[23]将用腕踝针埋针治疗小儿遗尿症53例作为观察组,治疗时穴取踝部下$_1$点,对照组43例采用体针疗法,取穴关元、中极、气海、三阴交,两组经过2个疗程的治疗,进行疗效评价,结果观察组53例中,痊愈8例,显效22例,好转20例,无效3例,总有效率达96.3%。对照组47例中,痊愈10例,显效23例,好转10例,无效4例,总有效率为91.5%,提示腕踝针埋针组与传统针刺组疗效差异无显著性意义。

(四)妇科疾病

1. 痛经

王红云[24]采用耳穴埋针法治疗原发性痛经68例,并以服用中成药月月舒痛经宝治疗64例作对照,结果:治疗组68例中21例治愈,41例有效,6例无效,总有效率是91.2%;对照组64例中7例治愈,38例有效,19例无效,总有效率是70.3%。治疗组疗效优于对照组,且有显著差异($P<0.05$)。

2. 更年期综合征

骆晓金[25]等采用耳穴埋针治疗更年期综合征12例,取耳穴子宫、皮质下(卵巢)、内分泌、肾、肝、缘中穴。余穴辨证加减,一般单侧取穴,两耳轮换,经治疗后显效8例,有效3例,无效1例,总有效率91.6%。疗效显著。

(五)皮肤科疾病

1. 带状疱疹

刘琪[26]采用夹脊穴皮下埋针治疗带状疱疹后遗神经痛55例,结果1次治愈者31例,2次治愈者12例,3次治愈者8例,症状减轻者4例,治愈率92.73%,总有效率100%。提示夹脊穴皮下埋针治疗带状疱疹后遗神经痛能有效改善症状。

2. 黄褐斑

肖平[27]等将48例女性黄褐斑患者随机分为2组,督脉埋针治疗组24例,百消丹对照组24例,经治疗后观察血清性激素各项指标并进行疗效分析。结果:治疗组总有效率为91.67%,对照组总有效率为62.50%,并且治疗组在改善血清性激素各项指标方面明显优于对照组。结论:督脉埋针治疗女性黄褐斑疗效显著。

3. 颜面痤疮

侯慧先[28]等运用耳穴埋针法治疗颜面痤疮患者56例,取穴:耳穴内分泌、肺、胃、面颊为主穴,脓疮型加心、肾上腺;结节型加皮质下。根据痤疮生长的部位,可另加面颊、额、下额等,经过1~3个疗程的治疗,痊愈39例,好转12例,无效5例,总有效率为91%。疗效确切。

4. 骨外侧皮神经炎

冯祯根[29]应用埋针治疗骨外侧皮神经炎73例,以皮肤感觉异常区上方3cm处为进针点,经治疗后本组73例患者均临床治愈,其中第一疗程治愈58例,第二疗程治愈12例,第三疗程治愈3例,疗效满意。

5. 扁平疣

任建军[30]采用耳穴埋针治疗扁平疣59例,取穴(耳穴):肺、神门、内分泌、皮质下及患处在耳部穴相应部位。方法:一侧埋针,左右交替,每次留针3天,每天按压3次,埋针10次为1疗程。结果痊愈26例,显效22例,总有效率达88.1%。

(六)五官科

1. 近视

李静[31]等应用耳穴埋针配合穴位注射治疗近

视眼284例,耳穴埋针:取穴肝、肾、目$_1$、目$_2$、心、神门、交感。每次取3~5穴,据病人的具体情况辨证施治,选用不同穴位,随症配穴,同时配合穴位注射法,经治疗后总有效率为91.9%。疗效显著。

2. 过敏性鼻炎

梁吉[32]等应用耳穴埋针治疗过敏性鼻炎40例,治疗时穴取单侧肺、内鼻、外鼻、额、神门,1周1次,双耳交替埋针,6次后统计疗效,埋针期间嘱患者每日用手按压针3~5次。结果治愈13例,显效18例,有效9例,总有效率100%。疗效显著。

3. 牙痛

王占慧[33]取牙痛穴(在手掌3、4掌骨指蹼下1.5寸处)埋针治疗牙痛,左侧痛针右手,右侧痛针左手,同时用甲硝唑片咬在牙痛处。针刺后观察24小时。结果86例中,在24小时内达到完全止痛,且7日内无复发为临床治愈,计76例,占88.4%;在止痛后24小时内疼痛又复发为有效,计8例,占9.3%;在止痛后3~5小时内疼痛复发为无效,计2例,占2.3%。总有效率97.7%。3~5分钟内达到完全止痛,短期止痛效果100.0%。提示本法简便易行,止痛效果好。

(七) 其他

1. 戒烟

陈巩荪等[34]采用耳穴埋针戒烟396例,治疗时先在双耳神门、肺、胃三对耳穴中,用探测器找出导电量较高的(或任选)二对穴埋针,嘱受试者用双手自行按揉埋针处,每穴5~10分钟,要求按揉时埋针处有轻刺痛,按揉后耳郭充血、发热。经治疗后记录开始治疗后第7天、1个月、6个月、10个月至2年间各随访期的吸烟量进行综合判断。结果总有效率分别为91.6%、92.0%、72.7%、69.2%、58.3%;近期有效率优于远期($P<0.05$),而全戒率则近期和远期均在35%~44%之间,无显著差异,说明本法戒烟的效果满意。

2. 毒品依赖症状

郑艳华[35]采用埋针治疗海洛因依赖者"数欠"27例,穴取列缺,每日治疗1次,10次为1疗程。1个疗程后评价疗效,结果治愈20例,显效1例,无效6例,总有效率为77.8%。

四、注意事项

(1)每次取1~2穴,一般取单侧,或两侧左右交替使用。

(2)埋针前应对针体作仔细检查,以免发生折针事故;埋针时要选用宜固定和不妨碍肢体活动的部位。如埋针后感觉不适,应取出重埋。

(3)皮肤有化脓性炎症或破溃处,不宜埋针。关节部位及胸腹部位一般也不宜埋针。

(4)埋针期间要注意清洁,避免针处着水。暑热天出汗较多,埋针时间不宜过长,以防感染。

(5)揿针型针埋针期间,埋针处每天可用手按压数次,以加强刺激,增强疗效。

参 考 文 献

[1] 仇裕丰. 介绍一种无痛长效针法——体穴埋针法[J]. 针灸临床杂志,2003,19(2):36

[2] 何玲. 论皮内针疗法的临床应用[J]. 上海针灸杂志, 2003,22(2):38~39.

[3] 王天俊. 埋针疗法的临床特点与适应证[J]. 上海针灸杂志,2007,26(10):37~38

[4] 李洪立. 皮内针埋针治疗顽固性面神经麻痹疗效观察[J]. 中华临床医药杂志,2003,(65):74

[5] 李光海. 皮下埋针治疗面肌痉挛的疗效观察[J]. 针灸临床杂志,2005,21(8):27

[6] 宋丽梅. 埋针治疗原发性三叉神经痛疗效观察[J]. 中国医药导报,2008,5(30):165~166

[7] 姜立言,苏昌明. 埋针治疗枕神经痛30例[J]. 中国临床康复,2002,6(10):1499

[8] 蔡立皓. 头埋针为主治疗急性脑梗死170例临床疗效分析[J]. 北京中医杂志,2002,21(4):239~240

[9] 王天俊. 浅谈埋针疗法在抑郁症治疗中的优势与特色[J]. 新中医,2008,40(1):108~109

[10] 田从豁,李以松,杨宏. 皮下埋针治疗哮喘的初步观察[J]. 中国针灸,2002,22(3):153~154

[11] 于萍. 耳穴埋针调整内分泌紊乱[J]. 中国社区医师, 2005,7(126):39

[12] 刘景玲,张建平. 膈俞埋针治疗顽固性呃逆[J]. 山西中医,2002,18(5):51

[13] 刘月振. 埋针法配合温针灸治疗慢性泄泻51例[J]. 中国中医药信息杂志,2002,9(4):74

[14] 王德伟. "便秘点"埋针为主治疗便秘35例[J]. 中国针灸,2001,21(7):408

[15] 魏江萍. 降压沟埋针治疗妊高征67例临床观察[J]. 山西中医,2006,22(2):39～40

[16] 李南安. 穴位埋针治疗遗尿114例[J]. 上海针灸杂志,2002,21(1):10

[17] 徐永文,徐淑云,付新运. 列缺穴埋针治疗遗精46例[J]. 中医药信息,2001,18(4):44～45

[18] 李淑华. 耳穴埋针法治疗胆囊炎35例[J]. 针灸临床杂志,2001,17(6):11

[19] 王宗江,李福臻. 耳穴埋针治疗胆道蛔虫症65例[J]. 上海针灸杂志,2004,23(12):29

[20] 吴广伟. 耳穴埋针治疗肝内胆管结石68例疗效观察[J]. 上海针灸杂志,2003,22(12):5～6

[21] 廖晓红,黄科. 埋针法治疗网球肘120例[J]. 中华临床新医学,2006,6(3):199

[22] 沈瑾. 埋针配合运动疗法治疗急性腰扭伤20例[J]. 江西中医药,2008,39(311):59～60

[23] 徐晓明. 腕踝针埋针治疗小儿遗尿症[J]. 中国针灸,1999(4):210

[24] 王红云. 耳穴埋针法治疗原发性痛经68例[J]. 浙江中医杂志,2002,37(6):249

[25] 骆晓金,李亚伟. 耳穴埋针治疗更年期综合征12例[J]. 辽宁中医学院学报,2004,6(4):329

[26] 刘琪. 夹脊穴皮下埋针治疗带状疱疹后遗神经痛55例[J]. 陕西中医,2009,30(3):336

[27] 肖平,孙远征,侯慧先. 督脉埋针治疗女性黄褐斑的临床研究[J]. 针灸临床杂志,2005,21(6):21～22

[28] 侯慧先,吴童. 耳穴埋针治疗颜面痤疮56例[J]. 针灸临床杂志,2001,17(11):10

[29] 冯祯根. 埋针治疗骨外侧皮神经炎73例[J]. 实用中医内科杂志,2003,17(4):332～333

[30] 任建军. 耳穴埋针治疗扁平疣59例[J]. 针灸临床杂志,2006,22(1):31

[31] 李静,张士军. 耳穴埋针配合穴位注射治疗近视眼284例[J]. 内蒙古中医药,2001,(4):28～29

[32] 梁吉,刘泓. 耳穴埋针治疗过敏性鼻炎40例分析[J]. 甘肃中医,1999,12(4):46～47

[33] 王占慧. 牙痛穴埋针治疗牙痛86例[J]. 中国针灸,2005,25(9):672

[34] 陈巩荪,夏明洁,卢宝铭,等. 耳穴埋针戒烟396例效果观察[J]. 中国现代临床医学,2004,3(5):80～82

[35] 郑艳华. 埋针治疗海洛因依赖者"数欠"27例[J]. 中国针灸,2008,28(9):701

[36] 徐汝德. 穴位埋藏疗法慢性病[M]. 北京:金盾出版社,2009

第六节 小宽针法

一、概 述

小宽针是在我国古代针具中的锋针、长针、大针等形状、大小的基础上,改革创新出六种型号不同的剑形钢针。小宽针法是在古代医学刺络疗法的基础上发展而来的,在临床上主要用于治疗一些常见病、多发病、慢性病和某些疑难病,具有较好的疗效。此种疗法不同于毫针疗法,小宽针治疗取穴较少,一般选穴2～3个。小宽针一般不需要连续治疗,根据病情不同、体质强弱、病程长短,只需7～15天治疗1次,3次为1疗程,通过针刺腧穴激发体内的抗病能力,扶正祛邪达到调营卫、行气血、平衡阴阳的目的。小宽针法具有见效快、疗效好、经济安全、简便易行的特点,是一种既继承中医学遗产又有创新的医疗方法。

临床中常用小宽针法治疗头痛、偏头痛、面瘫、半身不遂、坐骨神经痛、颈椎病、肩凝症、腰椎骨质增生、急性扭伤、腱鞘囊肿等疾患。

二、操作方法

1. 速刺法

速刺就是在选准的穴位上,用腕力将小宽针预先定好的尺度直接垂直刺入,不捻转,不留针,猛刺速拔的一种方法。例如,针刺天宗等腰背部腧穴及肢体上的穴位时均采用此法。主要用于针刺躯干、腰背、四肢穴位。一般进针深度约 3~5cm。

2. 点刺法

点刺就是在选取的穴位上,医者手持小宽针垂直将针尖点刺穴位,不留针,轻点后迅速出针的一种方法,也称浅刺法。点刺法主要适用于肌肉组织浅薄的头部及四肢末端上的穴位,一般进针 0.5cm 左右。对颠顶部的前顶、百会、四神聪、后顶穴以及四肢末端上的四缝、八邪、十宣等穴位均可采用这种方法。

3. 划割法

划割法主要适于治疗局限性突起物等疾病。操作方法是选准穴位,左手拇指压穴位中心处,右手持针迅速将针刺入选定的部位,达一定深度后再来回划割一下,划动深度平均1cm 左右,以达到划破局部病灶的目的,动作要轻巧灵活。注意划割度不宜过大,过大则容易引起局部血肿加剧疼痛,也不可过小,过小则不易划破局部病灶,达不到治疗目的。

4. 两步进针法

两步进针法主要适用于肌肉组织较丰厚、进针较深的穴位,一般超过 6cm 以上,这种方法分为两步。第一步是采用速刺法迅速将针刺入预定穴位 3cm 左右。第二步是右手速刺进针至 3cm 左右时,进针暂停,不要晃动,按压穴位的左手拇指抬起,变为左手拇指和食指捏住穴位两侧的皮肤,做一捏一松、一收一放的动作使局部组织充分舒张,神经、肌肉高度松弛,只有这样才能减少阻力,减少进针时的疼痛。在左手做收、放、捏、拿动作的同时,右手持针稳准缓慢垂直进针,直到预定深度后,迅速出针。如进针时遇有较大阻力,则左手收、放、捏、拿动作加大活动幅度,右手再缓慢进针,双手协调共同完成这一动作。

以上几种方法,在治疗中有时是交替使用的,如治疗坐骨神经痛,先用速刺法针刺腰部腧穴,再用两步进针法针刺环跳、委中穴,治颈椎病时先用两步进针法针刺颈灵,再用速刺法针刺大杼、天宗穴。在治疗同一疾病中,有时可采用 2 种或 3 种方法,选择和使用手法要根据病人体质、疾病的性质、所选穴位而定。

三、现代文献

(一) 内科疾病

癫痫

陈克炳[1]等采用小宽针针刺埋线并口服中药治疗癫痫 268 例,经治疗后痊愈 150 例,近愈 83 例,好转 32 例,无效 3 例,总有效率 99%。

(二) 骨伤科病症

1. 颞下颌关节功能紊乱综合征

张红英[2]运用小宽针治疗颞下颌关节功能紊乱症 73 例,取下关、颊车,经治疗本组痊愈 72 例,有效 1 例,总有效率 100%。

2. 颈椎病

魏红[3]运用小宽针治疗颈椎病,主穴取颈灵、大杼。肩臂疼痛麻木配天宗,取患侧。用小宽针刺后拔罐。每隔 10 日针治一次,辅助用药。患者若形体不衰,病情单纯,经针一次后即感症状明显减轻,可单用针刺术就能痊愈。若素体较差,或兼证多端,须配合中药以辅助治疗。根据辨证,分瘀血阻滞型、痰湿留着型、痰瘀混合型,选用相应的方药。治疗 1000 例,有 721 例单行针刺术治疗,279 例辅助中药治疗,痊愈 918 例,显效 66 例,好转 16 例,有效率达 100%。其中针刺 2 次痊愈 213 例,3 次痊愈 508 例,4 次痊愈 197 例,显效 66 例,好转 16 例。临床疗效确定。

3. 肩周炎

刘维祥[4]应用小宽针针刺拔罐治疗肩周炎 96 例,经治疗,3 次痊愈者 37 例,4 次痊愈者 35 例,5

次痊愈24例,3例中途停止治疗,总治愈率为97%。结果表明小宽针疗法操作简便,安全可靠,疗效显著。

4. 膝关节积液症

张红英[5]以小宽针治疗膝关节积液症78例,治疗以关节肿胀局部取穴为主,可选用血海、梁丘、内外膝眼、鹤顶、委中、阴陵泉、阳陵泉等。结果:痊愈51例,显效19例,有效8例,总有效率达100%。

5. 耻骨直肠肌综合征

石平安[6]采用自制小宽针切断部分耻骨直肠肌束,从而解除耻骨直肠肌痉挛,减少了手术引起的损伤大、易感染等不良反应。结果:28例患者术后随访6个月～2年,痊愈25例,占89%,显效2例,占7%,有效1例,占3.5%,总有效率100%。疗程平均为10天,术后临床观察未发现后遗症及并发症。说明小宽针治疗耻骨直肠肌综合征是一种可行的方法。

6. 胸肋综合征

张红英[7]采用小宽针治疗胸肋综合征。以局部疼痛点阿是穴为主,选准疼痛发生部位的中心点,以左手拇指稳准按压,固定中心部位,并嘱病人不要活动,右手拇指和食指捏住针体,控制进针深度,小指顶住针柄,以中指和无名指扶住针体,针尖与皮肤成90°垂直角,直接刺入穴位,深达骨膜上,并沿肋骨方向划动0.5～1.0cm左右,以划破骨膜为度,然后速用闪火法将玻璃罐扣在针刺的穴位上约停1分钟,待穴位出血约1ml时起罐,用消毒纱布拭净,并敷消毒纱布按揉穴位1分钟,然后沿肋骨方向轻推12次。20天1次,3次为1个疗程。94例中,痊愈81例,占86.17%,有效13例,占13.83%。总有效率100.00%。痊愈81例,经1次治疗痊愈39例,2次治疗痊愈26例,3次治疗痊愈16例。

7. 梨状肌综合征

张红英[8]采用小宽针治疗梨状肌综合征。治疗方法:主要取环跳穴,配穴委中、承山。患者取俯卧位,常规消毒后,医者用右手拇指和食指捏住针体,控制进针深度,小指顶住针柄,以中指和无名指扶住针体,针尖与皮肤呈90°垂直角,直刺入穴位。针刺环跳穴时先刺入皮下组织然后缓慢向股骨颈处进针深达2.0～3.0寸;针刺委中、承山穴时先刺入皮下组织然后缓慢向下进针1.0～1.5寸。三穴均不留针,出针后,速用闪火法在针刺的穴位上拔罐,留罐1分钟左右,每穴出血约1ml时起罐,7天治疗1次,5次一个疗程。治疗186例中,痊愈121例,占65.0%,显效47例,占25.3%,有效18例,占9.7%,总有效率100.0%。痊愈的121例中,经1次治愈者7例,经2次治愈者26例,经3次治愈者58例,经4次治愈者9例,经5次治愈者4例,经1疗程以上治愈者7例。

(三) 皮肤科疾病

1. 臀上皮神经炎

张红英[9]应用小宽针治疗臀上皮神经炎126例,治疗时以局部痛性筋束阿是穴为主,结果痊愈93例,有效33例,总有效率为100%。疗效显著。

2. 骨外侧皮神经炎

张红英[10]采用小宽针浅刺治疗股外侧皮神经炎46例,治疗时以局部取穴为主,7天治疗1次,5次为1疗程。结果痊愈29例,显效13例,有效4例,总有效率达100%。疗效显著。

(四) 注意事项

(1)针刺前必须严格消毒针具及穴位,以防发生感染。病人体位一定要舒适,不可偏斜歪扭,防止取穴不准确。

(2)取穴时左手拇指要平压压紧,不能将穴位局部的皮肤拉向一侧,或压而不紧而引起疼痛。针刺中一定要使针尖与皮肤保持90°直角刺入,不可斜刺。斜刺时针孔过大,既达不到预定深度,又偏离了穴位,降低了治疗效果。

(3)针刺治疗时,取穴时要避开大的血管和神经。一定要沿主要神经干和动静脉血管走行方向,进针时不可横刺和斜刺,避免误伤神经和血管,引起不良果。

(4)针眼处贴敷的胶布,要嘱病人在24小时内取下,以防贴敷时间过久,引起局部皮肤过敏。

(5)针刺治疗各种疾病一般选用2～6个穴位,

间隔7～15天治疗1次。使用划割法治疗骨膜炎、跟骨刺时,须间隔20天治疗1次。3次为1疗程。每个疗程结束后,需休息1～2个月。症状完全消失就不再治疗。如仍有不适感觉,可再行第二个疗程治疗。

(6)孕妇及严重心脏病患者、血小板减少至80×10⁹以下者禁刺。

(7)久病体弱者、长期服用激素者慎刺。

参 考 文 献

[1] 陈克炳,赵明芬. 小宽针针刺埋线并口服中药治疗癫痫268例[J]. 人民军医,1991(4):45～46

[2] 张红英. 小宽针治疗颞下颌关节功能紊乱症73例[J]. 上海针灸杂志,1997,16(1):24

[3] 魏红,杨润河. 小宽针为主治疗颈椎病1000例观察[J]. 光明中医,2004,19(2):63

[4] 刘维祥. 小宽针针刺拔罐治疗肩周炎96例[J]. 山东中医杂志,1995,14(1):16～17

[5] 张红英. 小宽针治疗膝关节积液症78例[J]. 颈腰痛杂志,1998,19(2):130～131

[6] 石平安. 自制小宽针治疗耻骨直肠肌综合征28例[J]. 中医杂志,2003,44(增刊):191

[7] 张红英,王彦,王金霞. 小宽针为主治疗胸肋综合征94例[J]. 中国针灸,1999,(4):202

[8] 张红英. 小宽针治疗梨状肌综合征186例[J]. 中国针灸,1996,(11):744

[9] 张红英. 小宽针治疗臀上皮神经炎126例[J]. 上海针灸杂志,1998,17(4):30

[10] 张红英. 小宽针浅刺治疗股外侧皮神经炎46例[J]. 颈腰痛杂志,1996,17(3):172

[11] 建中. 国医妙招[M]. 北京:北京科学技术出版社,2009

第七节 火 针 法

一、概 述

火针疗法是将特制的无毒的不锈钢粗针,用火烧红后刺入腧穴或特定部位以治疗疾病的方法。《内经》称为"燔针"、"焠刺",《伤寒论》称"烧针",《小品方》称为"火针",《资生经》称为"白针",民间蜀人称为"煨针"。明以来《针灸大成》、《针灸聚英》、《针灸集成》等均相沿称"火针"。此法始见于《灵枢·官针》:"焠刺者,刺燔针则取痹也","焠"乃火灼之意,"燔针"即火针,是言用烧红的针以治痹证的方法。

火针的治疗作用可分为几方面:①扶正助阳,温通经络。②祛风除湿、活血化瘀。③软坚散结、消肿止痛。④去腐排脓,生肌敛疮。⑤祛邪引热,泻火解毒。现代医学认为,火针直接刺激病灶及反射点,能迅速消除或改善局部组织水肿、充血、渗出、粘连、挛缩、缺血等病理变化,从而加速局部体液和血液循环,旺盛代谢,使受损组织重新修复。

当今,火针的治疗范围日益广泛,可治疗内、外、骨伤、妇、儿、皮肤科等多种疾病,特别是对内科、妇科某种疾病的治疗,效果尤为显著。(见彩色插页图9-7-1,图9-7-2)

二、操作方法

1. 选穴与消毒

火针选穴与毫针选穴基本相同,根据不同病症取穴,或以"以痛为腧"的局部取穴法选穴。选穴后要采取合适体位,一般以卧位最佳,还须防止患者体位改变,影响取穴的准确性。针刺前注意消毒,先用碘酒消毒,再用酒精棉球脱碘。

2. 烧针

烧针是使用火针的关键步骤,《针灸大成》说:"灯上烧,令通红,用方有功。若不红,不能去病,反损于人"。因此在使用前必须把针烧红,才能使用。

火针烧灼的程度有三种，根据治疗需要，可将针烧至白亮、通红，或微红。若针刺较深者，需烧至白亮，速进疾出，否则不易刺入，也不易拔出，而且剧痛。如属较浅的点刺法，可以烧至通红，速入疾出，轻浅点刺。如属浅表皮肤的烙熨法，则将针烧至微红，在表皮部位轻而稍慢地烙熨。

烧针用的灯火以酒精灯比较方便，一般左手持灯，右手持针，靠近施术部位。针烧红后迅速针刺。烧针的次序是先烧针身，后烧针尖，若针身发红而针尖变冷者则不宜进针。

3. 针刺的深度

应根据病情、体质、年龄，以及针刺部位的肌肉厚薄、血管的深浅情况正确掌握针刺深度，要求既能祛邪，又不伤皮肉为佳。《针灸大成》中说："切忌太深，恐伤经络，太浅不能去病，惟消息取中耳"。一般四肢及腰腹部可稍深，刺至2～5分深；胸背部穴位针刺宜浅，可刺1～2分深。主要应以病变深浅为准，以针芒达到或接近为度；浅刺时，扣刺力量不能太猛，须均匀、稀疏，以免造成表皮剥脱。火针一般间隔3～6日治疗1次，病程按病情、体质而定。颜面部除了面部痣及扁平疣外一般不用火针，尤其靠近五官的穴位不宜火针针刺。

火针针刺后，立即用棉球或手指按压针孔，可以减少疼痛，以免出血。针孔的处理，视针刺深浅而定，如果针刺1～3分深，可不作特殊处理，若针刺4～5分深，可用消毒纱布敷贴，胶布固定1～2天，以防感染。

4. 技术操作要领

（1）火针针尖部位蘸取一定量的燃用油，可使针尖燃烧均匀。

（2）操作时左手先将所要针刺部位的皮肤捏起，右手持针快速刺入。

（3）出针时用消毒干棉球按压针孔片刻。

（4）针孔处理：用火针浅刺时不用特殊处理，深刺时表面需用无菌纱布敷贴，用胶布固定1～2天。

5. 其他

治疗疣、痣、瘰疬、痈、疽、疮疡、痔疮、鸡眼等外科疾病时，操作方法为局部严格消毒后，将烧红的火针在病灶的中央深刺一针，然后在其周围浅针数针，注意勿伤及好肉，轻者可在表面涂上碘酒，数日后可自行结痂脱落；重者可在表面涂上碘酒，再用消毒干棉球擦拭后，用无菌纱布敷贴，胶布固定。

三、经典文献

1. 火针针具

古代记载的火针针具其形状不尽相同，临床根据疾病的差异，选用的火针也不一样。《千金要方·用针略例》卷二十九"火针亦用锋针，以油火烧之……"，锋针作为常规火针用具，在古代临床上应用非常广泛。《医心方·针例法》卷二"……燔大症积用三隅针；破痈肿皆用铍针，量肿大小之宜也；小积及寒疝诸痹及风，皆用大员利针……皆烧针过热紫色为佳，深浅量病大小至病为度。"针对不同病症，使用不同针具。《针灸聚英·火针》卷三"川僧多用煨针，其针大于鞋针、火针，以火针烧之可用，即九针中之大针是也。"煨针是川蜀习惯的火针工具，即九针中之大针，有学者认为，大针的"大"乃"火"字传抄之误。对此，清·吴谦《医宗金鉴·刺灸心法要诀》中解释，"大针者，即古人之燔针也。"此针尖形如杖，针尖稍圆，仿锋针，长约四寸，主治关节内有水气停留的疾患，泻水作用较强。《疡科会粹·心集》"不拘金银，打成烙铁；每用艾火烧通红，趁热烫患处。"把烙铁烧红作为治疗疮疡的工具，可见火针针具选择的空间非常大。

此外，《针灸聚英》载：为"世之制火针者，皆用马口卸铁"，"此针惟是久受火气，铁熟不生为上。莫如火炉中用废火箸制针为佳也。初制火针，必须一日一夜，不住手以麻灯火频频蘸烧，如是终一日一夜，方可使用"。文中不仅论及制作材料，还涉及到火针制作的全过程。

2. 取穴方法

在《灵枢·经筋》[1]中，言明火针取穴方法是"以痛为俞"、"以知为数"，针刺方法采用疾刺疾出的"劫刺"。"以知为数，以痛为俞"是指用火针治疗痹病，在其痛之处刺之，故曰"以痛为俞"；若以一针未知，则再刺之，以知觉应效为度，故曰"以知为数"。在取穴时，应做到定穴准确，为此，《针灸聚英》[2]载"以墨记之,使针时无差",并可"先以左手按定其穴,然后针之"。

3. 适应证

在《内经》时期,火针主要用于痹症、水肿、经筋病及骨脉病的治疗,其中一则为火针治疗腹中虫证。《灵枢·官针》"九曰焠刺,焠刺者,刺燔针则取痹也。"又《灵枢·经筋》"经筋之病,寒则反折筋急,热则筋纵不收,阴痿不用,阳急则反折,阴急则腹不伸。焠刺者,刺寒急也;热则筋不收,无用燔针。"《灵枢·寿夭刚柔》中记载"黄帝曰:刺寒痹内热奈何?伯高等曰:刺大人者以药熨之,刺布衣者以火焠之"。可见火针最初是为疗筋急寒凝之痹症而设的。同时,《内经》中还有火针治疗经筋、骨病的记载,如"岐伯曰:……。病在骨,调之骨。燔针劫刺其下及与急者;病在骨,焠针药熨……"(《素问·调经论篇》)。"转筋于阳治其阳,转筋于阴治其阴,皆焠刺之"(《灵枢·四时气》)。此外,《灵枢·厥病》中还记载了用火针治疗虫症,"肠中有虫瘕……以手聚按而坚持之,无令得移,以大针刺之,久持之,虫不动,乃出针也。"

此后火针的应用多向外科发展。《千金要方》把火针的治症范围扩展到外科和急症等多种疾病,如疔毒、疮疡、瘭疽、目眩、走马黄疸等;《刘涓子治痈疽神仙遗论·针烙宜不宜》"疽初生赤硬……其患处疮头不拘多少,其间须有一个最大者,即是大脓窍,当用熟铁大针头如钗脚者,于麻油灯上烧令热透,插入一寸至二寸。"明·《针灸聚英》"火针者,宜破痈毒发背,溃脓在内,外皮无头者。"并且指出"凡症块结积之病,其宜火针,比非万效之功,火针甚妙。"书中对用火针治疗瘫痪评价甚高,如"凡治瘫痪,尤宜火针,易获功效。盖火针大开其孔,不塞其门,风邪从此而出。"明代薛己的《外科枢要》记载了火针治疗流注、附骨疽等,有助于排脓、敛口、生肌。陈实功《外科正宗》详述了火针治疗瘰疬、鱼口、便毒、横痃等病。

在火针治疗内科疾病方面,古代医家也总结了一定的经验。宋代王执中《针灸资生经》以医案的形式记载了心腹痛、脚卒肿、腰痛、哮喘、腹寒热气、尸厥等症的火针治疗过程。《千金要方·风眩》卷十四"夫风眩之病……困急时但度灸穴,使火针针之,无不瘥者,初得,针竟便灸,最良。"风眩指因风而起的眩晕,用火针可以熄风解郁。《夷坚乙志》卷十四"又尝病黄疸,势已殆,有妪负小匣至门,家人问所货何物?曰'善烙黄'。呼使视之,发匣,取钱匕烧热,上下熨烙数处,黄色应手退。"[3]

在火针治疗五官疾病方面,古人的著述也颇为丰富。《圣济总录·钩割针镰》卷一百一十三"凡目生顽翳者,可用火烧铜针轻点,传波斯国银矿名悉兰脂,点之不痛,勿用别法。"又《医学纲目·牙齿痛》卷二十九"治齿痛:金钗股火烧针痛处,即止。"清代吴仪洛《本草从新》将火针用于治疗眼科疾患。[4]

从古代文献记载看,火针广泛用于外科、内科、五官科等多种病症的治疗。也用于止血。尤多用于痈疽及诸黄症的治疗。唐宋间出现了专以火针烙黄为业的专科医生,并出现了火针烙黄的专书——《点烙三十六黄经》,足见当时火针烙黄运用之广泛。

4. 禁忌证

(1)火针在人体的禁忌部位:《千金要方·用针略例》卷二十九"巨阙,太仓,上下脘,此之一行有六穴,忌火针也。"此六穴的深部有重要脏器,故忌之。高武《针灸聚英·火针》卷三"人身诸处皆可行针,面上忌之。"颜面部血管和神经丰富,用火针易感染,留瘢痕,影响美观,故忌之。

(2)火针应随季节时令而改变,不能违背人体的生理规律:《针灸聚英·火针》:"凡季夏,大经血盛皆下流两脚,切忌妄行火针于两脚内,及足则溃脓肿疼难退。"随着季节的变化,人体气血盛衰的部位亦有所不同,如脚气多发于夏季,夏季多湿,血气湿气皆下聚两脚,若误行火针,则反加肿疼,不能行履。

(3)太阳病汗后误下之后不宜用火针:《金匮玉函经·辨不可火病形证治》:"太阳病,医发其汗,遂发热恶寒,复下之,则心下痞,此表里俱虚,阴阳气并竭,无阳则阴独,复加火针,因而烦……"太阳病汗后误下,导致阴阳表里俱虚,此时复加火针,则劫夺精气,更损阴阳,则由"心下痞"又添"心中烦乱",

是谓添病而非祛疾。除此之外，阳脉浮、阴脉弱、营气微、卫气衰的病人亦不用火针。这是因为加烧针，血留不行更发热而烦躁。

(4)《针灸聚英》强调"大醉之后，不可行针"。

5. 注意事项

(1)火针务在猛热：使用火针时，将针体烧得发亮发白是治病的关键。如《千金要方·用针略例》"……以油火烧之，务在猛热，不热即于人有损也……"《本草纲目·火针》"……烧令通赤用之，不赤或冷，则反损之，且不能去病也……"。《针灸聚英》中提到"烧令通红，用方有功，若不红者，反损于人，不能去病"，同时为避免操作时术者手被灼伤，书中还提出了解决办法，即"烧时令针头低下，恐热伤手"，"先令他人烧针，医者临时用之，以免致手热"。

(2)掌握好火针针刺的深浅度：《本草纲目·火针》卷六"……凡用火针，太深则伤经络，太浅则不能去病，要在消息得中。针后发热恶寒，此为中病……"。这里提到"针后发热恶……火针甚难，须有屠儿心、刽子手，方可行针。先以左手按定其穴，然后针之。切忌过深，深则反伤经络，不可过浅，浅则治病无功。但消息取中也……"。并指出"不适深浅，有害无利"，可见，医者只有掌握好针刺的深浅度才能"消息得中"，针到病除。

(3)出针及出针后的反应和处理：《针灸聚英》云"凡行火针，一针之后，疾速频去，不可久留"，但是对于结块之病，也可"于结块之上"，"停针慢出"，"转动其针，以发出污滞"。出针之后，应"寻即以左手速按针孔上，则疼止，不按则痛甚"。火针之后的反应，书中记载："凡下火针，经一宿，背上发烧恶寒，此为中病，无害事也"。

(4)火针刺后应注意保护针孔：《医心方·针例法》卷二"……针讫以烧钉赤，灸上七过佳也，毋钉灸上七壮而引之佳也，不则大气伏留以为肉痛也。若肉薄之处不灸，亦得大禁水入也。禁冷饮食，疮不发者，欲不作瘢者……"。此段大意是说：火针之后用针钉烧红针孔表面，如无铁钉时，亦可当针孔灸七壮，不然，针孔内热气伏留而不得泻易成痈疾；若于肉薄处行火针，针后可不灸，但要防止着水，并禁食冷物。

(5)火针使用的时间间隔：《千金要方·用针略例》卷二十九"隔日一报，三报之后，当脓水大出为佳……"。这里的"报"就是火针针刺的意思。火针的使用周期不同于一般针刺，它有使用次数少，间隔时间长，每次操作时间短，疗效较迅速的特点。

四、现代文献

(一)治疗概况

1. 内科疾病

(1)头痛：张和平[6]采用火针治疗风寒头痛49例，治疗时穴取风府、天柱、百会，常规消毒后，再涂上薄薄一层万花油。点燃酒精灯，右手持小号火针，用酒精灯的外焰将针烧至红白发亮时，以稳、准、快的手法点刺腧穴约0.2～0.5cm，并迅速拔出，然后用消毒干棉球按压针孔1～2分钟，再涂上一层万花油。3日1次。所治患者均接受5次治疗，结果痊愈36例，显效6例，有效5例，无效2例，总有效率为95.9%。疗效显著。

(2)面瘫：刘在亮[7]用火针治疗顽固性面瘫32例，以阳白、太阳、迎香、地仓、下关为主穴，配以翳风、牵正、承浆、四白、风池，经治疗后痊愈18例，好转11例，无效3例，总有效率为9.4%，疗效明显。

(3)三叉神经痛：朱少可[8]运用火针加穴位阻断治疗三叉神经痛20例，治疗时取扳机点，以细火针烧至白亮浅点刺，速进疾出，点刺3～5针，要将扳机点全部点到，一般针后疼痛大为减轻。火针隔日治疗1次，一般针1～3次。火针1～3次治疗后行穴位阻断。本组经1～3次火针治疗，1次穴位阻断，治愈13例，显效4例，有效3例，无效0例，总有效率100%。疗效确切。

(4)痛症：邰秀芬[9]采用火针治疗痛症68例，治疗时在病变部位所在肌肉、韧带的起止点、肌腹等处，寻找压痛点或阳性反应物(即条索状、软泡状物)，然后在此点用拇指指甲做一"十"字标记，其"十"字交叉点即为治疗点。一般每次确定1～3个治疗点。每3天治疗1次，最多治疗4次。结果治愈率达100%。说明火针治疗痛症疗效显著。

(5)面肌痉挛：李群等[10]应用火针为主治疗顽固性面肌痉挛，治疗时患者取卧位，用30号1寸毫针，酒精灯将针烧红至变白后迅速点刺痉挛局部阿是穴及相应经穴。如眼睑跳动取太阳、承泣、四白；口角跳动取地仓、迎香、颧髎、下关、颊车等穴。进针深度约一分许，速进速出不留针。据病情轻重确定取穴数量，一般点刺5~10个穴，隔日针1次。一般初发者1~2次即可获愈，久病者以6次为1个疗程。疗程间休息3天，一般1个疗程即可见效。

(6)痹症：徐秀芳[11]于三伏天应用火针治疗风湿性关节炎50例，治疗时肩部取肩髃、肩髎、肩贞、肩内陵；膝部取犊鼻、内膝眼、阳陵泉、鹤顶。如肿痛明显，可取肿胀最高点或压痛最明显处。根据病人耐受程度，每次取2个穴或4个穴；每伏入伏第1天治疗1次。每隔3日针刺1次，即每伏治疗3次，共治疗9次。结果50例患者显效31例，占62%；有效18例，占36%；无效1例，占2%。总有效率98%。

(7)中风：张晓霞等[12]采用火针治疗缺血性中风53例，随机设定对照组40例，治疗组与对照组病例同时针刺手足十二针，静点中药血栓通注射液20ml 3周。其中治疗组加火针点刺百会、四神聪、曲池、外关、合谷、阳陵泉、足三里、太冲，隔日1次。通过比较发现，两组病人的中风病积分与面瘫症状的改善，治疗组与对照组有明显差异，治疗组优于对照组。

(8)哮喘：吴名[13]采用火针治疗哮喘34例，主穴取肺俞双侧；配以定喘双侧、风门双侧。治疗最短1疗程，最长3疗程后进行统计疗效。结果治愈26例，占76.5%，好转7例，占20.6%；无效3例，占2.9%。总有效率97.1%，疗效满意。

(9)慢性结肠炎：王玉兰[14]以火针治疗慢性结肠炎64例，治疗时取水分、中脘、天枢、关元、阴陵泉、命门穴，局部常规消毒，将火针在酒精灯上烧至白亮，在已选穴位快速进针，即刻出针。深度基本同毫针针刺深度，每3天治疗1次，7次为1疗程，经治疗2个疗程痊愈48例，占75.0%；显效14例，占21.9%；无效2例，占3.1%，有效率96.9%。疗效甚著。

(10)慢性胃炎：孙媛媛[15]将145例患者随机分为火针组、毫针组和药物组。其中火针组65例，毫针组36例，药物组44例，经治疗后火针组总有效率达90.8%，明显优于毫针组的77.8%及药物组的56.8%，说明火针法是治疗脾胃病的有效方法之一。

(11)臀上皮神经疼痛综合征：李晓清等[16]采用火针治疗臀上皮神经疼痛综合征30例，穴取阿是穴（髂嵴中点下两横指处之压痛点）、肾俞、气海俞、秩边、承扶、殷门、委中，均取患侧。治疗4周后统计疗效，结果治愈22例，好转8例，有效率100%，疗效显著。

2. 外科疾病

(1)痔疮：丁向荣等[17]采用火针点刺龈交穴治疗痔疮36例，其中治愈28例，痔核消失，带血及不适感均消失；显效8例，痔核明显缩小，带血及不适感消失或减轻。总有效率100%。治疗时间最短1次，最长5次。疗效显著。

(2)丹毒：李岩等[18]采用火针刺络放血治疗下肢复发性丹毒，经治疗本组28例患者全部治愈，全身及局部症状消退，白细胞计数恢复正常。针刺最少5次，最多16次。随访1年，无复发。疗效确切。

(3)乳腺炎：沙黑拉[19]采用火针治疗急性化脓性乳腺炎68例，治疗时穴取阿是穴（肿块波动处），同时配合针刺肩井、膻中、足三里，发热者加曲池。经治疗后3次治愈47例，5次治愈21例，总有效率100%，疗效满意。

(4)乳腺增生：高映辉等[20]将72例乳腺增生病患者随机分为治疗组40例和对照组32例。治疗组用火针留刺法治疗，每周1次；对照组用口服"乳癖消"治疗，每次6片，1天3次。两组均以4周为1疗程，3个疗程后观察分析疗效。结果：治疗组40例中，临床治愈26例，显效10例，有效3例，无效1例，治愈率65.0%；对照组32例中，临床治愈11例，显效12例，有效8例，无效1例，治愈率34.38%。治疗组治愈率明显优于对照组（$P<$

0.05)。提示火针留刺法是治疗乳腺增生病的有效方法。

3. 骨伤科病症

(1)踝关节扭伤：陈建国等[21]以火针治疗急性踝关节扭伤62例，经治疗后痊愈52例(83.9%)，好转10例(16.1%)；总有效率100%。疗效甚著。

(2)颈椎病：陈晓强等[22]将120例椎动脉型颈椎病患者随机分成两组：治疗组60例给予"火针正骨"进行治疗；对照组60例给予针灸加川芎嗪静点进行治疗。两个疗程后进行疗效评定和经颅彩色多普勒(TCD)检查。结果：治疗组有效率为100%，对照组有效率为76.7%，两组比较差异有非常显著性意义($P<0.01$)；两组TCD检测的血流速度差异有显著性或非常显著性意义($P<0.05,P<0.01$)。结论：火针正骨法疗效明显优于对照组。

(3)滑囊炎：宋少可等[23]应用火针治疗跟后滑囊炎29例，治疗时先用提针找到压痛点，再行火针治疗，每周1次，3次后统计疗效，结果经治1～3次后症状全部消失者24例，症状大部分消失，行久仍稍有疼痛5例。本组29例全部有效。

(4)棘突炎：芮金凤[24]采用火针点刺治疗棘突炎，取局部压痛点进行治疗，隔7天点刺1次，结果本组共46例，痊愈39例，好转7例。有效率100%，疗效确切。

(5)背肌筋膜炎：韦英才[25]采用火针疗法治疗腰背肌筋膜炎，其将78例患者随机分为2组。治疗组50例，采用火针疗法治疗；对照组28例，采用针灸治疗。结果：总有效率治疗组为94.0%，对照组为64.3%，2组比较，差异有显著性意义($P<0.05$)。结论：火针疗法治疗腰背肌筋膜炎效果显著。

(6)腋臭：邵有法[26]采用火针加闪罐的方法治疗腋臭12例，治疗时先用三棱针于少商穴处放血3～5滴，然后用火针刺极泉穴及极泉穴旁开0.8寸上、下、左、右各刺1针，针后加拔闪罐10～15次，留罐半分钟左右，以局部皮肤潮红为度，拔罐时针眼有血及黄色液体渗出，用消毒干棉球擦干净，无需包扎，禁水3天，防止感染。7天治疗1次，3次为1疗程，2疗程后统计疗效，结果痊愈10例，好转2例，总有效率为100%。疗效显著。

4. 妇科疾病

刘玲玲[27]采用火针治疗妇女痛经50例，治疗时以火针疗法为主，辅以毫针和灸法，以关元、次髎、十七椎为主穴，同时辨证配穴，结果经火针治疗1～3个周期后，痊愈21例，占42%，好转26例，占52%，无效3例，占6%，总有效率为94%。

5. 皮肤科疾病

(1)带状疱疹：张继成[28]应用火针治疗带状疱疹62例，治疗时选取三头火针，烧至发白，快速、多次点刺疱疹。为了减轻疼痛，每点刺一下，就用消毒棉签蘸5%利多卡因涂擦一下点刺部位。点刺深度应根据病情、体质、年龄和针刺部位的肌肉厚薄、血管深浅而定，一般而言，腰腹部点刺稍深，可刺2～5分深；胸背部点刺宜浅，可刺1～2分深。治疗隔日一次，1周为1疗程，疗程间休息2天，继续第二疗程治疗。结果62例全部治愈，其中3次治愈15例，1周治愈30例，2周治愈15例，治疗时间超过2周2例。结论：火针治疗带状疱疹疗效满意，无后遗神经痛。

(2)神经性皮炎：潘书林[29]等采用火针治疗神经性皮炎89例，选病灶处为局部治疗部位。治疗隔3日1次，15次为1疗程，2个疗程间隔5～7天。经治疗痊愈68例，显效19例，无效2例，总有效率为97.8%。疗效显著。

(3)白癜风：修猛刚等[30]运用火针点刺治疗白癜风80例，治疗时，患处常规消毒麻醉后，将1根尖头火针针头置酒精灯火焰中加温至火红色。待患处局麻生效后，即取之均匀点刺患处，另将第2根火针加温备用。当第1根火针温度明显下降时，迅速更换第2根火针进行点刺。5～7天治疗1次，10次为1疗程。每疗程观察记录1次皮损变化，3个疗程后停止治疗，判定疗效。结果治愈者58例，占72.5%；有效者22例，占27.5%。本组80例全部有效。

(4)痈：张重阳等[31]采用中医的粗火针烙法排脓治疗痈，经治疗54例患者全部治愈，实验室检查白细胞计数及中性粒细胞均已正常，贫血低蛋白得到明显的纠正,血糖控制在正常范围或稍高。治愈时间10～40天,平均15.5天。疗效甚著。

(5)痤疮:黄蜀等[32]用火针疗法治疗痤疮1068例,治疗时局部取每个结节或囊肿顶部中央及基底部。整体取肺俞、膈俞、脾俞。5天1次,连续4次,20天后观察结果,1068例患者治疗2个疗程后痊愈561例(52.5%),显效283例(26.5%),好转149例(14.0%),无效75例(7.0%),总愈显率为79.0%。

(6)湿疹:马占松[33]采用火针放血治疗下肢静脉曲张性湿疹31例,治疗时患者取坐位,患肢自然着地,或将患肢抬高平放在凳子上。安尔典消毒后在湿疹周围距湿疹外缘0.5～3cm范围内分散选5～10个针刺点。火针在酒精灯上烧令针尖及上0.5～1cm通红,自下而上快速点刺,深2～4mm,出血50～100ml。棉签按压针孔止血或待出血自止。经治疗痊愈28例,占90.3%;好转2例,占6.5%;无效1例,占3.2%。总有效率96.8%,疗效显著。

(7)疖:胡承晓等[34]应用火针烙法排脓治疗面部化脓性疖,治疗方法:患者取仰卧位,遮住双眼。常规消毒局部,纹式钳夹住酒精棉球后,点燃,烧红三棱针的尖部。这时,一手固定脓腔,另一手持烧红尖部的三棱针,直烙疖肿的白色脓头处,三棱针烙入脓腔后,阻力突然消失,有刺空感,随后拔出三棱针,脓液随之流出,用无菌棉球擦干脓液后,外敷地榆油(由地榆、香油组成,有凉血解毒的功效)纱条,无菌纱布及医用胶布固定。排脓后一般不需服药,创面每日用地榆油纱条换药1次,3天后局部红肿消退,用纹式钳伸入脓腔,取出脓栓,继续用地榆油纱条换药,每日1次。结果35例全部痊愈,局部红肿热痛消失,创面愈合。时间最快5天,最慢12天,平均愈合时间7.5天。

(8)扁平疣:陈友义[35]用火针疗法治疗扁平疣1500余例,结果所有病例火针施术后,创面干燥,不渗水不出血,次日成痂,3～7天脱痂。1个月后90%病例见不到创伤印迹,皮肤光滑无痕,表明火针疗法治疗扁平疣效果满意。

(9)鸡眼:詹光宗等[36]探讨火针治疗鸡眼的疗效,使用与鸡眼直径相当的平头或多头火针,用酒精灯外焰把针烧红至发白速刺入鸡眼中心直达基底部速出,用无菌棉球压少许,不包扎不上药。结果有效率和治愈率均为100%。说明火针治疗鸡眼操作简便安全,治愈率高,患者痛苦小。

(10)褥疮:阎翠兰等[37]采用火针治疗褥疮22例,治疗时于局部褥疮病灶处行火针治疗,如褥疮严重者应配合整体治疗。经治疗后22例中除1例治疗2次、20天愈合为显效外,其余均1次治愈。疗效明显。

6. 五官科

关健美等[38]应用火针点刺治疗慢性咽炎56例,取穴:廉泉、天突、扶突、咽后壁增生的淋巴滤泡或扩张的小血管。经治疗后痊愈30例,显效14例,有效8例,无效4例,总有效率为92.9%。疗效显著。

(二)应用体会

1. 庄礼兴对火针的应用

庄礼兴是广州中医药大学第一附属医院教授、主任医师。庄教授擅长用针灸治疗疑难杂病,尤以应用火针治疗软组织损伤,疗效显著。现将其经验介绍如下:

(1)火针治疗软组织损伤的要领和优点。庄教授将火针的操作要领概括为"红、快、准"三字,即操作时,须将针烧至发白,借热力方可速进速出。火针法要求进针快,准确地刺中穴位就更重要,要求操作者发针、刺穴不可偏差。他认为火针治疗软组织损伤疗效快而简捷方便。

(2)火针取效的关键。庄教授认为,火针操作时做到红、准、快可使患者痛苦小,并不代表疗效一定好,而火针针刺的深度才是取效的关键。庄教授认为,要控制火针深浅需掌握三要素:一是选择针具,刺深选细针,浅可选细针、亦可用粗针;二是烧针长短,需刺深则烧针宜长,刺浅则烧针宜短;三是用力大小,深刺需稍用力,浅刺则力小,力大力小均要以虚劲着针,不可持针太实,否则易刺入过深或折断或弯针。

(3)火针治疗软组织损伤的机理及阿是穴取用

方法。庄教授认为,火针治疗软组织损伤可能是由于减轻局部组织内压力,改善了局部血循环,且火针提高了痛阈,另外火针造成的穴位灼伤,可长时间地刺激穴位,从而起到良好治疗作用。火针治疗软组织损伤,其必刺部位是压痛点即阿是穴。庄教授认为,阿是穴(压痛点)除病变局部压痛点外,还有远端压痛点、局部动痛点及移痛点、异物点。软组织损伤的局部压痛点多在肌肉和肌腱的起止部位,可通过手指切循取最明显的几个作为针刺点;远端压痛点则是在病灶远处的一些压痛点,如肩关节疼痛在阴陵泉下1寸左右有压痛点;关节部位的动痛点常在关节处于某个角度时出现压痛点,取穴需固定关节角度;移痛点常在压痛点对侧的健侧取相对位置;异物点是一些软组织损伤出现的条索状物如胃病在胃俞、脾俞、膈俞等部位触及的结节状物等。庄教授认为,治疗过程中首先取用这些阿是穴,才能起到事半功倍的效果。

(4)治疗软组织损伤经验。腰扭伤如急性腰扭伤治疗不及时转为慢性腰痛,火针尤适用,局部阿是穴配合肾俞、夹脊穴等,细火针点刺即可显效。

对腰椎间盘突出症庄教授的经验是腰痛伴下肢放射痛者应用火针效果较好,细火针取腰部阿是穴、肾俞、秩边;足太阳膀胱经疼痛者取殷门、承山;足少阳经疼痛者取风市、悬钟。

庄教授认为足跟痛是因为局部无菌性炎症所致,火针可快速减轻局部软组织内压力,疗效甚佳。取局部阿是穴,可针2～3针,另外必取承山穴。

颈肩综合征,庄教授经验取颈肩部阿是穴,以中粗火针加局部拔罐效果较好,但颈肩部位不可刺入过深,以免伤及肺脏及神经。

肱骨外上髁炎,由于肱骨外上髁炎压痛范围较大,庄教授经验是在肱骨外上髁上以细火针刺3～4针,疗效较佳。

踝关节扭伤,踝关节扭伤急性期局部肿痛,后期局部可出现硬结或隐痛,皆是火针适应证。急性期以细火针点刺局部阿是穴及阳陵泉,如有瘀肿用中粗火针点刺肿胀处,令其流出瘀血。后期在痛点以细火针点数针。

2. 林正国对火针的应用

林正国是武汉市中医院名老中医,出身于中医世家,自幼习医,悬壶50余载,尤擅治瘰疬。林老认为,用火针治疗瘰疬应注意选择适应范围,如瘰疬推之移动者为无根,外治宜用针灸、敷贴膏药法;推之不移者为有根且深,不宜针砭。因此瘰疬已处成脓期和破溃期者,不宜采用火针疗法。对于单个或多个可活动的结核处于硬结期者,适于火针烙法。施术时,应视肿核的大小定针数,如肿块小者针1针,肿块大者用品字形或梅花形针,1周针1次。施术时避开血管及神经,以免伤及正常组织。瘰疬属寒性疮疡,施以火针疗法,乃取"寒者热之"之意。早期窜发瘰疬,采用火针,每多获效。

3. 师怀堂对火针的应用

师怀堂,著名针灸学家,在50余年的临床生涯中,致力于发掘探讨古代"九针"的临床应用,改革创制了新型针具,名曰"新九针",火针是其中之一。师老改进了传统的不锈钢火针,选用了金属钨来制作师氏火针,使其具有耐高温、不退火、不易折、变形小、高温下硬度强等特点。其规格和形状根据治疗不同病种的需要而分为细、中、粗、圆头及三头5种。临证时须依病情轻重和病位不同而选择不同的针具。施术时,根据治疗之需要烧针至白亮、通红、微红3种热度,分别用于不同的刺法。师老将火针的刺法概括为深速刺、深留刺、浅点刺、慢烙熨、速烙刺五种。采取不同的刺法可以治疗相应的疾病。

师老将火针应用于临床各科近百种疾病的治疗,如对血管瘤、久不愈合的溃疡、外阴白斑等病的治疗,填补了传统针灸疗法的空白,而且疗效高于其他疗法。对不少疾病如各类疣赘、色素痣、外痔、肛裂等,可一次治愈;对各种关节炎、慢性结肠炎等,火针疗效迅速显著。对于疾病寒热虚实的治疗,师氏火针亦不泥古,且对热证、虚证亦多用火针。如用火针治疗急性风湿性关节炎,症见关节红肿热痛,当属热证,然火针治疗却效果显著。

4. 贺普仁对火针的应用

贺普仁教授是我国著名针灸学家,行医60余年,临床经验十分丰富,医术精湛,尤擅长于火针的应用。贺普仁教授创立了"病多气滞,法用三通"的中医针灸病机学说,进而形成了独具特色的针灸治疗体系——"贺氏针灸三通法"。在该理论指导下,结合疾病发病特点,采用火针治疗下肢复发性丹毒、下肢静脉曲张、痤疮、痛风性关节炎及风湿性关节炎、小儿血管瘤、白癜风等疑难杂症,临床取得满意疗效。

贺老从20世纪60年代起,就开始了对火针疗法的研究和探讨,翻阅大量古书,在总结和继承前人经验的基础上,又有创新,对它的适应证及治病机理方面,做了一些尝试和探讨,治愈了大量的病例,通过多年的临床实践,证明其应用范围广泛,疗效可靠,因此值得普及和推广。火针疗法虽自古有之,但现今医生已很少使用,贺老重视火针,并将其提升到与毫针同等高度。在其编著的《火针疗法图解》一书中,记载了内科病证38种,外科病证16种,皮肤科病证6种,妇科病证12种,儿科病证3种,五科病证5种。

温通法是以火针和艾灸施于穴位或一定部位,借火力和温热刺激,温阳祛寒,疏通气血,以治愈疾病的一种治疗方法。温通法包括火针和艾灸两种方法,病势急者多用火针,病势缓者多用艾灸。

(1)"火针疗法"的操作规程

①定穴位:除了直接针刺病灶局部外,不论是选择经穴还是寻找压痛点,都要在消毒针刺之前,在选定的穴位上加以标记,一般都是用拇指指甲掐个"十"字,以保证针刺的准确性。

②消毒:定好穴位以后,先用2.5%碘酒棉球,以穴位为中心向四周画同心圆消毒,然后用75%的酒精棉球以同样的方法画同心圆脱碘,待酒精干后即可施术。

③针体加热:点燃酒精灯,根据针刺深度决定针体烧红长度。烧针一定要以烧红为度。

④进针:将针烧至通红时,非常迅速地将针准确刺入穴位,并迅捷将针拔出,这一过程大约只需要1/10秒。

⑤留针问题:以快针为主,大部分不留针,部分需要留针,多在1~5分钟。如取远端穴位火针治疗疼痛性疾病时,需要留针5分钟。

⑥出针:起针时医生要手拿消毒干棉球,以备出血、出脓擦拭或揉按时用。当火针进到一定深度时,应迅速出针,目的是减少患者痛苦,不扩大针孔以免小瘢痕形成。

⑦出针后处理:火针后一般不需要特殊的处理,只需要用干棉球按压针孔即可。一则可以减轻疼痛,二则可以保护针孔。

(2)温通法的刺法根据适应证分类,可分为经穴刺法、痛点刺法、密刺法、围刺法、散刺法。

①经穴刺法:根据临床表现辨证辨经,在经穴上施以火针,以温通经络,行气活血,扶正祛邪,调整脏腑功能,主要适于内科疾病,针具以细火针、中粗火针为主。进针的深浅较毫针要相对浅一些。

②痛点刺法:在病灶部位寻找最明显的压痛点,在压痛点上施以火针的刺法,使局部经脉通畅,气血运行,适于肌肉、关节、各种神经痛,针具以中粗火针为主,进针可适当深一些。

③密刺法:使用中粗火针密集地刺激病灶局部的火针方法,密集程度取决于病变的轻重,病情重趋于密,以每针相隔1cm。以足够的热力改变局部气血运行,促进病损组织新陈代谢,此法主要适用于增生、角化性皮肤,如神经性皮炎。一般选用中粗火针,针刺深浅要掌握适度,一般火针针尖透过皮肤病变组织,而又刚接触到正常组织的深度为宜,太浅或过深都不相宜。

④围刺法:用火针围绕病灶周围行针刺的一种火针刺法。进针点多落在病灶与正常组织交界之处。围刺法主要适用于皮肤科、外科疾患,以中粗火针为宜,进针的间隔距离1~1.5cm刺1针为宜。针刺的深浅应视病灶深浅而定,病灶深则针刺亦深,病灶浅则针刺亦浅。有时可直接刺络脉出血,以祛除瘀滞,对局部红肿大有益处。

⑤散刺法:是以火针疏散地刺在病灶部位上的一种火针刺法。具有治麻、止痒、定痉、解痛的功效。多用于治疗麻木、瘙痒、拘挛和痛证。一般每隔1.5cm刺1针。针具最好选用细火针,刺激以较浅为度。

(3)温通法根据进针快慢分类,可分为快针法和慢针法。

①快针法:是进针后迅速出针的一种最常用的

火针针刺法。"火针疗法"以快针法为主。一般都是进针后一刻不停以敏捷迅速出针,整个过程只需要1/10秒的时间。借助烧红的针体带来的热力,激发经气,推动气血,温通经络。

"火针疗法"以快针法为主,快出快入是火针的优势,它治疗疾病具有省时,痛苦短暂的优点。

②慢针法:火针刺入穴位或部位后,停留一段较短的时间,然后再出针。留针时间多在1～5分钟。在留针期间可行各种补泻手法。慢针法具有祛腐排脓、化瘀散结之功。主要适用于淋巴结核、肿瘤、囊肿等,各种坏死组织和异常增生一类的疾病。

五、注意事项

(1)对于初次接受火针治疗者要做好患者的思想工作,消除恐惧心理,积极配合。

(2)对于血管及主要神经分布部位不宜针刺,其他部位要严格掌握进针深度,切忌深刺。

(3)针刺后局部出现红晕或红肿未完全消退时,应避免洗浴;局部发痒,不能用手抓,以防感染。嘱患者术后忌食或少食辛发之物,宜食清淡,并注意休息。

(4)治疗前注意针具检查,发现针具剥蚀或缺损时,则不宜使用,以防意外;同时应注意针具及施术范围要严格消毒,以防感染。

(5)火针刺激强烈,体质虚弱者、小儿及孕妇应慎用或不用;对于某些易发生意外事故的部位如胸背部、颈项部应慎用;糖尿病患者禁用火针治疗。

(6)程海英认为[5]只要临证中把握病机,掌握治疗时机,处理好相关问题,合理正确地运用火针疗法,以往文献中的禁忌是可以突破的,如带状疱疹等热性病症及乳痈、面肌痉挛等,现代临床中也可以运用火针治疗。

参 考 文 献

[1] 温丽君.《内经》中火针疗法的应用探讨[J].辽宁中医学院学报,2005,7(3):206～207

[2] 邹敏.《针灸聚英》对火针的论述[J].中国中医急症,2005,14(1):68

[3] 曹大明,常明.古人论火针[J].河南中医药学刊,2002,17(1):7～8

[4] 张素琴.火针的起源与发展[J].中国自然医学杂志,2003,5(3):172～173

[5] 程海英.火针禁忌之我见[J].中医杂志,2007,48(4):303～305

[6] 张和平.火针治疗风寒头痛49例[J].中国针灸,2002,22(3):192

[7] 刘在亮.巧用火针治疗顽固性面瘫[J].中华临床新医学,2005,5(10):933

[8] 朱少可.火针加穴位阻断治疗三叉神经痛20例[J].中国民间疗法,2006,14(7):6

[9] 郜秀芬.火针治疗痛症68例[J].中医外治杂志,2009,18(2):57

[10] 李群,张丽玲,常虹.火针为主治疗顽固性面肌痉挛[J].北京中医药,2008,27(4):266～267

[11] 徐秀芳.三伏天火针治疗风湿性关节炎50例[J].中国民间疗法,2005,13(5):14～15

[12] 张晓霞,冯毅.火针治疗缺血性中风的临床观察[J].北京中医,2001(5):54～55

[13] 吴名.火针治疗哮喘34例报告[J].职业与健康,2005,21(9):1366

[14] 王玉兰.火针治疗慢性结肠炎64例[J].中国中医药科技,2004,11(1):2

[15] 孙媛媛.火针治疗慢性胃炎疗效观察[J].上海针灸杂志,2003,22(12):28

[16] 李晓清,刘明.火针治疗臀上皮神经疼痛综合征30例[J].中国针灸,2005,25(11):767

[17] 丁向荣,蒋又祝.火针点刺龈交穴治疗痔疮[J].中国针灸,2003,23(10):603

[18] 李岩,周震,刘保红,等.火针刺络放血治疗下肢复发性丹毒28例[J].中国针灸,2008,28(1):60

[19] 沙黑拉.火针治疗急性化脓性乳腺炎68例[J].中华中西医学杂志,2007,5(10):54

[20] 高映辉,张照庆.火针留刺法治疗乳腺增生病40例[J].中医外治杂志,2008,17(3):46～47

[21] 陈建国,汤远林.火针治疗急性踝关节扭伤62例[J].人民军医,2007,50(12):754

[22] 陈晓强,赵金荣,王成,等. 火针正骨疗法治疗椎动脉型颈椎病的临床研究[J]. 河北中医药学报,2009,24(2):43~44
[23] 宋少可,祁秀荣. 火针治疗跟后滑囊炎[J]. 中国针灸,2002,22(4):281
[24] 芮金凤. 火针点刺治疗棘突炎46例[J]. 中国社区医师,2006,8(135):51
[25] 韦英才. 火针疗法治疗腰背肌筋膜炎50例疗效观察[J]. 新中医,2005,37(5):57~58
[26] 邵有法. 火针加闪罐治疗腋臭[J]. 中国针灸,2003,23(7):390
[27] 刘玲玲. 火针治疗妇女痛经50例临床观察[J]. 针灸临床杂志,2001,17(2):32~33
[28] 张继成. 火针治疗带状疱疹62例疗效观察[J]. 实用医院临床杂志,2007,4(5):64
[29] 潘书林,潘明,孙晓兰. 火针治疗神经性皮炎89例[J]. 中国针灸,2005,25(10):740
[30] 修猛刚,王大芬. 火针点刺治疗白癜风80例[J]. 中国针灸,2005,25(4):251
[31] 张重阳,胡承晓. 粗火针烙法治疗痈54例[J]. 中国中西医结合外科杂志,2006,12(2):156~157
[32] 黄蜀,周建伟,张颜,等. 火针疗法治疗痤疮1068例临床研究[J]. 上海针灸杂志,2008,27(2):10~13
[33] 马占松. 火针放血治疗静脉曲张性湿疹31例[J]. 上海针灸杂志,2009,28(6):371
[34] 胡承晓,矫浩然,李云平. 火针烙法排脓治疗面部化脓性疖35例[J]. 中国针灸,2007,27(9):648
[35] 陈友义. 火针疗法治疗扁平疣临床总结[J]. 福建中医药,2008,39(3):26
[36] 詹光宗,吕茂霞. 火针治疗鸡眼疗效观察[J]. 西南军医,2007,9(3):81
[37] 阎翠兰,唐素敏. 火针治疗褥疮22例[J]. 中国针灸,2008,28(2):104
[38] 关健美,关胜美. 火针点刺治疗慢性咽炎[J]. 中国针灸,2001,21(8):488
[39] 贺普仁. 针灸三通法操作图解[M]. 北京:科学技术文献出版社,2006
[40] 回克义等. 火针临床应用[M]. 北京:中医古籍出版社,2009
[41] 敦长青,曹榕娟,刘乃刚. 实用针灸特色技法丛书——实用火针疗法[M]. 北京:化学工业出版社,2009

第八节 水 针 法

一、概 述

水针法,又称穴位注射疗法,是针刺和药物相结合的一种穴位刺激法,即根据所患疾病,按照穴位的治疗作用和药物的药理性能,选用恰当的穴位和药物,并将药注入穴位内,以充分发挥经穴和药物对疾病的双重治疗作用,从而调整和改善机体的机能状态,恢复机体的正常机能,达到治愈疾病的目的。本法最早开展于20世纪50年代中期,经过50多年的临床应用,其所用药物从最初局部封闭的常用药物普鲁卡因为主,逐渐尝试用生理盐水、葡萄糖注射液、蒸馏水、抗生素等,进而将中西药物中适宜肌内注射的大部分注射液,甚至于气体、自身静脉血等也扩充进去;注射的部位从单纯的局部反应点或阿是穴,逐步发展至从中医的整体观念出发,应用经络学说等中医理论来指导临床穴位,所用腧穴遍及全身,并扩展到耳穴等;临床治疗的病症也日益增多,适用范围涉及内、外、妇、儿、五官等临床各科。

水针疗法具有以下特点:①既有针刺对穴位的机械性刺激,又有药物等化学性刺激,二者发生协同作用,更有利于调整机体的功能,达到治疗的目的。②穴位注射操作方法虽较一般注射稍复杂,但与针刺术的手法比较,则易于掌握。③水针疗法用极小剂量的药物即可取得和大剂量肌内注射同样的效果,不仅能提高疗效,而且可以减少用药量。由于药物的用量减少,相应的某些药物的毒性反应也降低,如哌替啶(度冷丁)常用注射,一般25~30mg,有的患者即可发生头晕、恶心,而小剂量(10mg左右)穴位注射,疗效不低,不良反应甚轻微。④一般患者穴位注射后即可随意活动,较之针刺留针法缩短了治疗时间。⑤注入的液体用量多时刺激范围大,且吸收需要一定时间,可用于穴位内维持较长时间的刺激,延长治疗时效。

穴位注射疗法的应用范围较广,目前已运用于内、外、妇、儿、皮肤、五官、神经精神等临床各科。实践证明,许多疾病用水针疗法即可获得痊愈,有些疾病用此疗法再配合其他疗法,有缩短疗程的功效。凡是针灸的适应证,大部分都可以用本法治疗。(见彩色插页图9-8-1)

二、操作方法

(一)穴位选择

1. 一般针灸辨证选穴

水针疗法一般可根据针灸治疗时的处方原则进行辨证选穴,其具体方法有以下几种。

(1)近部选穴:即在患者的脏腑、五官、肢体的部位,就近选取腧穴进行注射。例如,胃病取中脘、梁门;肾病取肾俞、志室;肩病取肩髃、臑俞;鼻病取迎香、巨髎;面颊病取颧髎、颊车;口齿病取大迎、承浆。即可单经取穴,也可数经同用,旨在就近调整受病经络、器官的阴阳气血。

(2)远部取穴:又称远道取穴,即在受病部位的远距离取穴治疗。如《针灸聚英·肘后歌》说:"头面之疾寻至阴,腿脚有疾风府寻,心胸有疾少府寻,脐腹有疾曲泉针。"即是远部选穴的范例。此法在具体应用中,又有本经取穴和异经取穴之分。

①本经取穴:当确诊病变属于何脏何经之后,即可选该经穴位治疗。如肺病取太渊、鱼际,脾病取太白、三阴交等。

②异经取穴:当病变相互影响,彼此相关时,治疗亦必须标本兼顾。如呕吐属胃病,应取中脘、足三里,若由肝气上逆导致胃气不降而呕吐时,则同当时取太冲、肝俞平肝降逆,使胃不受侮,而呕吐可平。又如鼓胀浮肿晚期,呈现肝脾肾数脏同病的证候,针灸处方常常选用三经以上的穴位。因此,异经取穴法在处理复杂病例的过程中,应用十分广泛。

③对症选穴:是针对个别症状的治疗措施,一般属于治标的范畴。如大椎退热、人中苏厥、神门安神、关元温阳等(表9-1)。个别症状的解除,可以为治本创造有利条件,应用时根据病情的标本缓急,适当的采用对症选穴法,也是水针疗法中不可忽视的环节。

表9-1 常见症状对症取穴例表

症 状	选 穴	症 状	选 穴
发 热	大椎、曲池、合谷	噎嗝	天突、内关
昏 迷	人中、涌泉	胸闷	中脘、内关
虚 脱	足三里、内关	恶心、呕吐	内关、足三里
多 汗	合谷、复溜	呃逆	膈俞、内关
盗 汗	后溪、阴郄	腹胀	天枢、气海、内关、足三里
失 眠	神门、三阴交、太溪	胁肋痛	支沟、阳陵泉
多 梦	心俞、神门、太冲	消化不良	足三里、公孙
失 音	扶突、合谷、间使	尿闭	三阴交、阴陵泉
牙关紧闭	下关、颊车、合谷	尿失禁	曲骨、三阴交
流 涎	人中、颊车、合谷	便秘	天枢、支沟
心 悸	内关、郄门	脱肛	长强、承山
胸 痛	膻中、内关	腓肌转筋	承山、阳陵泉
咳 嗽	天突、列缺	皮肤瘙痒	曲池、血海、三阴交

2. 寻找阳性反应点

水针的特点之一是临床常结合经络、经穴的触诊法选取阳性反应点进行治疗。急用拇指或食指指腹以均匀的力量在患者体表进行按压、触摸、滑动，以检查其有无压痛、条索状或结节等阳性反应物以及皮肤的凹陷、隆起、色泽的变化等。触诊检查的部位一般是腰背部的背俞穴，胸腹部的募穴，四肢部则沿经络循行路线触摸，尤其是原穴、郄穴、合谷等特定穴位及一些经验穴。有压痛等阳性反应者，注入反应点往往效果好。反应不明显者，也可取有关俞、募、郄穴进行治疗。

各个系统疾病阳性反应易出现的部位：呼吸系统往往在胸3、胸5、胸11椎两旁和肺俞、中府、膻中、风门、孔最等穴处；循环系统疾病在胸4、胸5椎两旁和厥阴俞、心俞、神门、阴郄等穴处；消化系统疾病在胸5、胸6、胸9、胸10、胸11、胸12椎两旁和肝俞、胆俞、胃俞、大肠俞、小肠俞、中都、地机、胃热穴、肝热穴、脾热穴等腧穴处；神经系统疾病在胸4~9椎、腰2至骶椎两旁和心俞、厥阴俞、肾俞等穴处；泌尿系统疾病在胸5~7椎，腰2至骶椎两旁和肾俞、膀胱俞等处；运动系统疾病在阿是穴（压痛点）、肾俞、胆俞和受伤组织周围；皮肤疾病在胸3、胸10椎两旁肺俞、脾俞、曲池、血海等穴处；妇产科疾病在心俞、肝俞、肾俞、八髎、京门、中极、三阴交等穴处；眼科疾病根据五轮学说，瞳仁属肾取肾俞，角膜、虹膜属肝取肝俞，球结膜属肺取肺俞，内外眦属心俞，上下眼睑属脾俞；五官科疾病喉、鼻可取肺俞、心俞、风池，耳可取肾俞、翳风（表9-2）。

表9-2 十二经俞、募、郄和主治症

经名	背俞	募穴	郄穴	主治症
肺	肺俞	中府	孔最	肺炎、支气管炎、哮喘、咳嗽、肺结核、咯血等呼吸系统疾病
心包	厥阴俞	膻中	郄门	心悸、多梦、失眠、癔症、神经衰弱、高血压、胸闷等心经及循环系统疾病
心经	心俞	巨阙	阴郄	心悸、胸闷、胸痛、失眠、多梦等心经及循环系统疾病
大肠	大肠俞	天枢	温溜	肠炎、腹泻、便秘、消化不良、痢疾及肛门疾病等
三焦	三焦俞	石门	会宗	腹水、浮肿、腹泻等水代谢障碍而产生的疾病
小肠	小肠俞	关元	养老	疝气、阑尾炎、肠绞痛、遗尿、子宫疾患等
肝	肝俞	期门	中都	肝炎等肝胆疾病、高血压等
脾	脾俞	章门	地机	溃疡病、肠炎、胰腺炎、肌萎缩、全身乏力等
肾	肾俞	京门	水泉	腰酸痛、阳痿、遗精、耳鸣、肾炎、泌尿系统感染等肾经及生殖泌尿系统疾病
胆	胆俞	日月	外丘	胆囊炎、胆结石、坐骨神经痛、腰腿痛、风湿性关节炎等
胃	胃俞	中脘	梁丘	溃疡病、胃痉挛、呕吐、泛酸、消化不良、上腹痛等消化系统疾病
膀胱	膀胱俞	中极	金门	膀胱炎、遗尿、尿潴留、月经不调等

3. 特殊病症的选穴

软组织损伤者可选将药液注入到神经根附近取最明显的压痛点；较长肌肉的肌腹或肌腱损伤时，可取肌肉的起止点；腰椎间盘突出症可将药液注入到神经根附近。

4. 耳部选穴

(1) 按解剖相应的部位取穴：即根据人体的患病部位，在耳廓的相应部位选穴。如眼病取目$_1$、目$_2$穴；妇女经带病取子宫穴。

(2) 藏象辨证取穴：即根据中医藏象学说的理论，按照各脏腑的生理功能和病理表现进行辨证选穴。如皮肤病，按"肺主皮毛"的理论，选用肺穴；又如治疗心血管疾病时，根据"心与小肠相表里"的理论，取小肠穴常能取得满意效果等。

(3) 经络辨证取穴：又可分为循经取穴及经络病候取穴。循经取穴即根据经络循行部位取穴，如坐骨神经痛（后支），其部位属足太阳膀胱经的循行部位即取膀胱穴治疗；偏头痛其部位属足少阳胆经循行部位，故取胰胆穴治疗。经络病候取穴是根据经络之"是动则病"、"所生病"的病候来取穴，如齿痛，手阳明大肠经是动则病为齿病，故取大肠经穴来治疗。

(4)对症选穴：根据现代医学的生理病理知识，对症选用有关耳穴。如月经病取内分泌穴，神经衰弱取皮质下穴，过敏、风湿病可取肾上腺穴。

(5)经验选穴：即根据临床实践经验，选用有效耳穴。如耳中穴用于治疗膈肌痉挛，又用于血液病和皮肤病；胃穴用于消化系统疾病，又用于神经系统疾病；止痛、镇惊、安神用神门；老花眼取枕穴；腰腿痛取外生殖器穴等。

耳穴注射应选用易于吸收、无任何刺激性的药物，注射时针头斜面向下，注射在皮下与耳软骨之间，每穴注射 0.1～0.3ml，呈现一小丘疹，每次 1～3 穴，隔日注射 1 次，5～10 次为 1 疗程。一般注射一侧，两侧交替应用，注药针头宜细，不要过深，以免注入骨膜内，亦不要过浅注入皮内。

(二)水针疗法的用药原则及常用药物

原则上凡可做肌内注射的药物，均可用于穴位注射，并适用于药物所治的病症；中药制剂不论单味或复方，制剂必须符合注射剂规定的标准；中西药混用及西药混用时，必须注意配伍禁忌。临床要根据病情及患者个体情况来选择药物，目前常用的药物有以下几类：

(1)中草药制剂：复方当归注射液、丹参注射液、川芎嗪注射液、生脉注射液、人参注射液、鱼腥草注射液、银黄注射液、板蓝根注射液、威灵仙注射液、徐长卿注射液、清开灵注射液等。

(2)维生素制剂：维生素 B_1、维生素 B_{12}、维生素 B_6 注射液，复合维生素 B 注射液，维生素 C、维丁胶性钙注射液等。

(3)其他常用药物：5%～10%葡萄糖注射液、0.9%生理盐水、盐酸普鲁卡因注射液、利多卡因注射液、注射用水、醋酸强的松龙、三磷酸腺苷、辅酶 A、硫酸阿托品注射液、氯丙嗪、利血平、神经生长因子等。

(三)注射方法

根据所选穴位及用药量的不同，选择合适的注射器和针头，抽取药液，在病人处于适宜体位后，局部皮肤进行常规消毒，然后用无痛快速进针法将针刺入皮下组织，缓慢推进或上下提插，探得酸胀等感应后，回抽针芯，如无回血即可注入药物。一般以中等速度将药液推入穴位；慢性病、体弱者宜用轻刺激，将药液缓慢推入；急性病、体质强壮者，可采用强刺激，较快地推入药液。如需注入较多药液时，可将注射针由深层逐渐提到浅层，边退针边推入药液，呈柱状注射，或将注射针头更换几个方向注射药液，呈多向柱状注射。注射完退针后，如发现针孔溢液或出血，可用消毒干棉球压迫。一般注射后让患者稍事休息，以便观察反应。

(四)注射角度与深度

水针治疗时应根据穴位所在部位与病情需要来决定针刺角度及深度，如三叉神经痛于面部有触痛点，可在局部针刺，在皮内注射成一皮丘；腰肌劳损多在深部，注射时宜适当深刺。如病灶范围较大，用药量多且须深刺时，则当针尖到达一定深度后，将注射针边退边转换角度，把药液向多方向推入。

(五)药物剂量

穴位注射用药总量须少于常规注射用量，具体用量应按病情、年龄、注射的部位及药物的性质和浓度等多方面情况而灵活掌握。头面部和耳部穴位等用药量较小，每个穴位 1 次注入药量为 0.1～0.5ml，四肢及腰背部肌肉丰厚处用药量较大，每个穴位 1 次注入药量为 2～15ml，刺激性较小的药物，如葡萄糖、生理盐水等用量较大，如软组织损伤、劳损，局部注射葡萄糖液可用 10～20ml 以上，而刺激量较大的药物(如酒精)以及特异性药物(如阿托品、抗生素)一般用量较小，即所谓小剂量注射，每次用量多为常规剂量的 1/10～1/3。中药注射液的常用量为 1～2ml。

（六）疗程

每日或隔日注射1次，反应强烈者可间隔2～3日1次，穴位可左右交替使用。7～10次为1疗程，休息5～7天，再进行下一个疗程治疗。急性病疗程应短，如治急性细菌性痢疾，每日1次，2天为1疗程。用于止痛1次即可。某些慢性病疗程宜长，如肺结核、肠结核等，应以30次为1疗程，穴位可轮换取之。

（七）水针疗法的意外及其处置和预防

1. 意外的种类

（1）感染：多由于消毒不严或药液浓度较大，注于软组织较薄处，长时间不吸收所致。感染局部轻者发炎，重者化脓，甚至形成溃疡，愈合后留有瘢痕，有的发生深部脓肿，出现败血症，如关节腔内感染，可致关节强直。

（2）神经损伤：多由于针头较粗，刺伤神经干或因药物作用致使神经麻痹，其中以上肢正中神经、桡神经及下肢腓神经损伤者较多，颜面神经损伤以及小儿坐骨神经损伤者偶有所见。

（3）药物过敏：轻者局部或全身出现药疹，甚者可出现过敏性休克。

（4）血肿：多由于进针不当刺破血管或针尖尖端带钩损伤组织所致。一般注射局部出现肿胀疼痛，继则皮下瘀紫。

2. 处置办法

（1）一旦发生意外，应以积极的态度迅速进行有效的治疗，以防止继续发展、恶化。

（2）对于感染者应做到早期发现、早期治疗，防止化脓，如已化脓应予以外科处理。

（3）神经麻痹的治疗，常用维生素B_1、维生素B_{12}、加兰他敏注射，中药内服或熏洗以及针灸、理疗、功能锻炼等。轻者经过治疗尚可恢复，重者经治疗1年上不好转者，则难以恢复。

（4）发生过敏反应时，应立即停止注射，应用脱敏药物进行治疗。如遇过敏性休克者需要迅速抢救。

（5）发生血肿时，若局部小块瘀血，一般不必处理，可自行消退；若出血过多，瘀肿较大，疼痛较剧者，先冷敷止血，再热敷促进瘀血消散吸收。

3. 预防措施

（1）必须按操作规程进行操作，熟悉各条注意事项。

（2）树立良好的医德，操作细心认真。

（3）严密消毒，必须有严格的无菌观念。

（4）所用药物必须清楚，对于新的制剂，未经鉴定，不可随意用于人体。

（5）进针探找感觉，不可猛刺、乱刺，如遇强烈触电感并沿神经走形放散，多为刺中较大神经干，需要将针头退出少许，再注入药液。

（6）选穴进针时，应避开血管，进针后提插幅度不能过大。

三、现代文献

（一）内科疾病

1. 头痛

（1）崔淑美[1]应用穴位注射法治疗血管神经性头痛50例，并与针刺治疗的40例相对比，两组均取太阳、风池、头维、合谷穴，经1个疗程治疗后，治疗组总有效率为94%，明显优于对照组的87.5%。

（2）王彤[2]应用穴位注射配合针刺治疗紧张性头痛77例，选取患侧风池、天容、率谷及阿是穴行穴位注射，注射完毕后去患侧风池、率谷、百会、足三里针刺，穴位注射3次为1疗程；针刺5次为1疗程，均治疗1～2个疗程，6个月后统计疗效。结果痊愈40例，好转31例，无效6例，总有效率达92.2%，疗效肯定。

2. 面瘫

刘永青[3]将100例周围性面神经麻痹患者随机分为试验组和对照组各50例；对照组采用常规针罐治疗，试验组在对照组基础上采用地塞米松完骨穴注射治疗。结果试验组痊愈率为98%，平均治愈时间为(21.72±11.78)天；对照组痊愈率为88%，平均治愈时间为(33.88±26.06)天。试验组的痊愈率和平均治愈时间均明显优于对照组。提示地塞米松完骨穴注射可提高周围性面神经麻痹的痊愈率，并缩短恢复时间。

3. 三叉神经痛

（1）周长山等[4]将104例三叉神经痛患者随机分为穴位注射组（57例）、西药组（47例）。穴位注射组予以维生素B_{12} 2000μg穴位注射，取穴以下关为主；西药组予以卡马西平口服。治疗3个疗程统计疗效。结果：穴位注射组愈显率为82.5%，有效率为98.2%，西药组愈显率为57.4%，有效率为80.9%，2组差异均有非常显著性意义（$P<0.01$）。2组治疗后疼痛积分比较，差异亦有非常显著性意义（$P<0.01$）。提示维生素B_{12}穴位注射治疗三叉神经痛疗效优于口服西药卡马西平。

（2）李国萍[5]应用蜂毒穴位注射治疗三叉神经痛36例，并与单纯针刺36例对照。结果蜂毒穴位注射治疗三叉神经痛总有效率为94.4%，单纯针刺治疗总有效率为75.0%，两组比较差异有统计学意义（$P<0.05$）。说明蜂毒疗法治疗三叉神经痛疗效优于单纯针刺。

4. 面肌痉挛

杨怡等[6]采用穴位注射治疗面肌痉挛，主穴取四白、翳风或完骨，配穴取太阳、颧髎、下关、地仓。根据痉挛部位，每次选用2个主穴，1个配穴，共3个穴位进行穴位注射。注射完毕后，在患侧阳白、太阳、四白、翳风、合谷等穴行毫针刺，留针30~60分钟，同时进行TDP照射。治疗1~2星期1次，6次后统计治疗效果。结果40例患者中痊愈26例，好转13例，无效1例，痊愈率为65.0%，总有效率为97.5%。

5. 胃炎

（1）冯玉奇[7]将70例患者随机分为治疗组和对照组，每组各35例。对照组以半夏泻心汤加减；治疗组在对照组的基础上双侧足三里穴位注射丹参注射液。经3个疗程治疗后，复查胃镜和病理，以临床症状、胃镜观察等为指标，对2组疗效进行比较。结果：在改善临床症状方面，2组疗效差异有显著意义（$P<0.05$）；胃镜检查方面，治疗组的总有效率82.86%，优于对照组的65.71%，提示半夏泻心汤结合穴位注射疗法可作为治疗慢性萎缩性胃炎的有效方法。

（2）李振琼[8]对33例患者以疏肝健脾汤内服，配合维生素B_{12}穴位注射治疗。结果：治愈12例，显效15例，有效4例，无效2例，总有效率为93.94%。结论：疏肝健脾汤加穴位注射治疗慢性浅表性胃炎有较好疗效。

6. 冠心病、心绞痛

吕志龙[9]应用水针疗法治疗冠心病、心绞痛46例，方法为选取内关、膻中、心俞、足三里、肺俞、肾俞行穴位注射，注射液为复方丹参注射液10ml及50%葡萄糖注射液20ml的稀释液，隔日1次，每两周1疗程，疗程间停药7天，治疗期停服其他扩冠、降脂西药，急性发作给予舌下含服速效救心丸10粒，缓解停用。结果治疗1疗程症状和体征、心电图检查正常者31例（67%），治疗2疗程症状和体征明显消失9例（20%），治疗3疗程症状和体征正常6例（13%）。提示应用水疗法治疗冠心病、心绞痛的临床疗效显著。

7. 中风

陈群等[10]探讨水针疗法治疗中风后偏瘫肢体关节疼痛的临床疗效。方法：将78例中风偏瘫患者随机分为2组，在接受常规药物治疗的同时，观察组（41例）选用红花注射液＋维生素B_{12}注射液穴位注射；对照组（37例）配合服用止痛药芬必得。结果随访半年，观察组的总有效率高于对照组（$P<0.01$）。结论：水针疗法治疗中风后肢体关节疼痛疗效显著。

8. 坐骨神经痛

庄惠珍[11]采用水针疗法治疗坐骨神经痛。治疗方法：全部病例选用一个阿是穴，约在髂嵴下3cm处的压痛点。药物选择：50%葡萄糖10ml，灭菌注射用水5ml，维生素B_6注射液100mg，维生素B_1注射液100mg，维生素B_{12}注射液500μg。将上述药品注入20ml注射器中，注入穴位，得气后，回抽无血，将药液慢慢注入，隔日1次，15次为1疗程。治疗结果，100例患者，治愈90例，占90%；有效6例，占6%；无效4例，占4%；总有效率96%。水针注射治疗原发性坐骨神经痛，疗效确切。

9. 呃逆

李虹[12]采用穴位注射治疗顽固性呃逆22例,取内关、足三里穴注射维生素B_6,疗效满意。

10. 泄泻

王秀丽等[13]应用水针疗法治疗泄泻38例,注射药物为维生素B_6 1ml,双侧天枢穴注射,经治疗后痊愈29例,占76%,好转8例占21%,无效2例占3%(其中1例确诊为结肠癌,1例确诊为肠结核)。

11. 颈性眩晕

王丹等[14]将68例颈性眩晕患者随机分为治疗组和对照组各34例,两组均酌情选用理疗(如中频电疗、超短波等)、颈椎牵引和手法治疗,治疗组同时加用香丹注射液穴位注射疗法,穴取风池、天柱及X线片所示病位颈椎相应夹脊穴。治疗2个疗程后观察效果,结果治疗组总有效率为94.1%,明显优于对照组的76.4%。

12. 失眠

许卫国[15]采用穴位注射合艾灸治疗顽固性失眠症48例,治疗时分两组穴位,第1组为三阴交、足三里、神门、内关;第2组为百会、涌泉。治疗3个疗程后统计疗效,结果治愈27例,显效12例,有效8例,无效1例,总有效率97.9%。疗效显著。

13. 抑郁症

何颖姒等[16]将100例抑郁症患者随机分为两组,每组50例。2组均服用5-羟色胺重摄取抑制剂类抗抑郁药帕罗西汀20mg,每日1次,连续治疗3个月;针药组应用穴位注射治疗。治疗前后分别进行汉密尔顿抑郁量表测定,治疗后进行副反应量表测定,以汉密尔顿抑郁量表减分率作为疗效评定指标,不良反应量表评定不良反应情况。结果针药组起效更快,疗效优于药物组,不良反应较药物组少。提示穴位注射结合抗抑郁药物治疗抑郁症起效快,不良反应少。

14. 尿潴留

姬宏宇等[17]将156例难治性产后尿潴留患者分为针灸组和穴位注射组,针灸组78例,取气海、关元穴斜刺0.5~1寸,行捻转补法,血海穴直刺1寸。穴位注射组78例取气海、中极、关元穴,采用新斯的明穴位注射治疗。结果:针灸治疗组总有效率67%,穴位注射组总有效率100%,穴位注射组明显优于针灸组。

15. 遗尿

赵爱良[18]为观察针刺配合水针治疗遗尿的疗效,以体针疗法配合2%利多卡因穴位注射治疗小儿遗尿患者65例,体针针刺以百会、关元、中极、三阴交为主穴,配以足三里、肾俞、脾俞穴,水针取三阴交穴,经治疗总有效率96.92%。提示针刺配合水针治疗小儿遗尿临床疗效较好,方法简单。

16. 阳痿

罗春晖[19]将61例阳痿患者随机分为穴位注射合中药组(治疗组)35例,中药组(对照组)26例对照观察。结果治疗组总有效率为94.29%,对照组总有效率为73.08%,两组比较差异有显著意义($P<0.05$)。结论:穴位注射配合中药治疗阳痿能明显提高疗效。

17. 白细胞减少症

于成山等[20]将120例化疗后白细胞减少癌症患者,随机分为4组,每组30例。A组用地塞米松2.5mg双侧足三里穴位注射,B组肌内注射地塞米松5mg,C组口服地榆升白片,D组双侧足三里穴位针刺。分别观察4种方法的疗效并进行比较。结果A组有效率为93.3%,B组13.3%,C组为30.0%,D组为10.0%。A组的疗效明显优于B、C、D组($P<0.01$)。提示地塞米松足三里穴位注射治疗化疗后白细胞减少疗效显著。

18. 恶性肿瘤疼痛

王洪喜等[21]采用针刺,必要时结合耳穴注射小剂量哌替啶的方法,对80例癌症患者进行治疗,针刺治疗取穴足三里、合谷、三阴交、阿是穴,耳穴注射取神门穴,经治疗显效17例,有效44例,无效19例,总有效率为76%。疗效肯定。

19. 哮喘

雷建华等[22]应用自血穴位注射治疗支气管哮喘150例,并与针刺治疗79例,药物吸入治疗100例对照观察,结果治疗组总有效率为86.7%,药物组总有效率达89%,针刺组为54.4%,说明治疗组与药物组总有效率比较差异无统计学意义($P>$

0.05），与针刺组比较差异有统计学意义。

20. 痹症

郑顺安[23]对20例类风湿性关节炎患者采用麻柳树根皮捣烂加适量醋敷外敷结合中草药内服加水针疗法治疗。结果：治愈2例，好转18例，有效率100%。中草药加水针疗法治疗类风湿性关节炎临床疗效确切。

21. 坐骨神经痛

张均安等[24]运用电针配合水针治疗坐骨神经痛，结果998例中，其中痊愈者587例，占58.8%，好转者383例，占38%，无效者28例，占2.8%，总有效率为97%，疗效显著。

（二）骨伤科病症

1. 第三腰椎横突综合征

鲜于景华等[25]采用高频水针疗法治疗第三腰椎横突综合征41例，注射药物选取利多卡因注射液及曲安奈德注射液，结果临床痊愈29例，显效12例，有效4例，总有效率100%，显效率90.2%，疗效确切。

2. 肱骨外上髁炎

张艳红[26]将90例肱骨外上髁炎患者随机分为治疗组60例，对照组30例，治疗组采用恢刺结合水针治疗，对照组采用单纯针刺治疗，2组治疗3个疗程后统计疗效，结果治疗组总有效率为90%，明显优于对照组的70%。

3. 腰椎间盘突出症

（1）吴雨虹[27]采用穴位注射配合针刺治疗腰椎间盘膨出症30例，以肾俞、大肠俞、腰夹脊为主穴，辨疼痛部位配穴，经治疗后总有效率达到96.7%，疗效优于仅采用单纯针刺治疗的对照组。

（2）陈建中等[28]用丹参注射液，维生素B_{12}注射液，ATP注射液，维生素B_1注射液于腰段夹脊穴加压注射治疗腰间盘突出症2000例，疗效满意。表明以丹参注射液于腰段夹脊穴加压注射治疗腰椎间盘突出症是一种安全、见效快、疗效好的方法。

4. 梨状肌综合征

濮建忠等[29]应用水针配合拔罐、温和灸治疗梨状肌综合征90例，结果痊愈64例，显效26例，总有效率100%。疗效肯定。

5. 扳机指

陈天安[30]以水针治疗扳机指98例，用5ml一次性注射器抽取以醋酸曲安奈德针3ml、2%盐酸利多卡因针1ml的混合液混匀后，分别注入阿是穴0.5～1ml，手指根部0.8～1.5ml，推药时要注意在回抽无血情况下注入，可由深至浅，边推药液边退针或将注射针头向几个方向注入药液。每周1次，一般1～2次治愈，最多3次。结果痊愈63例，有效32例，无效3例，总有效率96.94%。疗效确切。

6. 肩周炎

刘永涛[31]运用穴位注射复方当归注射液法治疗肩周炎，与传统的局部循经取穴针刺法进行疗效对比，其有效率分别为97.5%和81.25%，两组总有效率之间差异有统计学意义（$P<0.05$）。结果表明穴位注射组对肩周炎的治疗更具快捷而良好的疗效。

7. 颈椎病

郑会芬[32]采用穴位注射治疗椎动脉型颈椎病。治疗方法：患者随机分为治疗组与对照组。治疗组：选取颈5、颈6夹脊穴（相应颈椎棘突下，旁开0.5寸处）。用0.55mm×40mm针头5ml注射器抽取复方当归注射液1ml加入5%葡萄糖溶液3ml，穴位局部常规消毒后，右手持注射器直刺入穴位30mm，待患者酸胀得气后，回抽无血，将复方当归注射液缓慢推入，每穴0.5～1ml。隔日1次，10天为1个疗程，疗程间休息1天，共治疗2个疗程。对照组：用0.28mm×30mm毫针直刺提插捻转，得气后，再接韩氏穴位神经刺激仪配合治疗。每日1次，每次30分钟，10次为1疗程，共治疗2个疗程。治疗结果：两组从治疗前后症状体征的积分、治疗前后血浆ET、CGRP变化、椎动脉血流量变化情况、后椎动脉直径变化情况等几方面进行比较，提示颈夹脊穴位注射治疗对椎动脉型颈椎病患者临床症状及体征的改善效果更佳。

8. 肩手综合征

黄思琴[33]采用穴位注射为主治疗肩手综合征。治疗方法：患者随机分为治疗组与对照组。治疗组：针刺主穴选取患侧肩髃、肩髎、臂臑、外关、合谷、阳陵泉、足三里、解溪。患者正坐或侧卧(年老体弱者需侧卧位),局部常规消毒后取穴,针刺配合TDP照射、电子治疗仪。第一星期每天1次,连续治疗5天,休息2天。从第二星期开始每星期治疗3次,连续治疗4星期,共14次。穴位注射:起针后,选肱二头肌长头肌腱、肩袖损伤点、肩峰下滑囊处的压痛点,作为穴位注射点,将2%利多卡因4ml加2.5%醋酸强的松龙1.5ml混匀后,在上述三穴作穴位注射。第一星期2次,以后每星期1次,共5次。康复训练:患者取仰卧位,术者站于患侧。治疗的同时配合康复训练。对照组:除不进行穴位注射外,其他均同治疗组。治疗结果:治疗组36例,显效18例,有效16例,无效2例,总有效率94.44%;对照组36例,显效10例,有效19例,无效7例,总有效率80.56%。表明治疗组在治疗肩手综合征方面优于对照组。

9. 膝骨关节炎

陈秀玲[34]将100例膝骨关节炎患者随机分为两组,治疗组51例采用穴位注射鹿瓜多肽注射液2ml,对照组49例采用穴位注射透明质酸钠注射液2ml。两组每星期注射1次,4星期为1疗程,连续治疗2个疗程。治疗前一星期起停服一切相关药物。结果经2个疗程治疗后,治疗组疗效优于对照组,差异具有统计学意义($P<0.05$),治疗组健康状况明显优于对照组($P<0.05$),提示穴位注射鹿瓜多肽注射液治疗膝骨关节炎的疗效较满意。

(三)妇科疾病

1. 痛经

赵明新等[35]应用穴位注射治疗原发性痛经75例,并与扶他林片治疗75例对照观察,2组均以6个月经周期为1个疗程,1个疗程后统计疗效,结果治疗组治愈60例,显效12例,无效3例,总有效率96%,对照组治愈6例,显效24例,无效40例,总有效率40%。2组总有效率比较差异有统计学意义($P<0.01$),治疗组临床疗效优于对照组。

2. 妊娠剧吐

朱光华等[36]将65例妊娠剧吐患者随机分为治疗组35例,对照组30例。治疗组采用维生素B_1注射液100mg于双侧内关穴位注射治疗,对照组采用维生素B_1注射液100mg肌内注射。结果:治疗组与对照组比较,两组治愈率差异有显著性意义($P<0.01$)。提示:刺激内关穴可起到调理冲任,使冲脉之气下降之作用;维生素B_1内关穴位注射可增强降逆止呕疗效。

3. 分娩疼痛

陈云书等[37]将经阴道分娩的正常产妇200例,随机分为观察组和对照组,各100例。观察组宫口开大3~4cm时,自L_5棘突为中线,左右各旁开2cm,从此两点向下2cm形成4个注射点,以无菌注射用水0.5ml做皮内注射,形成直径1.5cm的皮丘。对照组未采用任何止痛方法。结果两组镇痛效果比较,观察组镇痛效果明显好于对照组,说明注射水针可以起到分娩镇痛的作用。

(四)皮肤科疾病

1. 皮神经炎

陈敏[38]将84例股外侧皮神经炎患者随机分成治疗组和对照组各42例,分别予电针配合穴位注射疗法和刺络拔罐法治疗2个疗程。结果治疗组的总显效率显著高于对照组($P<0.05$);对于病程在1年以内的患者,治疗组的痊愈率要明显高于对照组($P<0.05$);两组患者中,病程短于1年者的痊愈率均高于病程超过1年者($P<0.05$)。结论:电针配合穴位注射治疗股外侧皮神经炎总体疗效优于仅在病灶局部施行刺络拔罐法,并且对病程短于1年者疗效尤佳。

2. 神经性皮炎

邢守平等[39]应用水针注射治疗限局型神经性皮炎33例,注射药物选用利多卡因注射液,维生素B_{12}注射液,维生素B_1注射液,地塞米松注射液、曲安奈德注射液、当归注射液,经治疗注射1次痊愈8例,注射2次痊愈15例,注射3次痊愈5例,皮损明显改善5例,总有效率100%。疗效显著。

3. 尖锐湿疣

袁少英等[40]为探讨穴位注射卡介菌多糖核酸(BCG-PSN)治疗尖锐湿疣(CA)的临床疗效及免疫学机制,将200例患者随机分为4组,运用激光消除疣体后,治疗组(A组)用BCG-PSN穴位注射;对照1组(B组)用BCG-PSN肌内注射;对照2组(C组)用干扰素肌内注射;空白对照组(D组)未行其他治疗。治疗前及治疗6个月以后检测患者细胞免疫功能,并记录其复发情况。结果：A组治愈率为94.3%,B组为78.0%,C组为80.4%,D组为78.2%,A组与其他各组比较,治愈率均高于其他各组,差异有显著性意义($P<0.05$),提示BCG-PSN穴位注射治疗效果较好,可明显降低CA复发率。

(五)五官科

1. 动眼神经麻痹

张晓哲[41]将78例患者随机分为2组。针刺组穴取睛明、球后、承泣等；电针加穴位注射组在针刺组治疗的基础上加电针、腺苷钴胺局部穴位注射。2组患者经3个月治疗后进行疗效对比观察。结果：针刺组总有效率为41.7%,电针加穴位注射组总有效率为77.8%,2组疗效相比差异有非常显著性意义($P<0.01$)。电针加穴位注射组中脑瘤发病在2周之内手术的患者针刺疗效优于2周以上手术者($P<0.01$)；术后1个月之内针刺治疗者疗效优于1个月以上针刺者($P<0.01$)。结论：电针加穴位注射是治疗大脑后交通动脉瘤所致动眼神经麻痹的有效方法且优于单纯针刺治疗。

2. 眼睑痉挛

党运明[42]应用水针疗法治疗特发性眼睑痉挛29例,穴取鱼腰、四白、太阳,选用利多卡因、曲克芦丁、维生素B_{12}、维生素B_1等药物混合后行穴位注射,结果痉挛强度Ⅳ级病例5例,完全缓解3例,明显缓解1例,无效1例；痉挛强度Ⅲ级病例15例,完全缓解10例,明显缓解5例；痉挛强度Ⅱ级病例9例,完全缓解9例。随访3个月~1年,29例中有2例复发,用药后完全缓解。疗效满意。

3. 鼻渊

张雯[43]采用水针配合TDP治疗鼻渊。治疗方法：取穴足三里(双侧)、印堂。用5ml一次性注射器2具,一具吸取黄芪注射液3ml,另一具吸取银黄注射液2ml,取穴进针得气后,抽无回血即可推药,足三里每侧注射1.5ml黄芪注射液,印堂注射1.5ml银黄注射液。注射完毕用TDP照射额部(印堂穴)30分钟,以患者舒适为宜。每天1次,10次为1疗程。治疗结果：90例患者中治愈87例,好转3例。治愈率为96.67%,总有效率为100%。结论：银黄注射液具有清热解毒的作用,TDP具有镇痛、消炎、活血化瘀、促进血液循环、加强代谢之功效,合用可调节人体气机,邪气祛,脓得排,诸症除。

4. 鼻炎

徐书华[44]将86例变应性鼻炎患者随机分为两组,治疗组46例采用斯奇康注射液行迎香、合谷、足三里穴位注射,同时口服辛芩颗粒,疗程1个月；对照组40例服用盐酸西替利嗪,用药1个月。1个月及6个月后分别评定治疗效果。结果1个月后治疗组有效率为97.8%,对照组为95.0%,两组差异无统计学意义($P>0.05$)；6个月后治疗组有效率为84.8%,而对照组有效率降为47.5%,两组差异有统计学意义($P<0.05$)。结论表明斯奇康穴位注射配合辛芩颗粒口服,不但能有效缓解变应性鼻炎的症状,而且疗效持久,在减少复发方面较西药具有明显优势。

5. 神经性耳鸣

周灿禄[45]将135例神经性耳鸣患者随机分为2组。治疗组70例用维生素B_{12}和利多卡因混合液翳风穴注射治疗,对照组65例单纯用维生素B_{12}翳风穴注射治疗,两组均每日注射1次,均以7日为1疗程,3个疗程后统计疗效,结果治疗组总有效率84.3%,对照组总有效率69.2%,2组比较差异有统计学意义($P<0.05$)。结论：维生素B_{12}和利多卡因混合液翳风穴注射治疗神经性耳鸣安全、有效。

6. 延髓麻痹

万静[46]应用水针疗法治疗脑卒中后并假性延髓性麻痹58例,另设对照组50例。治疗组将复方丹参针4ml加入生理盐水2ml混合后注入廉泉穴,欣普善5ml、维生素B_{12}针500μg加入生理盐水2ml注入哑门穴及廉泉,10次为1疗程,两疗程间隔5天,两个疗程观察疗效。对照组针刺百会、内关、合谷、廉泉、大椎，留针30分钟，1次/d，疗程同治疗组。结果治疗组痊愈43例，显效8例，有效7例，总有效率为100%。对照组痊愈2例，显效4例，有效10例，无效34例，总有效率32%。水针疗法组效果明显优于对照组（$P<0.05$）。

（六）其他

慢性疲劳综合征

苏清伦等[47]将180例慢性疲劳综合征患者随机分为2组，治疗组92例应用双侧肝俞、脾俞和肾俞穴位注射黄芪、丹参注射液2ml治疗，对照组88例应用双侧足三里、手三里和丰隆穴位注射黄芪、丹参注射液2ml治疗，黄芪、丹参注射液5:1配伍，隔日（或2天）1次，10次为1疗程。应用疲劳量表（FS）、疲劳评定量表（FAI）、抑郁自评量表（SDS）、焦虑自评量表（SAS）和生活质量综合评定问卷（GOLI）对患者治疗前、后进行客观评价。结果2组治疗后FS、FAI、SDS、SAS和GOLI评分与本组治疗前比较均有统计学意义（$P<0.05$）；治疗后2组FS、FAI、SDS、SAS和GOLI评分比较均有统计学意义（$P<0.05$）。说明肝俞、脾俞和肾俞穴位注射黄芪、丹参注射液治疗慢性疲劳综合征安全、有效、经济和方便。

四、注意事项

（1）穴位注射时，应对患者说明治疗特点和注射后的正常反应。如注射后局部可能有酸胀感，4～8小时内局部有轻度不适，有时不适感持续时间较长，但一般不超过一天。如因消毒不严而引起局部红肿、发热等应及时处理。

（2）穴位注射要严格遵守无菌操作，防止感染，最好每注射一个定位换一个针头，使用前应注意药物的有效期，不要使用过期药物。并注意检查药液有无沉淀变质等情况，如已变质应停止使用。

（3）穴位注射使用的药物，一定注意药物的性能、药理作用、剂量、配伍禁忌、副作用和过敏反应。凡能引起过敏反应的药物，如青霉素、盐酸普鲁卡因等，必须先作皮试，皮试阳性者不可应用。副作用较严重的药物，如氯丙嗪等使用应谨慎。某些中草药制剂如柴胡注射液、复方当归注射液等有时也可能有反应，注射时应注意。对小儿患者和成年人的某些穴位如合谷等，要慎用或避免使用安乃近、复方奎宁、醋酸可的松、维生素B_1、安替比林、吗啡、哌替啶、异丙嗪等药物。

（4）穴位注射一般药液不宜注入关节腔、脊髓腔和血管内。这些药液误入关节腔，可引起关节红肿、发热、疼痛等反应；误入脊髓腔，有损害脊髓的可能。

（5）在主要神经干通过的部位作穴位注射时，应注意避开神经干。如针尖触到神经干，患者有触电感，要稍退针，然后再注入药物，以免损伤神经。

（6）躯干部位的腧穴注射不宜过深，防止刺伤内脏。背部脊柱两侧穴位针尖可斜向脊柱，避免直刺而引起气胸；在选穴时，应避免选用肌肉菲薄、针感特别强烈的腧穴，如十宣、水沟等；对比较容易引起后遗针感的穴位如翳风等穴应慎用。

（7）对下腹部腧穴，在穴位注射前，应先令患者排尿，以免刺伤膀胱。病程较长者，穴位最好轮换使用，这样可以提高疗效。

（8）临床穴位注射操作时，应因人而选择适宜针头，进皮肤后进针要慢，最好不要直刺，针与皮肤呈45°～75°为宜。针刺入后，不要过分强调针感。如患者有触电感或针感太重时，应即退针少许，针感减弱后再缓慢注入药液，出针时宜缓不宜急。

（9）疗程长者，穴位最好轮换使用，这样可以提高疗效。

（10）水针疗法一般是很安全的，并无绝对禁忌证，如所取穴位处有炎症、湿疹、疖肿或化脓等情况时，可另选具有同样治疗作用的穴位进行注射。但为安全起见，遇到下列情况应慎用或不予应用：①月龄较小而体质又弱的婴儿。②体质过分衰弱或有晕针史者。③孕妇下腹部、腰骶部及合谷、三阴交等穴，不宜用此法，以免引起流产。④穴位局部感染或有较严重皮肤病者局部穴位不用。⑤诊断尚不清的意识障碍患者。⑥对某种药物过敏者，禁用该药。⑦酒后、饭后，及过度疲劳时不可立即行穴位注射,以免引起休克。⑧严禁针刺、注射药物在关节腔内,以免引起疼痛性休克及不良后果。⑨活动性肺结核、糖尿病、妊娠、精神病、胃溃疡、骨松脆等忌用甲泼尼松等激素药。

参 考 文 献

[1] 崔淑美,赵先亮,赵明伦. 穴位注射治疗血管神经性头痛50例[J]. 国医论坛,2005,20(3):35

[2] 王彤. 穴位注射配合针刺治疗紧张性头痛77例[J]. 河北中医,2008,30(5):522

[3] 刘永青. 地塞米松注射完骨穴治疗周围性面神经麻痹50例[J]. 上海中医药杂志,2008,42(3):59

[4] 周长山,孔德清,韩正勇. 穴位注射治疗三叉神经痛疗效观察[J]. 中国针灸,2007,27(9):668～670

[5] 李国萍. 蜂毒穴位注射治疗三叉神经痛疗效观察[J]. 上海针灸杂志,2008,27(1):19～20

[6] 杨怡,王建国. 穴位注射治疗面肌痉挛40例[J]. 上海针灸杂志,2008,27(8):42

[7] 冯玉奇. 半夏泻心汤配合穴位注射治疗慢性萎缩性胃炎35例临床观察[J]. 甘肃中医,2008,21(8):49～50

[8] 李振琼. 疏肝健脾汤加穴位注射治疗慢性浅表性胃炎33例[J]. 新中医,2008,40(1):71～72

[9] 吕志龙. 水针疗法应用于冠心病、心绞痛46例临床观察[J]. 中国中医药杂志,2008,6(2):49

[10] 陈群,吕安妮. 水针疗法在中风后肢体关节疼痛治疗中的应用[J]. 白求恩军医学院学报,2009,7(2):82～83

[11] 庄惠珍. 水针疗法治疗坐骨神经痛100例[J]. 针灸临床杂志,2005,21(8):30

[12] 李虹. 穴位注射治疗顽固性呃逆22例[J]. 湖南中医杂志,2007,23(3):57～58

[13] 王秀丽,桑晓荣. 水针疗法治疗泄泻[J]. 中国医药导报,2007,4(30):135

[14] 王丹,周巍,吴杞. 香丹注射液穴位注射治疗颈性眩晕34例效果观察[J]. 华北国防医药,2008,20(4):51～52

[15] 许卫国. 穴位注射合艾灸治疗顽固性失眠症48例[J]. 上海针灸杂志,2008,27(9):38

[16] 何颖妣,何方红. 穴位注射结合抗抑郁药物治疗抑郁症的临床观察[J]. 上海针灸杂志,2008,27(1):15～16

[17] 姬宏宇,张国徽,张启玉. 新斯的明穴位注射治疗难治性产后尿潴留78例[J]. 陕西中医,2005,26(10):1090～1091

[18] 赵爱良. 针刺配合水针治疗遗尿65例体会[J]. 甘肃中医,2007,20(11):35

[19] 罗春晖. 穴位注射配合中药治疗阳痿疗效观察[J]. 中国保健营养:临床医学学刊,2008,17(20):133～134

[20] 于成山,陶鸿飞. 穴位注射治疗化疗后白细胞减少的临床观察[J]. 上海针灸杂志,2007,26(10):11～12

[21] 王洪喜,王立华. 针刺并耳穴注射缓解恶性肿瘤疼痛80例[J]. 上海针灸杂志,2007,26(7):30

[22] 雷建华,刘金阁. 自血穴位注射治疗支气管哮喘的临床观察[J]. 河北中医,2008,30(4):367～368

[23] 郑顺安. 中草药加水针疗法治疗类风湿性关节炎[J]. 浙江中医药大学学报,2008,32(3):385～386

[24] 张均安,杨庆林. 电针配合水针治疗坐骨神经痛998例[J]. 实用中医内科杂志,2008,22(8):65～66

[25] 鲜于景华,程传国. 高频水针疗法治疗第三腰椎横突综合征41例[J]. 中华实用中西医杂志,2005,18(19):1209

[26] 张艳红. 恢刺结合水针治疗肱骨外上髁炎60例疗效观察[J]. 河北中医,2007,29(5):446～447

[27] 吴雨虹. 穴位注射配合针刺治疗腰椎间盘膨出症的临床观察[J]. 上海针灸杂志,2008,27(5):14

[28] 陈建中,刘懿. 水针加压注射腰椎间盘突出症2000例临床分析[J]. 中国实用医药,2008,3(16):138～139

[29] 濮建忠,戴果福. 水针拔罐艾灸治疗梨状肌综合征[J]. 中华医学研究杂志,2007,7(4):356

[30] 陈天安. 水针治疗扳机指98例[J]. 中国社区医师,2006,8(148):22

[31] 刘永涛. 穴位注射治疗肩周炎40例疗效观察[J]. 中医药导报,2008,14(2):58～59

[32] 郑会芬,张红星,周利. 穴位注射对椎动脉型颈椎病ET、CGRP影响及疗效观察[J]. 上海针灸杂志,2008,27(2):14

[33] 黄思琴,李常度. 新肩三针穴位注射为主治疗肩手综合征的临床研究[J]. 上海针灸杂志,2007,26(12):9

[34] 陈秀玲. 穴位注射鹿瓜多肽注射液治疗膝骨关节炎的临床研究[J]. 上海针灸杂志,2009,28(1):44～45

[35] 赵明新,吕连凤,高英雪. 穴位注射治疗原发性痛经的疗效观察[J]. 河北中医,2008,30(9):965～966

[36] 朱光华,董岚. 内关穴注射维生素B_1治疗妊娠剧吐35

例[J]. 陕西中医,2005,26(10):1089~1090
[37] 陈云书,李学军,张翠荣. 经阴分娩水针镇痛100例效果分析[J]. 山东医药,2007,47(15):72~73
[38] 陈敏. 电针配合穴位注射治疗股外侧皮神经炎疗效观察[J]. 上海针灸杂志,2008,27(1):25~26
[39] 邢守平,安改香. 水针注射治疗限局型神经性皮炎33例[J]. 中国民间疗法,2008,(4):12
[40] 袁少英,伦新,刘东生,等. 穴位注射卡介菌多糖核酸治疗尖锐湿疣及对患者的免疫调节作用[J]. 中国针灸,2007,27(6):407
[41] 张晓哲. 电针加穴位注射治疗大脑后交通动脉瘤性动眼神经麻痹对照观察[J]. 中国针灸,2008,28(4):248~250
[42] 党连明. 水针疗法治疗眼睑痉挛29例[J]. 中国民间疗法,2009,17(4):7
[43] 张雯. 水针配合TDP治疗鼻渊90例[J]. 上海针灸杂志,2008,27(6):16
[44] 徐书华. 斯奇康穴位注射配合中药治疗变应性鼻炎疗效观察[J]. 上海针灸杂志,2008,27(3):16~17
[45] 周灿禄,曾平,陈浩,等. 穴位注射治疗神经性耳鸣的临床研究[J]. 河北中医,2008,30(2):172~173
[46] 万静. 水针疗法治疗脑卒中后假性延髓性麻痹58例疗效观察[J]. 中国实用神经疾病杂志,2006,9(2):90~91
[47] 苏清伦,汪洪燕,吴叶荣,等. 穴位注射黄芪、丹参注射液治疗慢性疲劳综合征的临床研究[J]. 河北中医,2009,31(1):89~91
[48] 苗彦霞. 水针疗法治百病[M]. 北京:人民军医出版社,2004
[49] 刘颖. 水针疗法——中医独特疗法[M]. 北京:人民卫生出版社,2004
[50] 田峻. 实用水针注射技巧[M]. 武汉:湖北科学技术出版社,2001

第九节 长圆针法

一、概 述

长圆针疗法是从《内经》挖掘整理出来的,在经筋理论指导下,运用仿古长圆针,结合现代医学技术,以解结法辨证松解结筋病灶点,以治疗骨骱深邪远痹(关节顽痛)及筋性经络、内脏疾病的诊治疗法。

九针中第八针为长针,"长针者,锋利身薄,可以取远痹"(《灵枢·九针十二原》)。同时,在《灵枢·九针论》亦说明了其应用范围、机理和形状,"八者风也,风者人之股肱八节也,八正之虚风,八风伤人,内舍于骨解腰脊节腠理之间,为深痹也。故为之治针,必长其身,锋其末,可以取深邪远痹。"古九针第二针为员针,"员针者,针如卵形,揩摩分间,不得伤肌肉,以泻分气"(《灵枢·九针十二原》)。员,象形,俯视鼎状。即所见鼎内为直壁圆形,故员亦通圆。其针末圆钝,虽不切割组织,但可深压皮肉,挤压于分肉腠理间隙,上下揩摩,使分肉间的"横络"(粘连与瘢痕)得到部分松解。1968年河北满城出土的公元前154年的汉墓金针,其中一只金针针身长43mm,针柄长27mm,直径1.8mm,针末有锋刃,经考证此为古九针第八针"长针"的原形。

中国中医科学院的薛立功教授参考长针、员针和河北满城出土的金针,研制了兼有长针和员针特点的长圆针。长针锋利身薄,针末有刃,可行锐性操作,可切割、横断"横络",适用于在粘连条索与瘢痕内的锐性分离术。员针之末,开如卵状,圆钝无刃,可行钝性操作,亦可沿分肉间隙挑拨,分离分肉间"横络",且不损伤分肉,适宜于粘连、瘢痕边缘与正常组织连接部位的钝性分离术。长圆针是将上述两者结合,使平刃状针末,一端保持锐锋状,一端保持圆钝状,将锐锋与钝锋有机结合成为一体,使长针之锋利结合员针的圆钝,制成针末锐而不利、圆而不钝的形状。这样既有利于治疗,又保证操作过程的安全性。

临床上,长圆针通过对软组织(经筋)损伤部位进行关刺、恢刺、短刺以切割、松解、分离粘连与瘢痕(横络),以松治痛,可以治疗并根除如腰背四肢的肌肉、筋膜、腱鞘、韧带、滑囊等软组织损伤形成的后遗症和压痛点以及颈、肩、腰、骶、髋、膝、踝趾关节的炎性疼痛和骨质增生、间盘脱出等症。增生性膝关节炎、髌骨软化症、踝关节扭伤、鸡眼痛、肩胛提肌劳损、腰椎骨痹等。（见彩色插页图9-9-1）

二、操作方法

1. 关刺法

"关刺者，直刺左右，尽筋上，以取筋痹。"（《灵枢·官针》）是一种治疗关节周围尽筋处表层痹痛的操作方法。尽筋，"关节处也"，即肌肉的腱末端组织。肌腱抵止点周围是容易出现结筋病灶点的特殊部位，而尽筋又多在关节附近，是以"诸筋者皆属于节也。""直刺"是由表及里，直接刺至尽筋周围结筋病灶点表层处。其"左右"是指在结筋病灶点表层横行刮剥（如肌腱与深筋膜、浅筋膜、韧带、脂膜等组织有黏着并引起疼痛的），是在结筋病灶的表层进行左右横行刮剥，以松解表层粘连。具体方法为用持笔法持针，直刺腱末端结筋病灶点浅层，然后向左再向右刮剥数次，以松解结筋病灶点表层的粘连。

2. 恢刺法

"恢刺者，直刺傍之，举之前后，恢筋急，以治筋痹也。"（《灵枢·官针》）本法系用于关节周围因腱末端有结筋病灶，且并发周围粘连的一种治疗方法。针对这一方法，学术界存在不同意见：①从应用毫针针刺角度理解：即先直刺，提针至皮下，再向前方斜刺。再提至皮下，再向后斜刺。②有人解释为先直刺，再斜刺，然后嘱患者升举患肢，活动肌肉，以使肌肉挛急缓解的方法等。③"直刺傍之"是直接刺入，抵达病损表面。然后向正常肌腱的两旁之一侧滑动，达到其周边的致痛横络部位。"举之前后"是对粘连部位的挑拨操作。举是由下向上用力，将针沿腱旁直刺至深部，然后向前挑拨，再向后挑拨，以分离侧旁横络粘连，松解腱周结筋病灶。

3. 短刺法

"短刺者治骨痹，稍摇而深之，致针骨所，以上下摩骨也"（《灵枢·官针》），张景岳："短刺，入之渐也。"主要是指进针时，要短促渐进，渐进过程中，逐层深入，不拘层次，凡所触及到坚硬如骨样组织时，可在其表面即行短刺法"上下摩骨"。入针渐进是保持针体挺直，垂直深刺，对有骨膜下出血或渗出的患者，疼痛顽固不愈，可直刺结筋病灶深处，做摩骨样切割，使近骨"横络"松解减压。如某些狭窄性腱鞘炎，腱鞘肥厚，变形变硬时，可用"上下摩骨"样的操作，用长圆针将肌腱表层的腱鞘及韧带切开，达到松解狭窄腱鞘的目的。短刺法对于骨痹，对于骨面上的硬块状病灶、钙化的结筋病灶点、骨化性肌炎等疾病，也有应用的意义。

4. 输刺法

"输刺者，直入直出，深内至骨，以取骨痹。"（《灵枢·官针》），是深刺至骨，对骨面上的硬块病灶，进行剥离和松解减压术。

三、经典文献

《灵枢·九针十二原》："长针者，锋利身薄，可以取远痹"。《灵枢·九针论》进一步解释曰"八风伤人，内含于骨解、腰脊节、腠理之间，为深痹也，故为之治针，必长其身，锋其末，可以取深邪远痹……，取法于綦针，长七寸，主取深邪远痹者也"，这里的深邪远痹即中医所谓之筋痹和骨痹。《素问·长刺节论》："病在筋，筋挛节痛，不可以行，名曰筋痹，刺筋上为故"。《素问·痹论》："在于筋则屈不伸……痹在于骨则重"。《灵枢·刺节真邪》："虚邪之中人也，洒渐动形，起毫毛而发腠理。其入深，内搏于骨，则骨痹"。《内经》中反复强调了长针可治疗深居筋骨之间的顽固痹证，而长圆针是由长针发展而来，兼具长针及员针的结构特点。所以，凡由经筋损伤或经筋不舒而致筋挛节痛的筋痹，骨重节痛的骨痹，当取长圆针以解结缓急而能松解止痛。

四、现代文献

（一）骨伤科病症

1. 踝关节扭伤

李江舟等[1]应用长圆针治疗踝关节扭伤60例，以昆仑、申脉、太溪、照海为主穴，用斜刃长圆针逐一行解结法,治疗3次后判定疗效。结果治愈48例,显效12例,无效0例,有效率达100%。

2. 膝关节炎

刘辉等[2]使用由中国中医研究院提供的根据《灵枢》中古长针"薄其身锋其末"及古圆针"圆其末"的描述制成的长圆针,行关刺或恢刺法治疗增生性膝关节炎60例,其中,显效49例,有效11例,获得了满意的效果。

3. 第三腰椎横突综合征

李江舟等[3]运用长圆针以解结法治疗第三腰椎横突综合征106例,结果治愈46例,占43.40%;好转58例,占54.71%;无效2例。本组总有效率(治愈+好转)98.11%,收到良好疗效。

4. 腰椎间盘突出症

薛立功等[4]将1396例继发性腰椎间盘脱出综合征患者用经筋辨证方法,循足三阴、三阳经筋查取结筋病灶点,采用长圆针以解结法治疗。结果:治愈(完全止痛)1145例,占81.7%;好转227例,占16.2%;无效29例,占2.1%。有效率97.9%。结果表明,长圆针治疗继发性腰椎间盘脱出综合征具有良好的止痛效应。

5. 肩胛提肌劳损

管宏钟[5]运用薛立功教授研制的长圆针以解结法治疗肩胛提肌劳损103例,治愈68例,占66.0%;显效29例,占28.2%;好转6例,占5.8%。有效率达100.0%。取得满意疗效。

6. 髌骨软化症

管宏钟等[6]将96例髌骨软化症的患者随机分为观察组与对照组,每组各48例,分别应用长圆针与毫针治疗,1个月后对主要症状、体征进行系统的比较和评估。结果观察组治愈率和总有效率为75%与97.9%,均明显优于对照组的29.2%与75.0%,差异有显著性意义($P<0.01$)。结论表明长圆针疗法对髌骨软化症的治疗作用,能明显减轻乃至消除患者的相关症状和体征,减少治疗次数,有较大的临床推广应用价值。

(二)皮肤科疾病

李江舟等[7]应用斜刃型长圆针治疗手足部多发鸡眼痛100例,治疗1次者85例,2次者15例,疼痛均消失,1~2个月皮损消退。治愈率达100%,疗效满意。

五、注意事项

(1)进针时,长圆针刃口线方向应与周围重要组织方向一致,以尽量避免可能的医源性损伤。在周围重要组织中,尤以神经干、大血管、肌腱、肌纤维为重要。即有神经干者沿神经干;无神经干者,应沿大血管方向或沿肌腱、肌纤维方向摆正刃口方向。

(2)进针时,应掌握进针方向和力度,不可猛然突入,否则会造成针尖所到位置和层次不清,影响安全性。

(3)操作时,由于种种原因不能触及结筋点时,要注意探查深度,注意应以不出现可能的危险为标准。即胸背部不可越过肋骨浅面;颈根部不可越过锁骨浅面、胸锁乳突肌深面;腰部不可越过腰椎横突;肾区不可直刺越过竖脊肌;腹壁不可越过腹白线、腹直肌侧半月线表层;各关节处,均不宜刺入关节腔。

参 考 文 献

[1] 李江舟,葛友,兆丹.长圆针治疗踝关节扭伤60例[J].临床军医杂志,2006,34(2):248~249

[2] 刘辉,李晶.长圆针疗法治疗增生性膝关节炎60例[J].中国中医药信息杂志,2004,11(5):448

[3] 李江舟,张宇.长圆针治疗腰三横突综合征106例[J].临床军医杂志,2006,34(4):491

[4] 薛立功,张海荣,刘春山等.长圆针治疗继发性腰椎间盘脱出综合征1396例止痛疗效观察[J].中国针灸,2004,24(9):637

[5] 管宏钟.长圆针治疗肩胛提肌劳损103例[J].中国针灸,2005,25(12):869

[6] 管宏钟,代松明.长圆针治疗髌骨软化症48例[J].陕

[7]李江舟,葛友. 长圆针治疗鸡眼痛100例[J]. 中医外治杂志,2006,15(3):21

[8]薛立功. 中国经筋学[M]. 北京:中医古籍出版社,2009

第十节 鍉针法

一、概述

鍉针为古代九针之一,是在人体皮肤表面经穴上的一种按压疗法,具有疏导经络气血的作用。古代鍉针多用于治疗血脉病及热性病,而今随着鍉针针具及技术的发展,已在许多疾病方面得到应用。

临床多用于治疗感冒、咳嗽、哮喘、呃逆、呕吐、胃痛、腹痛、脱肛、便秘、泄泻、臌胀、胸痹、头痛、面瘫、痹证、消渴、淋证、漏肩风、网球肘、腰疼、疳疾、中风后遗症及各种痛症等。(见彩色插页图9-10-1,图9-10-2,图9-10-3)

二、操作方法

鍉针操作方法因针具不同而有所不同,大体为以下几种。

1. 普通鍉针(木、骨鍉针)的操作方法

先根据辨证论治的原则选择穴位,然后右手(亦可左手)拇指、中指及无名指挟持针柄,食指抵针尾或采用执笔式持针,将针尖按压在经络穴位表面,对穴位产生刺激,为了加强刺激,可在推压时用食指指甲上下刮动针柄,或持鍉针之手略施以微弱震颤动作,以增强穴位处的感应(得气)。木制鍉针、骨制鍉针和磁鍉针的操作方法基本相同,但在按压力量上常因鍉针尖端圆钝程度而有轻重不同。一般木制的多钝,用压力较大才能得气,并施以按摩动作。金属制鍉针和磁鍉针常因尖锐而不能用力太大。

鍉针的操作也有补泻问题,其原则和中医其他治法一样,虚则补之,实则泻之。补法的操作是将针轻轻地压在经脉穴位上,待局部皮肤出现红晕或症状缓解时把针撤走,之后对被施针的局部用手指稍加揉按。泻法的操作是将针重压于经脉穴位上,动作要迅速,待病人感觉有酸胀得气感向上或下方向扩散时,再快速将针撤走。不做施针后的按摩动作。

2. 电鍉针的操作方法

将带有导线的鍉针连接G-6805治疗仪,频率为每秒1~2次,强度以病人有感觉为度,针夹在体表治疗部位放置,要与皮肤呈30°或45°角的倾斜度。在刺激的部位,要涂生理盐水,以利导电。做好上述准备后,打开治疗仪的开关,就可以治疗和作循经感传测查。应用电鍉针治疗炎症性疾病和疼痛性疾病,当激发感传使气至病所后,可留针30~60分钟,每日1次,10次为1疗程。治疗机选用脉冲波型,频率3000~4000次/min,或用疏密波或用断续波型,强度以能耐受为度。

3. 声电鍉针的操作方法

用带有导线的鍉针连接SDX-3型声鍉针仪作刺激源。声源是采用音乐磁带发出并转换为电信号来刺激穴位(属于丰富的、和谐的不易被机体所适应的电刺激)。一般认为轻音乐波形为佳,其刺激频率和强度可随机体的变化需要提速,以病人能耐受为度。在治疗时,鍉针接触皮肤部位(穴位)要涂生理盐水,以利于导电,其他参照电鍉针的应用。

4. 电热鍉针的操作方法

仪器为恒温式电热鍉针仪。该仪器在输出电刺激的同时,还有热刺激输出,是集电、热、按压三种为一体的治疗仪器。使用时先连接好鍉针与主机的线路打开电源开关,预热,检查和高速电脉冲输出量与热输出量(以有轻微电刺激感和热感为度),然后将电热开关调回零位,将鍉针放置在治疗穴位上,再慢慢高速电热输出开关到患者有电和热刺激为止,强度以患者耐受程度而定,在治疗过程中可随治疗穴位和患者的适应情况加大或减小电热输出量。

三、现代文献

(一) 内科疾病

1. 失眠

李禄斌[1]采用磁锟针疗法治疗失眠。将失眠分为早段、中段和末段三个阶段,每次治疗时均详细地询问病人的睡眠情况,并详细记录。将锟针尖部放在穴位上,使针体与穴位表面呈90°角。用时略施以压力,每个穴位放置10分钟。一般采取三种治疗方法:单用磁针治疗、磁锟针加合并药物治疗、磁锟针加电针加合并药物治疗,三组治疗均选择安眠(双)、内关(双)穴位,操作方法一样。其疗程三组治疗均以15次为1疗程。治疗结果:29例单用磁锟针治疗结果,19例获得显效,10例获得好转,未有无效病例;合并药物组42例,显效23例,有效13例,无效6例。合并药加电针组16例,显效11例,好转5例。结果87例失眠患者中总显效53例,好转28例,无效6例,总有效率为93.1%。

2. 面神经炎

欧阳世英等[2]用电锟针治疗面神经炎54例,另设50例作为对照组,采用普通针法治疗,两组选穴相同,以阳白、颧髎、下关、地仓、迎香为主穴,翳风、颊车、合谷、四白为配穴,经2个疗程治疗后进行疗效评价,结果电锟针组痊愈50例,有效率为100%,优于普通针组的83%。疗效确切。

(二) 外科疾病

肛裂

张德基[3]采用针刀结合火锟针治疗肛裂。操作方法:患者取截石位或侧卧位,常规消毒、铺巾,用利多卡因1支(5ml)加0.5%盐酸肾上腺素2~3滴,局麻成功后,行双食指交叉扩肛,达到能插进3~4指为佳,但可感觉到不松弛的环状肌即为内括约肌。以食指于肛缘触及括约肌间沟于5~6点位,距肛缘0.8cm处作为针刀切入口,平行肛管,进针2cm,行纵式松解刺激数下,摇大针口、出针,继而用小蚊式止血钳,自切口分离,进入切口下的内括约肌间沟,以左手食指引导,沿肌间隙向上分离并向内将内括约肌钳出切口处,可视见内括约肌为银白色。这时用针刀或手术剪沿止血钳外边缘,切断内括约肌,切断宽度不少于0.5cm。而后用锟针在酒精灯上烧片刻达100~300℃,迅速对肛裂病灶,直接灼刺2~4针,使病理组织变灰白色即可,观察数分钟,如有出血,再行灼刺,用以止血。如见有哨兵痔,赘皮外痔,或肛乳头肥大者,一边用止血钳把其拉长,一边用手术剪从其基底部一并切除,再用火锟针灼烙止血,封口,最后涂上烫伤膏敷料包扎。坚持1~2星期,直至肛裂痊愈为止。结果痊愈282例,占97.99%;显效6例,占2.1%;总有效率为100%。疗效确切。

(三) 骨伤科病症

踝部软组织损伤

张雅琳等[4]运用电锟针加自制中药丹参液局部外敷治疗踝部软组织损伤,治疗方法:采用DXZ-2型号电锟针治疗器,取患侧踝部解溪穴、昆仑穴、丘墟穴,电锟针点到上面几穴,不刺入皮肤,留针3~5分钟,患者感觉踝部麻胀感。然后外敷丹参液于扭伤部位。经上述治疗后,64例患者1天内疼痛均减轻,局部红肿症状稍减。治疗2~5天内基本疼痛消退,局部红肿消退。

(四) 妇科疾病

1. 围绝经期综合征

张淼等[5]随机将60名围绝经期综合征患者分为常规针刺组、电锟针组及更年安胶囊组,每组20名。治疗时电锟针组选取肝俞、肾俞、膈俞、关元、中极、子宫;采用疏密波,30min/次,连续20天;普通针刺组选取太冲、关元、中极、三阴交、子宫穴。平补平泻法,留针30分钟,连续20天;药物组为更年安胶囊,6粒/次,3次/d,20天为1疗程。结果电锟针组总有效率为95%,普通针刺组和药物组的总有效率分别为85%、75%。说明电锟针治疗围绝经期综合征疗效高于常规针刺组及更年安胶囊组。

2. 痛经

邢秀珍等[6]用黑龙江省中医研究院研制的

SDI-Ⅰ型声电鍉针治疗仪治疗,取中极、地机、次髎、命门、关元、肾俞穴,治疗时每次取2~3个穴位。交替使用。每次治疗15~20分钟,每日1次,12次为1疗程,连续治疗3个经期后观察疗效,结果痊愈15例,有效8例,无效1例,总有效率为95.83%。疗效显著。

(五)皮肤科疾病

尖锐湿疣

贺瑞清等[7]应用中药外洗加铍针鍉针治疗肛门尖锐湿疣18例,均获满意效果,较好的控制了复发,总有效率达100%。

(六)五官科

口腔溃疡

闫支花[8]采用火鍉针治疗复发性口腔溃疡。治疗时采用山西师怀堂新九针中的鍉针,在酒精灯上烧至通红,是为火鍉针,迅速在患者每个病变黏膜表层分别施以滑烙刺法,以局部黏膜白色变为度,一般根据病灶大小决定滑烙范围。一般1次治愈,如治疗1星期后仍有病变黏膜未愈则加治1次,治疗后需预防感染。结果37例患者中,28例1次治愈,9例2次治愈,有效率100%。提示此法临床疗效显著。

四、注意事项

(1)本疗法简单易行,一般无禁忌证,普通鍉针主要注意压力要适度,过强易产生疼痛,过弱疗效不佳,每穴压按的时间也不宜太短。磁鍉针应注意其尖度,太尖锐的,在应用时容易刺伤皮肤,特别是面部应用时更要注意。

(2)关于电鍉针、电热鍉针、声电鍉针的应用要注意电和热的输出要适宜,以免灼伤患者。

(3)对自用本法的患者,医生应给予详尽的说明,以保证疗效。

参 考 文 献

[1]李禄斌,罗和春,贾云奎.磁鍉针疗法治疗失眠87例临床疗效观察[J].中华医学研究与实践,2004,2(8):19

[2]欧阳世英,田玉江.电鍉针治疗面神经炎54例[J].吉林中医药,1997,(6):25

[3]张德基,张俊,张莺.针刀结合火鍉针治疗肛裂288例[J].上海针灸杂志,2004,23(12):33

[4]张雅琳,张雅洁.电鍉针加自制中药丹参液局部外敷治疗踝部软组织损伤[J].现代康复,1999,3(3):367

[5]张淼,孙远征.电鍉针治疗60例围绝经期综合征的临床观察[J].中国现代实用医学杂志,2006,5(12):3

[6]邢秀珍,佟丽,冯晓玲.声电鍉针治疗痛经24例[J].黑龙江医药科学,1998,21(6):46~47

[7]贺瑞清,黄五臣.中药外洗加铍针鍉针治疗肛门尖锐湿疣18例[J].中华实用中西医杂志,2005,18(9):1346

[8]闫支花,韩长根.火鍉针治疗复发性口腔溃疡37例[J].上海针灸杂志,2008,27(12):33

[9]刘炎.中华艺术针灸集[M].上海:上海科学技术出版社,2010

第十一节 铍 针 法

一、概 述

铍针,又称剑针、铍刀,源于《灵枢·九针十二原》:"铍针者,末如剑锋,以取大脓。"《灵枢·九针论》:"铍针,取法于剑锋,广二分半,长四寸,主大痈脓,两热争者也。"指针形如宝剑,针尖如剑锋,两面有刃,长四寸,宽二分半。多用于外科,以刺破痈疽,排出脓血。(见彩色插页图9-11-1)

人们根据传统医学中九针的铍针,运用现代材料制成并运用于临床治疗,取得了较为满意的疗效。适于治疗多种肛肠疾病,如肛裂、肛瘘、痔疮、肛旁脓肿、直肠息肉、肛门尖锐湿疣，不出血、不易感染。亦可将其应用于外科的排脓止血。另外，铍针治疗铍神经卡压综合征有较为明显的效果，且研究表明用锋口直径稍大的铍针治疗臀上皮神经及股外侧神经卡压综合征，效果更为明显。(见彩色插页图9-11-2)

二、操作方法

首先在患部寻找触诊局部有明确的压痛点，并可触及皮下结节或条索样包块作为进针点。局部以进针点为中心，常规消毒，医者左手拇指按压在压痛点的旁边，右手用腕力将铍针直接垂直刺入压痛点，进针深度以刺破张力增高区和正常区交界处为宜(一般刺破筋膜即可)，不必过深误伤组织。在进针后寻找沉紧涩滞的针感，并在针感层进行松解疏通，即松解卡压之处的软组织，待针下无沉紧涩滞感时出针。不捻转，不留针，疾刺速拔。出针后用无菌棉球按压针孔片刻止血，防止出现血肿，再用无菌敷料覆盖包扎24小时。进针深度要视病人的胖瘦及病变部位，因人因病而异，灵活应用。一般2天治疗1次，治疗1~3次即可。3次为1个疗程。

三、现代文献

(一)内科疾病

1. 头痛

赵瑞国[1]应用新铍针，根据中医经筋辨证治疗头风58例，足少阳经筋病取风池穴，足太阳经筋病取玉枕穴，手少阳经筋病取天髎穴；根据病位选择关刺法或恢刺法或短刺法。每周1次，3次为1疗程。结果治愈50例，好转8例，无效0例，总有效率为100%。疗效较好。

2. 面瘫

徐建勇等[2]运用铍针治疗面瘫82例，操作时术者拇指戴消毒指套，常规消毒，令患者张口，用刀划割患侧口腔黏膜，从上颌第一、二磨牙之间至下颌第三、四磨牙之间作一斜切口，长1~1.2cm，深0.05~0.1cm(小儿深度减半)，用拇指或其余4指按摩挤压患侧，用水漱口，吐出血后用5%盐水棉块敷贴在切口处，每周1次。连续割4次为1疗程。结果82例经治后痊愈75例，占91.46%；显效5例，占6.09%；无效2例，占2.44%；总有效率为97.56%。

(二)骨伤科病症

1. 腕管综合征

邵志刚[3]用自制小铍针治疗慢性腕管综合征31例，施术要点：①进针点：位于掌长肌腱尺侧缘和远侧腕横纹的交点与环指近端尺侧缘的连线上，距远侧腕横纹1~1.5cm处。②麻醉：局麻用1%盐酸利多卡因4ml，兑入0.05mg肾上腺素。注药后往往可诱发出原有神经卡压症状，若局麻药误入腕管内，则原有的麻痛消失而出现正中神经麻醉，应中止治疗。体会组织层次的方法是在针头刺入过程中时时横摆针尖，若刺入韧带，因阻力增大，针尖摆动会受到限制。③切割：用小铍针从进针点垂直刺入皮下，缓慢进针，并在进针过程中时时横向摆动针尖，体会针尖位置，达腕横韧带时，针尖可沿韧带表面较大幅度摆动，刺入韧带则阻力明显增大。刺破腕横韧带，沿肢体长轴向远近两端抗阻力切割，注意无阻力勿切割。以进针点为中心，针尖纵向摆动式切割长度约3cm，至出现落空感，寻找不到阻挡切割的韧带，即达到切割要求。出针后可向腕管内注入甲泼尼龙或曲安奈德1ml。术毕，针眼敷盖消毒敷料或创可贴3天。全部患者经1次治疗后，痊愈27例，有效2例，无效2例。疗效肯定。

2. 颈椎病

梁建新[4]采用铍针治疗颈型颈椎病。治疗时使刀口线和手柄平行标记在同一平面上，以辨别刀口线在体内的方向。操作方法：取玉枕穴、天柱穴、大杼穴、附分穴、魄户穴、阿是穴。局部常规消毒，医者左手拇指按压在穴位旁边，右手用腕力将针直接垂直刺入穴位，不捻针，不留针，疾刺速拔。一般进针深度约1~1.5cm，枕部的肌肉组织较薄，一般不超过0.5cm。待患者感觉酸胀、局部压痛消失即可出针,用无菌敷料按压进针点2~3分钟后结束治疗。一般治疗1~3次,每次间隔5天。治疗结果:本组60例患者,共治愈42例,好转18例,未愈0例。总有效率为100%。

3. 肱骨外上髁炎

刘春山[5]采用新铍针治疗肱骨外上髁炎。操作方法:循患肢手阳明经筋分布范围,在肱骨外上髁、前臂、上臂触摸查清结筋病灶点,用紫药水做出标记。消毒后,用无菌注射器抽取0.25%~0.50%利多卡因2ml,再注入1~2ml局麻药液使其浸润。取Ⅲ型新铍针沿局麻针头探查的安全入路方向,垂直进针至结筋病灶点,以解结法,即改进的关刺、恢刺、短刺法进行操作,松解横络,解除经脉卡压。术后用无菌干棉球在手术部位按压2分钟,并用无菌纱布敷盖保护2天。未愈者间隔6天可重复治疗。治愈35例,占97.2%;好转1例,占2.8%。本组36例全部有效,治疗次数最少1次,最多3次。

4. 筋膜炎

黄明华[6]采用铍针治疗腰背肌筋膜炎52例。治疗方法:采用直径0.5~0.75mm,全长5~8cm,针头长1cm,针体长4~7cm,末端扁平带刃,刀口为斜口,刀口线为0.5~0.75mm的铍针。治疗时首先在患者腰背部寻找触诊局部有明确的压痛点,并可触及皮下结节或条索样包块作为进针点。局部常规消毒,医者左手拇指按压在压痛点的旁边,右手用腕力将铍针直接垂直刺入压痛点,进针深度以通过深筋膜为度。在进针后寻找沉紧涩滞的针感,并在针感层进行松解疏通,即松解卡压之处的软组织,待针下无沉紧涩滞感时出针。不捻转,不留针,疾刺速拔。治疗后,痊愈15例,显效27例,有效9例,无效1例。愈显率80.77%,总有效率98.08%。疗效确切。

5. 神经卡压综合征

(1)邵志刚[7]采用小铍针治疗腕部正中神经卡压症。治疗方法:选用仿中医"九针"中的铍针。操作方法:以位于掌长肌腱尺侧缘和远侧腕横纹的交点与环指近端尺侧缘的连线上,距远侧腕横纹1~1.5cm处为进针点。用1%盐酸利多卡因4ml,兑入0.05mg肾上腺素局部麻醉。注药后往往可诱发出原有神经卡压症状。然后用小铍针从进针点垂直刺入皮下,缓慢进针,并在进针过程中时时横向摆动针尖,体会针尖位置,达腕横韧带时,针尖可沿韧带表面较大幅度摆动,刺入韧带则阻力明显增大。刺破腕横韧带,沿肢体长轴向远近两端抗阻力切割,注意无阻力勿切割。以进针点为中心,针尖纵向摆动式切割长度约3cm,至出现落空感,寻找不到阻挡切割的韧带,即达到切割要求。出针后可向腕管内注入甲泼尼龙或曲安奈德1ml。术后,针眼敷盖消毒敷料或创可贴3天。治疗1次,于3个月后评价疗效。痊愈27例,有效2例,无效2例,总有效率93.5%。

(2)雷仲民等[8]采用铍针治疗78例颈肩部皮神经卡压综合征的患者,枕大皮支神经卡压综合征18例,枕小皮神经卡压综合征5例,肩胛上皮神经卡压综合征27例,颈横皮神经卡压综合征4例,锁骨上皮神经卡压综合征24例。其中男35例,女43例;年龄19~63岁,平均39.8岁。根据治疗前后患者颈肩部疼痛的改变判定疗效。结果:临床痊愈54例;显效16例;有效8例。有效率为100%,疗效确切。

(3)段朝霞等[9]运用铍针治疗臀上皮神经卡压综合征56例,铍针治疗时以压痛点作为进针点,治疗时不捻转,不留针,疾刺速拔。最少治疗1次,最多3次。经1个月至6个月的随访,按上述疗效评定标准评定,治愈38例,占67.85%;显效12例,占21.42%;有效6例,占10.71%;无效0例。总有效率100%。

6. 髌下脂肪垫损伤

万金来等[10]应用铍针疗法配合推拿治疗髌下脂肪垫损伤,经治疗后本组291例,治愈253例,占86.94%;好转30例,占10.31%;无效8例,占2.75%。总有效率97.25%,疗效显著。

7. 扳机指

胡思进等[11]采用铍针配合点按手法治疗扳机指,结果本组56例1次治愈者18例,占32.1%;2次治愈者29例,占51.8%;3次治愈者8例,占14.1%;未愈者1例,占2.0%,总有效率98%。表明铍针配合点按手法治疗扳机指,组织损伤小,术后恢复快,疗效理想。

8. 韧带损伤

胡思进等[12]应用铍针治疗棘上韧带和棘间韧带损伤,本组69例病例中,治疗2次症状消失者18例,治疗3次症状消失者36例,治疗4～5次症状消失者15例。所有病例均获得随访,随访时间6个月～1年,平均7个月。结果临床缓解者37例,显著19例,进步者10例,无效3例,总有效率达95.65%。

9. 肩周炎

应有荣等[13]采用针刺配合铍针及穴位注射疗法治疗肩关节周围炎,经治疗后,本组68例,针刺最少9次,最多27次,平均12次;铍针、穴位注射治疗最少1次,最多3次,平均1.5次。治疗7周后,治愈56例,有效12例,总有效率100%。说明本法疗效确切。

10. 膝骨性关节炎

杜跃等[14]采用关节腔内注射玻璃酸钠、铍针疗法、推拿手法治疗膝骨性关节炎127例。结果治愈69例,显效46例,好转10例,无效2例,总有效率98.43%。提示本法对本病具有舒筋活血,理筋整复,松解粘连,通利关节,消炎镇痛的功效。

(三) 皮肤科疾病

尖锐湿疣

宋海军[15]采用铍针为主治疗肛门尖锐湿疣70例,另设对照组12例,采取激光疗法,铍针组70例,治愈68例,好转2例。激光组治愈11例,好转1例。铍针组第2次治愈2例和激光组第2次治愈1例皆为第1次只是好转的病例。铍针治愈时间4～20天,激光组治愈时间9～25天。

(四) 五官科

牙龈炎

王远华[16]应用铍针烙割法治肥大性牙龈炎30例,操作时术者以组织钳夹住肥大的牙龈,用烧至白亮的铍针平牙从上向下烙切肥大的牙龈,待逐个烙下肥大的牙龈后,再用云南白药粉调紫药水外涂患部,一日可数次,直至痊愈。经治疗,本组30例全部有效,其中痊愈(经用上述手法治疗后,患者牙龈恢复如常,无出血,无咬物困难者)27例;有效(经治后,患者部分牙龈恢复,部分牙龈恢复不佳者)3例。

四、注意事项

(1)铍针治疗是一种侵入性治疗,要求治疗者必须熟悉解剖,熟练各种手法才能使用,避免过度破坏局部组织,误伤神经,影响治疗效果。

(2)治疗时,少数患者会出现晕针现象,需立即停止治疗,轻者平卧休息,饮食糖水等,重者给予吸氧及静脉补液处理;必要时采取急救措施。

(3)治疗后嘱咐患者适度休息,定期复诊。

参 考 文 献

[1] 赵瑞国. 新铍针治疗头风58例临床观察[J]. 国医论坛,2004,19(6):32～33

[2] 徐建勇,高洪英. 铍针治疗面瘫82例临床观察[J]. 国医论坛,2005,20(4):26

[3] 邵志刚. 自制小铍针治疗慢性腕管综合征31例[J]. 河南中医,2004,24(2):45～46

[4] 梁建新. 铍针治疗颈型颈椎病60例临床观察[J]. 北京中医药,2008,27(7):544

[5] 刘春山,薛立功,张海荣,等. 新铍针治疗肱骨外上髁炎36例[J]. 中国针灸,2002,22(11):725

[6] 黄明华,张翔. 腰背肌筋膜炎的铍针治疗[J]. 辽宁中医杂志,2007,34(10):1464

[7] 邵志刚. 小铍针治疗腕部正中神经卡压症31例[J]. 中国针灸,2004,24(1):73

[8] 雷仲民,黄明华,尹辛成,等. 铍针治疗颈肩部皮神经卡压综合征[J]. 中国骨伤,2004,17(11):674～675

[9] 段朝霞,任丰涛. 铍针治疗臀上皮神经卡压综合征56例临床观察[J]. 微创医学,2007,2(1):61～62

[10] 万金来,张爱军,肖树明. 铍针疗法配合推拿治疗髌下脂肪垫损伤291例[J]. 河北中医,2008,30(6):629

[11] 胡思进,应有荣,虞冬生,等. 铍针配合点按手法治疗扳机指[J]. 中医正骨,2008,20(7):46

[12] 胡思进,黄凌云,薛道义,等. 铍针治疗棘上韧带和棘间韧带损伤[J]. 中国中医骨伤科杂志,2008,16(1):58

[13] 应有荣,应光华,应载. 针刺配合铍针及穴位注射治疗肩关节周围炎[J]. 中医正骨,2009,21(6):63~64

[14] 杜跃,万金来. 铍针推拿配合玻璃酸钠治疗膝骨性关节炎127例[J]. 陕西中医,2007,28(8):1017~1018

[15] 宋海军. 铍针为主治疗尖锐湿疣[J]. 云南中医杂志,1993,14(3):29~30

[16] 王远华. 铍针烙割法治肥大性牙龈炎30例[J]. 中国针灸,2002,22(3):175

[17] 刘春山. 中医新视点丛书·经筋学说与新铍针疗法[M]. 北京:人民卫生出版社,2010

[18] 陈秀华. 中医传统特色疗法[M]. 北京:人民卫生出版社,2010

第十二节 平衡针法

一、概述

平衡针法是王文远教授创立的一门以中医阴阳整体学说、西医神经调控学说为理论基础的针灸与心理—生理—社会—自然相适应的整体医学调控模式。王教授认为,人体出现的生理失调及病理改变,均为人体内平衡调控系统失衡的反应,平衡针灸的目的不是去治疗病人的疾病,而是把针刺作为一种人为的外因刺激手段,通过患者自身调整达到恢复机体的平衡,间接地依靠病人自身来治疗自己的疾病。其治疗定位于人的大脑高级中枢指挥系统,病因定位于人的大脑高级中枢的调控系统和心理适应系统。其特点是突出人体自身平衡系统——大脑高级指挥系统,通过针刺机体的信息高速路——神经,使大脑中枢调控指挥系统进行应激性调整,调动体内贮存的中枢递质,再通过神经指挥系统对失调与病变部位的子系统进行对症性调控,释放大量的能量物质,提高机体免疫功能,提高机体的镇痛效应,增强机体消炎和代谢作用等,对原来失调的病理状态和物质代谢紊乱过程,进行间接干预,通过自我修复达到一个新的平衡状态,从而间接地依靠患者自身来治疗自己的疾病。

(一)平衡针法的特点

1. 突出人体自身平衡

平衡针灸的理论核心就是突出人体自身平衡。这种自身平衡系统的实质就是人体内的自我调控功能,这种平衡机制就是大脑高级调控中枢。针灸就是调整、完善、修复这个系统,来激发、调动机体内的物质能量,促进机体在病理状态下的良性转归。同时,此平衡系统还具有被动加强的特性,能够接收外界给予的合理良性刺激。因此,人体出现的生理失调及病理改变,均为人体内平衡调控系统失衡的反应。平衡针灸的目的不是去直接治疗病人的疾病,而是把针刺作为一种人为的外因刺激手段,通过患者自身调整达到恢复机体的平衡,间接地依靠病人自身来治疗自己的疾病。

2. 突出人体信息系统

平衡针灸充分利用了人体的信息系统。人体信息系统传统医学称为经络系统,现代医学称为神经系统,这两个系统的共同点都以信息传递为主。平衡针灸就是通过直接针刺神经干或神经支,将针刺神经的信息通过人体信息高速公路,反馈到大脑高级中枢,通过神经信息高速公路来完成对机体各系统的调控支配作用。据有关资料报道,针刺神经干的传导速度为每秒100米。因此,平衡针法选择了最佳捷径即人体信息高速公路来完成信息传递。

3. 单穴疗法

单穴疗法原则上是一病一穴,一症一穴,80%以上的病症均可采用一个穴位。因为平衡针灸的目的不是直接去治疗患者的疾病,而是利用一种人为的外因刺激手段间接依靠患者自身不断修复、不断完善,恢复患者机体内的平衡系统去治疗自己的疾病。平衡针灸取穴总计38个穴位,不足传统穴位的1/10。

4. 快速针刺

亦称三快针法,即进针快、找针感快、出针快,整个针刺过程控制在3秒之内。如果人体解剖层次清楚,针刺穴位准确,不足3秒即可出针。由于病人的个体差异,穴位选择不一定都那么准确,因此留出3秒的时间把穴位找准确。因为不同穴位有不同的针感要求,只要把要求的针感扎出来即可出针。但对一些老年人、慢性疾病患者,如不怕针刺而喜欢留针,可以给予留针,以满足患者的心理要求。

5. 即时效应

即时效应亦称一针见效。80%以上的病人3秒即可见效。对发病时间短、症状轻、体质好、年龄小的病人经一次性治疗即可临床治愈,即使发病时间长、症状重、年龄大、体质差的病人不能达到预期效果,也可使症状改善,减少病人痛苦,提高生存质量,延长病人生存时间。平衡针灸的疗效不是取决于医生,而是取决于病人自身的平衡系统调节能力。其中发病时间的长短、病情的轻重、年龄结构的大小、体质的强弱直接决定疗效的好坏。

6. 突出针感效应

针感是反映平衡针灸疗效的重要标志。因为效应来源于针感,针感产生于效应。不同的穴位有着不同的针感要求,只要将要求的针感扎出来即可产生治疗效果。此外平衡针灸在针刺手法中不过于强调针刺手法,也不要求采用补法、泻法、平补平泻,只强调一个提插手法,通过提插手法将不同的针感扎出来即可。从某种意义上讲,有了针感就是有了疗效。

7. 突出离穴不离经

平衡针灸不过于强调穴位的定位,而是要求针刺到相应的穴位即神经相应的节段上而出现针感即可。平衡针灸要求针刺的是神经干或神经支,因为神经分布有它一定的客观规律,不可能是一个点,而是一条线。在实际临床中不可能对每个人的取穴都十分准确,所以针刺穴位的部位只能是相对的。因此,进针后一旦取穴未准,可根据自己的判断,利用针体的提插从左右或上下方向来寻找针感,如肩痛穴针刺的腓浅神经上下10cm内均可。

8. 穴名通俗化

平衡针灸学的穴位名称通俗易懂,易于普及,其主要特点是以部位、功能、主治来命名。如治疗头部病变的平衡穴位叫头痛穴,治疗腰部病变的平衡穴位叫腰痛穴,治疗胸部病变的平衡穴位叫胸痛穴,治疗糖尿病的平衡穴位叫降糖穴,治疗半身不遂的平衡穴位叫偏瘫穴。传统穴位由于产生于不同的历史时代和历代医家,穴名繁多各异,给临床普及带来一定困难。

9. 安全无副作用

安全无副作用是平衡针灸最根本的要求。在针刺患者时最为常见的副作用是晕针,而采用平衡针灸治疗,时间短,患者来不及晕针,针体就迅速退出,针体出来以后患者立即解除了紧张害怕心理。针刺过程中常见的医疗事故是刺伤脏器,而平衡穴位均分布于四肢安全部位。

(二)平衡针灸的理论来源

平衡针灸学理论主要来源于传统医学的心神调控学说和现代医学的神经调控学说,这两个调控学说阐述的就是人体内固有的自我平衡系统——大脑高级指挥系统,即一种高度精密的自动化控制系统。这种平衡系统是天生的、高效的、自然的、神奇的、强大的,这种系统也是人类适应内外环境繁衍生息的物质基础。传统医学的心神调控学说通过阴阳五行、气血津液、脏腑经络来完成对机体子系统的管制作用;现代医学的神经调控学说是通过神经、内分泌、免疫三大系统(NEI)网络中心来完成对机体子系统的调控作用。传统医学是从宏观来认识的,现代医学是从微观来认识的,中西医学是一个有机整体,都存在一个平衡系统,只是从不同角度来进行阐述。具体讲人体的平衡系统就是人类大脑高级指挥中心对待一切事物的认识而产生的本能反应,平衡针灸学就是充分利用了人体的这个平衡系统核心原理,通过人为的外因刺激,促使患者机体达到人体自我平衡,从而达到扶正祛邪之目的。

平衡针法还是心理学、哲学、化学、生物学、生理学、病理学、力学等多学科交叉渗透的现代针灸学，其学术思想充满了信息论、相对论、系统论、调控论、耗散结构论、矛盾论、实践论、整体论、平衡论。其理论主要从心神调控学说、神经调控学说、阴阳整体学说、心理平衡学说、生理平衡学说、生态平衡学说六个方面进行阐述。

1. 心神调控学说

人的心理活动实质上是精神意识和思维活动，均是大脑的生理功能。中医学则把大脑生理功能活动归属于心，心既是生理上的心，又涵概了大脑的思维功能。中医学认为，人体是一个整体，人体的各种生理功能活动统归于五脏。《素问·宣明五气论》说："心藏神，肺藏魄，肝藏魂，脾藏意，肾藏志。"五脏化生五气，五气化生喜、怒、思、忧、恐五种情志。但五志过极能损伤心神，引发出神志病变，所以"愁忧恐惧则伤心"(《素问·邪气脏腑病形》)，"忧愁思虑则伤心"(《素问·本病论》)。古人把心作为"五脏六腑之大主"，是与心藏神而主神志的功能分不开的。正如《医门法律》所说："心为脏腑之主，而总统魂魄，并该意志，故忧动于心则肺应，思动于心则脾应，怒动于心则肝应，恐动于心则肾应，此所以五志唯心所使也"。从以上论点来看，人的大脑思维活动从现代医学讲直接影响到五脏的生理功能。心主神志的生理功能正常，则精神振奋，神志清晰，思维敏捷，能对外界信息作出及时的正常反应。相反，心主神志的生理功能异常则可出现精神意识活动的异常，思虑多梦，神志不宁，甚则谵狂，或出现反应迟钝、健忘、精神萎靡，甚至昏迷等各种病理表现。中医讲的心神调控学说是人对无数外界客观事物或现象通过大脑的思维活动进行分析判断所采取的态度反映。人类生活在社会环境中必然要进行一定的社会活动，外环境如何必然影响到内环境的平衡，它给人的心理状态、精神面貌、情绪变化及对疾病的发生发展和预后都有重大的影响。

2. 神经调控学说

神经调控学说是以神经高级中枢指挥系统对内外事物的变化，而采取相应的应急措施来保持体内生理的相对平衡系统而称之。调控系统就是指大脑的最高指挥部和总开关，人类与高等动物都具有形成条件反射的功能。但人类最具有高度发达的大脑皮层，有思维和语言功能，这是人类与动物在条件反射上的本质区别。实质上是人类参与社会活动后逐渐形成的这种调控功能，也就是人类通过对外界环境事物和现象进行抽象概括、产生概念、进行推理判断，做出合理正确的结论来认识一切事物，借助语言来表达思维，通过行为来进行思维活动。

机体的神经调控系统是在大脑高级中枢神经的参与下，完成对机体内外环境刺激规律的应答。科学研究发现，人的大脑高级中枢系统每分钟可接收 6000 万个信息，其中来自视觉信息 2400 万个，来自触觉信息 3000 万个，来自听觉、嗅觉、味觉的信息 600 万个。这些信息都贮存在神经细胞的化学反应器上，通过感受器、传入神经、神经中枢、传出神经、效应器来完成对环境刺激的应答。简而言之，在一定的外界刺激作用下，首先使感受器发生兴奋，兴奋以神经冲动的方式经传入神经传到中枢，通过大脑高级中枢的分析与综合作用，产生的兴奋或抑制过程再经传出神经到达效应器。平衡针灸的作用原理就是利用针刺神经干或神经支，通过神经信息高速公路传入大脑高级中枢神经系统，高级中枢神经系统对接收外界给予的较强信息立即做出应激反应，充分调动体内所贮能量物质——中枢递质，以最快的速度、最佳捷径通过信息高速公路——传出神经和一切可利用的其他信息通道，到达病变的子系统。

3. 阴阳整体学说

阴阳是传统医学心神调控学说的理论基础，阴阳平衡学说是一种哲学的概念，是对自然界相互关联的某个事物或现象及人的机体相互对应、相互统一、保持相对平衡的高度概括。因此阴阳是信息，是物质，是能量，是功能，是矛盾，是整体，是平衡。按照系统制动促动原理，阴阳的功能与现代医学的交感神经与副交感神经功能是相吻合的。

从现代医学讲，阴阳的生理平衡是在大脑中枢调控系统作用下，通过大脑皮层及皮层下中枢、下丘脑体内交感中枢(阳)及副交感中枢(阴)系统完成对机体的调节管制作用。大脑中枢调控系统平衡失调会造成子系统的平衡失调,甚至破坏,发展为阴阳失调。阴阳代表了自然界的一种客观规律,是一切物质运动变化的总纲,贯穿于人类生、长、老、亡整个生命过程。它进一步证明了"人生有形,不离阴阳"(《素问·宝命全形论》)的理论。

4. 心理平衡学说

心理平衡是指每个人通过神经调控系统对一切客观事物产生的一种正确认识和反应。人作为一种高级动物,具有高级的心理行为能力,参加社会活动,从事生产劳动,具有明显的社会属性,这是人与其他动物的本质区别所在。平衡医学研究的主体是人,人的研究主体是心理(也指人的大脑高级指挥系统),心理的研究主体是与心理因素相关的其他因素,如年龄、性别、文化、职业、遗传、体质、生活习惯、职业行为、性行为、道德规范等不同程度地对心理平衡产生反效应。心理是一个复杂的系统工程,是通过人体的感觉、听觉、味觉、感受器接受外来刺激,迅速将刺激转换为信息,然后通过信息系统快速反馈于中枢调控系统。由于每个人的心理素质不一样,所以对待工作中的得失、同事的误解、同行的嫉妒、工作的失误、事业的挫折、亲人的亡故、无端的是非会产生不同程度的心理异常,时间久了必将造成生理上的功能失调,甚至导致亚健康状态或器质性病变。

5. 生理平衡学说

生理平衡学说是反映人体机能活动规律的一门科学。人体的组成由结构和机能不同的组织器官和系统构成。无论从完整的机体内在或在完整的微小细胞中,都能反应在结构上严密组织,机能上密切配合、协调,适应着生存环境的变化。人体内的这种调节机制就是生理平衡系统。具体讲这种平衡是人类进化几百万年来在地球表面生存,通过呼吸、饮食、代谢等活动,反复调节机体来适应外界环境的需要,进而使人体与地球表面物质交换和能量交换达到相对的动态平衡,例如元素平衡系统,酸碱平衡系统,体温平衡系统,体液平衡系统,免疫平衡系统,血糖、血脂、血压、生化、肝功、肾功等正常生理值的波动范围。

6. 环境平衡学说

环境平衡主要是指生存环境,狭义上讲是指人的生态环境。生态环境广义地讲是指地球生物因素动植物和微生物之间,与非生物因素的气候、水、土、光、热之间相互赖以生存和相互制约的关系。人体是通过参与各种社会活动,不断进行物质、能量与信息的交换来达到心理的平衡状态。因此,生存环境如何决定着每个人的生存质量。

(三)平衡针法的适应证

纵观几百余篇临床研究报道,实践证明平衡针法的适应病症达200余种,对以下各类病症确有良好效果。

(1)内科疾病

①心脑血管病:冠心病、心绞痛、心律失常、原发性低血压、脑中风及其后遗症、脑供血不足、老年性痴呆、昏厥等。

②神经精神疾病:癫痫、面瘫、慢性疲劳综合征、企业家综合征、癔症性瘫痪、癔症性昏厥等。

③消化系统疾病:急性胃痉挛、胃及十二指肠溃疡、胃下垂、胃肠神经官能症、习惯性便秘、急性腹泻、膈肌痉挛、胆石症、痔疮等。

④内分泌、血液疾病:糖尿病、痛风、放化疗后白细胞减少症等。

⑤呼吸系统疾病:扁桃炎、感冒、咳嗽、哮喘等。

(2)骨科疾病:颈椎病、腰肌劳损、腰间盘突出症、股骨头坏死、退行性骨关节病等。

(3)软组织疾病:肩周炎、软组织疼痛、急性腰扭伤、落枕、腕踝扭伤等。

(4)皮肤病:急性荨麻疹、带状疱疹、牛皮癣、扁平疣、老年性瘙痒症、黄褐斑、面部痤疮、酒渣鼻、鸡眼等。

(5)妇儿科病:异常宫血、慢性盆腔炎、阴部瘙痒症、急性乳腺炎、乳腺增生、人流综合征、人流镇痛、产后尿潴留、回乳、子宫肌瘤等;新生儿窒息、流行性腮腺炎、小儿高热、小儿惊厥、鹅口疮、婴幼儿腹泻、厌食症、遗尿症等。

(6)五官科疾病:急性结膜炎、泪囊炎、麦粒肿、急慢性鼻炎、下颌关节炎、牙痛等。

(7)各种痛症：头痛、咽喉痛、胃脘痛、腰痛、坐骨神经痛、腹痛、肾绞痛、胆绞痛等。

二、操作方法

（一）取穴原则

传统针灸以循经取穴、辨证取穴为基本原则。平衡针法的取穴原则是以传统医学的经络学说和现代医学的神经交叉学说为理论依据，并且吸取了传统医学的巨刺针法、远道刺法、缪刺针法的精华，主要以定位取穴、交叉取穴、对应取穴为基本原则。临床中也配合男左女右取穴、左右交叉取穴、双侧同时取穴等取穴原则。

1. 定位取穴原则

定位取穴原则主要是指针对某一病变的部位来选取特定穴位，如腰痛穴、升提穴、精裂穴、痛经穴等。即通过针刺特定部位的特定穴位来治疗另一部位的疾病。同时，又不能用交叉、对应来解释的取穴原则。

2. 交叉取穴原则

交叉取穴的原则主要是指左右上下交叉取穴，如臀痛穴、膝痛穴、踝痛穴、肩痛穴、肘痛穴等穴位主要分布于上下肢，上肢的病变取下肢的相应穴位治疗，下肢的病变取上肢的相应穴位治疗。《针灸大成》云："邪客于经，左盛则右病，右盛则左病，亦有移易者，左痛未已，而右脉先病，如此者必巨刺之。""巨刺者，左取右，右取左"（《灵枢·官针》），这是一种左病取右，右病取左，左右交叉取穴施治的方法。左右失衡，法用巨刺。平衡针刺疗法在巨刺的基础上，采用双侧治疗的方法，通过对健侧经络状态的调整，协助激发患侧的经络功能，达到全身整体功能改善的作用。

3. 对应取穴原则

对应取穴原则主要是指前后、左右、上下对应的取穴原则。如乳腺穴为前后对应取穴，偏瘫穴、鼻炎穴为左右对应取穴。

4. 男左女右取穴原则

男左女右取穴原则是指在人体上治疗疾病的穴位有2个，男性取左侧穴，女性取右侧穴，而且一次性治疗可以治愈疾病的取穴原则。如感冒穴、头痛穴、腹痛穴。

5. 左右交替取穴原则

左右交替取穴原则是指未定性疾病，又不能一次治愈，且是人体有2个穴位的情况下采取的取穴原则。如痔疮穴、癫痫穴。

6. 双侧同时取穴原则

双侧同时取穴原则主要针对的是急症，也是人体在有2个穴位的情况下采取的取穴原则。如降压穴、精裂穴。

此外，对于非炎症性、渗出性、外伤性、疼痛性疾病，以麻木为主的病症可采取局部取穴原则。如指麻穴、耳聋穴。

（二）临床常用平衡穴位

临床常用平衡穴位共38个。其中，头颈部平衡穴位有9个，上肢部平衡穴位11个，胸腹部平衡穴位3个，脊背部平衡穴位3个，下肢部平衡穴位12个。

1. 头颈部常用平衡穴位

(1)升提穴

定位：头顶两耳尖连线中点前2寸处。

局部解剖：布有帽状腱膜和左右颞浅动脉静脉，及左右枕动脉静脉吻合网，分布有枕大神经分支。

取穴原则：定位取穴。

操作：沿皮下骨膜外向前平刺2寸，一只手向前进针，另一手摸针尖，不使外露，待达到一定深度时，采用滞针手法，即针柄顺时针转7~10次使局部产生酸紧沉痛感，再按逆时针捻转7~10次后即可出针。

功能：升阳固脱，益气固本，助阳止泻，补肾健脾，调节内脏，抗衰老，增加机体免疫机能。

主治：脱肛，子宫脱垂，胃下垂等中气下陷性疾病为主。临床还用于治疗阳痿，早泄，遗精，遗尿，前列腺炎，前列腺肥大，肠炎，慢性肠炎，低血压，宫颈炎，阴道炎，过敏性哮喘，慢性支气管炎，体质过敏，偏瘫等。

按语：升提穴是以主要部位功能命名的一个特定穴位。临床主要用于治疗内脏下垂，中气下陷性疾病为主，有补气穴、壮阳穴之称。对生殖泌尿系统、呼吸系统、神经系统、内分泌系统、运动系统都具有一定调节作用，是中医用于益气壮阳的首选穴位，亦可作为中老年人的保健穴位，还可作为一切慢性病的辅助穴位。对滞针后留下的针感一般30分钟自行解除。

(2) 腰痛穴

定位：前额中央点，即将前额划一个"十"字，"十"字中间即为此穴。

针具：采用长75mm无菌毫针。

取穴原则：定位取穴，交叉取穴原则。

操作：常规穴位皮肤消毒后，针尖向下平刺30mm，采用上下提插法，快速针刺，达到要求针感时，即可出针。单侧腰痛为平刺手法，不提插，对重症腰痛病人疼痛未完全控制，但在不发生晕针的情况下，可以留针。

针感：以局限性、强化性针感出现的酸麻胀为主。

功能：活血化瘀，调节神经，止痛消炎。

主治：腰部软组织损伤，腰间盘突出，强直性脊柱炎，急性腰扭伤，腰肌劳损，坐骨神经痛，不明原因的各种腰痛。

按语：腰痛穴是以部位功能定名的一个特定穴位，临床主要用于治疗腰部急性炎症及慢性炎症引起的病变为主。特别对腰部软组织损伤，腰间盘突出。因炎症引起的坐骨神经痛还需配针刺相关穴位（臀痛穴、膝痛穴、踝痛穴）。一般在炎症期、水肿期需要卧床3～4周。待临床治愈后，2个月内还要减少环境诱发因素，以巩固临床疗效。

(3) 急救穴

定位：此穴位于人中沟与鼻中隔连线的中点。

局解：布有口轮匝肌和面神经颊支，眶下神经分支及上唇动静脉。

取穴原则：定位取穴。

操作：针刺时采用1寸毫针向上斜刺0.3～0.5寸，反复提插捻转，以加大刺激量。为迅速强化针刺效果，可同时配合相关急救穴如降压穴、胸痛穴、腰痛穴、咽痛穴等，必要时还须积极配合中西医综合急救措施。

功能：醒脑开窍，回阳救逆，抗休克，疗昏迷，调节神经，消炎止痛。

主治：休克、昏迷、晕厥、晕车、晕船、晕机，临床还可用于治疗中暑、小儿急惊风、癔症、癫痫、精神分裂症、急性腰扭伤、痔疮、低血压、高血压、冠心病和心绞痛。

按语：急救穴是用于病人急救的首选穴位之一，是以功能主治定名的一个特定穴位。该穴针感强疗效突出，临床主要用于各种急症、重症。

(4) 偏瘫穴

定位：耳尖直上1.5寸处。

针具：选用40mm长不锈钢针。

刺法：常规皮肤消毒，向太阳穴方向斜刺，进针约1.5～2寸。

手法：一步到位或滞针针刺手法。

针感：以强化性针感出现的局部酸、麻、胀为主，可留针。

(5) 胃痛穴

定位：此穴位于口角下1寸或下颌正中点旁开1.5寸。

局解：布有三叉神经第三支下颌神经及下唇动静脉分支。

取穴原则：男左女右取穴。

操作：滞针手法，45°角进针，向对侧胃痛穴平刺1～2寸。

针感：以局限性针感出现的酸麻胀为主。

功能：健脾养胃，调节胃肠，平衡心理，活血化瘀，疏肝理气，消炎止痛，健胃消食，促进溃疡愈合。

主治：急性胃炎，慢性胃炎，消化道溃疡，急性胃痉挛，膈肌痉挛。临床还可用于治疗晕车，晕船，晕机，小儿消化不良，原发性痛经，糖尿病。还可作为保健穴。

按语：临床不但用于治疗上腹部病变，还可作为慢性疾病的辅助穴位，可代替痛经穴，治疗妇科痛经。

(6) 鼻炎穴

定位：颧骨下缘中点。

局解：布有面横动、静脉，深层为上颌动、静脉和面神经颧支。

针具：选用3寸长不锈钢毫针。

取穴原则：交叉取穴。

操作：皮肤常规消毒后，向鼻翼方向平刺，快速进针约1～1.5寸，待针体达到要求深度时，局部出现酸、麻、胀时，不提插不捻转自行将针退出。

功能：退热、止痛、消炎、调节神经、抗过敏。

主治：鼻炎，过敏性鼻炎，三叉神经痛，面神经麻痹，面瘫后遗症，面肌痉挛，下颌关节炎，上呼吸道感染。

按语：此穴是用于治疗鼻炎的有效穴之一，是以功能主治定名的一个特定穴位。临床主要用于治疗鼻部及面部病变为主，对过敏性鼻炎还必须配合增强肌体免疫力的相关穴位，调整病人的过敏体质，才能从根本上治愈。临床由细菌感染引起的副鼻窦炎应配合头痛穴、痤疮穴、痔疮穴进行全身调节方能达到理想效果。

(7) 牙痛穴

定位：此穴位于耳垂前正中处（耳前下颌骨外缘凹陷处），相当于听宫穴的位置。

局解：在咬肌中，布有面神经下颌支，颧支，上前方有腮腺管，深部有咬肌动、静脉分支。

取穴原则：交叉取穴。

操作：常规消毒后，垂直进针约0.5～1寸，待针体刺入后，病人疼痛没有缓解，可上下提插3次，局部出现酸麻胀感后即出针。

功能：通牙关、开窍祛风、止痛、抑菌消炎。

主治：由龋齿、牙外伤、牙齿过敏、急性牙髓炎、慢性牙髓炎等引起各种牙痛。还用于治疗面神经麻痹、面瘫后遗症、面肌痉挛、流行性腮腺炎、下颌关节炎、三叉神经痛、中风性失语流涎。

按语：对过敏性牙病，在治疗时还须配合针刺增强机体免疫力的相关穴位，从全身进行调整，力求从根本上治愈。此穴临床还称为失语穴，用于中枢性失语。

(8) 明目穴

定位：位于耳垂后耳根部，在下颌角与乳突之间的凹陷处。

局解：皮下有腮腺，颞下窝翼静脉丛。耳后有动静脉及颈外浅静脉，布有耳大神经。深部有面神经干于颅骨穿出。

针具：选用2寸长不锈钢毫针。

取穴原则：交叉取穴。

刺法：采用一步到位针刺手法。皮肤常规消毒后，向对侧内眼角方向斜刺，进针约1～1.5寸，以局部出现的酸、麻、胀为主，或向面部放射，不留针。

功能：通窍开目、消炎止痛、调节视神经。

主治：近视、白内障、青光眼、花眼、沙眼、电光性眼炎、急性结膜炎、急性角膜炎、面神经麻痹、面瘫后遗症、面肌痉挛、流行性腮腺炎、下颌关节炎、三叉神经痛、神经性耳鸣、耳聋。

按语：是治疗眼疾的特效穴位之一。近视主要是指青少年的假性近视，且恢复或好转后还需3个月的平衡巩固期。白内障是指早期浑浊型白内障，坚持治疗可稳定或延迟晶体进一步浑浊，提高患者视力。对晚期白内障患者，针刺效果差，对糖尿病引发的白内障还必须结合治疗糖尿病的相关穴位。

(9) 醒脑穴

定位：位于胸锁乳突肌与斜方肌上端之间的凹陷处，即项后枕骨后两侧，即翳风与风府之间1/2处。

局解：在胸锁乳突肌与斜方肌上端附着部之间的凹陷处、布有枕动静脉分支，深层为椎动脉、环枕后膜、蛛网膜下腔、脊髓上端和延髓下端，以及枕小神经分支、内侧为枕大神经。

取穴原则：双侧同时取穴，左右交替取穴。

指针方法：采用拇指指腹与食指指腹作用于患者相应的穴位上利用瞬间点压，点压力度根据不同年龄，性别体质决定。其手法一般分为轻、中、重三种，轻度手法以局部微痛为主，中度手法以局部能忍受为主，重度手法以局部瞬间钝痛为主，重力点压可出现瞬间的晕厥。

功能：调节心理、调节神经、调节内脏、醒脑明目、镇静安神、抗衰老、保健。

主治：神经系统、呼吸系统、消化系统、循环系统等引起的脏腑功能紊乱、更年期综合征、旅游综合征、颈肩综合征、高血压、低血压、神经衰弱、糖尿病、白血病、慢性肝炎、慢性肾炎、慢性支气管炎等慢性疾病。

按语：醒脑穴为强身保健的首选穴位。

2. 上肢部常用平衡穴位

(1) 臀痛穴

定位：位于肩关节腋外线的中点，即肩峰至腋皱襞连线的 1/2 处。

局解：布有旋肩胛动静脉、臂外侧皮神经和第一、二肋间神经、深层为桡神经。

针具：采用 3 寸无菌毫针。

操作：穴位皮肤常规消毒后，针尖向腋窝中心方向斜刺 4～5cm，快速针刺，不留针。一般上下提插手法，针感达不到要求时可采用滞针手法。

针感：以局限性针感出现的酸麻胀为主或向肘关节、腕关节放射。

功能：活血化瘀、理气散结、消炎止痛、调节神经。

主治：臀部软组织损伤、腰椎疾患引起的坐骨神经痛、梨状肌损伤综合征、原发性坐骨神经痛、腰椎间盘突出、急性腰扭伤、腰肌劳损。临床还可用于治疗同侧网球肘、对侧颈肩综合征、偏瘫。

按语：臀痛穴是以部位功能命名的一个特定穴位，主要用于治疗臀部软组织损伤，臀部病变为主。此穴还是治疗坐骨神经痛的经验穴位，临床治疗时配合膝痛穴、踝痛穴效果更加。

(2) 膝痛穴

定位：手心向下，上肢伸直，肩关节至腕关节连线的中点，即肘关节缝隙处。

针具：采用长 75mm 无菌毫针。

取穴：交叉取穴，左病右治，右病左治。

操作：局部穴位皮肤常规消毒，直刺 30～40mm，一步到位快速针刺，不留针。

(3) 痔疮穴

定位：此穴位于前臂伸侧面，尺桡骨之间，前臂背侧腕关节至肘关节连线的上 1/3 处。

局解：在指掌侧和拇长伸肌起端之间，布有前臂间背侧动静脉及前臂背侧皮神经，深层为前臂骨间神经和骨间掌侧神经。

取穴原则：男左女右，左右交叉。

针刺手法：采用上下提插，待出现相应针感为宜。

针感：以局限性针感出现的酸、麻、胀为主。

功能：解毒泻火、退热通便、消炎止痛。

主治：内痔、外痔、肛裂、便秘。临床还可用来治疗嗜睡、中风失语、急性腰扭伤、肋间神经痛、胸部软组织损伤、爆震性耳聋。

按语：痔疮穴是以功能主治定名的特定穴位之一，对老年习惯性便秘，有良好的治疗作用，此穴临床还称为通便穴、泻火穴。此穴对肛瘘效果不理想。

(4) 胸痛穴

定位：前臂背侧尺桡骨间，腕间关节与肘关节连线下 1/3 处。

局解：桡侧为指伸肌，尺侧为小指肌，深层布有前臂骨间背侧动、静脉和前臂骨间掌侧动、静脉，及前臂背侧皮神经和骨间背侧神经。

取穴原则：交叉取穴。

操作：向上斜刺进针 1.5～2 寸，上下提插，对重病人可用滞针法，局部出现酸、麻、胀、痛感后及出针，不留针。

功能：扩张冠状动脉，消炎止痛，调节神经，调节内脏，调节心神、血糖、血脂、血压，调节内分泌。

主治：胸部软组织损伤、肋间神经痛、非化脓性肋间软组织炎、胸膜炎、心绞痛、冠状动脉供血不足、心律不齐。临床还可用于治疗急性腰扭伤、肾病综合征、经前期紧张综合征、带状疱疹、急性胃炎、急性疱疹后遗症（即疱疹性神经痛）、慢性胃炎、膈肌痉挛。

按语：胸痛穴是以部位功能命名的特定穴位，临床主要用于治疗胸部疾患为主，特别是胸部急症、痛证，效果更佳。也可作为临床急救穴之一。

(5) 肺病穴

定位：此穴位于前臂掌侧，腕关节至肘关节上 1/3 处，掌长肌腱与桡侧腕屈肌腱之间。

局解：布有指浅屈肌，深部有指伸屈肌，前臂正中动静脉，深层为前臂掌侧骨间动、静脉及前臂内侧皮神经，其下为正中神经，深层有前臂掌侧骨间神经。

取穴原则：男左女右或双侧同时取穴。

针刺手法：采用上下提插法，待出现相应的针感为宜。

针感：以局限性针感出现的酸、麻、胀为主。

功能：理气润肺、止咳、退热、消炎、止血、抗过敏。

主治：支气管炎、支气管肺炎、咳血、鼻出血、痔疮便血，还可用于末梢神经炎、指痉挛、过敏性哮喘、过敏性鼻炎、上呼吸道感染。

按语：此穴以治疗上呼吸道感染引起的肺部炎症为主症，是以功能主治定名的一个特定穴位，经大量的临床验证，对出血症状较轻的病人临床有一定效果，故称止血穴。对大量咳血、吐血、衄血病人还须积极采取现代医学急救措施。

(6) 降糖穴

定位：此穴位于前臂掌侧，腕关节至肘关节的下1/3。

局解：指浅屈肌，深层有指伸屈肌，前臂正中动、静脉，深层为前臂掌侧骨间动、静脉，布有前臂内侧皮神经，下正中神经，深层有前臂掌侧骨间神经。

取穴原则：左右交替。

操作：局部穴位皮肤常规消毒后，用3寸毫针，使针尖向上成45°角斜刺2寸左右，做上下提插。对于久病体虚重症病人可采用滞针法。

功能：益气提神、健脾和胃、舒肝理气、降糖、降脂、降压、降酶、消炎、镇痛、镇静、扩张冠状动脉，增强机体免疫力。

主治：糖尿病、高血压、高血脂、高血糖。临床还可用于治疗冠心病、心绞痛、肋间神经痛、非化脓性肋间软骨炎、急性肝炎、慢性肝炎、肝硬化、胃炎、胃痛、胃癌、胃溃疡、膈肌痉挛、神经衰弱、低血压、失眠等。

按语：此穴从中医角度讲具有理气，益气，活血，去瘀之功效。临床多以平衡针灸为主配合平衡火罐，平衡推拿，综合治疗糖尿病。要求合理调节饮食，减少病人并发症发生。此外还可以用于其他疾病的康复治疗。对糖尿病合并的脑血管病、冠心病、白内障、颈肩腰腿通、痛风，还必须配合相应穴位综合治疗。

(7) 踝痛穴

定位：位于前臂掌侧腕横纹中央，即桡侧腕屈肌腱与掌长肌腱之间。

解剖：布有腕掌侧动静脉网及前臂内侧皮神经双重分布，正中神经掌皮支，深层为正中神经干。

针具：采用长30mm无菌毫针。

取穴原则：交叉取穴。

操作：局部皮肤常规消毒后，直刺0.3～0.5寸，一步到位快速针刺，可做上下提插法，以放射性针感出现的中指或食指麻木感为主，不留针。

功能：镇静安神，消炎止痛，调节内脏，调节心律。

主治：踝关节软组织损伤、踝关节扭伤、跟骨骨刺、足跟痛。临床还可用于治疗心律不齐、心动过速、心动过缓、顽固性失眠、治疗腕管综合征。

按语：主要以部位功能定名的一个特定穴位。临床主要用于治疗踝关节病变，也称失眠穴、心律不齐穴。

(8) 咽痛穴

定位：第二掌骨桡侧缘的中点。

局解：在第二掌骨桡侧缘有掌背动脉和桡神经浅支的手背支，深层为正中神经的指掌侧固有神经。

取穴原则：交叉取穴。慢性咽炎左右交替取穴，轻者男左女右取穴。

操作：局部皮肤常规消毒后，用三寸毫针向掌心方向直刺二寸，以局限性针感出现的酸麻胀痛为主，或向食指、中指放射。不留针。

功能：消炎退热，镇静止痛，增强机体免疫力。

主治：急慢性咽炎，慢性喉炎，慢性扁桃体炎。临床还可用于治疗三叉神经痛，单纯性甲状腺肿大，滞产，急性乳腺炎，产后缺乳，上呼吸道感染，牙痛，面神经麻痹。

按语：咽痛穴是以功能主治命名的一个特定穴位。临床主要用于治疗咽喉疾病，特别对咽炎、喉炎、上呼吸道感染，疗效更为确切。在治疗期间及巩固期必须禁用辛、酸、烟酒等刺激物。对由消化道疾病引起的，还必须结合治疗消化道疾病相关穴位进行治疗。

(9)颈痛穴

定位:此穴位于小指与无名指掌指结合关节部正中点。

局解:布有第四掌背动脉,皮下有手臂静脉网、尺神经手背支(指背神经)和指掌侧固有神经。

取穴原则:交叉取穴。

操作:病人取坐位,术者持针手指常规消毒,或带指套。患者穴位局部常规消毒,采用28号3寸毫针1根,用酒精棉球固定针体下端1/3处,向上平刺1.5寸,采用一步到位快速针刺法。

针刺靶点:尺神经的指掌关节混合支。

针感:局部酸、麻、胀、痛针感,个别病人可向前臂放射。

功能:舒筋活血,清咽利喉,消炎止痛退热,调节神经。

主治:颈部软组织损伤、落枕、颈肩综合征、颈肩肌腱炎、颈性头痛、颈性眩晕,临床还可以治疗肋间神经痛、眶上神经痛、三叉神经痛、坐骨神经痛、肩周炎、足底痛。

按语:是以穴位功能命名的一个特定穴位,以治疗颈椎病为主。为巩固疗效,应减少环境诱发因素,避免局部受凉,颈部不要锻炼,不要人为加大运动。

(10)感冒穴

定位:半握拳,中指与无名指指掌关节之间凹陷处。

局解:布有骨间肌及手臂静脉网,掌背动脉及尺桡神经手背支。

取穴原则:男左女右取穴或同时取穴或交替取穴。

手法:上下提插,待针体进入到要求的深度(一般要求进针4cm左右)后,将针体退到进针处,向左向右各提插一次,即可出针。也可采用滞针手法。

针感:以局限性针感强化性出现的局部酸麻胀为主。

功能:退热、消炎、抑菌、抗过敏、解热散寒、清咽止痛。

主治:感冒、流行性感冒、过敏性鼻炎、头痛、上呼吸道感染、腰肌劳损、坐骨神经痛。

按语:以功能主治定名的一个特定穴位,主要用于治疗感冒,上呼吸道感染,对症状轻的病人可采用左右交替取穴,对过敏性鼻炎和其他慢性疾病引起的经常性感冒,还必须结合治疗原发病。

(11)指麻穴

定位:位于手部,半握拳第五掌骨中点处。

局解:在小指尺侧第五掌骨小头后方,当小指掌肌腱起点处,有指背动静脉,手背静脉网,布有尺神经手背支。

取穴原则:同侧取穴。

手法:直刺手法或滞针手法。

针感:以局部出现的酸、麻为宜。

功能:醒脑开窍、调节神经、止痛消炎止麻。

主治:末梢神经炎引起的手指麻木,还可用来治疗中毒昏迷、休克、糖尿病、神经衰弱、精神分裂症、落枕、急性腰扭伤。

按语:是以功能主治定名的特定穴位。主治各种原因引起的末梢神经炎,对手指麻木的病人为巩固其疗效,治疗的同时必须减少冷水刺激。对糖尿病引起的末梢神经炎,还需配合治疗糖尿病的相关穴位,进行综合治疗。

3. 胸腹部常用平衡穴位

(1)痛经穴

定位:在胸骨柄正中线1/2处,相当于四肋间隙。

局解:在胸骨体中段,布有胸廓内动静脉的前穿支及第四肋间神经前皮内侧支。

取穴原则:定位取穴。

针刺方法:一步到位针刺法,用三寸毫针向下平刺二寸,不提插不捻转,不留针。

针感:以局部酸麻胀为主,并向腹部和下腹部放射。

功能:止痛退热、抑菌消炎、温中散寒、活血化瘀。

主治:原发痛经、继发痛经、经前期紧张综合征。临床还可用于盆腔炎、阴道炎、附件炎、非特异性结肠炎、泌尿系感染。

按语：痛经穴是以部位功能命名的一个特定穴位。临床可用于治疗妇科病，特别对经前期综合征、原发性痛经疗效更理想。但因取穴不方便，在临床中此穴应用较少，多以胃痛穴代替。

(2) 面瘫穴

定位：位于肩部锁骨外1/3处，向内斜上2寸。

局解：布有斜方肌和颈浅动静脉及锁骨上神经。

针具：40mm长不锈钢毫针。

取穴原则：面瘫，乳突炎以交叉取穴为主，胆囊炎以同侧取穴。

操作：常规皮肤消毒后，平刺，进针约1.5～2寸或使针尖向颈部方向斜刺0.5～1寸，采用一步到位针刺手法或小幅度提插，也可采用滞针法，不留针。

针感：以放射性针感出现的局部酸、麻、胀为主。

功能：祛风通络、活血化瘀、调节神经、促进神经修复、消炎止痛。

主治：面神经麻痹、面瘫后遗症、面肌痉挛，还可用于治疗乳突炎、流行性腮腺炎、胆囊炎。

按语：曾用于治疗早期周围性面瘫的特定穴，越是发病时间短，治疗效果更佳。对发病2小时以内者，一针治愈率可达70%。发病时间长，效果越差。治疗期间应减少寒冷刺激，忌食鱼、虾、蟹及辛辣之物。此穴因为位于肺尖部，为了安全，临床多以鼻炎穴、牙痛穴、明目穴代替。

(3) 神衰穴

定位：位于脐窝正中。

局解：布有第十一肋间神经前皮支的内侧支，腹壁下动静脉，深部为小肠。

取穴原则：定位取穴。

指针方法：双手并拢，掌心相对，利用中指、食指、无名指瞬间点压神衰穴；用掌心贴于此穴，另一掌心压与手背上，随复式呼吸有节律的按压49次。

指感：局部酸胀痛感并向整个腹部及会阴部放射。

功能：健胃消食、益气健脾、调节神经、促进机体代谢、增强机体免疫力。

主治：神经衰弱、自主神经功能紊乱，还可用来治疗更年期综合征、糖尿病、慢性肝炎、肝硬化、慢性支气管炎、晕车、晕船、晕机。

按语：此穴为中老年人的保健穴之一，每周调节一二次，可以起到预防疾病发生，延缓衰老，保健长寿的作用。对慢性疾病可以作为辅助治疗穴位。

4. 脊背部常用平衡穴位

(1) 痤疮穴

定位：位于第七颈椎棘突下凹陷处。

局解：棘间韧带和颈横动脉分支，棘突间皮下静脉丛及第八颈神经后支内侧支，胸神经后支内侧支。

取穴原则：定位取穴。

方法：点刺放血疗法。局部常规消毒，采用三棱针快速点刺，挤出3～5滴血后用消毒棉球压迫即可。

操作：中心点刺法，即在相对的中心点进行快速针刺或用拇指食指将局部肌肉捏起，再点刺放血；一线三点点刺法，即在中心点及两侧1cm处各点刺一针。

功能：调和阴阳、解毒消热、消炎抑菌、增加机体免疫力和机体代谢机能。

主治：痤疮、脂溢性皮炎、面部疖肿、面部色素沉着、毛囊炎、湿疹、荨麻疹、急性结膜炎、口腔炎、副鼻窦炎、扁桃体炎、急性淋巴结炎、上呼吸道感染。

按语：是以局部功能命名的特定穴位，治疗面部疾病为主。除点刺放血疗法外，亦可采用针罐结合治疗，留罐3～5分钟，以拔出数滴血为宜，亦可作为实证、热证的辅助中医治疗。

(2) 疲劳穴

定位：位于肩膀正中，相当于大椎至肩峰连线的中点。

局解：布有斜方肌，深层为肩胛提肌与冈上肌、锁骨上神经、副神经、肩胛上神经及颈横动、静脉分支。

治疗原则：双侧同时取穴。

指针方法：用拇指指腹根据不同病情，年龄，性别，体质而选择轻、重、中手法。

指感:局部酸胀沉。
功能:调节神经,调节内脏。
主治:旅游综合征、老年前期综合征、更年期综合症、腰背部综合征、神经衰弱、自主神经紊乱,临床还可用来治疗慢性疾病。
按语:保健穴之一,与醒脑穴、神衰穴并用,取穴时可用右手放在左肩上,平排三指,取中指下第一节中即为此穴。

(3)乳腺穴
定位:位于肩胛骨中心处,肩胛内上缘与肩胛下角连线的上1/3。
局解:在冈下窝中央,冈下肌中,有旋肩胛动静脉肌支及肩胛上神经。
取穴原则:对应取穴。
操作:局部皮肤常规消毒后,用3寸毫针使针尖向下平刺1~2寸。
主治:急性乳腺炎,乳腺增生,产后缺乳,乳房胀痛,临床还可用于治疗胸部软组织损伤。
按语:对急性乳腺炎效果最好,化脓期还需配合其他疗法。此穴临床还称通乳穴。

5.下肢部常用平衡穴位

(1)肩背穴
定位:位于尾骨旁开4~5cm处。
解剖:布有臀大肌、梨状肌下缘、股二头肌和臀下动静脉及臀下皮神经、臀下神经、坐骨神经。
取穴原则:交叉取穴。
针感:以放射性针感出现的麻、胀为宜。
手法:上下提插手法,待出现相应的针感后即可出针。
功能:消炎止痛、调节神经、祛风湿、疏通经络、醒脑开窍、镇静安神。
主治:颈肩综合征、颈间肌筋膜炎、肩关节周围炎及精神分裂症、癫痫、癔症性昏厥、偏瘫、梨状肌损伤、坐骨神经痛、腓肠肌痉挛。
按语:因取穴不方便,临床上以肩痛穴代替。

(2)耳聋穴
定位:位于股外侧,髋关节于膝关节连线的中点。
解剖:在阔筋膜下,股外侧肌中,有旋股外侧动静脉肌支和骨外侧皮神经,股神经肌支。
取穴原则:交叉取穴。
操作:用3寸毫针向下或呈45°角斜刺,针尖要触到骨膜;一线三点针刺法,即中间一针达到针刺要求一定深度后,将针尖退到进针部位,在向上下的顺序提插3次。对外耳道的化脓性炎症可配合滞针疗法。
功能:调节内耳平衡、聪耳开窍、强腰膝、理气血。
主治:神经性耳聋、爆震性耳聋、美尼尔综合征、神经性耳鸣,以及骨外侧皮肌炎、急性荨麻疹、丹毒。

(3)过敏穴
定位:位于屈膝位的髌骨上角上2寸处,股四头肌内侧隆起处。
解剖:布有骨内侧肌,骨动静脉肌支,股前皮神经与股神经肌支。
取穴原则:交替取穴。
手法:上下提插。对体虚病人可配合捻针滞针。
功能:定喘、止痛、止麻、抗过敏、增加机体抵抗力。
主治:支气管哮喘、急性荨麻疹、风疹、湿疹、皮肤瘙痒、牛皮癣、神经性皮炎、月经不调、痛经、闭经、功能性子宫出血,泌尿系感染、慢性肾炎。
按语:主治过敏性疾病以及痛经等妇科病。对过敏性疾病的治疗还需结合调理脾胃,调节心理配合相关穴位方可取得理想的效果。

(4)肘痛穴
定位:位于髌骨与髌韧带两侧的凹陷中。
解剖:在膝关节韧带两侧,有膝关节动、静脉网,布有神经前皮支及肌支。
取穴原则:交叉取穴。
针刺方法:一步到位针刺手法,不提插,待针体进入到一定要求深度即可出针。
功能:消炎止痛、活血化瘀、通经活络、理气止痛。
主治:肘关节软组织损伤、肱骨外上髁炎、肱骨内上髁炎、不明原因的肘关节疼痛及偏瘫、荨麻疹、踝关节扭伤。

按语：在取穴原则上，内上髁炎取外侧肘痛穴，外上髁炎取内侧肘痛穴。此外，上肢臂痛穴亦可治疗肘关节病变，临床疗效相同。故此穴临床应用较少。

(5)腹痛穴

定位：位于腓骨小头前下方凹陷中。

局解：在腓骨长肌中，有膝下外侧动静脉和腓总神经，分为腓浅神经及腓深神经。

取穴原则：病变定位时采用交叉取穴。病变非定位时，采取男左女右取穴。病情危重时，采取双侧同时取穴。

手法：上下提插或捻转滞针。

功能：消炎止痛、调节内脏、增加胃肠蠕动、消炎利胆、调节血压、调节血糖、调节血脂、健脾和胃、扶正培元、抗衰老、增加机体免疫力、理气降逆、通经活络。

主治：急性胃炎、急性肠炎、急性阑尾炎、急性胃痉挛、急性胰腺炎、急性胆囊炎、急性肠梗阻。临床还可用于治疗冠状动脉供血不足、冠心病、心绞痛、肋间神经痛、急、慢性肝炎、肝硬化、糖尿病、白细胞减少症、高血压、低血压、高血脂症、过敏性哮喘、急性荨麻疹、前列腺炎，以及健康人保健。

按语：腹痛穴是以穴位功能定名的一个特定穴位。临床主要用于治疗急腹症，可作中老年人保健穴，还可作慢性病的康复穴。

(6)肩痛穴

定位：此穴位于腓骨小头至外踝最高点连线的上1/3处。

解剖：在腓骨长肌与趾总伸肌之间，深层为腓骨短肌，布有胫前动静脉肌支和腓浅神经。

取穴原则：交叉取穴。

操作：病人取坐位，膝直位，暴露膝关节以下。术者持针手指常规消毒，或带指套。患者穴位局部常规消毒，医者采用28号3寸无菌一次性毫针1根，用酒精棉球固定针体下端1/3处，采用一步到位针刺法，上下提插手法，斜刺进针1.5～2寸，局部出现酸麻胀痛感后即出针，不留针。

针刺靶点：腓浅神经。

针感：以触电似针感向足背，足趾和踝关节传导出现的麻胀感为宜。

功能：消炎止痛、降压、醒脑、扩张血管、调节内脏、调节胃肠。

主治：肩关节软组织损伤、肩周炎、根型颈椎病、颈间肌筋膜炎、落枕及偏头痛、高血压、胆囊炎、胆石症、胆道蛔虫症、带状疱疹、肋间神经痛、急性腰扭伤、癔症性昏厥、上肢瘫痪、中暑、休克、昏迷、癫痫、精神分裂症。

按语：肩痛穴是以部位功能命名的一个特定穴位，临床主要用于治疗肩关节、内脏病变。特别对于冠心病、心绞痛、急腹证疗效更为显著。该穴是平衡穴位的代表穴位，也是开始研究的第一个穴位。研究时间最长，治疗病人数最多，用途最为广泛，疗效更为理想，治愈率98%，一针治愈率11%，穴位的名称先后经历了肩周穴、中平穴、肩痛穴三个阶段。

(7)癫痫穴

定位：位于胫骨与腓骨之间，即髌骨下缘至踝关节连线的中点。

解剖：在胫骨前肌中，布有腓肠外侧皮神经及隐神经的皮支，深层为腓深神经和胫前动静脉。

取穴原则：交替取穴。

针感：局部针感或放射性针感为宜。

手法：上下提插。

功能：醒脑开窍、调节神经与精神系统、舒筋活血、理气和中。

主治：癫痫、癔症性昏厥、精神分裂症、神经衰弱、急性胃炎、消化道溃疡、痛经、肩周炎、晕车、晕船、晕机。

按语：主治癫痫病，为巩固疗效，还需配合胸痛穴、醒脑穴。对于年龄小发病时间短的病人效果较为理想。

(8)精裂穴

定位：位于委中穴与足跟连线的中点，腓肠肌腹下正中之凹陷的顶端。

局解：在腓肠肌两肌腹交界下端，即肌与腱的连接处，布有隐静脉，深层为胫后动静脉和腓肠内侧皮神经，深层为胫神经。

取穴原则：交替或同时取穴。

针感：以放射性针感出现向踝关节传导。

手法：上下提插，可采用滞针法。

功能：醒脑开窍、调节神经、止痛消炎、抗休克、降血压、舒筋活络、活血化瘀、清热解毒。

主治：精神分裂症、癔症、癫痫，以及休克、昏迷、中暑、急性腰扭伤、腰肌劳损、腓肠肌痉挛、踝关节软组织损伤、痔疮、偏瘫。

按语：此穴是临床治疗精神分裂症的有效穴位之一。对狂躁型精神分裂症还需配合急救穴、胸痛穴。强刺激疗法，每日1次，必要时可配合中药治疗。此外此穴对临床急症有较好疗效。

(9) 肾病穴

定位：位于外踝高点之上8cm，腓骨内侧前缘，即腓骨小头至外踝连线的下1/3处。

局解：在趾长伸肌和胫骨短肌之间，布有胫前动静脉分支及腓总神经。

取穴原则：交替取穴。

针感：以放射性针感出现在足背部。

功能：镇静安神，调节神经、内脏、内分泌，消炎退热，温肾壮阳，益气健脾。

主治：急慢性肾炎、肾盂肾炎、膀胱炎、尿道炎、睾丸炎、阳痿、早泄、遗尿、疝气、血栓闭塞性脉管炎、糖尿病、荨麻疹、顽固性失眠。

按语：肾病穴是以部位功能定名的一个特定穴位，临床主要用于治疗肾病疾病。对肾实质损伤性疾病，常需配合其他穴位和方法，治疗时间宜长，一般3个月为一疗程。

(10) 腕痛穴

定位：位于足背踝关节的横纹中央，旁开1寸处。

解剖：在拇长伸肌和趾长伸肌腱之间，布有胫前动静脉和浅层的腓浅神经，深层布有腓深神经。

取穴原则：交叉取穴。

针感：局限性针感或向足背足趾放射。

手法：滞针手法。

功能：消炎退热、镇静镇痛、调节神经、疏通经络、清肝明目、滋肾壮阳。

主治：腕关节软组织损伤、腕关节扭伤、腕关节腱鞘炎，临床还用于治疗近视、花眼、砂眼、白内障、青光眼、急性结膜炎、电光性眼炎、眼睑下垂、眼肌瘫痪、眼肌痉挛。

按语：腕痛穴又称光明穴，是以部位功能命名的一个特定穴位，主要用于治疗腕关节病变和眼科疾病为主。对白内障的治疗，主要是用于早期混合性白内障。近视主要指青少年假性近视。

(11) 头痛穴

定位：足背第1、2趾骨结合之前凹陷处中点（太冲与行间之间）。

局解：在拇长伸肌腱外缘，第一骨间背侧肌，布有拇趾短伸肌、足背动脉网、腓深神经、趾背神经。

针具：选用2寸一次性不锈钢毫针。

原则：交叉取穴。发病时间短用男左女右取穴。发病时间常采用左右交替取穴。

操作：上下提插或一步到位法，斜向涌泉穴15°～45°以内，或直刺0.5～1寸，使局部出现酸麻胀痛感，不留针。

功能：消炎止痛解痉、降压、缓解胆道括约肌痉挛、活血化瘀、疏肝理气、健脾和胃、醒脑开窍。

主治：偏头疼、神经性疼痛、血管性头疼、颈性头痛、高血压性头痛、低血压性头痛、副鼻窦炎头痛、外感头痛。临床还可用于治疗近视、青光眼、手指震颤、血小板减少、急性肝炎、神经衰弱、胆囊炎。

按语：临床以治疗各种头部病变为主，针刺此穴还可缓解胆道括约肌痉挛，作用大于足三里、阳陵泉。

(12) 降压穴

定位：位于足弓，划一个十字，交点即为此穴。

解剖：布有趾长屈肌腱，足底内侧动静脉，足底内侧神经。

原则：交替取穴。

手法：上下提插，对急性病人可以留针。

针感：局部酸麻胀感。

功能：调节神经、降低血压、兴奋镇静。

主治：高血压，临床还可用于治疗休克、昏迷、高热、精神分裂症、癫痫、癔症性瘫痪、神经性头痛、偏瘫。

三、现代文献

（一）内科疾病

1. 头痛

苏巧珍等[2]用升提穴、颈痛穴、头痛穴、胸痛穴及肩痛穴治疗紧张性头痛59例，均取得了满意的疗效。59例患者中，3例患者仅治疗1次头痛即消失，11例患者治疗3次头痛消失。治疗后1周评定，59例患者显效35例，有效24例，总有效率100%。3个月时再次评定，显效30例，有效27例，无效2例，总有效率96.61%。

2. 面瘫

梁伟波等[3]以面瘫穴、偏瘫穴为主穴运用平衡针治疗41例面神经炎患者，3个疗程后观察疗效，结果：治疗时间最短3天，最长30天。41例患者中治愈25例（60.98%），显效10例（24.39%），有效4例（9.76%），无效2例（4.88%），总有效率95.12%。表明平衡针治疗特发性面神经麻痹的疗效较好。

3. 中风

龚燕等[4]将60例中风后上肢高痉挛状态患者随机分为2组，分别施以平衡针刺法和痉挛拮抗肌侧取穴法治疗，根据治疗前后评分结果，对2种方法改善中风后上肢高痉挛状态的痉挛程度、肢体运动功能方面做出疗效评价后，得出结论：平衡针刺法对中风后上肢高痉挛状态有一定的抑制作用；平衡针刺法对中风后上肢高痉挛状态的临床疗效优于常规单侧针灸法。

4. 意识障碍

张国雄等[5]将80例意识障碍患者随机分2组各40例，2组均给予综合治疗，治疗组在综合治疗基础上配合平衡针治疗；对照组在综合治疗基础上配合纳洛酮治疗。结果治疗组的愈显率、总有效率分别为87.5%、95%，对照组分别为62.5%、80.0%。两组比较，差异显著，表明平衡针治疗意识障碍有较好疗效。

5. 脑出血

王根民等[6]采用潜阳平衡针法治疗早期高血压性脑出血30例，另设对照组30例，采用西医常规治疗，然后观察2组治疗7日后血压、神经功能缺损评分变化及意识恢复情况，并在30日后统计2组临床疗效。结果表明，潜阳平衡针法对高血压性脑出血急性期患者意识障碍的恢复有一定疗效。

6. 糖尿病

孙永慧等[7]应用平衡针灸治疗糖尿病多发性神经病，将60例糖尿病多发性神经病的患者按就诊先后顺序分为两组，两组患者一般资料经统计学分析无显著差异，具有可比性。治疗组30例予平衡针灸治疗，对照组常规药物治疗。结果对两组疗效进行对比，治疗组的有效率为93.3%，对照组的有效率为76.7%，两者比较差异有显著意义。说明平衡针灸治疗糖尿病多发性神经病疗效显著。

7. 失眠

宋玉华等[8]为观察平衡针灸治疗失眠症的临床疗效，将106例病例采用平衡穴位失眠为主穴治疗，经2个疗程治疗后，临床痊愈62例（58.5%），总有效率为97.2%。说明平衡针灸治疗失眠的疗效肯定。

8. 面肌痉挛

葛明等[9]为进一步探讨平衡针治疗面肌痉挛的效果，将95例面肌痉挛分为治疗组50例，对照组45例，分别采用常规取穴针灸、用药和平衡针治疗。结果治疗组50例，治愈35例，显效12例，好转3例。对照组45例，治愈10例，显效5例，好转20例，无效10例。经统计处理（$P<0.01$），两组疗效有显著差异，治疗组优于对照组。提示平衡针刺治疗面肌痉挛效果满意。

9. 急性上呼吸道感染

邓屹琪等[10]为观察平衡针治疗急性上呼吸道感染临床疗效，将32例急性上呼吸道感染患者予平衡针治疗，观察患者咽痛、头痛、发热等临床症状改善情况。结论平衡针治疗急性上呼吸道感染具有迅速改善患者咽痛、头痛等症状，简便价廉，易于操作，疗效显著的优点。

10. 急性腹痛

徐国峰等[11]采用平衡针疗法治疗急性腹痛63例,治疗时选取胃痛穴、腹痛穴,伴恶心呕吐者加胸痛穴。结果63例患者经1次治疗后,缓解13例,显效10例,有效32例,无效8例,缓解率为20.6%,总有效率为87.3%。表明平衡针治疗急性腹痛疗效显著,且起效快速。

11. 高血压

王根民等[12]采用潜阳平衡针法治疗早期高血压性脑出血30例,并与西医常规治疗30例对照观察,治疗组取甦醒穴(双)、涌泉穴(双)、水沟穴、太冲穴(双)、曲池穴(双)。对照组20%甘露醇125ml,每日2次或3次快速静脉滴注;尼莫地平4～8mg,每日1次静脉滴注。经治疗后治疗组总有效率达93.3%,疗效优于对照组的83.3%,且意识恢复时间、治疗前后血压变化、前后神经功能缺损评分比较方面均明显优于对照组,说明潜阳平衡针法治疗高血压性脑出血早期效果显著。

12. 坐骨神经痛

王文远[13]运用平衡针法,针刺肩外陵穴为主,配合点风池、大椎穴,先后治疗坐骨神经痛250例,取得良好疗效。

(二)骨伤科病症

1. 腓肠肌痉挛

陈伟等[14]应用平衡针灸治疗腓肠肌痉挛55例,取主穴膝痛穴,疼痛严重者或频发者加踝痛穴,交叉取穴,采用一步到位快速针刺不留针。每日1次,7天为一疗程,治疗1～2个疗程。结果治愈45例,好转7例,无效3例,总有效率94.5%。说明平衡针灸是治疗腓肠肌痉挛简便有效治疗方法。

2. 颈椎病

陈日兰等[15]为观察平衡针结合传统针法治疗神经根型颈椎病临床疗效,将82例患者随机分为观察组42例和对照组40例。观察组运用平衡针结合传统针法治疗;对照组采用传统针灸方法。结果:治疗组在临床治愈率、有效率等方面明显优于对照组($P<0.05$)。治疗组SF-MPQ疼痛评分的改善显著优于对照组。提示平衡针结合传统针灸治疗神经根型颈椎病疗效显著。

3. 肩周炎

王文远等[16]通过针刺平衡穴位肩痛穴治疗肩周炎8895例,一针3秒钟见效8758例,达98.4%,临床治愈率达83.6%。与以传统针刺穴位为对照组比较,其疗效明显优于对照组。结果表明,平衡针灸为治疗肩周炎提供了一个简便廉验的特色技术。

4. 腰椎间盘突出症

张利芳等[17]以腰痛穴为主穴运用平衡针治疗腰椎间盘突出症引起剧烈腰腿痛160例,总有效率为96.3%,针刺即时(3秒内)显效率为100.0%。其疗效显著。

5. 落枕

孙东华等[18]观察平衡针疗法治疗落枕的临床疗效。方法:对56例落枕患者行平衡针针刺治疗。结果痊愈38例,显效10例,有效8例,总有效率为100%。说明平衡针疗法治疗落枕有很好的疗效。

6. 踝关节扭伤

范京强等[19]采用平衡针加正骨手法治疗踝关节扭伤患者40例,初次就诊即给予平衡针配合正骨手法治疗,2周后观察疗效。结果40例中痊愈27例(67.5%),显效10例(20.0%),有效3例(7.5%)。总有效率100.0%。结论运用平衡针法加正骨手法治疗本病,操作时间短、起效迅速、恢复较快。

7. 急性腰扭伤

赵帅[20]观察平衡针结合斜扳手法治疗急性腰扭伤临床效果。方法:对72例急性腰扭伤患者均采用平衡针刺腰痛穴,后予以施用斜扳手法。结果:治愈56例,好转16例,有效率为100%。结论:采用平衡针结合斜扳手法治疗急性腰扭伤简单方便、疗效显著。

8. 肱骨外上髁炎

李琍等[21]观察平衡针灸治疗肱骨外上髁炎的疗效。方法:快速针刺肘痛穴和臀痛穴,不留针。结果:36例中,痊愈30例,有效4例,无效2例,总有效率94.4%。结论:此法简便易行,安全经济,疗效确切。

（三）妇科疾病

1. 痛经

黄琼[22]采用平衡针灸治疗痛经患者26例，在发作时取主穴腹痛穴、辅穴胃痛穴和过敏穴（因为这3个穴位方便取穴故代替痛经穴），取3寸一次性无菌毫针，直刺1~2寸，快速进针，待达到酸、麻、胀、痛、触电样针感时立即出针，严重者可留针30分钟~1小时。结果：针刺1个穴位痛止者8例，针刺2个穴位痛止者12例，针刺3个穴位痛止者6例，有效率100%，疗效确切。

2. 子宫肌瘤

宋福[23]运用平衡穴位腹痛穴、过敏穴治疗子宫肌瘤30例，临床治愈26例，显效3例，无效1例。

（四）五官科

1. 过敏性鼻炎

贺文彦等[24]采用平衡针刺治疗过敏性鼻炎患者20例，治疗时以鼻炎穴、咽痛穴、升提穴、过敏穴、腹痛穴为主穴。眼痒配光明穴；头痛配头痛穴；咳嗽、哮喘配肾病穴、肺病穴。操作：患者仰卧位，所有穴位均采用平衡牌一次性3寸毫针快速无痛进针，出现酸麻胀感后即出针。鼻炎穴向鼻翼方向平刺1~2寸，不提插不捻转，使针感到达鼻腔，产生较强的酸胀感；升提穴向前平刺2寸，采用滞针手法；明目穴向对侧眼内眦方向刺0.5~1.0寸；咽痛穴向掌心方向直刺2寸，以局部酸麻胀痛为主，或向食指、中指放射；其余穴位常规针刺。每日1次，10次为1疗程。痊愈14例，占70%；好转5例，占25%；未愈1例，占5%，总有效率95%。疗效肯定。

2. 牙痛

孙东华[25]运用平衡针法治疗牙痛65例作为治疗组，另设对照组62例，治疗组取牙痛穴，对照组采用传统针灸疗法，辨证施治。结果治疗组治愈率和总有效率分别为63%和96.3%，均高于对照组的57%和91.9%，疗效显著。

（五）其他

疲劳综合征

王文远等[26]采用平衡针刺治疗运动性疲劳征50例，另设对照组50例不做任何治疗，结果治疗组与对照组相比，在心率、肌力、血糖、LDH、CPK等方面均有显著性差异，证实平衡针刺确实有抗疲劳的作用。

四、注意事项

针时引起强烈的针感是决定疗效的关键，新病急病可一针见效或治愈，病程长或病情重者需适当留针，或结合其他治疗手段方能取得满意的效果。

参 考 文 献

[1] 王文远．平衡针灸学最新理论研究[J]．中国中医药现代远程教育，2004，2(12)：21~23

[2] 苏巧珍，连新福，杨志敏，等．平衡针治疗紧张性头痛59例[J]．针灸临床杂志，2008，24(12)：16~17

[3] 梁伟波，张颖，覃小兰．平衡针疗法治疗特发性面神经麻痹41例临床观察[J]．四川中医，2008，26(5)：109~110

[4] 龚燕，朱国祥，曾友华．平衡针刺法治疗中风后上肢高痉挛状态疗效观察[J]．针灸临床杂志，2008，24(6)：15~17

[5] 张国雄，黎重菊，李显生．平衡针治疗意识障碍40例疗效观察[J]．新中医，2008，40(8)：67~68

[6] 王根民，陈艳梅．潜阳平衡针法治疗早期高血压性脑出血30例临床观察[J]．河北中医，2008，30(9)：967~968

[7] 孙永慧，李义岩，蒋鹤生．平衡针灸治疗糖尿病多发性神经病60例临床分析[J]．白求恩军医学院学报，2007，5(3)：143~144

[8] 宋玉华，孟凡欣．平衡针灸治疗失眠症106例[J]．辽宁中医药大学学报，2007，9(6)：165~166

[9] 葛明，李英．平衡针治疗面肌痉挛50例[J]．光明中医，2007，22(9)：42

[10] 邓屹琪，梁晖，蔡书宾，等．平衡针治疗急性上呼吸道

感染临床观察[J]. 中国中医急症,2007,16(7):778
[11] 徐国峰,李敏,覃小兰. 平衡针疗法治疗急性腹痛 63 例[J]. 中国针灸,2007,27(2):155～156
[12] 王根民,陈艳梅. 潜阳平衡针法治疗早期高血压性脑出血 30 例临床观察[J]. 河北中医,2008,30(9):967～968
[13] 王文远. 平衡针法治疗坐骨神经痛 250 例临床分析[J]. 中国民间疗法,1995(1):10～11
[14] 陈伟,李富,姜兴鹏. 平衡针灸治疗腓肠肌痉挛 55 例[J]. 实用中医药杂志,2009,25(2):89
[15] 陈日兰,朱英,刘建航. 平衡针结合传统针法治疗神经根型颈椎病疗效观察[J]. 河北北方学院学报(医学版),2009,26(4):38～40
[16] 王文远,毛效军,张利芳等. 平衡针灸治疗肩周炎 8895 例临床研究[J]. 中国中医药现代远程教育,2008,6(4):297～298
[17] 张利芳,毛效军. 平衡针灸治疗腰椎间盘突出腰腿痛 160 例[J]. 中国针灸,2008,28(8):596
[18] 孙东华,赵海云. 平衡针疗法治疗落枕 56 例[J]. 中国实用医药,2008,3(15):157～158
[19] 范京强,温勇,林定坤. 平衡针加正骨手法治疗踝关节扭伤临床体会[J]. 中国中医急症,2009,18(11):1893～1894
[20] 赵帅,陈博来. 平衡针结合斜扳手法治疗急性腰扭伤 72 例[J]. 按摩与导引,2007,23(6):36～37
[21] 李琍,李淑珍. 平衡针灸治疗肱骨外上髁炎 36 例[J]. 中国医学杂志,2007,5(11):10
[22] 黄琼. 痛经的平衡针灸治疗[J]. 健康天地,2010,4(1):67
[23] 宋福. 平衡针灸治疗子宫肌瘤 30 例[J]. 华夏医药,2001(4):43～44
[24] 贺文彦,宋玉华,石伟. 平衡针刺治疗过敏性鼻炎 20 例[J]. 吉林中医药,2010,30(1):55
[25] 孙东华,曲小娜. 平衡针疗法治疗牙痛疗效观察[J]. 泰山卫生,2002,26(4):59
[26] 王文远,牛栋,王辉,等. 平衡针刺治疗运动性疲劳征的临床研究[J]. 中国针灸,1999(1):13～15

第十三节　浮　针　法

一、概　述

浮针法是在针灸理论的基础上,结合现代医学原理,使用一次性浮针等针具在局限性病痛周围的皮下疏松结缔组织进行扫散手法的针刺治疗方法,因其针刺有别于传统针刺方法,不深入肌肉层,只在皮下,像浮在肌肉上一样,故取名为"浮针"。它是在传统的针刺理论、阿是穴理论和腕踝针理论的基础上发展而来,是符仲华博士于 1996 年 6 月发现,最早报道见于《针灸临床杂志》1997 年第 2 期,2002 年 8 月获得国家发明专利。浮针疗法具有简(操作简单)、便(所需设备少,方便携带)、廉(费用较低廉)、验(疗效快捷、确切)、广(适应证广泛)、安(安全无毒副作用)的临床特点。

浮针治疗最早起源于对肱骨外上髁炎的治疗,目前以软组织损伤疼痛为主,治疗其他疾病相对较少。根据文献报道,大多效果良好,尤其是即时效果好,往往经过一次治疗即可见效。其适应证的开拓经历了以下几个阶段:

第一阶段:主要是治疗四肢部的软组织损伤。

浮针疗法起步于网球肘的治疗,因此,开始时也主要应用于四肢部的软组织伤痛,病种有网球肘、高尔夫球肘、桡骨茎突性腱鞘炎、髌下滑囊炎、跟腱炎、干性坐骨神经痛等。

第二阶段:治疗躯干部非内脏病变引起的疼痛。

在四肢部疼痛治疗取得确切疗效后,又开始使用浮针疗法来治疗躯干部的疼痛,特别是一些较难治疗的疾病,如颈椎病、腰间盘突出症等,同样取得了满意的疗效。主要病种还有急性腰扭伤、慢性腰肌劳损、腰椎退变、肌纤维织炎、肌膜炎、副癌综合征、强直性脊柱炎、带疱疹后遗神经痛等。

第三阶段:治疗内脏痛。

1998 年 1 月,四川泸州的胡界西通报说用浮针治愈了 1 例急性阑尾炎,而且未使用药物治疗;

不久后，山东刘宝华等也在《针灸临床杂志》发表文章，使用浮针疗法成功治疗了胃脘痛，把适应证扩展到了内脏病变。通过笔试者临床使用，对急性胃炎、急性出血性胃炎、泌尿系结石、胆结症、肾结石、癌性疼痛等都有比较满意的疗效。

第四阶段：治疗头面部疼痛。

随着内脏变成了浮针疗法的适应证之后，原先认为浮针疗法只能治疗躯干四肢病痛的框架也被打破，开始用来治疗头面部的疼痛，如颞颌关节炎、鼻窦炎、三叉神经痛、枕大神经痛、丛急性头痛等，也都取得了较好的疗效。但对非丛集性头痛，因为没有明确的疼痛位置，一般不用。

第五阶段：治疗非疼痛性疾病。

在疼痛治疗的同时观察到，很多患者与疼痛相伴的麻木等异常感觉也能减轻或消失，这又促使向非疼痛性疾病的治疗上进行探索，并取得了一些突破。首先治疗的是皮肤麻木，有一神经衰弱的患者右下肢小腿麻木，经各种治疗无效，试用浮针治疗膝关节炎引起的关节活动受限，经3次治疗后痊愈。另外，尝试用它治疗一些颈性眩晕、中风后上肢运动神经元损伤的上肢痉挛强直及面瘫患者，效果也很好；还有人用于治疗白癜风，据说也有一定效果。在临床中还发现浮针疗法对感冒、咳嗽、耳鸣、胸闷等也有很好的疗效。(见彩色插页图9-13-1，图9-13-2，图9-13-3)

二、操作方法

(一)治疗原则

1. 明确诊断

在全面了解病因、病理、病情、病变范围大小和病变位置等情况的基础上，对组织伤痛的部位、程度、性质等进行综合分析，明确诊断。根据浮针疗法的机制和适应证，确定是否属于浮针疗法的主治范围，这是在临床中首要考虑的问题。

浮针疗法并非对所有的软组织伤痛都有好的疗效。因此，在未见到患者和检查之前，不要作出承诺。即使在别的医院明确了诊断，也不能事先保证疗效，因为同样的疾病，可能有着不同的疼痛程度。不同的疼痛性质，位置也不同，范围也不同，疗效就可能完全不同。也就是说，同病不同症，疗效不同，同症不同病，浮针疗法的处理方法和疗效，可能完全相同。比如两个同样类风湿关节炎的病例，一个疼痛局限在肩关节部，另一个疼痛在手指小关节，浮针疗法的效果可能就截然不同，多数情况下，前者效果优于后者。如果同样的手腕疼痛，范围和程度都相近，一个是慢性软组织伤，一个是由于类风湿关节炎，对于这一病痛的治疗效果，可能非常相似。

2. 因证施法

浮针疗法对治疗软组织伤痛，疗法确切，见效快捷，适应证广。因此，浮针疗法是软组织伤痛的主要治疗手段。在某些情况下，不排除使用中、西药物，或者其他的外治方法，如手法、火罐、牵引、理疗等。一般情况下，若浮针方法得当，则无须采用他法。

(二)选择针具

在选择针具时，应根据病人的性别、年龄的长幼、形体的胖瘦、体制的强弱、病变部位的深浅、治疗的具体位置、病变性质，选择长短、粗细适宜的针具。正如《灵枢·官针》篇中说："九针之宜，各有所为，长短大小，各有所施也。"如男性、体壮、形胖，且病变部位较深者，可选用稍长、稍粗的浮针。反之，若女性、体弱、形瘦，而病变部位较浅者，就应选用较短、较细的针具。至于治疗的具体位置和根据病变性质选针时，一般皮薄肉少之处，病变较为轻浅，如肌纤维织炎，可选用较短、较细的浮针；皮厚肉多之处，病变复杂难治的，如椎间盘突出症等，宜选用长、粗的浮针。

(三)选择体位

浮针疗法留针时间虽然长，但留针时可以活动，所以体位的要求不像传统针灸疗法那样严格。但也要注意体位的选择，如体位选择不当，在施术过程中病人精神紧张，则给医生进针、行针带来不便，会给病人造成痛苦。施术者用屈伸腕关节的方法，可达到较快的进针速度，减少患者的痛苦，故而选择体位时,一定要有利于屈伸腕关节。治疗时必须根据治疗所选进针点的具体部位,选择适当的体位,使病人放松,同时便于施术操作。临床上常用的体位,主要有以下几种:

(1)仰卧位:适宜于取头、面、胸、腹部进针点和上下肢部分的进针点。

(2)侧卧位:适宜于在身体侧面和上下肢部分的部位治疗。

(3)伏卧位:适宜于在头、项、脊背、腰臀部和下肢背侧及上肢的一部分进针。

(4)仰靠坐位:适宜于颜面和颈前的进针点操作。

(5)俯伏坐位:适宜于项背部的进针。对于颈椎病的治疗,该体位最为常用。

(6)侧伏坐位:适宜于面颊及耳前后部位的操作。

对初诊、精神紧张或年老、体弱、病重的患者,应尽量采取卧位为好。

(四)明确病痛点

明确病痛所在处和病痛程度是浮针疗法不可或缺的重要方面。这个工作往往为初学者所忽视,常常认为是理所当然的事。当然,在多数情况下,痛点容易确定,但有以下几种情况应当引起注意:

(1)病痛范围大时,医者必须找出最痛点,病人表达不清时应选痛点中央。

(2)病痛范围小,尤其是在关节附近或关节内部时要让患者多次改变关节姿势,以使痛点明确。

(3)在颈项躯干部,人体的位置觉迟钝,较难分辨疼痛的位置,这时更需要医生耐心检查,细细体会手指下的感觉,查看是否有条索样、硬结等异常感觉。在查找痛点的过程中,用力要由轻而重,搜寻范围应由大而小,一定要找到疼痛所在处,然后才能进针治疗。

(4)正常体位时,往往病人不感觉疼痛,医生检查也没有压痛,只有当摆到某一特定姿势时,病人才有疼痛,这种情况下,治疗效果多半不是很好。其处理方法是让病人保持在特定姿势的情况下操作浮针。

明确病痛点,是浮针疗法临床运用的特色,也是一个重要的环节。浮针疗法进针操作并不困难,难的是如何找寻病痛点。如不明病痛所在,草率用针,病人徒受痛苦。要明确病痛点,不仅需要知道位置、范围,也需要判断何种组织损伤,从而判断预后。浮针疗法操作过程中,时常需要按压痛点以观疗效,从而决定扫散的时间。因此,医生在病痛点确定后,最好要做标记。

(五)确定进针点

进针点的选择关系到进针顺利与否,关系到疗效的好坏。在选择进针点的过程中,要明确以下几点:

(1)多数情况下进针点应在距痛点 6~10cm 处。

(2)多选择在病痛部位上、下、左、右处,这样便于操作和留针,但要是病痛在肋间,斜取肋间,则疗效佳。

(3)避开皮肤上的瘢痕、结节、破损等处。

(4)尽量避开浅表血管。以免针刺时出血。

(5)进针点与疼痛处之间最好不要有关节,否则,效果相对较差。

(六)消毒

针刺前必须做好消毒工作,包括进针部位的消毒和医者手指的消毒。对于糖尿病等抵抗力弱的患者,尤其需要注意消毒。

(1)进针部位消毒:在需要针刺的部位,用75%的酒精棉球拭擦即可。在拭擦时应由进针点的中心向四周擦拭。或先用2.5%碘酒棉球拭擦,然后再用75%酒精棉球脱碘。当进针点消毒后,切忌接触污物,以免重新污染。也可用碘伏消毒。

(2)医者手指消毒:施术前,医者应先将双手洗刷干净,待干后再用75%酒精棉球擦拭即可。

(七)进针和运针

针刺的操作分以下两步进行:

(1)进针:在进针操作时,一般应双手协同,紧密配合。临床上一般用右手持针操作,主要是以拇指、食指、中指三指挟持针柄,状如斜持毛笔,用左手拇指、食指挟持辅助针身,类似毫针刺法中的挟持进针法。

进针时,针体与皮肤呈15°～35°角左右刺入,用力要适中,透皮速度要快,不要刺入太深,一般5mm,略达肌层即可。如后,松开左手,右手改变挟持毛笔样的姿势,用拇指、食指、中指3指拿捏针座,仔细地轻轻提拉,使针身离开肌层,退于皮下。

浮针是否在皮下的标志有两个:一是不扶针时,针身随即倾倒,若在肌层,则不易倾倒;二是医生在提拉浮针的过程中有突然轻松的感觉。

确保浮针针尖在浅筋膜层,即可放倒针身,做好运针准备。

(2)运针:运针,是指针入皮下后到针刺完毕之间的一段操作过程。运针时,单用右手,沿皮下向前推进。推进时稍稍提起,使针尖勿深入。运针时可见皮肤呈线状隆起。在整个运针的过程中,右手感觉空松软滑易进,病人没有酸胀麻痛等感觉。不然,就是针刺太深或太浅。

运针深度一般掌握在2.5～3.5cm之间。对范围大、病程长的病痛,运针深度可长;反之,则短。及达深度,做扫散动作。

扫散动作是浮针疗法的鲜明特色,它是运针完毕到抽出针芯前的一个动作。操作方法是以进针为支点,手握针座,左右摇摆,使针体作扇形运动。

扫散动作的操作要点:一是动作要轻柔有节律、稳定,不能或上或下,要圆中有方,方中带圆;二是神情要专注,心无旁骛,医者细心体会针下的感觉和病人的反应;三是操作时间尽量长一点,一般在2～3分钟,直到病人的疼痛完全消失或不再减轻为止。

扫散动作和推拿手法一样,看似简单,实际操作并不容易,简单完成整个过程容易,做好每个步骤则不容易。初学者必须多练习细体会,才能做到游刃有余。

扫散完毕,抽出针芯,弃之安全处,务必放于人不易触摸的地方,防止刺伤。最好把针芯重新放回保护套管,再放置于医疗垃圾桶中。然后把胶布贴附于针座,以固定留于皮下的软套管。在进针点处,可用一个小干棉球盖住针孔,再用胶布贴附,以防感染。

(八)针刺的方向

浮针疗法对针刺的方向要求较为严格。针尖必须由远而近地直对病痛部位,偏差了效果不佳。一般来说,如果针刺方向偏离进针点与痛点的连线超过20°,疗效即大受影响。如果由近及远地反方向对着病灶,成180°,效果更不理想。

(九)留针和出针

将针刺入皮下运针后,使针留置于皮下称为留针,它是针刺治疗全过程中最重要的环节。留针的目的是为了保护镇痛效应。因为,临床上常常发现运针完毕后疼痛即减或消失,又称即刻疗效;但若随即起针,病痛就会复发。所以,留针可维持即刻疗效。

一般来说,如果即时疗效不行,留针后疗效也不会提高。如果即时疗效为减轻疼痛60%,留针后就不会提高到70%,只能变得略差一些,可以仍是60%,也可以减到50%或者更差。

留针时多用胶布贴敷,把软套管的针座固定于皮肤表面即可,为安全起见,进针点处可覆盖一薄层消毒干棉球后,再用胶布贴敷。传统的胶布黏性较大,价格便宜,但往往容易引起过敏,可改用创可贴或纸胶布。创可贴价格相对高,纸胶布又透气又防水,黏贴时间越久越牢固,价格也不高,可多用。如贴防水胶布,在留针期间可以洗澡冲凉,但它的缺点是密不透气,胶布下的水汽不能释放出去,时间长了并不舒服。目前临床上用传统针刺治疗法治疗时一般留针10～30分钟,但浮针治疗法留针时间要长的多。关于留针时间的长短,根据临床实践,对于慢性疾病,一般留针24小时即可。

另外,还要根据天气情况、病人的反应和病情的性质决定。若气候炎热,易出汗,或病人因为胶布过敏等因素造成针口或局部皮肤瘙痒,时间不宜过长。若气候凉爽,不易出汗,病人没有反映不适感,时间可长一些。至于病情的性质与留针时间长短的关系,一般而言,病情复杂缠绵难愈的病症,如癌性疼痛,留针时间要长;而病情轻浅,病程较短的病人,留针时间可短一些。

留针时间患者需要注意的事项是:一是留针期间勿打湿针刺局部,防止感染;二是可适当活动,但局部活动的范围不要过大,以免胶布松散,影响软套管的固定;三是活动的程度也不能过于强烈,避免出汗太多,影响治疗;四是少数情况下,置留于皮肤下的软套管移动后触及血管,导致疼痛,可嘱患者自行起针或由家人帮助起针,也可到附近的医疗单位取出;五是局部有异样感觉时,不要紧张,大多为胶布过敏所致,医生可改用其他类型的物件固定,如邦迪止血贴等。

在留针达到规定时间内必须出针。出针时,一般先以左手拇、食指按住针孔周围的皮肤,右手拇、食两指拿捏浮针针座,不要捻转提插,慢慢将软管起出,用消毒干棉球按压针孔,防止出血。出针后病人休息片刻即可。

出针也可由患者或家人完成,但医生必须告知患者:一是出针是安全可靠的;二是进针点处的针孔痕迹一般一两天内消失,不必处理;三是少数情况下,出针时可能出血,用消毒干棉球按压2~3分钟即可。如果是皮下出血,一般不需要处理,严重者24小时后用热敷;四是出针10分钟后即可洗澡冲凉。

(十)针刺间隔时间、次数和疗程

针刺间隔时间与传统针刺方法不同,而是指从上次到下次进针的时间。

浮针治疗法的治疗次数要比传统针刺少得多。多数病例需要2次以上的治疗,特别是慢性病,如颈椎病、腰间盘突出症等。间隔时间以1天为最佳,也就是说,今天针刺,明天起针,后天即需针刺。如果间隔时间太长,将会影响疗效。

针刺次数的多寡取决于病痛的进展情况,一般以病人症状消失为原则。但在症状消失后,仍可续针一二次,以巩固治疗。

(十一)操作注意

浮针针刺时,不像传统针刺那样深入肌层,浮针针体只行进并存在或留置于皮下疏松组织,使整个针体宛如浮在肉上一样。不论进针点在何处,针尖必须直对病灶(痛点、敏感点等),不能偏歪。因此在操作时,医者必须聚精会神,心无旁骛。

针刺时不做捻转提插等手法,不要求得气,且尽量避免患者有酸、麻、重、胀等得气感,同时医生持针的手应有松软无阻力的感觉。

注意从以下方面区别浮针与一般针刺:①进针部位:浮针在病痛局部的周围进针,强调是在正常的组织进针而不选择病理状态的组织进针;②得气:得气并非是浮针法获得疗效的必要条件,皮下针刺不出现得气,也可以取得疗效;③针刺深度:浮针只限于皮下疏松结缔组织层;④行针手法:浮针施术时只有扫散法,包括平扫和旋扫。浮针法强调扫散操作进行的好坏是决定临床疗效的关键。

三、经典文献

浮针疗法虽然是从临床中根据现代医学研究成果而发现,但它与传统针灸理论还是有一定的联系,是传统针灸理论的继承、发展和创新。其源流可以从以下几方面探讨:

(1)皮部理论:《素问·皮部论》:"凡十二经脉者,皮之部也"。十二皮部是十二经脉功能活动反映于体表的部位,也是络脉之气散布之所在。皮部理论对于临床应用具有较大的作用,浮针疗法正是在皮下进针,临床表明疗效显著。

(2)近治原理:每一腧穴都能治疗所在部位的局部和邻近部位的病症,这是腧穴主治的普遍规律。浮针疗法在痛点周围进针治疗正符合这个原理。

(3)以痛为输理论:《灵枢·经筋》所载十二经筋的各种痹证如仲春痹、孟春痹、仲秋痹等,其治疗原则是"治在燔针劫刺,以知为数,以痛为腧"。由此可知,对于软组织的感觉异常,尤其是四肢躯干部的痹证,《内经》选穴以"以痛为腧"为基本治疗法则。阿是穴更是被隋唐以后的针灸界普遍认同,虽然浮针疗法并不在通电针刺,但他们还是有相似之处:都以病痛的部位作为选择进针点的根据。

(4)《内经》刺法：浮针的最大特点是皮下进针、近部选进针点和留针时间长，这三者在《内经》的刺法中占有很大的比重和较为详细的论述。

皮下进针在《内经》中没有同样的表述，但有相当接近的说法。《灵枢·官针》篇中所说的九刺中的毛刺即类似浮针刺法。毛刺"刺浮痹皮肤"，应用浮刺的刺法，治疗浅部的病症。《灵枢·官针》篇所说的十二刺中的直针刺和浮刺属浅表进针。直针刺是先用挟持进针手法，把皮肤挟起然后针身沿皮自挟起处横针而入，适宜于寒气较浅毋须深刺的疾病。浮刺"旁入而浮之，以治肌急而寒者也。""浮"是浅的意思，可用于治疗因寒邪而肌肉拘急的疾病。《灵枢·官针》篇中所说的五刺中的所谓半刺，则是刺不到半分，刺得快，出针快，似拔毛状，主要治疗与皮毛相关的疾病。

近部进针在《内经》刺法中有相当多的论述。九刺中的分刺是针刺局部深层肌肉以治疗肌肉病痛的方法，十二刺中的恢刺、齐刺、扬刺、短刺、旁针刺等都是在近部进针。恢刺"直刺傍之，举之前后，恢筋急，以治筋痹也"。"恢"是用针在拘挛的筋部附近刺入，前后上下地摇动针身，用来治疗筋痹证。齐刺适宜于治疗寒邪所中受病较深而面积不大的痹证。扬刺是中间刺入一针，周围刺入四针的一种方法，适宜于治疗寒气浅而面积较大的痹证。短刺是在局部深刺以寒气入骨的痛症。旁针刺是正刺一针（刺经）、旁刺一针（刺络）的方法，适用于病程久远、经络同病的痹证。五刺中的豹文刺、关刺、合谷刺等也是近部进针的例子。豹文刺是在病变部位，前后左右针刺出血，治红肿热痛等症。关刺是在四肢关节部左右并刺，可以治疗痹证（筋痹）。合谷刺是斜刺入肌肉间，深入后，又退针至皮下，再向左右侧斜刺，如鸡爪状，可治疗痹证（肌痹）。

在《内经》中，对于一般疾病的治疗，较少提及留针，而在介绍十二刺中的报刺时，显然强调了留针。这种对于游走不定的病痛，针刺后采用留针法，并以左手按压寻找痛处，然后出针再行针刺。现代针灸临床常见的留针时间，特别是在治疗疼痛（痹证）病症时，突出了留针，这显然有着深刻的意义。

四、现代文献

（一）内科疾病

1. 头痛

陶琪彬[1]将160例血管神经性头痛患者随机分为治疗组和对照组，治疗组100例采用浮针疗法，对照组60例用毫针针刺治疗，两组均取太阳、头维、丰隆、太冲等穴位，经治疗后治疗组总有效率为97%，明显优于对照组的80%，2组比较差异有显著性意义。

2. 面瘫

李之霞[2]应用浮针治疗面瘫34例，痊愈者32例占94.7%，显效者1例占2.94%，好转1例占2.94%。浮针治疗本病患侧的"口眼歪斜"症效应与总有效率均较好。浮针疗法操作简单，效果肯定，从治疗效果看，病程愈短，症状愈轻，治疗效果愈好。

3. 面肌痉挛

李之霞[3]将阵发性面肌痉挛患者150例随机分成3组，即浮针浅刺组50例，常规针刺组50例，药物组50例，治疗一疗程后观察，浮针浅刺组总有效率为98.0%，明显高于其他两组（常规针刺组总有效率为90.0%，药物组为64.0%）。可见，浮针治疗此病，疗效显著。

4. 胃痛

樊亚红[4]以浮针加铺灸治疗胃痛14例，与一般针刺组12例进行比较，浮针加铺灸组隔日治疗1次，10次1疗程，一般针刺组每日1次，10次1疗程，3个疗程后观察，浮针加铺灸治疗胃病的临床有效率为85.6%，痊愈率为50.0%，疗效优于一般针刺组。说明浮针加铺灸是治疗胃病的有效方法。

5. 痛症

高宏等[5]观察浮针治疗痛症的临床效果：用毫针快速刺入皮下使针尖沿皮下，向前推进抵至痛点周围，并留针1天。结果：32例总有效率为100%。提示：浮针疗法采用皮下针刺，且留针时间长，能振奋皮部经气，促进经脉气血运行，使阴阳协调。

6. 关节炎

(1)李昌生[6]观察浮针治疗急性痛风性关节炎的疗效,将87例急性痛风性关节炎患者随机分成2组,分别采用浮针疗法和针灸疗法治疗。结果:浮针组止痛效果较好,疗效优于针灸组,差异具有显著性意义($P<0.005$)。结论:浮针疗法是治疗急性痛风性关节炎的有效方法。

(2)易明波[7]选择膝骨关节炎性疼痛的患者60例,随机分为2组:消炎镇痛药组(A组),浮针疗法组(F组),每组30例。采用视觉模拟评分法(VAS),分别测定治疗前、治疗后和治疗后3个月的VAS评分、伴随症状的改善和并发症,从而评估2种方法的疗效和安全性。结果:治疗后两组的VAS评分均较治疗前有显著性降低($P<0.01$),治疗后3个月F组较A组的VAS评分显著低。胃肠道不良反应,A组较F组显著。结论:两种治疗方法对膝骨关节炎性疼痛均有明显的缓解效果,但浮针疗法镇痛效果更持久。

(二)外科疾病

阑尾炎

葛恒璧[8]浮针疗法治疗阑尾炎3例,主穴为阿是穴,同时配以阑尾穴、足三里,针尖对准疼痛点方向沿皮下进针,此时进针处病人无痛感,如有痛感需重新进针,待针全部刺入后,将针尖呈扇形摆动5~7次,再按压阿是穴,反应不痛,即可取出针芯,用胶布固定,24小时后取出。此法疗效满意。

(三)骨伤科病症

1. 急性腰扭伤

姜景卫等[9]运用浮针疗法治疗急性腰扭伤患者,治疗时取压痛最明显处,治疗1个疗程后本组56例患者中治愈52例,显效4例,治愈率92.86%。表明浮针疗法操作简单,疗效快捷确切。

2. 第三腰椎横突综合征

陈志斌等[10]将运用浮针治疗第3腰椎横突综合征125例作为治疗组,对照组110例采用电针疗法,经治疗后治疗组与对照组对比,总有效率没有统计学意义,但治疗组的痊愈率明显优于对照组。表明浮针疗法较常规电针疗法有较大优越性。

3. 腰椎间盘突出症

周丽等[11]用浮针疗法治疗急性腰椎间盘突出症218例,具体方法为用一次性浮针向腰部按压点进针,针与皮肤呈15°~30°,沿皮下推进,行扫散动作2~3分钟,到患者疼痛消失或不再减轻为止。结果治愈115例,好转95例,未愈8例,总有效率为96.3%,表明浮针疗法治疗急性腰椎间盘突出症疗效较好。

4. 肱骨外上髁炎

(1)周从连[12]用浮针法治疗肱骨外上髁炎43例,结果:治愈者,肘部疼痛消失,局部无压痛,肘关节功能完全或基本恢复41例,占95.3%;好转者,肘部疼痛减轻,局部压痛不明显,活动功能改善2例,占4.7%。其中1次治愈者28例,2~4次治愈者13例。疗效显著。

(2)汤建文等[13]将用浮针疗法治疗网球肘30例作为观察组,另设对照组50例,采用电针加红外线照射治疗,经治疗,浮针治疗组有效率为100%,明显优于对照组的80%,疗效确切。

5. 棘上韧带损伤

陈婕等[14]根据浮针疗法的原理,用注射针头代替专用的浮针针具,治疗棘上韧带损伤180例,其中治愈45例,占25.0%,好转126例,占70.0%,无效者9例,占5.0%,总有效率95.0%,取得较好的疗效。

6. 颞下颌关节紊乱综合征

周文学等[15]应用浮针治疗颞下颌关节紊乱综合征36例,治疗时在患侧颞下颌关节处常规消毒,选用5号肌肉注射针头,在距耳门4cm处进针,针尖对着耳门,以15°~20°角迅速刺入肌肉,再将针退至皮下结缔组织内,平行向前推进,若病人无疼痛、酸、麻、胀等不适感,说明针体已进入治疗部位。如果有上述感觉则需将针退到皮下,重新将针推进到治疗部位,然后环捻运针,运针1到数分钟后,患者疼痛减轻或缓解,张口困难改善。一般留针20分钟。10天为一疗程,一般治疗1~2个疗程。结果痊愈34例,有效2例,总有效率达100%。疗效确切。

(四)妇科疾病

1. 原发性痛经

职良喜[16]为观察浮针疗法治疗原发性痛经(PD)的临床疗效,将120例PD患者随机分为浮针组和药物组各60例,浮针组采用浮针疗法远取三阴交穴治疗,药物组采用口服吲哚美辛肠溶片治疗,观察两组患者的止痛效果。结果:浮针组与药物组总有效率分别为93.3%和75.0%;两组治疗前后疼痛评分比较差异有极显著性意义($P<0.001$),以浮针组更好($P<0.001$);浮针组起效时间最快3分钟,明显快于药物组的30分钟($P<0.05$)。结论:浮针疗法针刺三阴交穴治疗PD临床疗效优于口服吲哚美辛肠溶片。

2. 盆腔炎

李锦娟等[17]将200例慢性盆腔炎患者随机分为中西结合组、浮针疗法配合中西医结合组各100例。两组患者在年龄、病程及病情等方面无显著性差异,两组均以15天为1个疗程。结果浮针配合中西医结合组迅速止痛效果明显优于中西结合组,浮针组总有效率达100%,治愈率达98%。提示浮针疗法对缓解慢性盆腔炎疼痛有显著临床疗效。

(五)皮肤科疾病

带状疱疹

关松[18]应用浮针疗法治疗带状疱疹后遗神经痛45例,其中治愈32例,好转13例,无效0例,效果满意。从疗效分析来看,发病时间短,年龄轻者治疗效果显著,病程长、年龄大者效果稍差。

(六)五官科

慢性咽炎

于波[19]应用浮针治疗慢性咽炎45例,治疗时选用百会牌一次性浮针,沿胸骨切迹上缘,针尖刺向喉结方向。治疗1个疗程后统计疗效,结果痊愈30例,显效11例,好转3例,无效1例,总有效率97.78%。疗效满意。

五、注意事项

(1)因为浮针留针时间较长,感染概率较传统针法要大。因此,针具只能一次性使用;同时要注意局部皮肤的消毒;留针期间应注意针口密封和针体固定,嘱患者避免剧烈活动和洗澡,以免汗液和水进入机体引起感染。若气候炎热、易出汗、胶布过敏、皮肤瘙痒,留针时间不宜过长。

(2)注意针刺部位的选择。对皮肤有感染溃疡、瘢痕或肿瘤的部位,不宜针刺。一般应选在对日常生活影响较小的部位。关节活动度较大处一般不宜选用;尽量避开腰带部位,以免影响针体固定。体位可选择疼痛最显著位置。

(3)进针点可选择在离病灶较远的地方,但两者之间不能有关节;否则,疗效较差。

(4)腹部皮肤松弛,留针时针具活动范围较大,方向容易偏差,影响治疗效果,所以除加强固定外,还要嘱患者少活动;同时注意观察,一旦针体歪斜,即予以调整。

(5)针尖一定要对准疼痛部位,方向可选择与局部肌纤维平行或垂直。

(6)浮针刺激量较传统针刺更小,禁忌证相对更少,但仍需注意:孕妇腰骶部及下腹部,肢体浮肿及瘢痕、血肿、结节、血管处不要进针,糖尿病等易感病人慎用。对传染病、恶性瘤或高烧有急性炎症的患者,不宜采用浮针疗法。

(7)有些病例疼痛消失后,可能还会存在病灶处的酸胀、肿胀及活动受限等,这主要是因为局部炎症和水肿刺激、粘连或小关节错位、紊乱而致,此时可再配合针刺、火罐、推拿、药物、理疗(如激光、红外线、超短波、中频电疗)等治疗,以提高疗效。

参 考 文 献

[1] 陶琪彬. 浮针治疗血管神经性头痛[J]. 中国民族民间医药杂志, 2004, (71): 338

[2] 李之霞. 浮针治疗面瘫34例[J]. 针灸临床杂志, 2002, 18(8): 42

[3] 李之霞. 浮针浅刺法治疗阵发性面肌痉挛50例[J]. 山东中医杂志, 2004, 23(7): 428~429

[4] 樊亚红. 浮针为主治疗胃痛的临床观察[J]. 上海针灸杂志, 2007, 26(11): 18~19

[5] 高宏, 何严, 杨萍. 浮针疗法治疗痛症32例[J]. 陕西中医, 2004, 25(8): 742~743

[6] 李昌生. 浮针疗法治疗急性痛风性关节炎疗效观察[J]. 辽宁中医杂志, 2005, 32(10): 1069

[7] 易明波, 陈可秀, 雷庆云. 浮针疗法用于膝骨关节炎性疼痛的疗效观察[J]. 实用疼痛学杂志, 2009, 5(3): 195~196

[8] 葛恒璧. 浮针疗法治疗阑尾炎3例[J]. 上海针灸杂志, 2002, 21(4): 47

[9] 姜景卫, 刘炳胜, 毛美娟. 浮针疗法对急性腰扭伤患者镇痛效果观察[J]. 浙江中西医结合杂志, 2008, 18(5): 328

[10] 陈志斌, 谭武. 浮针治疗第3腰椎横突综合征125例观察[J]. 实用中医药杂志, 2009, 25(5): 318~319

[11] 周丽, 周国香. 采用浮针疗法治疗急性腰椎间盘突出症218例临床观察[J]. 中华现代中医学杂志, 2008, 4(4): 348

[12] 周从连. 浮针治疗肱骨外上髁炎43例[J]. 中国针灸, 2003, 23(12): 747

[13] 汤建文, 左海萍. 浮针疗法治疗网球肘30例[J]. 江西中医药, 2004, 35(257): 55

[14] 陈婕, 周爱军, 周正. 浮针法治疗棘上韧带损伤180例[J]. 中国针灸, 2008, 28(1): 55

[15] 周文学, 吴希. 浮针治疗颞下颌关节紊乱综合征36例[J]. 西南国防医药, 2006, 16(5): F0003

[16] 职良喜. 浮针疗法治疗原发性痛经的随机对照观察[J]. 中国针灸, 2007, 27(1): 18~21

[17] 李锦娟, 谭香琼. 浮针缓解慢性盆腔炎疼痛的临床观察[J]. 现代医院, 2008, 8(3): 60~61

[18] 关松. 浮针疗法治疗带状疱疹后遗神经痛45例[J]. 中国民间疗法, 2009, 17(8): 10

[19] 于波. 浮针治疗慢性咽炎45例[J]. 中医外治杂志, 2007, 16(5): 53

[20] 张亚平. 中医独特疗法-浮针疗法(第2版)[M]. 北京: 人民卫生出版社, 2009

[21] 黄泳, 王升旭. 针灸临床实用新型技术[M]. 广州: 暨南大学出版社, 2008

[22] 符仲华. 浮针疗法速治软组织伤痛[M]. 北京: 人民军医出版社, 2003

第十四节 项针疗法

一、概 述

项针疗法是针刺颈项部腧穴,达到疏通经络、调和气血、舒筋利节、理正止痛的作用,从而治疗头项部疾病的一种特定部位针法。此法源于中医针灸的经络、经筋理论,是在《内经》刺法的基础上,通过临床实践发展起来的。

1993年高维滨出版《针灸绝招—项针治疗延髓麻痹》,报道用风府、哑门、天柱、风池等穴位治疗延髓麻痹,命名为项针。1994年时培凤在《上海针灸杂志》报道用下脑户、风府、哑门等穴位治疗脑源性疾病,命名为颈项针。

临床上主要用本法治疗脑血管意外后遗症、癫痫、震颤麻痹、脑震荡后遗症、高血压、偏头痛、过敏性哮喘、慢性鼻炎、瘫痪、神经官能症、感冒、失眠、颈性眩晕、颈椎病等。

二、操作方法

1. 穴位定位

取项部正中3个穴位——哑门、风府、下脑户

(在枕骨粗隆下方取之,约风府上1寸),并自风府穴旁开至完骨穴,沿颅骨下缘分6等分,每相隔一个等分距离为一个穴位,左右两侧各取6个穴位,总共15个穴位。

2. 配穴方法

一般采用多针刺疗法,即15个穴位全部针刺,以起到协同作用,增强疗效。

3. 具体方法

进针时可用多种方法,针刺方向除下脑户一穴稍偏下斜刺外,其余诸穴均与皮肤垂直为度。多采用提插捻转行针手法,刺入皮下1寸左右,达到酸麻胀感应为度。留针20~30分钟。

三、经典文献

项部与五脏六腑、十二经脉联系密切。《灵枢·经脉》载:"膀胱足太阳之脉……其直者,从巅入络脑,还出别下项。"又"足阳明之别……上络头项。"《灵枢》的《经脉》《经筋》《经别》篇分别记载:督脉之络"上项",足太阳经别"从膂上出于项";足少阴经别"系舌本,复出于项"……由此可见,经络系统与颈项部有密切关系,人体的经络、经筋均经颈项循行于头。颈项部是气血、筋骨肌肉等的综合枢纽,头为诸阳之会,又为髓海之所在,五脏六腑之精气通过颈项与头相联系。"筋骨不正,经络不通,阳气不升",则会发生头晕、头痛、颈项僵痛等症,针刺颈项部穴位可以调节五脏六腑和经络的功能,治疗疾病。

四、现代文献

(一)内科疾病

1. 头痛

王海峰等[1]将205例颈性头痛患者随机分为A、B、C三组:A组采用项针技术治疗(即用30号1~1.5寸毫针针刺风府、天柱、风池、完骨、天牖、大椎等穴,再配合电针仪疏密波,留针30分钟,每日1次),B组采用局部神经阻滞治疗,C组采用口服药物治疗,7天后,进行疗效评价后得出结论:①项针疗法与局部神经阻滞治疗颈性头痛均有效,而项针疗法明显优于局部神经阻滞和口服药物治疗。②项针疗法可明显改善疼痛的VAS评分和改善椎-基底动脉系统的供血,调整和重建颈椎生物力学的平衡。③项针疗法是治疗颈性头痛的理想方法。

2. 面肌痉挛

许林江[2]探讨电项针加火针治疗面肌痉挛的疗效。方法:采用电项针加火针治疗面肌痉挛34例。结果:经1~3个疗程的治疗,痊愈13例,显效12例,有效7例,总有效率达94.1%。结果表明电项针加火针治疗面肌痉挛是行之有效的治疗方法,而且简、便、廉,值得临床推广应用。

3. 血管性痴呆

王立存等[3]将60例血管性痴呆(VD)患者随机分为2组,针刺组30例应用头项针治疗,取头部穴额三针、顶三针、颞三针,项部穴项三针,采用毫针刺法;喜得镇组30例,予喜得镇。2组均治疗28日评定疗效,同时测定治疗前后简易精神状态量表(MMSE)、日常生活功能评定量表(ADL)积分及中医证候治疗前后的积分。结果:①针刺组有效率为60%,喜得镇组有效率为40%,针刺组疗效高于喜得镇组,2组比较差异有统计学意义($P<0.05$)。②2组治疗后MMSE量表积分均有所增加,2组比较差异有统计学意义($P<0.05$)。2组治疗后ADL量表及中医证候积分均有所下降,2组比较差异有统计学意义($P<0.05$)。结论表明头项针治疗VD疗效确切,且能改善患者的智能状况、日常生活能力,疗效优于喜得镇。

4. 颈性眩晕

徐先伟等[4]选用风池、翳明、供血(风池穴下1.5寸,平下口唇处)为主穴直刺0.5~1寸,得气后将翳明、供血之间连接电针,用疏密波,强度以局部肌肉抽动而患者无痛为度,依据辨证分型应用不同配穴进行手针治疗,每次30分钟,其间捻转1次,每次捻转半分钟,连续治疗4周后与对照组(即用药组)进行对比观察,结果治疗组56例患者总有效率为91.07%,对照组31例患者,经药物治疗后,总有效率58.06%,说明电项针治疗颈性眩晕疗效确切,且电项针对不同证型的颈性眩晕治疗效果无明显差异。

5. 帕金森病

王淑杰等[5]应用头针配合电项针治疗帕金森病30例,治疗时取舞蹈震颤控制区、运动区、平衡区等头针穴位,并取风池、供血穴连接电针仪。每日1次,每次30分钟,6次为1疗程,经治疗后,20例为显效,7例为有效,3例无效,症状无明显改善,有效率为90%,原服用西药者均渐减量。提示本法疗效确切。

(二)骨伤科病症

颈椎病

(1)马军廷等[6]以项针疗法治疗食管型颈椎病40例,治疗时取风府、哑门、天柱、治呛(风池穴直下1.5寸)、廉泉、外金津玉液、翳风、人迎等穴,收到满意疗效,40例中,治愈26例,显效7例,有效5例,无效2例,治愈率65%,有效率95%。

(2)林兵宾[7]采用电项针疗法治疗椎动脉型颈椎病36例,穴取风池(双)、风府、翳明(双)、供血(双)、颈夹背(双)等穴,同时辨证配穴,治疗后眩晕消失为治愈,24例;治疗后眩晕明显减轻为好转,9例;治疗后眩晕无明显改善为无效,3例。总有效率为91.7%,疗效显著。

(三)五官科

1. 中风后复视症

刘勇[8]采用眼针配合电项针治疗中风后复视症,结果本组共治疗26例眼肌麻痹患者,痊愈17例,占65.4%;好转9例,占34.6%;无效0例,有效率为100%。疗效显著。

2. 假性延髓麻痹

高维滨等[9]将180例假性延髓麻痹患者随机分为项针治疗组和药物对照组各90例,治疗组采用项针加药物治疗,其针刺取风池、翳明、供血、治呛、吞咽、发音、廉泉、外金津、玉液。对照组采用药物治疗,研究结束治疗组和对照组最后符合标准的病例数均为88例。治疗4个疗程后判定疗效,结果表明项针加药物治疗假性延髓麻痹的吞咽、言语功能分级及临床疗效均优于药物治疗组。

3. 脑卒中后吞咽困难

史术峰[10]将60例脑卒中后吞咽困难患者随机分为两组,治疗组30例,采用项针结合吞咽康复训练;对照组30例,采用常规康复训练。结果:治疗组总有效率为96.7%,对照组为80.0%($P<0.05$),有统计学意义。表明项针结合吞咽康复训练具有良好的临床疗效,改善吞咽功能,减轻饮水呛咳症状,尽快实现自然进食。

五、注意事项

同一般针刺操作,但需注意由于颈部穴下与延髓接近,操作时应注意针刺深度和角度,防止误伤延髓。

参 考 文 献

[1] 王海峰,戴启斌. 项针疗法治疗颈性头痛的疗效观察[J]. 针灸临床杂志,2008,24(4):1~3

[2] 许林江. 电项针加火针治疗面肌痉挛34例[J]. 中国现代医生,2008,46(23):82

[3] 王立存,张玉莲,靳冬,等. 头项针治疗血管性痴呆临床研究[J]. 河北中医,2007,29(10):923~926

[4] 徐先伟,孙忠人,张殿全,等. 电项针治疗颈性眩晕56例临床观察[J]. 针灸临床杂志,2008,24(3):25~26

[5] 王淑杰,高维滨. 头针配合电项针治疗帕金森病30例[J]. 针灸临床杂志,2008,24(11):16

[6] 马军廷,孙国剑,邢章民. 项针疗法治疗食管型颈椎病[J]. 针灸临床杂志,2007,23(8):49~50

[7] 林兵宾. 电项针疗法治疗椎动脉型颈椎病36例[J]. 江西中医药,2008,39(310):69

[8] 刘勇. 眼针配合电项针治疗中风后复视症26例[J]. 针灸临床杂志,2008,24(6):20~21

[9] 高维滨,刘勇,倪金霞,等. 项针治疗中风后假性延髓麻痹的临床研究[J]. 上海针灸临床杂志,2009,28(1):18~20

[10] 史术峰. 项针结合吞咽康复训练治疗脑卒中后吞咽困难[J]. 针灸临床杂志,2009,25(8):18~19

第十五节 背针疗法

一、概述

背针疗法包括背俞针疗法及夹脊针疗法,是通过针刺背俞穴或夹脊穴以治疗全身疾病的一种方法。背针疗法是经络理论中气街理论和脏象理论的具体应用,可以调节全身气血,治疗脏腑及相应的全身疾患。

由于背俞穴是脏腑经气输注的部位,所以五脏六腑气血变化,亦可以在背部俞穴反映出来,可以作为临床诊断疾病的依据。①背俞穴异常现象诊断:五脏六腑病变,均可通过其对应的俞穴出现特异性的现象可测知病变部位所在,如胃俞感觉疼痛,推测胃及十二指肠病;肺俞、膏肓俞酸痛引背,推测气管病、肺病;志室、肾俞酸痛(叩痛),推测肾脏、生殖和泌尿系疾病。②经络触诊:脏腑病变可在俞穴上摸到一些结节、条索等阳性反应物,以测知脏腑病变部位。如神经衰弱、遗精,在肾俞可摸到扁平结节;耳鸣在肾俞可摸到椭圆形结节;肝炎患者可在肝俞附近摸到细条索。

临床中,背针疗法可以用来治疗各科疾病。

(1)内科疾病:①呼吸系统疾病:如支气管炎、支气管哮喘、肺炎;②心血管及血液系统疾病:冠心病、心绞痛、心律失常、高血压病等;③消化系统疾病:慢性胃炎、肠炎、腹泻、便秘、呕吐;④精神疾病:失眠、抑郁症、老年痴呆、精神分裂症等;⑤神经系统疾病:面神经炎、头痛、眩晕、坐骨神经痛;⑥泌尿生殖系统疾病:慢性肾炎、膀胱炎、阳痿等;⑦内分泌系统疾病:甲状腺功能亢进症、糖尿病;⑧其他疾病:发热、中暑、疲劳综合征等。

(2)外科疾病:①骨科疾病:颈椎病、肩周炎、增生性脊柱炎、腰椎间盘突出症、腰肌劳损、膝关节炎等;②普通外科疾病:胆囊炎、胆绞痛、泌尿系结石、肾绞痛等;③泌尿外科疾病:前列腺增生症。

(3)妇科疾病:子宫功能性出血、月经不调、更年期综合征、乳腺疾病、痛经、带下症、不孕症等。

(4)儿科疾病:小儿哮喘、小儿肺炎、小儿腹泻、厌食症、小儿脑瘫、遗尿症、注意缺陷障碍伴多动。

(5)传染病:流行性感冒、百日咳、肝炎、疟疾、颈淋巴结核等。

(6)皮肤科疾病:银屑病、斑秃、神经性皮炎、黄褐斑、荨麻疹、痤疮等。

(7)五官科疾病:耳聋、慢性咽炎、牙痛、视神经萎缩等。

二、操作方法

(一)背针的定位方法

背俞穴和夹脊穴的定位方法均以背部骨度分寸和骨性标志作为基础。

(1)后正中线即背部沿正中纵行的线。相当于督脉的循行路线。

(2)肩胛内侧缘线也称膀胱第2侧线,即沿肩胛内侧缘纵行的线,平行于后正中线,该线与后正中线之间的骨度分寸为3寸。

(3)膀胱第1侧线以肩胛内侧缘线至后正中线间的距离的中点为准,作纵行线,平行于前两线,距后正中线1.5寸。背俞穴均分布于此线上。

(4)夹脊线将膀胱第1侧线至后正中线间的距离分成3等分,其内侧1/3的纵行线为夹脊线,该线与后正中线之间的骨度分寸为0.5寸。夹脊穴均分布在该线上。

(5)项背腰骶的骨性标志:背针取穴可依据项背腰骶的骨性标志定取穴位。

①第2颈椎棘突:在项部正中线上,沿颅骨下缘向下可摸到的第1个棘突。

②第7颈椎棘突:低头时在项部下方平肩处,可看到和摸到最明显的隆起的棘突。

③第3胸椎棘突:两肩胛冈内端的连线正通过

第 3 胸椎棘突。

④第 4 腰椎棘突：两髂嵴最高点（即髂嵴结节）的连线通过第 4 腰椎棘突（部分通过第 3、4 腰椎棘突之间的凹陷）。

⑤第 2 骶椎棘突：在底部可摸到正中线上的骶中嵴，其中最显著者为第 2 骶椎棘突。

其余标志可依据上述邻近标志类推。

（二）背俞穴的定位和主治

1. 肺俞

定位：在第 3 胸椎棘突下，旁开 1.5 寸。

主治：外感疾患、呼吸系统疾病、皮肤瘙痒等皮肤疾患及背部强痛。

2. 厥阴俞

定位：在第 4 胸椎棘突下，旁开 1.5 寸。

主治：心胸疾患，如心痛、胸闷、心悸、气短、咳嗽、呕吐及肩胛酸痛等。

3. 心俞

定位：在第 5 胸椎棘突下，旁开 1.5 寸。

主治：主治心神方面疾患，如胸闷、惊悸心痛、心烦、失眠、多梦、健忘等。

4. 膈俞

定位：在第 7 胸椎棘突下，旁开 1.5 寸。

主治：呼吸、消化系及血分病等，如咳嗽气喘、潮热盗汗、呃逆呕吐、胃脘胀痛、饮食不下、血虚血瘀、血热出血、皮肤瘙痒、背痛脊强。

5. 肝俞

定位：在第 9 胸椎棘突下，旁开 1.5 寸。

主治：肝胆系疾患，如胁痛、黄疸、吐血、鼻出血、胃痛、头痛、眩晕、癫狂、癫病、目赤、目视不明、夜盲以及月经不调、脊背痛。

6. 胆俞

定位：在第 10 胸椎棘突下，旁开 1.5 寸。

主治：肝胆系疾患，如胁痛、黄疸、口苦、恶心呕吐、饮食不化。

7. 脾俞

定位：在第 11 胸椎棘突下，旁开 1.5 寸。

主治：消化系统疾病，如腹胀腹痛、纳差、胃痛、呕吐、泄泻、水肿、黄疸、肌衄、崩漏、背痛。

8. 胃俞

定位：在第 12 胸椎棘突下，旁开 1.5 寸。

主治：消化系疾病，如胃脘疼痛、胸胁疼痛、噎嗝、反胃、呕吐、纳差、消化不良。

9. 三焦俞

定位：在第 1 腰椎棘突下，旁开 1.5 寸。

主治：消化系统和水分代谢方面疾患，如胃脘痛、呕吐、腹胀纳差、泄泻、身热、胁痛、黄疸、小便不利、水肿、遗尿、癃闭、腰脊疼痛。

10. 肾俞

定位：在第 2 腰椎棘突下，旁开 1.5 寸。

主治：泌尿生殖系统及水液代谢方面的疾患，如腰膝酸痛、腰脊强痛、月经不调、白带、遗精、阳痿、早泄、消渴、遗尿、小便不利、水肿、头晕、耳鸣、耳聋。

11. 大肠俞

定位：在第 4 腰椎棘突下，旁开 1.5 寸。

主治：肠道疾患，如腹胀、腹痛、肠鸣、泄泻、痢疾、便秘、肠痈、痔瘘以及腰背酸痛、下肢痿痹。

12. 小肠俞

定位：在第 1 骶椎棘突下，旁开 1.5 寸，当髂后上棘内缘与骶骨间的凹陷中，平第 2 骶后孔。

主治：消化、泌尿、生殖系统疾病，如小便不利、小便频数、淋证、遗尿、阴部湿痒、带下、遗精、阳痿、腹痛腹泻、便秘、腰骶疼痛、下肢痿痹。

（三）夹脊穴的定位与主治

夹脊穴均位于脊椎棘突下旁开 0.5 寸，分布于颈椎、胸椎、腰椎 3 段。

1. 颈夹脊

定位：颈$_2$～颈$_7$各棘突下旁开 0.5 寸处。

主治：颈$_2$～颈$_4$夹脊穴用于头痛、头晕、颈项强痛、神经功能性胸闷、心悸，以及眼、耳、咽喉等部位疾患；颈$_5$～颈$_7$夹脊穴主治颈项强痛、上肢麻木、疼痛、活动受限等。

2. 胸夹脊

定位：胸$_1$～胸$_{12}$各棘突下旁开 0.5 寸处。

主治：胸$_1$～胸$_3$夹脊穴主治上肢疾患；胸$_1$～胸$_8$夹脊穴主治胸部疾患；胸$_6$～胸$_{12}$夹脊穴主治胸

腹部疾患。

3. 腰夹脊

定位：腰$_1$～腰$_5$各棘突下旁开 0.5 寸处。

主治：腰夹脊穴主治盆腔疾患，如泌尿、生殖系疾患以及下肢疾患。

（四）背俞穴的取穴原则与配穴方法

1. 按病变脏腑取穴

每一个背俞穴均有主治本脏腑疾病的功效，当某一脏腑有病时，可取相应的背俞穴治疗，如心脏疾患取心俞，肠炎取大肠俞等。

2. 按中医脏象学说取穴

背俞穴可用于治疗相关脏腑的体、窍、华的疾病，如肺主皮毛开窍于鼻，所以，感冒、鼻炎、皮肤疾患可取肺俞；心主神志，所以，失眠、健忘、癔症、嗜睡等可取心俞；肾开窍于耳和二阴，肾主生长发育、主生殖、主骨生髓通于脑，其华在发，所以，泌尿生殖系统疾患、大脑疾患、儿童发育迟缓、成人早衰、头晕、耳鸣、脱发等均可取肾俞治疗。

3. 按表里经及脏腑之间的关系取穴

如心火上炎的舌疮可取心俞配小肠俞；泌尿系统疾患取肾俞配膀胱俞；心肾不交、虚烦失眠，取心俞配肾俞；肝胃不和之消化不良，可取脾俞配肝俞。

4. 异经取穴法

就是将背部的足太阳经、督脉、手太阳经、手少阳经经穴及背部经外奇穴等相配合，共同组成一个针灸处方。如治疗感冒发热，可选取督脉的大椎以退热解表，同时选取足太阳经的风门以祛风，肺俞以宣肺，共同配合达到疏风清热、解表清肺的目的。

5. 根据脏腑在临床上发生的生理与病理联系取穴

如治疗哮喘，除以"肺司呼吸"之医理配取肺俞、膏肓为主穴外，还要根据其不同的病因、病机以配穴。因气候突变、饮食不当、情志失和、脾虚失运所致痰湿内阻，气道失畅者，要配以脾俞；久病及肾，纳气失职，上累于肺，还要加取肾俞。

6. 相邻取穴法

由于相邻背俞穴经气互通，常有互治作用。临近背俞穴相配合，可加强疗效，如《资生经》记载："胃俞、脾俞治腹痛不嗜食"。又如针刺背俞穴斜向督脉穴刺，针刺督脉穴向背俞穴透刺。

临床应用中，背俞穴还可与其他特定穴相配以提高疗效，如俞募配穴法、俞原配穴法等。

（五）夹脊穴的取穴原则

1. 对症取穴

根据病症取相应的夹脊穴，如头颅疾患取颈$_1$～颈$_4$夹脊穴；上肢疾患取颈$_5$～颈$_7$、胸$_1$夹脊穴；下肢疾患取腰夹脊穴等。

2. 压痛点取穴法

可用推法和压法检查压痛点，疾病压痛点与取穴有一定规律，如五官疾患可在颈$_4$～颈$_6$夹脊穴出现压痛点；呼吸系统疾患可在胸$_1$～胸$_5$夹脊穴出现压痛点；循环系统疾患可在胸$_5$～胸$_8$夹脊穴出现压痛点；消化系统疾患可在胸$_5$～胸$_{12}$夹脊穴出现压痛点；神经系统疾患可在颈$_4$～颈$_7$、胸$_5$～胸$_8$夹脊穴出现压痛点；运动系统的上肢疾患可在颈$_4$～颈$_7$、胸$_1$～胸$_3$夹脊穴出现压痛点；运动系统的下肢疾患可在腰$_1$～腰$_5$夹脊穴出现压痛点；代谢系统疾患可在胸$_8$～胸$_9$、腰$_1$～腰$_4$夹脊穴出现压痛；内分泌系统疾患可在颈$_4$～颈$_6$、胸$_3$～胸$_5$夹脊穴出现压痛点。

（六）具体方法

患者俯卧，术者根据病情和体表标志选定穴位，然后常规消毒，取 1～1.5 寸毫针向脊柱方向呈 75°角刺入椎体下方，根据患者胖瘦，进针约 1 寸左右，行捻转手法使针感沿肋间或脊椎传导。若无感传导，可调整针刺角度，再行手法，留针 30 分钟后起针。有的可根据病情不留针。背针毫针治疗一般 7～10 次为 1 疗程，每天或隔天 1 次，长时间的慢性疾病的疗程可稍长，可 15 天或 1 个月为 1 疗程。

三、经典文献

我国第一部针灸专著《针灸甲乙经》记载，背俞穴多主治相应脏腑病症和相应脏腑的五官、五体病症等。早在《黄帝内经》中就有记载："胆虚气上溢，而口为之苦，治之以胆募俞。""深专者，刺大藏，迫藏刺背，背俞也。"说明背俞穴可以用来治疗其相应脏腑疾病。同时，根据经络表里经理论、中医脏腑学说"经络所过，主治所及"的原理，背俞穴还可治疗相表里脏腑疾病、相应脏腑所属器官及五体病、脊柱与周围组织疾病。

四、现代文献

（一）内科疾病

1. 呃逆

刘运珠[1]取双侧肺俞、膈俞、肝俞、胃俞治疗顽固性呃逆32例，治疗时，患者取侧卧位，用舒张进针法刺入腧穴，采用大幅度、快频率的提插、捻转手法，使针感顺膀胱经背部循行方向向下传导，并向前传至胃脘部，针感以患者能耐受为度。针刺得气后以相邻穴位肺俞、膈俞一组，肝俞、胃俞一组，左侧与左侧相连，右侧与右侧相连，接通电针治疗仪，选择连续波，频率调至80～90次/min，强度以患者感觉舒适为佳。留针30分钟，每日1次。连续治疗10次为1疗程。1个疗程后统计疗效，总有效率为100%。

2. 癫痫

王进才[2]采用大椎、神道透至阳、腰奇三穴为主，酌以配穴，治疗癫痫病患者500例。具体方法：大椎取1.5寸毫针，直刺1.2寸，小儿酌减。神道透至阳、腰奇三穴取3寸长毫针沿督脉皮下横刺，配穴按常规进针，均采用平补平泻手法。每日针刺1次，10次为1疗程，3个疗程后观察疗效，其中完全控制218例，占43.6%；基本控制150例，占30%；有效121例，占24.2%；无效13例，占2.6%。总有效率为97.4%。

3. 股神经痛

王世广[3]针刺大肠俞治疗股神经痛26例，针刺时患者俯卧位，取患侧大肠俞，选用0.35mm×75mm毫针直刺，一般进针60～70mm，提插捻转法，使患肢出现触电感，针感从腰部经腹股沟外侧至膝关节内侧，得气后留针20分钟，每日针刺1次。治疗3个疗程后统计疗效：26例中痊愈23例，占88.46%；好转3例，占11.54%，全部有效。

4. 溃疡性结肠炎

李龙飞[4]为验证依背针、腹针为主治针法，选择督脉经穴与膀胱穴相结合和任脉经穴与足阳明胃经穴相结合的两个治疗区的定经选穴，对溃疡性结肠炎即慢性非特异性溃疡性结肠炎病症治疗效果的正确性。方法：对48名不同程度的患者轮换施用背针法、腹针法、刺血拔罐法、走罐法、温灸法的综合治疗。结果临床显效率达95.8%，提示正确的定经、定穴、定法，采用大手法的综合疗法，临床取得显效快、疗时短、治愈率高、旧病复发率低的显著疗效。

（二）骨伤科病症

腰椎间盘突出症

姜冰[5]采用夹背电针治疗腰椎间盘突出症32例，操作时选取腰椎间盘突出节段的夹脊穴及其相邻上、下节段各一对夹脊穴，针刺得气后左右连接电针仪，用疏波，电流强度以病人能忍耐为度，每次治疗30分钟，每日1次，连续10次为1疗程，1～2个疗程后观察疗效，32例患者中，痊愈6例，显效14例，进步10例，无效2例。其优良率为62.5%。

五、注意事项

（1）背俞穴不宜针刺过深，以免刺伤内脏，尤其肺气肿、肝脾肿大者更应注意。如上背部针刺过深，伤及肺脏可导致创伤性气胸，轻者出现胸痛、胸闷、心慌，甚至呼吸困难、唇甲发紫、出汗、血压下降、休克等，应及时采取急救措施。

（2）针刺时患者体位要适中，施术者精神需集中，一定要了解胸背部局部解剖情况，严格掌握进针角度与深度，切忌乱刺、深刺，防止发生事故。

（3）患者在过于饥饿、疲劳、精神过度紧张时，不宜立即进行针刺。

（4）进针时，若病人感觉刺入点"痛"不能忍受时，可将针拔出，应在原有的穴位附近刺入，以避开皮肤痛觉神经区；在有放电感及强烈针感出现时宜停止行针并将针体上提少许或变换方向，不宜再做强手法，以防损伤神经和脊髓。

(5)禁忌证

①对于咳嗽、躁动不安者，及年幼儿童不宜在背部针刺，以免因活动而改变针刺深度伤及内脏。

②对身体虚弱，气血亏虚者，针刺时手法不宜过强。

③怀孕3个月以上者，腹部、腰骶部不宜针刺；妇女行经时，若不为调经，也不宜针刺腹部及腰骶部。

④针刺部位有感染、溃疡、瘢痕的部位，不宜针刺。

⑤自发性出血及损伤后血出不止者，不宜针刺。

参 考 文 献

[1] 刘运珠．电针背俞穴治疗顽固性呃逆32例[J]．陕西中医，2006，27(12)：1563~1564

[2] 王进才．"背三针"治疗癫痫500例临床观察[J]．河南中医，1997，17(1)：37

[3] 王世广．针刺大肠俞治疗股神经痛[J]．中国针灸，2000，(10)：619

[4] 李龙飞．综合疗法治疗溃疡性结肠炎病症体会[J]．针灸临床杂志，2006，22(2)：26~27

[5] 姜冰．夹背电针治疗腰椎间盘突出症[J]．针灸临床杂志，2001，17(12)：22

[6] 温木生．背针疗法治百病[M]．北京：人民军医出版社，2008

[7] 郭长青．中国微针疗法[M]．北京：学苑出版社，2007

[8] 何玲．微针疗法治百病[M]．北京：人民军医出版社，2005

[9] 刘炳权，梁检昌．背针疗法[M]．广州：广东科技出版社，2006

第十六节　气功针法

一、概　述

气功针法是气功与针刺相结合的医疗方法，是指施术者在针刺时，利用一定的手法，将气功外气从针身输入到患者体内，或用外气将患者体内的病气通过针身排除体外，达到治疗疾病的一种方法。历代著名针灸家和老中医都极力主张针灸医师应该学习气功，使气功与针刺相结合，在针灸临床中发挥更大的作用。特别是近代的针灸大家焦勉斋、承淡安、郑毓琳等先生都善于将气功与针刺相结合，进行凉热补泻，提高针刺疗效。

临床可用于治疗面神经麻痹、小儿外伤性截瘫、颈椎病、高血压、前列腺增生症、失眠、中心性视网膜炎、各种疼痛性疾病如胃脘痛，此外用采气之三棱针还能治疗痈疽、鼻衄、癫狂、中暑等。总言之，气功针法可以治疗内、外、妇、儿各科疾病。

二、操作方法

气功针刺可选用1.5寸以内的短针进行针刺或用三棱针放血排毒，其针具与普通针具相同，所不同的是施气功针刺时其针具要采日月星辰、宇宙之气，使毫针或三棱针针体带有很强气感和术者的思维信息。使用采气后的针具才能产生显著的效果。临床中具体的采气方法是：①采日精：术者于天气晴朗之清晨，面对初升红日，双足分开与肩同宽，自然站立，双手相叠，掌心向上，左手在上，右手在下，拇指相柱(定印)，女则相反(大三昧印)，置于小腹部位，银针用小竹简装好，置于掌心，双目轻闭，舌抵上腭，面带笑容，存想双脚站在二朵正开放的粉红色莲花上，意念日光之精，进入针体，半小时收功,双手分开,置身体两侧,掌心向上捧气,到头顶掌心向下,左手在内右手在外,沿胸正中线下降丹田(掌心向里),在小腹部稍停,默念气沉丹田,双手自然分开,呼吸3～5次。②采月精:可采取站式或坐式,在每月阴历14～16日夜晚,皓月当空,大阴之气足,观想双足踏在二朵粉红色正在开放的莲花之上,结印同前,意念月光之精进入针体;或盘腿坐,观想自己坐在粉红色,或金光闪闪的莲花台上,月光之精进入针体,半小时或1小时收功,收功同前。③采星辰宇宙之气:在晴天满天星斗夜晚,单盘或双盘腿坐,双目轻闭,舌抵上腭,观想自己坐在一朵金色光明、金光闪闪的莲台之上,结定印,针具置掌心,意念星辰宇宙之气进入针体,站式、坐式均可,30分钟至1小时收功,收功同前[1]。④采山河花草树木之灵气:面对山河花草树木,站、坐均可,结印同上,意想山河花草树木的灵气,源源不断地进入针体之中,30～60分钟后收功,方法同前。另外医者可在平时练功之时,即抱球站桩、静坐抱球或仰卧抱球时,把针具放在小腹部,经常这样带针练功,可使针具带功,加强信息,增强疗效。

气功针法特点在于运用气功的"意"、"气"、"力"三者的有机结合,而将丹田之气提到胸,传入臂、肘、腕、贯于指掌,达于针下,驾驭经气,以达凉热补泻之效。使针法不仅有外在形势,而且还有实际内容。因病皆有虚实,气功针刺后,要适当注意补泻。虚则补之,实则泻之,补泻适当,应用得法,更可起到事半功倍之效。一般气入为补,气出为泻;热为补,凉为泻;顺经取穴,气顺经行走为补;逆经取穴,气逆经行走为泻等。

1. 进针施气方法

气功针的进针方法与一般针刺法的进针方法相同,不同的是,气功针刺在进针时,要求施术者的手指带外气进针,一边进针,一边将外气输入针刺穴位内,并达病灶处。当进完针后,可采用如下几种施气方法。

(1)针柄排病气法:医者意想自己的左手或右手五指如五根白色气柱,插进患者病灶处,把病气通过针柄拽出来,然后把病气往地下甩,同时施加意念,让病气入地。此法治疗实证效果显著。

(2)扶针进气法:医者用拇、食、中三指挟持针柄,在吸气时意想宇宙间的真气通过全身毛孔吸进下丹田,呼气时,意想将真气从下丹田经手指尖射进针体内,并达病灶处。

(3)剑指发气法:医者以拇指轻搭在无名指和小指上,中指和食指并拢指向针柄。吸气时意想宇宙间的真气进入下丹田,呼气时意想真气从下丹田通过剑指射进针体内,并达病灶处。此法对治疗热证效果显著。

(4)劳宫发气法:医者用手心劳宫穴罩在针柄的上方,距离针柄1～5cm左右。吸气时,意想宇宙间的真气光能通过全身八万四千个毛孔吸进下丹田,呼气时,意想真气从下丹田经过劳宫穴射进针体内,并达病灶处。此法治疗寒证效果显著。

(5)旋转聚气法:医者用手在针柄上方划圈。男同志顺时针划,女同志逆时针划。划圈时意想宇宙间的真气光能被聚过来,呈漩涡状向中心点即针柄处聚集,进入身体并达病灶处。此法用于治疗虚证效果显著,常用则不耗费功力。

(6)遥控发气法:医者离开患者1～5m远,意守印堂穴,目视针柄与穴位。吸气时,意想宇宙间的真气光能通过全身毛孔吸进下丹田,呼气时,意想真气从下丹田经印堂穴射进针体内,并达患者病灶处。

(7)缩场发气法:此法一般用在为两位以上的患者治疗时。医者意想所有被治疗的对象的信息,缩小到一个针灸模型上,医者即可在针灸模型上扎针发气治疗。此法最适合用在为气功学习班上的学员进行组场治疗疾病。

(8)悬针发气法:医者持针悬空对准穴位发气,在发气的同时配合使用提、插、捣、转等补泻手法而增强疗效。此法特别适用于易晕针及小儿患者。

上述8种施气方法在临床上可根据具体的病情选取2～3种方法配合使用。如在患者病灶处的针柄上用排气法排完病气后,用手掌感应病灶处无凉、麻、刺手等病理信息时,可用旋转聚气法来补真气,以巩固疗效。

2. 出针方法

出针时,将气针迅速拔出,按其穴为补;缓拔出，不按其穴为泻。临床取穴时可根据具体病情取穴，亦可按定时点穴法取穴。

3. 气功修炼的核心

《灵枢·官能》篇提到："语徐而安静，手巧而心审谛者，可使行针艾（针灸）"。该篇还对针灸医生持针的指力提出了"持针之道，坚者为宝"的要求，要达到这样的要求，除了自身具备这种素质之外，通过气功修炼是非常必要的。气功修炼的核心是调形、调神、调息。

(1)气功的调形就是用意念对形体进行调整，要求达到某些姿势或动作。中医学认为，气功的调形通过一系列缓慢而有节奏的动作，调节气血，疏通十二正经和奇经八脉，开阖穴位。运用上肢的升降开阖，左右收推，前后摆动的松紧动作，疏通手三阳经和手三阴经；运用下肢的蹲、踢、蹬、转、跷、跨等各种动作，疏通足三阳经、足三阴经、阳跷脉、阴跷脉、阳维脉、阴维脉；运用躯体的往返转动，前后俯仰，上拔下坠的动作，疏通任督两脉和带脉。因此，调形可使真气运行，促使经络穴位有规律地开阖，使机体处于良好的气血调和的动态平衡状态。如能长期坚持练习调形中某些特殊的肢体动作，就能改善自身的身体素质和机体的功能状态，加强身体协调性，使体力指力、动作技巧明显提高，便于针灸临床操作。

(2)调神即调心，调心可以使练功者思想集中，排除杂念与干扰，逐步入静。通过入静，练功者就能很好地调节、控制意念，专心做事。《素问·宝命全形论》指出："故针有悬布天下者五：一曰治神，二曰知养身，三曰知毒药为真，四曰制砭石小大，五曰知腑脏血气之诊"，要求针灸医生首重"治神"。并指出"用针之要，勿忘其神"，"凡刺之真，必先治神……经气已至，慎守勿失，深浅在志，远近若一，如临深渊，手如握虎，神无营于众物"，"必一其神，令志在针"，"粗守形，上守神"。说明"治神"是针灸医生必须具备的能力之一。医者的注意力是否全神贯注，是针刺得气的必备条件。通过调心入静的训练，达到"治神"状态，从而为提高针灸的临床疗效提供保障。如现代针灸大师贺普仁高深的针灸造诣和卓越的针灸疗效与他长期修炼气功是分不开的。

(3)气功调息，就是充分发挥意识对呼吸运动所具有的调节作用。在气功锻炼时通过自我调节，用意识来调节呼吸使之变得深、长、缓、匀，诱导大脑皮层入静。医者通过长期的规律的调节呼吸运动，能增强自身的身体素质，有利于大脑入静，减少能量消耗，提高体能。

4. 具体的练功方法

(1)指掌开合法：松静站立，两脚略宽于肩，两膝微屈，两眼微闭，自然呼吸。两手掌摩擦发热，十指尖相对，缓缓地向两侧拉开，并缓缓地相合，同时体会十指尖及劳宫穴的凉、热、麻、胀等感觉。时间10～20分钟。效应：此法能快速打通并拓宽掌指的经络，增强掌指的灵敏度，为训练手掌查病、手指查穴打下基础，同时它又是训练采气和发气的一种方法。

(2)抱球站桩：姿势同上，两手腹前环抱，指尖相距5～10cm。意想双手环抱一个状如篮球大小的黄光球，并意想黄光球发出耀眼的黄色灵光照亮手心、小腹及全身，意守双手心（劳宫穴）和小腹部（下丹田）的感觉，时间约30～60分钟。女性在月经期间要脚前环抱，意守中丹田。效应：练站桩长功治病效果最快，练抱球站桩，蓄能快，气感明显。

(3)静坐抱球：端坐或盘坐，双手环抱置于双膝上，其他同上，效应同上，时间30～60分钟。1～3法每日可练2～4次。

(4)仰卧抱球：自然仰卧，双下肢平伸在踝部交叠，左足在上，右足在下，女性相反。双手腹前抱球，其余皆同上。效应同上。时间不限，可在晚睡前或晨起前习练。

(5)收功：搓热双手、干浴面、干梳头、轻轻拍打头部，做深呼吸3～5次，把气沉到下丹田即可。

三、经典文献

《灵枢·终始》篇曰："凡刺之法，必察其形气……深居静处，占神往来，闭户塞牖，魂魄不散，专意一神，精气之分。毋闻人声，以收其精，必一其神，令志在针。"可见，古人在运用针灸疗法时，首先要求病人"深居静处,魂魄不散,专意一神,毋闻人声"而达到"必一其神"之境界,这实际上就是所谓气功中的练功,它要求达到一种精神专一,神不外驰,以一念代万念的高级气功态。意念平和则气和,气和则血顺,气血调畅则阴平阳秘。同时也要求医者"令志在针",志者意也,意到气到,这实际上就是发放外气之意。《素问·五脏别论》篇曰:"病不许治者,病必不治,治之则无功矣。"说明病人对治病的坚定信心及其本人有序的意志状态对针灸治疗效果有很大影响。

四、现代文献

(一)内科疾病

1. 面瘫

王荣英[2]分别运用气功针、普通针法治疗周围性面神经麻痹各50例,两组对照疗效比较,结果表明,气功针法组治愈50例,总有效率100%,而一般针法总有效率为85%,说明气功针疗法疗效较佳。同时通过对病程、疗次与疗效的关系分析,表明病程愈短,疗效愈好,21次内易取得最佳疗效。

2. 不寐

刘元亮等[3]分别用气功针法、单纯气功法、单纯针刺法治疗失眠症,结果气功针法组,治愈率21.15%,总有效率94.23%;气功组,治愈率17.65%,总有效率85.3%;针刺组,治愈率9.09%,总有效率81.82%。3个月后随访,气功针法组疗效稳定,复发率低。

3. 高血压

对经张天戈医师[4]用气功针法和普通针治疗的32名高血压病患者的舒张压和收缩压进行观察,结果表明气功针的降压作用优于普通针,经气功针刺后比针中的降压作用更明显,且气功针降低舒张压的作用更明显。

4. 胃脘痛

许永良[5]应用气功针刺治疗胃脘痛36例,治疗时辨证取穴,并配以相应的补泻手法,医者以意念调整气感,按证型使患者胃部产生或温热或清凉,或走窜等舒适感觉,每穴放气约5分钟左右,中间行针时再放气一次,经治疗22例患者近期治愈,12例好转,无效2例,总有效率94.4%,疗效显著。

5. 前列腺增生症

钟志勇等[6]运用气功针刺治疗前列腺增生症38例,治疗时穴取足三里、三阴交、中极、关元,结果显效9例,有效17例,无效12例,总有效率68%,对于前列腺Ⅰ度增生患者,有效率达83%,疗效更显著。

(二)骨伤科病症

颈椎病

王继元等[7]将240例颈椎病患者随机分为治疗组和对照组。治疗组180例采用气功针、罐药合璧治疗;对照组60例采用牵引、口服中西药治疗。经治疗,治疗组的总有效率达100%,明显优于对照组的71.66%。疗效确切。

(三)五官科

视网膜炎

陈长义[8]用气功针治疗中心性视网膜炎患者162例,233只眼,治疗时嘱病人仰卧位,舌尖轻轻舐着上齿龈,默念"静、松"二字,轻闭双眼,全身放松,排除杂念,内视丹田。口中如唾液较多时,可以分3口吞下,不可吐出。如此保持10分钟左右开始针刺治疗。针刺时,医者运气于手指尖处,使气通过针体导入患者的穴位,并让患者将意念由丹田转移到针刺部位。针10次为1疗程,4个疗程内有效者作有效统计,超过4个疗程者不作统计结果。结果治愈163只眼,治愈率为70%;显效55只眼,显效率为23.5%;进步12只眼,进步率为5%,总有效率为98.5%,可见气功针法治本病疗程短,疗效好。

(四)其他

疼痛性疾病

王景才等[9]用气功针治疗疼痛性疾病64例,其中扭伤者22例,炎症性疾病24例,神经性疾病18例,经治疗后,痊愈45例(70.3%)。平均治愈次数为6次。显效17例(26.5%),平均治愈次数为9次。好转及无效各1例。总有效例数63例,总有效率为98.4%。病程少于1年的有效率为100%,病程多于1年的有效率为97.5%。疗效显著。

气功针法的治疗效果与医者内功的功底深浅有关。同时只有有效地发放外气,合理的气、针结合使真气配合各种手法导入病人体内,转化病人之内气,才能达到激发病人之生理机能的作用以取得治疗效果。这就要求医者除具有熟练的针灸技术,还必须具有较好的气功功力和功法。而今同时具备两种技法的人较少,且气功针针刺过程中操作过程较复杂,对治疗环境要求较高,治疗人数受限,故近几年临床中气功针法的应用不多。

现代针灸工作者应学习气功理论,掌握气功方法,持之以恒地加以修炼,为提高针灸专业水平打下坚实的基础。

五、注意事项

(1)在针刺过程中,嘱患者不要改变体位,以免使针体产生弯曲,尽量全身放松,排除杂念,始终体会病灶处和针刺部位的感觉。

(2)在治疗过程中,嘱患者当出现头晕、恶心及心跳加速等不适反应时,要立即告诉医者。

(3)医者与患者都进入气功态,这是气功针法取得显著疗效的重要因素之一。故患者最好能习练气功,提高自己对气功针刺治疗的敏感性。

(4)当患者大饥、大饱、特别乏累时,应禁止立刻行针,以免造成晕针。

(5)患有血小板减少症的患者禁止行针,以防出血不止。当身体劳累或不适时,这意味入不敷出,会影响身体健康,要停止发气,并要进行练功,补充能量。

参 考 文 献

[1] 罗光第.气功针法阐微[J].气功,1994,15(8):345～347
[2] 王荣英.面神经麻痹气功针疗法疗效初探[J].实用医技杂志,2005,12,(1B):261
[3] 刘元亮,贺师海.气功针法治疗失眠症[J].中华气功,1990,(6):17
[4] 侯书礼,徐洁.气功针对高血压病患者血压影响的观察[J].气功与科学,1994,(6):21～22
[5] 许永良.气功针刺治疗胃脘痛36例疗效观察[J].按摩与导引,1996,(4):12～13
[6] 钟志勇,罗耀雄,陈景亮.气功针刺治疗前列腺增生症38例[J].按摩与导引,1994(5):29～30
[7] 王继元,彭润兰.气功针、罐、药合璧治疗颈椎病[J].气功与科学,1998(7):24
[8] 陈长义.气功针治疗中心性视网膜炎162例疗效观察[J].中国针灸,1991,(6):9
[9] 王景才,王化文.气功针治疗疼痛性疾病64例临床观察[J].中国气功,1991,(1):19～20
[10] 诸葛连祥,何学诗.针灸与气功[M].北京:中央编译出版社,2008

第十七节 针 刀 法

一、概 述

针刀是由金属材料做成的形状上似针又似刀的一种针灸用具,是在古代九针中的镵针、锋针等基础上,结合现代医学外科用手术刀而发展形成的,是与软组织松解手术有机结合的产物。

针刀疗法是在精细解剖、立体解剖、动态解剖等现代医学科学知识的指导下,应用针刀来治疗多种疾病的一整套新的方法。我国古代的九针具有刺治和割治之效,即兼具针和刀的功能,针刀疗法正是由此发展而来。近代学者在传统九针针具的基础上进行了一系列改进,拓展了针刀疗法的内涵和外延。20世纪60年代,黄荣发创立了小宽刀综合疗法;20世纪70年代初,任志远创立了针灸刀疗法;20世纪70年代,师怀堂创立了新九针疗法;1976年,朱汉章创立了小针刀疗法;1980年,吴达创立了针刀药物疗法;20世纪80年代吴汉卿创立了水针刀疗法。这几种针刀疗法已广泛应用于各种疼痛疾病的治疗。

针刀医学治疗方法包括四部分:针刀为主、手法为辅、药物配合、器械辅助。在明确诊断的前提下,首先用针刀祛除造成疾病的主要致病因素。有些疾病要配合针刀医学独特的手法以彻底消除致病因素。适当应用少量药物以达到吸收闭合性手术所引起的组织渗出、防止出血、促进微循环恢复和预防感染等目的,既能保证治疗的安全性又能提高疗效,缩短疗程。针刀疗法效果明显、简便易行、治疗时痛苦较小,较为经济安全。其操作的特点是在治疗部位刺入深部到病变处(肌腱、关节间隙、软组织深部)进行轻松的切割、剥离、通透、松解等不同形式的刺激,以达到止痛的目的。其适应证主要是软组织损伤性病变和骨关节病变。

针刀法以治疗积累性损伤所致的疼痛症为主,但不是所有的疼痛都能治,其适应证范围如下:

(1)各种因慢性软组织粘连、挛缩、结疤而引起四肢躯干部的一些顽固性疼痛点或血管神经束卡压引起的疼痛。

(2)四肢躯干损伤及手术损伤后遗症、肌肉和韧带积累性损伤、外伤性肌痉挛和肌紧张、骨折畸形愈合等,如慢性腰肌劳损、肩凝症、损伤后遗症等。

(3)部分骨质增生性疾病,如颈椎病、腰椎间盘突出症、骨性关节病、腱鞘炎、滑囊炎、骨化性肌炎初期或炎症性疼痛进入缓解期后仍有局限性粘连。

(4)关节微小移位如椎间小关节紊乱及某些脊柱相关性内脏疾病等。(见彩色插页图9-17-1,图9-17-2)

二、操作方法

针刀在应用前必须执行严格无菌规范操作,用高压灭菌或经酒精浸泡消毒。

1. 体位的选择

以医生操作时方便、患者被治疗时自我感觉体位舒适为原则。如在颈部治疗,多采用坐位;头部可根据病位选择仰靠坐位或俯伏坐位;在肩部治疗,可采取坐位,也可采取俯卧位或侧身卧位;在腰背治疗则取俯卧位;在下肢后面治疗则取俯卧位;在膝关节前部治疗则取仰卧位;在手或脚背部治疗可取坐位也可取仰卧位。无论采取何种体位,在治疗时被治疗部位要全部放松,摆正身体各部体位,免得因体位不正影响操作和治疗效果。

2. 消毒

选好体位及选好治疗点后,作局部手术也按无菌手术常规消毒,即先用75%酒精消毒,再用碘酒消毒,酒精脱碘。

医生戴无菌手套,最后确认进针部位,并做以标记。对于身体大关节部位或操作较复杂的部位可敷无菌洞巾,以防止操作过程中的污染。

为减轻局部操作时引起的疼痛,可作局部麻醉,阻断神经痛觉传导。常用的注射药物如下:

①1%奴佛卡因2～5ml/每个进针点。

②2%奴佛卡因5ml/每个进针点。

③2%奴佛卡因5ml,可的松1ml,混匀后分别进入2～3个治疗点。

④2%奴佛卡因5ml,维生素B_1 200mg,维生素B_{12} 0.2mg,地塞米松5mg,甲泼尼龙50mg,混匀后分别注入若干穴位,一般每穴注射入2ml即可,对于深部组织,或治疗较复杂的部位可适当增加注射剂量。

上述药物在针刀治疗结束后按原进针部位注入,此法对于手术后疼痛的减轻,促进病变部位渗出液的吸收,防止术后粘连等有积极作用。

3. 进针

要在严格消毒无菌条件下进行,医生左手固定在进针刀穴位的周围,同时嘱患者不要活动治疗部位,右手持已选择好的合适型号的小针刀,由痛点中心处,顺着肌纤维或肌腱走行方向快速进针刺入皮下,然后再中速的将针刀送入病灶所在深度,或进针到病人出现酸、胀、麻木感时,或是医生针刀下有硬韧、紧的感觉时停止进针刀,根据病变部位性质进行不同方式的剥离动作 3~5 次后快速出针刀,同时快速以干棉球压迫止血。如有出血倾向者,可在进针处加压敷料,防止深部出血和因血肿再次引起粘连。

4. 常用的剥离方式

(1)顺肌纤维或肌腱分布方向做铲剥—即针刀尖端紧贴着欲剥的组织做进退推进动作(不是上下提插),使横向粘连的组织纤维断离、松解。

(2)做横向或扇形的针刀尖端的摆动动作,使纵向粘连的组织纤维断离、松解。

(3)做斜向或不定向的针刀尖端划摆动作,使粘连组织纤维松解。剥离动作视病情有无粘连而采纳,注意各种剥离动作,切不可幅度过大,以免划伤重要组织如血管、神经等。

(4)较深部位施小针刀松解术,术后可沿肌肉走行方向做推、按手法 10~20 次,以缓解因手术而引起的局部组织痉挛紧张状态和疏散创面的出血。

5. 进针部位五里

有的可在进针部位消毒后涂擦药水(活血化瘀止痛类)或贴膏药,或在进针部位拔罐,停留 5 分钟,拔出一些黑血或少量黄色黏液。

6. 出针

每次每穴切割剥离 2~5 次即可出针,一般治疗 1~5 次即可治愈,2 次相隔时间可视情况为 5~7 天不等。

7. 针刀的应用指征

(1)病人自觉某处有疼痛症状。

(2)医生在病变部位可触到敏感性压痛。

(3)触诊可摸到皮下有条索状或片状或球状硬物,结节。

(4)用指弹拨病变处有响声

8. 常用针刀术

(1)椎间管内口松解术患者取俯卧位,下腹部垫一薄枕,根据腰椎 X 线及 CT 片标定病变间隙、侧别及相应的腰椎小关节内侧缘体表投影处。常规消毒后,于小关节内侧缘体表投影处稍内侧 1~2mm,垂直皮肤而平行身体纵轴快速进针刀。穿透皮肤后,稍向外倾斜 5°~10°继续缓慢进入针刀,遇到骨质即为关节突,再稍抬针柄,使针刀紧贴上关节突前内缘滑进约 2mm,紧贴骨面,提插切割 1~2 下,手下有松动感时,退出。

(2)椎间管外口松解术患者取俯卧位,下腹部患者取俯卧位,下腹部垫一薄枕,根据腰椎 X 线及 CT 片标定病变间隙、侧别及相应的下位腰椎横突上缘顶点的体表投影处。常规消毒后,于标定处垂直皮肤而平行身体纵轴快速进入针刀,穿透皮肤后,稍向内侧及足端倾斜 5°~10°继续缓慢进入,遇到骨质即为横突,稍退针后压低针尾沿横突上缘向内进针,遇骨质即为上关节突,刀刃平行于上关节突前缘紧贴骨面切割松解 1~2 下。手下有松动感后退出。

(3)腰神经后支松解术患者取俯卧位,下腹部患者取俯卧位,下腹部垫一薄枕,根据腰椎 X 线及 CT 片标定病变间隙、侧别及相应的下位腰椎上关节突外缘与横突基底部上缘的交点体表投影处。常规消毒后,于标定处垂直皮肤而平行身体纵轴快速进针刀,穿透皮肤后,缓慢进针,遇到骨质即为横突基底部,稍退针刀,向头段稍倾斜,进针刀有自骨面滑下的感觉者为横突上缘,再稍退针刀,压低针尾斜向内侧进针刀,遇到骨质即为上关节突外缘。将针刀自横突上缘沿上关节外缘上、下方向切割剥离 2~3 下,手下有松动感时退出。

(4)棘间治疗常规消毒后,于棘间垂直皮肤而平行身体纵轴快速进针刀,穿透皮肤后,针刀旋转 90°,垂直于棘间韧带纤维方向,切开松解。若有黄韧带肥厚,可将之切开。但如有阻力感突然消失,切勿继续深刺。

(5)外周痛点治疗腰椎间盘突出症患者的常见痛点多见于 L_4~S_1 的棘间和棘突上、臀大肌骶骨附着点、臀中肌骶骨附着点、臀小肌骶骨附着点、髂嵴后缘、股骨中段、下段髂胫束覆盖区、梨状肌体表投影处、腓骨头前下方、腓骨长肌、小腿三头肌等处。病变部位多有硬结、条索及肌肉变硬,前两者可用针刀纵行货横行切割,后者以切割、松解筋膜为主。(见彩色插页图 9-17-3,图 9-17-4)

三、现代文献

(一)临床应用

1. 内科疾病

(1)张晓华等[1]用小针刀疗法治疗慢性便秘25例,方法为患者俯卧,检查患者$T_1 \sim L_5$脊柱区带触及压痛条索、结节,甲紫定点,局部常规消毒,铺无菌巾。医生戴消毒手套,左手拇指固定病变处,右手持针刀,刀口线方向与阳性反应物方向一致,然后突然用力进针刀,纵行剥离2~3下,将条索和结节切开,进针刀深度达2~3cm,患者有酸胀感或传导感,即出针刀。10天治疗1次,2次为1疗程,一疗程后统计疗效,有效率达100%。

(2)左同军[2]用针刀治疗干性坐骨神经痛,治疗时于臀中肌髂骨附着处点按找寻压痛点、硬结或条索状物,取3~5点标记后常规消毒后,用1号或2号针刀,使刀体与皮肤垂直,快速刺入皮肤,直达髂骨骨面,再行纵行疏通,横行剥离,刀下有松动感即可出刀。如有硬结或条索状物,行"十"字切割2~3刀,然后用力按压5~10分钟。每周治疗1次,5次为1疗程。治疗1个疗程,再休息3个月后评定疗效,结果78例中临床治愈42例占54%,显效21例占27%,有效12例占15%,无效3例占4%,总有效率96%。

2. 骨伤科疾病

(1)冯祯根[3]用针刀治疗第三腰椎横突综合征187例,方法为根据腰椎正侧位的X线摄片,测量出第三腰椎棘突正中心点到横突尖部的距离,在体表标记。皮肤常规消毒后铺无菌巾,戴无菌手套。在标记点(即横突尖)内0.5cm处作为刺入点,左手拇指按压刺入点,右手持针刀,刀口线与人体纵轴平行线刺入。当针刀口接触骨面时用横行剥离法感觉局部附着点软组织与横突尖有松动感后出针。消毒棉球压迫针孔5分钟,创可贴保护针孔48小时。如症状未完全消失者,半个月后重新施术1次。最多治疗3次,如3次治疗未愈改用其他方法。结果:痊愈146例,其中1次治愈63例,2次治愈57例,3次治愈26例;好转31例;无效10例;总有效率为94.7%。

(2)杨廉等[4]用小针刀治疗屈指肌腱狭窄症的患者72例,78只患指,其中经过1次治疗患指痊愈68只,占87.2%;经过2次治疗达到痊愈标准9只,占11.5%,仍留部分弹响的1只,占1.3%。

(3)詹义水[5]采用小针刀治疗顽固性跟痛症45例,方法:在足跟部痛点处运用小针刀切割等手法治疗。结果:痊愈28例,显效13例,好转2例,无效2例,无1例发生感染或其他并发症。有效率95.6%。

(4)杨永晖,苏国宏等[6]观察针刀整体松解术配合运动疗法治疗膝关节骨关节炎44例,方法:将86例KOA患者随机分为2组,治疗组44例(60膝)用针刀松解配合运动疗法治疗;对照组42例(58膝)用针灸配合运动疗法治疗。每5天治疗1次,4次为1疗程,1个疗程后观察两组临床疗效及治疗前后症状积分。结果:治疗后两组症状积分均显著降低($P<0.01$),且治疗组症状积分下降幅度及显效率显著优于对照组($P<0.01$)。结论:针刀整体松解术配合运动疗法治疗KOA的疗效满意。

3. 五官科疾病

陈平[7]用针刀治疗慢性咽炎,治疗时局部常规消毒麻醉后选择"汉章Ⅱ-4号"小针刀沿胸骨舌骨肌的左右胸骨锁骨端的敏感压痛点加压刺入,刀口线与胸骨舌骨肌的走行方向保持一致,纵行疏通切割剥离3~4下,然后用干棉球压住刀口即刻出刀,最后用无菌胶贴贴住刀口即可。结果:80例中,治愈75例(占93.75%),有效4例(占5.00%),无效1例(占1.25%),总有效率98.75%。其中62例治疗1次,18例治疗2次。

(二)应用体会

宋文阁,傅志俭等[8]应用小针刀以来,发现镇痛效果明显提高,同时体会到,只有正确理解和应用针和刀的作用,才能起到单独切开手术或针灸所难以达到的治疗效果,且避免切开手术临床上的并发症。刀的应用主要是根据不同的病变采取不同的刀法和刀法组合,如粘连,行纵行剥离和横行推移；硬结，行切碎；肌纤维或筋膜挛缩，行切断；狭窄性腱鞘炎，行纵行切开腱鞘，沿肌腱纵行分离，再将针刀绕到肌腱深层，挑动肌腱，使其两端得到进一步松解。

小针刀疗法虽然操作简单，效果明显，但对某些病症的治疗，仍需与其他疗法配合使用，方能取得良好的疗效。

何海明[9]认为针刀医学是将中医古老的针刺和西医现代闭合手术融为一体的一种新的治疗体系。其在慢性软组织损伤、骨伤后遗症及其他某些疑难杂症的治疗方面显示了较突出的优势，取得了显著的疗效。针刀的基本治疗作用体现在3个方面，即针刺作用、闭合性手术作用，以及针刺和手术的综合作用。

赵香花[10]认为针刀医学既不是传统的中医学，也不是纯粹的西医学，它是中国的现代医学，不仅应属于外科范畴，更应属微创外科范畴。针刀是在西医的人体解剖学、人体生理学、病理学、现代生物力学等现代医学理论指导下，其在进入人体并到达需要的解剖位置后，完全是西医的手术刀的作用。以切、削、铲、磨、刮、凿和组织剥离等手术方式，达到治疗疾病的目的。而针灸针是在中医基础理论指导下，进入的是经络穴位，是通过经络效应而达到治疗疾病的目的。因此，针刀和针灸针是两种绝对不同的医疗器械，不能用针刀代替针灸针。不仅替代不了针灸针，也绝对消灭不了针灸术。

四、注意事项

（1）由于针刀疗法是在非直视下进行操作治疗，如果对人体解剖特别是局部解剖不熟悉，手法不当，容易造成损伤，因此医生必须做到熟悉欲刺激穴位的解剖知识，以提高操作的准确性和提高疗效。

（2）选穴一定要准确，即选择阿是穴作为治疗点的一定要找准痛点的中心进针，压痛点和进针点要反复多次触摸定点，进针时保持垂直（非痛点取穴可以灵活进针方式）如偏斜进针易在深部错离病变部位，易损伤非病变组织。

（3）注意无菌操作，特别是做深部治疗，重要关节如膝、髋、肘、颈等部位的关节深处的剥离时尤当注意，必要时可在局部盖无菌洞巾，或在无菌手术室内进行。对于身体的其他部位只要注意无菌操作便可。

（4）针刀进针法要速而捷，这样可以减轻进针带来的疼痛。在深部进行铲剥、横剥、纵剥等法剥离操作时，手法宜轻，不然会加重疼痛，甚至损伤周围的组织。在关节处做纵向切剥时，注意不要损伤或切断韧带、肌腱等。

（5）在进针或剥离的过程中，如病人出现突然触电样感觉时，要稍微退针刀，改变方向进针，切不可就原位进针，更不能迅猛推进以免损伤神经。

（6）出针刀时应快，同时用棉球长时间压迫，以防出血，如发现有出血，特别是深部有出血倾向，应用无菌棉球或无菌纱布加压固定，防止继续出血。

（7）术后对某些创伤不太重的治疗点可以做局部按摩，以促进血液循环和防止术后出血粘连。

（8）术后鼓励患者多做局部运动和功能锻炼，保进局部血液循环和功能恢复，防止术后新的粘连。

（9）具有下列情况的禁用本法：一切严重内脏疾病的发作期；施术部位有皮肤感染或肌肉坏死者；施术部位有红肿、灼热，或深部有脓肿着；施术部位有难以避开的重要血管、神经或重要脏器而施术时难以避开者；患有血友病或其他出血倾向及凝血功能障碍者；体质极度虚弱者；高血压危象；恶性肿瘤疼痛。

参 考 文 献

[1]张晓华，邓秋生．小针刀治疗慢性便秘25例[J]．中国针灸，2009，29(1)：39

[2]左同军．针刀治疗干性坐骨神经痛78例[J]．现代中西医结合杂志，2009，18(8)：897

[3]冯祯根．针刀治疗第三腰椎横突综合征187例[J]．上海针灸杂志，2009，28(7)：416

[4]杨廉，梁秀琼．小针刀治疗屈指肌腱狭窄症72例[J]．中国针灸，2009，29(8)：652

[5] 詹义水. 小针刀治疗顽固性跟痛症45例[J]. 当代医学,2009,15(22):43
[6] 杨永晖,苏国宏等. 针刀整体松解术配合运动疗法治疗膝关节骨关节炎44例[J]. 安徽中医学院学报,2009,28(4):43
[7] 陈平. 针刀治疗慢性咽炎80例[J]. 甘肃中医,2008,21(12):25～26
[8] 宋文阁,傅志俭等. 小针刀疗法与应用[J]. 疼痛学杂志,1994,2(2):7
[9] 何海明. 如何理解和应用针刀中针的作用[J]. 针灸临床杂志,2005,21(5):7
[10] 赵香花. 针刀手术的本质[J]. 甘肃中医,2008,27(5):81
[11] 朱汉章. 针刀医学[M]. 北京:中国中医药出版社,2004
[12] 朱汉章. 针刀刀法手法学[M]. 北京:中国中医药出版社,2006
[13] 张天民. 针刀治疗头颈部疾病[M]. 北京:中国医药科技出版社,2008
[14] 朱汉章. 针刀临床诊断与治疗[M]. 北京:人民卫生出版社,2004
[15] 吴绪平,张天民. 针刀临床治疗学[M]. 北京:中国医药科技出版社,2007

第十八节 腹 针 法

一、概 述

腹针疗法,是针灸工作者20世纪60年代总结发明的针刺腹部穴位以治疗全身疾病的一种方法。而后薄智云教授经过长期针灸临床实践进一步总结发明了通过刺激以神阙为中心的腹部穴位、调节失衡脏腑来治疗全身疾病的针灸治疗方法,创立了薄氏腹针疗法。薄氏腹针所运用到的薄氏腹穴分布在以神阙为中心的腹部,上下不过中脘和中极,左右不过两侧大横,穴位数量相对较少,但能够发挥对全身的调节作用。

腹疗法构架在中医基础理论上,突出"辨证论治"和"治病必求于本"的学术思想。用中医的理、法、方、穴,通过针刺腹部最大限度的激发神阙系统及人体经络系统的自我调控潜能,使人体恢复正常功能从而治愈疾病。此法具有痛苦小、见效快、疗效稳定、适应证广等诸多优点。

临床中,腹针疗法可用于治疗多种疾病,如病程较久的内伤脏腑的全身性疾病,脑血管病后遗症、老年性痴呆、脑动脉硬化、心血管病、高血压、癫痫病等;脏腑失衡后引起的疾病,血栓性耳聋、眼底出血、球后视神经炎、视神经萎缩等;虽然病程较短,但与脏腑的正气不足相关的疾病,肩周炎、坐骨神经痛、关节炎、颈椎综合征、腰痛、双腿麻木、酸困等。

二、操作方法

(一)穴位定位与主治

1. 原始穴穴位定位与主治

(1)肩部位于胸骨下端6cm,正中线双侧旁开1cm之处。主治肩部扭伤、疼痛。

(2)胸部位于胸骨下端7～8cm之处。主治胸痛、胸闷、肋间神经痛。

(3)颈部及后头部位于胸骨下部2～3cm。主治落枕、头痛。

(4)腰部位于脐下6cm处。主治急性腰扭伤、腰肌劳损。

(5)下肢位于脐下7～8cm。主治痿痹、坐骨神经痛。

2. 薄氏腹针穴位定位与主治

腹穴包括腹部经穴、经外奇穴、新穴、腹部全息影像穴位、腹部八廓穴位。

腹针是通过刺激腹部穴位调节脏腑失衡来治疗全身疾病的,是以神阙布气假说为核心形成的一个微针系统。因此,腹针的定位以神阙为中心展开,这点虽与解剖学上把肚脐作为体表标志来定位相同,但内涵上却有本质的区别,前者把神阙作为一个功能系统,而后者则仅仅把它作为一种定位点。

腹部取穴时,以任脉为纵轴坐标,以胸骨柄、肚脐、耻骨联合上缘为标志点进行取穴。一般上腹部的取穴以神阙到中庭分为 8 寸,也可以从神阙到胸骨柄属尾(鸠尾)分为 7 寸,但在临床上由于剑突的长短差异较大,故腹针取穴时以中庭到神阙分为 8 寸为准,下腹部则以神阙到耻骨联合上缘分为 5 寸为准。

腹部任脉的分寸确定之后,横寸则以双乳间的距离 8 寸取度量,为了临床取穴方便,一般以神阙至腹侧的外缘定为 6 寸来计量。腹部前正中线经外奇穴见表 9-3,腹部正面经外奇穴见表 9-4。腹部侧面经外奇穴见表 9-5,腹部新穴见表 9-6。(见彩色插页图 9-18-1,图 9-18-2,图 9-18-3)

表 9-3　腹部前正中线经外奇穴

穴位名称	取穴部位	主治
梅花	中脘穴及两侧阴都穴的上下各 0.5 寸,共 5 穴	消化不良,胃炎,胃溃疡等
脐上下	在脐上下各 1.5 寸处	黄疸下痢,胃痛腹痛
脐四边	脐上下各 1 寸	急慢性肠炎,胃痉挛,水肿,消化不良,小儿暴痢
囟门不合	脐上下各 5 分处	小儿囟门不合,肠鸣下痢,水肿疝痛,妇科疾病
三角灸	以患者两口角的长为一边,以脐孔为顶点,作一等边三角形,使底边在脐下呈水平。三顶角处是穴	慢性肠炎,胃痉挛,疝气,腹部疼痛
腹泻	脐下 5 分	腹泻
身交	脐下横纹中	妇人阴挺,遗尿闭尿,大便秘结
绝孕	脐穴 2 寸	妇人绝孕,小儿腹泻
止泻(又名利尿,血清,关元上)	脐下 2.5 寸	尿潴留,腹痛,腹泻,肠炎,急性菌痢,胃下垂,尿血,淋病,肾炎,子宫脱垂
中极下	中极穴下 5 分	尿失禁

(腹部正中线经外奇穴脐上奇穴主治:消化不良,胃炎,胃溃疡病;脐周奇穴主治:胃肠疾病;脐下奇穴主治:泌尿,生殖系统疾病)

表 9-4　腹部正面经外奇穴

穴位名称	取穴部位	主治
退蛔	右侧肋弓下缘,从正中线开始沿右侧肋弓下缘 6 分处为第 1 穴,依次沿肋弓下缘向右下方每隔 6 分为 1 穴。计 4 穴	胆道蛔虫症
肝神	右侧肋弓下缘,由剑突尖下斜,沿右肋弓下缘 5 分处 1 寸,1.5 寸处 1 穴,2.5 寸处 1 穴。计 3 穴	内耳眩晕症
通关(经穴阴都)	中脘穴旁开 5 分处	饮食不思
食仓	中脘穴旁开 1.5 寸	一切脾胃病
食关	建里穴旁开 1 寸	消化不良,胃炎,肠炎,噎嗝反胃,胃气痛等
胃上	下脘穴旁开 1 寸	胃下垂
水分	水分穴旁开 1.5 寸	气喘,单鼓胀

续表

穴位名称	取穴部位	主治
魂舍	脐旁1寸	腹痛腹泻,食入不化,大便秘结
长谷	脐旁2.5寸	不嗜睡,食入不化,下痢,水肿
金河	气海穴旁开5分	小儿腹股沟疝
气中	气海穴旁开1.5寸	肠痉挛,腹胀,肠鸣,肠炎,鼻血,溺血气喘等
护宫	气海穴旁开2.6寸	不孕症,附件炎,卵巢囊肿,睾丸炎等
外四满	石门穴旁开1.5寸四满穴旁开1寸	月经不调
遗精	关元旁开1寸	遗精,早泄,阳痿,阴囊湿疹
胞门,子户	相当于水道穴,左为胞门,右为子户	不孕症,腹中积聚,白带过多,子死腹中滞产,子宫虚冷,妇女淋病等
肠遗	中极穴旁开2.5寸	阴茎痛,睾丸炎,月经不调,附件炎,遗溺等
亭头	大赫穴下5分	子宫脱垂

(腹部正面经外奇穴,脐上奇穴主治:脾胃病;脐周奇穴主治:胃肠病,气喘证;脐下奇穴主治:生殖系统疾病)

表 9-5 腹部侧面经外奇穴

穴位名称	取穴部位	主治
血门(又名食仓,肝明)	中脘旁开3寸	胃气痛,食欲不振,肝下垂,肝疼,胃下垂,溃疡病等
治肝	中脘旁开4寸	肝、胆、胰、脾病(肝、胆、胰病,针右,脾病针左)
石关(与肾经石关穴同名异位)	中脘旁开5寸	产后两肋痛
肝基	中脘旁开3寸,下3分(右侧)	肝炎
胆囊	建里穴旁开3寸(右侧)	胆囊炎,胰腺炎,胆道蛔虫症
胃下垂	建里穴旁开3寸	胃下垂
提垂(又名胃上)	下脘穴旁开4寸	胃下垂
胃乐	水分穴上2分,旁开4寸	胃痛
通便	天枢穴旁开1寸	便秘
提宫	大横穴下1寸	子宫脱垂,睾丸炎
经中	气海穴旁3寸	肠炎,赤白带下,月经不调,尿潴留,五淋便秘
通经	大横穴下2寸	闭经,月经不调,遗精
气门	关元穴旁开2寸	疝气,功能性子宫出血,胎孕不成等
提托	关元穴旁开4寸	子宫脱垂,下腹痛,疝痛,痛经,腹胀,肾下垂
子肠	中极穴旁开3.5寸	妇女阴挺
维胞	髂前上棘下内方凹陷处,平关元穴	子宫脱垂,肠疝痛,肠功能紊乱
维宫	中极穴旁开4寸,位于腹股沟处	子宫脱垂,睾丸炎
强冲(双名:冲间)	曲骨穴旁开3寸	子宫脱垂,弛缓型瘫痪,下肢瘫痪

(腹部侧面经外奇穴,脐上奇穴主治:肝、胆、胰、脾、胃的疾病;脐平线上下的奇穴主治:胃肠疾病;脐以下的奇穴主治:胃肠疾病;脐以下的奇穴主治:妇科及泌尿系统疾病)

表 9-6 腹部新穴

穴位名称	取穴部位	主治
下脘上	下脘穴上5分	颈项强直、落枕、眩晕、手足麻木等症
上风湿点	滑肉门旁开5分上5分	肘关节疼痛、肘臂麻木、屈伸不利、网球肘等症
上风外点	滑肉门旁开1寸	腕关节炎、手关节活动不利、麻木等证
上风上点	下脘旁开3寸	手腕及手指僵直、活动不利、麻木等证
下风湿点	气海旁开2.5寸	膝关节疼痛、鹤膝风、膝关节活动困难等
下风内点	气海旁开1.5寸	膝关节内侧疼痛、无力、活动困难等症
下风下点	石门旁开3寸	小腿外侧疼痛、活动不利、麻木等证
气旁	气海旁开5分	腰肌劳损、腰部疼痛、酸困、下肢无力等症
关元下	关元穴下3分	腰骶椎疼痛、麻木、下肢无力、疼痛等症

(二)薄氏腹针穴位使用的基本原则

1. 立体分层用穴原则

根据薄氏腹针理论，每个薄氏腹针穴位就是一个拥有一定空间结构的"立体"穴位，也就是说，一个穴位，刺激的深浅不同，所发挥的作用也大不相同。同一个穴位，根据针刺的深浅，分为天、地、人三部，浅刺调筋骨、中刺调经脉、深刺则调脏腑。

在腹壁浅层，分布着一个类似"神龟"的全息影像，用于调节外周系统，专门针对"筋骨"病痛。这种方法被称为"定位取穴法"，是腹针疗法中的重要取穴方法。根据薄氏腹针理论，神龟的头在中脘穴，颈在商曲穴，肩在滑肉门穴，上肢沿着上风湿点、上风湿外点由肘而掌地展开，髋在外陵，下肢沿着下风湿点、下风湿下点展开，"神龟"的尾部从气海延伸至关元，临床取穴用穴时，就根据"神龟"的对应部位来组合穴位。"神龟"的头部，对应人的头部，"神龟"的颈部对应人体的颈部，"神龟"的上肢、下肢则对应人的上肢、下肢，"神龟"的尾部对应人体的腰骶部，其原则就是人体的头身肢体和"神龟"的头身肢体一一对应。在这个"天"部、浅的层次，针刺还有再进一步区分深浅。比如，在"神龟"颈部所在的上脘穴来治疗人体颈部的疾患，浅刺，针效作用于前颈部的甲状腺；中刺，针刺作用于颈部中央的颈椎、椎间盘；深刺，针效作用于后颈部的肌肉群。所以，每个对应的头身肢体的点，还可细分为不同的深浅层次，对应着人体不同部位从前到后的不同组织器官。此外，针刺还有着上、下、左、右区域的不同。比如，针刺"神龟"头部所在的中脘穴，除了浅刺治疗颜面，深刺治疗后枕外，穴位偏上方治疗前额、巅顶；偏下方治疗牙痛；偏左右则能治疗左颞、右颞、左眼、右眼、左耳、右耳、左侧面颊、右侧面颊等等。

中刺(人部)调经脉，指的是以循经取穴为主的取穴用穴方法。薄氏腹针取穴区域包括任脉、足少阴肾经、足阳明胃经、足太阴脾经。通过调理这些经脉，起到平衡阴阳、调理脏腑的作用。根据薄氏腹针理论，要穴位发挥调节经脉的作用，则针刺深度应该是中等深度。如中脘穴，浅刺可以治疗头面，中刺则发挥治疗胃脘部疾患的作用；又如关元穴浅刺治疗腰痛，中刺可以补益肾阳、培补下元。

在腹壁深部，还有一个专门针对内脏系统调节的体系，该体系来源于后天八卦，被称为"八廓辨证取穴法"。此法是薄氏腹针取穴、用穴的一个特色，八廓的具体分布为以神阙为中心，离火在上，对应中脘穴，主心与小肠；坎水在下，对应关元穴，主肾和膀胱；坤地在左上，对应左上风湿点，主脾和胃；兑泽在左，对应左大横穴，主下焦；乾天在左下，对应左下风湿点，主肺和大肠；巽风在右上，对应右上风湿点，主肝与中焦；震雷在右，对应右大横穴，主肝与胆；艮山在右下，对应右下风湿点，主上焦。"八廓"中每一廓的穴位都对所主脏腑有特别的指向性治疗作用，如心肾不交出现不寐、心悸、健忘、头晕耳鸣、腰膝酸软等症状时，可用离廓与坎廓的穴位——中脘和关元;如肝气不舒,克伐脾土,出现肝木乘脾土之证,则可用巽廓、坤廓的穴位治疗——左右上风湿点。

临床上,根据"神龟图"取穴浅刺,多针对急症,针对疾病的标,以解决头身肢体局部疾患为主;根据经脉分布取穴中刺,则能够疏通经脉、活血化瘀、鼓舞气血运行;根据腹部"八廓"辨证取穴深刺,治疗慢性病、疑难病,针对疾病的本,以解决疾病的根本性病理变化。

2. 定穴位组合运用原则

除了分层用穴的特色之外,薄氏腹针理论还强调某些特殊穴位的组合。临床较为常见的穴位组合主要包括以下内容。

(1)天地针的组成及适应证:天地针是一组腹针的常用方,由中脘、关元组成。腹针以神阙为中,中脘为天,关元为地。中脘是胃之募穴,胃于脾相表里,有水谷之海之称;关元是小肠的募穴,别名丹田,有培肾固本、补气回阳之功,故两穴合用具有补脾肾之功能。

(2)引气归元的组成及适应证:引气归元由中脘、下脘、气海、关元4穴组成。方中中脘、下脘均属胃脘,两穴含有理中焦、调升降的作用,且手太阴肺经起于中焦,故兼有主肺气肃降的功能。气海为气之海,关元培肾固本,肾又主先天之元气,因此,四穴含有"以后天养先天"之意,故名"引气归元"。《难经·四难》曰:"呼出心与肺,吸入肾与肝。"故此方有治心肺、调脾胃、补肝肾的功能。

(3)腹四关、调脾气、风湿点的组成及适应证:腹四关由滑肉门、外陵左右共4个穴位组成。滑肉门位于神阙之上,治疗躯干上段及上肢的疾患,外陵位于神阙之下,治疗下腹及下肢的疾患。该四穴具有气血、疏理经气使之上输下达肢体末端的作用,是引脏腑之气向全身布散的妙穴,故称"腹四关"。临床用于治疗全身性疾病,与引气归元或天地针合用时,兼有通腑之妙。调脾气由左右两个大横穴组成,大横是足太阴脾经的经穴,文献记载以治大风逆气、四肢不举、多寒、善悲为主。但近年来大横穴的临床应用除用于驱虫外,其他报道甚鲜。根据笔者的多年经验认为大横具有调整脾脏功能、

祛湿、健脾、滑利关节的作用,故常与腹四关合用治疗腰部疾患和坐骨神经痛,与风湿点合用治疗全身关节炎或肩周炎等症。风湿点是薄智云的经验穴,上风湿点位于滑肉门穴的外5分、上5分;下风湿点位于外陵穴的外5分、下5分。风湿点有消肿、止痛的作用,与大横合用可祛风、滑利关节、消肿痛、化瘀血。治疗肩、肘疾病时可仅用上风湿点,治疗下肢疾病时,也可仅配下风湿点。

3. 体穴配合应用

体穴用循经取穴法,循经取穴法便是根据经脉分布的特点,通过腹部的经穴治疗全身疾病的取穴方法。

腹部有6条经脉(包括任脉)通过头面、胸腹与同名经相接,通过四肢的末端与表里经相接,通过脏腑或经别等经络使全身形成一个统一的有机体,使腹部经穴治疗范围上可达头面,近可调脏腑,远可及四末,为腹针治疗全身疾病提供了较好的物质基础。如足阳明胃经从头部循面颊、胸腹、膝关节外侧而下,头颞部疼痛、压痛及膝关节外侧的疼痛,均可取腹部足阳明胃经的经穴治疗。

还可以通过腹部的经脉治疗其相表里经的病变,如取任脉的经穴气海、关元等治疗腰椎疼痛,即督脉的疾病;取足少阴肾经的经穴治疗足太阳膀胱经的病变等。根据同名经经脉相聚于头面、胸腹等特点通过腹部的经脉治疗其他相对应的同名经的病变,如手阳明大肠经循行于上肢外侧至鼻旁与足阳明胃经相交,故大肠经的前臂部及腕部的疼痛也可用足阳明胃经的滑肉门穴取得较好的止痛效果。

(三)操作方法

用毫针刺入腹部穴1寸深左右,针下有沉紧感和针感传导为得气,留针20分钟,间隔5分钟行针1次。腹壁层较厚,针刺时不仅疼痛程度较轻而且便于施术。由于腹壁的分层局部解剖结构各不相同,因此,影响的外周系统亦有明显的不同,同样的一组穴位可以依据进针的深浅不同而可以治疗多种疾病。故使用腹针时将进针深度分为天、地、人三部。一般病程短或其邪在表的疾病针刺天部(即浅刺);病程虽长,未及脏腑或其邪在腠理的疾病针

刺人部(即中刺);病程较长,累及脏腑或其邪在里的疾病,针刺地部(即深刺)。应注意的是,临床应用中也有例外,如腰痛,虽然病程短而往往采用针刺地部较易收到立竿见影的效果。因此,临床应用时灵活掌握。

腹针施术时应轻柔、和缓。如针尖抵达预计的深度时,一般采用只捻转不提插或轻捻转慢提插的手法,使腹腔内的大网膜有足够的时间游离,避开针体,以避免刺伤内脏。施术时一般采用三部法,即候气、行气、催气手法。进针后,停留3～5分钟谓之候气,3～5分钟后再捻转使局部产生针感谓之行气,再隔5分钟行针1次加强针感使之向四周或远处扩散谓之催气;留针30分钟起针。

腹针的补泻手法依刺激的强弱而定,弱刺激为补,强刺激为泻。因腹针的适应证以慢性病为多,而慢性病多表现为虚证,故腹针时补多泻少。施补法时除采用手法外,多采用灸法,灸时可自上而下地对每个针刺的穴位温灸,以提高疗效。

腹针时,常可在针刺后使疾病的症状很快缓解,且症状的缓解与某一主穴有确凿的相关性时可在该穴上拓展施用三角针、梅花刺等不同的刺法,以加强主穴的治疗作用。

三、现代文献

(一)内科疾病

1. 面瘫

王建萍等[1]用透穴加腹针治疗顽固性面瘫患者24例,全部病例有效。认为单纯用一种方法治疗本病效果不理想,若配合腹针能取得明显的效果。

2. 偏头痛

党读华等[2]取中脘、气海、关元、阴都(患侧)、滑肉门(双)等腹部穴位治疗偏头痛98例,针刺时只捻转不提插或轻捻转慢提插。施术采用三步法,即候气、行气、催气手法。而后在神阙穴施以灸法。留针30分钟,每日1次,10次为1疗程,疗程间休息2天。治疗2个疗程后统计疗效,结果治愈88例,有效10例,无效0例,总有效率100%,说明腹针治疗偏头痛疗效确切。

3. 中风

(1)吕玉良等[3]用腹针治疗中风后难治性不欲食患者60例,治疗时以上脘、中脘、天枢(双侧)为主穴,以大巨(左侧)、大横(左侧)为配穴,进针深度一般1～2寸,瘦者进针可稍浅,胖者进针可稍深,以得气为标准。手法以捻转手法为主,得气数分钟即可去针。一般针刺1次即可见效,连针5～6次即可恢复,结果60例中治愈56例,好转3例,无效1例,有效率98.3%,取得满意效果。

(2)车建丽[4]应用腹针配合刺络放血,治疗中风后遗症30例,腹针取穴为中脘、下脘、气海、关元,及患侧滑肉门、上风湿点(滑肉门穴之外上5分)、外陵、下风湿点(外陵穴之外下5分),健侧商曲、大横、气穴,配合舌系带两侧金津、玉液刺络放血。对照组20例用单纯体针疗法。体针取穴以阳明经为主,配以少阳、太阳经穴。结果治疗组30例中,10例痊愈,12例显效,4例好转,4例无效,总有效率86.7%。对照组20例中,3例痊愈,4例显效,5例好转,8例无效,总有效率60.0%。两组临床疗效比较,治疗组明显高于对照组,差异显著($P<0.05$)。

(3)李建媛[5]以腹针为主治疗中风偏瘫患肢水肿30例。随机设立对照组30例,分别用腹针和一般针刺的方法治疗,观察其对中风后偏瘫患肢水肿的疗效。结果:治疗组总有效率为83.3%,对照组为50.0%,腹针组疗效优于一般针刺组($P<0.05$)。结论:腹针治疗中风偏瘫患肢水肿疗效更佳。

(4)易志龙等[6]以颞三针加腹针疗法治疗中风后遗症50例,电针为主治疗为对照组50例。结果:治疗组治愈率为60.34%,对照组治愈率为44.83%,两组治愈率及两组病程1年、2年、3年以上的治愈率均有非常显著差异,腹针组疗效较佳。

(5)张晖等[7]以头针结合腹针治疗缺血性脑卒中60例,对照组40例采用常规针刺。结论:头针结合腹针治疗缺血性脑卒中疗效较常规针刺显著。

4. 慢性腹泻

刘挺州等[8]用薄氏腹针治疗38例慢性腹泻病人,治疗时针刺"引气归元"、"调脾气"穴位组合(中脘、下脘、气海、关元;双天枢、双大横),采用只捻转不提插或轻捻转慢提插的手法。不要求患者有酸、麻、胀感。留针30分钟,每日1次,每周6次,观察周期为3周,结果38例慢性腹泻患者中,23例获得临床痊愈,总有效率为94.74%,说明薄氏腹针"引气归元"、"调脾气"穴位组合,能够有效改善慢性腹泻患者的临床症状,促进其临床痊愈。

5. 坐骨神经痛

孙方伟[9]将120例门诊确诊为坐骨神经痛的患者,随机分为腹针治疗组(治疗组)60例和常规针刺组(对照组)60例,两组治疗后用简式麦吉尔疼痛调查问卷进行临床疗效评定。结果腹针疗法和常规针刺治疗都能明显减轻坐骨神经痛患者的疼痛,与治疗前比较差异有统计学意义($P<0.05$),且治疗组对坐骨神经痛患者疼痛的镇痛效果更为显著($P<0.05$)。结论:腹针治疗坐骨神经痛患者疼痛的镇痛效应显著优于常规治疗方法。

6. 尿潴留

黄丽等[10]应用腹针治疗尿潴留50例,治疗时用平补平泻手法,温灸神阙穴,留针30分钟,并辅以体针治疗。主穴取中脘、下脘、气海、关元。辅穴取水道、关元上、气穴。气虚者加针阴陵泉、足三里;肾虚者加针三阴交、太溪;湿热者加针列缺、尺泽、曲池、合谷。结果痊愈38例,占76%;有效10例,占20%;无效2例,占4%,总有效率为96%。临床疗效显著。

(二)骨伤科疾病

1. 腰椎间盘突出

(1)李勇等[11]将180例腰椎间盘突出症患者随机分为腹针组90例及针刺组90例,治疗时腹针组选取水分、气海、关元、四满、气穴(双)、气旁(健侧)、外陵(患侧)、下风湿点(患侧)、下风湿下点(患侧)穴,急性期加水沟、印堂穴。留针30分钟,5次为1疗程,期间休息2天,2个疗程后进行疗效评价,同时针刺组取双侧$L_{2\sim5}$夹脊穴、双侧肾俞、大肠俞、患侧委中、环跳、阳陵泉、昆仑穴,急性期加水沟、印堂穴并接电针仪,选连续波,频率1.5~3Hz,强度以患者能耐受为度,留针时间及治疗次数同上,结果腹针组总有效率95.6%,针刺组总有效率92.2%,腹针组优于针刺组。

(2)祝晓忠[12]观察腹针加正骨手法治疗腰椎间盘突出症150例。将腰椎间盘突出症患者300例随机分成两组,观察组行腹针加正骨手法治疗,对照组行常规针灸治疗。观察组主穴取水分、气海、关元。对急性腰椎间盘突出者可配人中、印堂,陈旧性腰椎间盘突出者配双侧气穴,以双侧腰痛为主者可配双侧外陵、气穴,合并坐骨神经痛者可配双侧气旁、外陵、下风湿点。并艾灸神阙,留针30分钟。出针后让患者俯卧,顺次在腰、臀、腿施局部放松手法,然后行俯卧牵引按压法,单腿屈伸压腰法,屈髋屈膝伸腿足背伸法。对照组取双侧$L_{2\sim5}$夹脊穴、肾俞、大肠俞、委中。合并坐骨神经痛者可配环跳、承扶、阳陵泉、昆仑等穴。每天1次,10天为1疗程。经2~3个疗程治疗后,统计治疗效果。结果观察组痊愈69例,好转76例,无效5例;对照组痊愈48例,好转86例,无效16例。两组相比,痊愈率、总有效率均有显著性差异($P<0.05$)。结论:腹针加正骨手法治疗腰椎间盘突出症疗效较好。

(3)林定坤[13]以腹针疗法为主治疗腰椎间盘突出症35例。方法:将55例腰椎间盘突出症患者随机分为两组,治疗组35例,采用腹针(主穴:水分、气海、关元)、腰椎牵引加中药熏蒸及手法综合治疗;对照组20例,采用单纯腰椎牵引加中药熏蒸治疗。两组疗程均为10天,3个疗程后根据临床症状改善情况评定疗效。结果:治疗组治愈22例,好转13例,治愈率62.9%;对照组治愈6例,好转11例,未愈3例,治愈率30.0%。两组治愈率比较,差异有非常显著性意义($P<0.01$)。平均治愈时间治疗组为14.36±3.52天,对照组为21.15±4.18天,两组比较,差异有显著性意义($P<0.05$)。结论:腹针疗法为主治疗腰椎间盘突出症简便安全、疗效确切,值得推广应用。

(4)郭万刚[14]以腹针为主治疗腰椎间盘突出

症50例。观察方法：腰椎间盘突出症患者98例，随机分为腹针组50例和电针组48例。结果：腹针组痊愈率与电针组相比较有极显著差异（$P<0.01$），疗效相比较有显著差异（$P<0.05$）。结论：腹针治疗腰椎间盘突出症优于电针。

2. 腰腿痛

李芳梅等[15]采用腹针疗法治疗90例腰腿痛患者，主穴取中脘、下脘、水分、气海、关元；配穴以腰痛为主加滑肉门、外陵、气穴、气旁、大巨，合并下肢疼痛不适者加患侧滑肉门、外陵、下风湿点、下下风湿点，膝关节疼痛加滑肉门、外陵、下风湿点、大巨，湿邪为主加大横。治疗3个疗程后统计疗效。结果临床治愈45例；好转者39例；无效6例。总有效率为93.3%，疗效满意。

3. 颈椎病

(1) 曹媛[16]以颈椎牵引配合腹针治疗颈椎病患者98例，共收治颈椎病患者200例，随机分为单纯颈椎牵引对照组和颈椎牵引配合腹针治疗组。治疗组98例，痊愈60例，显效30例，有效8例，无效0例。对照组102例，痊愈42例，显效35例，有效20例，无效5例。颈椎牵引配合腹针治疗组优于单纯颈椎牵引治疗组（$P<0.05$），提示颈椎牵引配合腹针对颈椎病有较好的疗效。

(2) 张晖等[17]应用颈三针结合腹针治疗颈性眩晕52例，采用颈三针结合腹针治疗，对照组42例，采用常规针刺治疗，观察两组临床疗效及TCD检测椎-基底动脉血流改善状况。结果：观察组总显效率与对照组相比有显著性差异（$P<0.05$），观察组平均血流速度改善情况与对照组相比有显著性差异（$P<0.05$）。结论：观察组临床疗效优于对照组。

(3) 陈博来等[18]以牵引配合腹针治疗神经根型颈椎病50例。将91例确诊为神经根型颈椎病患者随机分为两组。治疗组50例，采用牵引配合腹针治疗；对照组41例，采用单纯牵引治疗。结论：牵引配合腹针治疗神经根型颈椎病的临床疗效佳，见效快。

4. 膝关节炎

(1) 陶群等[19]以腹针配合局部取穴治疗膝骨关节炎进行疗效观察。结论：腹针加局部取穴治疗膝骨关节炎效果优于单纯局部取穴。

(2) 陈伟等[20]以腹针配合外敷骨增散治疗退行性膝关节炎104例。结论：运用针刺腹穴配合外敷骨增散治疗退行性膝关节炎的近期和远期疗效均优于针灸疗法。

（三）妇科疾病

闭经

王秋红[21]运用腹针治疗闭经36例，治疗时以中脘、下脘、气海、关元为主穴，以商曲、气穴、滑肉门、外陵、上风湿点（滑肉门外0.5寸、上0.5寸）为辅穴，主穴及风湿点均深刺，余穴均中刺，留针40分钟。每周5次，10次为1疗程，疗程间不休息，但月经来潮后改为每周2～3次，治疗2～3个月经周期后，29例治愈，5例好转，2例无效，有效率为94.4%。

（四）其他疾病

1. 抗衰老

甄宏鹏[22]根据薄智云教授发明的腹针疗法，即通过刺激腹部穴位调节脏腑失衡来治疗全身疾病，在临床中对中年以上人群治疗，对于调节脏腑，维持机体的稳态，延缓衰老，预防和治疗老年性疾病起着很重要的作用。

2. 单纯性肥胖

雷跃等[23]对单纯性肥胖症进行临床研究。180例单纯性肥胖症随机分为治疗组120例，对照组60例，其中治疗组采用腹针透刺配合耳穴贴压进行治疗，对照组采用西药奥利司他治疗，1个月为1疗程。结论：腹针透刺配合耳穴贴压是治疗单纯性肥胖症的有效方法。

四、注意事项

(1) 腹腔中脏器较多，故针刺前应做好查体，针刺深度以不进入腹腔为度，对肝、脾肿大，胃下垂，膀胱充盈者，针刺时要避开大血管和脏器，施术要轻、缓，以免出现意外。

(2) 一切不明原因的急腹症均为禁忌证,急性腹膜炎、肝脾肿大引起的脐静脉曲张、腹腔内部的肿瘤并广泛转移、妇女怀孕后期也应禁止针刺。

(3) 对长期慢性病而致体质衰弱的病人,在针刺时需谨慎处理,如肝脾肿大,针刺两肋时不宜太深,防止损伤实质性脏器。

参 考 文 献

[1] 王建萍,黄鹏根,吴克红. 透穴加腹针治疗顽固性面瘫24例[J]. 中国针灸,2005,25(2):142

[2] 党读华,杨潇然,周玉英. 腹针治疗偏头痛98例[J]. 上海针灸杂志,2008,27(10):13

[3] 吕玉良,贾志洪. 腹针治疗中风后难治性不欲食60例[J]. 临床合理用药,2009,2(6):39

[4] 车建丽. 腹针配合刺络放血治疗中风后遗症30例——附体针治疗20例对照[J]. 浙江中医杂志,2003,(12):518

[5] 李建媛. 腹针为主治疗中风偏瘫患肢水肿临床观察[J]. 北京中医药大学学报(中医临床版),2005,12(4):32

[6] 易志龙,陈伟,陈春梅,等. 颞三针加腹针疗法治疗中风后遗症50例疗效观察[J]. 针灸临床杂志,2005,21(2):18

[7] 张晖,李继英,刘孔江. 头针结合腹针治疗缺血性脑卒中60例临床观察[J]. 江苏中医药,2004,25(12):44

[8] 刘挺州,黄泳,陈俊琦等. 薄氏腹针治疗慢性腹泻的临床观察[J]. 甘肃中医,2009,22(7):39～40

[9] 孙方伟. 腹针治疗坐骨神经痛疗效观察[J]. 上海针灸杂志,2009,28(9):533～534

[10] 黄丽,杨莉,陈正阳. 腹针治疗尿潴留50例[J]. 光明中医,2009,24(5):899

[11] 李勇,符文彬,郭元琦等. 腹针治疗腰椎间盘突出症临床观察[J]. 上海针灸杂志,2009,28(2):92～94

[12] 祝晓忠. 腹针加正骨手法治疗腰椎间盘突出症的临床研究[J]. 现代中西医结合杂志,2005,14(15):2005

[13] 林定坤. 腹针疗法为主治疗腰椎间盘突出症35例疗效观察[J]. 新中医,2005,37(10):64

[14] 郭万刚,马林儒,弓利风,等. 腹针为主治疗腰椎间盘突出症50例疗效观察[J]. 中国针灸,2003,23(3):145

[15] 李芳梅,周启昌,刘琼,等. 腹针治疗腰腿痛90例[J]. 中国针灸,2008,28(11):838

[16] 曹媛. 颈牵配合腹针治疗颈椎病98例小结[J]. 湖南中医药导报,2003,9(2):38

[17] 张晖,王桂萍. 颈三针结合腹针治疗颈性眩晕52例疗效观察[J]. 上海针灸杂志,2004,23(11):15

[18] 陈博来,王羽丰. 牵引配合腹针治疗神经根型颈椎病50例疗效观察[J]. 新中医,2005,37(8):67

[19] 陶群,陆惠新. 腹针配合局部取穴治疗膝骨关节炎疗效观察[J]. 中国针灸,2003,23(12):719

[20] 陈伟,姜兴鹏. 腹针配合外敷骨增散治疗退行性膝关节炎疗效观察[J]. 针灸临床杂志,2005,21(9):16

[21] 王秋红. 腹针治疗闭经36例[J]. 中国针灸,2008,28(7):550

[22] 甄宏鹏,罗海丽. 腹针疗法对抗衰老及预防疾病的影响和意义[J]. 现代中西医结合杂志,2007,16(30):4467

[23] 雷跃,华云辉. 腹针透刺配合耳穴贴压治疗单纯性肥胖症的临床研究[J]. 中医药通报,2005,4(3):32

[24] 温木生. 腹针疗法治百病[M]. 北京:人民军医出版社,2010

[25] 何玲. 微针疗法治百病[M]. 北京:人民军医出版社,2005

[26] 郭长春. 中国微针疗法[M]. 北京:学苑出版社,2007

第十九节 滞 针 法

一、概 述

滞针法是指针刺到穴位内一定的深度后,单向捻转针柄,使针尖与周围组织缠紧,针下出现"滞针"感,以扩大针感,激发经气的手法。历代医家均未明确提及滞针法,近年来才有学者提到"滞针术"和"滞针手法"。滞针法是在搓法的基础上发展形成的针刺手法,搓法见于明代徐凤《金针赋》:"搓则去病"为十四字手法之一。

1. 滞针法的主要作用

(1)在无针感时使用可达到催气的作用,较快或易于获得针感:过去在得不到针感时,通常采用的方法有改变针刺方向或深度、上下切循、留针候气等,而这样有时仍有可能不能获得针感,这时如采用滞针术往往能立即获得满意的针感。

(2)在针感较弱时使用可使针感加强:在毫针的手法治疗中(尤其是在喜温喜按的寒痹的治疗中),常常会遇到这种情况,针下的针感很好,但就是太弱,即使是使用最大幅度的来回捻转、提插也无能为力。这时如果使用滞针术,多能使针感迅速加强至满意的程度。

(3)可加强针感,通关过节的能力促进气至病所:在毫针施通经手法时,常常因针感不能达到足够强度,使针感停滞不前,不能达到既定的部位。使用滞针术后针感迅速加强,顺利地通关过节,气至病所。

(4)在温补时配用滞针术可提高成功率:在行毫针温补手法时,将针缓缓刺入,寻找到一种舒适的酸胀感(不能伴有疼痛感),这时将针轻轻下抵(但不再刺入),在此基础上将针缓缓地向一侧捻转,使针感逐渐达到明显而病人又能够耐受的程度,这样针下较易于产生温热感,且这种针感很容易感传。

2. 滞针法的不良反应

(1)捻转速度过快幅度过大:由于捻转的速度过快、幅度过大,常可使针眼处产生剧烈的疼痛(有时是刺痛)。还有因针感突然过于强烈,超出了患者的耐受能力,出现晕针等不良反应。所以在行滞针术时要注意,捻转的速度一定要缓慢,并不断询问患者的感受。另外,使用滞针术一次性捻转或反复捻转累计的幅度过大,易使针身与肌纤维相互缠绕过紧,使针身不易抽出,这时如强行将针抽出,常可造成肌肉的损伤,产生疼痛。除可看到肌纤维被扯出针眼之外,还可在针身上看到缠绕的肌纤维。在针感上,除疼痛外还可能使针刺部位出现紧涩、牵拉样的不良感觉,造成针刺后肢体局部活动不利,且这种副反应常遗留数天。

(2)刺入太浅:在临床应用中发现,滞针术不适于浅刺(不超过1寸)。因为在浅刺时使用滞针术,容易使皮肤等浅表组织随着针身一起扭转,产生明显的组织(包括皮肤)绞牵疼痛感,而难以产生理想、舒适的针感,且术后针眼处常会遗留数天的疼痛不适,并不利于下一次治疗。

(3)用针具太长:在使用滞针术时,如选用的毫针过长(大大超过刺入深度),使针柄下缘与穴位皮肤之间的距离过大(超过1寸),就有可能造成针眼处皮肤的刺痛或绞痛,其原因可能是因为针体旋转的应力过于集中于皮肤了。这时应换用较短一点的针具,使针刺入既定深度后,针柄下缘与皮肤之间的距离最小,就可避免这个问题。

(4)中肉节而未中气穴:《灵枢·邪气脏腑病形》曰:"中气穴则针游于巷,中肉节则皮肤痛。"如果在毫针刺入后,针下的基础针感不好,如伴有疼痛等不适的针感,这时就不适于施用滞针术。因为此时施用滞针术,极易造成针下疼痛等不适针感的强化。必须调整好针尖的部位(必要时换一个进针点),必"中气穴",调整出一种舒适的针感,在此基础之上施用滞针法,方可产生理想的效果。

(5)不明原因:排除了上述原因,有时仍可能在行滞针术时出现针眼皮肤处的刺痛,但在手离开针柄或回捻后刺痛会立即消失。有人认为这是因为针刺到了毛孔,但经观察在没有刺到毛孔时也会出现这种情况。遇到这种情况通常惟一的办法就是出针,换一个进针点,或者放弃使用滞针术。

3. 适应证

滞针手法因其得气快,且针感强而持续,因而具有广泛的适应证,临床上可用于踝关节扭伤、非阻塞性尿潴留、风寒湿阻型类风湿性关节炎、面神经麻痹、中风偏瘫、根性坐骨神经痛、髌下脂肪垫炎、急性肩周炎、第三腰椎横突综合征、肩背肌筋膜炎、脊上脊间韧带损伤、免疫性不育症、小儿脑瘫、颅脑外伤后遗症等。

二、操作方法

其操作方式是将针单向旋捻,如搓线状,《针灸大成》又有"指搓"之法，"转针如搓线之状，勿转太紧，随其气而用之，若转太紧，令人肉缠针，则有大痛之患"，在临床上，可根据刺激强度，分为轻搓法和重搓法两种，轻搓法，针柄搓动180°，缓缓而行，以病人感到针下有柔和针感为宜；重搓法，针柄搓动360°，较快搓动，使病人有明显针感，术者指下有显著阻力为度，3～5次即可。滞针手法虽也是以单向捻转为基础，但其强调针尖与周围组织缠紧，其捻转角度和针感强度方面都大于搓法。随着针刺临床实践的深入和不断的验证，滞针术逐渐被医生接受并应用，然对其阐述欠明确，且常常与针刺意外的滞针相提并论并相混淆。

三、经典文献

"滞针"有时也是"得气"的一种表现。《标幽赋》曰："轻滑慢而未来，沉涩紧而已至"；《针灸大成》曰："气既至，则针有沉涩，似鱼吞钩"。这些都是对"得气"的描述，"沉涩紧"、"沉涩"、"似鱼吞钩"等感觉与"滞针"时的手下感觉有相同之处，也含有"滞针"之义。又《针灸大成》曰："如针至深处，而进不能，退不能，其皮上四周起皱纹，其针如生在内，此乃气之极也"、"如针进无滞无胀，乃气虚也"。前一句所描述的得气现象与"滞针"时的表现是相同的，同时说明患者"气之极"；而后一句则说明若无"滞针"乃表明患者"气虚"。这说明"滞针"不仅是"得气"的一种表现，而且可以判断患者气之虚实。

四、现代文献

（一）内科疾病

1. 面瘫

王燕[1]等采用滞针法结合功能锻炼治疗面瘫后遗症70例，治疗时选用28号1.5寸、2寸针，以透针刺为主，取患侧，主穴为阳白透丝竹空，太阳透下关，颧髎透迎香，地仓透颊车。配穴为牵正、风池、翳风、足三里、三阴交、太冲、阿是穴，根据不同的病情选穴。透针刺得气后采用滞针手法，即将肌纤维组织朝单一方向捻转，使纤维组织缠绕针体，然后将针柄向上向外牵拉并给予一定的刺激量，以加强其针感。留针30分钟，取针后梅花针叩刺面部，10天为1疗程。休息3天，继续下一疗程。每次针毕，令患者做面部肌肉功能锻炼。治疗结果：70例患者经治疗3个疗程，痊愈17例，占24.3%；好转53例，占75.7%。有效率为100%。

2. 中风

韩虹虹[2]等为观察滞针法治疗中风偏瘫肢体肌力的疗效，将65例患者分为滞针治疗组（33例）、常规针法组（32例）。2组取穴相同、均取患侧内关、肩髃、臂臑、曲池、外关、合谷、委中、环跳、髀关、风市、血海、足三里、三阴交、太冲等穴，但手法不同，治疗组先取内关穴、委中穴强刺激，患者有强烈针感后，向右单向旋转针柄，产生滞针情况后拔针。然后取其他穴位，针刺得气后，使其产生滞针情况后留针，时间为30分钟。留针期间行针1次，仍产生滞针。拔针时，向右单向旋转针柄产生滞针后拔出（如果向右旋转幅度过大，不能拔出，可轻度向左旋转后拔出）。每日治疗1次，10次为1疗程。常规针法组，取内关、委中强刺激后不留针，余穴常规平补平泻法。两组患者治疗1个疗程后统计疗效，结果：滞针治疗组优于常规针法组（$P<0.05$）。提示滞针手法治疗比常规针刺手法获效更持久。

3. 胃痉挛

陈杰[3]采用长针透刺滞针法配合TDP照射治疗顽固性胃痉挛60例，治疗时中脘透下脘，足三里、内关用捻转泻法强刺激。每日1次，严重者每日2次。结果：针刺1～3次，疼痛完全消失30例，3～6次疼痛完全消失26例，10次内疼痛完全消失4例，总有效率100%。

（二）外科疾病

颅脑外伤后遗症

孔祥飞[4]应用滞针法针刺运动区为主治疗颅脑外伤后遗症40例，治疗时配合体针针刺，每天针刺1次，10次为1疗程，1个疗程后休息4～5天再行下一个疗程的治疗。5个疗程后观察疗效，结果：此法对重度意识障碍者，有效率为66.7%；对偏瘫伴失语者,有效率为81.8%;对单纯偏瘫者,有效率为91.3%;对单纯失语者,有效率为100%。疗效显著。

(三)骨伤科病症

1. 颈椎病

邓国忠[5]采用随机对照研究方法,对84例诊断为神经根型颈椎病患者随机纳入结合组、针刺组和推拿组各28例,分别给予推拿结合颈夹脊滞针疗法、单纯颈夹脊滞针疗法及推拿治疗,治疗前后进行综合疗效评价及主要症状体征积分评价。经过15天的治疗,结果:3组患者主要临床症状、体征积分与治疗前比较均下降($P<0.05$,$P<0.01$);结合组更明显低于针刺组及推拿组($P<0.01$);总体疗效,结合组治愈显效率及总有效率均明显高于针刺组及推拿组(57.1%,89.3%,28.6%,57.1%,35.7%,64.3%,$P<0.05$,$P<0.01$);针刺组与推拿组总体疗效及症状体征改善情况比较差异无统计学意义。推拿结合颈夹脊滞针疗法治疗神经根型颈椎病能更显著提高治疗的效果。

2. 肩周炎

郭青[6]采用滞针法加温针灸阿是穴治疗肩周炎,方法:治疗组86例以阿是穴为主穴,采用滞针手法并加以温针灸,以循经远端取穴为配穴;对照组70例采用西药治疗。治疗2个疗程后评定疗效。结果:治疗组和对照组总有效率分别为96.51%、74.29%($P<0.01$),有非常显著性差异。提示滞针法加温针灸阿是穴治疗肩周炎有较好疗效。

(四)儿科疾病

小儿脑瘫

米曙光[7]运用头针滞针法加体针速刺治疗小儿脑瘫,头针选穴时根据临床症状,取双侧头皮治疗线,神志改变者:顶中线,四神聪。肢体运动障碍:颞前斜线、顶旁1线、顶旁2线。语言障碍:颞前线及语言2、3区。智力障碍:四神聪,益智区。情感异常(少数)额中线,额旁1线。体针穴位包括躯干部:风池、扶突、关元、命门、腰眼;上肢:肩井、肩髃、曲池、内关、外关、合谷、阳池、阳溪;下肢:环跳、髀关、秩边、承扶、足三里、解溪、三阴交、承山、太冲;醒脑开窍要穴:水沟、风府、哑门、极泉、通里、神门、涌泉。以上体穴分两组,每组12～15个穴位,交替使用,对称取穴。头针针刺时,人为造成滞针后留针15～30分钟。出针时先行手法使滞针松解,然后缓慢拔针。体针速刺不留针。应注意针刺时应先针头部,再针哑门、风池、风府,依次针上肢、下肢及腰背部穴。30次为1疗程,连续针刺10天可休息2～3天,每疗程间隔5～7天。结果本组362例,经15～180次治疗后,痊愈41例(11.31%),显效110例(30.4%),好转185例(51.1%),无效16例(4.4%),有效率达92.8%。提示头针滞针刺法加体针速刺对小儿脑瘫治疗有显著疗效。

(五)其他

1. 胫骨疲劳性骨膜炎

余兵[8]将60例胫骨疲劳性骨膜炎患者,分为两组治疗,治疗组30例采用滞针刺法加中药熏洗治疗,并与仅运用超短波治疗的对照组30例进行比较。结果治疗组效显率为73.4%,对照组为33.3%,治疗组疗效明显优于对照组,两组比较差异有非常显著性意义($P<0.01$)。结论:滞针刺法加中药熏洗治疗胫骨运动疲劳性损伤能在短疗程内取得较单纯超短波治疗好的疗效。

2. 颈肩背肌筋膜炎

程绍鲁[9]对颈肩背肌筋膜炎患者实施应用毫针平刺滞针提插法进行软组织松解术88例(其中男性37例,女性51例;年龄49),10次为1疗程。治愈58例(65.9%);显效13例(14.8%);有效13例(14.8%);无效4例(4.5%);总有效率为95.5%;一次治疗有效率为80.7%。毫针平刺滞针提插法进行软组织松解术是一种无切口、无感染、痛苦小、疗程短和治疗效果好的方法。

五、注意事项

(1)在操作前,应注意针具的选择。检查针尖是否尖锐,针身有无斑剥锈痕、弯曲及上下是否匀称,针根是否牢固,不合格针具应及时剔除。

(2)留针期间,嘱患者不要变动体位,避免弯针和断针。滞针后行提拉、弹拨、牵拉等手法时,速度宜缓慢柔和,力量不宜过大,并随时询问病人的感觉,以患者耐受为度,不可强拉硬提,盲目操作。

(3)临床上在运用滞针术时,应注意押手的配合,这样既能减轻疼痛,又能提高治疗效果。出针时将针反向捻转,至针体滑动无紧涩感,然后将针拔出。

(4)滞针法可能导致"晕针"、"断针"等较为严重的后果,所以在临床上运用时要谨慎,不可滥用。

(5)针刺时,大神经,大血管处要慎重。

(6)要做到医患配合,胀痛强而欣快的针感疗效佳,气至病所的针感疗效更佳。

参 考 文 献

[1] 王燕,杜晓燕. 滞针法结合功能锻炼治疗面瘫后遗症70例[J]. 新疆中医药,2003,21(2):28

[2] 韩虹虹,崔卫东,郭青. 滞针法对中风偏瘫肢体肌力的疗效观察[J]. 光明中医,2009,24(1):44~45

[3] 陈杰. 长针透刺滞针法配合TDP照射治疗顽固性胃痉挛60例[J]. 吉林中医药,2006,26(2):44~45

[4] 孔祥飞. 滞针法针刺运动区为主治疗颅脑外伤后遗症40例[J]. 中国针灸,1998,(4):215~216

[5] 邓国忠. 推拿结合颈夹脊滞针法对神经根型颈椎病的影响[J]. 中国康复,2009,24(3):182

[6] 郭青. 滞针法加温针灸阿是穴治疗肩周炎临床观察[J]. 光明中医,2006,21(8):33~34

[7] 米曙光. 头针滞针法加体针速刺治疗小儿脑瘫362例临床观察[J]. 针灸临床杂志,2000,16(3):28~31

[8] 余兵. 滞针法加中药熏洗治疗运动员胫骨运动疲劳性损伤30例[J]. 中国临床康复,2004,8(24):5142

[9] 程绍鲁. 毫针平刺滞针提插法进行软组织松解术的临床应用[J]. 针灸临床杂志,1999,15(2):21

[10] 王富春. 刺法灸法学[M]. 上海:上海科学技术出版社,2009

第二十节 运动针法

一、概 述

运动针法是针灸与运动医学有机地结合为一体,形成的一套独特治疗方法。此疗法是在辨病与辨证相结合、整体与形态相结合、中西医结合诊断的前提下,根据患者的性别、年龄、职业、兴趣、体质、季节及病症的不同表现,选用一定的运动形式和运动方法,采取以针灸为主,配合有关疗法来达到简、便、廉、捷的治疗目的。

运动针法的适应证可概括为以下几点:

(1)肢体运动针灸法:治疗各种颈、肩、腰、膝、足跟部骨质增生即急、慢性软组织损伤。

(2)呼吸运动针灸法:使用于各种"气机失调"的病症。如咳嗽、哮喘、呃逆、胸痛、胁痛、腹胀、腹痛、心悸或脾、胃、肾、子宫、直肠下垂等。如对于岔气的病人,针刺内关穴后,如果配合做深、长呼吸运动,可以迅速减轻或消除症状。

(3)按摩运动针灸法:适用于疼痛、麻痹、粘连、胀腹不适、便秘、尿潴留的患者。

(4)意念运动针灸法:适用于各种功能障碍性疾病。如癔病瘫痪、神经衰弱、高血压、心律失常、厌食症、病后综合征、妇女月经不调、性功能障碍等。对于美容、戒烟、戒酒、戒毒、减肥、肿瘤以及部分炎症也有显效。

(5)协同针灸法:适用于各种无力进行运动的患者。

(6)推拿针灸法:适用于各种运动系统、神经系统病变。

(7)运气针灸法:适用范围极其广泛,特别是对于畏针、肌肉易痉挛或针灸疼痛敏感者,尤为适宜。

(8)移动针灸法:适用于淋巴结核、皮下囊肿、结节、韧带钙化、静脉血栓形成、急性炎症、各种痈、疽、疖肿的红、肿、热、痛期,瘫痪病；移动灸适用于阳虚诸证,如脾胃虚寒、脘腹冷痛、久痢、久泻、阳虚郁脱、四肢厥冷、脉微及崩漏、带下等症。

二、操作方法

（一）运动针法的作用

1. 调"神"

《素问·宝命全形论》谓"凡刺之真,必治其神。"运动针灸法的一大特点就是"治神",即以医生之"神",治病人之"神",并充分发挥"神"在治疗全过程中的主导作用。医生在运用针灸法时,以神引动,以动调气,气随神往,神伴针行,神、针、气合一(再结合声、气、色、气味、药物的能量输入)作用于病变部位,故常可达到"殊途归一"、"立竿见影"之效。

2. 促"动"

本法无论是主动运动,还是辅助运动,都是以"动"贯穿整个治疗过程。因此,"动"不仅是运动针灸疗法的核心,而且是运动阵法的作用基础,通过"动"(绝对和相对)可以明显促进机体内的新陈代谢、细胞的同化和异化、能源物质的分解与合成、肌肉的收缩与舒张、呼气与吸气、神经的兴奋与抑制,并由此推动着机体内部的一系列运动变化,在"神"的统一指挥下,发挥它良好的作用。

3. 疏"通"

"通"是运动针灸疗法的有效体现。运动针灸疗法,以"神"为主导,以动为基础,运用针灸和其他刺激,迅速起到疏通经络气血的作用,而达到"通则不痛"、"以通为用"的效应。

4."双向"性调整

这是运动针法的治疗目的。本法的临床治疗效果可以证明：运动针灸疗法,对于不同机体状态下的不同功能,具有"双向"性调整作用。故能较快地达到补虚泻实、调和气血、平衡阴阳的治疗目的。

（二）操作方法

1. 主动运动

主动运动是指患者接受针灸治疗的同时,配合作主动的肢体、呼吸、按摩、意念等自主性运动。

(1)肢体运动针灸法：即医生进针得气后,一边手法补泻,一边叮嘱患者主动运动身体的一种运动针灸法。

(2)呼吸运动针灸法：即针刺得气后,医生一边行针,患者一边配合做不同频率呼吸方法的一种运动针灸法。

(3)按摩运动针灸法：即医生一边针灸,一边让患者进行自我按摩病变部位的一种运动针灸法。

(4)意念运动针灸法：即患者在医生的指导下,一边接受针灸治疗,一边自我运用"导引"、"存想"、"吐纳"、"默念字句"运动治疗疾病的一种运动针灸法。

2. 被动运动

被动运动是指患者在接受针灸治疗的同时,由医师或助手帮助进行协同推拿、运气、意气等非自主性运动。

(1)协同针灸法：即医生为患者进行针灸治疗,一边由医生或他人帮助患者进行运动的一种运动针灸法。如对于瘫痪病人,针灸得气后一边手法补泻,一边叮嘱其家人帮助运动患肢；对于催吐的病人,针刺得气后,医生用手指刺激天突穴,以促其吐出；艾灸配合手法转胎；对于肝、胆、泌尿系结石的患者,在针刺的过程中,适宜的帮助震动有关部位,可能促使结石下移、排出等。

(2)推拿针灸法：即医生一边为患者针灸,一边为其配合做点穴、按摩、整骨治疗疾病的一种运用针灸法。如伤骨科中的骨折治疗,初期针灸麻醉,用于手法整骨复位,复位后行针导气,帮助疏通经络、活血化瘀；中期针灸配合按摩以消炎、止痛、促进骨痂形成；后期用针灸配合点穴、按摩以补养气血、养筋续骨、解除软组织粘连等。

(3)运气针灸法：即通过一定气功方法训练的医生在为病人针灸时,将自己的"内气"直接或通过针灸间接发给病变部位的一种运动针灸法,是针灸与气功相结合的产物(历代针灸都把此法作为必修课)。

(4)意气针灸法：即长期经过较高层次气功训

练的医生,在为病人进行针灸治疗时,运用自己的意念,去接触患处病痛,迅速在病人身上产生调整效果的一种运动针灸法,国内外对此法有一定争议。近年来,有人证明,人体内部不同程度的存在一定的生物电磁场和微粒、信息流动,经过有目的的训练后,可使人体内部的细胞活跃、代谢升高,生物密码排序有序、信息敏捷、能量和磁场加大,效应增强。因此一旦在大脑的指挥下,这些能量物质就可以通过各种体窍、穴位射出体外,产生惊人疗效。

(5)移动针灸法:即针刺时,采取快速点刺不留针,或移动艾灸治疗疾病的一种运动针灸法。

移动针刺法由《内经》中的"赞刺"、"恢刺"、"刺血络"、"燔刺"演变而来,常用快速针刺不留针或三棱针挑点、燔刺病变部位,具有活血通络、泄毒排脓、消炎止痛、消肿散结的功能。

三、经典文献

运动针法在《灵枢·官针》篇所载有26种之多。此外,运动针法还常出现多种复式手法,最多见的是《金针赋》中所提到的"飞经走气"四法和"治病八法"。

四、现代文献

1. 内科疾病

(1)罗本华[1]运用内关运动针法治疗活动性风湿性膝关节痛47例,取穴:一侧膝关节痛针刺对侧内关,两侧膝关节痛针刺双侧内关。针刺时行提插捻转手法得气后,使针感上传过肘关节,同时活动患侧膝关节30分钟,如缓慢行走、上下起蹲或上下缓慢爬梯等。每日治疗1次,6次为1疗程,一般针刺1~2个疗程,平均治疗时间为(11.32±0.72)天。统计4个疗程内的疗效,结果治愈33例,好转13例,1例未愈。有效率为97.9%。治疗前血沉(33.04±2.05)mm/h,治疗后(18.77±1.46)mm/h,经t检验($P<0.001$),差异有极显著性意义,说明本疗法对血沉有明显的影响。

(2)曹辰虹[2]将64例中风后上肢肌肉痉挛的患者随机分为传统针法组和运动针法组,各32例。治疗前后测定患肢痉挛程度。结果:治疗前传统针刺组和运动针法针刺组无差异(31%,28%,$P>0.05$),治疗后传统针刺组和运动针法针刺组显著差异(41%,62%,$P<0.05$)。结论:运动针法可明显减轻中风后上肢肌肉痉挛,有利于肢体运动功能进一步恢复。

2. 外科疾病

(1)樊莉,吴思平[3]等采用眼针配合运动针法治疗脑梗死恢复期偏瘫临床观察,方法:将70例患者随机分为2组。对照组34例给予常规针刺治疗;治疗组36例在对照组治疗的基础上予眼针配合运动针法治疗。以Brunstrom六阶段评估法和日常活动能力(Barthel指数)作为观察指标,观察偏瘫和日常活动能力改善情况。结果:2组治疗后偏瘫上下肢功能达到Ⅳ期及以上者均明显增多。与治疗前比较,差异有显著性或非常显著性意义($P<0.05$,$P<0.01$)。治疗组改善效果优于对照组,差异有显著性意义($P<0.05$)。两组治疗后Barthel指数均明显升高,与治疗前比较,差异有非常显著性意义($P<0.01$),治疗组升高明显高于对照组,差异有非常显著性意义($P<0.01$)。结论:眼针配合运动针法对脑梗死恢复期3级肌力以下患者Brunstrom分级和Barthel指数有较好的改善作用。

(2)陈娇凤[4]应用运动针法治疗周围性面神经麻痹,方法:选取患侧地仓、颊车、迎香、颧髎、翳风、攒竹、阳白。针刺时诸穴以浅刺、斜刺为主,行平补平泻法,得气后留针30分钟。翳风穴另加艾条温灸20分钟。进针得气后,在留针状态下,令患者做患侧面、额肌运动,要求慢而有节律,连续10分钟后停止。对于重度面神经麻痹患者,可令其运动健侧面肌以带动患侧运动,注意及时调整针体并保持针感。每日1次,10次为1疗程,每疗程间隔3日,2个疗程后统计疗效,结果:本组53例中,痊愈43例,显效7例,好转2例,无效1例,总有效率98.1%。

3. 骨伤科病症

(1)郭丽霞[5]运用运动针法治疗急性腰扭伤,

将156例患者随机2∶1分成试验组104例,对照组52例,治疗时,试验组先针后溪穴得气后,让病人站立,行提插捻转,并施以强刺激手法,捻转幅度大于180°,捻转频率90次/min左右,边行针,边令病人做前俯后仰及左右旋转,最大限度地活动腰部10分钟。然后局部取阿是穴、腰俞、大肠俞、委中(同侧)穴常规针刺得气后用泻法。对照组取阿是穴、腰俞、大肠俞、委中(同侧)常规针刺施行提插捻转手法,得气后用泻法。两组均留针30分钟,1次为1疗程。结果:试验组治愈89例(85.58%),显效11例(10.57%),有效4例(3.85%),无效0例,总有效率100%。对照组治愈30例(57.69%),显效16例(30.76%),有效6例(11.54%),无效0例,总有效率100%。试验组治愈率明显优于常规针刺组。

(2)李红等[6]为比较针刺时关节运动与常规针刺法治疗肩周炎的疗效,将70例肩周炎患者随机分为针刺时关节运动组即治疗组及常规针刺组即对照组,每组各35例。针刺时关节运动组为在针刺时活动肩关节,而常规组为针刺结束后自行回家运动。观察1疗程后的疗效。结果:对照组脱落4例。治疗组有效率为97.15%,优于治疗组87.10%,具有显著性差异($P<0.05$)。提示针刺时关节运动治疗肩周炎优于传统针刺法。

(3)袁永春[7]将肩颈综合征患者88例随机分为2组,分别采用常规针刺治疗、运动针法进行治疗。结果:2组间综合疗效,治疗前后各症状、体征比较,经统计学处理相比具有显著性差异($P<0.01$或$P<0.05$),治疗组优于对照组。结论:运动针法治疗肩颈综合征有良好疗效,比常规针刺效果更佳。

五、注意事项

(1)明确诊断:凡不诊断、不辨证或医生没掌握其方法时禁用;对于婴幼儿或不愿配合的病人慎用。

(2)严格选穴、合理施治:强调取穴少而精。一般情况下通常以四肢肘、膝以下穴位及俞募穴为主,病在经用巨刺,病在络用缪刺。本法除体针外,还适用于头针、耳针(耳压)、眼针、艾灸等多种针灸法选用。

(3)医患配合、补泻适宜:医患双方密切配合,才能使神伴针行,气随神往,神、针、气(音、色、药)融为一体,而达到预期的疗效。

(4)补泻"六宜":欲补宜先泻(以疏通经脉)而后补;欲泻宜先补(以调和气血)而后泻;欲向上补,宜先取远端穴而后取近端穴;欲向上泻,宜先取近端穴而后取远端穴;欲向下补,宜先取远端穴而后取近端穴;欲向下泻,宜先取近端穴而后取远端穴。临床中,应严格掌握运动针灸疗法的操作与补泻量。

参 考 文 献

[1]罗本华.内关运动针法治疗活动性风湿性膝关节痛47例[J].中国针灸,2008,28(7):496

[2]曹辰虹,廉玉麟.运动针法治疗中风后上肢肌肉痉挛的临床观察[J].针灸临床杂志,2008,24(8):33～34

[3]樊莉,吴思平等.眼针配合运动针法治疗脑梗死恢复期偏瘫临床观察[J].新中医,2009,41(6):93

[4]陈娇凤.运动针法治疗周围性面神经麻痹53例[J].河北中医,2003,25(4):296

[5]郭丽霞.运动针法治疗急性腰扭伤疗效观察[J].针灸临床杂志,2006,22(7):44～45

[6]李红,陈尚杰,张家维.运动针法治疗肩周炎的临床观察[J].按摩与导引,2007,23(10):8～9

[7]袁永春.运动针法治疗肩颈综合征疗效观察[J].针灸临床杂志,2008,24(5):34～35

[8]刘炎.中华运动针法集锦[M].上海:上海中医药大学出版社,2005

第二十一节 激光针法

一、概　述

激光针法是应用激光束照射穴位以治疗疾病的方法,又称激光针灸或光针,是20世纪70年代,德国学者在传统的针灸疗法基础上,结合激光新技术创造出来的一种治疗疾病的穴位刺激方法。近些年来,激光在医学上的应用日益广泛,用微细的激光束照射治疗,具有无痛、无菌、快速等特点,患者没有痛苦,年老体弱和有恐惧心理的妇女、儿童更易于接受,从而为临床治疗提供了一种新手段。

（一）仪器

能产生激光的装置称为激光器,激光器由3个基本部分构成,即激光工作物质、激发能源(激发激光工作物质的能源)和光学谐振腔。激光工作物质包括固体(如红宝石激光、掺钕钇铝石榴石激光等)、气体(如氦-氖激光、二氧化碳激光、氮分子激光等)、液体(如整合物激光、有机染料激光等)和半导体等,不同的工作物质产生不同波长和不同性能的激光。激发能源包括光能、电能、化学能和核能等,视激光工作物质而定。光学谐振腔由相互平行的两个反射面构成,其中一个为全面反射面,一个为半透半反射面,激光由谐振腔的半反射面的一端辐射出来。

国内应用于腧穴激光照射疗法的激光器有多种,均为小功率激光器,又称为激光针灸仪或称光针,现分述如下。

1. 氦-氖激光针灸仪

氦-氖激光为红色光,工作物质是氦-氖原子气体,发射波长6328埃,功率1毫瓦到几十毫瓦,发散角为1毫瓦弧度角。小功率氦-氖激光有刺激作用,这刺激作用既是局部的,又是全身的,氦-氖激光束又能部分地达到生物组织10~15mm深处,正是这些特点,使氦-氖激光束能够代替针刺对穴位起刺激作用。

2. 氩离子激光针灸仪

氦-氖激光器的功率一般都比较小,若治疗某一疾病要求进针深或使用较强刺激时,氦-氖激光就无能为力了。如果改用100毫瓦左右的氩离子激光器,就可以克服这一缺点。氩离子激光的波长为6471埃的红色激光,与氦-氖激光波长相近。若所使用的功率与氦-氖激光相近,其治疗作用应相近。若使用的功率比氦-氖激光大,则其在不同深度处的刺激强度应大,治疗作用可能会更强。

3. 二氧化碳激光针灸仪

弱二氧化碳激光照射穴位时,既有热作用,又有刺激作用。目前国内多用20~30瓦二氧化碳激光束散光,使它通过石棉板小孔,照射病人穴位。其工作物质是二氧化碳分子气体,发射波长是106 000埃,属长波红外线波段,输出形式为连续发射或脉冲发射,发散角1~10毫瓦弧度角。因其功率较大,剂量不容易掌握,若有功率在1瓦左右的专用二氧化碳激光器作激光照射则比较理想。

4. 掺钕钇铝石榴石激光针灸仪

二氧化碳激光的主要缺点是进入皮肤深度太浅,只有0.2mm,只对皮肤表浅层起作用。若将其光源改为掺钕钇铝石榴石近红外激光,则当激光进入皮下组织层时,还有相当大的强度,可引起组织深部的强刺激效应。

（二）穴位激光照射疗法的适应证

(1)氦-氖激光多用于治疗神经炎、神经痛、神经衰弱、原发性高血压、低血压症、支气管哮喘、支气管炎、胃肠功能紊乱、皮肤及黏膜溃疡、伤口及其感染、扭挫伤、烧伤、冻伤、甲沟炎、疖、褥疮、静脉炎、腱鞘炎、前列腺炎、口腔溃疡、咽炎、变态反应性鼻炎、中心视网膜炎、病毒性角膜炎、带状疱疹、湿疹、附件炎、肝炎、斑秃等。

(2)二氧化碳激光多用于治疗神经炎、神经痛、腰肌劳损、扭挫伤、关节炎、烧伤、褥疮、皮肤溃疡、湿疹、皮肤瘙痒症、神经性皮炎、足癣等。

（3）氮分子激光多用于治疗皮肤及黏膜溃疡、皮肤癣病、湿疹、神经性皮炎、白癜风等。

二、操作方法

常用的腧穴照射法有直接照射法、散焦照射法和光导纤维传输照射法，国产各种激光器的操作方法基本相似，下面试以氦-氖激光针灸仪和二氧化碳激光针灸仪为例介绍其操作方法如下。（见彩色插页图9-21-1，图9-21-2）

1. 氦-氖激光针灸仪操作法

（1）根据取穴部位，指导患者采用舒适稳定的体位，暴露治疗穴位。

（2）接通仪器电源，激光管点燃后，再调整电流至激光管最佳工作电流量，使激光管发光稳定。

（3）照射穴位前，应先准确地找好穴位，必要时，可用甲紫做标记。

（4）若以原光束直接照射，照射距离一般为3.0～100mm。若以光导纤维传输照射法，激光输出端可直接接触穴位皮肤照射。激光束应垂直于穴位，使光点准确照射在穴位上，光点直径不应大于10mm。

（5）照射剂量尚无统一标准，一般小功率氦-氖激光器输出功率10毫瓦以下，每次可照射5分钟左右，每日照射1次，照射10次为1疗程，慢性顽固性疾病可照射3个疗程以上，每疗程间应间隔7～10天。

（6）激光器可连续工作4小时以上，连续治疗时，不必关机。

2. 二氧化碳激光针灸仪操作法

（1）指导病人采用舒适的体位，暴露治疗穴位。

（2）首先打开水循环系统，并检查水流是否通畅。水循环系统如有故障，不得开机。

（3）检查各机钮是否在零位后才可接通电源。依次开启低压、高压开关，并调至激光器最佳工作电流量。

（4）缓慢调整激光器，以散焦光束照射治疗部位。照射时，应以有孔石棉板放置在激光器与穴位之间，使散焦光束通过小孔照到穴位上（仪器附有可见光引照光路系统）。

（5）照射距离一般以150～200mm为宜，使穴位有舒适的热感，勿使过热，以免烫伤。

（6）每次治疗10分钟左右，每日1次，7～12次为1疗程，疗程间休息7天左右。

（7）治疗结束，按与开机相反顺序关闭各机钮，关闭机钮15分钟内，勿关闭水循环。

三、不良反应

1. 症状

临床中，经过万例以上病人统计发现，穴位激光照射不良反应率在2.25%～4.7%之间。穴位激光照射不良反应可于照射后即刻发生，也可在2～10小时内出现。症状可分局部反应和全身反应。

局部反应：多在头面部照射出现，头昏、头胀痛、眼干、口干、鼻黏膜刺激征、耳内胀痛、牙胀痛、面部及口唇麻木等。

全身反应：恶心、心慌、烦躁、失眠、胸闷、出冷汗、面色苍白，甚至口唇青紫、意识障碍及小便失禁等。女性患者，尚可有月经不调。全身反应一般可持续0.5～2小时，亦可有数日甚至半月消失的。

2. 预防

由于激光照射不良反应的确切原因未明，目前尚无有效预防之法，一般主张在不影响疗效的情况下，尽量采用较低功率输出，特别是在头部穴位照射时；在治疗过程中，注意询问患者有无不适，随时注意表情，一旦出现不良症状，应暂停照射；非必要时，穴位激光照射疗法不要合用其他疗法。

3. 处理

穴位激光照射不良反应多为可逆的、一过性反应。轻症者多不需处理，可暂停照射，如局部麻木不适，持久不消，可服用维生素B族药物等；重症者，应即令患者平卧。

四、现代文献

(一) 内科疾病

尿潴留

牟淑兰[1]采用激光针经会阴穴针刺治疗尿潴留18例,其中男7例,女11例,年龄在30~70岁之间。妇产科术后7例,泌尿外科术后1例,神经外科术后2例,糖尿病性膀胱3例,女性尿道综合征2例,前列腺增生2例,慢性前列腺炎1例。患者屈膝侧卧,常规消毒后,从会阴穴将激光针(威海产激光针灸仪)直刺进入,穿过皮肤会阴浅深横肌,进入尿生殖膈的疏松结缔组织,深度约3cm左右。每5分钟行小幅度震颤提插一次,同时在耻骨联合上方的曲骨穴处作推揉手法按摩,间歇时间用2.5mV刺入体内的氦-氖激光针行体内照射共30分钟,1周为1个疗程,疗效显著。

(二) 外科疾病

1. 颞下颌关节紊乱综合征

周君[2]采用电针配合氦-氖激光治疗颞下颌关节紊乱综合征。电针治疗:近取阿是穴、上关、下关、颧髎、颊车、听宫、太阳、地仓。远取合谷(左右交替使用)、足三里(取患侧)。面部穴位每次选用4~5个,交替使用。常规消毒后。用30号1~1.5寸毫针,快速捻转进针。面部用弱刺激,合谷穴用强刺激,除足三里用补法,其余穴位均用平补平泻法,得气后留针30分钟。选面部两穴接G91-A电针仪,强度以患者感觉舒适为度。每日1次,10次为1疗程。电针完后再行氦-氖激光穴位照射。激光照射只取面部穴位,每次取穴的位置及个数同针刺。选用上海生产的氦-氖激光治疗仪,波长632.8nm,红光输出激光束通过光导纤维直接照射穴位的功率为8mW,光斑直径0.2cm。每穴照射5分钟,每日1次,10次为1疗程。治疗结果:治疗2个疗程后,痊愈42例(占70%),有效18例(占30%),无效0例。总有效率100%。故电针配合氦-氖激光穴位照射治疗颞下颌关节紊乱综合征,能产生协同和链式递增样效应,从而提高临床疗效。

2. 纤维瘤

张和平[3]对21例纤维瘤患者采用激光针治疗,其中男14例,女7例;年龄在44~54岁之间;病程最短半年,最长2年。部位以上肢为多,其中多发者8例,单发者13例;纤维瘤直径大约0.8~1.5cm。将纤维瘤局部皮肤常规消毒后,用毫针将瘤体进行三角形固定(以瘤体的大小画一三角形,并将瘤体归入三角形内,然后以角点为穴,针刺约2~3cm深),而后将准备好的激光针从瘤体顶点进针约2~4cm深,随后将另一根激光针从瘤体侧面斜刺约1~2cm深。得气后,再耦合于光线,并固定输出光线,调整照射剂量、功率密度,定时30分钟,每日1次,10次为1疗程,每周六、日休息,疗程间不休息。疗效显著。

(三) 骨伤科病症

腰椎间盘突出症

苗同贺[4]采用手法配合激光针刀治疗腰椎间盘突出症。将96例腰椎间盘突出症患者随机分为治疗组50例和对照组46例。治疗组采用手法配合激光针刀治疗,对照组采用单纯激光针刀治疗。手法治疗:①牵引,采用腰椎电动牵引床,进行骨盆牵引;②放松手法;③斜扳法;④神经牵拉引伸法;⑤脊柱后伸扳法。每天1次,10天为1疗程。激光针刀治疗:定位根据影像检查结果提示部位作为参照点,用拇指指腹,由腰骶部棘突及其棘突旁自下而上寻找敏感性压痛点及条索状、结节状、手感不光滑等压痛点。在这些痛点选择4~6个激光针刀入口位置点标记,局部麻醉后,选用5cm长汉章针刀操作。右手持汉章针刀沿局麻针孔快速进针,刀口线与脊柱平行,针体与皮肤表面垂直。达棘突骨面或横突骨面,先纵行点刺剥离3~5下,再横行剥离3~5下即可。随后再用激光针刀插入针眼照射,每点5分钟,功率10mW。出针后用无菌棉球压迫止血,创可贴固定。10天后未痊愈再进行第2次治疗。治疗结果:治疗组总有效率91.7%;对照组总有效率85.1%。两组经χ^2检验比较,差异有统计学意义($P<0.05$),治疗组疗效优于对照组。

(四)皮肤科疾病

1. 带状疱疹

胡智慧[5]采用激光针止痛。选用南京小松医疗仪器研究所生产的XS-998型光电多探头激光治疗仪,波长为630～780nm半导体激光,功率为10mW。用激光吸盘式或笔型探头照射人体相关穴位或部位。带状疱疹后遗神经痛:对于躯干部皮疹,采用吸盘式探头局部照射痛点和照射患侧相应神经节段的华佗夹脊穴;对头部皮损的患者用吸盘式探头照射头部痛点和患侧风池、翳风穴。每日1次,疼痛剧烈者可照射2次,每次每部位照射30分钟,每周5次,20次为1疗程。肩关节周围炎:应用本仪器的吸盘式探头照射肩关节周围的肩髃、肩髎、肩贞、肩前以及痛点。每日1次,每次每部位照射30分钟,每周5次,15次为1疗程。网球肘:应用本仪器的吸盘式探头照射肱骨外上髁痛点处、曲池、肘髎穴。每日1次,每次每部位照射30分钟,每周5次,10次为1疗程。偏头痛:应用本仪器吸盘式探头照射头部痛点和患侧的风池、翳风穴,每日1次,每次每部位照射30分钟,每周5次,10次为1疗程。治疗结果:51例患者中痊愈21例,占41.2%;显效25例,占49.0%;好转4例,占7.8%;无效1例,占2.0%。总有效率为98.0%。

2. 多发性肌炎

张和平[6]采用激光针治疗多发性肌炎。治疗方法:患肌部位取阿是穴、足三里、血海。配穴:根据患肌病情程度,选择与支配该肌运动的脊髓节段相邻的夹脊穴。刺患肌部位阿是穴时,根据患肌情况行激光针直刺或横刺,以针透刺患肌较大面积为佳;足三里、血海及配穴(夹脊穴)刺法与毫针相同,当得气后,将一条光线耦合于阿是穴针柄端,另一条光线耦合于足三里穴针柄端,并同时固定输出光线,调整照射剂量、功率密度,30分钟后,移换激光输出线,将一条移至夹脊穴针柄端,另一条移至血海穴针柄端,耦合后再定时30分钟。每日1次,10次为1疗程,每周六、日休息,疗程间不休息。治疗结果:20例患者中,治愈17例;显效2例;好转1例。有效率100%。治疗最少25次,最多40次。

(五)五官科疾病

顽固性幻听

庞国胜[7]应用氦-氖激光针穴位照射治疗顽固性幻听20例,其中男性11例,女性6例。年龄最大者67岁,最小者19岁。病程最长者6年,最短者7个月。精神分裂症8例,偏执型10例,抑郁症2例。采用开封计算机应用技术研究所研制的台式氦-氖激光治疗机。治疗前选用3寸激光针,用强化戊二醛浸泡5～10分钟,电流5mA。病人取仰卧位,选准双侧听宫穴,治疗部位常规消毒,持激光针刺入穴位,使局部有酸、沉、胀之针感即可(深度约0.5～1寸)。胶布固定光纤导管,每次治疗15～20分钟,10次为1疗程(疗程间隔3～5天)。

五、注意事项

(1)激光室内不宜放置能反光的物品。

(2)操作人员必须穿白工作服、戴白工作帽、戴有色护目镜。

(3)除治疗眼科疾病外,激光束应避免直射眼睛。

(4)操作人员应定期检查身体,尤其是眼底视网膜检查。

参 考 文 献

[1]牟淑兰.涌泉穴红外线照射治疗神经衰弱疗效观察[J].现代康复,1998,2(12):1325

[2]周君,杨力勤.电针配合氦-氖激光治疗颞下颌关节紊乱综合征60例[J].实用中医药杂志,2007,23(7):455

[3]张和平.激光针经会阴穴治疗尿潴留的疗效观察[J].现代康复,1998,2(12):1326

[4]苗同贺.手法配合激光针刀治疗腰椎间盘突出症疗效观察[J].中医正骨,2008,20(6):152

[5]胡智慧,骆丹.激光针止痛作用观察[J].中国针灸,2006,26(7):533

[6] 张和平. 激光针治疗多发性肌炎 20 例[J]. 中国针灸, 2001,21(2):123

[7] 庞国胜. 氦-氖激光针穴位照射治疗顽固性幻听 20 例[J]. 中原精神医学学刊,1999,5(1):32

第二十二节 微波针法

一、概述

腧穴微波照射疗法是用特制的微波治疗仪,直接照射穴位或通过特制的毫针向穴位注入微波,以治疗疾病的一种疗法。

微波是指波长为 1mm～1m,频率为 300～300 000MHz 的一种特高频电磁波,根据波长范围,可将微波分为分米波(11～100cm)、厘米波(1～10cm)、毫米波(1～10mm)三个波段。目前医疗上最常用微波的频率为 2450MHz、波长 12.5cm。在医用电磁波谱中,它位于超短波和远红外线之间。微波和其他高频电磁波不一样,因为它已具有一定的光学性能,能反射、折射和绕射,并可通过反射器和透镜进行聚焦。

微波在医学上应用较晚,近几十年来,由于雷达电讯工业的发展,以及微波在国防、生产和生活中的应用日益广泛,很多学者研究了微波对人体辐射的影响。国外于 1947 年开始用微波治病,我国从 1964 年开始用于临床理疗。1972 年以后,我国普遍开展了微波电疗的应用和研究,并研制成功微波针灸仪,将现代科学技术与中医理论相结合应用于临床治疗,取得了满意的疗效。在此基础上,于 1979 年研究制作了微波铟针仪用于腧穴治疗,因这种方法操作简单、无痛、舒适、对某些疾病疗效显著。而易于被病人接受,很快被各大医院推广应用。

临床中,主要用微波针法来治疗三叉神经痛、面神经麻痹、坐骨神经痛、偏头痛、肩周炎、风湿性关节炎、类风湿性关节炎、软组织损伤、胆囊炎、盆腔炎、中风后遗症等。

二、操作方法

1. 仪器工作原理

仪器腧穴微波治疗仪主要由微波发生器(磁控管)和辐射器两部分构成。微波发生器是把直流电能变为超高频电磁能的一种变换器。它的工作原理是通过磁场对运动电子的作用,产生电子轮辐,并使之与高频电磁场作能量交换,而产生超高频电磁波。辐射器采用圆柱形聚焦辐射器,它可将微波能量集中于相当小的区域,从而加强刺激强度。(见彩色插页图 9-22-1,图 9-22-2)

2. 操作方法

(1)病人取舒适的体位,裸露照射穴位。

(2)开机前检查各部件的连接情况是否完好。

(3)开启低压预热 3 分钟,调整输出至治疗所需剂量,再将定时器顺时针调至所需治疗时间。

(4)将辐射器直接接触穴位皮肤表面固定即可。

(5)当治疗指示红灯熄灭或定时器鸣响时,即治疗时间已到,此时把微波输出调至零位并切断电源即可。

微波的辐射强度一般分为强、中、弱三种剂量。强剂量 90～120W(1.5W/cm^2),中剂量 50～90W(0.56W/cm^2),弱剂量 20～50W(0.36W/cm^2)。腧穴照射治疗,可将辐射器直接贴在穴位皮肤上,治疗时间一般每次 10～20 分钟。

三、现代文献

(一)内科疾病

1. 心肌缺血

夏玉卿等[1]观察微波针照射治疗缺血性心肌

病临床疗效,治疗时将微波圆形辐射器对准内关穴放平,然后用宽松紧带固定,要求松紧适度,患者感觉到穴位处有温热感,一般功率调到0.2～1.1W,留置30分钟后取下。每日治疗1次,10天为1疗程,疗程间休息5天,连续治疗2～3个疗程。结果90例中,自觉症状、体征明显好转,其中显效70例,改善14例,无效1例,总有效率为97.66%,取得较好的疗效。注意在微波治疗期间,要求患者停服各种扩张血管的中西药,遇有心绞痛发作时允许服用硝酸甘油,并作记录,个别心律失常患者配合中药治疗。

2. 支气管哮喘

罗国仕[2]将140例支气管哮喘患者随机分为治疗组和对照组,各70例。治疗组在常规抗炎、平喘治疗的基础上,同时采用微波辐射疗法。对照组仅抗炎、平喘治疗。两组除抗生素(耐敏不同)外抗炎药和平喘药基本相同,治疗时应用安徽某研究所生产的HJ-4C多功能微波治疗仪,选用体表接触式长方形辐射器外照射支气管-肺区,体表接触式圆形辐射器外照射双侧肾上腺区和脾区。根据病人体质和耐受力不同,以及照射部位不同,选取的功率15～40W。治疗15～30分钟,每天1～2次,一般以皮肤温热舒适感为宜。10天为1疗程。结束后,治疗组和对照组的有效率分别为91.4%、75.7%,两组差异有显著性($P<0.05$),提示微波辐射疗法对支气管哮喘急性发作有一定的治疗作用。

(二)外科疾病

前列腺炎

杜汉强等[2]观察微波电疗并TDP加电针治疗慢性前列腺炎35例疗效。方法:采用大连产WE2102-3型射频治疗机,频率为27MHz,治疗前排空小便,去除患者身上金属物品,让患者仰卧在屏蔽内特制绝缘床上,将两个电极分别置于骶尾部和耻骨联合部,暴露局部皮肤,距离皮肤1.5～3.0cm,电压为250V左右,电流强度为1900～2000mA,1次40分钟,治疗后再取阴陵泉(双)、三阴交(双)、太溪(双)、气海、中极、秩边(双)、气海、水道、曲骨常规针刺后,在气海、三阴交上接电针仪,用疏密波,以患者耐受为度,留针30分钟,同时用TDP照射下腹部,距离为20～30cm左右,每日1次,每次治疗40分钟,对照组32例,口服前列康片和复方新诺明。2组均以15日为1疗程。治疗2～3疗程后进行疗效分析,结果:治疗组总有效率占62.9%,对照组总有效率仅46.9%。统计两组差异有非常显著性($P\leqslant0.001$)。提示体外微波射频合并TDP加电针治疗慢性前列腺炎是一种有效方法。

(三)骨伤科疾病

1. 肩关节周围炎

周建媛[4]观察电针配合微波治疗肩关节周围炎临床疗效,将124例肩关节周围炎患者分为对照组和观察组各62例,2组患者均采用电针治疗,观察组患者另加微波治疗。①电针治疗:用1.5～2寸毫针,取肩髃、肩贞、天宗、肩外俞、肩中俞、肩髎、阳池、外关等穴交替进行,针刺得气后均用平补平泻手法,留针接G6805-1电针仪,取疏密波,每次治疗30分钟,每日1次,10次为1疗程。②微波治疗:采用天津产GW-92C-SUN型微波治疗仪,频率为50Hz,功率低于350W,治疗时辐射器与体表皮肤相距5～10cm,治疗剂量为温热量,功率设定50～60W;对准治疗部位照射20分钟,每日1次,10次为1疗程,2个疗程后,进行疗效评价,结果:观察组治愈率为91.9%,对照组治愈率为77.4%,2组疗效比较,差异有统计学意义($P<0.05$),观察组疗效明显优于对照组。

2. 肱骨外上髁炎

吴纯杰[5]采用梅花针扣刺后加照微波治疗肱骨外上髁炎32例。梅花针扣刺,在肱骨外上髁周围用梅花针在痛点周围均匀扣刺15～20下,以皮肤潮红,有少许出血为度。微波照射,采用重庆蜀明科技发展有限公司生产的HYJ-2型智能化炎症治疗机照射上述部位10～15分钟,治疗强度在局部有酸胀痛,以患者能忍受为度。术后用拇指在肱骨外上髁周围按揉5分钟。5天治疗1次,3次1疗程。治疗结果:32例中痊愈18例,显效9例,好转3例,无效2例,总有效率94%。

3. 踝关节扭伤

王铁刚等[6]采用针刺加微波疗法治疗踝关节扭伤,针刺方法,取踝三针(解溪、丘墟、商丘),患者仰卧,常规消毒后选用1.5寸毫针,刺入上述各穴位,得气后,留针30分钟,中间行针1次,每日治疗1次,7次为1疗程,1疗程结束后,休息1天,进行下一疗程。每次针刺结束后,以微波治疗机,时间设定20分钟,根据患者个体差异、耐受程度功率选择25~45mW,将治疗探头分2~3点照射在上述穴位上。每日1次,7次为1疗程,1疗程结束后,休息1天,进行下一疗程。48例患者中最短者治疗7天,最长者治疗35天,均于2个疗程后按上述标准进行评定,18例治愈,13例有效,0例无效,有效率为100%。

4. 跟痛症

李磊等[7]采用针刀加微波治疗跟痛症,所有患者均选用汉章牌Ⅰ型4号针刀,治疗时让患者俯卧治疗,局部常规消毒,行局麻后,在压痛最明显处进针刀,刀口线与足纵轴垂直,边进针刀边远层切开剥离,到达骨面后,做横行切开剥离三四下即可出针,将针孔用创可贴敷盖。治疗后嘱患者口服罗红霉素150mg日次,连服3天,以预防感染,注意减少活动,保持局部皮肤干燥。治疗组另于针刀治疗后加用微波疗法,20分钟,每日1次,连用5天(微波治疗仪为SM-92型,采用一般剂量的温热疗法),对照组针刀治疗后不加用微波疗法。即时疗效:治疗组15例,显效12例,好转2例,无效1例,总有效率93.3%。对照组15例,显效8例,好转3例,无效4例,总有效率73.3%。2组疗效经统计学处理($P<0.05$),治疗组明显优于对照组。近期疗效,治疗组15例,治愈11例,显效2例,好转1例,无效1例,总有效率93.3%。对照组15例,治愈5例,显效5例,好转2例,无效3例,总有效率80%。2组疗效经统计学处理($P<0.05$),治疗组明显优于对照组。

(四)妇科疾病

慢性盆腔炎

(1)刘荣芬等[8]采用针刺与微波结合的方法,对经输卵管通水治疗后通畅或通而不畅的慢性盆腔炎性不孕症患者进行后续治疗:治疗组,同时给予电针加微波治疗;对照组,于口服阿奇霉素的同时给予黄藤素片0.3g,口服,每天3次,甲硝唑片0.4g,口服,每天3次,连续服用2个月经周期后停药观察。治疗组治愈率、总有效率均明显高于对照组,其中治疗组中一侧通畅一侧通而不畅患者的治愈率明显高于对照组,经χ^2检验,$P<0.05$,两组比较差异有统计学意义。针刺与微波结合的方法明显提高了妊娠率,降低了盆腔炎的复发率。

(2)石青等[9]采用微波疗法加中药治疗慢性盆腔炎30例,以医用微波治疗仪,功率25W,时间30分钟,1日2次,盆腔腹部照射,微波探头距腹壁距离1.5~2cm。同时给予中药:丹参30g,赤芍15g,败酱草30g,金银花30g,茯苓20g,蒲公英30g,黄柏10g,生地10g。有包块者加桃仁10g,腹痛重者加延胡索15g,白带多者加车前子20g。每日1剂,水煎2次兑匀,早晚饭后服用,忌辛辣生冷食物。治愈28例,均按照上述方法治疗20天,慢性盆腔炎症状消失,2例因自动出院而中断治疗。认为微波疗法加中药治疗慢性盆腔炎是一种行之有效的治疗方法,值得临床推广应用。

(五)皮肤科疾病

带状疱疹

(1)宁昌国等[10]用微波加刺血疗法治疗带状疱疹后遗神经痛,治疗结果16例中,9例患者经一疗程治疗后痊愈;4例治疗2疗程后好转;2例治疗2疗程后显效,1例为左上肢带状疱疹后遗神经痛(病史3年)治疗2月后无效。疗效满意。

(2)胡燕卿等[11]采用微波联合维生素三B针治疗带状疱疹后遗神经痛,两组病例均同时使用维生素三B针肌内注射,每天1次,每次2ml,阿昔洛韦片口服,每4小时1次,每次0.2g,疼痛剧烈可口服曲马多等。治疗组患者每日加用微波照射,输出功率为30~35W,微热为宜,每天1次,每次治疗时间为10分钟,每10次为1疗程,可根据病情适当延长疗程。两组痊愈率和显效率比较,差异均有显著性,总有效率以痊愈率加显效率计算。

四、注意事项

(1) 对老年人及儿童要慎用微波治疗。因老年人血管机能差，弹性差，脆性大，儿童对热不敏感，易致烫伤。

(2) 微波施用于有循环机能障碍的局部时应谨慎，一般应从小剂量开始，逐渐增加辐射剂量。

(3) 眼区治疗时，剂量不宜过大，不应超过30W，距离不少于5cm。头部大剂量治疗时，患者应戴防护目镜。

(4) 微波对成长中的骨组织有损害，能破坏骨骺，因此成长中的骨骺、骨折后骨痂未形成前不宜在局部辐射。

(5) 要避免辐射睾丸部位，睾丸对微波很敏感，如果辐射使睾丸的温度超过35℃，则可能使睾丸组织变性，影响精子生成，而影响生育能力。

(6) 操作时，不要扭转、曲折输出同轴电缆，否则容易损坏机器。

参 考 文 献

[1] 夏玉卿,张佐茹,范淑敏.微波针照射治疗缺血性心肌病临床疗效观察[J].中国自然医学杂志,1999,1(1):33～35

[2] 罗国仕.微波辐射疗法治疗支气管哮喘70例临床观察[J].海南医学,2003,14(2):52～53

[3] 杜汉强,朱绍英.微波电疗并TDP加电针治疗慢性前列腺炎35例[J].针灸临床杂志,2003,19(8):44～45

[4] 周建媛.电针配合微波治疗肩关节周围炎临床观察[J].针灸临床杂志,2006,22(9):34～35

[5] 吴纯杰.梅花针结合微波治疗肱骨上髁炎32例[J].现代医药卫生,2004,20(8):662

[6] 王铁刚,公维志.针刺加微波疗法治疗踝关节扭伤31例[J].针灸临床杂志,2004,20(9):11

[7] 李磊,王晓玲,田胜花.针刀加微波治疗跟痛症疗效观察[J].针灸临床杂志,2006,22(5):30

[8] 刘荣芬,林庆春,常洁.电针结合微波治疗慢性盆腔炎性不孕症44例[J].针灸临床杂志,2009,25(4):29

[9] 石青,胡显花.微波疗法加中药治疗慢性盆腔炎30例[J].中国民间疗法,2008,9(12):37

[10] 宁昌国.微波加刺血疗法治疗带状疱疹后遗神经痛[J].中国中西医结合皮肤性病学杂志,2003,2(2):123

[11] 胡燕卿,吴中,赖清,等.微波联合维生素三B针治疗带状疱疹后遗神经痛疗效观察[J].实用医学杂志,2007,23(21):3325

[12] 周幸来,周举.心血管科疑难病症特色疗法——现代疑难病症特色疗法[J].北京:人民军医出版社,2005

[13] 甘笃等.现代针灸器材与特种疗法[M].北京:中医古籍出版社,2004

[14] 刘红,张颖新.特诊特治高血压[M].北京:科学技术文献出版社,2008

第二十三节　蜡　针　法

一、概　述

蜡针法就是将刺入皮内的毫针用蜡液加温的治疗方法，即在针柄和一部分针体上套上一个加热后的石蜡瓶，从而加强针刺强度，且使之保持较长时间的作用。此法用于一切虚证、寒证。

二、操作方法

1. 操作方法

选好毫针、青霉素小瓶、石蜡置一旁。

首先辨证取穴。针刺方法同一般临床操作，针刺得气后，将加热的石蜡倒入青霉素小瓶内，置10分钟左右，小瓶壁出现毛玻璃状时(此时瓶中央之蜡仍为液体状态),把石蜡倒套在针柄及部分针体上,瓶口距皮肤1cm,固定或捻转蜡瓶操作均可。这时患者很快有持续性的酸、麻、胀、重、热及传导感觉,一般是胀、重、热感明显加强10分钟后即可去掉石蜡瓶。此瓶加热后可反复使用,治疗时以皮肤出现红晕为度。

2. 常见病证取穴

蜡针实为针上加灸之意,故应用范围与灸法相似,一切虚证、寒证皆可用之,尤以虚寒效果明显。现将一些常见病证取穴例举如下。

(1)哮喘:大椎、风门、肺俞、膻中,痰多者加丰隆。

(2)肺痨:膏肓俞、肺俞、大椎、关元、脾俞、肾俞。

(3)胃脘痛:脾俞、胃俞、中脘、章门、内关、足三里。

(4)痿证:曲池、合谷、尺泽、太渊、列缺、手三里、肩髃、环跳、风市、阳陵泉、阴市、足三里、绝骨、昆仑、丘墟、解溪、三阴交、太冲。

(5)痹症:肩髃、曲池、手三里、环跳、秩边、膈俞、血海、关元、足三里、商丘。

(6)泄泻:脾俞、中脘、章门、天枢、足三里、命门、关元。

(7)痢疾:天枢、足三里、上巨虚、合谷、肾俞、脾俞、关元。

(8)腹痛:天枢、水分、足三里。

(9)阳痿:肾俞、命门、三阴交、关元。

(10)遗精:关元、大赫、志室。

(11)失眠:神门、内关、三阴交、太冲。

(12)水肿:水分、气海、三焦俞、足三里、三阴交、脾俞、肾俞。

(13)头痛(气血亏虚):气海、肝俞、脾俞、肾俞、合谷、足三里。

(14)月经不调:气海、三阴交、归来、血海、脾俞、足三里、关元。

(15)带下:带脉、白环俞、气海、天枢、足三里、关元。

(16)慢惊风:中脘、章门、气海、天枢、足三里、行间。

三、现代文献

(一)内科疾病

糖尿病神经病变

温慧军[1]等为观察蜡疗治疗糖尿病神经病变的临床疗效,将80例糖尿病周围神经病变患者,随机分为蜡疗组与对照组各40例。蜡疗组采用蜡疗治疗,每天1次,每次40分钟,连用4周;对照组给予维生素B_1 100mg+维生素B_{12} 500μg肌内注射,每日1次,连用4周。2组均于治疗4周后观察疗效,包括肢体症状、体征及周围神经传导速度的变化。结果:蜡疗组患者症状和体征、各项神经传导速度与对照组相比均有显著性差异($P<0.05$或0.005),治疗中2组均未见明显不良反应。表明蜡疗治疗糖尿病周围神经病变有显著疗效,对患者周围神经的康复具有较大的临床意义。

(二)骨伤科疾病

1. 髌骨软骨软化症

王爱华等[2]用蜡针法治疗髌骨软骨软化症20例,方法为取阿是穴、阳陵泉、阴陵泉、阳谷等穴操作,在冷却石蜡时进针,待达到一定针感时,把蜡瓶加上,持续10分钟后取掉蜡瓶,再持续10分钟亦保有针感,最后取针。每天1次,6次为1疗程。在治疗过程中,根据伤情可以坚持训练,严重者可停训或减轻运动量。结果5例轻度患者经1~2个疗程后痊愈,9例中度患者经过2个疗程痊愈者7人(占77%),显效2人(占22%),6例重度患者经过2~3个疗程治疗痊愈4人(占66%),显效2人(占33%)。

2. 膝关节髌尖末端病

车保仁等[3]采用蜡针治疗膝关节髌尖末端病,治疗时,取阿是穴、阳陵泉、阴陵泉、阳谷等穴位,进针后10分钟达到一定针感时,把蜡瓶加上,持续10分钟后去掉蜡瓶,再持续10分钟亦保有针感,最后取针。每天治疗1次,1周为1疗程。19例患者在经过12~16次的治疗后均收到明显效果,其中 3 例轻度患者经 1～2 个疗程后痊愈。12 例中度患者经过两个疗程痊愈 10 人，显效 2 人。4 例重度患者经过 3 个疗程痊愈 2 人，显效 2 人。治愈率在 95% 以上。

3. 颈椎病

于锡海等[4]将 206 例颈椎病分为 A、B 两组，A 组 126 例应用醋药外敷配合蜡疗治疗，B 组单纯应用蜡疗，经治疗 A 组总有效率为 95.2%，B 组 48.7%，2 组比较差异有显著性，A 组优于 B 组。

4. 血栓性浅静脉炎

安香珍[5]应用蜂针配合蜡疗治疗血栓性浅静脉炎 11 例，治疗方法：①蜂针疗法：取殷门、风市、血海、阴陵泉、地机、三阴交、解溪、冲阳、八风穴，同时配合阿是穴轮换取穴，每日 1 次，每次用蜂 5～10 只，49 次为 1 疗程。②蜡疗法：将病变区用 75% 酒精消毒后，待蘸有热蜡的纱布稍温时，将其紧紧包裹在患处（切勿烫伤皮肤），持续约 30 分钟，隔日 1 次。10 次为 1 疗程。经治疗，痊愈 6 例，显效 4 例，好转 1 例，疗效满意。

5. 骨性关节炎

庄焕国[6]等观察蜡疗对骨性关节炎的疗效，探讨蜡疗治疗骨性关节炎的作用机制。治疗方法：采用熔点为 56℃ 的医用白色无水石蜡，使用蜡垫外敷法，对 80 例骨性关节炎患者进行治疗。每次治疗 30 分钟，每日 1 次，10 次为 1 疗程，观察治疗效果。结果：80 例中显效 26 例，有效 49 例，无效 5 例，总有效率 93.8%。提示蜡疗对骨性关节炎有确切疗效。

6. 腰背关节疼痛

周道平[7]采用蜡疗治腰背四肢关节疼痛 80 例。首先将石蜡放入溶蜡槽内，待石蜡溶化并浮在水的上面时，将液体石蜡盛放入准备好的不同大小的石蜡模板内，待其冷却凝固备用。将患者需要治疗的部位暴露，选择大小合适的刚刚凝固的石蜡块贴敷于治疗部位，以患者能承受的最高热度为宜（一般 45～50℃ 之间），用沙带压紧或布带缠紧即可，等患者感觉温度降低，没有热度后立即取下，每日 1～2 次，5 天为 1 疗程。经治疗痊愈 56 例，好转 20 例，无效 4 例，总有效率 95%。疗效确切。

7. 腰椎间盘突出症

张燕等[8]将用中药蜡疗结合针刀治疗腰椎间盘突出症 60 例，另设对照一组采用针灸推拿治疗，对照二组采用间断骨盆牵引治疗，3 组均治疗 2 个疗程后统计疗效，结果治疗组的总有效率及治愈率均明显高于对照一组和对照二组。表明中药蜡疗针刀治疗组其疗效明显优于对照一组和对照二组。

8. 肩周炎

段运强[9]采用蜡疗与蜂针结合治疗肩周炎 18 例，治疗方法：①蜡疗疗法：治疗前局部清洗，涂凡士林后再治疗。将蜂蜡隔层加热溶化，用蜡布敷贴法进行治疗，每天或隔天一次治疗，每次 30 分钟，20 次为 1 疗程。每次重复使用时加入 15%～25% 的新蜂蜡。②蜂针疗法：做蜂毒过敏试验，排除过敏体质。根据患者的病情、症状、体质来确定螫刺点及蜂刺的数量，每天或隔天一次，每 10 次为 1 疗程。治疗结果：痊愈 13 例，显效 5 例，总有效率 100%。疗效显著。

（三）儿科疾病

小儿脑瘫

王遐等[10]为探讨蜡疗对痉挛型脑瘫的改善作用，随机将 132 例痉挛型脑瘫患儿分为观察组 68 例和对照组 64 例。2 组均采用常规康复治疗，观察组增加蜡疗。3 个疗程后进行评估。结果：观察组治疗总有效率高于对照组（$P<0.05$）。提示蜡疗佐治痉挛型脑瘫安全、有效，无任何不良反应。

四、注意事项

(1) 实热证、阴虚内热患者禁用此法；面部、眼周、心前区、大血管区域、黏膜等处禁用或慎用此法。

(2) 孕妇、高热、急性炎症（肠痈、急腹症等）、大饥、大饱、大惊、醉酒、精神病患者忌用此法；传染病患者一般不用此法。

(3) 施蜡针法时要使患者取得舒适体位。石蜡瓶温度要合适，石蜡冷却的时间应根据不同地区的室温情况而定，蜡温以 48～52℃ 为宜。安放要牢靠,在治疗过程中,应准备好放置蜡瓶的木托,托起蜡瓶,以防止针细担不起小瓶。

(4)此法施术后以出现皮肤红晕为宜,一般局部红润不处理。忌在治疗处用手摩擦。如局部出现水泡,可用敷料包扎,让其自行吸收。水泡大时,用消毒针头穿破,排出水液,常规包扎即可。若化脓,包扎的同时要注意保持局部干燥清洁,待自愈。若有感染,应按外科化脓感染常规处理。

参 考 文 献

[1] 温慧军,杨金锁,张建军,等. 蜡疗治疗糖尿病周围神经病的研究[J]. 现代中西医结合杂志,2008,17(35):5423～5424

[2] 王爱华,王桂香,李爱民. 蜡针治疗髌骨软骨软化症20例临床观察[J]. 中国运动医学杂志,1995,(3):191～192

[3] 车保仁,王爱华. 蜡针治疗膝关节髌尖末端病的疗效观察[J]. 山东体育科技,1996,18(2):50～51

[4] 于锡海,李迅,张东奎. 醋药外敷配合蜡疗治疗颈椎病206例[J]. 中国康复,2004,19(3):188

[5] 安香珍. 蜂针配合蜡疗治疗血栓性浅静脉炎的临床观察[J]. 蜜蜂杂志,1999,(11):7

[6] 庄焕国,胡朝辉,田有粮,等. 蜡疗对骨性关节炎的疗效观察[J]. 中国疗养医学,2003,12(1):11～12

[7] 周道平. 蜡疗治腰背关节疼痛80例观察[J]. 针灸临床杂志,2005,21(2):22

[8] 张燕,宋振江,刘瑞华. 中药蜡疗结合针刀治疗腰椎间盘突出症[J]. 中国民间疗法,2008,(1):22～23

[9] 段运强. 蜡疗与蜂针结合治疗肩周炎[J]. 养蜂科技,1998,(6):26

[10] 王遐,苏红革,谷艳霞. 蜡疗治疗痉挛型脑瘫68例[J]. 中国实用神经疾病杂志,2007,10(9):114～115

[11] 齐淑兰. 中医百家针灸荟萃[M]. 重庆:重庆出版社,2002

第二十四节 陶 针 法

一、概 述

陶针,是采用废弃的陶瓷片,经过消毒处理之后,用刀脊轻轻叩击成具有锋芒的陶片针。或称瓷针。《本草纲目》:"以瓷针治病,亦砭之遗意也。"陶针疗法,壮医采用陶瓷碎片磨制成针状的医疗用具,根据病情,选择体表的相应部位(或穴位),运用不同的手法施行针刺,以达到治病效果的一种古老的民族民间疗法。此疗法对治疗小儿惊风有特效,对痄症、急喉风、中暑、昏迷、厥脱等病症也有一定疗效,具有简、便、验、廉的特点。

陶针疗法属于针灸医学领域中的特殊技法。追溯陶针的起源,仍与"砭石"有关。新石器时代使用"砭石"治病,到了青铜器时代,则用金属制针,《黄帝内经》中有"九针"之目。我们祖先在石器时代与青铜器时代,都创造了灿烂的陶器文化。医学的发展是随经济与文化的发展而发展,因而在陶器时代,"陶针"用于治病,是完全可以理解的。目前在我国民间仍能找到线索,特别是南方广西壮族对"陶针术"保存得较为完整。壮族民间医疗一向以陶针为主,凡属适应证者,莫不应手奏效。此法主要在广大农村和边远山区应用。

陶针治病,虽然是凭经验取得疗效,其实也包含科学道理的。陶针的轻刺手法,属于浅刺术,又称丰刺。其重刺法,以见血为目的,亦符合《黄帝内经》中"宛陈则除之"之要旨。其功能在于疏通经络,助营卫运化,致阴阳平衡。其理论基本与经络学说一致。

陶针的刺激部位有独到之处。理论上虽与经络学说相归纳,而刺激部位已超出经脉范畴。其范畴与现代解剖学亦有出入,其本身独成一个体系。其特点为刺激部位较少注意一针一穴,而以线、点、面为主。按体表标志划分为头面部、项背脊、颈胸腹、上肢、下肢以及其他六部分。每一部分又根据某个器官、关节或体表特征,构成环线或点,作为施刺之部位,可用专刺或选刺。

陶针疗法的适应证范围较广,一般常见的内、外、妇、儿各科疾病均可选用陶针施治,如痧症、急喉风、中暑、昏迷、厥脱等。陶针对治疗小儿惊风有特效。现在此法很少用。

二、操作方法

取旧陶瓷片经仔细清洗后,用铁器或刀背轻轻击碎,磨制成锋利的陶片针。陶片针形状不规则,针芒分粗、中、细三类。粗锋芒多用于重刺形体肥胖之人,细锋芒多用于小儿及体质瘦弱之人,一般治疗选用中等锋芒即可。需重刺、放血时可选用锋芒较锐利者。使用前煮沸消毒半小时,或用75%酒精浸泡1小时,有条件者高压消毒。壮医常用老姜片蘸白酒涂擦穴位消毒。

1. 刺激部位

选择陶针刺法有它独特的刺激部位,详见表9-7、表9-8、表9-9、表9-10、表9-11。

表9-7 陶针法头面部刺激部位表

名称	部位和刺法	主治
发旋	在头顶部头发旋窝之中心。若发旋不明者,可取百会穴代替。若有双旋者,可以在两发旋上分别施治。各种刺激法如下: (1)点刺:在发旋外单刺一针 (2)丛刺:取发旋刺一针。前、后、左、右各一针,如梅花形,共5针 (3)散刺:以发旋为中心,如星形向四周散刺 (4)集中刺:由发旋周围一横指处向中心集中针刺 (5)扩散刺:由发旋处向四周2～3横指部扩散针刺	伤暑,中风,干霍乱,小儿夜啼,急惊风
前额行	以前发际与眉心的中点(即1.5寸处)为基点,在前额横列排刺5～7针	感冒,痛经
额角棱	由眉角至发角纵列于侧额部,行刺5针	眼红痛
眉心	在两眉头之中央,点刺一针	感冒,中暑,中风,眼红痛,急、慢惊风
眉弓	在眉上,取眉头、眉腰、眉尾进行点刺	眼红痛
太阳	在眉棱角后侧至曲隅部横列排刺3～5针	感冒,中暑,眼红痛、痛经
鼻端	在鼻端准头之正中,点刺一针	小儿急、慢惊风
翼根	在鼻翼根与面部相接处,左右各点刺一针	小儿慢惊风
两唇	上唇即人中穴,点刺一针或排刺3～5针;下唇即承浆穴,点刺一针	中暑,伤暑,中风,急惊风
口角	在两口吻角处,各点刺一针	小儿惊风,颜面抽搐,口眼歪斜
耳周	环绕耳廓周围成一封闭曲线,环刺10针	胁痛、泄泻、耳痛、痄腮
颔线	在颊部,沿上下颌骨排刺5针	齿痛,痄腮

注:泄泻取耳廓背部进行散刺。

表 9-8　陶针法胸腹部刺激部位表

名称	部位和刺法	主治
颈部	在喉部喉结两侧行刺5~7针	哮喘,喉痛
脐行	即胸腹正中线,由胸骨切迹起至耻骨上际行刺20针;视病情需要可全刺或分段选刺	泄泻,霍乱,疝气,痛经,腹痛(取腹部刺激点),呕吐(取胸部刺激点)
夹脐行	在脐行和乳行之间,针刺数与分段选刺原则均同脐行	泄泻,腹痛,小儿夜啼,慢惊风
乳行	通过乳头的纵线,针次数与分段选刺原则均同脐行	呕吐
脐环	距脐孔2~3横指处环刺成一封闭曲线	霍乱
谷线	以胸骨剑突之尖端和脐孔之中间为基点,横列排刺7~9针	呕吐,腹痛
水线	以脐孔和耻骨上缘之中点为基点,横列排刺7~9针	尿闭
胁行	在侧胸部,自腋窝过第十一肋端下至与脐孔相平处,纵列行刺10针	胁痛
腹沟行	在腹股沟处,排刺5针	疝气,尿闭

表 9-9　陶针法腰背部刺激部位表

名称	部位和刺法	主治
主脊行	自第一颈椎下至尾椎,纵列行刺29针,每椎一针。视病情①可全刺或分段选刺(第一刺激点均在棘突下)	感冒,中暑,伤暑,中风,虚劳,痹症,腰痛,历节风,干霍乱,齿红肿,疔疮,痛疽,痄腮,小儿急、慢惊风,小儿瘫痪
项棱	颈椎两侧纵列各一行,刺7针	感冒,哮喘,齿痛,眼红痛,喉痛,小儿夜啼,百日咳
夹脊行	自胸椎至骶椎两侧各一行,当骶椎横突之外方,纵列行刺22针,视病情②可全刺或分段选刺	感冒,中暑,伤暑,中风,虚劳,腰痛,胁痛,历节风,泄泻,霍乱,腹痛,疝气,尿闭,遗尿,胃痛,喉痛,痛经,小儿夜啼,百日咳,惊风,小儿瘫痪
远脊行	自胸椎至骶椎脊约二横指处,纵列行刺22针,视病情③可全刺或分段选刺	中暑,伤暑,中风,痹症,腰痛,小儿瘫痪
肩棱	自胸椎部和肩部交界处肩端排刺5~7针	喉痹,痛疽,小儿瘫痪
肩胛环	以膏肓穴为核心,包括两肩胛骨在内,作一椭圆形,刺法如下: (1)散刺:以膏肓穴(肩胛核心)为中心作星形刺 (2)集中刺:自距一横指处向膏肓穴集中 (3)扩散刺:自膏肓穴向周围2~3横指处扩散 (4)环刺:沿椭圆线进行针刺	感冒,虚劳,哮喘,百日咳,小儿瘫痪
骶鞍	在骶骨部作一马鞍形环状曲线,可从尾骨端向上作散刺或作集中刺与扩散刺	痔疮,腰骶痛

注:①全身病全刺,局部病分段刺,如齿和眼病刺颈椎段,腰痛刺腰椎段等。
　　②、③选刺原则和主脊行同。

表 9-10 陶针法上肢部刺激部位表

名　称		部位和刺法	主　治
手六棱	两前棱	在上臂桡侧,自肩关节至肘关节排刺 10～15 针,分内外二行: 内前棱在屈侧,外前棱在伸侧,视病情①可全刺或分段刺	痹症,泄泻,齿痛,百日咳,瘫痪
	两后棱	在上臂之尺侧,自肩关节至肘关节排刺 10～15 针,分内外二行: 内后棱在屈侧,外后棱在伸侧,视病情②可全刺或分段刺	痹症
	两侧棱	在上臂部前后两棱之中间,自肩关节至肘关节排刺 10～15 针,分内外二行:内侧棱在屈侧,外侧棱在伸侧,视病情③可全刺或分段刺	痹症
手六关		在肩、肘、腕关节部作环刺一圈,痛疽取肘关节,痄腮取腕关节,其他局部病取患处关节	痹症,历节风,痛疽
肘弯		在肘弯部静脉重刺放血	霍乱,干霍乱,疔疮
四缝		在次、中、环、小四指掌中节重刺挤出黄水	疳积,百日咳
手十甲		在手十指指甲根部,亦可取指甲角,虚劳取手拇指甲根或甲角,胁痛取无名指甲根,干霍乱取食指甲根点刺或全刺	中暑,虚劳,哮喘,胁痛,腹痛,遗尿,齿痛,眼病,小儿夜啼,疳积
手十尖		在手十指之尖端重刺出血	伤暑,中风,干霍乱

注:①、②、③在治疗痹症时多用分段刺。

表 9-11 陶针法下肢部刺激部位表

名　称		部位和刺法	主　治
足六棱	两前棱	自股关节至踝关节,挟膝盖两棱线,纵列行刺 15～20 针,在内侧的称内前棱,在外侧的称外前棱。视病情①全刺或分段刺	痹症,呕吐,腹痛,小儿瘫痪
	两后棱	自股关节至踝关节,过膝弯中点为外后棱,在外棱与内侧棱间为内后棱,纵列两行,行刺 15～20 针。视病情②可全刺或分段刺	痹症,尿闭,小儿瘫痪
	两侧棱	过屈膝两侧纹,自股关节至踝关节纵列行刺 15～20 针。在内侧的称内侧棱,在外侧的称外侧棱。视病情③可全刺或分段刺	痹症,胁痛,疝气,遗尿,耳痛,痛经
足六关		两下肢股、膝、踝关节共六处,膝踝关节作环刺,股关节作半环形针刺	痹症,腰痛④,历节风,小儿瘫痪
膝弯		在膝腘部静脉上重刺放血	中暑,霍乱,干霍乱,疔疮
足十甲		在足十趾爪甲根部,亦可取爪甲角处点刺或全刺	中暑⑤,伤暑,干霍乱⑤,疝气,尿闭,耳痛,慢惊风
足十尖		在足十趾尖端重刺出血	中风

注:①、②痹症多用分段刺。
　③胁痛取外侧棱,疝痛取内侧棱,痹症分段刺。
　④腰痛取股关节,其他痹症在局部关节施治。
　⑤中暑取足小趾甲根,干霍乱取足次趾甲根。

2. 操作方法

皮肤常规消毒后,按疾病需要选用刺激方法和手法。

(1)刺激强度:刺激强度分轻、中、重三类。①轻刺:手法轻扬,一刺即去,冲击力小。适用于慢性病、虚、寒证等。②重刺:手法沉重,冲击力大,适用于急性病证、实证、热证等。③平刺:中等刺激量,介于轻刺与重刺之间,一般患者和病症均适用。

(2)刺激方法:①点刺:单刺一点。②排刺:依横线成排点刺。③行刺:依纵线成行点刺。④环刺:依封闭曲线环形点刺。⑤丛刺:三五成丛集簇点刺。⑥散刺:以一点为中心,星形向外放散点刺,或在一个面上不规则散在点刺。⑦集中刺:将刺激面向中心部缩小。⑧扩散刺:将刺激面向周围扩大。⑨放血刺:重刺刺入皮肤,刺破小血管,使少量出血。多用于实热证。⑩挑疳刺:轻刺刺破皮肤,以在刺激部挤出黄色或乳白色液体为度。此法多用于手部疳积刺激点和指缝刺激点,常用于治疗小儿疳积。

三、现代文献

李光员[1]采用陶针治疗小儿惊风2例。例一,杨某,男3岁,1989年3月5日就诊,经诊为"小儿高热惊厥",当即用陶针刺人中、颊车、合谷、风关、气关、命关等穴并放少量血,15分钟后控制了抽搐。例二,陈某某,女,10个月。于1990年3月20日开始发热,肌注柴胡注射液及口服速效伤风冲剂等,不见效。次日,病情未好转,反而出现左侧肢体抽搐,眼球固定,面色苍白,颈项发硬,角弓反张,就诊后,立即用陶针刺人中、颊车(右)、内关(右)、曲泽(右)、涌泉(右)、京门(右)、风关、气关、命关等穴。30分钟后,抽搐停止,神智清醒,眼球活动自如,呼吸平稳。

四、注意事项

(1)凡不锋利之陶片应弃去,陶片针必须保持尖端锋利。

(2)用具及施术部位必须严格消毒,以防感染,若发生感染,应及时处理。

(3)项背纵行,可以通治诸病,故每病必取。主要部位集中刺,配合部位扩散刺。

(4)皮肤有感染或溃疡者,不宜直接针刺局部患处。危重烈性传染病及心、肝、肾功能严重损害患者禁刺。

参 考 文 献

[1]李光员.壮医陶针治疗小儿惊风[J].中国民族民间医药杂志,1995,(13):42~43

[2]彭静山,费久治.针灸密验与绝招[M].沈阳:辽宁科学技术出版社,2008

[3]刘道清.中国民间疗法大典[M].郑州:中原农民出版社,1999

[4]齐淑兰.中医百家针灸荟萃[M].重庆:重庆出版社,2002

第二十五节 磁 针 法

一、概 述

应用磁场作用于人体经络腧穴以治疗疾病的方法称为腧穴磁疗法。我国应用磁石治病已有悠久的历史,例如《神农本草经》记载了应用磁石治风湿、肢节肿痛等,历代医家还有以磁石治疗小儿惊痛、喉痛、痈肿、脱肛、耳聋、头昏等病症的记载。在治疗方法上,有外用法和内服法。国外也有以磁石治疗肝病、高血压、脱肛、浮肿以及止痛等方面的记载。1961年召开的第一次国际生物学会议后，产生了生物磁学这门边缘学科。1965年湖南省医务工作者把磁场和经络学说结合起来，应用于临床治疗。1970年，包头将磁性材料制成磁珠，用于穴位贴敷治疗疾病。1973年，湖南应用稀土合金磁片作临床治疗。1974年，北京把静磁场变成动磁场，制成旋转磁疗机应用于临床，提高了疗效。全国各地相继制出了多种磁疗器械。1978年在徐州市召开了第一次全国磁疗科研协作会议，交流了磁疗的临床和实验研究成果，制定了全国磁疗科研工作规划，有力地促进了全国磁疗科研和临床工作的发展。近年来，随着科技的日益发展，新型的稀土合金磁性材料的应用，治疗方法的更新，使磁疗在临床上应用得更加广泛。

穴位磁疗法是一种通过磁场对穴位进行刺激而达到防治病症的方法。经临床验证，主要产生止痛、降压、镇静、消肿、消炎以及调节机体功能等多方面作用。原理研究证明，磁场作用于穴位，可引起机体某些酶的活性增强，改变机体原有兴奋状态，以促进病变部位的康复。另一工作也表明，腧穴磁疗患者，毛细血管均有不同程度的扩张，血液循环增快；动物实验表明可提高痛阈。

1. 穴位磁疗法的作用

（1）镇痛作用：大量的临床病例证实，磁疗对神经性疼痛、损伤性疼痛、痉挛性疼痛等均有良好的镇痛效果，甚至对某些晚期肿瘤患者，也有一定的止痛作用。磁疗能够提高痛阈和耐痛阈。其作用的机制可能与以下因素有关。①提高致痛物质分解酶的活性，使组织胺、缓激肽、5-羟色胺等致痛物质分解而止痛。②促进了血液循环，改善了组织营养，纠正了组织的缺血、缺氧，加速炎性渗出物的吸收、消散，缓解了神经末梢压迫。③降低了末梢神经的兴奋性，阻滞了感觉神经的传导。④促使脑垂体及丘脑下部的内啡肽含量升高。

（2）消肿作用：磁疗能明显减轻局部或肢体的肿胀，对急性扭挫伤、外伤性血肿、产后会阴撕裂、炎性外痔等均有较好的疗效。许多实验研究证实，磁疗具有抗渗出和促进吸收的双重作用，其机理可能与改善微循环、解除毛细血管静脉端的瘀滞、高分子蛋白转移、改变胶体渗透压等效应有关。

（3）消炎作用：磁疗对于磁场作用范围内的浅层炎症有较好的消除作用，临床常用以治疗呼吸系统炎症、麦粒肿、脉管炎、炎性外痔、肌腱炎、软骨膜炎及皮肤的浅表炎症等。磁疗的抗炎机制尚不十分明确，有实验认为磁疗能增强免疫机能和促进白细胞吞噬功能，并改变细菌的生存环境，通过改善血液循环，促使致炎物质及炎症产物迅速排出。

（4）镇静作用：磁疗有改善睡眠、延长睡眠时间、缓解肌肉痉挛、降低肌张力等作用。常用于神经衰弱和失眠的辅助治疗。有实验证实，在一定的磁场作用下，可使大脑皮质的抑制过程加强，肌张力降低。

（5）降压作用：磁疗有一定的降压疗效，尤其是对早期高血压有明显疗效。一般认为磁疗的降压作用与解除毛细血管痉挛，减少外周阻力有关。

2. 适应证

穴位磁疗法的适应证颇广，近年来经临床验证确有疗效者，包括下列病症：

①内科病症：高血压、风湿性关节炎、类风湿性关节炎、头痛、神经衰弱、冠心病、急慢性肠炎、慢性支气管炎、三叉神经痛、面肌痉挛、神经性皮炎、荨麻疹等。

②外科病症：急性扭挫伤、颈椎病、肌纤维组织炎、痔、肛裂、直肠脱垂、腱鞘囊肿、肩关节周围炎、术后疼痛、乳腺病、静脉曲张、前列腺炎、尿石病、胆石病、肋软骨炎等。

③妇儿科病症：附件炎、痛经、外阴病、遗尿、小儿腹泻及小儿支气管炎等。

④五官科病症：外耳道疖肿、神经性耳鸣、鼻炎、牙痛、近视、角膜炎、泪道阻塞等。

二、操作方法

穴位磁疗法的操作依据不同的磁疗器具而有所不同。其穴位的选择和一般针灸治疗的处方配穴大致类似，但最好能选择敏感点，对疼痛性病症，则多用局部穴。具体操作可分静磁法和动磁法两类。

（一）静磁法

一般系指永磁合金制成的器具行穴位刺激。

1. 直接贴敷法

指将磁片或磁珠直贴敷于腧穴或阿是穴(痛点、病灶区等)进行穴位刺激的一种方法,是临床穴位磁疗法中最常用和最基本的一种方法。其操作方法是先以75%之酒精清洁消毒所选穴区,待干燥后置上磁片或磁珠,上盖一大于其表面积之胶布予以固定。贴敷较大型号的磁片时,为了避免压伤或擦破表皮,可在磁片与皮肤间夹一层纱布或薄纸。具体敷贴法又有以下几种:

(1)单块贴敷法:指将一块磁片贴压于穴区或患部的方法。

(2)双块并贴法:是将两块磁片并列在一起的贴敷方法,适用于发病面积较大的部位,操作时可以同名极排列,亦可以异名极排列。若同名极排列,可以使磁力线更深地透入患者体内;但两块磁片需保持一定距离;如果异名极排列,磁力线透入患者体内较浅,两个磁片容易接近。这时体内有两种磁场进入。

(3)双块对贴法:是利用南北极对称的两块磁片将病变部位或穴区点在中间的一种贴法。可用于体穴,如内关与外关、阳陵泉与阴陵泉等;亦可用于耳穴。应注意贴敷时要将磁片的极性相反对置。另外要根据对贴的距离选择不同强度的磁片。

(4)多块并贴法:是指将两块以上的磁片排列起来贴敷的一种方法。临床上适用于较大的体表肿瘤或较大面积的病变。

2. 间接贴敷法

它是指将永磁体磁片缝入衣服或放入布袋、皮带、塑料膜内而制成的磁衣、磁带、磁帽、护膝、护腕等进行治疗的一种方法。在穿戴上述物品时,注意使磁片对准穴位或病所。间接敷贴适于下列情况:

(1)对胶布过敏或不便粘贴的部位。

(2)磁片体积较大,不易用胶布固定。

(3)需长期治疗之慢性病症。间接敷贴前,应依据症情及取穴部位将磁片的数量和缝制的位置均作精确的估计,以使磁场能有效地作用于人体,达到最佳治疗效果。

3. 磁电法

较方便常用的是将1500GS以上的磁片二片,固定于所选穴位上,为电极片,再将电针仪之输出导线与磁片相连,通以脉冲电流。电流强度由小逐渐增大,引起轻度刺痛感以病人可耐受为度。波形可用连续波或疏密波。

4. 耳穴贴磁法

亦称耳穴贴敷磁珠法、耳磁法、磁珠法。即用200~500GS(常用380GS)之直径1~3mm的磁珠置于所选耳穴,外以5mm×5mm或7mm×7mm之方形胶布固定。一般只贴一侧耳,可用单贴法亦可用对贴法。贴时注意磁珠间保持一定距离,选穴不宜太多,以免磁场相互干扰。

上述各法,直接敷贴法可每周换贴2次,间接贴敷法,可长期佩带。磁电法,每次治疗20~30分钟,每日或隔日治1次。耳穴贴磁法一般3~4天换贴1次。(见彩色插页图9-25-1,图9-25-2,图9-25-3)

(二)动磁法

动磁法又可分为手动磁法和电动磁法两种。

1. 手动磁法

本法主要用于附加型磁疗器具,如磁锟针、磁圆梅针等。

(1)磁锟针法:治疗时以磁锟针的尖部垂直按压在选定的穴位上,同时给一定压力,每个穴位按压3~5分钟。可用于耳穴或体穴。按压的压力,耳穴约100g,体穴可重一些,以局部有胀、酸等感觉为宜。

(2)磁圆梅针法:采用叩击法。以右手五指紧握针柄,右肘屈曲为90°,依靠腕部活动形成叩击力量,可循经叩打,亦可叩打穴区或病灶区。磁圆针部分叩击时宜借助第3、4、5指指力上下弹动锤柄。以重叩、逆经叩打为泻;轻叩、顺经叩打为补。磁梅针部分叩刺同一般皮肤针叩刺法相似,据症情而施轻、中、重三度刺法。轻叩以皮肤潮红为宜,中叩使局部微出血,重叩则可出血较多。每日或隔日1次。

2. 电动磁法

本法多使用电动磁疗器具。

(1)旋磁法:亦称旋转法。采用电动旋磁机的机头,直接对准穴位或患区。本机的机头前面装有保护罩,故可将机头直接靠近皮肤,为了使磁片转动后能有较强的磁场作用,其距离应尽量缩短,以不触及皮肤为限。四肢腕、肘、踝及手、足掌等组织不太厚的部位，注意应使机头之南北极向处于相反位置，使磁力线能穿越治疗的部位。具体操作时，病人取坐位或卧位，充分暴露治疗部位。一般每个穴位或部位治疗5～15分钟，每次治疗时间30分钟左右。

(2)电磁法：采用交流电磁疗机治疗，因种类不同，方法亦有区别。

①低频交变磁疗法：依据刺激穴位所在的体表外形，选用合适的低频交变磁头，使磁头与穴区皮肤密切接触。由于磁头面积较大，最好用于病变局部的穴区或阿是穴的治疗。磁场强度，应按病变部位及病人一般情况而定，四肢及躯干远心端，可用较高磁场强度；老人、小儿、体弱者及近心端，用较低磁场强度。治疗时，令病人取舒适体位，暴露须治疗的穴区或部位，据体表外形，选相应磁头。按要求，扭动磁强开关，指向"弱"、"中"或"强"。治疗过程中，局部有震动感和温热感。每次治疗时间为20～30分钟。

②脉动磁疗法：嘱病人取卧位，暴露治疗的穴区部位，并使之处于两磁头之间，务使磁力线垂直穿过治疗部位。注意使上磁头降到与皮肤贴近或接触皮肤的位置。然后转动电流调节钮，逐步增加电流强度，直至病人感受到一定程度的磁场作用。治疗时间据症情而定，20分钟至1小时不等。

(3)电磁按摩法：又称电动磁按摩法。病人取坐位或卧位，暴露穴区部位。将震动磁疗器或摩擦磁疗器置于其上，进行来回移动或局部震动刺激，每次治疗时间为20～30分钟。

（三）磁针法

磁针法是磁疗与传统的毫针刺相结合的一种方法，集两者之长，近年来在临床上越来越得以推广。常用的有以下几法。

1. 单纯磁针法

本法为较简便、较原始的方法，又可分两法，一法为将针具先放入强磁场内充分磁化以后，再按常规方法选穴针刺；另一法为用皮内针刺入体穴或耳穴后，在针柄部位贴敷不同磁场强度的磁片，并用胶布固定，在留针过程中，针具可保持磁化。

2. 电磁热针法

本法是一种用特制的电磁热针仪代替磁片的治法，原理与上面的单纯磁针法大致相似。先将普通毫针刺入穴位，得气后，套上电磁热针仪之磁头，用胶布予以固定。与单纯磁针法比较，它可调节磁场强度，并有温热刺激的作用。

3. 电磁针法

用电磁针灸仪治疗，目前使用的为DC2-电磁针灸仪，亦为针刺得气后进行充磁。其优点是磁针之磁场强度不仅可调节，且磁场剂量集中在针尖处（即穴位得气处）。

（四）治疗剂量和疗程

磁疗的剂量按磁场表面强度分为小量（1000GS以下）、中等量（1000～3000GS）、大量（3000GS以上）3种。按人体接受磁疗的总量分为小量（3000GS以下）、中等量（3000～6000GS）、大量（6000GS以上）等。剂量的选择，一般老人、小儿及体弱者开始用小剂量，若疗效不明显可逐渐增加剂量；青壮年体质好的开始即可用中等量或大剂量。此外还可根据治疗部位、疾病性质等考虑剂量。如头颈部、胸部宜小量或中等量；腰、腹部及肌肉丰厚处可用大剂量；对于痛症、高血压和某些慢性顽固病，可用大剂量。

磁疗的疗程，一般20～30天为1个疗程，急性病6～10天为1个疗程，慢性病可30～60次为1个疗程，疗程间休息1周左右。

三、现代文献

内科疾病

1. 中风

张丽等[1]为观察磁针治疗中风后遗症的疗效，将60例中风后遗症的患者随机分为试验组和对照组，每组30例，试验组取患侧风池、肩髃、曲池、外关、合谷、环跳、风市、足三里、丰隆、绝骨、解溪、太冲穴。口眼歪斜加地仓透颊车，语言不利加廉泉，每日取8～10个穴位，常规消毒后，手法平补平泻，提插、捻转至针下得气,曲池、外关、风市、丰隆穴的针柄上套磁针器,用棉垫固定磁针器,留针30分钟;对照组的取穴、手法、留针时间及疗程同治疗组,区别在于曲池、外关、风市、丰隆穴的针柄上未套磁针器。每日1次,10次为1个疗程,3个疗程后统计疗效。结果试验组总有效率为76.67%,对照组的总有效率为73.33%,同时试验组在改善血液流变学检测指标方面明显优于对照组,提示磁针在治疗中风后遗症的同时,还有预防其复发的作用。

2. 高脂血症

(1)赵钧等[2]为观察磁针治疗高脂血症的临床疗效,将400例高脂血症的病人随机分成磁针组200例,对照组200例。磁针组取双侧的丰隆、内关穴,针刺得气后,在针柄上套上磁针器,用棉垫将磁针器固定。每日1次,留针30分钟。对照组在针柄上套用模拟磁针器,其取穴、手法、留针时间及疗程与磁针组,完全相同。7天为1个疗程,其中治疗6天,停1天。治疗4个疗程后,判断其治疗前后的临床症状及TG、TC、HDL的变化。结果:磁针组在改善临床症状及对TG(甘油三酯)、TC(胆固醇)、HDL(高密度脂蛋白)的影响上优于常规针刺对照组($P<0.05$)。提示磁针是治疗高脂血症有效而安全的治疗方法之一。

(2)张丽等[3]为观察磁针治疗单纯性肥胖症并发高脂血症的疗效,将60例单纯性肥胖症并发高脂血症的患者,随机分为磁针组(30例)和对照组(30例)。治疗时选取主穴有腹结、天枢、足三里、丰隆。脾虚湿阻加公孙;胃热湿阻加内庭;肝郁气滞加太冲;阴虚内热加太溪、三阴交。针刺得气后,磁针组在腹结、丰隆穴针柄上套磁针器,磁场强度为5000GS。留针30分钟,对照组针柄上未套磁针器,其他治疗方法相同。每日1次,10次为1个疗程,治疗3个疗程后观察肥胖指标及血脂指标的改善情况,结果在治疗肥胖症的疗效方面,磁针组总有效率86.67%,对照组总有效率80.00%,两组差异无显著性($P>0.05$)。磁针组具有减肥效应的同时,在改善患者的血脂指标胆固醇(TC)方面明显优于对照组($P<0.05$)。

3. 急性脑梗死

崔海等[4]运用自制的脉冲磁针治疗仪作用于头穴,治疗急性脑梗死病人并探讨其治病机制。方法:设立脉冲磁针组30例,同时设立常规针刺组、静磁针组各30例作为对照,3组均取百会至健肢侧曲鬓穴的连线,常规针刺组用毫针针刺后,行快速捻转手法,留针30分钟,每日1次。脉冲磁针组和静磁针组用自制的能够产生脉冲磁场和固定静磁场的针具治疗,将产生磁场的针头置于上述腧穴上,脉冲磁针和静磁针的磁感应强度均为0.2T,脉冲磁针的脉冲频率为1Hz,每次刺激20分钟,每日3次,每隔4小时治疗1次。治疗期间3组均配合四肢毫针针刺,均治疗14天后统计疗效。结果:脉冲磁针组与常规针刺组愈显率分别为80.0%和70.3%,两组相比,差异无显著性意义($P>0.05$),静磁针组愈显率为36.6%,与前两组比较,差异有非常显著性意义($P<0.01$)。提示头穴脉冲磁针治疗急性脑梗死的作用等同于常规针刺头穴的治疗作用,优于静磁针的头穴治疗。

4. 白细胞减少症

鲁凤等[5]用GC-1型光磁治疗仪光磁针照射穴位,并做了有关治疗白细胞减少症的临床研究,结果:总有效率分别为光磁针组91.83%。西药组83.50%,结合组95.98%。光磁针与西药组、西药组与结合组经χ^2检验($P<0.01$),有非常显著意义。而光磁针组与结合组经χ^2分析($P>0.05$),无显著意义。结论表明光磁针组治疗白细胞减少症的疗效优于西药组,对化疗引起的骨髓轻度或中度抑制的患者,以及对苯等化学药品有接触史的患者疗效好,特别是有一部分患者在西药治疗无效的情况下,光磁针治疗仍然有效。

四、注意事项

(1)约有1%~5%的患者有不同程度的副反应,主要表现为头晕、恶心、失眠或嗜睡、心慌、治疗区皮肤瘙痒、皮疹、水疱疹等,发生率与磁场强度成正比,1000GS以下的磁场强度一般很少发生。副反应轻者,不需停止治疗,减小治疗量后继续治疗,副反映即可消失。副反应重者；应停止治疗，并作对症处理。

（2）贴磁治疗时，若有对胶布过敏者，可改用磁带治疗或采用磁疗机治疗。

（3）皮肤溃破、出血的部位不宜用贴磁法治疗。必要时可用消毒纱布间隔贴敷。

（4）老年人、虚弱病人、高热病人以及眼区的磁疗，不宜用大剂量，且时间不宜太长。

（5）若磁疗患者平素白细胞计数较低，在磁疗中应定期复查，当白细胞计数较治疗前更低时，应停止磁疗。

（6）当磁片贴敷时间较长时，由于汗渍的浸蚀可使磁片生锈，因此应在磁片和皮肤间放一小块纱布，以免磁片（或其铁锈）损伤皮肤。

（7）磁片不宜接近手表，以防止手表被磁化。

（8）穴位磁疗法之绝对禁忌证为骨体脏器存在金属异物：如体内植有金属钉、金属片，特别是眼内、颅内有铁质异物等。相对禁忌证为有严重的心、肝、肺、肾及血液病患者；体质极度虚弱或急性传染病、高烧患者，新生儿及孕妇等，均应慎用。

参 考 文 献

[1] 张丽，盛丽. 磁针治疗中风后遗症的临床观察[J]. 中国中医药信息杂志，2002，9（1）：63～64

[2] 赵钧，盛丽，姚岚. 磁针治疗高脂血症临床研究[J]. 中华中医药学刊，2007，25（4）：685～687

[3] 张丽，李东书，盛丽. 磁针治疗单纯性肥胖症并发高脂血症的疗效观察[J]. 上海针灸杂志，2003，22（2）：7～9

[4] 崔海，张海峰，任占敏. 头穴脉冲磁针治疗急性脑梗死的疗效观察[J]. 中国针灸，2005，25（8）：526～528

[5] 鲁凤，谭道华. 光磁针治疗白细胞减少症的临床研究[J]. 临床医药实践杂志，2002，11（9）：686～687

第二十六节　红外光针法

一、概　述

腧穴红外线照射疗法是应用红外线照射人体腧穴，产生热效应，以温通经络、宣导气血而治疗疾病的一种方法，又称为红外线灸疗法，可代替艾灸。由于这种疗法无烟、无味、热作用较深、热量恒定、易于调节、操作简单方便，适应证基本同艾灸疗法，所以应用广泛，尤其对于风、寒、湿证具有明显的治疗作用。

红外线又称为红外辐射、热辐射，是波长760毫微米到1000微米的电磁波，医用红外线是指760毫微米到400微米的一段红外电磁波。红外线在太阳光谱的红色光线之外，是人眼看不见的光线，它对视网膜不产生光感，但有强烈的热作用。

红外线被发现已将近两个世纪了，但由于测量上的困难，后半个世纪才对它的性质有了初步的了解。近些年来，医用红外线技术已经取得了广泛而迅速的发展，红外线装置在医疗上的应用，为大量的医学问题提供了具体的解决方法。

1. 治疗作用

一般观察结果认为，红外线疗法的具体治疗作用应包括祛风、散寒、除湿，解痉镇痛和消炎等。

（1）祛风、散寒、除湿作用：红外线照射的热作用能使皮肤毛细血管扩张充血，使血流加快，同时由于组织温度升高，新陈代谢旺盛，加强组织的营养过程，加速组织的再生能力和组织细胞活力，从而加强了对风、寒、湿的耐力。

（2）解痉镇痛作用：红外线的热效应能降低神经末梢的兴奋性，对肌肉有松弛作用，可解除肌肉的痉挛和缓解牵张疼痛。

（3）消炎作用：红外线照射后，局部白细胞浸润，巨噬细胞吞噬能力增强从而增强了免疫系统的能力。此外能抑制炎症渗出，加速肿胀的消散，因而具有消炎作用。

（4）其他作用：大面积红外线照射，可使排汗能力增强,体温升高,呼吸增强而加强氧代谢。能使肾血管反射性扩张而尿分泌增多。

大剂量红外线照射,可引起组织灼伤。红外线还能使眼水晶体及眼内液体温度升高,特别是波长1～1.9微米的红外线对眼的刺激作用更强,可引起视力障碍,如羞明、视物模糊,甚至引起白内障、视网膜脱落等疾患。因此在进行红外线治疗时,应注意采取保护措施。

2. 适应证

(1)内、儿科:风湿性、类风湿性关节炎、慢性气管炎、胸膜炎、慢性胃炎、胃痉挛、慢性肠炎、慢性肾炎、胃肠神经官能症。

(2)神经科:神经炎、神经根炎、多发性末梢神经炎。

(3)外科及骨伤科:软组织损伤、腰肌劳损、扭挫伤(急性期过后)、周围神经外伤、冻伤、烧伤创面、褥疮、骨折恢复期、肌炎、滑囊炎、术后粘连、瘢痕挛缩、注射后硬结形成等。

(4)妇产科:慢性盆腔炎、外阴炎、乳头皲裂、产后缺乳。

(5)皮肤科:神经性皮炎、湿疹、瘙痒、皮肤溃疡等。

二、操作方法

1. 仪器

红外线治疗仪器的结构比较简单,主要是利用电阻丝缠绕在瓷棒上(涂上红外线涂料),通电后电阻丝产热,使瓷棒温度升高,一般不超过500℃。发出的光线绝大部分为远红外线,其中最强的辐射是波长4～6微米的红外线。电阻丝是用铁、镍、铬合金或铁、铬、铅合金制成的,瓷棒用碳化硅、耐火土等制成,反射罩用铝制成,能反射90%左右的红外线。

还有的用碳化硅管,管内装有陶土烧结的螺旋柱,柱上盘绕铁、铬、铅合金电阻丝,通电后,发出热能,穿过碳化硅层,透过红外线涂层,发射出红外线。

临床应用的红外线灯有两种,一种为可见光红外线灯,另一种为不发光红外线灯。

(1)发光红外线灯:即通电工作的同时发出短波红外线(近红外线)、可见光甚至还有少量的紫外线的光源,如普通照明用的白炽灯泡即属此类,它发出95%～96%的红外线,4.8%的可见光和0.1%紫外线。

还有一种特制的发光的红外线灯,称为石英红外线灯,是将钨丝伸入充气的石英管中构成,这种灯辐射效率高,有的在石英管壁上涂有反光涂料,使热效率更高,其加热和冷却的时间短,均不超过1秒。

发光红外线灯辐射的波长范围在350毫微米至4微米之间,属红外范围者为760毫微米到4微米的辐射波,其中绝大多数辐射波长为800毫微米至1.6微米,因此主要为近红外线。灯的功率一般在150～1500W不等。

(2)不发光红外线灯:通电工作时不发光,或仅呈暗红色的辐射器称为不发光红外线灯。它由电阻丝绕在或嵌在耐火土、碳化硅等物质制成的棒或圆板上。这种辐射器发出的红外线波长由770毫微米至7.5微米,大部分辐射波长为2～3微米,属于远红外线。其功率为50～600W,大者可达1500W。

由于铜、铝等金属可以反射90%左右的红外线,不论是发光的,还是不发光的红外线灯,其反射罩多用铝或铜制成。

2. 操作方法

(1)辐射器的选择:照射肩、手、足部的穴位,可选用150～250W的小灯。治疗腰、背、腹、躯干或双下肢等大部分穴位时,可用500～1000W的大灯。治疗头面部或病人厌烦强光刺激时,则宜采用不发光的红外线灯。

(2)患者取适当体位,裸露照射部位,并检查照射部位的温度感觉是否正常。

(3)将辐射头移至照射部位(穴位)上方,距离一般是500W以上者50～60cm,250～300W为30～40cm,200W以下者20cm左右。

(4)通电工作3～5分钟,应询问患者温热感是否适宜,以免强度不足或灼伤。

红外线照射治疗剂量，主要根据病变的特点、部位、患者年龄以及机体功能状态等。例如对一些病变的早期、急性期多用小剂量，照射心脏或临近的穴位以及年老体弱者，宜小剂量。反之照射腰背、四肢等慢性风湿症、神经、肌肉、关节等疾患宜大剂量，并适当选穴。

一般规定300W以下为小剂量，500W为中等剂量，800W以上为大剂量。

红外线照射时，患者应有舒适的温热感，皮肤可出现淡红色的均匀红斑，皮温以不超过45℃为准，出现大理石样红症为过热表现，时间稍长则可致灼伤。

每次治疗时间20～30分钟，每日1～2次，10～20次为1个疗程。

治疗结束时，将照射部位的汗液擦干，患者应在室内休息10分钟左右。

三、现代文献

(一)内科疾病

1. 尿潴留

陆涛[1]采用红外光针穴位照射治疗产后尿潴留。治疗方法：体穴取中极、关元、涌泉；耳穴为肾、膀胱。方法：运用GⅠ～Ⅱ型砷化镓半导体红外光针治疗仪，局部穴位照射，每穴照射时间15～20分钟。结果：38例中，显效24例，有效9例，无效5例，总有效率87%。尿潴留时间4～6小时者14例，显效11例，有效3例，总有效率100%；尿潴留时间7～9小时者13例，显效10例，有效2例，无效1例，有效率为92.3%；尿潴留10～13小时者11例，显效2例，有效4例，无效5例，有效率为54.5%。红外光针治疗产后尿潴留患者，尿潴留时间长短与疗效结果成反比，时间越短疗效越佳。产道损伤较轻或无损伤者疗效佳。

2. 痹证

傅莉萍[2]采用红外光针治疗仪穴位照射治疗痹证。红外光针组采用GaAs红外光针直接照射耳穴、体穴。每穴5～10分钟，每日或隔日1次，10次为1疗程，第一疗程结束后，休息5～7天，进行第二疗程。耳穴取神门、内分泌、肩、肘、膝等；体穴取肩周炎以痛点为主，选择配用肩髃、肩髎、肩内俞；膝关节炎选用膝眼、阳陵泉；肘关节选用曲池、手三里等。针灸组采用传统针灸治疗，体穴用金针，耳穴用王不留行籽压迫。选穴同红外光针组，治疗时间、疗程也同红外光针组。治疗结果：针灸治疗组肩周炎患者18人，痊愈1人，显效4人，有效11人，无效2人；膝关节炎患者8人，显效4人，有效3人，无效1人；肘关节炎患者4人，显效2人，有效1人，无效1人。红外光针组肩周炎患者20人，痊愈1人，显效16人，有效3人；膝关节炎患者8人，痊愈5人，显效2人，无效1人；肘关节炎患者2人，痊愈1人，有效1人。两组治疗结果比较针灸组总有效率为86.7%，红外光针组总有效率为96.6%，红外光针组临床效果略优于针灸组。

(二)儿科疾病

小儿遗尿

关敏[3]采用红外光针穴位照射治疗小儿遗尿。治疗组与对照组30例均停用其他方法治疗。治疗组：取穴为关元、中极、次髎(双)。采用上海欧白机电科技事务所生产的专科产品红外光针治疗仪穴位照射，每次每穴照射10分钟，隔天照射1次，治疗10次为1疗程。对照组：服用上海中药一厂生产的浓缩缩泉丸，每次3～6g，每日3次，1个月为1疗程。治疗结果：治疗组痊愈19例，好转21例，无效5例，总有效率为88.6%；3月后随访痊愈15例，好转24例，无效6例，总有效率为86.6%。对照组：痊愈4例，有效13例，无效13例。两组经统计学处理有显著差异($P<0.01$)。

四、注意事项

(1)防止烫伤。对皮肤知觉迟钝者，瘢痕、植皮部位或缺血肢体照射时，要经常询问和密切观察局部皮肤反应情况。

(2)治疗后如发现皮肤某一点有红紫斑，应考虑有过热可能，应局部涂硼酸软膏或凡士林油，防止起水泡。

(3)治疗时应向患者说明不要移动体位,防止碰触灯具灼伤。治疗时如有头晕、气短、心慌或感觉过热应立即通知工作人员。

(4)治疗时要避免直接辐射眼区,必要时在眼部用浸水的纱布遮盖。

(5)有出血倾向者、高热患者、活动性肺结核、闭塞性脉管炎、重度动脉硬化等禁用。

参 考 文 献

[1] 陆涛,阎秀菊.红外光针穴位照射治疗产后尿潴留38例[J].河南中医药学刊,1997,12(2):33

[2] 傅莉萍,袁民.红外光针治疗仪穴位照射治疗痹证30例[J].上海中医药杂志,1994,(11):22

[3] 关敏,顾美琴,阎秀菊.红外光针穴位照射治疗小儿遗尿的临床观察[J].上海中医药杂志,1995,(4):34

第二十七节 蜂 针 法

一、概 述

蜂针疗法是利用蜜蜂螫器官为针具,循经络皮部和穴位施行不同手法的针刺,用以防治疾病的一种自然医疗方法。该疗法亦称蜂毒疗法、蜂螫疗法。应用蜂毒来治疗疾病,其渊远流长。早在3000多年前的《诗经·周颂·小毖篇》中就有"莫予并蜂,自求手螫";公元前三世纪的《左传》中亦有"蜂虿有毒"等记载;《黄帝内经》中记载了"蜂螫有毒可疗胫",说明当时人们对蜂毒已有了一定的认识。1700多年前,古罗马医学家盖伦就记述了蜂毒可作止痛等多种用途;在欧美各国还载有多例蜂螫治疗风湿病的验案;1888年奥地利医师特尔奇在《维也纳医学周刊》上发表了用蜂螫治疗风湿病173例的论文后,许多国家都对蜂毒及蜂疗进行了研究。经国内外蜂针研究者的继承和发扬,蜂针疗法已在医疗保健事业中显示出独特的效用。

利用蜂针螫刺入穴位,有针刺腧穴的作用,亦有注入蜂针液的独特药理作用。蜂螫后出现局部红肿反应,还具有类似温灸的治疗效应,因而蜂针具有调整经络脏腑气血的功能。蜂针疗法长期以来广为人们所采用。研究表明,蜜蜂螫人放出的毒液有抗菌、抗炎、抗凝血、抗辐射及降血脂作用,具有麻醉、解毒、止痛、活血等功效,可增强人体的抗病能力。现已有将蜂毒制成注射液用于治疗疾病的方法。

蜂针疗法主要是通过蜂针的刺激作用和蜂毒的强大药理作用。除了蜂针的针刺作用外,蜂毒作用巨大,它是蜜蜂毒腺和副腺分泌出的具有芳香气味的淡黄色透明毒液,是一种有高度药理作用和生物活性的复杂混合物。生物化学和药理学研究证实,蜂毒中含多种肽、酶、生物胺及其他生物活性物质,具广泛的药理作用,蜂毒能刺激淋巴、内分泌系统,促肾上腺皮质激素的释放,还有箭毒及神经阻滞样作用,从而达到镇痛、消炎、抗菌、调节代谢、增强免疫力的功效,对痹证痛证特别适用。(见彩色插页图9-27-1,图9-27-2)

二、操作方法

(一)试针

为避免个别人对蜂针出现过敏反应,初次行蜂针疗法前必须在医师观察下试针。人体对蜂针液的免疫力不是永久的。为了安全起见,间隔一个月以上,再接受蜂针治疗的患者应重新进行试针。

1. 拔针法

是将工蜂螫器官用直形无齿虹膜镊或钟表游丝镊拔出供试针或蜂针治疗的方法。用敷料镊子夹取一只工蜂头胸部,将其腹部向外,头部用左手捏住,右手持游丝镊掌侧向外;或将蜂腹朝内,右手持镊掌侧向内,趁螫针伸出时将螫器官拔出。

拔出的活蜂螫器官,用游丝镊夹持刺针上1/3和下2/3交界处,太偏上影响贮液囊收缩和蜂液排出,太偏下因刺针较细易被夹伤,用劲稍小又易失落。螫器官离开蜂体后应在数秒内使用,耽搁时间稍长,蜂针液即从刺针端大量排出。

2. 试针方法

在患者前臂下端外侧皮肤处,先作常规消毒。将拔出的螫刺在相当于外关穴位上刺入皮肤0.5～1.0mm,随即拔出,刺点立现小皮丘。20分钟后观察,若无泛发剧烈红肿、奇痒等局部反应和皮肤水肿、皮疹、胸闷、气闷、恶心、呕吐、腹痛、心悸、乏力、发热等全身反应,即可进行蜂针治疗。

凡出现过敏反应者,不宜施用蜂针疗法。应警惕可能发生的过敏性休克,要落实应急防治措施。

(二)蜂针经穴针刺方法

1. 蜂针循经散刺法

一般在第1周采用。常规消毒后,将螫针从活蜂尾部用游丝镊拔出,夹持蜂针,在患部或与疾病相关的经络皮部,垂直散刺4～5穴,重点穴位采用"齐刺"或"梅花刺"。针法要领是"针不离镊,随刺随拔。"散刺用力要适中,垂直刺,否则螫针容易折断。施术时沿病处所属"皮部"或压痛区每隔1～2mm轻轻呈带状散刺。一般用3～5只蜂散刺一个区域后,用冷藏的新洁尔灭湿毛巾擦针刺区,再刺下一部位。散刺法痛感轻微,对激发调整"皮部"、"络脉"经气有特殊功效。蜂针作为保健和抗衰老措施一律采用散刺法,施行此法患者几乎无痛或痛感轻微,注入蜂针液量有限,属轻刺激。对头面部和耳穴主要施行散刺,并要浅刺(0.5～1.0mm)、轻刺、随刺随拔。此法一般用于治疗三叉神经痛、黑斑、皱纹等颜面的疾病。

2. 蜂针经穴直刺法

接受蜂针治疗第二周,若患者蜂针后局部反应轻微,可将从活蜂中取出的螫针直接刺入穴位,视病情及患者针刺后反应情况留针3～5分钟,乃至10～20分钟,再拔除螫针。第一次用蜂1只,以后视针刺反应及病情需要,逐次增加经穴和活蜂数。应用蜂针经穴直刺法,一般局部均会有肿痛反应,要视反应情况调整蜂针刺激量。对三叉神经痛、齿槽脓肿等患者除皮肤穴位针刺外,还可在口腔黏膜敏感点、齿龈局部进行蜂针点刺。蜂针刺黏膜疼痛轻微,有时患者还不知觉。此法适用于内脏的疾病,利用针灸疗法作用于十四经的穴位,以达到疏通经络,调和气血的作用。

3. 活蜂螫刺法

对蜂针疗效较好,且局部反应较轻的患者,可采用活蜂经穴螫刺法。操作方法是用游丝镊夹住活蜂腰下段,直接用活蜂在穴位上螫刺。螫针刺入后,能迅速向体内排出蜂毒,红肿痒痛一般反应较重,故应严格掌握蜂针剂量及适宜地选择穴位。活蜂螫刺法对急性韧带、骨膜、肌腱发炎非常有效,出现红肿,用冰敷法可帮助减轻肿胀。

4. 蜂针的疗程

经试针无过敏反应的病人,头几次均采用散刺法,酌情点刺几穴,每次用蜂量按1、2、3或2、4、6只蜂逐渐增加。活蜂螫刺后局部红肿痒反应较重,遇发热等全身反应则减量或维持原数量,待后再酌情逐渐增量。每次用蜂量以10只上下为宜,最多不超过25只蜂;几种刺法酌情选用,或配合使用。蜂针疗法一般隔日1次,10～15次为1疗程,休息7～10天后,再行第二个疗程。针刺的穴位应分组轮换,蜂针局部反应未消失的部位不得重复针刺。对面神经麻痹、脑栓塞和脑血栓形成后遗症等康复的病种和支气管哮喘、偏头痛、高血压、血栓闭塞性脉管炎等疾病缓解期的病人每星期治疗1～2次即可。

(三)子午流注蜂针经穴疗法

按管氏子午流注环周图及子午流注开穴和互用取穴表,选择每日辰时至申时(7～19时),即为日工作时间开穴,约定患者进行治疗,开穴后,根据中医辨证配取2～3个穴位。隔日或每日治疗1次,10次为1疗程,疗程间休息1周,根据病情再行第二疗程治疗。

(四)蜂毒注射液穴位注射疗法

首先做过敏试验皮试及过敏试验肌注。根据

脏腑经络辨证,首次宜取腰背及四肢肌肉较丰厚部位的腧穴1～2穴,每穴注射蜂毒加普鲁卡因注射液0.3～0.5ml,蜂毒剂量不超过0.5mg/d。其后可根据病情和病人体质逐渐增加剂量。临床参考剂量为1～3mg/d,最大剂量5mg/d。穴注剂量:头面部腧穴每穴0.3ml;胸背部腧穴每穴0.5ml,四肢部腧穴每穴0.5～1ml;腰、股部腧穴每穴1.5～2ml较为适宜。根据不同病种和病情确定疗程,一般隔日1次;对蜂毒反应轻微或病情较重的患者,每日1次,10次为1疗程,休息5～7天,继续第二疗程。

(五)辨病取穴

针灸可治的病症都可用蜂针治疗,如头痛、高血压、心脏病、脑血管疾病、脉管炎、各种精神疾病、各种神经的疼痛或麻痹(如腹股沟神经痛、坐骨神经痛、偏瘫、面神经麻痹等)、重症肌无力、关节炎、肩周炎、颈椎病、腰痛、骨及十二指肠溃疡、肝炎、肝硬化腹水、肾结石、阳痿、肠炎、胆囊炎、便秘、哮喘、糖尿病、甲亢、卵巢囊肿、盆腔炎、痛经、乳腺增生、外阴白斑、近视、视神经萎缩、耳源性眩晕、鼻炎、牙痛、带状疱疹、皮炎、湿疹、脚气病、扁平疣、荨麻疹、牛皮癣、痔疮、疟疾、丹毒、口疮、淋巴结核等病症,均可应用蜂针。但以防治类风湿性关节炎疗效最佳。

(1)风湿性关节炎和类风湿性关节炎:取疼痛部位及周围的穴位,用蜂螫。7天为一疗程。

(2)面神经麻痹:取牵正穴为主,配以阳白、丝竹空、颊车、地仓、四白、迎香等穴(配以其中3～4穴即可)。每穴用蜂1只,随蜂螫次数增多,而延长蜂针留置时间。一般留置1～4分钟。每次间隔3～5天,5天为1疗程。

(3)偏头痛:取太阳、头维等穴,用蜂螫,可缓解疼痛。

(4)坐骨神经痛:取腰阳关、秩边、环跳、委中和坐骨神经循行路线附近的穴位,用蜂螫。7天为一疗程。

(5)肌肉、筋脉痉挛:取痉挛局部和周围的穴位,用蜂螫。

(6)血栓闭塞性脉管炎:取病变部位和周围的穴位,用蜂螫。一般以15天为1疗程。一个疗程后,休息3天,在进行下一疗程。

(7)结节性红斑:取病变部位穴位,用蜂螫。

(8)过敏性紫癜:取足三里、三阴交、血海等穴位,用蜂螫。7天为一疗程。

(9)荨麻疹:取百虫窝、血海、三阴交等穴,用蜂螫。一般治疗1天,即可好转。

(10)胆绞痛:取胆囊穴、内关、迎香、四白和耳穴敏感点,用蜂螫。

(11)疝气:取阴陵泉、关元、气门(奇穴)、三阴交等穴,用蜂螫。7天为1疗程。若需要进行第二个疗程,应休息5天后再进行。

(12)支气管哮喘:取大椎、天突、膻中、列缺、中府等穴,用蜂螫。7天为1疗程。

(13)美尼尔综合征:取风池、内关、翳风、足三里等穴,用蜂螫。5天为1疗程。

(14)过敏性鼻炎:取迎香、印堂、合谷等穴和鼻隔外部,用蜂螫,每次1分钟,每日1次,7天为1疗程。

(六)蜂针疗法的过敏反应及其防治

1. 蜂针过敏的可能原因

(1)个人体质:与遗传及个人DNA排列及特异体质有关,此类型的过敏几乎都在初次蜂针疗法中发生。

(2)过量:施用的针数过多,此类过敏发生在第二、三、四次等,因为抗原抗体反应,尤其在第二次使用蜂针时。

(3)代谢问题:蜂针液在人体中的代谢是靠肝脏,如果患者在大量使用时,产生休克现象的较少,通常是全身荨麻疹。

2. 蜂针的过敏反应

(1)局部反应:疼痛、红肿、瘙痒等局部过敏不良反应,活蜂螫刺是直接刺激皮肤,皮内刺激,皮肤的痛觉、触觉神经丰富,因此疼痛更甚;蜂刺后即有疼痛,往往仅持续数秒或1分钟左右,而后可见局部红肿、胀痛,红肿的大小随个体差异而不同。中期可见局部瘙痒,有的有瘀点或瘀斑。严重反应者局部红肿一般在12小时,48～72小时为高峰期,3

天后逐渐消退。经多次治疗后，局部反应逐渐减弱，肿胀变小，仅维持几小时到1～2天不等。

(2) 全身反应。

①发热、恶寒：接受蜂针治疗的患者，采用点刺、循经散刺或进行脱敏治疗的，不会出现此反应；但若活蜂螫刺，常见的有发热、恶寒等全身反应。但并非初针就有全身反应出现，有一定的潜伏期限。

②风疹(或荨麻疹)：有的患者会发生局部风疹或全身风疹，尤其是毒量过大，体质过敏时，更易发生。

③少数可出现淋巴结肿大，常发生在下颌部、腋窝、颈部、腹股沟等处。病因可能是肌体的淋巴回流，不能及时输送毒液及时解毒的结果。

④头晕或过敏性休克：头晕主要是患者对蜂毒疗法过于紧张，或在饥饿、体虚、低血糖时接受蜂针所致。极少数人出现的过敏性休克是由于毒液进入致敏的机体，使血管活性物质大量释放，毛细血管扩张，内脏器官水肿或渗出，导致血容量相对不足而造成的；也有出现手心痒、脚底痒、头皮痒、眼发红、心跳加快、鼻塞、打喷嚏、冒冷汗、呕吐、腹泻等现象。

当以上各种症状单项出现或多项出现时，都是病人对蜂针产生过敏反应。

3. 防治方法

反应轻微者，一般不需处理而可于短时间内自行消失；反应明显者，则应视具体情况，减少蜂量或延长蜂疗间歇时间，并作对症处理。

(1) 防治过敏反应方法：对于较重的过敏反应患者，首先必须迅速将蜂刺拔出，在拔蜂刺时，注意用尖细的镊子，从蜂刺近皮肤处拔出，要避免挤压蜂刺的毒囊，否则可使蜂毒液迅速全部的输入机体，然后再进行局部防治。

(2) 防治疼痛方法：对首次蜂针的成人患者，当蜂螫时与患者聊天，把患者的注意力吸引到谈话之中，减轻其疼痛。提前在蜂针治疗处用外用皮肤止痛制剂(如利多卡因表皮麻醉剂或中草药进行涂敷)以止痛；或采用快速点刺、散刺等方法，减少疼痛或用循按捏肤等方法；也可用局部冷冻或冰敷的方法止痛，儿童和畏痛者可采用此法，严重类风湿患者不适用。施术时，当第1针螫刺后，间隔时间稍长点，待其疼痛减轻后再继续螫刺；也可以当第1针螫后接着在原穴位螫刺，骨质增生的患者最适合此法。

(3) 防治发热方法：对于未接受过蜂刺的治疗者，蜂针治疗前20天内只采用1～2只蜂小剂量的治疗方法，可使发热率大大减少。另外，发热患者还要多喝温开水，或用蜜糖水，以促使蜂毒反应物的尽快排出，并保证休息。其次可以对症治疗，适当服用解热镇痛药，如阿司匹林、百服宁等药或服用柴葛解肌汤，注射柴胡注射液等。

(4) 减少红肿方法：可用季德胜蛇药片外敷与内服；对于蜜蜂毒可用碱性肥皂、童便、氨水、碳酸氢钠溶液等涂擦，因蜜蜂毒液呈酸性，用碱性物质可中和其毒液，使其不至于蔓延。同时可用中草药水煎外洗，如七叶一支花、蒲公英、萝蘑藤、马齿苋、芋荷梗、茄子等物品。

(5) 防治瘙痒、风疹方法：蜂针后如不将蜂刺拔出，或尾针残留，属于异物刺激，则痒的程度更甚，故蜂针后应取出蜂刺。另外可用蜂胶酊外擦，或涂驱风的药液，如百花油、清凉油等防治；用皮炎康霜、蜂蜜外涂等方法可以止住瘙痒。有风疹者，可服抗组织胺的药物，如马来酸氯苯那敏、苯海拉明、息斯敏等或用葡萄糖酸钙静脉推注。

(6) 防治休克方法：先拔出蜂刺，然后让患者平卧，头稍低，取出义齿，保持空气流通。轻者，可给服温糖水，或服用抗组织胺药如马来酸氯苯那敏等。可指压人中、艾灸百会穴，并吸氧。必要时，给患者静注0.1%肾上腺素1ml，继之皮下注射1ml；静注抗组胺药如非那根25～50mg；还可使用激素，如地塞米松5～10mg静脉注射，或与5%葡萄糖液静脉滴注。反应严重者，要用全身支持疗法，给予输液、利尿等治疗，促进毒素的尽快排出。

三、现代文献

(一) 内科疾病

类风湿性关节炎

刘喜德等[1]观察蜂针疗法治疗类风湿性关节

炎(RA)的临床疗效,及其促进西药减量及稳定病情的作用,将100例RA患者随机分为两组,蜂针疗法加西药治疗组(蜂针治疗组)50例,西药对照组50例。西药对照组口服甲氨蝶呤(MTX)、柳氮磺吡啶片、美洛昔康片(莫比可);蜂针治疗组在口服上述西药的同时,加用蜂针疗法,根据RA发病部位,以局部取阿是穴为主,配合辨证取穴。注意蜂针治疗前先进行试针,若无过敏,蜂针量一般以1～2只开始,每次增加1～2只,以后所用蜂针量视患者的病情、体质而定,平均每次8～15只,隔日1次。疗程3个月。观察临床疗效,治疗前后症状、体征变化及西药用量、不良反应和治疗后3个月病情复发情况。结果:蜂针治疗组的总有效率优于西药对照组($P<0.05$);在改善症状和体征(关节疼痛度、肿胀度等)的积分方面,与治疗前及对照组治疗后比较差异有显著性($P<0.05,0.01$);蜂针治疗组的美洛昔康及MTX的用量、病情复发率和不良反应发生率明显少于西药对照组($P<0.05,0.01$)。提示蜂针疗法加西药治疗RA的疗效优于单独西药治疗,蜂针疗法不良反应少,具有促进西药减量、减少病情复发率和稳定病情的作用。

(二)骨伤科病症

1. 肩周炎

沈明安[2]观察蜂针配合推拿治疗肩周炎的临床疗效。方法:将66例肩周炎患者随机分为治疗组和对照组各33例,均以阿是穴、肩髃、肩髎、肩贞为主穴,配以臂臑、曲池、天宗。治疗组采取蜂针配合推拿的方法,蜂针治疗时,局部常规消毒后,用镊子夹着工蜂腰腹部,将其尾部对准点刺的穴位,然后把镊子挟紧,蜜蜂螫针即刺入皮下,再加压其腹部促进毒素注入穴位,留针20秒左右,然后迅速将蜜蜂的螫针拔出,刺入其他穴位。急性期每天1次或2次,10天为1疗程,每个疗程间休息1～2天,1个月为1疗程;慢性期每周2～3次,1个月为1疗程。对照组采取针灸配合推拿的方法。两组推拿操作方法相同,每次大约10分钟,每日1次,10次为1疗程。经治疗,治疗组总有效率96.97%,对照组总有效率81.82%。统计学检验,治疗组疗效明显优于对照组($P<0.05$),提示蜂针配合推拿治疗肩周炎疗效显著。

2. 强直性脊柱炎

牟秀艳[3]为29例强直性脊柱炎患者进行蜂疗,其中男28例,女1例;20～30岁9例,31～40岁11例,41岁以上9例;早、中期18例,晚期11例。获效的25例中,经蜂针治疗3～5个月者11例,占37.9%,蜂针5个月～1.5年者9例,占31%,坚持蜂针1.5年以上者5例,占17.2%。另4例治疗中断,作为无效病例,占13.8%。结果表明早期患者治疗效果最好,发病5～7年的患者,其发病的关节,生理弯曲的脊柱,恢复的可能性很大。超过8年以上的患者,可不同程度改善。中、晚期强直性脊柱炎患者,坚持蜂针治疗300次左右,能达到标本兼治的效果。

3. 肌筋膜疼痛综合征

田宁[4]研究蜂针疗法治疗肌筋膜疼痛综合征的临床疗效。方法:将60例肌筋膜疼痛综合征患者随机分为蜂针治疗组和针刺加拔罐加TDP对照组各30例,蜂针组治疗时,常规试针合格后选取风池、肩井、天宗、疼痛部位相关节段的夹脊或背俞穴、委中、阿是穴,常规针刺消毒后,用镊子夹住蜜蜂的头胸部,再用另一镊子将其尾针拔出,以散刺法螫刺以上穴位。对照组选穴同上,常规针刺得气后,于留针过程中用TDP照射,出针后配合拔罐治疗,两组均隔日治疗1次,连续治疗10次后观察疗效。结果:蜂针组总有效率为93.3%,对照组总有效率为66.7%,蜂针组总有效率明显高于对照组($P<0.05$)。提示:蜂针疗法治疗肌筋膜疼痛综合征有良好的疗效。

(三)儿科疾病

小儿哮喘

文洁珍[5]运用蜂针治疗儿童哮喘共60例,试针合格后,辨证选穴消毒后捏住蜜蜂双翅,将其尾刺螫刺入穴位上,"即点即出"。蜂量一般每次1～2只为宜,每隔3～10天治疗1次,10次为1疗程,治疗4疗程后评价疗效,结果:临床控制9例,显效

27例,好转16例,无效8例,总有效率为86.67%。且治疗后IgE、IgA、IgG、IL-2均有明显改善,与治疗前比较,差异有显著性或非常显著性意义。提示蜂疗治疗儿童哮喘疗效显著,其机理可能与蜂疗调节患儿免疫功能及其抗炎作用有关。

(四)皮肤科疾病

血管瘤

耿振方等[6]治体表血管瘤患者46例,皮肤纤维瘤患者39例。蜂针过敏试验阴性后,在瘤体上面活蜂螫刺,留针20分钟。经1～15次蜂针均获治愈。因蜂针液有软坚、活血、化瘀、消炎之功效,经随访,除其中纤维瘤1例瘤直径1cm,治疗4次用蜂4只,1年以后复发外,其余治愈后随访1～3年无复发。蜂针治疗体表血管瘤及皮肤纤维瘤效果良好。

四、注意事项

(1)治疗前不宜吃得过饱,治疗期间不宜饮用含有酒精的饮品。

(2)凡初次接受治疗者,出现较轻的疼痛,局部略有红肿,不必惊慌,也不要轻易停止治疗。如出现发热、恶心、呕吐、心慌、出汗者,可应用镇静剂,如肌注25mg异丙嗪即可缓解其毒副作用。

(3)应用锋针疗法前先做过敏试验,对出现过敏反应阳性者禁用本法。

(4)用蜂数量宜慢慢增加,以每次增加1只或2只为宜;尽量避免捉回巢蜂做治疗。

(5)蜂针治疗完成后让患者静坐休息20分钟,无不良反应后才可离去。若治疗过程中出现过敏反应,应及时进行抗过敏治疗。

(6)第一次蜂针治疗结束后,间隔一段时间再次接受蜂针疗法时,应从小量蜂针治疗开始,逐渐加量治疗,以避免发生严重过敏反应。与初次接受蜂针治疗不同,当第1～2次复针后,可迅速使蜂针量加至以前治疗水平,甚至可以每天加10针。

(7)脑波有问题者,如癫痫患者,蜂针会使脑波传导迅速,可能造成抽筋等症状。如因其他疾病必须使用蜂针者,以不超过3只蜂针为限。

(8)孕妇,从未使用过蜂针的孕妇,因怕过敏现象引发流产;如果是一直在使用蜂针者,尔后怀孕则不在此限。

(9)有内出血者,如肺、胃有出血时蜂针会造成大量出血。

(10)过敏体质者,不能食虾者,蜂针会造成全身荨麻疹。但少量使用蜂针却可改变体质,降低过敏因子,甚至在使用蜂针一段时间后,连虾都可食了。气喘者应少量使用蜂针,以免引发气喘致死。

(11)心脏病患者,曾作开心手术者,使用蜂针时易造成休克。心肺功能衰竭、装置心律调节器及更换人工瓣膜者禁用。

(12)肾衰者、肾衰竭患者若尿液中有潜血者,使用蜂针将会使尿液中BUN、CR值快速上升,蜂针可活化细胞,改善器官机能,但如果蜂针剂量过多,则会促使肾功能不全者变成尿毒症。然BUN、CR值正常,只是尿中有潜血的肾脏疾病者,蜂针则能快速将潜血症状清除,蜂胶亦有此效果。

(13)一般妇女在第一次使用蜂针时,如果是刚好在月经期,则会有经血过多现象,但是已经用蜂针多时的妇女则无关紧要。

(14)对蜂毒过敏者、有药物过敏史者、体虚难以接受者均禁用本法。对于严重动脉硬化、小儿、老年人、手术后要慎用此法。

参 考 文 献

[1]刘喜德,张金禄,郑汉光等.蜂针疗法治疗类风湿关节炎的临床随机对照研究[J].针刺研究,2008,33(3):197～200

[2]沈明安.蜂针配合推拿治疗肩周炎临床观察[J].四川中医,2008,26(4):117～118

[3]牟秀艳.蜂针治疗强直性脊柱炎29例的疗效观察[J].养蜂科技,2004,(3):36～37

[4]田宁.蜂针治疗肌筋膜疼痛综合征疗效观察[J].中国

民族民间医药,2009,(12):56~58

[5] 文洁珍. 蜂针治疗儿童哮喘的临床疗效及对免疫功能的影响[J]. 新中医,2006,38(7):37~38

[6] 耿振方,马中梅. 蜂针治愈体表血管瘤、皮肤纤维瘤85例[J]. 养蜂科技,2004,(6):30

[7] 李万瑶. 中医独特疗法蜂针疗法[M]. 北京:人民卫生出版社,2009

[8] 管遵惠. 管氏针灸经验集[M]. 北京:人民卫生出版社,2002

[9] 陈秀华. 中国传统特色疗法[M]. 北京:人民卫生出版社,2010

[10] 葛凤晨,孙哲贤. 蜂针疗法[M]. 长春:吉林科学技术出版社,2005

第二十八节 锋勾针法

一、概　述

锋勾针疗法是在中医理论指导下,通过使用锋勾针点刺或勾割人体腧穴或特定部位的特殊手法操作,从而治疗疾病的一种针刺方法。锋针,据《灵枢》所载,其针长1.6寸,针锋锐利,三面有刃。勾针是流传于民间的一种针刺工具,因其针尖前部呈勾状而命名。师怀堂老先生在参考古九针之锋针的基础上,结合流传于民间的勾针,将两者之长融为一体,改革而发明了新型的锋勾针。

锋勾针以其独特的结构和操作方法,通过刺血和勾割,可以起到泄热排毒、引邪外出、疏通经络、松解粘连、理筋活络的作用,在治疗热证、痛证、经筋病证等方面疗效显著。(见彩色插页图9-28-1)

二、操作方法

1. 消毒

(1)针刺部分:常规消毒。

(2)针具:锋勾针针头在酒精灯上烧灼1分钟或75%的酒精中浸泡30分钟。

(3)医者:针刺前将手刷洗干净,待干再用75%酒精棉擦拭。

2. 患者体位

根据施术部位选取,以利于操作且患者舒适为原则。仰卧位适宜于头面、胸、腹部腧穴和上下肢部分腧穴。侧卧位适宜于身体侧面少阳经腧穴和上下肢部分腧穴。俯卧位适宜于头、项、脊背、腰骶部腧穴及上下肢部分腧穴。仰靠位适宜于取头、颜面和颈前等部位的腧穴。俯伏坐位适宜于后头和颈、背部腧穴。

3. 持针法

右手拇、食二指捏持针柄,中指置于针身下部,微露针头,呈持笔式。

4. 操作手法

(1)勾割法:施针方法分为5个步骤:①用左手拇、食指绷紧所刺部位的皮肤,右手迅速将针头垂直刺入皮肤;②在针头刺入皮肤后,将针体扭正与皮肤垂直,将皮下白色纤维挑起;③然后,上下提动针柄,进行勾割,可听到割断纤维的吱吱声,一般勾割3~4下;④勾割完毕,恢复到进针的角度,将针尖顺针孔而出;⑤出针后,立即用板球按压针孔。

(2)点刺法:用左手拇、食指绷紧所刺部位的皮肤,右手持锋勾针,使针尖与皮肤呈90°角,然后迅速翻转手腕点刺穴位(或刺激点)。血即随针而出(此法适用于在肢体末端部位腧穴、反应点的放血)。

(3)挑刺法:左手拇、食二指将反应点周围的皮肤肌肉绷紧,右手持锋勾针对准反应点(红豆点、敏感点、丘疹点等),迅速而敏捷地挑刺所需部位,并挤出血点。

(4)操作要领:临床施用锋勾针要求手法娴熟,双手协作,全神贯注,操作要做到准、快、达三安决。"快"即进针快捷;"达"即针刺到位、刺激充分。

三、经典文献

师怀堂先生在参考古九针之锋针的基础上,结合流传于民间的勾针,将两者之长融为一体,改革而发明了新型的锋勾针。锋针,即三棱针,最早记载于《灵枢》。《灵枢·九针论》中云:"锋针,取法于絮针,其身,锋其末,长一寸六分"。《灵枢·九针十二原》又曰"锋针者,刃三隅"。可见,锋针针锋锐利,三面有刃。勾针常为勾治羊毛疔所用,其针尖部前端有勾。"《灵枢·九针论》中论及锋针时云:"主泄热出血",《素问·异法方宜论》云:"其病为痈疡,其治以砭石","已成脓血者,其唯砭石铍锋所取也"等。可见,在《内经》时期就非常重视利用锋针来治疗脏腑为热之证,如《灵枢·热病》中云:"热病体重,肠中热,取之第四针。"又云:"热病挟脐急痛,胸胁满,取之涌泉与阴陵泉,取以第四针。故而临床中用锋勾针治疗热证及急性感染性疾病多见。在《灵枢·官针》篇说:"病在经络痼痹者,取以锋针。"可见锋勾针对顽固性疾病,也有很好的疗效。

四、现代文献

(一)治疗概况

1. 内科疾病

(1)头痛

①邢守平[1]应用锋勾针配合火针治疗偏头痛,治疗时取大椎、风池、百会、太阳、悬颅、悬厘、印堂、头维、上星及阿是穴。每次可选5穴~6穴,根据病情交替使用锋勾针,每穴勾割3~4次,微出血。用细火针治疗时取阿是穴、百会、悬厘、悬颅等穴,在酒精灯上烧红火针,每次选灸4~6穴,每穴点刺2~3次。上述针刺,每3天治疗1次,同时进行,3次为1疗程,最多治疗2个疗程(6次)。结果:86例中,治愈47例,显效31例,无效8例,总有效率为90.70%。疗效显著。

②曹伟民[2]运用锋勾针治疗神经性头痛156例,取穴:风邪入络型主穴取天柱、合谷、太冲、痛点;瘀血阻滞型主穴取天柱、大椎、太阳、风池、痛点。配穴取百会、悬颅、悬厘、足临泣。每周1次,3次为1疗程。结果:临床治愈145例,显效6例,好转3例,无效2例,总有效率为98.72%。说明锋勾针治病简便灵验,值得推广。

③张先锋[3]以闪罐加锋勾针治疗头痛86例,治疗时主穴取百会、风池、太阳,辨证配穴,经1~2个疗程治疗后评价疗效,结果痊愈75例,显效7例,好转3例,无效1例,总有效率为98.84%。疗效显著。

(2)面瘫:高山等[4]为观察新九针治疗面瘫临床疗效,将120例门诊病例随机分为治疗组和对照组,每组60例。对照组采用毫针治疗,治疗组在对照组治疗的基础上采用梅花针、锋勾针、细火针等新九针治疗。结果:对照组治疗后总有效率为86.67%,治疗组治疗后总有效率为98.33%,两组患者治疗后总有效率比较差异有统计学意义。提示新九针治疗面瘫疗效显著,操作简便,值得在临床上推广应用。

(3)泌尿系感染:冯玲媚[5]运用针刺治疗泌尿系感染30例,治疗时先取秩边穴常规毫针针刺,再取次髎穴用锋勾针治疗,操作时应避开血管及神经,勾刺方向与肌肉垂直,结果:经治疗后本组显效23例,有效5例,无效2例。总有效率为93.3%。效果令人满意。

(4)坐骨神经痛

①虎宝等[6]采用师怀堂教授的"九针"之一的锋勾针,与拔罐疗法和体针疗法相结合,治疗30例坐骨神经痛,取得满意疗效,总有效率达100%。

②孟庆良等[7]采用锋勾针治疗原发性坐骨神经痛198例,另设对照组126例,采用毫针针刺,两组取穴相同,以阿是穴为主穴,配以环跳、阳陵泉、悬钟、委中、承山,经治疗后观察两组痊愈率有非常显著性差异,提示锋勾针疗法治疗坐骨神经痛的效果优于毫针疗法。

2. 骨伤科疾病

(1)肩周炎

①侯玉铎等[8]将200例漏肩风患者随机分为治疗组137例,对照组63例。治疗组采用锋勾针

经筋刺法配合穴位注射,对照组以传统的毫针循经取穴刺法治疗,两组均治疗1个疗程后评定疗效,结果:两组临床治愈率之间差异有非常显著性意义,治疗组明显优于对照组。提示锋勾针治疗对漏肩风的治疗效果显著。

②周志峰[9]运用锋勾针加闪罐治疗肩周炎50例,2个疗程治疗后,肩关节疼痛消失,活动自如者43例占86%。肩关疼痛消失或略有适感,活动基本自如者6例占12%。治疗前后无变化,1例占2%。总有效率为98%。临床实验表明该疗法疗程短,治愈率高,值得推广。

(2)颈椎病:孟宪凯等[10]应用刮痧配合锋勾针、拔火罐等综合疗法治疗颈椎病,结果83例患者经一疗程治疗后,其中痊愈68例,占81.9%;显效13例,占16.7%:有效2例,占2.4%,总有效率为100%,愈显率达97.6%。效果显著。

(3)项韧带损伤:金生飞[11]采用锋勾针勾割压痛点治疗项韧带损伤87例,经治疗4周后统计疗效,结果痊愈61例,占70.00%;好转26例,占29.89%,总有效率100%。提示锋勾针治疗软组织损伤性疾病有特效。

(4)腱鞘炎:任平霞[12]采用锋勾针松解和腱鞘内注药(40mg曲安奈德和1%利多卡因2ml混合制成混悬液)相结合的方法治疗指屈肌腱腱鞘炎患者45例,经过1～2周治疗后评价疗效,结果优34例,良8例,差3例,总有效率93.3%。说明本法疗效确切。

3. 皮肤科疾病

(1)曹伟民[13]在临床上采用锋勾针配合火罐治疗痤疮396例,取得满意疗效,同时设对照组观察对比,对照组采用毫针针刺治疗,结果两组的痊愈率经统计学处理有非常显著性差异,治疗组明显优于对照组,提示锋勾针加火针的疗效优于毫针的疗效。

(2)张连生[14]临床上采用锋勾针挑刺身柱穴治疗面部痤疮218例,经治疗后痊愈143例,占65.60%,有效67例,占30.73%,无效8例,占3.67%。总有效率为96.33%,效果明显。

4. 急症

程桂凤[15]采用锋勾针勾刺大椎、曲池穴治疗发热患者12例,观察患者治疗前后的体温变化,结果锋勾针勾刺后降温明显,有统计学意义,证实锋勾针治疗对实热邪盛的顽固性高热患者最适宜。

(二)应用体会

孟立强等[16]认为应用锋勾针泄热排毒,取穴原则与应用毫针一样,即近部取穴、远部取穴和对症取穴。但所取穴位的部位最好选取皮肉肥厚或血管较为丰富之处,这样便于刺血或勾割。如能配合拔罐,则更能提高疗效。

五、注意事项

操作过程中,对于施术部位的局部解剖要有充分的了解,注意避开重要的神经、大血管或重要脏器,以免意外发生,确保医疗安全。

参 考 文 献

[1]邢守平.锋勾针、火针治疗偏头痛86例[J].中医外治杂志,2005,14(3):36～37

[2]曹伟民.锋勾针治疗神经性头痛156例[J].中国针灸,1995,15(1):23

[3]张先锋.闪罐加锋勾针治疗头痛86例[J].中医外治杂志,2005,14(6):50

[4]高山,田文海.新九针治疗面瘫60例临床观察[J].山西中医学院学报,2008,9(2):41～42

[5]冯玲媚.针刺治疗泌尿系感染30例临床体会[J].贵阳中医学院学报,1997,19(1):40～41

[6]虎宝,李斯琴.锋勾针加拔火罐为主治疗坐骨神经痛30例[J].内蒙古中医药,1996,15(3):30

[7]孟庆良,赵存君,张三品,等.锋勾针治疗原发性坐骨神经痛198例[J].中国针灸,14(3):29～30

[8]侯玉铎,祁越.锋勾针经筋刺法配合穴位注射治疗漏肩风200例疗效观察[J].河南中医药学刊,2002,17(6):

72～73

[9] 周志峰. 锋勾针加闪罐治疗肩周炎 50 例[J]. 中国临床康复,2002,6(20):3113

[10] 孟宪凯,林永香,王西凤,等. 刮痧配合锋勾针、拔火罐治疗颈椎病 83 例[J]. 针灸临床杂志,1996,12(9):28

[11] 金生飞. 锋勾针治疗项韧带损伤 87 例[J]. 中医外治杂志,2009,18(3):27

[12] 任平霞. 锋勾针治疗指屈肌腱腱鞘炎疗效观察[J]. 中国基层医药,2006,13(2):333～334

[13] 曹伟民. 锋勾针配合火罐治疗痤疮 396 例疗效观察[J]. 中国针灸,1995,15(5):13～14

[14] 张连生. 锋勾针挑治面部痤疮 218 例疗效观察[J]. 中国针灸,1995,15(4):43

[15] 程桂风. 锋勾针治疗发热的初步观察[J]. 甘肃中医,1995,8(3):31

[16] 孟立强,梁晓崴. 锋勾针疗法的临床作用及其机制探讨[J]. 山东中医药大学学报,2006,30(5):348～349

第二十九节 粗 针 法

一、概 述

粗针又称巨针,系由《内经》中"九针"之大针演化而来,因其针体特粗而名之。粗针治疗的针感强,针刺时间短,进针不易弯曲,很少有滞针、折针现象。因此,粗针疗法适用于需要强刺激或放血的病症。粗针比普通针灸针更粗更长一些,采用粗针治疗具有针感强、刺激量大,针刺时间短,进针不易弯曲,很少有滞针和折针现象的优点。因为刺激部位大多在背部肌肉丰厚处,而且一般每次只扎一针,针刺间隔时间又比较长,虽然针较粗较长,治疗时并没有很大的痛苦。临床中常用粗针来治疗皮肤科疾病,如带状疱疹、神经性皮炎、多发性神经炎、丹毒、湿疹等,对某些内科疾病如面瘫、胃下垂、中风等疾病也有较好的疗效,粗针长于治疗各种痛症及骨伤科疾病,如肋间神经痛、坐骨神经痛、腰椎间盘突出症、梨状肌综合征、肱骨外上髁炎等疾病。

二、操作方法

1. 进针

(1) 夹持进针法:刺手拇、食二指夹持针体下端,露出针尖 4～5 分,对准穴位,快速刺入。适用于肌肉丰厚处。

(2) 夹压进针法:用刺手拇指与中指夹持针体,食指压针尾,快速刺入。此法适用于背部。

(3) 捻转进针法:用押手持针体,刺手持针柄,同时捻转下压刺入。此法适用于皮肤柔软的腹部。

2. 手法

粗针进针后,一般即有较强的感觉。若需强刺激可提插 6～7 次,针刺后有放电感者效果最佳,但对儿童不宜提插过多。如用于肌肉萎缩病人,可用卷肌提插法,即针刺入后,针体向一个方向捻转,以转不动为度。此时肌纤维已缠住针体,然后上、下提插数次。提插 2～3 次为中度刺激,留针不提插为弱刺激。

3. 出针

达到针刺目的即可出针,出针时应以挤干的酒精棉球按揉针孔,以免出血。对于实热证可不按压,使其放出少量血液则效果更佳。

4. 针刺原则

由于粗针针体较粗,刺激性强,故应用时应视患者体质、病情、部位等灵活采取针刺方法。肌肉丰隆处如臀部宜深刺;肌肉浅薄处和深部有重要脏器的部位如头颈、背部、胸腹部宜浅刺或沿皮刺。对各类麻痹、瘫痪、急性病宜用强刺激不留针;对于慢性病宜留针而不加大刺激;对神经反应迟钝的人宜强刺激;对神经敏感者则宜弱刺激,快速刺入即可出针。

5. 留针

背部俞穴一般留针 1～2 小时,对有些疾病亦可留针 3～4 小时或更长。其他均宜采用强刺激不

彩 色 插 页

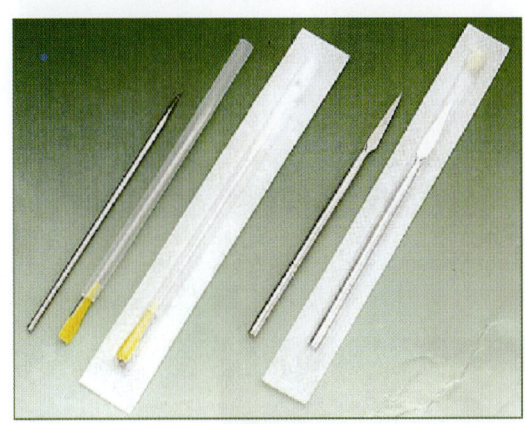

图 9-1-1

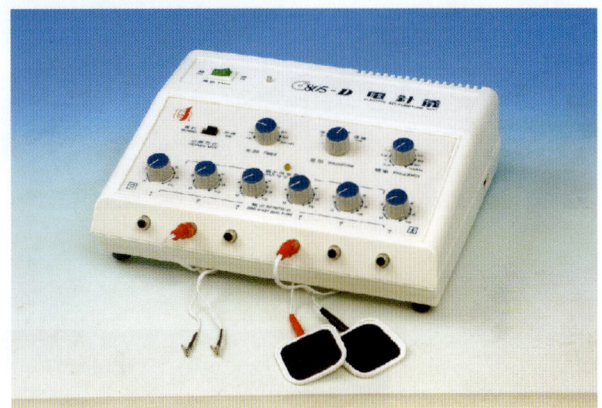

图 9-3-1

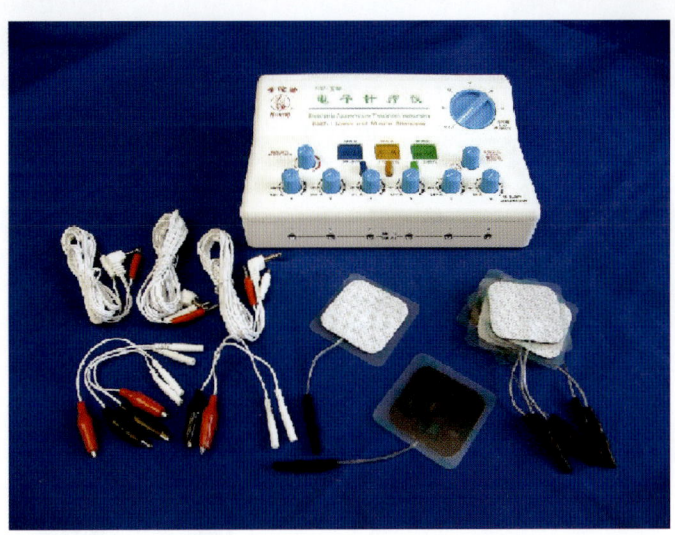

图 9-3-2

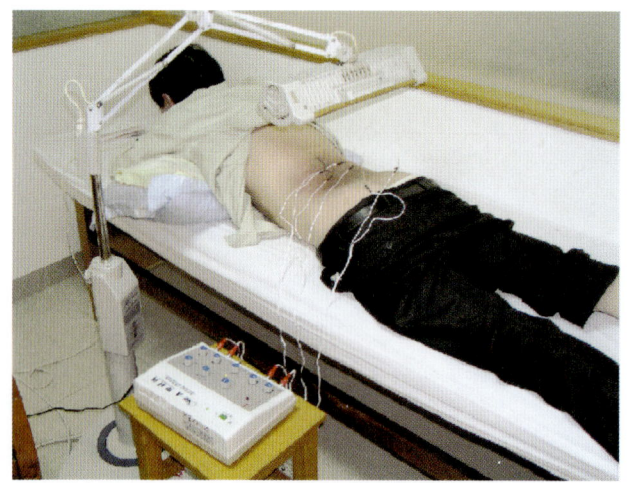

图 9-3-3

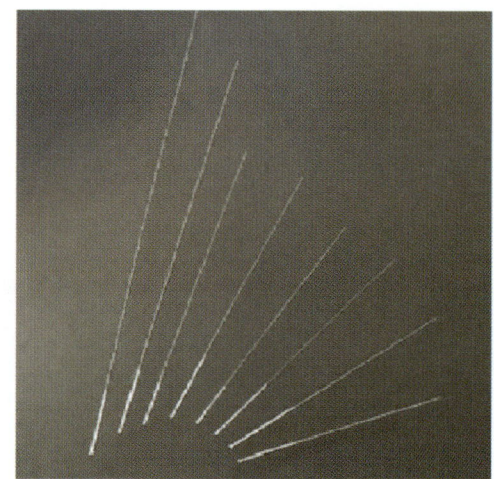

图 9-4-1

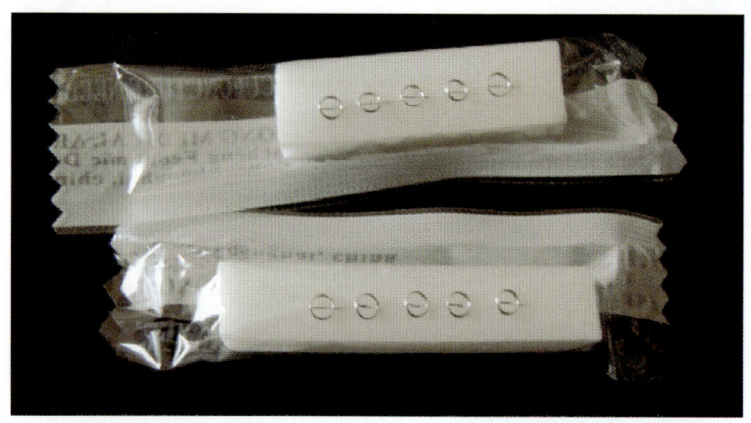

图 9-5-1

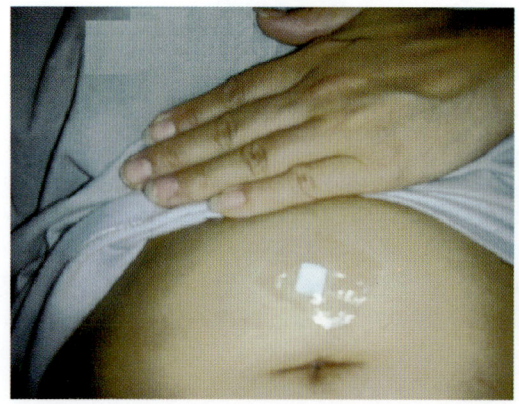

图 9-5-2

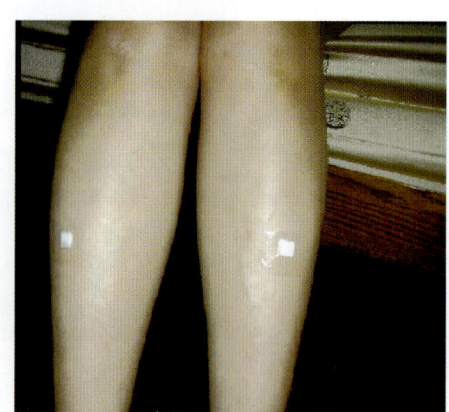

图 9-5-3

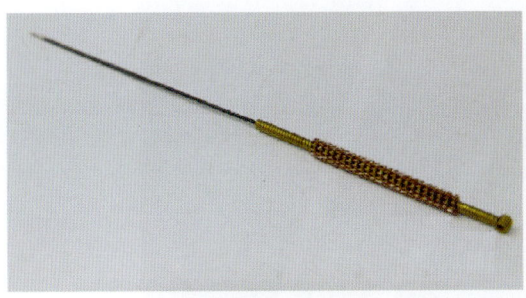

图 9-7-1

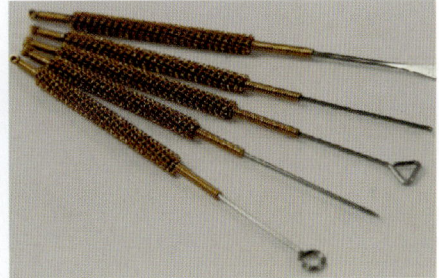

图 9-7-2

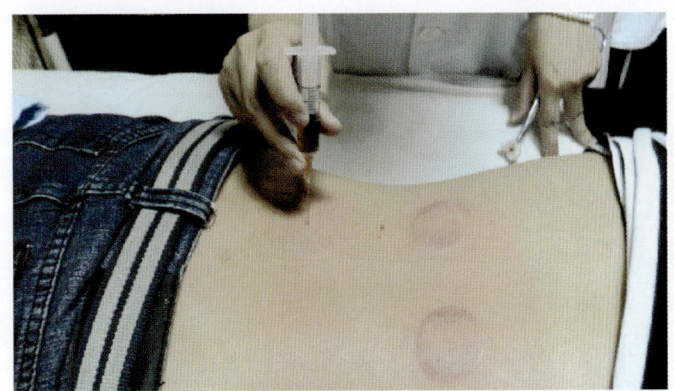

图 9-8-1

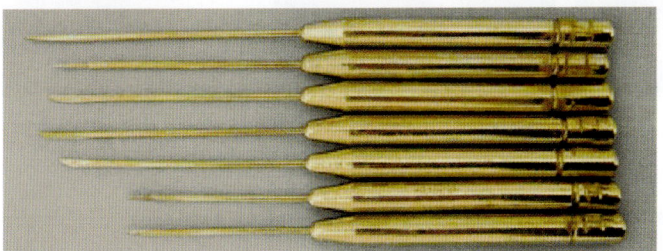

图 9-9-1

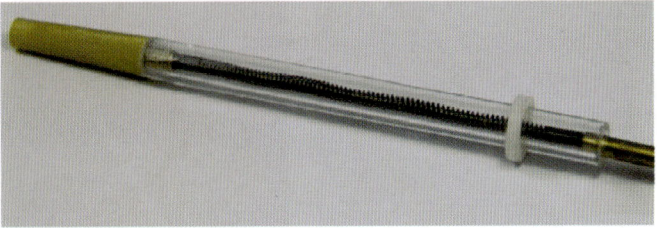

图 9-10-1

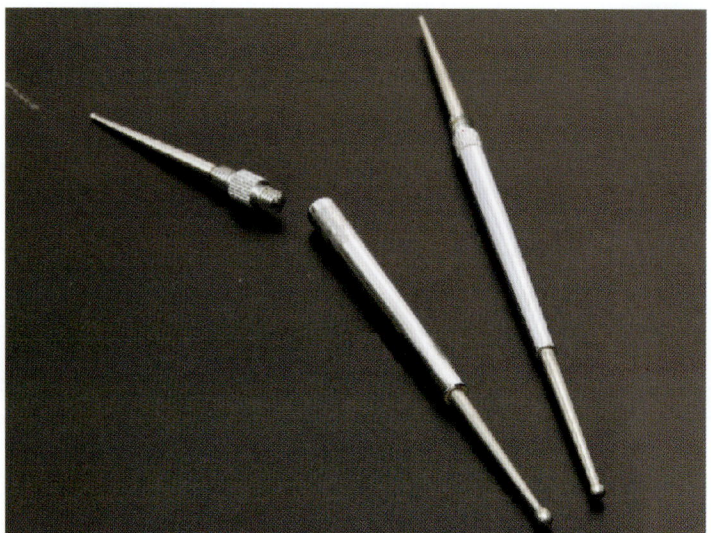

图 9-10-2

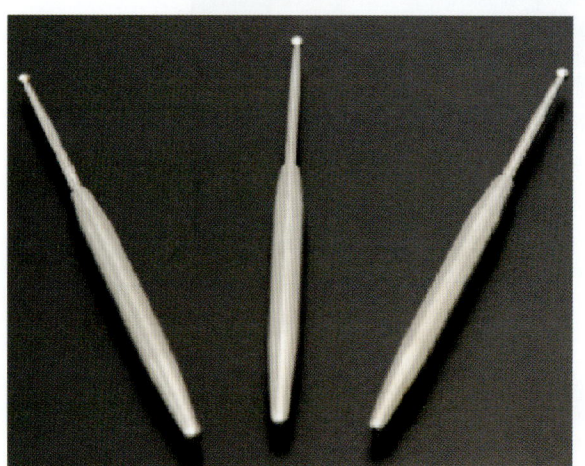

图 9-10-3

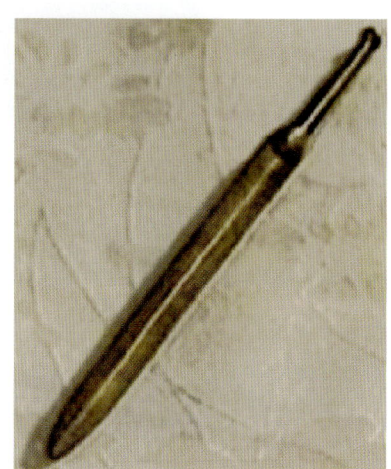

图 9-11-1

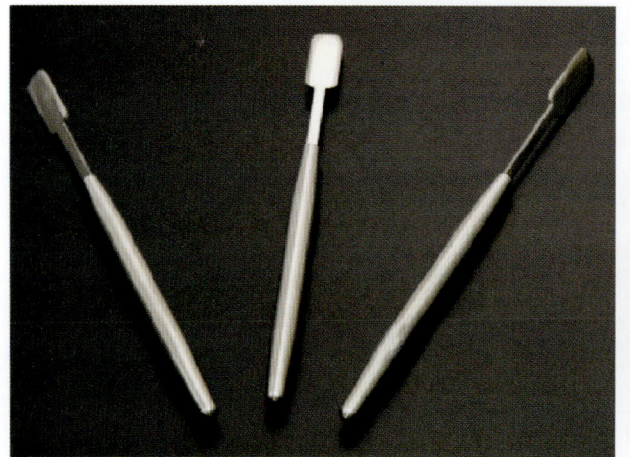

图 9-11-2

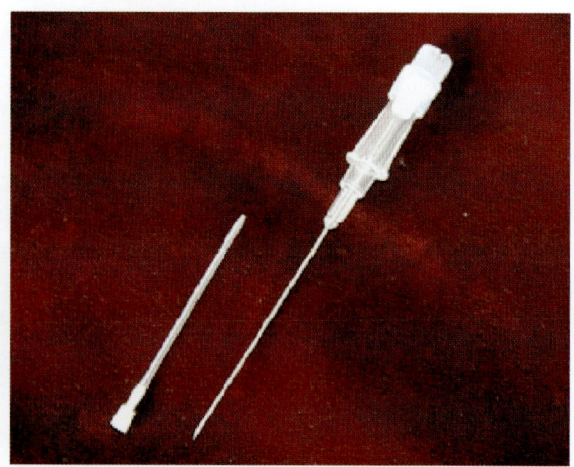

图 9-13-1

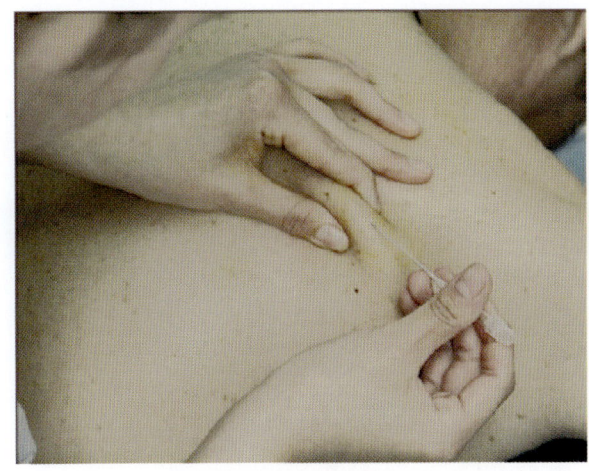

图 9-13-2　　　　　　　　　　　图 9-13-3

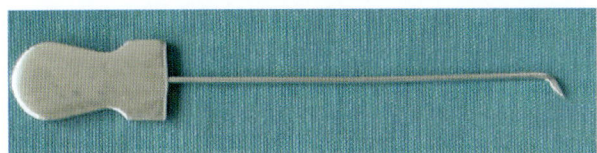 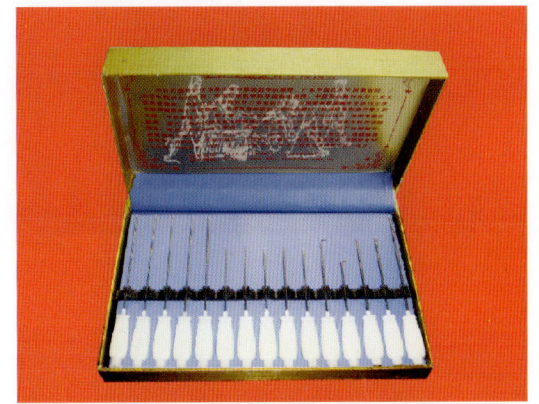

图 9-17-1　　　　　　　　　　　图 9-17-2

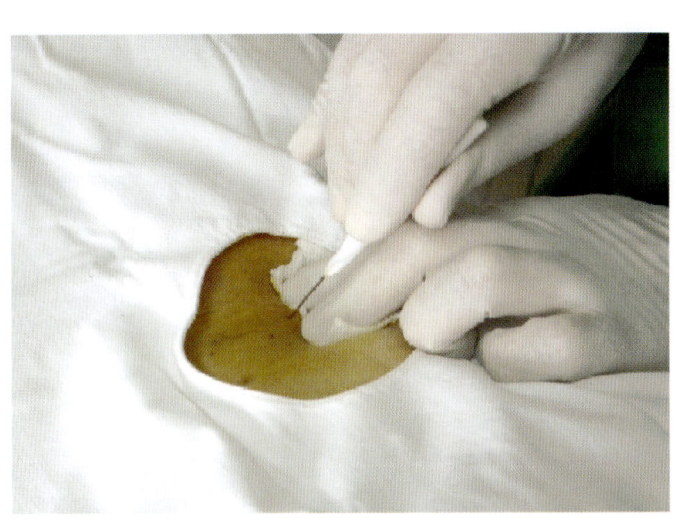 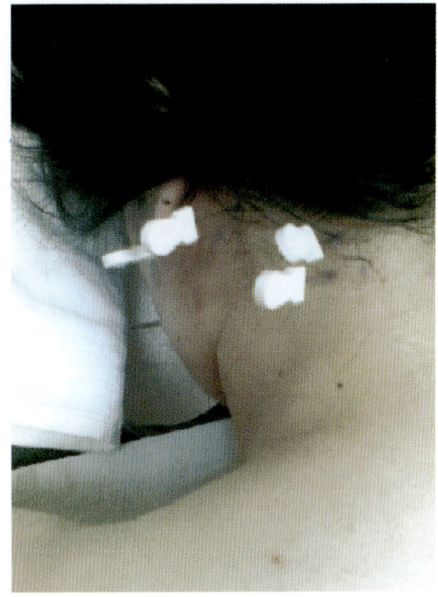

图 9-17-3　　　　　　　　　　　图 9-17-4

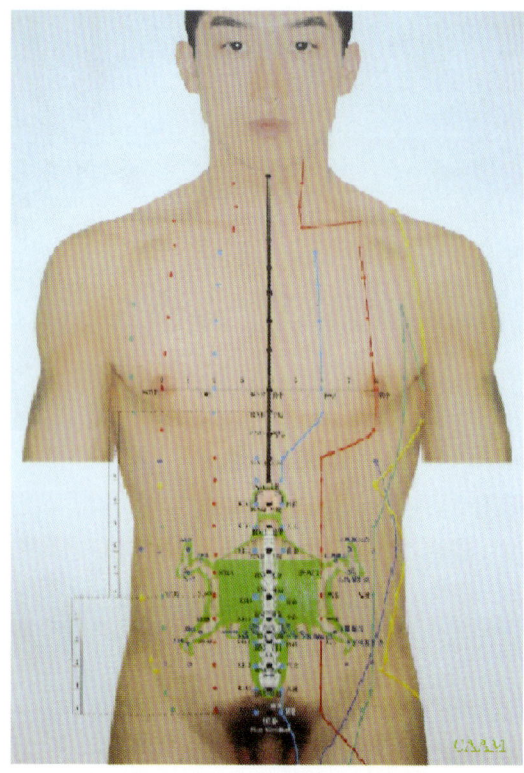

图 9-18-1

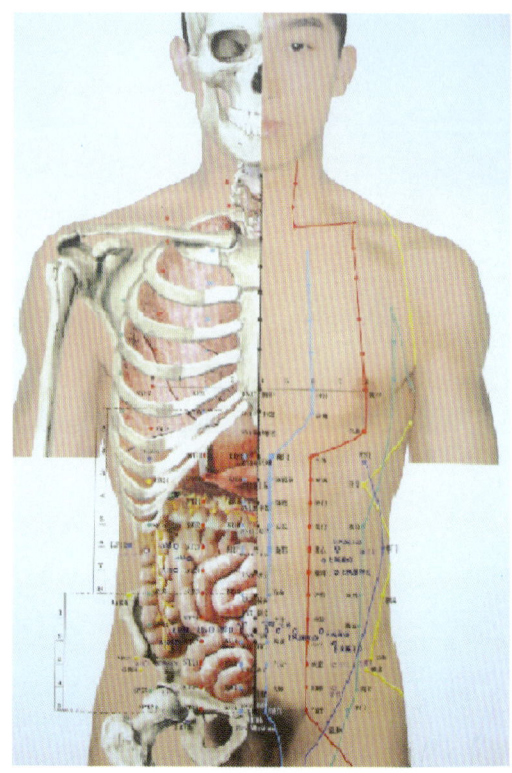

图 9-18-2

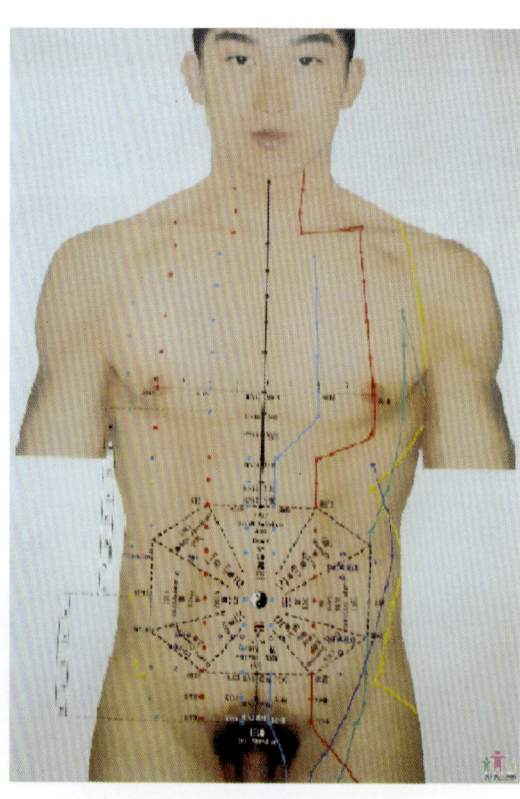

图 9-18-3

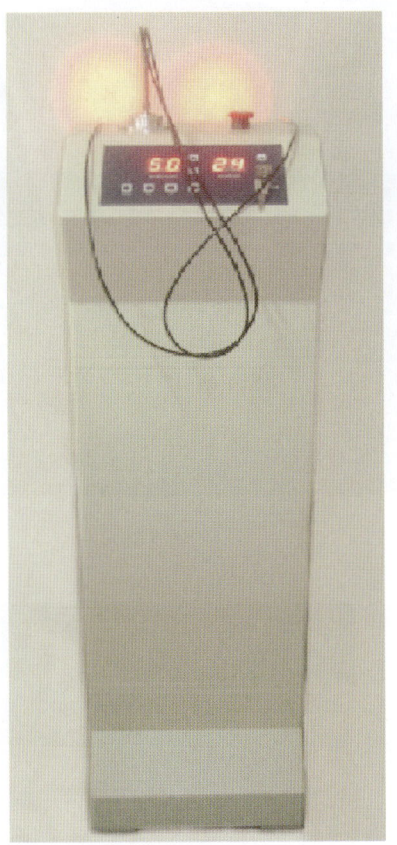

图 9-21-1

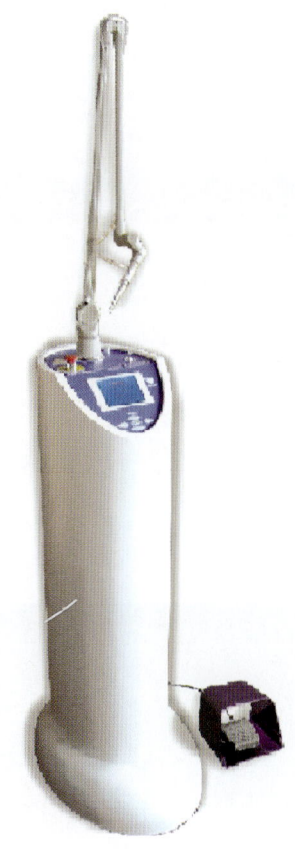

图 9-21-2

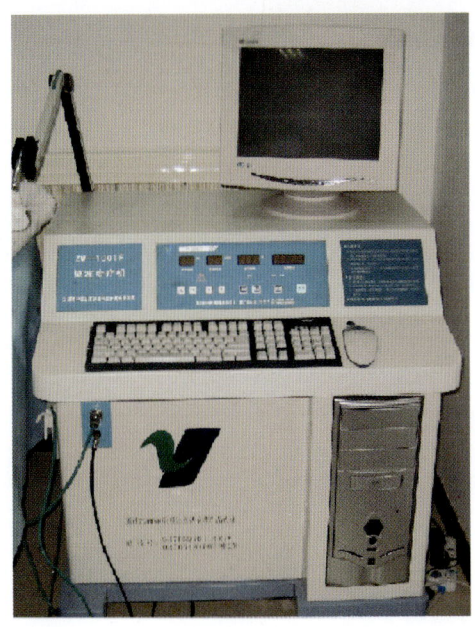

图 9-22-1

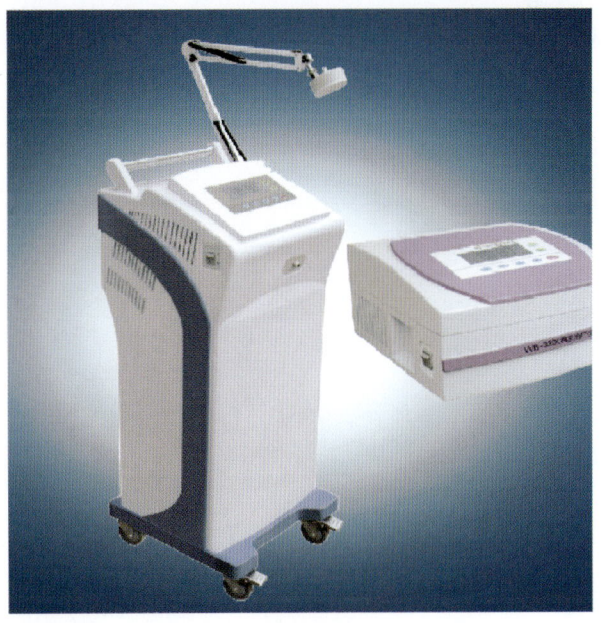

图 9-22-2

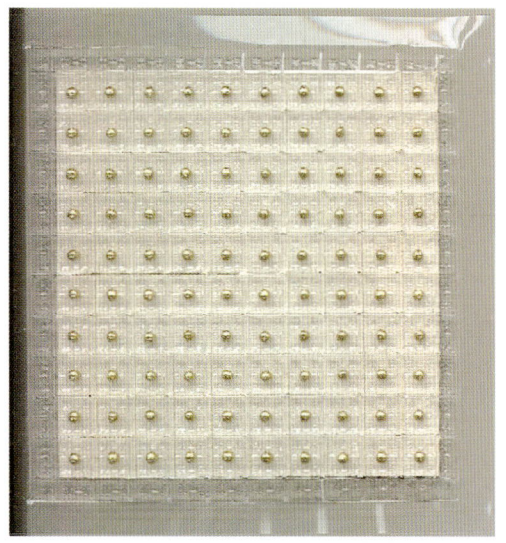

图 9-25-1

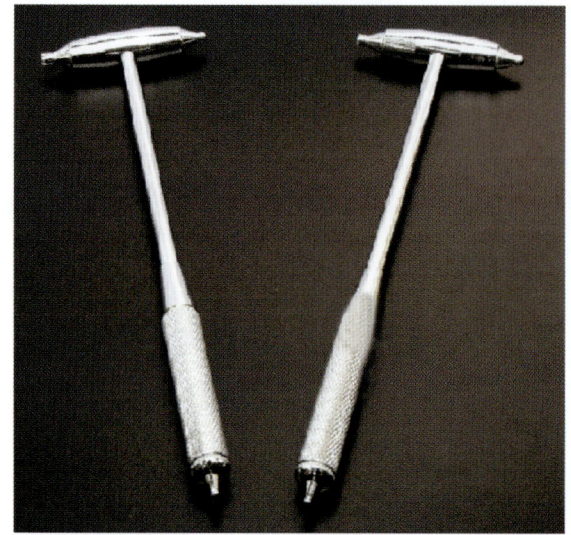

图 9-25-2

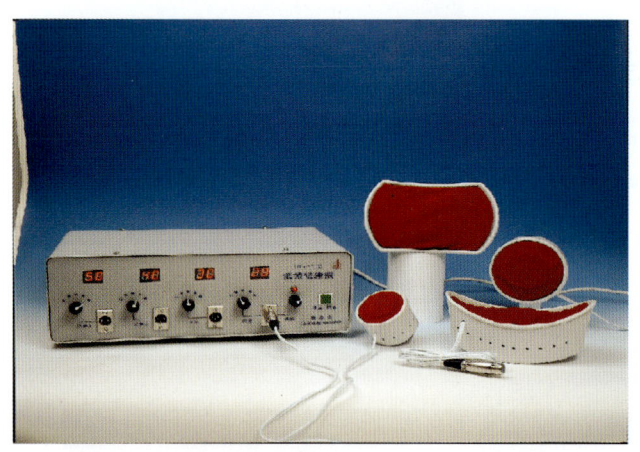

图 9-25-3

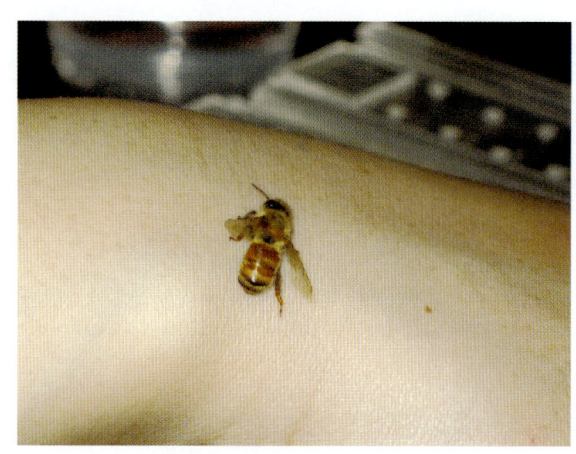

图 9-27-1

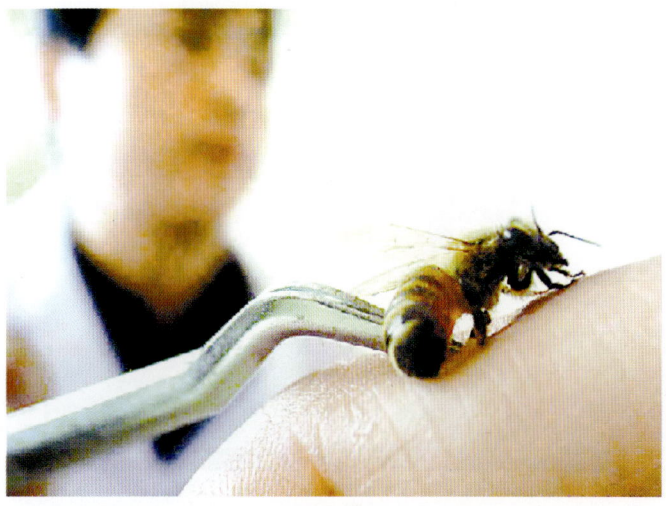

图 9-27-2

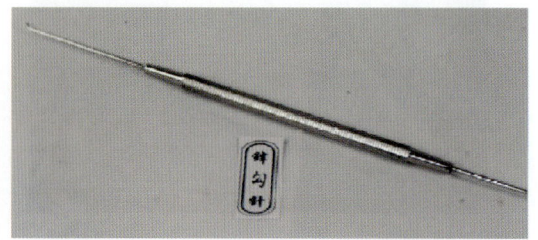

图 9-28-1

留针。

6. 疗程

每日针刺1次,10次为1疗程,2疗程休息3天。

三、现代文献

(一)内科疾病

1. 中风

张秀芬[1]等对380例中风偏瘫患者采用粗针弹拨神经干治疗,另设对照组58例,采用常规毫针刺法,经治疗后对治愈率、治疗次数、痉挛性疗效等做比较分析,提示粗针弹拨神经干疗法明显优于传统针刺组。

2. 面瘫

(1)张文涛[2]用粗针快刺拔罐疗法,治疗周围性面瘫患者278例,其中风寒型患者152例,风热型患者126例,经治疗后风寒型组总有效率为98.6%,风热型组总有效率为97.6%,两组均获满意疗效。

(2)宣丽华[3]等将126例面神经炎患者随机分成粗针平刺组42例,传统针灸组42例,西药对照组42例。观察3组患者治疗前后面神经功能分级、面部症状、面神经电图的变化并进行安全性评价。结果:神道穴粗针平刺能明显改善面神经功能分级和Portmann临床简易评分法(RPA)积分,并能改善面神经电图潜伏期比例和波幅比例。统计结果表明神道穴粗针平刺与传统针灸组、西药对照组相比有显著性差异,安全性评价无异常、无差异。结论:神道穴粗针平刺能促进面神经炎患者面肌功能迅速恢复、病程缩短。该方法安全、快速、有效、无副作用。

3. 胃下垂

向莉[4]采用粗长针配合毫针治疗胃下垂患者346例,先用粗长针治疗,在治愈或显效后用毫针巩固治疗,不仅取得了较满意的近期疗效(总有效率为100%,治愈率73.12%),且取得了较稳定的远期疗效(治愈或显效半年以上为远期疗效。总有效率为96.82%,治愈率69.36%)。

4. 帕金森病

张海峰[5]等运用粗针从身柱穴沿督脉向下平刺治疗帕金森病30例,并与美多巴组30例对照。结果粗针组在半年的观察中评分在逐渐降低,症状在逐渐减轻;而美多巴组的评分在逐渐上升,症状逐渐加重。提示粗针可明显改善帕金森病的症状,具有积极的治疗帕金森病的作用。

5. 慢性扁桃体炎

孙兆生[6]等应用粗针疗法治疗慢性扁桃体炎,结果231例患者经7天连续治疗,其中181例痊愈,40例显效,8例有效,2例无效,总有效率99%。疗效显著。

(二)骨伤科疾病

1. 肩周炎

(1)奚向东[7]等对116例肩周炎患者,辨经分型后,采用粗针扇形刺加同名经巨刺深透,同时配合TDP照射和肩关节功能活动等进行治疗观察。结果:治愈率78.45%,有效率99.14%,且各型之间,疗效无显著性差异($P>0.05$)。说明粗针扇形刺加同名经巨刺等综合性疗法,对肩周炎疗效显著。

(2)赵建平[8]采用粗针结合体针治疗肩周炎60例,经1~3个疗程治疗(隔日治疗1次,10次为1疗程),随访时间为6~12个月,平均9个月。结果:治愈25例,显效27例,有效6例,无效2例,有效率为96%。疗效确切。

2. 腰椎间盘突出症

刘彦江[9]等采用粗针刺激神经干法治疗腰椎间盘突出症患者150例,治疗时患者取俯卧位,根据CT或MRI结果,取患侧L_2~L_5腰神经根点,有下肢放射痛者取患侧相应的神经点,如坐骨神经点、股神经点、腓总神经点、腓深神经点、腓浅神经点等,每次用2~3点。经局部常规消毒后,将针刺入皮肤浅层,缓慢进针,并可行提插分拨法,至出现触电感及肌肉跳动时停止施行手法。在针体上连接电针治疗机,以增加刺激神经的强度和范围。隔日治疗1次,15次为1疗程,疗程间休息10日。本组经治疗治愈93例,显效54例,未愈3例,总有效率98%。疗效显著。

3. 腰扭伤

(1)王大明[10]等将109例急性腰扭伤患者随机分为刺激坐骨神干(秩边穴)和针刺委中穴2组,简称为粗针组和针刺组。经治疗后粗针组61例中,显效57例,有效4例,未见无效病例,治愈率93.4%。针刺组48例中,显效30例,有效16例,无效2例,治愈率62.5%。两组治愈率存在显著性差异,说明粗针针刺秩边穴能有效减轻急性腰扭伤的疼痛。

(2)李正祥[11]采用粗针齐刺加拔罐治疗慢性腰部伤筋263例,治疗时穴取阿是穴、委中(患侧)、太溪(双侧),经治疗后痊愈131例,占49.8%;显效101例,占38.4%;好转25例,占9.5%;无效6例,占2.3%,总有效率97.7%。疗效满意。

4. 第三腰椎横突综合征

王战波[12]将85例第三腰椎横突综合征患者随机分为研究组45例和对照组40例,研究组予粗针治疗;对照组予中医推拿治疗,疗程各为20天。结果两组治疗后研究组有效率93.3%,对照组有效率80%,有显著性差异($P<0.01$),研究组较对照组复发率低($P<0.01$)。提示粗针治疗第三腰椎横突综合征是安全可行的,较中医推拿治疗取效迅速,疗效持久。

5. 梨状肌综合征

张挺[13]等采用粗针齐刺加隔姜灸治疗梨状肌综合征36例,并与局部封闭治疗32例进行比较。结果:前者治愈率为80.6%,总有效率100.0%;后者分别为40.6%和90.6%。前者与后者相比较,差异有显著性意义($P<0.01$),前者疗效明显优于后者。提示粗针齐刺加隔姜灸治疗梨状肌综合征疗效较好。

6. 脊柱过敏症

陈朝明[14]等将45例脊柱过敏症患者分为治疗组(24例)和对照组(21例)。对照组常规毫针取阿是穴、夹脊穴治疗;治疗组采用粗银针恢刺督脉经阿是穴。观察两组患者疼痛及相关兼症的缓解情况。结果治疗组治愈率75%,有效率95%;对照组治愈率38%,有效率66.7%;两组治愈率、有效率比较差异有显著意义($P<0.01$),提示粗银针恢刺治疗脊柱过敏症的疗效优于常规毫针治疗组。

7. 肱骨外上髁炎

金英爱[15]等将128例肱骨外上髁炎患者随机分为治疗组和对照组各64例,治疗组采用粗针齐刺加隔姜灸治疗,对照组采用普通针刺法,只针不灸。治疗后两组比较,治疗组治愈率和总有效率分别为67.19%、96.88%,明显优于对照组的40.63%、90.63%($P<0.01$),疗效显著。

(三)皮肤科疾病

1. 荨麻疹

(1)高宏[16]等将60例慢性荨麻疹患者随机分成两组,治疗组30例采用粗针神道穴透刺治疗,对照组30例采用口服盐酸左西替利嗪片。结果治疗12周两组疗效比较有显著性差异($P<0.05$)。两组患者在治疗2周、6周、12周后血清IgE水平与治疗前比较均有显著性差异($P<0.01$)。对照组血清IgE水平与治疗前比较无显著性差异($P>0.05$)。提示粗针神道穴透刺可以有效降低慢性荨麻疹患者的血清IgE水平,且疗程短,中远期疗效稳定。

(2)张和平[17]采用粗针治疗荨麻疹52例,穴取神道透至阳穴,经治疗后52例中治愈46例,好转6例。有效率达100%。治疗次数最少1次,最多8次,以1疗程者居多。疗效显著。

2. 丹毒

张和平[18]采用粗针治疗丹毒39例,治疗时取神道透至阳穴,结果39例患者经3~7次治疗后均治愈。疗效显著。

3. 带状疱疹

李景义[19]等运用梅花针叩刺加火罐结合粗针留针对照观察治疗带状疱疹40例作为治疗组,另设对照组20例,静点病毒唑、肌注维生素B_1及维生素B_{12},经治疗后治疗组40例全部有效,疗效明显优于对照组($P<0.05$),提示针、罐、粗针合用治疗带状疱疹起效迅速,疗效确切。

4. 疔疮

李复峰[20]等运用粗针刺督脉治疗疔疮1426例,治疗时主穴取神道透至阳,经治疗后面疔组、手疔组、红丝疔组治愈率均为98%,疫疔组治愈率为95%,烂疔组治愈率为91%,足疔组治愈率为84%,各组均取得满意疗效。证实粗针是治疗疔疮的有效方法。

5. 痤疮

莫晓枫[21]等采用粗针身柱透灵台治疗寻常性痤疮42例,另设对照组38例口服维胺脂胶囊及维生素B_6片,治疗后两组疗效比较,结果治疗组的痊愈率、总有效率分别为66.67%和95.24%,明显优于对照组的36.82%和86.84%,提示粗针身柱透灵台是治疗寻常性痤疮的有效方法之一。

四、注意事项

(1)熟知解剖知识:粗针异于毫针,它对机体组织破坏性较大,因而需要掌握人体各部的形态结构,熟知解剖学知识,以免发生意外。

(2)严格消毒粗针:需要扶持进针,同时损伤皮肤、组织面积较大。如消毒不严,易导致感染引起不良后果。除注意患者的皮肤和针具消毒外,医者的手指消毒亦很重要。

(3)避免刺伤大动脉与大静脉:在静脉与动脉显露处,表浅处应注意避开下针。深刺时若刺中血管,病人觉针下剧痛或针体有跳跃感应立即停针不动,再将针慢慢提起,压迫针孔片刻。

(4)避免刺伤内脏:胸背部,易伤内脏的穴位禁深刺。腰部亦不宜深刺,免伤肾脏。针刺上腹部穴要检查肝脾是否肿大,针刺下腹部穴位时需排空膀胱。

(5)防止晕针:由于粗针刺激强烈,加之针粗又易使患者产生恐惧,因而发生晕针的可能性也较大。因此要事先注意病人的体质、神态,了解病人对针刺反应的耐受力。特别是对初次治疗的病人,要了解以前的治疗情况。对神经紧张的体弱病人宜做好解释工作,手法适当减轻,并尽量采用卧位。对饥饿、大汗、大泻、大吐、大出血及过度疲劳者应禁针。如出现晕针应立即停止针刺,将已刺之针全部取出,让患者平卧于空气流通处,松开衣带。严重者可刺人中、涌泉,促其苏醒。若晕厥不醒者,可嗅以氨水或施人工呼吸、注射强心剂等急救法。

(6)遗留针感:粗针刺激比较强烈,出针后易遗留较强的酸胀感和牵引感,这种现象可逐渐消失,不必惊慌。

(7)局部红肿:若出现局部红肿、微量出血或针孔局部小块青紫,一般为刺破局部小血管所致,不需处理可自行消散。如局部青肿,疼痛较剧,可在局部按摩或热敷以助消散。

参 考 文 献

[1] 张秀芬,张亚平,艾惠芳. 粗针弹拨神经干治疗中风偏瘫比较分析[J]. 针灸临床杂志,1997,13(9):23~25

[2] 张文涛. 粗针快刺拔罐疗法治疗周围性面瘫的临床应用[J]. 针灸临床杂志,2001,17(10):43

[3] 宣丽华,王丽莉,侯群,等. 粗针神道穴平刺促进面神经炎面肌功能恢复的研究[J]. 中国中医药科技,2007,14(1):6~7

[4] 向莉. 粗长针配合毫针治疗胃下垂346例远期疗效观察[J]. 针灸学报,1991,7(3):25~26

[5] 张海峰,宣丽华,徐勇刚,等. 粗针治疗帕金森病临床观察[J]. 中华中医药学刊,2008,26(11):2414~2415

[6] 孙兆生,王安印,孙凤东,等. 粗针疗法治疗慢性扁桃体炎[J]. 中国民间疗法,2002,10(6):15~16

[7] 奚向东,袁杰. 粗针扇形刺加同名经巨刺治疗肩周炎疗效观察[J]. 中国针灸,2003,23(3):158~159

[8] 赵建平. 粗针结合体针治疗肩周炎60例[J]. 针灸临床杂志,2006,22(12):28

[9] 刘彦江,刘文习,程云莹. 粗针刺激神经干法治疗腰椎间盘突出症150例[J]. 中国民间疗法,2001,9(10):15

[10] 王大明,李淑君,王志一,等. 粗针刺激坐骨神经干治疗急性腰扭伤[J]. 上海针灸杂志,2000,(S1):28~29

[11] 李正祥. 粗针齐刺加拔罐治疗慢性腰部伤筋263例[J]. 江苏中医药,2004,25(6):48~49

[12] 王战波. 粗针治疗第三腰椎横突综合征临床疗效观察

[J].浙江中医药大学学报,2010,34(2):256,258
[13]张挺,庞国军,姚清阳,等.粗针齐刺加隔姜灸治疗梨状肌综合征36例疗效观察[J].中国针灸,2002,22(8):525~526
[14]陈朝明,张彩荣.粗银针恢刺治疗脊柱过敏症临床研究[J].河南中医学院学报,2008,23(136):27~28
[15]金英爱,王敏,王志奇.粗针齐刺加隔姜灸治疗肱骨外上髁炎64例[J].中国中医急症,2005,14(4):325
[16]高宏,李雪珍,叶文伟,等.粗针神道穴透刺治疗慢性荨麻疹对血清IgE的影响及疗效分析[J].浙江中医药大学学报,2009,33(1):111~112
[17]张和平.粗针治疗荨麻疹52例[J].上海针灸杂志,1994,13(2):69
[18]张和平.粗针治疗丹毒39例疗效观察[J].中国针灸,1996,16(11):50
[19]李景义,张会敏.针、罐、粗针合用治疗带状疱疹40例对照观察[J].中国针灸,1999,19(12):731~732
[20]李复峰,马新亭,钱冰茹.粗针刺督脉治疗疔疮1426例临床总结[J].针灸学报,1990,(4):1~2
[21]莫晓枫,金君梅.粗针身柱透灵台治疗寻常性痤疮42例临床观察[J].中国中医药科技,2006,13(5):F0004
[22]李复峰.粗针疗法[M].哈尔滨:黑龙江中医学院情报资料室,1980

第十章

微针疗法

第一节 头 针

一、概 述

头针疗法又称头皮针疗法,是指采用毫针或其他针具刺激头部特定部位以治疗全身病症的一种方法。它是传统针灸学及现代的解剖学、神经生理学、生物全息论基础上,将几者融合后产生的一种新的治疗方法,具有简便易行,疗效显著,安全等优点。因头部肌肉浅薄、血管丰富,在临床上常采用沿皮刺透穴的方法,并结合捻转、提插等手法施术。

(一)源流发展

头针疗法源于古人针灸头部腧穴治疗疾病。早在二千多年前《素问·骨空论》篇记载:"头痛身重,恶寒,治在风府。"《灵枢·五乱》曰:"气乱于头则为厥逆,头重眩仆……,取之天柱。"汉代《太平经》曰:"灸刺者,所以调安三百六十脉,通阴阳之气而除害者也。三百六十脉……,外出周旋身上,总于头顶,内系于脏。"晋代皇甫谧的《针灸甲乙经》中有很多头部腧穴治疗疾病的记载,如"咽肿难言,天柱主之,癫疾,大瘦,脑空主之,小便赤黄,完骨主之。"在此后各代医籍中有关头部腧穴治疗疾病的记载亦非常丰富。

虽然古代医家已经在经络理论上认识到头部的重要性,但在临床选取头部腧穴治病时,仍主要治疗神志病,寒热病及头面五官疾病,还未达到用头部腧穴治疗全身各部疾病的程度。

20世纪50年代末,针灸工作者受到耳针疗法的启发,开始留意观察头发覆盖区与全身各部分的对应关系。如50年代末陕西的方云鹏,60年代初上海的汤颂延开始用头针治病,并逐步完善;通过长期不懈的临床实践,反复验证,总结升华,1971年山西焦顺发头针疗法问世,随后1976年方云鹏头针疗法,1979年朱龙玉头针相继问世。他们都提出了各自的学术见解,形成了不同的头针穴名体系,产生了不同风格的流派。

山西焦顺发于1971年首先提出焦氏头针穴,是以中医针灸学之经气横向联系的理论为依据,结合大脑皮层功能定位在头部发际区的投影部位来划分治疗区。为了准确地掌握刺激区的定位,焦氏根据头颅外表的一些标志,首先确定了两条标准线:前后正中线是从两眉之间至枕外隆凸下缘的头部正中连线；眉枕线是从眉毛上缘中点至枕外隆凸尖端的头侧面的水平连线。然后确定了十六个治疗区，即运动区、感觉区、舞蹈震颤控制区、血管舒缩区、晕听区、言语二区、言语三区、运用区、足运感区、视区、平衡区、胃区、肝胆区、胸腔区、生殖区、肠区。在针刺手法上，采用进针快、捻转快、起针快的"三快针刺术。"

陕西省方云鹏根据大脑在头皮上的投影定位，将生物全息理论和大脑皮质功能定位理论相结合，并结合临床实践经验创立方氏头针体系。他认为头部存在未被经络学说和神经学说包括的穴区，并提出伏象和伏脏学说。"伏象"学说是指头顶部的穴区形状伏于冠状缝、矢状缝和人字缝上的人体自然缩影，从前到后依次为头颈部、上肢、躯干和下肢，这实际上就是一个头朝前、足朝后的全息胚。"伏脏"学说画出了横伏于前发际部的左右对称的人体缩形图，是额区头皮全息穴位的体现。方氏认为人体头顶有一个俯伏的头前尾后的人体缩影，将头部分为7个穴区和21个穴位。7个穴区分别为伏象(总运动中枢1区)，伏脏(总感觉中枢2区)，倒象(运动中枢2区)，倒脏(感觉中枢2区)。21个穴位投影区为思维说话、书写、记忆、信号、运动平衡、听觉、嗅味、视觉、平衡、呼循。针刺手法以线刺(直刺或斜刺)加捻转为主。方氏头针的取穴方法有相应取穴法，即某一部位有病，取相应的穴区，如肩痛取"伏象"肩部；特定取穴法，如言语障碍取"说话"；仿体取穴法，如胃痛，可在伏象背部"中枢"取穴，也可在伏脏有上焦"内关"取穴；米式取穴法，即把伏象、伏脏的部位倒置，进行缪刺。

林学俭头针刺激新区是上海林学俭老师在按大脑皮质功能定位选择头针刺激区的基础上，根据神经生理学观点，以及脑功能与血流的关系，所发现的一些新的刺激区。共分六区，对治疗颅脑外伤后遗症、小儿脑性瘫痪和神经性耳聋有较好的效果。林氏头针有颞3针、额3针、运动前区、附加运动区、声记忆区和语言形成区。

上海市汤颂延老师根据脏腑学说和针灸理论，主要运用生物全息理论设计了意象头针模式，汤颂延老师将人体头部表面的额颞、发际的皮区，以顶耳线为界分为前、后两个部分。前半部分穴区如一仰卧人体，后半部分穴区如一俯卧人体；该前后二人的四肢均向左右两侧下垂。汤氏头针根据人体缩形，将仰卧人体分为额面区、上焦区、中焦区、下焦区、上肢阴区、下肢阴区，将俯卧人体分成腰骶区、背区、枕项区、上肢阳区、下肢阳区，而这些区域又往往再被分成数个刺激区或数条刺激线，如中焦区则包含肝胆区、脾胃区，上肢阴区则包含肩阴线、肘阴线、腕阴线、指掌线等。采用多针、短针，主张浅刺加提插、久留针。

北京朱明清在"头针穴名标准化方案"基础上，根据中医理论，结合临床实践，总结增加了9条新的头针治疗带。认为人体头顶部也是人体的一个缩影，是以矢状缝为中心，但与方氏头针的"伏像"相反，其人体缩影是头朝后，尾骨朝前，面部朝上，而其四肢的分布位置也正相反。从前到后分为三等分，前1/3为下焦，中1/3为中焦，后1/3为上焦，因与经络相联系，所以针其相应部位可治疗全身疾病。针刺手法以抽气法和进气法为主。以抽气法为泻，进气法为补。

黑龙江中医学院于致顺教授从实践中总结出的一种头针治疗方法称为于氏头针体系。于教授提出了头部治疗区划分意见。将头部分为7个区，并对各个治疗区的定位、与大脑皮质的投影关系及主治作用做了探索。采用丛刺，主张长留针、间断捻转的方法。

在头针的发展过程中，由于各大流派的理论依据和实践经验不同，以致针刺部位有穴、线、区、带等分歧，手法有快速捻转、提插捣动，进退疾徐等区别。为了规范头针针刺部位，适应国际间头针疗法的学术交流的需要，进一步普及和推广头针疗法，1983年在国家针灸学会的主持下，经过充分论证，集诸家之长共同拟定了《头皮针针刺部位国际标准化方案》，并于1984年6月该方案在日本东京召开的世界卫生组织西太平洋穴名工作会议上通过，定名为《头皮针穴名国际标准化方案》，在1989年11月世界卫生组织主持召开的国际标准针灸穴名科学组会议上正式通过。本方确定了四区、十四条治疗线，世界卫生组织于1991年将这个标准化头针针刺部位公开颁布。

头针疗法在临床上已被应用到内、外、妇、儿、骨伤、神经内科、眼科、皮肤科等100多种疾病治疗中,并被用于外科手术麻醉中。

目前,头针疗法已在欧美、日本、东南亚等几十个国家和地区应用于临床治疗,有众多医疗工作者和针灸爱好者学习头针疗法。可见头针疗法已被国际医疗界认同。

(二)理论根据

经络学说与脏腑学说是指导中医、针灸临床治疗的理论基础。经络内属于脏腑,外络于肢节,沟通于脏腑与体表之间,将人体脏腑组织器官构成一个有机的整体;并且行气血营阴阳,使人体各部的功能活动得以保持协调和相对的平衡,经络系统包括十二经脉、奇经八脉、十五络脉、十二经别、十二经筋、十二皮部及大量的浮络、孙络。在疾病情况下,有抗御病邪,反映全身或局部证候的作用;在防治疾病时,起传导感应,调整虚实的作用,针灸治疗疾病是通过体表腧穴来影响经络,经络接受来自体表的刺激,传导至相关脏腑,达到疏通气血和调整脏腑功能,以治疗疾病。头针疗法正是基于这一原理,刺激头部的经络腧穴,来调整气血运行和脏腑功能状态。

1. 头与经络

头部与经络的联系是十分密切的。《灵枢·邪气藏府病形》曰:"十二经脉,三百六十五络,其血气皆上于面而走空窍。"在十二经脉中直接循行分布于头部有发部位的经脉有手少阳三焦经、足阳明胃经、足太阳膀胱经、足少阳胆经及足厥阴肝经。奇经八脉中有督脉、阳维脉和阳跷脉。十五络脉中督脉之络长强循行于头部。十二经别中有足阳明经别、足厥阴经别足太阳经别、足厥阴经别、手少阳经别及手厥阴经别。十二经筋中有手阳明之筋,手太阳之筋,手少阳之筋,足太阳之筋,足少阳之筋,足少阴之筋。十二皮部中有足阳明胃经皮部,足太阳膀胱经皮部,足少阳胆经皮部及手少阳三焦经皮部。其他没有直接循行分布于头部的经络通过表里经及相互络属关系间接与头部联系,如所有阴经的经别合于相表里的阳经经别后均到达头部。

2. 脑与经络

脑是人体生命活动中枢,掌管人的各种精神意识及思维活动,虽然有颅骨相隔,但某些经脉仍能入于脑,《灵枢·经脉》曰:"膀胱足太阳之脉,其支者,从巅入络脑"。《难经》曰:"督脉者……上至风府,入属于脑"。此外"肝足厥阴之脉……与督脉会于巅",阳维脉与阳跷脉绕于头部两侧至风府穴,与督脉经气相会合,实际亦通于脑。《灵枢·脑论》曰:"脑为髓之海,其输上在于盖,下在风府。"盖为督脉之百会穴,说明脑与督脉之间的密切联系。

3. 头与脏腑气血

(1)头与脏腑:头部通过经络与脏腑相联系,如果脏腑功能失调,头部也会出现相应症状,这些症状是通过循行于头部的经络来表现的,如《素问·邪气藏府病形篇》曰:"肝病者……气逆则头痛。"《素问·厥论》曰:"巨阳之厥,则肿首头重。"《素问·邪气藏府病形》云:"心脉……微涩为……巅疾","肺脉急甚为巅疾。"五脏病甚至还可出现各种精神障碍症,如手厥阴经心包病,则昏厥、谵语、嘻笑不休,手少阴心病,则眩晕、昏仆、精神失常等。

(2)头与气血:头部发际区为经络分布密集的部位,是气血汇集之所在。气血盛衰直接影响头皮润泽和头发的荣华。《灵枢·经脉》曰:"手少阴气绝则脉不通,脉不通则血不流,血不流则毛色不泽。"《儒门事亲》曰:"人年少发早落或白屑者此血热过也。"《医学入门》曰:"血盛则发润,血衰则发衰。"由此可知,因为头部是气血汇聚之处,气血的盛衰可通过头部发际区的皮肤、毛发荣衰而表现出来。

二、定位与主治

(一)定位与主治

1. 标定线(见图10-1)

(1)前后正中线:眉间和枕外粗隆顶点下缘的连线。

(2)眉枕线:眉中点上缘和枕外粗隆尖端的头

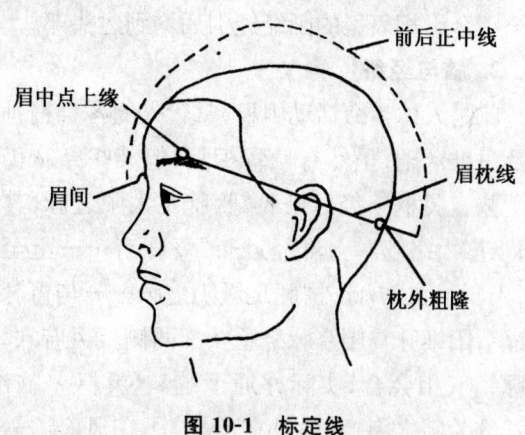

图 10-1 标定线

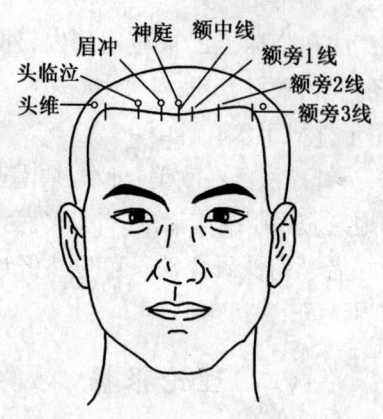

图 10-2 额区

侧面连线。

2. 头针刺激部位

(1) 额区

① 额中线 (见图 10-2)

定位：在额部正中，前发际上下各 0.5 寸，即自神庭穴 (DU_{24}) 向下针 1 寸，属督脉。

主治：主治神志病，头、鼻、舌、眼、咽喉病等，如神昏、失眠、健忘、多梦、头痛、鼻塞、目赤、咽痛、癫狂痫等。

② 额旁 1 线 (见图 10-2)

定位：在额部，位于额中线外侧，直对眼内角（目内眦），发际上下各 0.5 寸，即自眉冲穴 (BL_3) 沿经向下针 1 寸，属足太阳膀胱经。

主治：肺、心等上焦病症，如咳嗽、胸痛、感冒、失眠、心悸怔忡、心绞痛、支气管哮喘等。

③ 额旁 2 线 (见图 10-2)

定位：在额部，额旁 1 线的外侧，直对瞳孔，发际上下各 0.5 寸，即自头临泣 (GB_{15}) 向下针 1 寸，属足少阳胆经。

主治：脾、胃、肝、胆等中焦病症，如胃痛、脘痞、急慢性胃炎、胃十二指肠溃疡等。

④ 额旁 3 线 (见图 10-2)

定位：在额部，额旁 2 线的外侧，直对眼外角，自头维穴 (ST_8) 的内侧 0.75 寸处，发际上下各 0.5 寸，共 1 寸，属足少阳胆经与足阳明胃经之间。

主治：肾、膀胱等下焦病症，功能性子宫出血、阳痿、遗精、子宫脱垂、尿频、尿急等。

(2) 顶区

① 顶中线 (见图 10-3)

定位：在头顶正中线上，自百会穴 (DU_{20}) 向前 1.5 寸至前顶穴 (DU_{21})，属督脉。

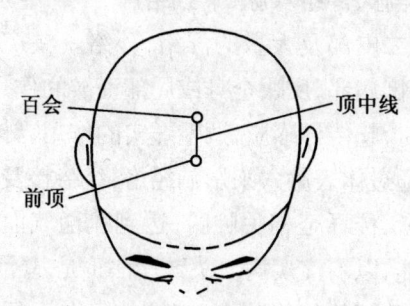

图 10-3 顶区

主治：腰腿足病证，如瘫痪、麻木、头痛、皮层性多尿、小儿遗尿、脱肛、胃下垂、子宫脱垂、眩晕等。

② 顶颞前斜线 (见图 10-4)

定位：在头部侧面，从前顶穴 (DU_{21}) 至悬厘穴 (GB_6) 的连线，此线斜穿足太阳膀胱经、足少阳胆经。

主治：对侧肢体中枢性运动功能障碍。将全线分 5 等分，上 1/5 治疗对侧下肢中枢性瘫痪；中 2/5 治疗对侧上肢中枢性瘫痪；下 2/5 治疗对侧中枢性面瘫、运动性失语、流涎、脑动脉硬化等。

③ 顶颞后斜线 (见图 10-4)

定位：在头部侧面，从百会穴 (DU_{20}) 至曲鬓穴 (GB_7) 的连线。此线斜穿督脉、足太阳膀胱经和足少阳胆经。

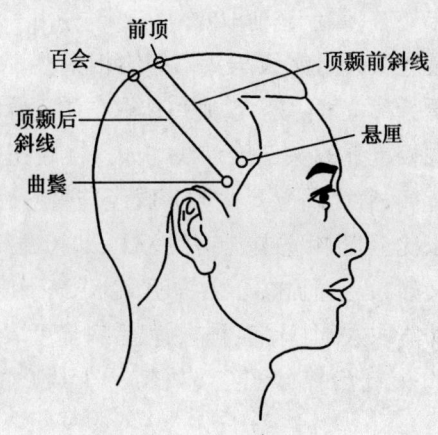

图 10-4 颞区 1

主治:对侧肢体中枢性感觉障碍。将全线分成 5 等分,上 1/5 治疗对侧下肢感觉异常;中 2/5 治疗对侧上肢感觉异常;下 2/5 治疗对侧头面部感觉异常。

④顶旁 1 线(见图 10-5)

定位:在头顶部,顶中线左右各旁开 1.5 寸的两条平行线,自承光穴(BL_6)起向后针 1.5 寸,属足太阳膀胱经。

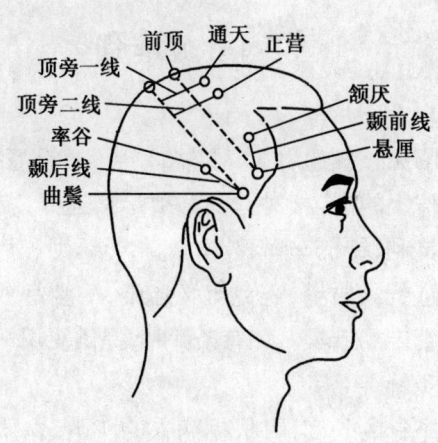

图 10-5 颞区 2

主治:腰腿足病证,如下肢瘫痪、麻木、疼痛等。

⑤顶旁 2 线(见图 10-5)

定位:在头顶部,顶旁 1 线的外侧,两线相距 0.75 寸,距正中线 2.25 寸,自正营穴(GB_{17})起沿经线向后针 1.5 寸,属足少阳胆经。

主治:肩、臂、手病证,如上肢瘫痪、麻木、疼痛等。

(3)颞区

①颞前线(见图 10-5)

定位:在头部侧面,颞部两鬓内,从额角下部向前发际处颔厌穴(GB_4)到悬厘穴(GB_6),属足少阳胆经。

主治:偏头痛、运动性失语、周围性面神经麻痹及口腔疾病等。

②颞后线(见图 10-5)

定位:在头部侧面,颞部耳上方,耳尖直上自率谷穴(GB_8)到曲鬓穴(GB_7),属足少阳胆经。

主治:偏头痛、眩晕、耳聋、耳鸣等。

(4)枕区

①枕上正中线(见图 10-6)

定位:在枕部,枕外粗隆上方正中的垂直线。自强间穴(DU_{18})至脑户穴(DU_{17}),属督脉。

主治:眼病、腰脊痛等。

②枕上旁线(见图 10-6)

定位:在枕部,枕上正中线平行向外 0.5 寸。

主治:皮层性视力障碍、白内障、近视眼、目赤肿痛等眼病。

③枕下旁线(见图 10-6)

定位:在枕部,从膀胱经玉枕穴(BL_9),向下引一直线,长 2 寸,属足太阳膀胱经。

主治:小脑疾病引起的平衡障碍、后头痛、腰背两侧痛。

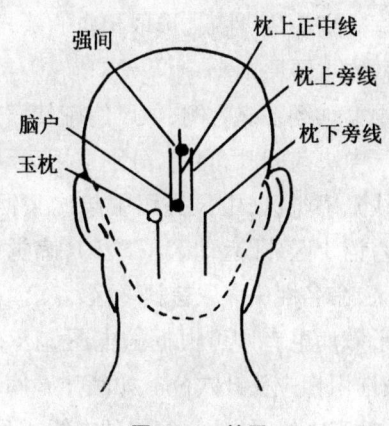

图 10-6 枕区

(二)头针的适用范围

(1)中枢神经系统疾:患脑血管疾病所致偏瘫、

失语、假性球麻痹，小儿神经发育不全和脑性瘫痪，颅脑外伤后遗症，脑炎后遗症，以及癫痫、舞蹈病和震颤麻痹等。

(2)精神疾患：精神分裂症、癔病、考场综合征、抑郁症等。

(3)疼痛和感觉异常等病症：头痛、三叉神经痛、颈项痛、肩痛、腰背痛、坐骨神经痛、胆绞痛、胃痛、痛经等各种急慢性疼痛病症；以及肢体远端麻木、皮肤瘙痒症等病症。

(4)皮层内脏功能失调所致疾患：高血压病、冠心病、溃疡病、性功能障碍和月经不调，以及神经性呕吐、功能性腹泻等。

(5)内、妇、儿科疾病：感冒、支气管哮喘、糖尿病、尿路感染、甲状腺功能亢进症、高血压、崩漏、小儿惊风等。

(6)外科及运动系统疾病：颈椎病、腰椎病、肩周炎、踝关节扭伤、直肠脱垂等。

(7)五官科疾病：梅尼埃病、神经性耳聋、近视、咽炎、复发性口疮等。

三、操作方法

(一)取穴原则

1. 辨病取穴

根据病变部位、性质、选取相应的头穴针刺，是头针取穴的主要原则。

以中枢神经系统为例，中风偏瘫其病变部位在大脑皮层中央前回、后回者，分别取用运动区(或顶颞前斜线)、感觉区；中风失语引起的失语，运动性失语取言语1区(即运动区下2/5)，感觉性失语取言语3区，命名性失语取言语2区。

对于癫痫患者则可根据脑电图显示确定病变部位，来选用相应头针穴位。如额叶癫痫取额区的额中线、额旁1线，顶叶癫痫取顶中线或足运感区，颞叶癫痫取颞后线或晕听区，枕叶癫痫取枕上正中线。

2. 辨证取穴

根据临床表现，采取循经取穴和脏腑功能取穴的临床处方，属于辨证取穴范畴。

某些头针治疗线与头部经络相重叠。如在该经脉循行部位发生病变，则可选取与该经脉在头部循行线相重叠的头部治疗线。如急性腰扭伤与慢性腰背痛，病变属于足太阳膀胱经与督脉，头针取穴则以枕上正中线，枕上旁线为主，即为循经取穴。

又如，心主血脉，心主神明，心开窍于舌，根据脏腑功能取穴，血脉病、神志病、舌病都可取用与心相应的头针治疗线(区)，如额旁1线(右)或胸腔区。

3. 对症取穴

临床治疗中，头针取穴也可选用对症取穴的形式，如额旁1线、额旁2线、额旁3线以治疗急性病症及痛症见长，肩痛取顶颞后线，腰背痛取顶颞前线。

4. 经验取穴

根据长期临床实践摸索出来的对某些疾病有特殊疗效的穴位。如人在选取感觉区治疗头痛时，却无意间发现同时治好了阳痿病，于是每治疗阳痿病时，配用感觉区，疗效就要好一些。

(二)针前准备

1. 针具

临床一般选用30号或32号不锈钢毫针，因头针操作上的需要，对针具必须严格选择，要求毫针针尖锋利，针柄牢固，针体端直，无锈蚀和折痕。为了保证针具质量，避免交叉感染，一般每个病人宜有一套专用针具。如有条件时，提供使用一次性无菌针灸针。

毫针的长度，可根据病人的年龄、体质和治疗部位等加以选择。一般而言，婴幼儿用5分针；成人用1.5~2寸针；体弱者用1寸针；体壮者用1.5~2寸针；颞部用较短的毫针；而巅顶部可用较长者。

2. 体位

采用头针治疗疾病时，患者一般取正坐位。正坐位利于医生观察患者的面部表情和治疗效果，也便于头针操作，对医患双方思想集中有益处。若患者身体虚弱或有晕针史者，亦采用半卧位或仰卧位。婴幼儿可嘱其家长怀抱正坐。对于一些有特殊情况的患者,其体位可灵活掌握。

3. 消毒

对非一次性无菌性针具,应坚持将每次用过的针具用75%医用酒精擦拭后高压灭菌消毒后继续使用,并在针盒上标明消毒日期。并且严格遵守一人一套针具的制度,杜绝一针多人应用,以避免交叉感染。

针刺治疗前,一般要求患者把头皮清洗干净。针刺部位可用75%酒精棉球擦拭。方可针刺,以免引起感染。

医生的手应在施术前用肥皂水清洗干净,或用75%酒精棉球擦拭后,方可持针操作。

此外,诊室每周应进行1~2次紫外线消毒,经常检查针盒,及时盖严,更换破旧的针垫。

4. 治疗部位的暴露

头针的治疗部位分布于发际区。在针刺前,暴露头皮,分开局部头发,十分重要。一则便于正确取穴,二则可防止针尖刺入发囊引起疼痛。同时,对局部有感染、瘢痕者,应避开该处进针。

应根据患者年龄、体位、病情的不同选择针具。应选择针尖锐利、无倒钩,针身光滑、无锈蚀和折痕,针柄牢固的针具。选择患者舒适、医者便于操作的治疗体位为宜。局部选用75%的酒精棉球或棉签在施术部位由中心向外环行擦拭。医者双手用肥皂水清洗干净,再用75%酒精消毒棉球擦拭。

(三)进针方法

1. 指切进针法

左手拇指的指甲掐切头穴,右手持针,针尖紧靠指甲边缘,迅速刺入皮下。

2. 捻转进针法

右手持针,稍微用力,缓慢捻转进针,捻转角度在45°以内,拇指向前后均匀捻转,边捻转,边进针。

3. 快速进针法

用一手拇指,食指尖捏住针体下端,距针尖约2cm处,将针尖对准进针点,手指尖距头皮约5~10cm,手腕背屈后,然后手腕突然向腹侧屈曲,使针尖冲进头皮下或肌层。

4. 快速推进针体

(1)单手推进:飞针刺入后,一手拇、食指尖捏住针柄下半部,中指紧贴针体末端,沿头针刺激区(治疗线)方向,将针体推进至帽状腱膜下层。

(2)双手推进:飞针刺入后,一手拇、食指尖捏住针柄下半部,中指紧贴针体,另一手指、食指尖轻轻捏住针体近皮处,以免针体弯曲,然后将针体推进至帽状腱膜下层。

(四)行针方法

针体进入帽状腱膜下层后,医生可通过各种手法操作,激发患者针感,达到有效刺激量,头针的针刺手法,主要有捻转、提插、迎随、震动、弹拨针柄等。

1. 捻转手法

(1)快速捻转手法:在针体进入帽状腱膜下层后,术者肩、肘、腕关节和拇指固定不动,以保持针刺不能上下移动。食指第一、二节呈半屈曲状,用食指第一节的桡侧面与拇指第一节的掌侧面持住针柄,然后食指掌指关节作伸屈运动,使针体快速旋转,要求捻转频率在200次/min以上,持续2~3分钟。其特点是速度快,频率高,易激针感,能在较短时间内达到有效刺激量。

(2)捻转补泻手法:临床上亦有采用一般速度进行捻转补泻手法。

捻转补法:捻针时,拇指向前用力较重,食指向后用力较轻,针体以左转为主,为补法。

捻转泻法:捻针时,食指向前用力较重,拇指向后用力较轻,针体以右转为主,为泻法。

平补平泻:拇、食指均匀用力来回捻针,缓慢轻柔,其捻针幅度在90°以内。

2. 提插手法

(1)抽气法:手持毫针沿皮刺入帽状腱膜下层,将针向内推进1寸左右处,保持针体平卧,用拇、食指紧捏针柄,以爆发力向外迅速抽提针体3次,每次至多提出1分许,再缓慢将针向内插至1寸处。如此反复操作,持续1分钟左右。

(2)进气法:手持毫针沿皮刺入帽状腱膜下层,将针向内推进1寸左右处,保持针体平卧,用拇、食指紧捏针柄以爆发力向内迅速进插针体3次,每次至多插入1分,再缓慢将针向外提至1寸处。如此反复行针,持续1分钟左右。

上述手法关键有两点,一是术者的提力,二是行针的速度,指力要求术者用爆发力即瞬间用力,向内插针或向外提针的速度要快。同时,要求每次抽提或进插针体的幅度要小,因此,称为"小幅度提插"。本法的特点是患者痛苦很小,术者省力、省时,而达到较大的刺激量。

3. 徐疾补泻手法

徐疾手法有补泻意义,徐进而疾出是为补,疾进而徐出是泻。

徐疾补法:缓慢而用力地将针下插至帽状腱膜下层,针深8分,然后紧压进针点半分钟,再迅速退针至皮下。

徐疾泻法:迅速将针插至帽状腱下层,针深8分,然后缓慢而用力地将针上提,使针孔处的皮肤由于针体的上提而呈丘状,逐渐退针至皮下。

上述手法行反复多次,行针时间达10分钟。再出针。

4. 迎随补泻

迎随补泻是指针尖方向顺经脉循行走向,还是逆经脉循行走向的针刺手法。针尖方向逆经脉走向者,为泻法;针尖方向顺经脉走向者,为补法。

头针的迎随补泻,一般适用于治疗线(区、带)与经脉循行线相重叠的情况,如额中线、顶中线、枕上正中线等。实际上,属于针刺方向的范畴,以下主要介绍标准方案各线的迎随补泻法。

(1)额中线:额中线在前额发际处与督脉重叠。督脉在前额发际处是由上而下循行的。

补法:从神庭穴进针,针尖由上而下,达前额发际下5分处(顺经脉循行)。

泻法:从前额发际下5分处进针,针尖再由下而上,达神庭穴(逆经脉循行)。

(2)额旁1线:额旁1线在前额发际与足太阳经重叠,足太阳经在该处由下而上循行。

补法:从前额发际下5分处进针,针尖由下而上,达眉冲穴(顺经脉循行)。

泻法:从眉冲穴进针,针尖由上而下,达前额发际下5分处(逆经脉循行)。

(3)额旁2线:额旁2线在前额发际处与足少阳经相重叠,足少阳经在该处由下而上循行。

补法:从前额发际下5分处进针,针尖由下而上,达头临泣穴(顺经脉循行)。

泻法:从头临泣穴进针,针尖由上而下,达前额发际下5分处(逆经脉循行)。

(4)顶中线:顶中线在头顶发际处与督脉相重叠,督脉在该处由后(百会)向前循行。

补法:从百会穴进针,针尖向前,达前顶穴(顺经脉循行)。

泻法:从前顶穴进针,针尖向后,达百会穴(逆经脉循行)。

(5)顶旁1线:顶旁1线在头顶发际处与足太阳经相重叠,足太阳经在该处由前向后循行。

补法:从承光穴进针,针尖向后,达通天穴(顺经脉循行)。

泻法:从通天穴进针,针尖向前,达承光穴(逆经脉循行)。

(6)顶旁2线:顶旁2线在头顶发际处与足少阳胆经相重叠,足少阳经在该处由前向后循行。

补法:从正营穴进针,针尖向后,达承灵穴(顺经脉循行)。

泻法:从承灵穴进针,针尖向前,达正营穴(逆经脉循行)。

5. 震动手法

将针体刺入帽状腱膜下层1寸左右,得气后留针1分钟,将针体提出1/3,轻轻旋捻提插使针体微微震动9次,每隔3~4分钟重复行针1次,共行针9次。本法适用于外伤性截瘫的治疗。

6. 弹拨针柄手法

在头针留针期间,可用手指弹拨针柄,用力宜适度,速度不宜过快。一般可用于不宜过强刺激之患者,如老人、小儿、体弱者。

(五)电针疗法

电针疗法是在针刺穴位得气后,用电针仪输出脉冲电流通过毫针作用于相应的穴位,利用脉冲电流替代手法的机械刺激,以达到治疗疾病的一种疗法。临床上应用头针治疗某些疾病需要快速捻转针体(200次/min),在实际操作方面有所不便,某些医疗工作者通过脉冲电刺激代替手法的机械刺激,而且脉冲电刺激的频率和输出强度是可以调节的,有效地控制刺激量。

1. 电针仪的选择

适用于头穴(线、区、带)进行电针疗法的电针仪,应注意最大输出电压和电流量,最大输出电压在40V以上者,最大输出电流限制在1mA以内为宜,以免发生危险。常用的电针仪以有多路输出和多种波形的脉冲式电针仪为首选,尤以G6805治疗仪为常用。

2. 操作方法

(1)先按毫针刺法将针刺入穴位(治疗线、区),待得气并施行手法后,将电针仪的输出线正负二级分别接连在针柄(或针身)上,根据病情选择适合的波形和频率,将输出电位器调至"0"位,然后开启电源开关,并逐渐提高输出电流量至所需的强度(电流量的大小一般宜根据病患者的耐受程度来决定,即电流强度逐渐增至患者能耐受的程度为止),通常通电一段时间后,由于患者对脉冲电流刺激逐渐适应,须适当增加输出电流量,以保证疗效。治疗完毕后,需先将输出电位器退回至"0"度,然后关闭电源开关,取下导线,将针轻捻几下后出针。

(2)电流强度的选择:电针治疗时,电流量的大小,一般根据病人的耐受程度来决定,即电流强度增加至病人能耐受为止。其刺激强度大致可分为强、中、弱三种刺激量。强刺激的刺激量大,针感强烈,肌肉有明显的收缩,因刺激量超过痛阈故感觉疼痛,临床上多用于精神分裂症、肌肉麻痹、瘫痪等疾病;中等刺激的刺激量能引起肌肉明显收缩,病人无明显的不适感,临床用于一般疾病的治疗和镇痛;弱刺激的刺激量小,肌肉稍有震颤,临床用于神经衰弱、冠心病及小儿患者。

(3)波形的选择:常用的电针刺激波形有三种,即正弦波、尖波、方波。单个脉冲采用不同方式可组合而形成连续波、疏密波、断续波和锯齿波等。连续波易产生抑制反应,多用于疼痛、痉挛等疾患;断续波兴奋作用较明显,常用于麻痹、弛缓性瘫痪、肌肉萎缩、周围神经损伤等疾患;疏密波具有止痛、促进血液循环及渗出物吸收等作用,多用于神经痛、神经炎、肌炎、扭挫伤、早期闭塞性脉管炎、偏头痛等疾患。

(4)频率的选择:目前对频率与疗效的关系看法尚不一致,有人认为高频率好,在30～10 000Hz,痛阈的提高与频率成正比,高频脉冲对组织损伤小,针体很少发生电解;有的认为30Hz以下的频率较好,随刺激频率的增加,镇痛效应反而减弱,频率过高容易引起肌肉抽动、紧张、痉挛而出现疼痛和产生肌疲劳。据笔者的临床实践体会,不同疾病应选择不同的输出频率,一般来说,镇痛可采用较高频率(400次/min以上);而对于瘫痪、麻痹性疾患则采用慢频率(60次/min左右)。在临床治疗中,应灵活掌握变量刺激为好。

3. 头穴电针的适应范围和疗程

头穴电针,适应于头痛、眩晕、耳鸣、癫痫、舞蹈病、面肌痉挛、神经衰弱、癔病、精神分裂症、中风偏瘫和失语等。每日或隔日治疗1次,10次为1疗程,疗程间隔7～10天。

4. 注意事项

(1)每次治疗前,检查电针仪的输出电位器旋钮是否置于"0"位,治疗后,电须将调节电钮等全部退至零位,随后关闭电源,撤去导线。

(2)患有严重心脏病者,有严重晕针反应及身体虚弱的病人要禁用或慎用电针。

(3)靠近延脑部位穴位(治疗线、区、带),如风府、哑门、枕下旁线等,要密切注意电流量的控制,要以病人能耐受为止,切不可不顾病人反应作强电流刺激,这样有可能引起心跳、呼吸停止的危险。

(4)电针感应性强,通电后会产生肌肉收缩,故须事先告诉患者,让其思想上有所准备。电针刺激强度应由小到大,不要突然加强,以免出现弯针、断针或患者因突然遭受强刺激而产生晕厥等现象。

(5)一般的电针仪,其控制输出强度的电位器阻值是非直线式的,当电位器旋转越到后面,输出幅度增加越大。因此要慢慢旋转,以免病人对突然增强的刺激不能耐受。

(6)在左右两侧对称的穴位上使用电针,如出现一侧感觉过强,这时可以将左右输出电极对换。对换后,如果原来感觉强的变弱,而弱的变强,则这种现象是由于电针仪输出电流的性能所致。如果无变化,这说明是由于针刺在不同的解剖部位而引起的。

(7)在使用电针仪时,如遇到输出电流时断时续,往往是电针仪的输出部分发生故障或导线根部有断损,应修理后再用。

(8)对使用的毫针要严格检查,对生锈、弯曲、过细和曾作为温针使用过的针,最好不用。

(9)电压数据与电针仪所需者应该相同,不得误接。在使用交流电源时应注意机壳接通可靠地线;在使用直流电源(电池电源),如电源电压过低不能工作,应更换全部电源电池。

(10)机械在工作时,注意切勿使两根输出导线短路,否则会损坏治疗仪的晶体管。

(六)留针方法

留针是指针刺入腧穴行手法后,将针留置穴位皮下的方法。留针是针刺过程中的重要步骤,通过留针可以加强针感并且便于继续行针施术。一般分为静留针与动留针两种。

静留针是在留针期间不再施行任何针刺手法,让针体安静而自然地留置在头皮内。《灵枢·经脉》曰:"静以久留,以气至为故。"一般情况下,头穴留针时间在15~30分钟。如症状严重、病情复杂、病程较长者,可留针6~12小时,甚则24小时。头穴长期留针,并不影响肢体活动和正常生活,在留针期间可嘱患者正常活动和生活,有提高临床疗效的作用。

动留针是在留针期间内,间歇重复施行相应手法,以加强刺激,在较短时间内获即时疗效。一般情况下,在15~30分钟内,间歇行针2~3次,每次2分钟左右。

(七)出针方法

头针的出针比较简单。一般要求缓慢出针至皮下,然后迅速拔出,拔针后必须用干棉球按压针孔,以防出血。头发较密部位常易遗忘所刺入的毫针,需反复检查,以免后患。

在临床上,出针前如再次行针同时配合按摩、导引等治疗,常可提高疗效。

(八)按语

(1)选用26~28号1.0~2.0寸不锈钢毫针为宜。

(2)头针长时间留针,并不影响肢体活动,在留针期间可嘱患者配合运动,有提高临床疗效的作用。

(3)针前后做好常规消毒,以防感染。

(4)精神紧张、过饱、过饥者应慎用,不宜采取强刺激手法。

(5)拔针后必须用消毒干棉球按压针孔,以防出血。

四、经典文献

《素问·脉要精微论篇》指出:"头者,精明之府。"经络集中,腧穴密布,与脑髓、脏腑、气血有密切联系。《灵枢·邪气脏腑病形》中说:"十二经脉,三百六十五络,其血气皆上于面而走空窍",空窍不仅指头面五官,还包括颅腔和脑髓在内,《针灸大成》曰:"首为诸阳之会,百脉之窍,……百脉皆归于头。"头为诸阳之会,手足六阳经皆上循于头面,其中,足阳明胃经"起于鼻,交颏中,旁约太阳之脉,下循鼻外……上耳前,过客主人,循发际,至额颅……";足太阳膀胱经"上额、交巅……从巅入脑络";足少阳胆经"起于目锐眦,上抵头角,下耳后,循颈行手少阳之前……其支者,从耳后入耳中,出走耳前,至目锐眦后……";手少阳三焦经"……其支者,从耳后入耳中,出走耳前,过客主人前,交颊,至目锐眦";督脉"上至风府,入于脑,上巅,循额,至鼻柱。"六阴经中则有手少阴与足厥阴经直接循行于头面部,尤其是足厥阴肝经在"循喉咙之后,上入颃颡,连目系,上出额,与督脉会于巅;其支者,从目系下颊里,环唇内……。"除手少阴与足厥阴经脉直接上行头面之外,十二经别和十二经筋中,分布于头部者亦多,如手少阳经别,"指天,别于巅";足太阳之筋"结于枕骨,上头下颔";足少阴之筋"结于枕骨";手阳明之筋"上左角,络头,下右额"。十二经别中的阳经经别在颈部合于本经,上达于头部,十二经别中的阴经经别在颈部合于其表里的经脉上达于头。头脑又是脏腑精气汇聚的部位,正如《内经》所云:"五脏六腑之精气,皆上注于目而为之精……上属于脑",明代张介宾说:"五脏六腑之精气,皆上升于头。"可见古人很早就认识到头部与人的经络脏腑存在着密切的联系。这些都说明头面部是经气汇集的重要部位,针灸治疗非常重视头部腧穴的重要作用。

五、临床应用

(一)内科疾病

1. 中风

(1)谢天亮[1]以头针为主治疗偏瘫100例临床体会,偏瘫患者100例,其中男70例,女30例,年龄39岁以下8例,40~59岁61例,60岁以上31例,年龄最大75岁,最小27岁,平均年龄51岁;脑出血25例,蛛网膜下腔出血恢复期3例,脑血栓形成70例,脑栓塞2例;右侧瘫40例,左侧瘫60例。选用头针取运动区、感觉区、足运感区等。配上肢肩髃、手三里、外关、合谷;下肢秩边、环跳、足三里、阳陵泉、绝骨等;如失语,加头针语言区及廉泉、哑门,神昏加百会、中冲,肢体肿胀加十二井穴;出血,脾虚加脾俞、胃俞、中脘;胃虚加命门、太溪、气海。操作早期取焦氏头针对侧运动区、感觉区、足运感区;上肢瘫取中2/5并配加强针1个;下肢瘫取上2/5并配加强针1个。足运感区取双侧感觉区同上。后期头针与体针均为两侧交替进行,每次40分钟以上。头针每10分钟捻针1次,每捻针3分钟,每分钟250次速度捻转。体针每15分钟捻针1次,用平补平泻手法,实证明显者加放血,虚证加艾灸。治疗效果:共收治100例,基本痊愈28例,占28%,显效37例,占37%,好转31例,占31%,无效4例,占4%,总有效率为96%。

(2)刘方士[2]取患肢对侧头部顶颞前斜线为主穴治疗中风偏瘫106例,方法为从上向下,上1/3、中2/3、下1/3连针3~5针;血压偏高加顶中线,语言不清加额中线。用抽气法(泻法),运针时用爆发力,即得气后迅速将针提取皮下,然后将针徐徐进到原位,如此反复3~5次。提针时其力猛,其动速;进针时其力弱,其动缓。留针2~24小时,出针时用消毒棉球按压针孔防止出血。治疗期间配合功能锻炼,每日或隔日1次,10次为1疗程,疗程间隔7~10天。结果:痊愈18例,显效63例,进步23例,无效2例,总有效率98.11%。

(3)周建传等[3]报道头针治疗中风207例。选穴为顶颞前斜线、顶颞后斜线、顶旁1线、顶旁2线,根据辨证分别施以徐疾补法、泻法或快速持续捻转法,12次为1疗程。共观察2个疗程,针刺后病人面瘫、舌瘫、语言、上下肢肌力等体征较针刺前有明显好转,且有显著性差异($P<0.01$)。根据实验结果提示选择患侧治疗线或健侧治疗线,其疗效无差别。

2. 癫痫

(1)陈彦等[4]以头针为主治疗癫痫70例,取穴为运动区、晕听区,舞蹈震颤区为主,少数病人加刺神门、内关、足三里、三阴交。方法为采用横刺快速进针至头皮帽状腱膜下层,快速捻针,频率为200次/min以上,持续1分钟,留针半小时,留针期间捻针2次。部分病人针后将皮内针埋入胸腔区、运动区。结果:显效46.8%,总有效率67.71%。

(2)申秀兰等[5]用电头针治疗癫痫240例,取穴:癫痫穴(风池向内1寸,再向上1寸,斜方肌尽头处)、顶中线、额中线、顶颞后斜线(双侧)。癫痫穴用1~1.5寸毫针直刺进针,针尖略向上刺5~8分深,连接G6805电针仪,选用疏密波。顶中线、额中线、顶颞后斜线(双侧),用捻转手法,频率为200次/min左右,5分钟行针1次,留针30~120分钟。结果:痊愈51例,显效103例,有效69例,无效17例,总有效率92.92%。

(3)曹晓来[6]头针治疗癫痫,取穴采用陈氏治癫方案:制癫区(双)、顶中线、额中线、额旁1线(双)、四神聪。大发作加顶颞前斜线(双)(注:制癫区系自眉冲穴向上4cm的一条直线,针刺时自眉冲进针向上刺4cm;顶中线自百会穴进针到前顶穴;额中线自神庭穴向下1寸;额旁1线自眉冲穴进针向下刺1寸;四神聪在百会穴前后左右各旁开1寸,针尖均对百会刺;顶颞前斜线为前神聪至悬厘的一条斜线)。操作方法:采用1.5~2.0寸的28~30号不锈钢毫针,针体与头皮呈15°~30°夹角,运用指力使针尖快速刺入皮下,当针尖进入帽状腱膜下层时,将针体平卧,缓慢刺入所需深度,然后接G6805脉冲电针机,使用连续波,频率为4500次/min,输出强度以患者能耐受为度。时间20分钟,休息10分钟后再通电20分钟。每日1次,15次为1疗程,休息3天后再行第二个疗程治疗。总有效率为91.2%。

3. 痴呆

(1)何坚,嘉世健[7]电针国际标准头针穴位治疗血管性痴呆。临床资料观察对象60例患者均系住院病人,根据随机原则分为两组,头电针组与药物组各30例,两组的性别分布、年龄分布、文化程度分布、病情程度、病程分布均相似,具有可比性($P>0.05$)。治疗方法:头针治疗组取穴按WHO制定的《国际标准头针穴》取:额中线、额旁1~3线(双侧),顶中线,颞前线(病灶侧),颞后线(病灶侧)。方法:以20号不锈钢针,沿头皮15°~30°角斜刺进帽状腱膜下,深度1~3cm,在针柄上接WQ-10c型多用电针穴位治疗仪(组为顶中线、额中线;组为额旁1~3线;组为颞前后线),密波200次,强度一般以病人能耐受为度。每日治疗1次,留针30分钟,每周治疗5次,休息2天,总计8周。药物组:予尼莫通每次30mg,每日3次,连服8周,不间断。一般治疗:以上两组均进行一般常规治疗,即给予维生素,对高血压、糖尿病等对症治疗以及肢体功能康复训练等。临床症状、体征:治疗前后测定CES-D抑郁量表和Hachinsla缺血量表;治疗前后测定MMSE、ADL、GDS、MQ以及中医智能综合评分量表(GAMS-IQ)(疗程结束后3天内测定)。治疗前后常规检查:血常规、肝肾功、心电图、脑电图。依MMSE、ADL、MQ、GQMS-IQ治疗前后分值平均提高25%以上为显效,15%以上为有效,少于15%为无效。治疗结果:头电针组总有效率70%,药物组总有效率为76.67%,经秩和检验,差异无统计学意义。治疗前MMSE、ADL、MQ、GQMS-IQ的分值两组比较($P>0.05$),无统计学意义,即两组资料上述评分相似,具有可比性。

(2)包烨华等[8]头穴久留针治疗血管性痴呆的随机对照研究。一般资料60例,确诊为血管性痴呆患者均为1998—2002年杭州市中医院针灸科、干部科门诊或住院病例,按随机数字表法随机分为头穴久留针组(A组)、头穴电针组(B组)和药物治疗组(C组)。用SPSS8.0统计软件进行F检验、秩和检验,各组间在性别、年龄、病程和病情轻重等方面差异均无显著性意义(均$P>0.05$),组间具有可比性。治疗方法:头穴久留针组(A组):Ⅰ.取穴:根据国际标准头针穴,取顶中线、额中线、双侧顶旁1线。Ⅱ.操作:穴区常规消毒后,以华佗牌32号1寸不锈钢毫针与头皮呈30°夹角进针。顶中线从前顶穴向百会穴方向针刺0.8寸;额中线从神庭穴向下针刺0.8寸;顶旁1线从承光穴向后针刺0.8寸,以针下有松软感为宜。若病人有明显酸、胀、麻、痛等感觉,则调整毫针至无不适感,静留针10小时(门诊患者可由家属拔针,嘱其以消毒干棉签按压1分钟)。每天上午治疗,每日1次,每周连续治疗5天,休息2天;共治疗8周。头穴电针组(B组):Ⅰ.取穴:取穴同A组。Ⅱ.操作:用华佗牌32号1寸不锈钢毫针,进针后手法刺激得气后,用G6805型电针仪施以连续波,频率240次/min,刺激量以患者耐受为度,治疗30分钟。每天上午进行治疗,每日1次,每周连续治疗5天,休息2天,共治疗8周。药物治疗组(C组)口服脑通片(sermion,意大利爱宝大药厂生产,每片10mg),1次1片,每日3次,连续服药8周。治疗结果:Ⅰ.治疗前3组的HDS、MMSE、FAQ评分的差异均无显著性意义($P>0.05$),提示患者具有疗效观察的可比性;治疗后3组的HDS、MMSE上升,FAQ降低,与治疗前自身比较,差异均有非常显著性意义($P<0.01$);治疗前后差值比较,头穴久留针组及头穴电针组的HDS、MMSE、FAQ的改善较药物治疗组显著($P<0.05$),而头穴久留针组与

头穴电针组之间差异无显著性意义（$P>0.05$）。Ⅱ．治疗前3组的血清T_3、T_4、FT_3水平的差异无显著性意义（$P>0.05$），具有可比性。治疗后3组血清T_3水平升高，治疗前自身比较，差异有非常显著或显著性意义（$P<0.01$或$P<0.05$）；FT_3有明显升高迹象，自身前后对照3组差异均有非常显著性意义（$P<0.01$）；但是各组间治疗前后差值比较差异无显著性意义（$P>0.05$）；各组治疗前后血清T_4水平变化不明显（$P>0.05$）。Ⅲ．头穴久留针治疗与头穴电针治疗均显示出了较好的有效率，对痴呆的改善程度之间差异无显著性意义（$P>0.05$），与药物治疗组之间比较差异无显著性意义（$P>0.05$），提示三者之间的疗效相近。

（3）齐柏等[9]头针治疗老年痴呆症30例临床观察。临床资料60例，病例均为本院针灸科门诊及住院患者。其中男46例，女14例；年龄最大81岁，最小65岁，平均69岁；病程最长16年，最短3年，平均8年。两组在性别、年龄、病程方面无显著性差异（$P>0.05$），具有可比性。诊断要点：60岁以上的老年人或50岁以上处于老年前期者，有性格、记忆力、智力、精神及行为障碍者。有高血脂、脑动脉硬化等表现。做CT和脑电图检查，有脑萎缩或灶性梗死表现，但须排除脑肿瘤及中毒性脑病。治疗方法：中药组：脾虚气弱，痰瘀阻滞脑窍，用六君子汤加减；肝郁气滞，痰瘀互结，用柴胡疏肝散加减；痰热闭窍，用温胆汤加味；脾肾阳虚，痰瘀阻滞脑窍，用金匮肾气丸合二陈汤加减；肝肾阴虚，痰瘀阻窍化风，用六味地黄汤加减。每日2次，每次100ml，早饭前30分钟和晚饭后30分钟服药。10天为1疗程，连续服药3疗程为1治疗期。头针组：取运动区、感觉区、晕听区、言语二区、言语三区、运用区、舞蹈震颤控制区、足运感区、平衡区，以上区域可依据临床辨证分型选定刺激区。采取坐位或卧位，局部进行常规消毒，用26～28号、1.5～2.5寸长的不锈钢毫针，针身与头皮呈30°左右夹角，用夹持进针法刺入帽状腱膜下，达到该区的应有长度后，要求固定不提插，捻转时用食指桡侧面与拇指掌侧面夹持针柄，以食指掌指关节连续伸展，使针身左右旋转，每次2～3转，每分钟要求捻转200次左右，捻转2～3分钟，留针5～10分钟。捻针时或间隔时嘱患者家属协助和患者对话交流，活动肢体，加强对患者语言、肢体功能的锻炼。然后用同样的方法再捻2次即可起针，起针后用干棉球按压针孔，以防止出血。每日1次，连续10次为1疗程，然后休息5天，进行第2疗程治疗，连续3疗程为1治疗期。治疗结果：两组明显进步率比较有显著性差异（$P<0.05$）；中药组的进步率及明显进步率合计66.7%，头针组的进步率及明显进步率合计93.4%，两组比较有显著性差异（$P<0.05$）。病案举例：男，71岁，退休教师。症见表情呆板，行动迟缓，四肢震颤，甚至终日寡言，坐卧不起，衰老征象明显，思维记忆减退，舌边可见瘀斑，苔白腻，脉细滑，于2002年7月就诊。该患者于4年前患有高血脂、脑动脉硬化疾病，CT和脑电图检查有脑萎缩或灶性梗死表现。经本院神经内科诊断为老年痴呆症，证属脾肾阳虚、痰瘀阻滞脑窍，给予头针治疗2疗程后，患者四肢震颤明显减轻，仅上肢震颤偶见，步履平稳、肌张力降低、面部表情丰富。症状、体征评定总分减至8分，进步率62%，疗效满意。

4. 头痛

（1）徐大仁[10]头针治疗血管性头痛183例，取穴：双侧血管舒缩区下2/5。操作：患者取坐位或卧位，用26～28号，1.5～2.5寸长的不锈钢毫针，选定穴区，常规消毒后，针体与皮肤呈30°夹角，刺入帽状腱膜下，达到该区的应有长度后，在旁开针孔约0.2cm处，与上针体平行再刺入1针。用上海产6805脉冲电治疗仪，第1针接负极，第2针接正极，选疏密波适量，每次30分钟。5天为1疗程，疗程间隔2天。2疗程后评定疗效。本组183例中，治愈143例，占78.14%；显效22例，占12.02%；有效13例，占7.1%；无效5例，占2.73%。总的有效率为97.27%。

（2）陆军[11]头针配合风府穴注治疗血管神经性头痛80例，头针选穴（患侧）：感觉区，制痛区（胸腔上4cm），风府穴。药物：安定1.5ml。局部常规消毒，头针选28号毫针2寸，迅速刺入帽状腱膜下，进针约3cm，留针30分钟。每隔10分钟捻针一次,每次捻针30秒,每分钟180～240转。穴位注射取坐位,选穴准确,常规消毒后用5ml注射器吸取药液1.5ml,右手持针,左手固定穴位,右手缓慢进针,不提插,可捻转,待产生酸胀或向上感传针感时,回吸无血,注入药液1.5ml。头针与穴注同时进行,隔日1次,15天1个疗程。治疗组有效率为82.2%。

5. 眩晕

(1) 胡大文[12]头针配合颈椎牵引治疗颈性眩晕30例。头针治疗:取双侧晕听区,仰卧位,用1.5寸毫针,针与头皮呈30°角刺入头皮下,快速捻转,每分钟200次左右,行针3分钟,留针5分钟,反复进行3次后出针。配合颈枕吊带法治疗,患者取坐位或仰卧位。每次15～20分钟,用程控自动间歇牵引,牵引5分钟,间歇1分钟。以上两方法均每天治疗1次,5次为1疗程。治疗30例中,经1个疗程治疗后,痊愈21例,占71%,显效8例,占26.7%,有效1例,占3.3%。总有效率为100%。

(2) 李海萍[13]头针体针并用治疗颈性眩晕78例。治疗方法:取双侧颞后线和颈部夹脊穴。用2.5寸毫针,针与头皮呈30°左右夹角,从率谷穴进针,将针快速刺入头皮下,指下感到阻力减小,然后使针与头皮平行达到曲鬓穴,捻转使针感至;颈部夹脊穴按痛点取2个,使针尖直达颈椎两侧小关节囊区,当针感向双上肢传导即可,用中频连续波刺激,分别用导线连接右侧头针与左侧体针,右侧针体与左侧头针,得气后留针50～60分钟。每日1次,10次为1疗程。治疗结果:痊愈48例,占61.54%,好转29例,占37.28%,无效1例,占1.18%。

(3) 丁喜瑞等[14]头针配合穴位点按治疗颈性眩晕22例。头针治疗:额中带、顶中带、顶枕带、颞后带、颅底带、肩井(双)、风池(双)穴,针时选28号长1.5寸毫针,针体与头皮呈30°夹角快速刺入头皮下,然后使针与头皮平行继续捻转进针至1.2寸,快速运针5分钟,同时配合点按双侧肩井、风池穴。留针0.5～1小时,留针期间可反复运针,点穴2～3次。每日1次,7次为1疗程。治疗结果:22例中,痊愈16例,有效5例,无效1例。

6. 面神经麻痹

(1) 吴建民[15]报道治疗面瘫患者80例,年龄在12～34岁间43例,35～52岁间37例;发病时间最长者2年,最短者4天。治疗方法:Ⅰ.取穴:头皮针伏象:头、面、颈部,相应脾俞、胃俞、肝俞、肾俞、肺俞、膈俞、关元俞、呼循、平衡等。倒象:上部、脾俞、肝俞、大椎。Ⅱ.根据病情每次选3～6个穴位,可随症加减、交替使用。常规消毒后,快速刺入所选穴位(又名飞针法),虚则补之,实则泻之,不虚不实则平补平泻。10天为1疗程,每日治疗1次。基本恢复期间,可改为2日或3日1次,痊愈为止。头皮针每次治疗可以留针20～30分钟。疗效:痊愈(症状消失,功能完全恢复正常,无任何异常表现或不适感)72例,占90%;显效(外观症状消失,功能恢复正常,但有不舒适感)8例;无效(治疗前后无明显变化)0例。

(2) 焦黎明[16]头针治疗急性周围性面神经麻痹100例,取焦氏头针疗法的双运动区下2/5,双侧面神经刺激点,即经验取穴处(耳垂下1cm,向后1cm)。常规消毒局部,以26～28号2寸不锈钢毫针,沿刺激区迅速刺入皮下,然后快速推进至双运动区下方的深度,约1寸左右,以每分钟200次左右的速度持续捻转1～2分钟,然后隔1小时后再捻转1次,共留针2小时。双侧面神经刺激点刺入1.5cm深,不捻针,留针2小时。每日治疗1次,10次为1疗程。本组100例全部有效,其中治愈(五官端正,未留任何后遗症)93例,有效(口眼歪斜恢复正常,但笑时患侧口角欠有力)7例。治疗次数最少15次,最多30次。

(3) 柯玲玲[17]头针加透刺治疗周围性顽固性面瘫30例,头针:取双侧顶颞前线的下2/5段,双侧颞前线。透穴:阳白透鱼腰、地仓透颊车、太阳透下关、四白透迎香,均取患侧。操作方法:常规消毒后,取30号4.5cm毫针平刺双侧顶颞前线的下2/5段及双侧颞前线,采用快速捻转手法。透刺按所透两穴之间距离选取相应长度的毫针,平刺沿皮透刺达到预定的穴位。留针30分钟,隔10分钟行平补平泻捻转手法1次。总有效率为90.0%。

7. 失眠

(1) 姚万霞[18] 头针治疗围绝经期失眠疗效观察。一般资料：80 例患者按就诊先后顺序随机分为头针组与中药组各 40 例。2 组性别、年龄、病程等一般资料经统计学处理差异无显著性意义（$P>0.05$），具有可比性。临床表现：80 例患者均表现为入睡困难，甚则彻夜不眠，伴心烦易怒，健忘多梦，头面烘热，出汗，脉细弦，苔薄，舌质正常或偏红。全部患者查促黄体生成素（LH）、促卵泡激素（FSH）均呈不同程度升高。治疗方法：头针组选穴：根据中国针灸学会《头皮针穴名国际标准化方案》，取额中带（自神庭穴向下 1 寸，左右各旁开约 0.25 寸条带），额顶带后 1/3（神庭至百会）。操作：局部常规消毒，用 30 号 1.5 寸毫针，在额中带并排进 2 针，在额顶带后 1/3 并排进 2 针，针尖与头皮呈 30°夹角，快速刺入头皮下，当针尖抵达帽状腱膜下层，指下轻松感时，沿头皮平刺入 1.0 寸。快速捻转，在行针时嘱患者吸气、憋气后，手按左侧胸部，在憋不住气时松手行胸式呼吸数次。每次捻转 2~3 分钟，留针 1 小时，每隔 15 分钟行针 1 次。每日 1 次，10 次为 1 疗程，连续治疗 2 个疗程。中药组：予甘麦大枣汤加减：百合 10g，远志 10g，夜交藤 15g，小麦 9g，甘草 9g，大枣 50 枚。每日 1 剂，水煎早晚分服，10 日为 1 个疗程。2 个疗程后进行疗效观察。结果可见，2 组总有效率差异无显著性意义（$\chi^2=2.10$，$P>0.05$），而 2 组治愈率差异有显著性差异（$\chi^2=5.23$，$P<0.05$）。说明头针组治愈率优于中药组。

(2) 罗平，张淑忆[19] 头七针治疗顽固性失眠临床观察。临床资料：78 例均为门诊病人，失眠为其主诉，兼有其他临床症状，并排除脑部和其他器质性病变。其他症状有头痛、头晕、健忘、多梦、心悸、纳差、烦躁。中医辨证分型：肝郁气滞、心肾不交、心胆气虚、心脾两虚。78 例病人中，男 25 例，女 53 例；年龄最小 16 岁，最大 72 岁；病程最短 3 个月，最长 30 年。其中每晚服药者占 60%，偶尔服药者占 30%，不服药者占 10%；其中持续服药最短的 1 个月，最长的 20 年。治疗时主穴：头七针为上星、囟会、前顶、本神（双）、正营（双）。患者安静仰卧，常规消毒，用 32 号毫针以 30°夹角向后方，沿头皮与颅骨骨膜间进针斜刺 0.5~1 寸，施捻转手法平补平泻，捻转次数在 200 次/min 左右。配穴：心肾不交配心俞、肾俞；心脾不足配心俞、脾俞；肝胆火旺配肝俞、四关；痰火郁滞配丰隆、行间；气滞血瘀配膈俞、气海；胃气不和配足三里、中脘。以上诸穴可不留针，补泻随证虚实而定。每次留针 30 分钟，10 次为 1 疗程。疗程间休息 5~7 天，2 个疗程统计疗效。治疗结果：78 例病人，痊愈 63 例，占 80.8%；显效 8 例，占 10.3%；有效 4 例，占 5.1%；无效 3 例，占 3.8%。典型病例：王某某，男，71 岁，退休干部。就诊时间为 2001 年 10 月 7 日。自述患失眠已经 10 余年，伴有头晕、纳差、心悸、健忘，每晚服用 3 片安眠药才勉强睡 3 小时，曾在笔者所在医院查体，排除各种器质性病变。查舌淡，苔薄白，脉细弱。证属心脾两虚。针刺头七针后，病人感头晕消失，15 分钟后病人发出鼾声，约 1 小时后醒来，自觉神清气爽，起针后，又针刺心俞、脾俞，速刺不留针。嘱其回家后停服安眠药，保持情绪稳定。第二天来诊，述昨晚睡觉良好安稳，睡眠率在 70% 左右，吃饭有所好转。2 个疗程后病人痊愈，半年后随访未复发。

(3) 龚玉林，马志毅[20] 体针配合头针治疗失眠临床观察。一般资料 56 例，均为 2002 年 4 月~2004 年 11 月在武汉市中医院进行门诊针灸治疗的患者，其中男 14 例，女 42 例；年龄最小者 15 岁，最大者 68 岁；病程最短者 5 天，最长者 3 年，平均 9 个月。治疗方法：取穴体针取双侧风池、三阴交、神门、内关，左申脉、右照海。头针取额中线、颞后线为主。辨证加减：心脾亏虚型：体针加心俞、脾俞、太白、足三里，头针加顶中线；心肾不交型：体针加心俞、肾俞、太溪，头针加枕上旁线；痰热内扰型：体针加丰隆、内庭、合谷，头针加额旁 2 线；肝火上扰型：体针加肝俞、间使、太冲，头针加额旁 3 线。针刺方法：体针：风池、三阴交、神门、内关，平补平泻；左申脉用泻法，右照海用补法。头针：额中线，逆经脉循向下刺 1 寸；颞后线，平补平泻。辨证加减穴位均采用补法或泻法，留针 30 分钟。每日 1 次，10 次为 1 疗程，两个疗程间休息 2 天。两个疗程后进行疗效评定,治疗结果:痊愈(睡眠率75%以上,症状消失,情绪稳定)26例;显效(睡眠率65%左右,症状缓解,情绪基本稳定)17例;有效(睡眠率55%左右,症状改善,烦躁不明显)7例;无效(睡眠率40%以下,症状如前,情绪无改善)6例。总有效率为89.29%。

8. 呃逆

(1)何晓华等[21]头皮针之膈区治疗顽固性呃逆。案例:患者,男,58岁,2003年9月22日来诊。患者间断呃逆,已持续12小时。该患者1年前曾经患中风,遗留轻微肢体障碍,语言清晰,吞咽正常,未诉有消化系统疾病。呃逆发作后曾肌注东莨菪碱,以及针刺内关、合谷、中脘等,但症状均只能暂时好转,后又发作。中医诊断为呃逆。西医诊断为膈肌痉挛。针刺选用(0.35~0.40)mm×50mm毫针。膈区定位于胃区与胸腔区之间(国际标准化方案的额旁1线与额旁2线之间。胃区为瞳孔直上发际处为起点,向上引平行于前后正中线2cm长直线;胸腔区在胃区与前后正中线之间,发际上下各引2cm长直线)。针刺双侧膈区,针体与皮肤呈15°~30°角,即沿皮刺,向上引2cm长直线,针宜刺到帽状腱膜下层,即帽状腱膜与颅骨之间。做小幅度高频率的捻转泻法,持续1分钟。捻转过程中,患者打嗝停止,随即在双侧膈区使用电针,小刺激量,连续波,20分钟。施术后,随访患者再未发呃逆。

(2)焦黎明[22]头针治疗顽固性呃逆98例。一般资料:本组98例患者,男60例,女38例,年龄最小20岁,最大70岁,病程最短2天,最长2月余。治疗方法:采用焦氏头针疗法,均选双侧胃区和胸腔区,常规消毒局部,以26~28号不锈钢毫针,沿刺激区迅速刺入皮下,然后快速推进胃区或胸腔区,深度约1寸左右,以每分钟200次左右的速度持续捻转约1分钟,留针2小时后快速起针即可。治疗次数最少2次,最多10次。每日1次。治疗效果:治愈:呃逆消失,计96例,占98%。有效:呃逆次数减少,仍有呃逆计1例,占1%。无效:1例,占1%,总有效率为99%。典型病例:李某某,女,40岁,于2002年7月15日因呃逆2天就诊。病史:2天前因用餐时喝冷饮过多,突然喉间呃呃有声,声短而频不能自制,采用屏气和服中药治疗多次,历时36小时无效,病人3时来,夜不能寐,纳食不香,精神不振,表情痛苦。给予头针双侧胃区、胸腔区,下午呃逆次数减少,当晚睡眠也好,次日晨起精神可,再次头针两次,呃逆痊愈。

(3)孙凤菊,刘雪莲[23]头针治疗顽固性中枢呃逆1例。王某,男,68岁,因脑血栓住院,右侧半身瘫痪,右侧中枢性面瘫,吞咽困难,呃逆持续,间隔很短,严重影响呼吸及睡眠,采用常规针刺疗法。取穴:足三里、中脘、三阴交、内关、膻中,针1次,无效,后采用内关、足三里,穴位注射维生素B₁、山莨菪碱各1ml,呃止。但2小时后又复发,间隔稍延长。第3日起取头针胸腔区,局部常规消毒后,采用28~30号长1.5~2.0寸毫针,针尖与头皮成30°左右夹角快速刺入头皮下,当针达到帽状腱膜下层时,指下感到阻力减轻时,使针与头皮平行,继续捻转进针,可刺入1.0~1.5寸,捻转行针,每次捻转2~3分钟,留针5~10分钟,反复操作2~3次即可,针1次后打嗝次数明显减少,间隔时间明显延长,针3次呃止,未再复发。

9. 尿潴留

(1)张弘[24]用头针加体针治疗术后尿潴留,头针取穴为足运感区,泌尿生殖区,体针取穴为中极、三阴交、阳陵泉、水泉。头针用32号毫针平刺1.5寸,脉冲电流取疏密波,频率20~40Hz,强度以病人耐受为度,刺激20~60分钟。体针中极穴向下斜刺,针刺不宜过深,以免刺伤膀胱;三阴交、阳陵泉、水泉三穴施平和手法,留针20分钟,间歇行针2~3次,如腹胀明显加足三里、太冲。结果:50例患者,治疗1次排尿44例,无效6例,一般起针后10~30分钟自行排尿。

(2)刘小锋[25]头针结合体针治疗尿潴留38例,头针取:生殖区、足运感,体针取中极透关元、石骨(双)、阴陵泉(双)、三阴交(双)、足三里(双),术后配血海。一般针刺后约20~30分钟后排尿为疗效佳;针刺后约1/2~1小时尿潴留导致的小腹部胀痛症状明显减轻,有少量排尿为有效;针刺后1小时仍无排尿为无效。结果38例全部有效,34例治愈。

(3)孙怀玲等[26]头针治疗术后尿潴留30例,令患者取仰卧位,在头部前后正中线的中点旁开左右各1cm,向后引3cm长,平行于正中线,分开头发,皮肤常规消毒后,选用26～30号1.5～2.5寸长的不锈钢毫针。快速刺入皮下或肌层,然后沿刺激区快速旋转200次/分钟左右,持续捻转约5分钟,然后静留针5分钟,再重复捻转5分钟,静留针5分钟,再重复捻转5分钟,历时25分钟起针。同时配合针刺足底全息穴膀胱。在留针的过程中,按摩胀大的小腹部,嘱患者意念排尿。治疗结果:本组30例,痊愈24人,占80%,显效4人,有效2人,总有效率100%。患者一般于针后10～20分钟左右可自解小便。

10. 尿失禁

(1)薛维华等[27]头针配合温针灸治疗老年急迫性尿失禁87例。一般资料:本组87例均为门诊病人,其中男49例,女38例;年龄最小58岁,最大92岁,平均79岁;合并尿路感染者18例。治疗方法:头针疗法时患者取坐位。取穴是足运感区、生殖区,均双侧;经局部常规消毒后,用28号1.5～2.5寸毫针,与头皮呈30°夹角快速将针刺入,至帽状腱膜下层,然后改使针与头皮平行,继续进针1.0～1.5寸,快速捻转,每分钟200～300转,不提插,中等刺激强度,以局部有胀感为得气,每次留针50分钟。每日1次。10次为1疗程。温针灸疗法:令患者排空小便,然后取仰卧位。主穴取中极及双侧提托(经外奇穴,又名归耀,在任脉关元旁开4寸处,左右各一)、三阴交,配穴是肾虚加关元,及双侧肾俞、膀胱俞,脾肺气虚加气海及双侧肺俞、脾俞、足三里。穴位常规消毒,先针中极与提托,斜向下深刺,令针感放散至会阴及大腿内侧;余穴按常规刺入,施补法,以得气为度;针刺后在中极、提托两穴上放置硬纸板,取1～2cm长艾条插在针柄上点燃,温针灸20分钟。每日1次,10次为1疗程。治疗1疗程后,69例痊愈(能随意自主地控制小便);12例有效(尿失禁次数减少,每天仅1～2次);6例无效(不能随意自主地控制小便)。典型病例:张某,女,72岁。患者前因慢性心力衰竭而多次住院治疗,病情稳定后,近一年来每日早晨醒来后即有强烈尿意,不能自控而尿床,逐渐发展为白天亦尿频、尿急、尿失禁。曾查X线摄片示腰骶部骨质增生,诊断为老年急迫性尿失禁。服用中西药物,均无效果。诊见面色不华,神疲乏力,腰膝酸软。舌质淡、苔白,尺脉沉细。证属肾阳亏虚,膀胱气化失司,用上法作头针合温针灸治疗。2次后尿失禁明显好转,又巩固治疗3次而愈,随访半年未见复发。

(2)吴笛[28]眼针配头针加电治疗脑血管意外后尿失禁40例。临床资料:诊断标准参照《中医诊疗常规》,根据临床症状、体征及头颅CT、MRI检查确诊的病人,经住院治疗后病情稳定,出院后在门诊及家庭病床就医者。其中男性32例,女性48例,年龄最小52岁,最大85岁,脑梗死51例,脑栓塞2例,脑出血27例。病程3个月以内45例,3个月以上35例。患者按单盲随机分为两组,治疗组与对照组(单纯药物组)各40例。治疗方法:两组病人均采用常规药物治疗,如华佗再造丸、西比灵、脑复康、维生素C、维生素E等,治疗组在此基础上予眼针配合头针加电治疗。取穴方法:眼针主穴取双侧下焦区、肝区、肾区。肝阳上亢者常伴有烦躁不安、舌红苔黄脉弦,加胆区;气虚血瘀者伴有面黄气怯神疲,舌淡暗,加心区;风痰阻络者伴有腹胀纳差,舌淡苔白腻,加脾区。针刺方法:局部常规消毒后,用29号0.5寸毫针,与皮肤呈10°～15°角沿皮刺入相应穴位,得气后不施手法,留针15分钟。头针(加电)取穴:双足运感区及生殖区。选用28号1.5～2寸长的毫针,针尖向上向后平刺所选穴位0.8～1寸,针刺得气后接通G6805型电针治疗仪,选取连续波频率80～100Hz,留针30分钟。针刺治疗每日1次,每周休息1天,4周后评定疗效。治疗结果可以看出,总有效率治疗组为92.5%,对照组为65%,经统计学处理,$\chi^2=9.04$,$P<0.01$,治疗组疗效明显优于对照组;显效率(治愈率+显效率)治疗组77.5%,对照组42.5%,经统计学处理,$\chi^2=10.21$,$P<0.01$,两组间对照,差异亦非常显著。

(3)刘凌等[29]体针配头针治疗急性膀胱炎46

例。治疗方法：第一组：主穴取秩边、次髎，配三阴交、足运感区。第二组：主穴关元、太溪，配足运感区。操作：患者俯卧位，先针秩边。针尖与骶椎正中线呈60°角进针2～3.5寸，有酸麻胀或触电感传至前阴部或小腹，再针次髎，直刺1寸，用捻转提插手法，针下紧涩为度，留针40分钟。其次配三阴交、足运感区，每隔10分钟行针1次。第二天针关元，取仰卧位，用3寸针，针尖向耻骨方向呈35°角，针感同秩边穴，其次针太溪、足运感区，留针40分钟，每日1次，两组穴交替使用，10天为1疗程。治疗结果：46例中，痊愈28例，占69%，显效10例，占21.7%，好转6例，占13%，无效2例，占4.3%，总有效率95.6%，针刺次数最少者2次，最多15次，其中以3～5次者为多，针后复发者再针仍有效。

（二）外科疾病

1. 颈椎综合征

（1）夏阳等[30]头针治疗椎动脉型颈椎病56例，头针取顶枕带（百会至脑户的条带）上1/3（双侧）（条带是指百会至脑户的连接左右各旁开0.5寸的治疗带）、顶后斜带（络却至百会的条带）（病灶对侧）、额中带（神庭起向下1寸的条带）、顶中带（前顶至百会的条带），头晕重加颞后带（率谷至角孙的条带），痰湿盛加额顶带（神庭至前顶的条带中1/3（右）。常规消毒后，取30号1.5寸毫针斜刺，均用小幅度提插泻法。肝肾亏虚加额顶带后1/3（双侧），用小幅度提插补法。行针时配合颈部松懈，患者头部前后左右自主运动，每次行针3～5分钟，间隔15分钟再行针1次，留针2～12小时，隔天1次，6天为1疗程。总有效率为98.2%。

（2）秦秀娣等[31]汤氏头针治疗椎动脉型颈椎病28例，嘱患者坐位，常规消毒，颈略前屈，医者位于患者前方，先定阴阳点（即百会穴），取0.35mm×40mm针与头皮呈45°角快速刺入皮肤，达帽状腱膜下层，再依次取心区、颈前区、枕项区、血线、风线，一般一区3针，随症加减。针刺由上而下，方向呈15°～45°，顺头发生长方向刺入，如无针感可做捻转手法。出针时由下向上，因头部血管丰富，易出血，针刺后用干棉球按压片刻，若患者头发被雨水淋湿或洗头后不可马上进针。留针1～2小时，隔日1次，10次为1个疗程。休息1星期后，进行第2个疗程。总有效率为89.3%。

（3）李保民等[32]头针配合体针治疗椎动脉型颈椎病72例观察，取穴：体针取风池（双）、百会、$C_{2～6}$夹脊、外关（双）；头针取平衡区（双）、晕听区（双）。操作：体针用平补平泻手法，针风池时针尖刺向鼻尖，使针感传导至耳上或耳前；百会平刺，使头顶有压迫样针感；颈夹脊交替、交叉取穴；外关针感向上传导为佳。头针用快频捻转手法。治疗每日1次，每次留针30分钟，其间行针3次。每10次为1疗程，1疗程未愈者休息5天继针下一疗程。72例患者痊愈49例，占68%；显效14例，19%；有效6例，占8%；无效3例，占4%。总有效率96%。

2. 肩关节周围炎

（1）朱明清等[33]用头皮针治疗肩周炎122例，取穴为顶颞斜线中1/3。结果：痊愈77例，显效23例，有效21例，无效1例，总有效率为99.2%。

（2）贾怀玉等[34]用头针治疗肩周炎210例，取穴为顶颞前斜线中2/5，行交叉刺法。结果：治愈132例，显效31例，好转24例，无效3例，总有效率为98.57%。

（3）取穴：顶颞前斜线中1/3。操作：沿皮刺进针1寸，针尖方向根据患肩疼痛部位决定。肩前部有压痛点，由后方向前方刺；肩后部有压痛点，由前方向后方刺，肩前后均有压痛点者，则2针前后对刺。也可采用交叉刺的方法，即肩前痛者，在顶颞前斜线由后上方向前下方透刺第1针的基础上，再加1针由后向前刺；肩后痛者，则在第1针的基础上，再加1针由前向后刺；肩前后痛，则以3针交叉刺。针体达到一定深度后，行抽气手法持续1～3分钟。加用对刺或交叉刺时，最好双手同时行针。行针以患部疼痛缓解为得气。然后留针1小时，甚至更长时间，其间每10～30分钟行针1次。行针和留针期间，患肩作上举、后伸、内收、外展、内旋等动作，其幅度由小到大，用力由轻到重。在行针和运动以后，可在局部压痛点稍加指压。平时嘱患者做肩部功能锻炼,如爬墙、摸耳等动作,每次5～10分钟,每日2～3次。疗程:每日或隔日1次,10次为1疗程,疗程间隔5～7天。

3. 腰椎间盘突出症

(1) 朱明清等[35]用头针治疗急性腰椎间盘突出症5例,取穴为枕上正中线和枕上旁线为主穴,结果5例均好转。

(2) 骆书颜[36]头针态下牵引治疗腰椎间盘突出症108例,头针取标准头穴线:顶中线、患侧顶旁Ⅰ线、顶旁Ⅱ线,消毒后快速进针,针体进入帽状腱膜下层,当针下有吸针感时,行朱明清教授独创的朱氏泄法(即抽气法,针体平卧,用拇、食指紧捏针柄,用爆发力将针迅速向外抽提3次,然后再缓慢退回原处)。牵引:使用自动牵引床。症状轻者采用平卧平牵,症状重者,俯卧平牵。固定好胸部、髋部的牵引带,牵引力量以患者能忍受为准,持续牵引30分钟。治疗组先行头针法5～8分钟(抽气法1次),留置头针并按上述方法进行牵引治疗,在牵引过程中,再行抽气法3次。然后行牵引30分钟。先行头针法5～8分钟(抽气法1次),留置头针并按上述方法进行牵引治疗,在牵引过程中,再行抽气法3次。然后行牵引30分钟。治疗结果:总有效率为95.4%。

(3) 向开维等[37]头针与整骨手法治疗腰椎间盘突出症230例疗效观察,头针取穴及针刺方法:中央型者取顶中线、顶旁1线。侧后型者取顶中线、顶颞后斜线(病灶对侧)。用28号2～3寸毫针快速进针,顶中线、顶旁1线宜从前向后刺,顶颞后斜线宜由上向下刺,刺入1～2寸,用小幅度快速捻转10分钟,留针30～40分钟,留针期间捻针1次。疼痛较甚者,由下向上对刺一针,留针24小时以加强止痛之功。留针期间配合推拿整骨手法。推拿、整骨手法及步骤:患者俯卧于治疗床上,术者用肘点压环跳穴约2分钟;双掌分推腰背部肌肉约2分钟;双掌压法压脊柱两侧肌肉;拇指推法推患侧臀部肌肉;令患者双手紧握床头,术者立于患者足端,双手握其双踝用力牵引,同时轻轻上下抖动腰部;术者立于患者患侧,以一手拇指指腹紧紧按压相当于椎间盘突出部位,另一手握其健侧踝部,向上拉举,使腰部过伸,如此反复数次;患者侧卧位,患侧在上,健侧下肢伸直,患侧髋膝关节屈伸放于健侧下肢上。术者立于背侧,一肘放于患者的前侧,另一肘放于患者髂骨翼的后侧,两肘以肩向后,髂骨向前,前后相反方向用力突然斜扳,同法施于对侧。腰腿放射性疼痛消失,直腿抬高与健肢相等,能恢复原工作者169例,占73.47%;症状和体征明显减轻,功能活动基本正常,可恢复原工作和轻工作者41例,占17.82%;腰腿放射痛和体征较治疗前有不同程度的减轻,不能恢复正常工作,需继续治疗者13例,占5.65%。

4. 坐骨神经痛

(1) 孙怀玲等[38]头针治疗坐骨神经痛100例。治疗方法:让患者平卧或侧卧位,盖好被褥,取患肢对侧的头穴足运感区,常规消毒后,用2寸毫针沿头皮向后快速刺入1.5寸左右,以左手按住头皮下部分针,右手快速200次/min捻转5分钟,休息5分钟,捻转5分钟,再休息5分钟,再捻转5分钟。行针时让患者体会下肢针感,往往出现蚁行感较多,随即患肢发热、汗出,剧痛渐止。留针24小时,次日根据疼痛程度而定2次针刺,一般1～3次剧痛可缓解,而后采取常规针灸、推拿、中药等治疗即可。治疗效果:痊愈者72例,占72%,显效者28例,占28%,有效率为100%。

(2) 取穴:额顶带后1/3,顶颞后斜带上1/3(病灶双侧)。操作:局部常规消毒后,额顶带后1/3由前向后刺,顶颞后斜带上1/3宜由下向百会穴方向针刺,用小幅度提插泻法。在行针时嘱患者吸气闭息,意想气至患肢,并作抬腿、跺脚活动;医者可在患者臀部及疼痛部位叩打或拉揉。每次行针3～5分钟间隔15分钟再行针1次,留针24小时,每天1次,7～10次为1疗程。

(3) 取穴:顶结前线(通天与百会的连线,"朱明清头针体系"称为顶结前带),配顶颞后斜线上1/3段和顶旁1线,均为健侧。

操作:顶结前线从通天穴进针,向百会穴沿皮透刺,但不透出皮肤,达一定深度后即行抽气手法,持续3分钟,刺激量较大。行针时作直腿抬高试验(病人仰卧,病侧下肢伸直抬高时产生疼痛),引出坐骨神经痛,加强手法力度,直至疼痛减轻。如疼痛严重发作时,加用顶颞后斜线上1/3段和顶旁1线(均为健侧)行抽气法1~3分钟。然后留针0.5~1小时,其间行针2~3次。留针期间,同时沿坐骨神经通路及其分布区,从腰、臀、大腿向下至小腿、足背,进行轻柔手法的按摩。或在留针期间嘱患者抬腿、弯腰、行走、咳嗽,如有疼痛引出,则立即进行抽气手法。

疗程:每日1次,5~7次为1疗程,疗程间隔3~5天。原发性者一般行1~2疗程。

5. 急性腰扭伤

(1)朱跟葵[39]头针治疗急性腰扭伤,头针疗法,取端坐位,双手扶于椅背,略低头,取枕上正中线及两侧枕上旁线,得气后嘱患者配合腰部活动,30分钟后起针,患者即可感觉病痛大减,活动基本正常。

(2)谢玉贵[40]头针配合足三里穴治疗急性腰扭伤,患者取坐位,医者立于患者之后,取头部腰区(经验穴,位于督脉线上头顶百会穴后1寸),局部进行常规消毒,选用2寸长的不锈钢毫针,针与头皮呈30°夹角进针,沿头皮向脊柱方向缓慢进针1.5寸捻转1分钟,得气后留针20分钟,其间行针1~2次,并嘱患者前后左右活动腰部。复诊者起针后,加足三里左右两穴,用平补平泻手法。疼痛消失,活动如常为痊愈;疼痛减轻,活动受限好转为有效。结果:针刺1次痊愈者22例,有效11例;针刺2次痊愈8例;针刺3次痊愈者7例。

(3)取穴:正中腰痛以枕上正中线为主,两侧腰痛以枕上旁线(双侧)为主。配腰部压痛点或腰$_{2~4}$夹脊穴。操作,头穴用1.5寸毫针向下沿皮刺1寸左右,以达帽状腱膜下层,用抽气手法,持续2~3分钟,同时嘱病人作前屈、后伸、侧弯及旋转的腰部活动。有效后留针20~30分钟,留针期间仍嘱患者活动腰部。若仍有疼痛引出,可保持引出最痛时的体位,进行抽气手法,直至疼痛完全消失。在行针时,也可嘱患者家属叩击其腰部。若用上法疼痛未完全消失,可加用局部夹脊穴或压痛点,进行针刺,捻转得气后出针,一般不留针。疗程:每日或隔日1次,一般经1~6次治疗,大多患者可见效。

(三)妇科、儿科疾病

1. 痛经

(1)石燕华[41]用头针治疗痛经14例。取穴:双侧足运感区,生殖区。结果:13例经1次治疗即在针后5~30分钟止痛。

(2)取穴:双侧足运感区、生殖区。操作:快速进针,迅速将针体推进至帽状腱膜下层后,行快速捻转,每分钟200次左右,分别行针2分钟。然后留针30~60分钟,其间行针1~2次。疗程:每日1次(痛经甚者每日2次),一般进行3~5次即可。

2. 功能性子宫出血

(1)马玉泉[42]用电针治疗功能性出血205例,主穴取双侧生殖区,配合体针三阴交、血海、足三里。双侧足运感区用1寸毫针沿头皮向后斜刺。三阴交用2寸毫针,血海、足三里用4寸毫针。然后分别接G6805电针仪,用连续波,每3~5分钟由慢而快,由快而慢改变频率1次,电流强度以患者耐受为宜,通电20分钟。每日治疗1次。结果:205例全部治愈,其中1次治愈8例,2~3次治愈79例,5~7次治愈88例,痊愈率100%。

(2)张琦岩等[43]用头针治疗功能性子宫出血40例,取穴:生殖区。结果:治愈25例,显效8例,有效4例,无效3例,总有效率92.5%。

3. 经前期紧张综合征

(1)头针取穴生殖区、胸腔区。操作:头皮穴区常规消毒,沿头皮斜向捻转进针,采用2.5~3寸26~28号毫针,进针后每分钟捻转200次左右,每次针体前后旋转各2转左右,持续捻转1~2分钟,留针5~10分钟,用同样的方法再捻转2次,即可起针。每日1次,10次为1疗程。

(2)李进等[44]用毫针治疗经前紧张综合征108例,主穴取足运感区,生殖区,用迎随泻法。根据证型不同,配以承光、通天等穴,针尖向前或后,向上或下进针,透刺1~1.5寸,并设中药对照组108例。结果:头针组痊愈99例,好转9例,中药组痊愈68例,好转40例。两组痊愈率经统计学处理,头针组显著优于中药组($P<0.001$)。

(3)洪钰芳[45]头针治疗经前期综合征的疗效

观察,头针按头皮针穴位国际标准化方案,主穴取额中线、顶中线,如有心悸怔忡,失眠多梦,发热等上焦症状配额旁1线;乳房胀痛,胸胁作胀,腹泻等中焦症状配额旁2线;肌肤浮肿,腹痛等下焦症状配额旁3线。常规消毒后,在所选腧穴上,用25mm不锈钢毫针沿皮向下斜刺,将针体推进至帽状腱膜下层。根据辨证,施用提插补泻,虚证施以补法,实证施以泻法。然后用G6805型电针仪连接到主穴上。电量以患者感到舒适为限。频率1.3~1.7Hz,留针1小时,每星期3次。治疗以1个月经周期为1个疗程。经后休息5天。总有效率为91.4%。

4. 小儿脑性瘫痪

(1)陈柏志等[46]头针为主治疗小儿脑性瘫痪42例,选穴根据六版《针灸学》教材定位,头针选取顶颞前斜线、顶颞后斜线各取2穴,顶中线取1穴,顶旁线取2穴,枕上中线取1穴,枕旁线双侧各取1穴。针刺方法:用30号毫针,快速直刺1~1.5寸,不捻转、不提插,留针1小时,1次/d,12次为1疗程;体针取患侧上肢取曲池、合谷,下肢取足三里、阳陵泉,语言障碍取内关、哑门,耳聋取听宫、听会,流涎取承浆、地仓。体针不留针,每3天针一次,12天为1个疗程。每个月执行1疗程,3个疗程后进行疗效评价。总例数为42例,显效22例,有效16例,无效4例,总有效率90.48%。

(2)刘振寰等[47]头针为主治疗小儿脑性瘫痪210例临床观察,取穴:从神庭穴沿皮直刺向百会,从百会刺向脑户,前顶刺向悬厘穴(双侧)为基本选区共4针。若下肢瘫选从百会刺向通天穴,从百会至前顶一线的外侧1.5寸(双侧)。若上肢瘫则选从百会刺向络却穴,从百会至前顶穴一线的外侧2.25寸(双侧)。此12针为治疗小儿脑瘫的重要选穴及区域。若有语言障碍可配伍国际标准化头针的语言1、2、3区。刺法:隔日针1次,每次留针4小时,在留针期间,选用国产韩氏电针仪,选择疏密波交替,做电针治疗15分钟。快速捻转(300转/min)3次。疗程:每日针刺1次,针10次休息10~15天,针刺30次为一疗程。经一疗程治疗,210例中显效82例,有效67例,无效61例。总有效率71%。

(3)任义钟等[48]头针为主治疗小儿脑性瘫痪临床观察,取运动区、平衡区、语言2区、语言3区、四神聪、风池(双侧)、投影区(指CT、MRI异常患儿大脑病变部位的头皮投影区),若无头部CT、MRI改变患儿不用此穴。穴位常规消毒后,快速进针,与头皮水平线成15°,深达帽状腱膜下;风池穴按常规针刺。3岁以内患儿手法快速捻转,平补平泻,不留针。3岁以上患儿采用G6805电针治疗仪加强刺激,频率和强度以患儿能耐受为度,留针20分钟,隔日1次,以上部位交替进行治疗,每次取4~6穴。10次为1疗程。本组45例经1~10个疗程治疗后,其中基本恢复4例,占8.89%;显效21例,占46.67%;有效15例,占33.33%;无效5例,占11.11%。总有效率为88.89%。未发现1例治疗后评分减少者。

5. 小儿遗尿

(1)杨敏[49]在头针为主治疗小儿遗尿症126例中男性60例,女性66例;年龄最大者15岁,最小者4岁;病程最短半年,最长11年。126例遗尿者均属功能性遗尿。分2组,第1组:百会,四神聪(左右)两穴,关元;第2组:百会,四神聪(左右)两穴,中极。在所取穴位的部位常规消毒,头针用1寸毫针,百会穴向后平刺0.5~0.8寸,四神聪(左右)两穴向百会对刺0.5~0.8寸;关元或中极用1.5寸毫针,直刺0.8~1.2寸,用平补平泻,以针感达前阴部为度。间隔10分钟行针1次,留针30分钟,每日1次,10次为1疗程,2组穴中关元和中极隔日交替使用。治疗结果痊愈110例,占87.30%;好转11例,占8.73%;无效5例,占3.96%。总有效率为96.03%。

(2)付怀丹等[50]用电针顶中线治疗小儿遗尿40例。取穴:顶中线。患者仰卧位,进针得气后,沿头皮向前刺入1.5寸,将G6805仪一电极接于针柄上,另一电极患者用手捏着,用2次/s的低频脉冲电流刺激,强度以患者能耐受为宜。每次治疗15分钟。并设体针对照40例。取穴:中极、关元、肾俞、膀胱俞、三阴交。患者取侧卧位,进针得气后,刺入0.8~1寸,将G6805治疗仪的两对电极分别接通于中极、关元和膀胱俞,用2次/s的低频脉冲电流刺激,强度以患者耐受为宜,每次治疗15分钟,两组均每日1次,7次为1疗程,疗程间隔5天。结果:头针组痊愈30例,显效8例,无效2例;体针组痊愈21例,显效10例,无效11例。经统计学处理,头针组疗效优于体针组。

(3)黄卿等[51]头针为主治疗遗尿症256例,头针:取焦氏头针的足运感区,此穴位于前后正中线中点旁开1cm,向后平行3cm处,取1.5寸,30号毫针沿皮平刺约1寸左右,然后接G6805治疗机,取连续波100次/分钟,剂量以耐受为度。体针:取关元,手法要求直刺入皮肤后,左手压住关元穴上方,右手提插捻转,迫使针向下传导以放射至尿道口为佳,加灸3壮,状如红枣大小,第1壮完毕,停歇3分钟,继续第2壮、第3壮。三阴交,直刺后压住下方,要求针感向上传导,直达大腿内侧为佳,留针。要求1次操作完毕取针后,嘱患儿卧床休息5分钟,以增强并巩固疗效。5次为1疗程,间歇5～7天,继续第2疗程。同时应嘱咐患者家长每日晚饭后注意患儿饮水量。睡前排空小便,睡后定时叫醒排尿养成习惯,白天不宜过分贪玩,以免疲劳贪睡,耐心教育孩子,消除自卑心理,树立战胜疾病的信心。治疗结果:256例患儿经1～4个疗程治疗均有效,其中治愈233例,好转23例,治愈率为91%,总有效率100%。

(四)皮肤科疾病

1. 荨麻疹

(1)孔尧其[52]用头针治疗荨麻疹36例,取穴双侧顶颞后斜线,及此连线旁开0.5cm处,用30号1.5寸毫针,自百会向一侧曲鬓穴接力透刺,然后再用另一侧曲鬓穴透侧,共针4针。用抽气法反复运针,留针2小时以上,每隔1～2小时行针1次,直至疹块消失。急性荨麻疹每日1次,慢性隔日1次,5次为1疗程。结果:痊愈29例,有效3例,无效4例。

(2)取穴:额中线、顶中线、额旁1线(双侧)、顶颞后斜线(双侧),有胃肠症状者加额旁2线(双侧)。操作:额区各线由上而下,顶中线由前向后,顶颞后斜线根据症状部位选择进针点(风团见于下肢则从百会进针,见于上肢则从上中段的分界点进针等)沿线向前下方,透刺达一定深度后,分别行抽气手法2～3分钟。待症状有所减轻后留针,留针时间较长,至少2小时,其间只要有症状发作则立即行针。如有可能,留针12～24小时为准。疗程:每日或隔日1次,5～7天为1疗程。如属慢性病程,易反复发作者,可间隔3～5天再作第2疗程的治疗,并在第2疗程结束1～2月后,再作1个疗程的巩固性治疗(可隔日1次)。

2. 带状疱疹

(1)姚康义等[53]采用双盲对照法疗带状疱疹191例,取穴:头针组按照皮疹及疼痛部位选择相应感觉区,运动区,结果:共治149例,痊愈105例,进步8例,有效率100%。

(2)贾怀玉等[54]用头针治疗带状疱疹1例。取穴:额旁2带(左),顶颞后斜带中1/3(左侧),由后向前行两针交叉刺,用小幅度提插泻法。行针时嘱患者吸气闭息,以手按压右侧胸胁疼痛部位,然后行胸式呼吸,15分钟后再行针1次,留针24小时,每日1次。结果:共针治4次,疼痛消失,病趋痊愈。

(3)李建武[55]头针治疗带状疱疹临床观察,148例患者在治疗过程中采用焦氏头针治疗,不加用任何中西药物。取穴:根据皮疹及疼痛部位选择对侧相应感觉区、运动区。头面颈部位取对侧感觉区,运动区上1/5。胸胁及上肢取对侧感觉区,运动区中2/5,腰骶及下肢取对侧感觉区,运动区下2/5。每日针刺1～2次,连续针刺至愈为止。手法:运用0.32mm×40mm长的不锈钢毫针,快速进针后,沿帽状腱膜下刺进到相应深(长)度,然后连续捻转1～3分钟,出现热、麻、胀等感觉为好,不提插,留针30～60分钟甚或1～2小时。总有效率100%。

3. 斑秃

(1)阎世燮[56]用头针治疗脱发108例。取穴:防老,健脑,头维,大椎,上星,防老穴针尖向前方沿皮平刺,进针1分,健脑穴针尖斜向下方进针2分。其他穴位按常规操作。得气后行捻转补法,留针

15～30分钟。每日或隔日1次,10次为1疗程。结果:经治疗6～20疗程后,痊愈87例,好转21例。其中斑秃70例痊愈55例,好15例。一般经治疗4个疗程,患者开始生出毛发。

(2)张翠屏等[57]取枕下旁线,百会,头维为主治疗斑秃424例。结果:总有效率为92.95%。

(3)取穴:防老(百会后1寸),健脑(双侧、风池穴下5分),两穴为主。两鬓脱发甚者加头维,头发瘙痒甚者加大椎,皮脂分泌过多者加上星。操作:防老穴沿皮刺,针尖向前方,透刺3～5分,行捻转补法,针感强者则效果较好;健脑穴直刺,针尖斜向下方,针深2～3分,不宜过深,行捻转补法。其他配穴按常规针刺。得气后留针15～30分钟,一般为20分钟。出针时施以雀啄手法,即迅速小幅度提插,如鸟啄米状的手法,以加强刺激,促进发长。疗程:每日1次(体弱者隔日1次),10次为1疗程。

(五)五官科疾病

1. 视神经炎

(1)天津市眼科医院[58]以电头针治疗视神经萎缩87例138只眼。取穴:双视区。结果:进步超过4行者,9只眼,进步4行者2只眼,进步3行者9只眼,进步2行者24只眼,进步1行者32只眼,无进步62只眼,总有效率为55%。

(2)贾怀玉等[59]用头针治疗视神经萎缩1例,取额顶带后1/3、顶枕带下1/3(双侧),用小幅度提插补法,行针时嘱患者思想放松,用两手心轻按双目,眼球上下左右慢慢转动,然后松手睁眼远望,再反复做轻轻闭目、睁眼远视动作数次。额旁2带(左)用小幅度提插泻法,行针时嘱患者手按胸胁,然后行胸式呼吸数次。留针24小时,隔日1次,并配合体针及耳压疗法。结果:经治疗30次,右眼视力恢复到1.2;左眼0.8。5年后随访,疗效巩固。

2. 耳聋

(1)班凤煜[60]针刺晕听区治疗神经性耳聋120例,157只耳。病人取坐位,常规消毒后,从晕听区前后两端各刺一针,两针方向相对,分别向中间进针,针应刺入帽状腱膜下层,两针均进针4cm。找到针感后,两手同时以200次/min的速度进行捻针。第1次捻转3分钟,休息10分钟,再捻转3分钟,休息10分钟,再捻转3分钟后出针,两侧同等刺激。每日针刺1次,7次为1疗程,疗程间休息3～5日,休息期间自行艾灸肾俞、三阴交。结果120例157只耳,治愈153只耳,占97.45%;显效3只耳,占1.91%,好转1只耳,占0.64%。有效率100%。治疗次数最少者为7次,最多者91次。

(2)魏彩莲[61]头针治疗神经性耳聋43例,取穴:额中线、顶中线、双侧颞后线、头维穴。操作:各穴均沿头皮进针透刺1寸左右,颞后线由率谷向曲鬓穴,额中线由上向下,顶中线由前向后,症状严重者,额中线、顶中线分别用上下、前后对刺法;头维穴用十字刺法(第1针从上向下,第2针从前向后,两针呈十字交叉)。均用抽气手法(紧提慢按,三退一进,属泻法),每针持续1分钟,然后留针30～60分钟,每15分钟行针1次,行针同时嘱患者行按耳法10次,也可嘱患者用手紧捏鼻翼,闭住鼻孔,至两耳内鼓膜有声响为度。每日1次,10次为一疗程,疗程间隔2天,一般2～6疗程。总有效率90.7%。

3. 耳鸣

(1)王爱平,谭丽[62]针刺合中药治疗耳鸣53例。本组53例均为1999年1月至2003年6月笔者所在医院门诊针灸科、五官科患者,男32例,女21例;年龄23～68岁;病程1个月～14年;单侧耳鸣11例,双侧耳鸣42例。治疗方法:Ⅰ.针刺:体针取耳门、听宫、听会、翳风、外关、太冲、迎香穴;头针取晕听区,单侧耳鸣取患侧,双侧耳鸣取两侧。得气后,体针针穴接G6805电针仪,电流强度以患者感舒适为宜;头针晕听区每隔10分钟捻转1次。均留针30分钟,每日1次,10次为1个疗程。Ⅱ.耳鸣汤(石菖蒲30g,葛根30g,磁石30g,丹参15g,响铃草15g)。每日1剂,水煎3次,分3次服,10剂为1个疗程。结果:53例患者中治愈10例,显效20例,好转16例,无效7例,总有效率为87%。

(2)马德元,刘静芳[63]针刺配合头针治疗神经性耳鸣45例。临床资料:本组45例,均确诊为神经性耳鸣。其中,男20例,女25例;年龄最小12岁,最大60岁;病程最短2周,最长5年;单侧耳鸣

30例,双侧耳鸣15例。治疗方法:主穴取翳风、听会、侠溪、中渚;配穴:肝胆火盛加太冲、丘墟;外感风邪加外关、合谷;肾虚加肾俞、关元,头针取颞后线。操作:穴位常规消毒后,进针,主要以提插、捻转、补泻为主,实证用泻法,虚证用补法,留针30分钟,间隔10分钟行针1次。头针沿头皮进透刺1寸左右,颞后线由率谷向曲鬓穴,待针下出现麻胀样针感时,虚捏针柄,以200转/min小幅度、快速捻转,使针感缓缓扩散,行针1分钟,留针30分钟,间隔10分钟行针1次,体针与头针同步进行,每日1次,10天为1疗程,中间休息2天,一般1~4个疗程。结果:45例中,治愈20例占44.4%;显效14例,占31.1%;好转8例,占17.8%;无效3例,占6.67%。总有效率达93.33%。病案举例:张某,男,58岁,2003年9月8日初诊。主诉:左侧耳鸣1月余;病史:1个月前因与他人发生口角,致心情不畅,继而出现左侧耳鸣如潮。当时到耳鼻喉科求治,诊断为神经性耳鸣,予静点能量合剂,进行高压氧治疗,未见明显好转而来进行针灸治疗;查:神清、面略赤、易怒、舌红少苔、脉弦。中医诊断:耳鸣(肝胆火盛)。依上法治疗15天后耳鸣消失,患者自觉已恢复至病前水平,治愈,随后半年未复发。

参 考 文 献

[1] 谢天亮. 头针为主治疗偏瘫100例临床体会[J]. 基层医学论坛,2008,12(12):1140

[2] 刘方士. 取患肢对侧头部顶颞前斜线为主穴治疗中风偏瘫106例[J]. 新中医,1998,20(9):28~29

[3] 周建伟等. 头皮针治疗中风207例疗效观察[J]. 1993,13(3):3

[4] 陈彦等. 头针为主治疗癫痫70例[J]. 中国针灸,1981,(3):3~15

[5] 申秀兰等. 电头针治疗癫痫240例[J]. 贵阳中医学院学报,1989,(3):48~49

[6] 曹晓来. 头针治疗癫痫[J]. 安徽中医临床杂志,1996,8(1):4~5

[7] 何坚,嘉世健. 电针国际标准头针穴位治疗血管性痴呆[J]. 四川中医,1999,17(10):51

[8] 包烨华等. 头穴久留针治疗血管性痴呆的随机对照研究[J]. 中国针灸,2004,24(2):81~83

[9] 齐柏等. 头针治疗老年痴呆症30例临床观察[J]. 山东中医药大学学报,2007,31(1):44~45

[10] 徐大仁. 头针治疗血管性头痛183例[J]. 针灸临床杂志,2000,16(8):31

[11] 陆军. 头针配合风府穴注治疗血管神经性头痛80例[J]. 河北医学,2001,7(4):380~381

[12] 胡大文. 头针配合颈椎牵引治疗颈性眩晕30例[J]. 陕西中医,2002,23(2):158

[13] 李海萍. 头针体针并用治疗颈性眩晕78例[J]. 颈腰痛杂志,2004,25(4):232

[14] 丁喜瑞,古永明,刘素芬. 头针配合穴位点按治疗颈性眩晕22例[J]. 河南中医.2001,21(3):57

[15] 吴建民. 头皮针治疗面瘫80例疗效观察[J]. 陕西中医,1989,10(2):81

[16] 焦黎明. 头针治疗急性周围性面神经麻痹100例[J]. 中国针灸,2000,(10):625

[17] 柯玲玲. 头针加透刺治疗周围性顽固性面瘫30例[J]. 中国针灸,2001,(3):47

[18] 姚万霞. 头针治疗围绝经期失眠疗效观察[J]. 河北中医,2004,26(12):932

[19] 罗平,张淑忆. 头七针治疗顽固性失眠临床观察[J]. 针灸临床杂志,2004,20(1):29

[20] 龚玉林,马志毅. 体针配合头针治疗失眠临床观察[J]. 湖北中医杂志,2006,28(6):49

[21] 何晓华,康玉麟,王舒. 头皮针之膈区治疗顽固性呃逆. 上海针灸杂志,2004,23(11):29

[22] 焦黎明. 头针治疗顽固性呃逆98例[J]. 光明中医,2005,20(6):39~40

[23] 孙凤菊,刘雪莲. 头针治疗顽固性中枢呃逆1例[J]. 长春中医学院学报,2002,18(3):26

[24] 张弘等. 头针加体针治疗术后尿潴留[J]. 中国针灸,1992,12(3):30

[25] 刘小锋. 头针结合体针治疗尿潴留38例[J]. 陕西中医学院学报,2001,24(1):45

[26] 孙怀玲,李兰香. 头针治疗术后尿潴留30例[J]. 中国中医药信息杂志,1999,6(10):74

[27] 薛维华,丁敏,郭用生. 头针配合温针灸治疗老年急迫性尿失禁87例[J]. 针灸聚英,2003,(9):389

[28] 吴笛. 眼针配头针加电治疗脑血管意外后尿失禁40例[J]. 针灸临床杂志,1999,15(9):34

[29] 刘凌,李引娥. 体针配头针治疗急性膀胱炎46例[J]. 针灸临床杂志,2003,19(8):37

[30] 夏阳,王朝阳. 头针治疗椎动脉型颈椎病56例[J]. 针灸临床杂志,1999,15(9):41～42

[31] 秦秀娣,赵海音. 汤氏头针治疗椎动脉型颈椎病28例[J]. 上海针灸杂志,2000,19(3):29

[32] 李保民,柴富明,高洪明. 头针配合体针治疗椎动脉型颈椎病72例观察[J]. 针灸临床杂志,2001,17(11):15～16

[33] 朱明清等. 头皮针治疗肩周炎122例[J]. 浙江中医杂志,1987,22(2):116

[34] 贾怀玉等. 头针治疗肩周炎210例[J]. 中国杂志英文版,1993,(3)199～201

[35] 朱明清. 头针治疗急性腰椎间盘突出症5例[J]. 浙江中医杂志,1987,(2):116

[36] 骆书颜. 头针态下牵引治疗腰椎间盘突出症108例[J]. 浙江中医杂志,2004(8):359

[37] 向开维,梁永瑛. 头针与整骨手法治疗腰椎间盘突出症230例疗效观察[J]. 贵阳中医学院学报,2001,23(4):31～32

[38] 孙怀玲,姚广珍,李兰香[J]. 针灸临床杂志.1999,15(9):51

[39] 朱跟葵. 头针证治举隅[J]. 针灸临床杂志,2005,21(2):29

[40] 谢玉贵. 头针配合足三里穴治疗急性腰扭伤[J]. 中国中医急症,2000,9(2):88

[41] 石燕华. 头针治疗痛经14例[J]. 针灸学报,1988,(1):19

[42] 马玉泉. 电针治疗功能性出血205例[J]. 中国针灸,1991,11(1):28

[43] 张琦岩. 头针治疗功能性子宫出血40例[J]. 针灸学报,1998,(1):18

[44] 李进等. 毫针治疗经前紧张综合征108例[J]. 中国针灸,1992,12(5):21

[45] 洪钰芳. 头针治疗经前期综合征的疗效观察[J]. 上海针灸杂志,2002,21(3):24

[46] 陈柏志,林金宝,王英明等. 头针为主治疗小儿脑性瘫痪42例[J]. 中国临床康复,2004,(3):487～488

[47] 刘振寰,张宏雁. 头针为主治疗小儿脑性瘫痪210例临床观察[J]. 中国针灸,1999,(11):651～652

[48] 任义钟,陈瑞华,廖荣圭. 头针为主治疗小儿脑性瘫痪临床观察[J]. 上海针灸杂志,2003,22(6):23～24

[49] 杨敏,任彬. 头针为主治疗小儿遗尿症126例[J]. 针灸临床杂志,2006;22(4):32

[50] 付怀丹等. 电针顶中线治疗小儿遗尿40例[J]. 中国针灸,1996,7(16):22

[51] 黄卿,杨卫远. 头针为主治疗遗尿症256例[J]. 福建中医药,2000,31(4):25

[52] 孔尧其. 头针治疗荨麻疹36例[J]. 四川中医,1989,(12):40

[53] 姚康义等. 双盲对照法疗带状疱疹191例[J]. 全国头针学术经验交流论文汇编,1991,72

[54] 贾怀玉,等头皮针治疗学[M]. 第1版,北京:人民卫生出版社,1994

[55] 李建武. 头针治疗带状疱疹临床观察[J]. 针灸临床杂志,2006,22(1):32～33

[56] 阎世燮. 头针治疗脱发108例[J]. 中国针灸,1988,8(4):13～14

[57] 张翠屏等. 取枕下旁线,百会,头维为主治疗斑秃424例[J]. 针灸学报,1988,(1):13

[58] 天津市眼科医院新针疗法组. 电头针治疗视神经萎缩87例138只眼[J]. 新医药学杂志,1977,(9):28

[59] 贾怀玉等. 头皮针治疗学[M]. 第1版,北京:人民卫生出版社,1994

[60] 班凤煜. 针刺晕听区治疗神经性耳聋120例,157只耳[J]. 中国针灸,1997,(4):222

[61] 魏彩莲. 头针治疗神经性耳聋43例[J]. 中国针灸,2003,23(2):91

[62] 王爱平,谭丽. 针刺合中药治疗耳鸣53例[J]. 现代中西医结合杂志,2004,13(8):1053

[63] 马德元,刘静芳. 针刺配合头针治疗神经性耳鸣45例[J]. 辽宁中医杂志,2004,31(12):1041

[64] 王富春. 当代微针疗法大全[M]. 北京:科学技术文献出版社,1997

[65] 王富春. 头针疗法[M]. 北京:人民卫生出版社,2007

[66] 温木生. 头针疗法治百病[M]. 北京:人民军医出版社,2007

[67] 陆寿康. 实用头针大全[M]. 上海:上海科技教育出版社,1999

[68] 贾怀玉等. 头皮针治疗学[M]. 北京:人民卫生出版社,1994

第二节 眼 针

一、概 述

眼针是指在眼部周围特定的刺激区穴施以针刺，以防治疾病的一种方法。

眼针疗法是在"观眼识病"的基础上发展而来的，首先为辽宁中医学院彭静山教授所应用。

"观眼识病"早在《内经》中就有记载，《内经》的"观眼识病"是在阴阳、五行的理论指导下把眼睛分为阴阳和五脏在眼区中不同部位的反映，来指导临床治疗。如《内经》说："瞳子，黑眼法于阴；白眼，赤脉法于阳。故阴阳合转而精明，此则眼具阴阳也。"接着《灵枢·大惑论》又说："五脏六腑之精气，皆上注于目而为之精。精之窠为眼，骨之精为瞳子，筋之精为黑眼，血之精为络，其窠气之精为白眼，肌肉之精为约束，裹撷筋骨血气之精，而与脉并为系，上属于脑，后出于项中"。《内经》的这些理论为后代眼科医生所借鉴，形成了眼科中的五轮八廓学说。彭静山的"观眼识病"不同于《内经》，是一种观察眼区中不同部位络脉的变化而诊断和治疗疾病的方法，是启发于《证治准绳·目门·卷七》的一句话："华之化云：目形类丸，瞳神居中而前，如日月之丽东南而晚西北也。内有大络六，谓心、肺、脾、肝、肾、命门各主其一；中络八谓胆、胃、大小肠、三焦、膀胱各主其一；外有旁支细络莫知数，皆悬贯于脑，下连脏腑，通畅血气往来以滋于目。故凡病发，则有形色丝络显现，而可验内之何脏腑受病也……"。

经络运行全身气血，在人体内起沟通表里上下、联络脏腑器官的作用。《灵枢·口问》说："目者，宗脉之所聚也。"《灵区·邪气脏腑病形》说："十二经脉，三百六十五络，其血气皆上于面而走空窍，其精阳气上走于目而为之睛。"可见眼和经络存在密切的联系，眼需要经络不断地输送气血，才能维持其视觉功能。在十二经脉中，足厥阴肝经、手少阴心经、足三阳经以本经，或支脉，或别出之正经直接系连于目系，手三阳经皆有1~2条支脉终止于眼或眼附近，足三阳经之本经均起于眼或眼附近，在奇经八脉中，任、督二脉系于两目下之中央，阴跷脉、阳跷脉相交于目内眦之睛明穴，阳维脉经过眉上。此外在十二经筋中，足太阳之筋为目上冈，足阳明之筋为目下冈，足少阳之筋为目之外维，手太阳之筋、手少阳之筋都联属目外眦。

眼和脏腑也存在密切的联系，五脏之中，肝和目的关系甚为密切，肝开窍于目，目受血而能视，故《素问·金匮真言论》说："东方青色，入通于肝，开窍于目，藏精于肝。"《素问·五脏生成》又说："肝受血而能视。"心和目也存在密切联系，心主全身血脉，脉中之血受主气推动，循环全身，上输于目，目受血养，才能维持其视功能。故《素问·五脏生成》篇及其脉要精微论说："诸血者，皆属于心"，"心之合，脉也"，"脉者，血之府"，"诸脉者，皆属于目"。脾主运化水谷，输精气，是气血生化之源，脾胃功能正常则生化有源，气血充盈，则目得养而视物清明，又脾主肌肉，脾的功能正常则睑能开合自如。肝为气主，肝气调和，气血流畅，脏腑功能正常，则五脏六腑精阳之气皆源源不断地输注入目，故目视精明。肾为先天之本，主藏精，精能生髓，脑为髓海，目系上属于脑，故肾精充沛，髓海丰满，则思维灵活，目光敏锐。此外三焦主通行元气，是运化水谷，输布水液的通道，胆、小肠、大肠、膀胱、胃又和五脏相表里，共同协调各自的功能，由此可见目和五脏六腑都存在着密切联系，五脏六腑共同维护着眼的功能。

二、定位与主治

（一）定位

眼区的划分是以八卦来划区的，即将眼划分为乾、坎、艮、震、巽、离、坤、兑八个区分别以阿拉伯数字1、2、3、4、5、6、7、8代替。在这八个区里分别容纳肺、大肠、膀胱、上焦、肝、胆、中焦、心、小肠、脾、胃、下焦共十三个穴位。

具体划分方法如下：两眼向前平视，经瞳孔中心做一水平线并延伸过内、外眦，再经瞳孔中心做该水平线之垂直线，并延伸过上、下眼眶。于是将眼区划分成4个象限，再将每一个象限分成两个相等区，即成8个象限，此8个相等区就是8个经区。左眼属阳，阳生于阴，8区排列顺序是顺时针方向；右眼属阴，阴生于阳，8区排列顺序是逆时针方向。但各区代表的脏腑则左右相同。1区为肺、大肠；2区为肾、膀胱；3区为上焦；4区为肝、胆；5区为中焦；6区为心、小肠；7区为脾、胃；8区为下焦。每区所占的范围，用时钟计算为90分钟。如左眼1区10时30分至12时；右眼逆行，右1区为7时30分至6时，余次类推。其穴位则1、2、4、6、7区，每区各2个；3、5、8区，每区各1个，统称8区13穴（图10-7）。

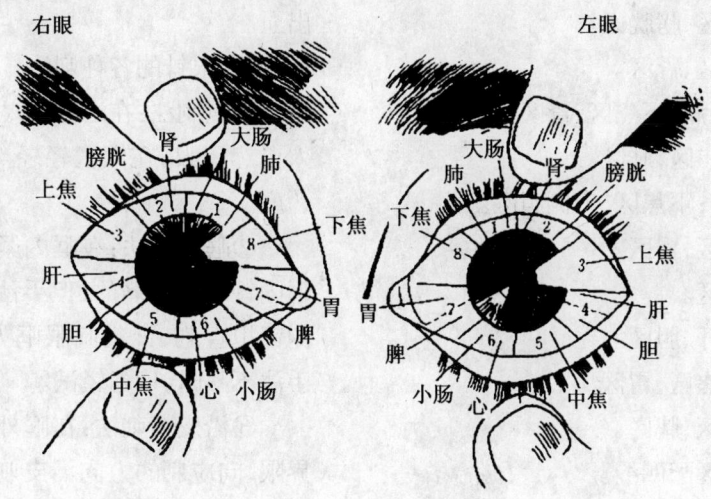

图10-7 眼针穴位分布图

（二）主治经验

(1)中风偏瘫：新中风偏瘫经过抢救已过危险期，针上、下焦区，可以应针而效。但病程过久，数月以至数年，筋骨肌肉均正常者，仍然有效。如果因病久发生肌肉萎缩、骨骼变形、肩肘屈伸不利、内、外翻足、脑软化、脑萎缩者，效果多不理想。初期偏瘫，让病人仰卧伸腿，将患侧屈膝，令足心踏床面，稳固不动者必有效。因为患侧下肢没有形成肌肉萎缩或内、外翻足。反之，如果患足踏床面时左右摇摆不定或不能踏床者，均无效或其效甚微。

(2)急性扭伤：针下焦区效果良好。

(3)落枕：针双上焦区。

(4)降血压：针双肝区可调整血压，高者可降，低者可升。

(5)痛经：针双下焦区。

(6)遗尿或尿频：下焦区、肝区、肾区。

(7)心律不齐：双心区。

(8)膈肌痉挛：中焦区。

(9)胃痉挛：中焦区。

(10)头痛：上焦区，偏头痛配胆区，后头痛配膀胱区。

(11)目赤痛：肝区。

(12)近视：肝区配内睛明。

(13)眼睑下垂：脾区、上焦区。

(14)针眼：脾区。

(15)电光性眼炎：上焦区。

(16)鼻炎：上焦区，肺区。

(17)音哑：肺区，上焦区。

(18)喉痛：肺区，上焦区。

(19)舌痛：心区。

(20)牙痛：上焦区，患侧翳风（龋齿无效）。

(21)耳聋、耳鸣：肝区，上焦区。

(22)三叉神经痛：上焦区。第一支痛配瞳子髎；第二支痛配阳白；第三支痛配颊车。

(23)面肌痉挛：上焦区，脾区。
(24)面瘫：双上焦区。
(25)项强：双上焦区，膀胱区。
(26)五十肩：双上焦区，大肠区。
(27)上肢不能举：上焦区。
(28)老年慢性气管炎：肺区、咳喘穴(大椎旁5分，向大椎斜刺5分深，不留针)。
(29)胸痛：上焦区，心区。
(30)背痛：上焦区、膀胱区。
(31)腰痛：下焦区，肾区。
(32)尿路结石腰痛：下焦区，肾区。
(33)腰胁痛：中焦区，肝区。
(34)坐骨神经痛：下焦区，患侧胆区。
(35)胃痛：中焦区，胃区。
(36)胆囊炎：胆区。
(37)胆道蛔虫：肝、胆区。
(38)胰腺炎：中焦区，胃区。
(39)呕吐：中焦区，脾区。
(40)拒食症：胃区配四缝。
(41)便溏：大肠区。
(42)痢疾：下焦区，大肠区。
(43)便秘：大肠区，左腹结皮内针。
(44)膝关节痛：下焦区，膝眼。
(45)下肢痿软：下焦区，肾区。
(46)足跟痛：下焦区，胆区。
(47)神经衰弱：上焦区，肾区，心区。
(48)月经不调：下焦区，肝区，肾区。
(49)阳痿：下焦区，大赫。

三、操作方法

1. 操作

(1)选针和消毒：以29号直径0.34mm、长15mm即0.5寸的不锈钢针最为合适，穴位以常规体针的方法消毒。

(2)进针和手法：眼穴有两种刺法。一种为眶内刺法，另一种是眶外刺法，无论是哪种刺法，穴的位置均距眼眶2mm，眼针进针要稳、准、快。一手持针，别一手按住眼睑，把眼睑紧压在手指下面，右手拇食二指持针迅速准确刺入。刺入以后，不用提插、捻转、开阖任何手法，病人感觉有酸、麻、胀、重或温热、清凉等感觉直达病所，是得气的现象。如未得气，可以将针提出1/3改换一个方向再刺入。或用手刮针柄，或用双刺法。

(3)起针：起针时用右手两指捏住针柄活动数次，缓缓拔出1/2，少停几秒钟再慢慢提出，迅速用干棉球压迫针孔片刻，或交给病人自己按压，以防出血。

(4)眼针的各种刺法

①点刺法：在选好的穴位上，一手按住眼睑，病人自然闭眼，在穴区轻轻点刺5~7次，以不出血为度。

②眶内刺法：在眶内紧靠眼眶眼区中心刺入，眶内针刺是无痛的，但手法要熟练，刺入准确。眶内都用直刺，针尖向眼眶方向刺入，进针0.5寸。手法不熟时，切勿轻试。

③沿皮横刺法：在眶外选好的经区，找准经区界限，向应刺的方向沿皮刺入，可刺入真皮达到皮下组织中，不可再深。每区两穴的不可超越界限。

④双刺法：不论直刺、横刺，刺入一针之后可在针旁同一方向再刺入一针，能够加强疗效。

⑤表里配合刺法：也叫内外配合刺法，即在选好的眼穴上，眶内、眶外各刺一针。

⑥压穴法：在选好的区穴，用手指压迫，病人感到酸、麻为度。也可用火柴棒、点眼棒、三棱针柄代用。

⑦眶区埋针法：对疗效不巩固的病人，在眼区穴埋王不留行籽或皮内针均可。

⑧电针法：不得气的，经用眼针5分钟还不生效的病人，可在针柄上通电流以加强刺激，方法和一般电针一样。

⑨缪刺法：一侧有病，针患侧无效时，可在对侧眼区同名穴针刺。

2. 眼针的选穴原则

(1)循经取穴：即确诊病属于哪一经即取哪一经区穴位，或同时对症取几个经区。

(2)看眼取穴：观眼，哪个经区络脉的形状、颜色最明显即取哪一经区穴。

(3)病位取穴：按上、中、下三焦划分的界限，病在哪里即针所属上、中、下哪个区。例如，头痛项强，不能举臂，胸痛等均针上焦区。

四、临床应用

1. 彭静山应用眼针的经验

彭静山受《证治准绳·目门》篇的启发，首先通过观察眼区中不同部位络脉的变化而诊断和治疗疾病。并且采用循经取穴（辨证循经取穴、首尾循经取穴、表里循经取穴、交经缪刺）、观眼取穴和三焦病位取穴的方法治疗疾病，往往有出人意料的效果。

2. 眼针运用于脑血管疾病

(1)葛林宝[1]运用眼针电刺激治疗中风瘫痪、高血压77例，取穴：眼针下焦、肾、上焦、肝。患者坐或仰卧位，佩戴好特制装置，缓慢加大刺激电流量，以患者无不适为度。每次30分钟，每1~2天治疗1次。结果：通过治疗的44例中风患者，治愈总有效率84.1%；33例高血压患者，治愈总有效率为74.1%。

(2)海英[2]观察眼针对脑梗死患者脑SPECT-rCBF的影响。先对患者行SPECT检查，并记录结果后即刻施针。针刺时病人采取仰卧位，取双侧上焦区、下焦区、肝区、肾区。用28号0.5寸不锈钢毫针，常规消毒后采用外刺法，与皮肤呈10°~15°角沿皮刺入穴位，不行针，留针30分钟后出针。出针时宜缓并需用干棉球按压1分钟。然后即刻再行SPECT检查，并记录结果。结果显示眼针疗法能有效治疗脑梗死，可以改善患者的临床症状、中医证候评分，神经功能缺损症状亦有改善。患者针刺前后2次的脑血流量对比有显著变化，即针刺后病灶处局部脑血流量较针刺前明显增多。提示眼针疗法治疗脑梗死的疗效机制之一是增加患者的局部脑血流量，改善脑缺血状态。

(3)徐锦平[3]运用眼针疗法加百忧解治疗脑卒中后抑郁。治疗组采用眼针配合百忧解疗法。百忧解20mg，每日1次口服。眼针取穴：主穴取肝区、中焦区；气郁化火证配胆区；忧郁伤神配心区；心脾两虚配心区、脾区；阴虚火旺配肾区、心区。针法：取30号0.5寸毫针，轻轻刺入，不提插捻转，如未得气，将针提出1/3，改换一个方向刺入或搔刮针柄至得气。留针30分钟，每日针刺1次，10次为1疗程，治疗第8周末后进行评分。对照组用百忧解20mg，每日1次口服，疗效显著。

(4)刘金兰[4]运用眼针为主治疗中风30例。取穴：常规取眼双上、下焦区穴；操作：用31号5分不锈钢针，以左手指压住眼球，使眼眶皮肤绷紧，右手持针在眼眶缘周穴区2mm许沿皮刺，或直刺，不施手法，留针20~30分钟，每日1次，5次为1疗程。休息2天，继续下一疗程。总有效率为96.67%。

(5)曹银香[5]运用眼针治疗脑梗死半身不遂156例。疗法：治疗组主穴取双侧上焦区、下焦区。配穴取心、肝、肾区。操作方法：用苏州医疗用品厂华佗牌0.35mm×25mm毫针，以左手指压住眼球并绷紧眼眶皮肤，选好穴区，在距眼眶内缘2mm的眼眶上，从穴区的一侧刺入，斜向另一侧，刺入真皮，到达皮下，保持针体在穴区内。针刺入后，不提插捻转，留针30分钟，留针期间主动或被动活动患肢，每间隔10分钟搔刮针柄1次，每日1次。对照组取穴：肩髃、曲池、外关、合谷、环跳、足三里、解溪、太冲等。采用苏州医疗用品厂华佗牌0.35mm×(25~75)mm毫针，根据部位选用针之长短，行针得气后，留针30分钟，每间隔10分钟行针1次。每日1次。疗程：2组均10日为1疗程，间隔2日进行第二个疗程，3个疗程后统计疗效。结果治疗组总有效率为97.4%，对照组总有效率为73.1%。

(6)刘旭[6]眼针治疗中风40例。疗法：取穴常规取眼双上、下焦区穴。操作用31号5分不锈钢针，以左手指压住眼球，使眼眶皮肤绷紧，右手持针在眼眶缘周穴区2mm许沿皮刺，或直刺，不施手法，留针20~30分钟，每日1次，5次为1疗程。休息2天，继续下一个疗程。总有效率为92.5%。

(7)王鹏琴[7]运用眼针治疗血管性痴呆。将血管性痴呆患者分为两组，眼针组和药物组，每组30例。眼针组取主穴：肾俞。肝肾亏虚加肝俞；脾肾两虚加脾俞；心肝火盛加心俞、肝俞；痰浊阻窍加脾俞、胃俞；气滞血瘀加心俞；半身不遂加上焦区、下焦区；口眼歪斜加上焦区。用31号25mm毫针，进针后手法刺激得气，间隔5分钟刮针柄1分钟，留针20分钟。每天1次，连续5天后休息2天，再继续治疗，共观察42天。药物组口服喜得镇2mg，每天3次，连服5天，休息2天，共服6周。检测治疗前后长谷川修改量表（HDS-R）、社会活动功能调查报告（FAQ），及治疗前后血液流变学的变化。结果眼针组上述指标改善较药物组明显，其有效率为81.2%，药物组为21.5%（$P<0.01$）。治疗前两组血液流变学各项指标统计学处理无显著差异，治疗后两组差值比较有显著差异（$P<0.05$）。眼针疗法能改善VD患者智能，HDS-R、FAQ评分，并能改善VD患者血液高血脂、高凝状态。眼针组优于药物组。这为针灸治疗VD开拓了更广泛途径。

(8) 孟庆刚[8]眼针配合体针治疗中风后遗偏瘫。治疗方法：眼针主要选取两侧上、下焦区。如伴有高血压，可配以肝区；失语，配以心区；二便失禁，配以肾区。用32号5分不锈钢针，沿经区横刺，不可超过所刺经区，一般不用手法。如针后没有达到"得气"，可把针稍提出一点，重新调整刺入，以"得气"为佳。留针20～30分钟。每日1次，10次为1疗程，疗程间隔2天。体针疗法：使用自制的直径为0.5～0.8mm粗的不锈钢针（2～6寸）若干支。口眼㖞斜，取地仓透颊车，外合牵正、合谷；半身不遂，上肢瘫取肩髃、曲池、合谷、外关，下肢瘫取环跳、风市、阳陵泉、悬钟、昆仑；有足内翻或足外翻，加照海、申脉。平补平泻，不留针。每日1次，10次为1疗程。结果：53例中风偏瘫患者经本法治疗3个月，痊愈19例，显效21例，好转10例。疗效以脑血管痉挛者为佳，脑血栓、脑栓塞者次之。一般一个疗程后见效，仅个别超过三个疗程以上。总有效率为94.3%。

(9) 韩育斌[9]以眼针为主治疗中风先兆135例。其中眼针治疗以双上焦区穴，双肝胆区穴；配穴取头皮针胃区。用特制眼针按操作要求，先针上焦区穴，继针肝胆区穴，皆用泻法（也可配用G6805电针治疗机）。病初发配胃区，以泻法为主；心悸者配大陵穴，留针20分钟，每疗程10次。治疗中饮食宜清淡，情志安然忌酒。135例经2～3个疗程治疗，其中124例痊愈，身体恢复正常，11例中断治疗。

(10) 温瑞书[10]用眼针治疗脑梗死偏瘫62例。取穴，以辨病取穴为主，辨证取穴为辅。辨病取穴，双上焦区穴和双下焦区穴。辨证取穴：阴虚阳亢型配取患侧肝区穴和肾区穴；痰湿中阻型配取患侧脾区穴和中焦区穴；气虚血瘀型配取患侧心区穴和肺区穴。用75%酒精棉球消毒皮肤以左手指压住眼球，使眼眶皮肤绷紧，右手持32号5分不锈钢针在眼眶缘周区2分许沿皮刺入，不施手法，留针5～15分钟，缓慢出针，干棉球压之以防出血，每日1次，10次为1疗程。治疗1～3个疗程后观察疗效。结果62例中治愈41例，占66.13%；显效8例，占12.9%；有效12例，占19.35%；无效1例，占1.62%。总有效率为98.38%。

(11) 郑毓英[11]运用眼针治疗腔隙性脑梗死75例。纯运动性卒中者取穴双眼的上焦穴、下焦穴；伴有构音困难——手笨拙综合征的患者配合心区、肝胆区；伴有高血压或纯感觉障碍如麻木、刺疼、僵硬不适感觉加配胆肝区；伴有二便失禁者配加肾、膀胱区。用30号或31号五分针，以左手指压眼球，并使眼球皮肤绷紧，右手针在距眼眶缘周大区二分许沿皮刺、但不超过所刺经区，顺经穴分布进针，用补法，不提插捻转，留针15～20分钟，每日1次，10次为一疗程。如病情重恢复欠佳，休息3～5天开始第二疗程，并配加体针治疗效果更佳。结果：75例患者基本治愈39例，占52%；显效24例，占32%；有效11例，占14.6%；无效2例，占1.4%，总有效率97.3%。

(12) 黄晓洁[12]运用眼针治疗中风后遗症90例。眼针组取穴双上焦区、双下焦区、双肝区、双肾区。选用28号0.5寸不锈钢毫针，病人取仰卧位或端坐位。常规消毒后，双下焦区采用内刺法，双上焦区、肝区及肾区均采用外刺法，进针得气后留针15～20分钟，不行针。留针期间嘱病人带针进行肢体锻炼，以主动运动为主。若不得气，采用双刺法加刺针。出针时要缓慢且需干棉球按压1分钟左右。每日针刺1次,10次为1疗程,疗程间休息2～4天。对照组:体针组取主穴曲池、合谷、足三里、环跳、阴陵泉,配穴取上肢不遂可加肩髃、外关、后溪,下肢不遂加取阳陵泉、绝骨、太溪、昆仑,语言不利加廉泉、承浆,口眼歪斜加地仓透颊车、四白、迎香、翳风。选用28号1～3寸不锈钢毫针,病人侧卧位,取患侧穴位。常规消毒后,地仓透颊车,迎香采用平刺法,四白、承浆向下斜刺,廉泉向舌根部斜刺,余穴采用直刺法。进针得气后,留针20～30分钟,留针期间行针2～4次,出针时干棉球按压数秒钟。每日针刺1次,10次为1疗程,疗程间休息2～4天。两组均治疗28天后观察疗效。

3. 眼针运用于心脏病

(1)田维柱[13]观察眼针对高血压左心功能影响,治疗方法为眼针组,取双侧肝区穴、心区穴、肾区穴,用32号5分不锈钢针,以左手指压住眼球,使眼眶皮肤绷紧,右手持针在眼眶缘外2分许穴区内沿皮刺,不施手法留针15分钟;体针组选取风池、曲池、太渊、太冲、太溪穴,可按病情选用补泻手法留针20分钟;对照组口服药,即口服复方降压片2片,温开水送服。从UCG(超声心动图)的结果看,眼针组及体针组的SV(心搏出量)均有增加,HR(心率)减慢,TPR下降,说明针后高血压病人的血液动力学较针前有所改善,眼针组效果最显,体针组次之,服药组较差。从STI(心脏收缩时间间期)变化结果看眼针组高血压病人心脏收缩时间间期及收缩功能较针前明显改善,效果优于体针组,服药组变化不明显。

(2)唐双胜[14]运用眼针治疗心律失常118例。疗法:眼针组取双侧心区,选用0.35mm×25mm毫针,患者平卧,闭眼,医者左手指压住眼球,右手持针刺入穴区,深度以达到骨膜为度。得气时患者有触电样或酥酥样上下窜动,或有酸、麻、胀、冷、热等感觉,不得气者可将针稍提出一点重新调整后轻轻刺入,得气后留针15分钟。对照组取双侧内关、神门,用0.35mm×25mm毫针行平补平泻法,中等度刺激,得气后留针15分钟。结果:眼针治疗组总有效率为86.4%;体针对照组总有效率为46.6%。

(3)杨明星[15]运用眼针治疗阵发性室上性心动过速120例。疗法:取穴根据彭静山教授的8区13穴眼针划区新方案,取双眼心区、上焦区。操作令患者仰卧闭目,穴区常规消毒,心区采用眶内刺法,距眶缘2mm处用32号1寸华佗牌针灸针进针0.13寸左右,勿刺伤眼球;上焦区用沿皮横刺法,沿皮刺入013寸,勿超过穴区,以得气为度,留针30分钟。留针过程中可行针1～2次。出针后用消毒干棉球按压穴区3～5分钟,防止出血。疗效:显效103例,占85.83%;有效9例,占7.5%;无效8例,占6.66%;总有效率93.33%。

4. 眼针运用于帕金森病

(1)黄文燕[16]运用眼针结合中药治疗帕金森病45例。疗法:依照八区法,取3区上焦、8区下焦。肝肾不足、血瘀风动型加2区肾、4区肝;痰瘀交阻型加1区肺、7区脾胃。0.32mm×40mm毫针沿皮斜刺,留针30分钟,隔日1次。10次为1疗程,疗程间休息3～5天,3个疗程为1个治疗期,疗效显著。

(2)冯月贵[17]运用眼针治疗帕金森病55例。治疗组运用眼针,再结合小剂量美多巴治疗。眼针主穴取双侧肝区、肾区。配穴:伴有头面部异常表情及震颤,加刺患侧上焦区;伴有上肢震颤或(和)动作不协调,加刺患侧中焦区;伴有下肢震颤或(和)运动迟缓或(和)姿势步态异常,加刺患侧下焦区。操作方法:选用0.35mm×15mm毫针,患者取坐位,左手轻轻将眼球推向一旁,右手眼眶内直刺,进针10mm左右,不施手法,留针30分钟,每天1次,10天为1疗程,中间休息2天;药物治疗:口服美多巴(Madopar,上海罗氏制药有限公司生产,国药准字H10930198,每片250mg,第1周每天0.5片(125mg),分2次(早、晚)服;第2周每天0.75片(187.5mg),分3次(早、午、晚)服;第3周每天1片(250mg)。分4次(早、中午、下午4时、晚)服(以下服药时间同);第4周每天1.25片(312.5mg),分4次服;第5、6周每天1.5片(375mg),分4次服;第7、8周每天1.75片(437.5mg),分4次服。对照组口服美多巴,剂量从62.5mg开始渐增,每日3次,每日剂量超过500mg后,2周增加125mg,最高剂量每天1000mg,待症状控制后逐步减量至维持量,分2~3次口服。2组连续治疗2个月后统计疗效。结果:治疗组总有效率为78.2%,对照组总有效率为81.7%。

5. 眼针治疗其他病症

(1)刘若实[18]运用眼针治疗眩晕63例。眼针组:①取穴:肝阳上亢型主穴取上焦穴;眼针配穴取肝区、肾区;体针配穴取行间、太阳、印堂。气血亏虚型主穴取上焦穴;眼针配穴取肝区穴、心区穴、脾区穴;体针配穴取心腧、脾腧、足三里。肾阴不足型主穴取上焦穴;眼针配穴取肝区穴、肾区穴;体针配穴取太溪、三阴交、肾腧。痰湿中阻型主穴取上焦穴;眼针配穴取肝区穴、脾区穴、中焦穴;体针配穴取丰隆、足三里、三阴交。②操作:眶外横刺:在眶内缘上5mm内,从穴区的一侧进针斜向另一侧,刺入3~5分,通过真皮到达皮下,不要穿越穴区范围,留针10分钟,日1次。眶内直刺:嘱患者闭目,医者左手将眼球轻轻推向上方,右手持针紧靠眶缘的穴位直刺5分,不提插,不捻转,留针10分钟,日1次,出针后紧压针孔片刻,以防出血。对照组:①取穴:主穴取百会、印堂、风池、太阳、合谷。肝阳上亢型配行间、太冲、太溪、内关;气血亏虚型配足三里、气海、肝腧、脾腧、胃腧;肾阴不足型配足三里、肝腧、肾腧、太溪、三阴交;痰湿中阻型配头维、中脘、丰隆、足三里、三阴交。②操作:采用0.35mm×(25~40)mm不锈钢毫针,穴位消毒,以挟持、指切法进针,用提插、捻转补泻法,留针20~30分钟。结果:眼针组63例,痊愈38例,显效16例,好转6例,无效3例,总有效率为95.2%。对照组61例,痊愈37例,显效12例,好转8例,无效4例,总有效率为93.4%。

(2)黄晓洁[19]运用眼针浮针结合法治疗军事训练伤疼痛。①眼针疗法:选取双眼肝区、肾区、上焦区及下焦区,针具为29~31号毫针,针法采用内刺法和外刺法相结合。快速进针,得气后嘱患者带针活动伤痛部位,视病情可不留或留针15~30分钟,治疗后缓慢出针用干棉球按压;②浮针疗法:采用特制一次性浮针针具,距痛点6~10cm进针,针尖朝向痛点行皮下浅刺,针体沿浅筋膜行进,起效后抽出针芯,用干棉球盖住针孔,胶布固定软套管,留软套管2~24小时后自行取出。结果:本组病例治疗次数均为1次。其中治愈125例(73.5%),显效29例(17.1%),有效7例(4.1%),无效9例(5.3%)。总有效率94.7%。

(3)唐智斌[20]运用眼针、体针并用治疗面肌痉挛50例。疗法:①取穴:眼穴取肝区、肾区、心区、上焦区;体穴取合谷、太冲、太溪、阳陵泉、足三里。上睑痉挛配昆仑;下睑痉挛配四白、丰隆;口角痉挛配地仓、颊车、颧髎。以上选穴均为患侧。②操作:眼穴选0.35mm×13mm毫针,术者左手指按住眼球,使眼眶皮肤绷紧,右手持针在所取穴区紧靠眼眶内缘向眼眶方向刺入0.3~0.5寸,勿刺向眼球,不施手法,留针30分钟。体针常规针刺得气后,合谷、太冲、阳陵泉行捻转泻法,太溪行捻转补法,余穴平补平泻,留针30分钟,留针期间每5分钟行针2分钟。每日针1次,10次为1疗程,疗程间休息3天。疗效:50例中痊愈36例,占72%;显效7例,占14%;有效5例,占10%;无效2例,占4%。总有效率96%。

(4)朱国芹[21]运用眼针配合体针再配合镜矫正治疗青少年近视屈光不正109例。眼针取1区:肺、大肠;2区:肾、膀胱;3区:上焦;4区:肝、胆;6区:心、小肠;7区:脾、胃。体针取百会、风池、太阳、承泣、球后、睛明、合谷、光明、太冲、肝俞、肾俞。每疗程后验光调换镜片。结果:109例216只青少年近视屈光不正的眼睛,临床疗效明显。

(5)林强运[22]用眼针治疗肾、输尿管绞痛。眼针组取穴:肾区、膀胱区、下焦区,均取双侧。针刺方法:选择0.135mm×15mm毫针,下焦区用眶内直刺法,肾区、膀胱区用眶外横刺法,进针要快,不捻针,不提插,得气时有触电样或麻酥样感上下窜动,或酸、麻、胀或发热、发凉等感觉,留针10分钟。吗啡组臀部肌内注射吗啡10mg和阿托品1mg。强痛定组臀部肌内注射强痛定100mg和阿托品1mg。3组均在治疗后持续观察30分钟,进行评定疗效。结果:眼针组总有效率达95.6%,吗啡组

77.5%，强痛定组72.0%。

(6)郑振[23]运用眼针治疗突发性耳聋42例。疗法：眼针组取肝区、肾区、上焦区。针刺方法：患者取坐位，如单侧聋取患侧，双侧聋则取双侧同时进行治疗。选29号0.15寸针。令患者自然闭眼，一手按住眼睑，固定眼球，在眶内紧靠眼眶自所选眼区中心刺入，针尖向眼眶方向直刺，进针0.15寸，不施任何手法，留针30分钟。刺入后患者有酸麻胀重或温热、清凉等感觉为得气现象。如未得气，可将针提至皮下改换方向再刺入。每日治疗1次。10天为1疗程。对照组烟酸100mg，辅酶A100U，维生素C5g，ATP80mg起每日递增40mg达200mg持续，氢化可的松100mg连用5日后每日递减20mg至停药。以上药物均加入低分子右旋糖酐500ml中，每日1次，静点，配合高压氧治疗每日1次，10天为1疗程。结果：眼针治疗组总有效率为81.0%；对照组总有效率为62.5%。

(7)何希俊[24]运用眼针治疗腰椎间盘突出症68例。疗法：治疗组：取患侧眼区穴的膀胱区、肾区、下焦区。患者取端坐或仰卧位，选准眼区穴位，严格消毒后，右手拇指、食指、中指挟持25mm长毫针快速小幅度捻转，直刺入穴区0.2～0.3寸，患者得气后留针30分钟，其间每隔10分钟行针1次加强刺激。出针后休息10分钟再行腰椎牵引，牵引的强度视患者的体重、体质而定，时间为20分钟。以上治疗每日1次，10天为1疗程，2个疗程后统计疗效。对照组患者每天用消炎止痛机治疗腰骶部或腰腿部1次，其强度视患者的耐受力而定，时间为30分钟，治疗结束后，休息10分钟，再行腰椎牵引，牵引的强度视患者的体重、体质而定，时间为20分钟，以上治疗每日1次，10天为1疗程，2个疗程后统计疗效。治疗组总有效率为95.6%，对照组总有效率为85.7%。

参 考 文 献

[1] 葛林宝,李国安,沈卫东. 眼针电刺激治疗中风瘫痪、高血压77例临床观察[J]. 甘肃中医,2000,3:44～46

[2] 海英,闫也,陈其维. 眼针对脑梗死患者脑SPECT-rCBF的观察[J]. 辽宁中医杂志,2007(34)10:1459～1460

[3] 徐锦平,王健,周鸿飞. 眼针疗法加百忧解治疗脑卒中后抑郁疗效观察[J]. 辽宁中医杂志,2008(35)1:119～120

[4] 刘金兰. 眼针为主治疗中风30例分析. 实用中医内科杂志. 2003年17卷5期

[5] 曹银香,白炜玮,冯金萍. 眼针治疗脑梗死半身不遂156例临床观察[J]. 河北中医,2008(30)3:286～287

[6] 刘旭,张明波. 眼针治疗中风40例分析[J]. 实用中医内科杂志,2008(22)8:68～69

[7] 王鹏琴,赵辉,王丽. 眼针疗法治疗血管性痴呆的临床观察[J]. 辽宁中医杂志,2003年05期

[8] 孟庆刚,孔庆爱. 眼针配合体针治疗中风后遗偏瘫[J]. 中医药学刊,1991年06期

[9] 韩育斌,韩蓉. 眼针为主治疗中风先兆135例[J]. 陕西中医,1992年04期

[10] 温瑞书,刘忙柱. 眼针治疗脑梗塞偏瘫62例[J]. 山东中医药大学学报,1995年02期

[11] 郑毓英. 眼针治疗腔隙性脑梗塞75例临床观察[J]. 山西中医,1995年06期

[12] 黄晓洁,王建敏,王玉珍. 眼针治疗中风后遗症90例疗效观察[J]. 中国针灸,1996年05期

[13] 田维柱. 眼针对高血压左心功能影响180例观察[J]. 中医药学刊,2001(18)1:83～84

[14] 唐双胜. 眼针治疗心律失常118例即刻疗效观察[J]. 上海针灸杂志,2004(23)11:21

[15] 杨明星. 眼针治疗阵发性室上性心动过速120例的即时疗效观察[J]. 云南中医学院学报,2005(28)3:44～45

[16] 黄文燕. 眼针结合中药治疗帕金森病45例[J]. 上海针灸杂志,2000(19)4:20

[17] 冯月贵. 眼针治疗帕金森病55例[J]. 实用中医内科杂志,2008(26)2:56～57

[18] 刘若实,王鹏琴. 眼针治疗眩晕63例临证辨析[J]. 实用中医内科杂志,2008(22)2:55～56

[19] 黄晓洁,秦海军,辛洁. 眼针浮针结合法治疗军事训练伤疼痛170例[J]. 人民军医,2009(52)1:68

[20] 唐智斌,潘达. 眼针体针并用治疗面肌痉挛50例[J].

上海针灸杂志,2002(21)5:35
[21] 朱国芹. 眼针治疗青少年近视屈光不正109例临床观察[J]. 辽宁中医杂志,2005(32)4:267
[22] 林强,胡玉莲,韩崇伟. 眼针治疗肾、输尿管绞痛[J]. 中国针灸,2007(27)9:663~664
[23] 郑振,石晶. 眼针治疗突发性耳聋42例疗效观察[J]. 中国针灸,2002(22)8:523~524
[24] 何希俊. 眼针治疗腰椎间盘突出症68例[J]. 上海针灸杂志,2000(19)3:31

第三节 耳 针 法

一、概 述

耳针是指用针或其他方法刺激耳廓上的穴位,以防治疾病的一种方法。

20世纪30年代,耳针得到了迅速发展,治疗的病种在100种以上,遍及内、外、妇、儿、皮肤、眼、耳鼻喉等各科。临床已经证明,耳针不仅可以治疗功能性疾病,对许多器质性疾病以及疑难杂症也有效好疗效。由于耳针止痛效果好,在全国还广泛开展了耳针麻醉。

《素问·缪刺》:"尸厥,……不已,以竹管吹其两耳"。《灵枢·五邪》篇:"邪在肝,……取耳间青脉以去其掣。"隋代杨上善在《黄帝内经·太素》中说:"耳间青脉,附足少阳脉瘈脉,一名次脉,在耳本,如鸡足青脉络,刺出血如豆,可以去瘛也。"元代危亦林在《世医得效方》中指出:"治口㖞斜即效,耳垂下麦粒大艾炷三壮,左灸右,右灸左。""赤眼,挑耳后红筋。"

耳并不是一个孤立的听觉器官,它和经络之间存在着极为密切的联系。长沙马王堆汉墓出土的帛书《阴阳十一脉灸经》中就提到了与上肢、眼、颊、咽喉相联系的"耳脉"。到了《内经》成书年代,不仅将"耳脉"发展成了手少阳三焦经,而且对耳与经脉、经别、经筋的关系都作了比较详细的记载。在十二经脉循行中,有的经脉直接入耳中,有的分布在耳廓周围。如手太阳小肠经、手少阳三焦经、足少阳胆经、手阳明大肠经等经脉的支脉、经别都入耳中。足阳明胃经、足太阳膀胱经则分别上耳前,至耳上角。六条阴经虽不直接入耳或分布于耳廓周围,却通过经别与阳经相合。因此,十二经都直接或间接上达于耳。所以《灵枢·口问》有如下记载:"耳者,宗脉之所聚也"。《灵枢·邪气脏腑病形》亦说:"十二经脉,三百六十五络,其血气皆上于面而走空窍。其精阳气上走于目而为睛。其别气走于耳而为听"。

中医学认为人体虽分脏腑经络、五官九窍、四肢百骸等器官和组织,但它们都是有机整体的一部分。耳也不是孤立的听觉器官,它与脏腑有密切的关系。如《素问·金匮真言论》说:"南方赤色,入通于心,开窍于耳,藏精于心。"《灵枢·脉度》说:"肾气通于耳,肾和则耳能闻五音矣。"《难经·四十难》也说:"肺主声,令耳闻声。"《千金方》中说:"……神者,心之脏,……心气通于舌,非窍也,其通于窍者,寄见于耳,荣华于耳。"这些论述都体现耳与脏腑在生理方面是息息相关的。而那些古代医家通过观察耳廓的形态和色泽判断脏腑的病理变化的论述则散载于历代医籍之中,这些记载同样说明了耳与脏腑在病理上是不可分割的。

二、定位与主治

1. 耳廓正面解剖名称(图10-8)

(1)耳轮:耳廓最外缘向前卷曲的部分。
(2)耳轮结节:耳轮后上方稍突起处的小结节。
(3)耳轮尾:耳轮与耳垂的交界处无软骨部分。
(4)耳轮脚棘:耳轮脚和耳轮之间的软骨隆起。
(5)耳轮脚切迹:耳轮脚棘前方的凹陷处。
(6)对耳轮:在耳轮内侧,与耳轮相对隆起部分。上面分叉称"对耳轮上脚",向下分叉称"对耳轮下脚"。
(7)耳轮脚:耳轮深入至耳腔内的横行突起

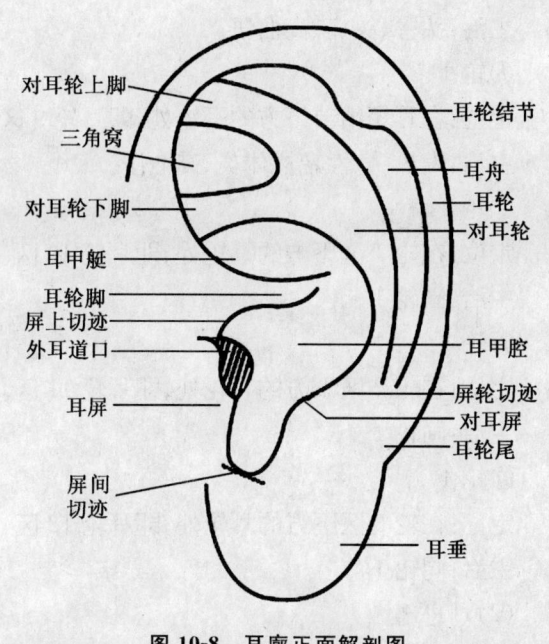

图 10-8 耳廓正面解剖图

部分。

(8)三角窝:对耳轮上脚和其下脚之间形成的三角形凹窝。

(9)耳舟:耳轮与对耳轮之间的凹沟,又称舟状窝。

(10)耳屏:耳廓前面的瓣状突起,又称耳珠。

(11)上屏尖:耳屏游离缘上隆起部。

(12)下屏尖:耳屏游离缘下隆起部。

(13)对耳屏:对耳轮下方与耳屏相对的隆起部。

(14)对屏尖:对耳屏游离缘隆起部。

(15)屏上切迹:耳屏上缘和耳轮脚之间的凹陷。

(16)屏间切迹:耳屏与对耳屏之间的凹陷。

(17)屏轮切迹:对耳屏与对耳轮下方之间的凹陷。

(18)轮垂切迹:耳轮和耳垂后缘之间的凹陷处。

(19)耳垂:耳廓最下部,无软骨的皮垂。

(20)耳甲腔:耳轮脚以下的耳腔部分。

(21)耳甲艇:耳轮脚以上的耳腔部分,又称耳甲窝。

(22)外耳道开口:在耳甲腔内,为耳屏所遮盖的孔窍。

(23)上耳根:耳廓上缘与耳根附着处。

(24)下耳根:耳廓下缘与耳根附着处。

2. 耳廓背面解剖名称

(1)耳轮背面:耳轮背后内侧面的平坦部分。因耳轮向前卷曲,故此面多向前方。

(2)耳垂背面:耳垂背面的平坦部分。

(3)耳轮尾背面:耳舟后隆起与耳垂背面之间的平坦部分。

(4)耳舟后隆起:耳舟背面的隆起部分。

(5)三角窝后隆起:三角窝在耳背呈现的隆起部分,即耳背上部。

(6)耳甲腔后隆起:耳甲腔在耳背呈现的隆起部分,即耳背下部。

(7)耳甲艇后隆起:耳甲艇在耳背呈现的隆起部分,即耳背中部。

(8)对耳轮上脚后沟:对耳轮上脚在耳背呈现的凹沟。

(9)对耳轮下脚后沟:对耳轮下脚在耳背呈现的凹沟。

(10)对耳轮后沟:对耳轮体在耳背呈现的凹沟。

(11)耳轮脚后沟:耳轮脚在耳背呈现的凹沟。

(12)对耳屏后沟:对耳屏在耳背呈现的凹沟。

(13)耳后上沟:对耳轮下脚的背面,三角窝后隆起与耳甲艇后隆起之间的凹沟,为耳背上部与中部的分界线。

(14)屏间切迹后窝:屏间切迹的背面,即耳甲腔后隆起的下方,耳垂背面之上方的凹陷处。

3. 耳穴的分布与主治(图 10-9)

(1)耳轮部

①耳中

定位:在耳轮脚处,即轮1区。

主治:呃逆、胃痛、小儿遗尿。

②直肠

定位:在耳轮脚棘前上方的耳轮处,即耳轮2区。

主治:腹泻、便秘、脱肛、内外痔。

③尿道

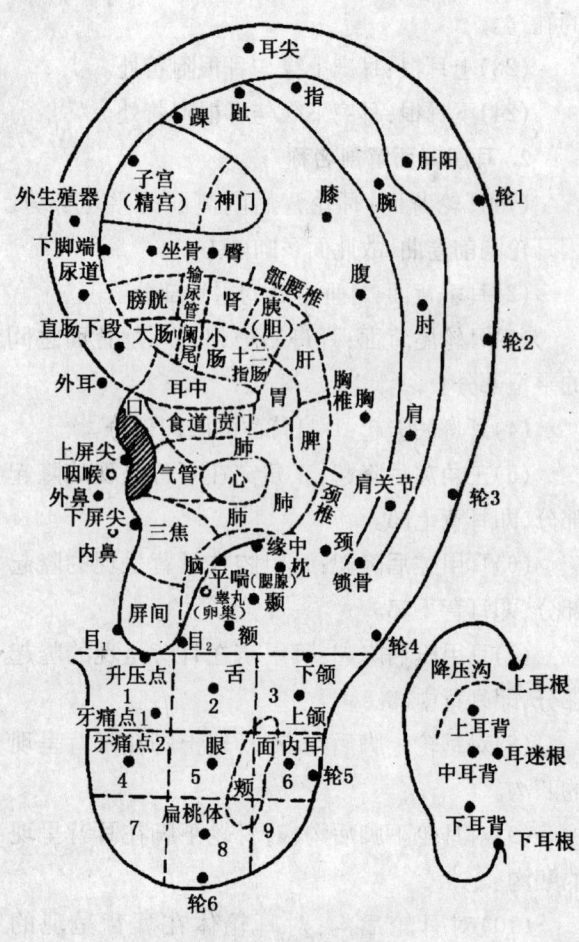

图 10-9 耳穴分布图

定位：在直肠上方的耳轮处，即耳轮3区。
主治：尿频、尿急、尿痛、遗尿。
④外生殖器
定位：在对耳轮下脚前方的耳轮处，即耳轮4区。
主治：带下、阴痒、遗精、阳痿。
⑤肛门
定位：在三角窝前方的耳轮处，即耳轮5区。
主治：里急后重、脱肛、痔痛。
⑥耳尖
定位：在耳廓向前对折的上部尖端处即耳轮6、7区交界处。
主治：麦粒肿、急性结膜炎、流行性腮腺炎、多种疼痛。
⑦结节
定位：在耳轮结节处，即耳轮8区。

主治：头昏、头痛、高血压。
⑧轮1
定位：在耳轮结节下方的耳轮处，即耳轮9区。
主治：发热、急性扁桃体炎、高血压。
⑨轮2
定位：在轮1区下方的耳轮处，即耳轮10区。
主治：同轮1。
⑩轮3
定位：在轮2区下方的耳轮处，即耳轮11区。
主治：同轮1。
⑪轮4
定位：在轮3区下方的耳轮处，即耳轮12区。
主治：同轮1。

(2)耳舟部
①指
定位：在耳舟最上1/6处，即耳舟1区。
主治：手指外伤疼痛、化脓性指头炎。
②腕
定位：在耳舟自上向下第二个1/6处即耳舟2区。
主治：腕部扭伤。
③风溪
定位：在耳轮结节前方指区与腕区之间，即耳舟1、2区交界处。
主治：荨麻疹、皮肤瘙痒症、过敏性鼻炎、过敏性皮炎、哮喘。
④肘
定位：在耳舟自上向下第三个1/6处，即耳舟3区。
主治：失眠、网球肘、急性阑尾炎。
⑤肩
定位：在耳舟自上向下第四、五个1/6处，即耳舟4、5区。
主治：肩关节疼痛、落枕、胆石症。
⑥锁骨
定位：在耳舟最下方的1/6处，即耳舟6区。
主治：相应部位疼痛、无脉症、急性阑尾炎。

(3)对耳轮部
①跟

定位：在对耳轮上脚的前上部，即对耳轮1区。
主治：足跟痛。

②趾
定位：在耳尖下方的对耳轮上脚后上部，即对耳轮2区。
主治：趾痛、甲沟炎。

③踝
定位：在趾跟区下方，即对耳轮3区。
主治：踝关节扭伤。

④膝
定位：在对耳轮上脚中1/3处，即对耳轮4区。
主治：膝部肿痛。

⑤髋
定位：在对耳轮上脚的下1/3处，即对耳轮5区。
主治：臀部疼痛、坐骨神经痛。

⑥坐骨神经
定位：在对耳轮下脚的前2/3处，即对耳轮6区。
主治：坐骨神经痛、腰痛。

⑦交感
定位：在对耳轮下脚前端与耳轮内缘相交处，即对耳轮6区与耳轮内侧缘相交处。
主治：胃痛、会阴部疼痛不适、胃肠痉挛。

⑧臀
定位：在对耳轮下脚的后1/3处，即对耳轮7区。
主治：臀骶痛、坐骨神经痛。

⑨腹
定位：在对耳轮体前部上2/5处，即对耳轮8区。
主治：腹胀、腹痛、腹泻。

⑩腰骶椎
定位：在腹区的后方，即对耳轮9区。
主治：腰骶痛、坐骨神经痛、腹痛。

⑪胸
定位：在对耳轮体前部中2/5处，即对耳轮10区。
主治：产后缺乳、经前紧张症、胸胁部带状疱疹。

⑫胸椎
定位：在对耳轮体后部中2/5处，即对耳轮11区。
主治：胸背痛及同胸区。

⑬颈
定位：在对耳轮体前部下1/5处，即对耳轮12区。
主治：落枕、颈椎病、头昏、耳鸣。

⑭颈椎
定位：在颈区后方，即对耳轮13区。
主治：同颈区。

(4)三角窝部
①角窝上
定位：在三角窝前1/3的上部，即三角窝1区。
主治：高血压。

②内生殖器
定位：在三角窝前1/3的中下部，即三角窝2区。
主治：月经不调、痛经、带下、遗精、阳痿。

③角窝中
定位：在三角窝中1/3处，即三角窝3区。
主治：喘息、便秘。

④神门
定位：在三角窝后1/3的上部，即三角窝4区。
主治：麦粒肿、妊娠呕吐、急性腰扭伤、小儿高热惊厥、戒断综合征。

⑤盆腔
定位：在三角窝后1/3的下部，即三角窝5区。
主治：盆腔炎、余同神门。

(5)耳屏部
①上屏
定位：在耳屏外侧面上1/2处，即耳屏1区。
主治：单纯性肥胖。

②下屏
定位：在耳屏外侧面下1/2处，即耳屏2区。
主治：单纯性肥胖、高血压。

③外耳
定位：在屏上切迹前方近耳轮部，即耳屏1区

上缘处。

主治：耳鸣、眩晕、听力减退。

④屏尖

定位：在耳屏游离缘上部尖端，即耳屏1区后缘处。

主治：斜视、牙痛。

⑤外鼻

定位：在耳屏外侧面中部即耳屏1、2区之间。

主治：鼻塞、单纯性肥胖。

⑥肾上腺

定位：在耳屏游离缘下部尖端，即耳屏2区的后缘处。

主治：低血压、间日疟、喘息。

⑦咽喉

定位：在耳屏内侧面上1/2处，即耳屏3区。

主治：急性咽炎、扁桃体炎、癔球。

⑧内鼻

定位：在耳屏内侧面下1/2处，即耳屏4区。

主治：鼻塞、副鼻窦炎。

⑨屏间前

定位：在屏间迹前方，耳屏最下部，即下屏区（耳屏2区）下缘处。

主治：青光眼、假性近视。

(6)对耳屏部

①额

定位：在对耳屏外侧面的前部，即对耳屏1区。

主治：头昏、头疼、失眠、多梦。

②屏间后

定位：在屏间切迹后方，对耳屏前下部，即额区（对耳屏一区）的前下缘。

主治：麦粒肿、假性近视、青光眼。

③颞

定位：在对耳屏外侧面的中部，即对耳屏2区。

主治：偏头疼、眩晕、耳鸣、听力减退。

④枕

定位：在对耳屏外侧面的后部，即对耳屏3区。

主治：晕动症、头疼。

⑤皮质下

定位：在对耳屏内侧面，即对耳屏4区。

主治：间日疟、急性附睾炎、月经不调。

⑥对屏尖

定位：在对耳屏的尖端即对耳屏1、2、4区之交点。

主治：喘息、偏头疼、颞颌关节功能紊乱、腮腺炎。

⑦缘中

定位：在对耳屏的上缘，对屏尖与屏轮切迹的中点，即对耳屏2、3、4区的交点。

主治：梅尼埃氏症、三叉神经痛、偏头疼。

⑧脑干

定位：在屏轮切迹处，即对耳屏3、4区与对耳轮12区之间。

主治：失眠、弱智。

(7)耳甲部

①口

定位：在耳轮脚下方前1/3处，即耳甲1区。

主治：胆囊炎、胆石症、口腔溃疡。

②食道

定位：在耳轮脚下方中1/3处，即耳甲2区。

主治：食道炎、吞咽困难、胸闷。

③贲门

定位：在耳轮脚下方后1/3处，即耳甲3区。

主治：食欲不振、贲门痉挛、神经性呕吐、胃痛。

④胃

定位：在耳轮脚消失处，即耳甲4区。

主治：消化不良、牙痛、胃痛、失眠。

⑤十二指肠

定位：在耳轮脚及部分耳轮与AB线之间的后1/3处，即耳甲5区。

主治：胆囊炎、胆石症、上腹痛。

⑥小肠

定位：在耳轮脚及部分耳轮与AB线之间的中1/3处，即耳甲6区。

主治：心律不齐、咽痛、腹痛、腹泻。

⑦大肠

定位：在耳轮脚及部分耳轮与AB线之间的前1/3处，即耳甲7区。

主治：痤疮、咳嗽、腹泻、便秘。

⑧阑尾

定位：在小肠区和大肠区之间，即耳甲6、7区交界处。

主治：阑尾炎、腹痛。

⑨艇角

定位：在对耳轮下脚下方前部，即耳甲8区。

主治：前列腺炎、尿道炎、性功能减退。

⑩膀胱

定位：在对耳轮下脚下方中部，即耳甲9区。

主治：后头痛、腰痛、坐骨神经痛、膀胱炎。

⑪肾

定位：在对耳轮下脚下方后部，即耳甲10区。

主治：耳鸣、腰痛、遗尿、遗精。

⑫输尿管

定位：在肾区与膀胱区之间，即耳甲9、10区交界处。

主治：肾输尿管结石绞痛。

⑬胰胆

定位：在耳甲艇的后上部，即耳甲11区。

主治：胁痛、胸胁部带状疱疹、胆囊炎、胆石症、耳鸣。

⑭肝

定位：在耳甲艇的后下部，即耳甲12区。

主治：高血压、青光眼、经前综合征、更年期综合征。

⑮艇中

定位：在小肠区与肾区之间的中点，即耳甲6、10区交界处的中点。

主治：胆道蛔虫症、腹胀、醉酒。

⑯脾

定位：在耳甲腔的后上部，即耳甲13区。

主治：眩晕、纳呆、腹泻。

⑰心

定位：在耳甲腔正中凹陷处，即耳甲15区。

主治：心悸、声嘶、癔症、无脉症。

⑱气管

定位：在心区和外耳门之间，即耳甲16区。

主治：面瘫、咳喘。

⑲肺

定位：在心区和气管区周围处，即耳甲14区。

主治：皮肤病、咳喘、单纯性肥胖。

⑳三焦

定位：在外耳门外下，肺与内分泌区之间即耳甲17区。

主治：上肢三焦经部位疼痛、单纯性肥胖、便秘。

㉑内分泌

定位：在屏间切迹内，耳甲腔的前下部，即耳甲18区。

主治：间日疟、经前紧张征、更年期综合征、月经不调。

(8)耳垂部

①牙

定位：在耳垂正面前上部，即耳垂1区。

主治：牙痛、低血压。

②舌

定位：在耳垂正面中上部，即耳垂2区。

主治：舌痛、口腔溃疡。

③颌

定位：在耳垂正面后上部，即耳垂3区。

主治：牙痛、下颌淋巴结炎。

④垂前

定位：在耳垂正面前中部，即耳垂4区。

主治：牙痛、周围性面瘫。

⑤眼

定位：在耳垂正面中央部，即耳垂5区。

主治：假性近视、电光性眼炎、青光眼胀痛。

⑥内耳

定位：在耳垂正面后中部，即耳垂6区。

主治：耳鸣、听力减退、眩晕。

⑦面颊

定位：在耳垂正面眼区与内耳区之间的中点，即耳垂5、6区交界处中点。

主治：周围性面瘫、美尼尔氏症。

⑧扁桃体

定位：在耳垂正面下部，即耳垂7、8、9区。

主治：急性扁桃体炎。

(9)耳背部

①耳背心

定位：在耳背上部，即耳背1区。

主治：失眠、心悸、高血压。

②耳背肺

定位：在耳背中部近乳突侧，即耳背2区。

主治：胃痛、皮肤瘙痒症、哮喘。

③耳背脾

定位：在耳背中央部，即耳背3区。

主治：胃痛、纳呆、腹胀、腹泻。

④耳背肝

定位：在耳背中部近耳轮侧，即耳背4区。

主治：胆囊炎、胆石症、失眠。

⑤耳背肾

定位：在耳背下部，即耳背5区。

主治：月经不调、神经衰弱。

⑥耳背沟

定位：在耳背对耳轮沟和对耳轮上下脚沟处。

主治：高血压、皮肤瘙痒症。

(10) 耳根部

①上耳根

定位：在耳根最上处。

主治：哮喘、多种痛症。

②耳迷根

定位：在耳轮脚后沟起始的耳根处。

主治：胃痛、单纯性腹泻、原发性高血压、感冒引起的鼻塞耳鸣。

③下耳根

定位：在耳根最下处。

主治：哮喘、多种疼痛。

三、操作方法

（一）耳穴探测方法

人体有病时，往往会在耳郭的相应穴区内出现反应，如胆囊病时在胰胆穴，肺病在肺区等。针刺时，只有直接刺激这些反应点，才会获得较好的效果。由于各人耳郭的形状和大小不一样，加上前文所介绍的耳穴区域相对较反应点为大，故临床上使用耳穴时，不能只根据所规定的部位，还要进一步在此部位内探查出反应点的位置，这就叫耳穴探查方法。耳穴探查法常用的有三种，一种为直接观察法，就是用肉眼或借助放大镜，在自然光线下，观察耳郭各穴区有无变形、变色的征象；另一种为电测定法，是以特制的电子仪器测定耳穴皮肤电阻、电位等变化。但这两种方法，或者要凭经验，或者要凭仪器，对初学者来说，最合适的为第三种，即压痛法，具体操作如下：先根据病人症情，选取耳穴，然后用毫针柄或牙签进行探压。探压时压力要均匀，从穴区周围向中间按压。当探棒压迫到痛点时，病人会出现皱眉、眨眼、呼痛或躲闪反应。此时可稍用力按压一下，作一个标记，以便针刺。少数病人的耳郭上一时测不到压痛点，可先按摩一下该区域，再行测定。

（二）选穴与配穴原则

1. 按脏腑辨证配穴

就是根据中医的传统理论来选穴组成处方，如中医学认为"肺主皮毛"，故可取肺穴治疗皮肤病；肾，"其华在发"，故可取肾穴治疗斑秃等。

2. 按现代医学理论配穴

耳穴中有不少是按现代医学的名称命名的，如皮质下、交感、肾上腺、内分泌、耳迷根等。这些穴位的功能和现代医学所说的基本一致，如肾上腺穴，有近似调节肾上腺的功能，故可按现代医学理论配穴。

3. 按相应部位配穴

此法最为简单，临床上用得也最广泛。即根据病变所在，在耳郭对应的部位取穴配方，如肩周炎取肩穴，胃炎取胃穴等。

4. 按临床经验配穴

指在临床中发现，对某一或某些病症有独特作用的穴位进行组方，如耳尖穴治高血压、耳中穴治膈肌痉挛等。

在实际治疗中，上面各种配穴常综合运用，如高血压，可据西医理论取交感，按脏腑学说加心，据临床经验加耳尖等。

（三）耳针操作方法

1. 毫针法

针具多用28～32号之半寸长的不锈钢毫针。首先对耳穴进行消毒，由于耳穴感染可引起严重后果，故一般先用2%碘酒涂抹，再用蘸有75%酒精的棉球脱碘消毒。进针时，用左手拇、食指固定耳郭，中指托着针刺部耳背，这样既可掌握针刺深度，又可减轻针刺疼痛。然后用右手拇、食、中三指持针，在反应点进针。针刺深度视耳郭不同部位厚薄而定，以刺入耳软骨（但不可穿透）且有针感力度。针感多表现为疼痛，少数亦有酸、胀、凉、麻的感觉。留针时间20～30分钟。起针时左手托住耳背，右手起针，并用消毒干棉球压迫针眼，以防出血。每次一侧或双侧针刺，每日或隔日1次。

2. 埋针法

即将皮内针埋入耳穴。多用撳针型皮内针。先将穴区皮肤按上法严格消毒，左手固定耳郭，绷紧埋针处的皮肤，右手持镊子夹住消毒皮内针的针环，轻轻刺入所选穴区内，再用胶布固定。一般每次埋单侧耳，必要时可埋双侧。每天自行按压3～4次。留针时间2～4日，夏天宜短，冬季可长些。埋针处不要淋湿浸泡，局部胀痛不适要及时检查。如耳部皮肤有炎症或局部有冻疮时，不宜埋针。

3. 压丸法

又称耳穴压豆、耳穴贴压法，是一种简便安全的耳穴刺激法。压丸的材料用得较多的是王不留行籽、绿豆以及磁珠（磁性强度在180～380GS）。选定穴位后，先以75%酒精拭净耳郭皮肤，用消毒干棉球擦净。用镊子将中间粘有压物的小方胶布（面积约为7mm×7mm），置于穴区，并粘牢贴紧。待各穴贴压完毕，即予按压，直至耳郭发热潮红。按压时宜采用拇食指分置耳郭内外侧，夹持压物，行一压一松式按压，反复对压每穴持续半分钟左右。每日按压3～4次，每周换贴1～2次。

4. 适应证

耳穴适应病症十分广泛，据统计，已被应用于150余种病症的预防、治疗和保健，包括多种疼痛性疾病，如头痛、偏头痛、三叉神经痛、坐骨神经痛等；多种炎症性疾病，如急性结膜炎、扁桃体炎、咽喉炎；过敏与变态反应性疾病，如荨麻疹、过敏性鼻炎以及一些功能紊乱性疾病，如心律不齐、高血压、神经衰弱等。特别是近年来，耳针在戒烟、减肥以及治疗美容性皮肤病（如青年痤疮、黄褐斑等）、竞技综合征等方面，更有较之其他疗法更为明显的效果。耳针法一般来说比较安全，但外耳如有明显炎症或病变，包括冻疮破溃、感染、溃疡及湿疹等，不宜采用本法。妇女怀孕期，尤其是有习惯性流产史的不可用耳针。

5. 注意事项

耳针法，只要严格遵循操作规程，多不会出现意外。最常见的事故是因消毒不严所引起的耳郭感染。由于耳郭血液循环差，一旦感染，如处理又不及时，即可以波及到耳软骨，严重的会出现耳郭肿胀、软骨坏死而造成耳郭萎缩、畸形。要引起高度警惕。为了预防这一事故的发生，首先对针具必须严格消毒，皮内针最好用一次性针；其次，耳穴区消毒要坚持先用碘酒再用酒精的二步消毒法；最后，耳穴压丸时，不要用挂动压丸的手法，这也可以损伤表皮而发炎。耳郭感染，早期多为浅表感染，表现为局部皮肤红肿，伴有少量渗出，疼痛较轻。可用2.5%碘酒局部涂擦，每日2～3次，或敷以消炎软膏，多可在4～5日内获痊愈。如发展为耳软骨（膜）炎，局部有明显的红、肿、热、痛，重者整个耳郭发红肿胀，最后形成脓肿。常伴有较显著的全身症状，发热、头痛、食欲不振及白细胞计数增高等，应立即转外科进行手术治疗。

四、临床应用

1. 耳针治疗消化系统疾病

（1）陈辉[1]运用电针结合耳针治疗术后肠粘连50例。疗法：取穴天枢、足三里、耳神门、手术部位相应耳穴。天枢、足三里为双侧取穴，耳神门、手术部位相应耳穴为单侧耳部穴位（两侧轮流选用）。常规消毒后，天枢穴以0.38mm×75mm毫针向下平刺入2.5寸，足三里穴以0.38mm×75mm毫针以45°角向下斜刺入2.5寸，耳神门、手术部位相应耳穴均以0.38mm×25mm毫针刺入3～5分,选择双侧天枢穴为一组,耳神门、手术部位相应耳穴为另一组,两组均接上海产G6805型电脉冲治疗仪,选用疏密波,强度为强刺激,且耳针略强于体针,以患者耐受为度。每次30分钟,每日1次。对照组应用J18AI全日康电脑脉冲按摩治疗仪,两块治疗垫放在腹、背前后对应部位,选用7号处方,强度30240,以患者耐受为度。每次30分钟,每日1次。两组均经10次治疗后进行疗效统计。治疗组疗效优于对照组。

(2)谢建琴[2]运用耳针膈区治疗呃逆23例。疗法:单纯发病者,用磁珠贴于膈区并进行按压,或直接用拇指指甲掐于膈区,至局部疼痛,发热,皮肤潮红。并发于其他疾病者,除用上法外,加针中脘、内关、膈俞及足三里,留针30分钟,并配合内科治疗。疗效:单纯发病者,全部在穴位按压或指掐10余秒后即症状消失,观察半小时均无再作,并在1周后追访亦无有复发。并发于其他疾病者,一般耳针加体针治疗30分钟后,症状亦可缓解。病情严重,反复发作者,连续治疗3～5次,每日或隔日1次,呃逆亦可基本控制。

(3)宋辉[3]运用耳针配合体针治疗呃逆65例。疗法:治疗组耳穴选用肾、胃、膈、交感、皮质下。常规消毒后,左手固定耳郭,右手持针,用华佗牌30号1寸毫针刺入0.12～0.13寸,轻轻捻转,施平补平泻手法。体穴主穴选用内关、合谷。常规消毒后,用华佗牌30号115寸毫针刺入0.15～0.18寸,得气后,施平补平泻手法。胃中寒冷加灸中脘、足三里;胃火上逆泻曲池、内庭;肝气犯胃泻太冲;脾胃虚弱加脾俞、胃俞、气海;胃阴不足加太溪、三阴交。每次留针30分钟,每日1次。对照组:体穴及操作方法均同治疗组。结果:治疗组有效率96.92%,对照组有效率为87.69%。

(4)张萍[4]耳针治疗观察对急性肠炎腹痛的疗效。选穴:主穴取神门、交感、肠区、胃、腹。配穴:发热者配耳尖放血,吐者配贲门、皮质下,腹泻重者配三焦、肾上腺。操作方法:取单侧耳穴或双侧交替使用。耳郭彻底消毒后,用28号耳针,对准穴位,用插入法进针,依病人年龄大小,一般状态行泻法或平补平泻法,得气后留针,30～40分钟,每日1次。药物注射组:根据病情分为两组。腹痛甚、无热者予山莨菪碱,10mg常规肌内注射;伴发热者予安痛定2ml常规肌内注射。每日1次。结果治疗组总有效率为90.6%,对照组总有效率为77.8%。

(5)胡卡新[5]耳针治疗上消化道出血32例。取穴:主穴为肾上腺、前列腺、垂体前叶、膈、脾;配穴为食管、贲门、胃、十二指肠、内迷走、神门、枕、肾等。每次取主穴并针对原发病因随证选用配穴。按耳针治疗常规操作,双耳交替,依病情每日或隔日1次,共作3次。注意事项:①针对原发病因作相应治疗。②酌情静脉输液、输血。③严密观察病情,一旦发现病情加重或观察2～4小时无好转征象者则停耳针,改用其他止血措施包括转外科手术。结果:本组32例,显效25例,占78.1%;有效2例,占6.3%;无效5例,占15.6%,总有效率84.4%。其中呕血9例耳针1次全部止血。各原发病种治疗结果:胃溃疡6例、应激性胃溃疡1例、幽门管溃疡2例、十二指肠溃疡9例、慢性胃炎黏膜糜烂出血2例皆全部显效,出血性胃炎6例中显效5例;食道胃底静脉曲张并胃黏膜糜烂出血有效2例;胃癌出血3例、多发性骨髓瘤并出血性胃炎1例、食道静脉曲张破裂出血1例皆无效。对25例显效者进行3月～9年随访,1例胃溃疡5年后复发黑便,2例十二指肠溃疡分别于3年、6年后复发黑便,复发率为12%。

2. 耳针治疗失眠

(1)刘万宏[6]运用耳针结合体针治疗失眠43例。疗法:取脑干、脑点、皮质下、神门。刺法:耳穴常规消毒后,选用耳针或0.5寸毫针对准穴位快速刺入2～3分,切勿从耳背后穿出。留针30分钟,不行针。每日1次,10次为1疗程,疗程间隔3天,共治疗3个疗程。体针主穴:通里。配穴:百会、神庭、太阳、内关、足三里、太冲或根据辨证取用其他穴位。刺法:通里穴给予强刺激,出现强烈的酸困感。内关、太冲中等强度刺激,出现憋胀感。头部诸穴采用弱刺激,轻度痛感,且针后有头部清明感。足三里用补法,留针30分钟。10分钟行针1次,每日1次,10次为1疗程,疗程间隔3天,共治疗3

个疗程。药物治疗：舒乐安定或阿普唑仑每次0.14~0.18mg，每日1次，睡前30分钟口服，谷维素20mg，复合维生素B，每次口服2片，每日3次。安神补脑液或生脉饮每次1支，每日2次。疗效：治疗组43例，痊愈32例，好转9例，无效2例，总有效率为95.13%；体针组43例，分别为22例、13例、8例，81.14%；药物组36例，分别为12例、14例、10例，72.12%。组间比较，治疗组疗效明显优于体针组和药物组。

(2)张庆萍[7]耳穴压丸法治疗失眠58例。治疗方法：耳压主穴选用神门、枕、心区、脾、内分泌；辨证配穴：头晕头痛，烦躁者，加肝区；耳鸣耳聋，记忆力减退者，加肾。操作方法：患者端坐，选准穴位，耳廓常规消毒，用0.6cm×0.6cm的麝香镇痛膏将王不留行籽固定于选定的耳穴上，每次主穴必用，配穴辨证取用，压丸2天更换一次，两耳交替，治疗期间，嘱患者每天按压2~3次，每次按压5~10分钟，以耳廓发红为度。另外，每晚睡觉前必按压1次。10次为1疗程。连续观察2个疗程，统计结果。对照组每晚服用舒乐安定2mg(湖北制药厂生产1mg/片)，连续服用4周。结果，治疗组总有效率为91.4%，对照组总有效率为72.9%。

(3)王如萍[8]耳针包埋治疗失眠100例。治疗方法：取耳前心、神门、肾、皮质下、胃、神衰点六穴；耳背失眠穴。操作方法：用耳穴探测器找到敏感点(即穴位)，将探测棒稍加压力，在耳廓皮肤上留一凹痕，用75%酒精棉球消毒，用镊子夹好消毒的耳针，对准穴位垂直快速刺入，再用0.8cm的胶布固定，嘱患者每天早、午、晚用洗净的手指按压三次，以加强刺激，特别是晚上睡前的15分钟的一次较为重要，以按压觉有痛感为度。两侧同时包埋，经1~2周将针取下，需再次疗治者宜休息3天后，再行第二次包埋。如一侧包埋时，1~2周后可交替进行，疗程可据病情发展而定。在没有耳针的情况下可用油菜籽、大小适中的沙子等，经消毒后用胶布固定在耳穴上，定时按压亦可取得疗效。若无耳穴探测器，亦可用管针的尾端、火柴棒、毛线针或废元珠笔尖等寻找压痛点(即敏感点)以进行治疗。结果：睡眠时间恢复到每晚七至八小时治愈者17例，睡眠时间增加或显著增加好转者65例，无效失败者13例，埋针后未来复诊情况不明者5例。

(4)肖郴秀[9]耳针埋藏治疗失眠91例。取耳穴：心、肾、神门、枕、皮质下等穴，耳郭消毒后，取准穴位，以胶布将耳针埋藏于上述穴位上。每日按压耳穴3~4次，压耳穴时以感到轻微疼痛、胀、发热为佳。5~7天换针一次，两耳轮换，7日为1疗程。连续三个疗程评定疗效，嘱治疗期间不洗头，以防感染。结果总有效率达91%。

3. 耳针治疗痛症

(1)邢剑秋[10]运用耳针从肝论治咳嗽性哮喘39例，疗法：耳针组主穴取肝、肺、气管、神门、皮质下、风溪；配穴取肺脾虚弱者加脾，肝肾不足者加肾。操作方法：用30号1寸长毫针针刺一侧耳郭相应穴及呼吸区的敏感点，行中等刺激，留针40分钟，两耳交替，隔日1次，10次为1疗程；用王不留行籽贴压另一侧耳郭相应穴及呼吸区的敏感点，嘱病人自行按压每一敏感点，两耳交替，隔日1次，10次为1疗程。体针组主穴：太冲、太渊、肺俞、肝俞；配穴：肺脾虚弱者加足三里、三阴交，肝肾不足者加太溪。操作方法：用30号1寸毫针针刺上述腧穴，行平补平泻法，留针30分钟，隔日1次，10次为1疗程。疗效：耳针组近期痊愈19例，有效14例，无效6例，总有效率84.6%；体针组近期痊愈2例，有效10例，无效8例，总有效率60.0%。耳针组总有效率明显高于体针组。

(2)中国人民解放军2051部队医院耳针小组将耳针应用于止痛。

①内脏急性痛症——止痛。

急性胃绞痛：取穴：胃、交感、神门、皮质下、脾。

急性肠绞痛：取穴：大小肠、交感、心、三焦、脑点、腹。

急性胆绞痛：取穴：胰胆、交感、肝、内分泌、神门、脑点。

急性肾绞痛：取穴：肾、交感、膀胱、神门、皮质下、内分泌、三焦、腰椎。

心绞痛：取穴：心、交感、神门、肾、肾上腺、皮质下。

②四肢及躯干损伤性痛症——止痛。

各种急性软组织扭伤：（关节、腰肌等）取穴：相应部位、枕、神门、肝、肾上腺。

各种骨折止痛：取穴：相应部位、肾、枕、神门、肾上腺、肝。

急性炎症性止痛（肩周炎、蜂窝组织炎）：取穴：相应部位、枕、神门、肾上腺、肝、脾、内分泌。

③手术后——止痛。

扁桃体摘除术后：取穴：扁桃体四、咽喉、心、内分泌、颈、神门、肾上腺。

阑尾手术后：取穴：阑尾、交感、神门、脑点、腹。

骨折手术复位：取穴：相应部位、枕、神门、肾、肝、肾上腺。

④妇科病——止痛。

痛经：（需在经前3～5天治疗）取穴：子宫、交感、肾、皮质下、内分泌、腹。

产后宫缩痛：取穴：子宫、交感、肾、内分泌、神门、腹。

⑤其他疾病——止痛。

神经性头痛：取穴：枕透皮质下，额透脑点、肝、肾、神门。

血管性头痛：取穴：同神经性头痛，另加心、肾上腺、交感。

神经性牙痛：取穴：拔牙麻醉点、枕、肝。

肋间神经痛：取穴：胸、枕、肝、神门。

坐骨神经痛：取穴：坐骨神经、枕、皮质下、肝、神门、臀、膀胱、腰痛点。

三叉神经痛：取穴：枕透额、太阳透皮质下、肝、神门、心、交感深刺。

癌症止痛：（短者1～3小时，长者4～6小时）取穴：相应部位、交感、神门、皮质下、脑干、三焦、内分泌。

⑥止痛的综合辨证——相应部位、皮质下、神门、脏腑病加交感、四肢和躯干痛加枕、肝、肾上腺、骨折痛加肾。

耳针对一般止痛效果较好，多数病例1～3次即止痛，亦有少数病人一个疗程，甚至更长，还有少数病人疗效不巩固，有反复，要求穴位准，因人因病进行辨证施治。

(3)应丽萍[11]痔结扎术后并耳针镇痛。方法：术前剪裁5～10mm的医用胶布若干块，备王不留行籽若干。以小镊子把药籽贴在胶布上，擦去患者耳郭皮肤表面的油垢后取穴：镇静穴、神门穴、肛门穴、阿是穴。左耳取穴，术前10分钟用准备好的药籽贴于穴位。术后20分钟用拇指按压穴位（按压以有疼痛发、麻热感为得气）1分钟。术后2小时按压穴位，得气后按压5～8分钟。术后第二天患者在指导下每日自行按压2次，每次5分钟。对照组术后10分钟即口服散利痛1粒。术后每日口服散利痛2次，每次1粒。连续观察7天。给予患者疼痛量表，打分评定。研究组的总有效率为59%，对照组总有效率为14%。

4. 耳针治疗肥胖症

(1)胡芝兰[12]运用耳针减肥。疗法：耳穴选内分泌、脾、胃、饥点、三焦、皮质下、神门、卵巢。先用耳穴探测仪或毫针针尾在上述耳穴上找敏感点，每次取3～4穴，两耳交替使用。每穴加压，使之形成凹痕，予常规消毒后立即将揿针埋藏在凹痕中，并用小块胶布固定。每日于三餐饭前15分钟按压1次，每穴按压约50下。每过2～3日治疗1次，并更换耳穴，治疗8次为1疗程，休息1周后再行第2疗程。疗法：经治1～3个疗程，7例显效（体重下降至正常或5kg以上），占14%，35例进步（体重下降1～5kg），占70%；8例无效（体重无明显变化），占16%。

(2)王耀斌[13]耳针治疗肥胖症。取穴：神门、脾、胃、内分泌为主穴，辅穴取交感、肺、三焦、饥点、渴点。操作方法：选好穴位，局部消毒，揿针刺入，胶布固定。每次选2个主穴，2～3个辅穴，嘱患者每天自行按压3～5次，每次按压2～3下，隔4天换针1次，两耳交替进行，10次为1疗程，每次换针前，测量体重，并作记录。结果，特效：经过一个疗程以上的治疗，体重下降10kg以上者8例，占6.7%；显效：经过一个疗程以上的治疗体重下降5kg以上者41例，占34.1%；有效：经过一个疗程的治疗体重下降1.5kg以上者51例，占42.5%；无效：经过一个疗程以上的治疗体重下降不足1.5kg者20例，占16.7%。总有效率为83.3%。

5. 耳针治疗泌尿系疾病

(1)张宝荣[14]运用耳针加神阙穴贴敷治疗癃闭12例。疗法:取耳穴肾、输尿管、膀胱、交感、艇角(原名前列腺),配穴取肺、脾、肝、三焦、皮质下、外生殖器,疼痛加神门,感染加肾上腺、内分泌。用2%碘酒和75%酒精常规消毒耳廓,用消毒好的耳穴探棒在选定的耳穴处寻找敏感点或压痛点。将消毒好的揿针刺入穴位痛点或敏感点,再用胶布固定,两耳同时进行。并嘱患者每隔10分钟按压1次,每次5~6分钟,直至开始排尿后每隔30分钟按压1次。埋针时间一般2~3天。另取独蒜头1个,山栀子3个,食盐少许捣烂,敷于脐上,上盖塑料薄膜加热敷。疗效:12例中显效(2小时内小便自解)9例,占75%;有效(6小时内可自解)2例,占16.7%;无效(6小时内小便未解)1例,占8.3%,总有效率达91.7%。时间最短半小时内即可自行排尿。临床观察结果表明对产后及手术后所致者效果较好,外伤和疾病引起者效果稍差。

(2)徐玉雯[15]运用耳针配中药治疗各类结石。疗法:耳针(耳穴埋针法)。胆石症取神门、胃、肝、胆、胰、皮质下、三焦、交感、大小肠、耳迷根。泌尿系结石取肾、输尿管、神门、交感、三焦。操作:常规消毒耳廓,将消毒好的34号皮内针刺入上述穴位敏感点,然后用胶布固定。春、秋、冬留针48小时,夏季可埋王不留行籽代替针,每次选5~7穴,2耳交替取埋,10次为1疗程。疗效:胆石症痊愈(经B超复查,结石排尽,症状和体征均消失)58例,显效(B超检查尚有少量残余结石,症状和体征基本消失)80例,有效(B超检查结石减少,症状和体征明显减轻)12例,总有率100%;本组150例中治疗1个疗程有60例,治2个疗程有68例,3个疗程有22例。泌尿系统结石痊愈(B超复查结石排尽,症状和体征消失),肾结石20例,输尿管结石40例,膀胱结石17例,治愈率83.7%;有效(肾或输尿管还有残余结石,症状减轻)肾结石6例,输尿管结石3例,有效率9.78%;无效肾结石4例,输尿管结石2例,总有效率93.4%。92例中治疗1个疗程者25例,2个疗程者50例,3个疗程者17例。排石情况:治疗后经淘洗大便证实,针后次日排石30例,1周内排石135例,半月内排石71例,其中排石最多者,其结石可装满2只青霉素药瓶,最大结石为2.1cm×1cm。

(3)张忠和[16]耳针埋藏治疗尿频12例。治疗方法:用耳针探测仪在耳的膀胱区找到过敏点,常规消毒后,用耳针埋入固定。留针24小时,间隔24小时,再埋第二次。3~8次即能收效。

(4)牟广信[17]耳针配合体针治疗小儿遗尿。耳穴:均取单耳。穴为脑点、肾、膀胱、心、皮质下、神门。以探棒在该穴附近寻找疼痛敏感点,用75%酒精消毒后,以0.5cm×0.5cm的胶布粘王不留行籽1粒贴于敏感点。嘱患儿自行捻压,以耳廓胀痛、发热为佳,一日之内有空就捻,隔日换对侧耳,10次为1疗程。体针:穴取百会、中极、关元、三阴交(双侧)、太冲(双侧),进针得气后留针30分钟,每日1次,10次为1疗程。在治疗期间,嘱患儿父母配合,在夜间定时叫孩子起床小解(务必把孩子叫醒,在清醒状态下小解)。结果,22例患儿全部治愈,最短者第一次治疗后即停止遗尿,长者治疗一个疗程即愈。

6. 耳针治疗眼病

(1)吕文霞[18]运用耳针结合中药治疗急性结膜炎83例。疗法:耳针取眼、肝、脾,配穴取目$_1$、目$_2$、点刺耳尖,均取双侧穴。针刺方法:患者取仰卧位,全身放松,局部要严格消毒,左手把消毒过的耳尖部皮肤捏起,右手持三棱针针尖向下快速刺耳尖穴,点刺出血后,快速出针,随之左手拇指沿耳轮向上推挤,放血数滴,即用棉球压住针孔,其余穴位用0.135mm×13mm毫针对准耳穴刺入2~3分深,以毫针能稳定而不摇摆为宜,轻轻捻转,促其得气,得气后留针30分钟,中间行针2次,每日1次,10次为1疗程。中药内服:在耳针治疗的基础上,结合中药治疗。采用疏风清热、利湿解毒法。基本方疏风清热利湿汤:金银花15~20g,连翘、黄芩、夏枯草、茵陈、牡丹皮、白鲜皮、赤芍各15g,生地黄20~30g,藿香10g,木贼、枳壳各12g,生甘草6g。舌淡者牡丹皮易当归10g,白鲜皮易土茯苓25~30g;眼睑浮肿明显者加蝉蜕10g;便秘者加生大黄(后下)10~15g。日1剂,水煎分2次服用。疗效:

全部病例经治疗后,83例166眼的自觉症状,睑球结膜充血及分泌物均消失,全部治愈。其中5天内治愈者53例,6～10天内治愈者21例,11～15天治愈者9例。

(2)史项耳[19]针加体针治疗青少年近视。治疗方法:耳针取眼、目$_1$、目$_2$、肝、肾、皮质下、防近点。操作:常规消毒后,剪取卫生胶布成0.7×0.7cm,在其正中置王不留行籽1粒,找准穴位,用摄子夹取此胶布小心放置在已找的穴位上,用手轻轻按压,以患者出现酸胀痛感为佳。疗程:每次双侧同时取穴5～7个,每星期一次,5次为1疗程。体针取穴:双侧攒竹、太阳、四白、合谷。经几次治疗不效者,可酌加风池、睛明。针法:常规消毒后,攒竹向下平刺0.5寸左右,以患者感觉酸胀为度;太阳平刺或斜刺约0.5寸,尽量避开血管;四白在皮下向内眦方向透刺0.5～0.8寸;合谷直刺0.5～0.8寸;睛明直刺1.2寸左右,应避开眼球和血管,小心进针,防止出血。治疗结果:56例中,治愈8例,占14.3%;显效38例,占67.9%;有效8例,占14.3%;无效2例,占3.5%;总有效率为96.5%。

(3)薛桢奇[20]耳针治疗麦粒肿62例。患病取病眼侧耳穴,两眼同时患病取双耳施术。常规消毒耳部皮肤,尤其是耳尖部要严格消毒,然后以左手拇食指自下而上揉耳尖部使其充血,再以右手持三棱针或26号一寸毫针2枚集束,垂直刺入耳尖部皮肤1～2mm,迅速出针后再以右手拇食指挤压耳尖部周围皮肤使其出血10滴左右(约0.5ml),随即以右手持干棉球擦净血滴。可先见挤出暗红色血滴,其后为鲜红色血滴,则以干棉球按压耳尖部止血。血止后,再以酒精棉球消毒耳尖部皮肤。此时,患者自觉病眼部肿胀感明显减轻,部分患者自觉病眼部有一股凉爽感。以王不留行籽压丸敷贴耳穴:取穴肝、脾、目。并嘱患者时时按揉压丸处。病人自述压丸处有明显的压痛感。

7. 耳针治疗痛症

(1)尤阳[21]运用耳针配合捏脊治疗青少年痛经80例,疗法:耳针法取子宫、卵巢、盆腔、内分泌、交感,肾,脾。伴腰痛加腰骶区;消化道症状者加肝、胃、大肠;尿频加膀胱、肾;头痛加脑点。操作:每次选取2～3个穴位,用2.5%碘酒、75%酒精依次消毒耳廓。选取28号1寸毫针,左手用拇指、食指固定耳廓,中指托着针刺部的耳背,右手持针快速刺入穴位,以不刺透耳背皮肤为止,使针体直立耳廓。留针30分钟,中间行针2次,刺激强度中等。起针后再用碘酒涂擦针处。每日1次,10次为1疗程。捏脊法患者取俯卧位。先用掌揉法按揉背部督脉、膀胱经数遍至皮肤发热,用常规捏脊手法从长强穴捏至大椎穴10遍,然后按揉次髎、肝俞、脾俞、肾俞各1分钟,横擦八髎穴及腰骶部至发热。每日1次,10次为1疗程。疗效:本组80例,其中痊愈58例,占72.5%;好转19例,占23.75%,无效3例,占3.75%。总有效率为96.25%。

(2)舒丽伟[22]运用耳针配合体针治疗坐骨神经痛。疗法:体针治疗体针循足太阳膀胱经和足少阳胆经为主,取环跳、肾俞、秩边、阳陵泉、殷门、委中、承山、风市、昆仑及阿是穴。腰痛加大肠俞、关元俞;腰骶痛加次髎;小腿后侧痛加委中、承山。施术时应按病情、体质、病程而酌选其中5～8穴交替使用。取同侧体穴,常规皮肤消毒后快速进针,得气后留针20～30分钟。耳针治疗:主穴取坐骨神经、臀、神门。配穴取膀胱、肝。取同侧耳穴,常规消毒后,用28号0.5寸针快速刺入或快速点刺不留针,出针后用消毒棉球揉按针孔,令少量出血。取穴依据:坐骨神经、臀:相应常规取穴,以疏通经络气血;神门:消炎、止痛;膀胱:坐骨神经疼痛的部位恰为足太阳膀胱经所循行的部位,取膀胱穴以疏通膀胱经之经气;肝:舒筋活血。结果:治疗组有效率为95%,对照组有效率为80%。

(3)赵锦梅[23]耳针人流扩宫止痛200例。耳穴组选穴:子宫、神门、交感(取单侧)。方法:常规消毒耳穴后,用5分毫针刺5～10分钟后,即进行人流术。在术中主要观察患者对钳夹宫颈,扩张宫口,宫腔吸刮时疼痛程度,出血量及胃肠反应等情况,术后观察阴道流血量天数以及有无感染等。对照组:按常规进行人流术,观察项目同上。结果表明,针刺在扩宫方面有效率为94%,止痛有效率为96%,而对照组扩宫有效率为8%,止痛有效率为

13%。通过统计学处理有显著差异,耳穴针刺组有明显的效应,优于对照组。

(4)蒋文妹[24]耳针镇痛在康乐分娩中的应用。方法:两组孕妇临产后进入经过布置的舒适康乐待产室,先测血压、心率、氧饱和度,胎心监护,了解胎心率和宫缩情况,并进行心理咨询,宣教减痛分娩常识,然后抽取孕妇肘静脉血 3ml,定血浆中强啡肽、β_2 内啡肽含量,并采用痛觉自觉测试记录,让产妇描记分娩前、后痛阈的变化。痛程度分为轻、中、重痛三种。使用耳针前让孕妇自测宫缩疼痛程度并记录。针灸 30 分钟后及产妇分娩后再让其记录宫缩疼痛程度,疼痛减轻程度即为耳针镇痛的效果。耳针镇痛:临产后在孕妇左右耳取穴,一组穴位为子宫、神门,另一组穴位为肺和皮质下,两组同时进行。进针部位先用 75% 酒精棉球消毒,针刺后接电麻仪,刺激频率为 100Hz/s,电流强度以患者能耐受为度,持续 30 分钟,密切观察产程进展直至胎儿娩出。分娩后即刻再抽取产妇肘静脉血 3ml,测定血浆中强啡肽和 β_2 内啡肽含量。结果,耳针组在针麻前、后疼痛程度均明显减轻。

8. 耳针治疗其他病症

(1)穆广梅[25]运用耳针加体针治疗心脏神经官能症。疗法:耳穴主穴取神门、交感、心、皮质下。配穴:内分泌、肾、肝、缘中。每次 2~3 穴,主配穴交替使用。强刺激,发作期用毫针电耳针,应用 G68052Ⅰ型电针仪,电压 6V,频率 50Hz。留针 20 分钟,隔日 1 次,10 次为 1 疗程,平时采用耳穴贴压,每周换 1 次,1 个月为 1 疗程。体穴主穴取心俞、神门、内关、大陵。配穴:气血不足配膈俞、足三里、脾俞;失眠多梦配三阴交、安眠穴、通里;头痛眩晕配风池、曲池、太阳、厥阴俞;大便秘结配天枢、大横、支沟。捻转进针,平补平泻,留针 20 分钟,隔日 1 次,10 次为 1 疗程,疗程间休息 5 天。药物组口服倍他乐克(心率慢者禁用)25~50mg,每日 2 次,心率小于 60 次/分者口服阿托品 0.13mg,每日 3 次;谷维素 20mg,每日 3 次;维生素 B_1 10mg,每日 3 次。1 个月为 1 疗程,共治疗 2 个月。

(2)黄东旭[26]运用耳针结合药物治疗脑外伤综合征 53 例。疗法:耳针治疗采用王不留行籽耳穴压丸法。以耳穴神门、脑、交感、皮质下为主穴,再随症加减。头痛重者加额、枕、顶区;伴眩晕恶心者加内耳、胃、贲门;记忆力下降者加肾、脑;心慌胸闷者加神衰点、心;失眠多梦者加心、肾。每日按压 3 次,每次每穴约 30 秒,强度以个人耐受为宜,每次按压后应觉耳穴有灼热感。治疗以 10 次为 1 疗程。药物治疗中药以通窍活血汤为主方,再根据患者的症状、体征随症加减,颅内出血的患者,桃仁、红花等活血药减量。西药以脑蛋白水解物静脉滴注治疗,每次 20ml,均以 10 次为 1 疗程。静脉内给氧每日用舒氧灵 250ml 与 5% 的葡萄糖注射液 250ml 静脉点滴,10 次为 1 疗程。疗效:53 例患者中 38 例治疗 3 个疗程,9 例治疗 4 个疗程,6 例治疗 5 个疗程。结果 53 例中,22 例痊愈,23 例显效,5 例有效,3 例无效,痊愈率达 41.5%,无效率仅为 5.6%。在观察中还发现,疗效与发病的时间长短关系密切,而与发病时病情程度无明显关联,7 例有颅内出血者就诊及时,其中 6 例痊愈,1 例显效。病程 1 年以上者 5 例,其中 2 例无效,3 例有效,治疗效果不佳。

(3)刘艳茹[27]运用耳针配合针刺腰痛点治疗急性腰扭伤 60 例。疗法:体穴取腰痛点(双侧)。耳针取神门、坐骨、骶腰椎,均取患侧。常规消毒后,用 30 号毫针针刺以上穴位,强刺激,同时嘱患者做腰部活动,前屈后伸,左右侧弯及扭腰等动作,幅度由小到大,留针 30 分钟到 1 小时,中间行针 3~4 次。疗效:全部治疗痊愈,有效率达 100%。

(4)解铁军等[28]耳针腰椎穴治疗急性腰扭伤 114 例。患者取坐位、耳郭常规消毒、用 17mm 毫针直刺耳穴腰椎穴,大幅度捻转,留针 20 分钟,并嘱患者反复旋转活动腰部,促进经脉流通直至疼痛消失、活动自如。结果:1 次痊愈 85 例,2~3 次 26 人,3 次以上无效的 3 人。

(5)王明浩[29]运用耳针配合针灸治疗男性性功能异常症 213 例。疗法:耳针主穴取内生殖器、肾、外生殖器、肝、艇角、腰骶椎、耳中、轮$_4$。配穴取功能亢进者加耳尖;功能低下者加皮质下;虚实兼,功能失调者加交感、内分泌、缘中。方法:亢进者用放血加埋针;其余以耳压法处理。疗程:每周作2～3次，每次取单侧耳穴，两耳轮换，4周为1疗程。针灸主穴：气海、关元、归来、肾俞、命门、次髎、三阴交、头针足运感区。配穴：功能亢进加行间；功能低下加太溪、太冲、足三里；功能失调加太冲、太溪、神门。方法：亢进者以穴位磁疗或电针治疗；低下者以灸法为主（小麦粒直接瘢痕灸或点灸或温针灸）；失调者针灸并用。结果：总有效率为100%。

(6) 刘敏[30] 运用耳针为主辨证治疗阴痒80例。疗法：根据临床分为三型施治。湿热下注者，取耳穴神门、三焦、肝，配体针太冲（双）。虫菌感染者，取耳穴神门、脾、膀胱，配体针百虫窝（双）。阴虚血燥者，取耳穴肾、卵巢、内分泌，配体针血海（双）。然后，将上述穴位进行常规消毒后，医者用左手拇指固定耳廓，中指托着针刺部位的耳背，右手快速将1.5寸长的毫针刺入穴位2～3分深，持续捻转5～10分钟后起针，用消毒棉球按压片刻即可。体针采用平补平泻的手法，留针时间30分。隔天1次，10次为1疗程，每次选用一侧耳廓，两耳交替使用。治疗3个疗程后，统计治疗结果。结果：湿热下注型的治疗总有效率达95%；虫菌感染的治疗总有效率达90%；阴虚血燥型的总有效率84%。

(7) 沈继平[31] 运用耳针为主治疗头面部带状疱疹40例。疗法：取耳穴肺、皮质下、神门。用75%酒精消毒后，三棱针点刺放血，每次3小滴，每天1次，7天1个疗程。取合谷、外关穴用75%酒精消毒后，毫针泻法，不留针，每天1次，7天1个疗程。合并项强高热者，加列缺、曲池，泻法不留针。疗效：40例中除1例合并肺癌的患者外，其余39例全部治愈。多数患者经上述治疗，几分钟后疼痛即明显减轻。年龄、病情较轻者，治疗3～5次即愈，年高病重者，治疗10余次即愈。

(8) 石淑贤[32] 运用耳针妊娠晚期引产。疗法：孕妇入院后立即给蓖麻油30ml煎鸡蛋2枚顿服，即开始观察产程进展。耳针组将孕妇左耳洗净常规消毒，选内分泌、子宫两穴，耳针刺入后用0.14cm×0.4cm青海产麝香膏固定耳针，令孕妇每隔20分钟左右自行按压1次，持续5分钟，待分娩后24小时取下。对照组除产科常规处理外，不做特殊处理。两组疗效比较：两组治疗效果差异显著（$P<0105$），说明耳针组宫缩发动迅速，强度明显优于对照组。

(9) 陈宗良[33] 耳针加体针治疗儿童多动症13例。治疗方法：取2mm×3mm大小的胶布，粘上王不留行籽，贴在耳穴上，贴压前均用火柴头探压耳穴敏感点。若无明显的压痛点，取常规耳穴神门、心、肝、脾、脑、内分泌、肾上腺。体针穴取风池（双）、太冲（双）、合谷（双）。每天贴一侧耳部，5天后贴另一侧耳部，嘱每日自行按压耳部的穴位多次，10天为1个疗程，体针每日1次，10天为1个疗程，中间休息5～7天，行2～3个疗程，每1个疗程结束后，嘱家长作1次疗效小结，然后再作第2、3个疗程。结果，经过1～3个疗程后，痊愈7例，好转3例。

(10) 孙申田[34] 耳针戒酒310例。选穴：双耳的神门穴、皮质下穴、心穴、胃穴、内分泌穴、咽喉穴等，在此穴基础上寻找痛点，或用经穴探测仪测敏感点，如压痛点与敏感点与上穴不符，以痛点敏感点为针刺或压药部位，每次选2～4穴（双耳）。针刺与耳穴压药方法穴位常规消毒通常用的耳针或生王不留行籽刺入或压入穴位后，按压直至疼痛难以忍受，用胶布固定。留针3天后再重复换针或药丸4～8次为1疗程，大约15～30天左右，超过8次仍无效者按无效处理，不再进行治疗。要求病人常规饭前5分钟自行按压穴位，每次1～2分钟，如随时有饮酒欲望，随时自行按压耳穴直至欲望消失。至于选择耳针还是生王不留行籽何种方法效果好，未做对比观察。但是，顽固病人耳针较王不留行籽治疗效果好。

(11) 高健民[35] 耳针为主治疗前列腺增生50例。应用耳穴肺、大肠、肾、内生殖、内分泌、艇角、垂前、肾上腺。用75%酒精棉球常规消毒一侧耳廓。待酒精干后选用0.5寸毫针数支，施针时取穴要稳、准、快，针感酸胀痛，进针0.2～0.3寸深，勿透过对侧皮肤，留针30～40分钟。每日针刺1次，8～10次为1疗程，休息3～4天再作第二个疗程。两侧耳廓交替针刺，可以不休息连续治疗。口服乙烯雌酚 2mg，每日 3 次，连服 10~15 天，多数患者在 2 个疗程内症状体征明显好转和治愈。本组 50 例中，治愈 32 例，占 64%；显效 16 例，占 32%；无效 2 例，占 4%；有效率为 96%。

(12) 贾春生[36] 观察耳针沿皮透穴刺治疗肩周炎即时效应。治疗方法：先将皮肤按常规消毒，用左手固定耳廓，拇指在前，食指和中指从后方将所刺穴区的耳廓局部顶起，右手拇、食、中三指持针，从选定的某一穴点或某一穴区的一端呈小于 10°的角度刺入，然后沿着皮下与皮下软骨之间通达另一穴点的皮下或该穴区的另一端。肩-锁骨可用两针刺入，一针从肩穴区上缘向下沿皮下刺至肩穴与锁骨穴连线的中点处（即原耳穴方案的肩关节穴），另一针用接力刺法从此中点沿皮下刺至锁骨穴处。肘-肩从肘穴向下沿皮下刺至肩穴，如一针难以贯穿者，也可用两针接力刺入。颈椎区从胸椎与颈椎交界处进针，向下沿皮透刺，贯穿颈椎穴全程。进针后，施小幅度的捻转手法 5~7 下，留针期间可行此法 2~3 次，以加强针感。一般留针 30~60 分钟。在留针期间，让患者活动患侧肩关节，做上肢的上举、外展、后伸、后屈，用手指从头后部触摸对侧耳廓等运动，越是活动困难的动作越要多加练习。124 例患者的即时效应结果，疼痛症状显效 19 例，占 15.3%；有效 91 例，占 73.4%；无效 14 例，占 11.3%。总有效率 88.7%。肩关节活动显效 20 例，占 16.1%；有效 87 例，占 20.2%；无效 17 例，占 13.7%。总有效率 86.3%。

(13) 秦智[37] 耳针预防输血反应。取耳穴之神门、肾上腺。神门有镇痛、安神作用；肾上腺具有调节肾上腺和肾上腺皮质激素的功能和兴奋呼吸中枢的作用。共治疗 46 例，有 44 例无输血反应，有效率为 95.6%。

(14) 牟桃[38] 耳针治疗胆囊炎、胆石症。治疗方法：①取耳穴部位：均取肝、胰、胆、肾、脾、胃、内分泌、皮质下、神门、眼；胆石症组加交感、肾上腺、直肠下段、大肠穴。②操作方法：找准穴位，先用 2%碘酒常规消毒后，继用 75%酒精脱碘。将耳撳针按压在各穴位上，然后用胶布固定。每穴以明显压痛点为宜。嘱患者每日自行按压各穴 3~4 次以上，每次各穴按压 2 分钟，隔 3 日后两耳交替换针。10 次为 1 疗程。结果：30 例胆石症中，经 10 次治疗，痊愈 2 例，占 6.7%；有效 10 例，占 33.3%，经 20 次以上治疗，有效 18 例，占 60%。胆囊炎 30 例中，经 4 次治疗，显效者 11 例，占 36.7%。连续治疗 5~10 次以上有效者 19 例，占 63.3%，总平均次数为：胆结石 15 次，占 40%；胆囊炎 6.3 次，占 36.7%。总有效率为：胆结石占 100%；胆囊炎占 100%。

(15) 姚玉芳[39] 耳针中药并用治疗 2 型糖尿病。耳穴电针治疗组 30 例，该组根据耳穴国际标准化方案，选取胰胆、内分泌或压痛点为主穴。阴虚热盛者配肺、胃；气阴两虚者配肺、肾；阴阳两虚者配脾、肾；血瘀气滞者配肝、肾。治疗方法：患者取坐位，局部常规消毒后，用 28 号 0.5 寸毫针在上述穴位针刺得气后，连接青岛产 G6805 型电针治疗仪，选用疏密波，频率 15Hz，强度以患者感觉局部麻刺能够耐受为度。每日 1 次，每次 30 分钟，10 次为 1 疗程。中药治疗组：患者服用自拟三黄降糖汤。药用：生地黄 30g，黄芪 30g，西洋参 6g，黄连 3g，丹参 20g，葛根 10g。阴虚热盛者加知母、玄参、天花粉、麦冬等；气阴两虚者加白术、茯苓、淮山药、五味子等；阴阳两虚者加枸杞子、山萸肉、淫羊藿、桂枝等；血瘀气滞者加益母草、赤芍、当归、桃仁等。每日 1 剂，水煎分早、晚 2 次服，10 天为 1 疗程。耳穴电针加中药治疗组：同上。结果耳穴电针治疗组总有效率为 73.33%，中药治疗组总有效率为 70%，耳穴电针加中药治疗组总有效率为 93.33%。

(16) 贺淑文[40] 手法配合耳针治疗乳腺增生 95 例。手法：以拇指推拿法为主，每次 10 分钟，点按肩井、大椎、内关、膻中、背俞穴（以肝、脾、肾为主），每日 1 次，10 次为 1 疗程。耳穴：取胸、腹、子宫、卵巢、内分泌、神门、皮质下、肾上腺，选用图钉撳针，每次选单耳 2~3 个穴位，常规消毒，用胶条固定，留针 3 天，两耳交替，留针期间嘱患者每日用手指压撳针 2 次，每次 1 分钟。本组 95 例，经治疗 1~3 个疗程，痊愈（乳房肿块及胀痛完全消失，1 年后无复发）62 例，占 65.26%；有效（肿块缩小 1/2，胀痛明显减轻或消失)32例,占33.28%;无效(经治疗1个疗程,乳房肿块及胀痛无改变)1例,占1.46%,总有效率98.54%。

(17)翟伟[41]推拿配合耳针治疗蒙古族慢性疲劳综合征患者56例。推拿手法:头部手法操作:指推法(沿经推各9次);丹凤朝阳3次;拿五经4~5次;抓法;撒法(前头部60次、百会100次);掌揉法;点穴(也可沿经点穴);拇指揉(沿经、由督脉向两侧分揉);指搓法;干洗头;掐四神聪;旱地拔葱;头部对按(颞侧、耳部);鸣天鼓;扫散少阳法。颈项部手法操作:拇指分推法9次;一指禅指腹罗纹面推法;拇指揉;三指拿、五指拿、掌拿;点穴;拔筋;二指捏法;拇指交叉揉法;掌指关节对搓法;捋法。肩背部手法操作:"八"字分推法9次;滚法2~3分钟;揉按法(掌根揉)2~3分钟;前臂推揉20~30次拿肩井10余次;点穴;拔筋(斜方肌、脊柱两侧肌肉)4~5次;掌戳法(两侧菱形肌)10余次;按肩胛骨、大鱼际推肩胛骨法;拍法;击法;掌推法、分推法。腰背部手法操作:掌推法(推督脉两侧膀胱经9次);掌揉法或按揉法;滚法(脊柱两侧4~5次);揉按法;按脊柱、点穴(以背腧穴为主);拔筋(脊柱两侧肌肉4~5次);拿揉腰肌法;压腰法;拍法;击法;掌推法(推督脉两侧膀胱经9次)分推法;推摩腰骶部。耳针法:用王不留行籽在心、肝、肾、脾、脑、神门、皮质下、交感等穴贴压,每次选3~5穴,每日自行按压5~10次,每隔2~3日换药1次。

(18)周爱莲[42]耳针加艾灸治疗小儿泄泻。耳针疗法:取胃、脾、大肠、小肠、胰、胆、交感、神门。按常规消毒耳廓皮肤,每次取单侧穴位2~3个,以32号1寸毫针直刺耳穴,轻轻捻转30秒即出针,按压针孔,每日1次。艾条灸法:取神阙、天枢、中脘、气海、关元穴,先以神阙为中心,由上下左右(中脘、天枢、气海、关元)用艾条旋转温灸30分钟,使局部皮肤发红,发热,产生舒适感为度。每日2~3次,待腹泻止后,继续温灸3日以巩固疗效。结果,显效8例,有效18例,无效2例,总有效率为92.8%。

参 考 文 献

[1] 陈辉,罗真,聂卫华. 电针结合耳针治疗术后肠粘连50例[J]. 上海针灸杂志,2004(23)8:9

[2] 谢建琴. 耳针膈区治疗呃逆23例[J]. 针灸临床杂志,1998(14)4:40

[3] 宋辉,李登科. 耳针配合体针治疗呃逆65例[J]. 四川中医,2008,(26)5:117

[4] 张萍. 耳针对急性肠炎腹痛的疗效观察[J]. 中国针灸,1994,(S1):21

[5] 胡卞新. 耳针治疗上消化道出血32例[J]. 中国针灸,1997,17(7):443~444

[6] 刘万宏. 耳针结合体针治疗失眠43例[J]. 中医杂志,2008(49)2:145~146

[7] 张庆萍. 耳穴压丸治疗失眠58例临床疗效观察[A],2005香港国际耳穴诊治暨美容保健研讨会论文集[C],2005年

[8] 王如萍. 耳针包埋治疗失眠100例初步分析[J]. 新中医,1982,(6):28

[9] 肖郴秀. 耳针埋藏治疗失眠91例[J]. 湖北中医杂志,1987,(1):47

[10] 邢剑秋,韩燕. 耳针从肝论治咳嗽性哮喘39例[J]. 江苏中医,2000(21)11:42

[11] 应丽萍,张怡. 痔结扎术后并耳针镇痛作用的临床观察. 首届国际中西医结合大肠肛门病学术论坛. 论文集萃,2007,11:671~673

[12] 胡芝兰. 耳针减肥50例临床观察[J]. 浙江中医学院学报,1999,23(5):47~48

[13] 王耀斌. 耳针治疗肥胖症[J]. 辽宁中医杂志,1990,(12)14:25

[14] 张宝荣,姜加裕. 耳针加神阙穴贴敷治疗癃闭12例[J]. 上海针灸杂志,2000,19(6):45

[15] 徐玉雯. 耳针配中药治疗各类结石临床观察[J]. 江西中医药,1997,28(6):41

[16] 张忠和. 耳针埋藏治疗尿频12例疗效报导[J]. 中医杂志,1962,(11):17

[17] 牟广信. 耳针配合体针治疗小儿遗尿[J]. 现代中西医结合杂志,1998,(10):92

[18] 吕文霞. 耳针结合中药治疗急性结膜炎83例[J]. 四川中医,2008,26(6):117

[19] 史顼耳. 耳针加体针治疗青少年近视[J]. 中国临床医生,1990,(3):35
[20] 薛桢奇. 耳针治疗麦粒肿62例[J]. 吉林中医药,1993,(10):28
[21] 尤阳. 耳针配合捏脊治疗青少年痛经80例[J]. 实用中医内科杂志,2006,20(1):101
[22] 舒丽伟,王禹. 耳针配合体针治疗坐骨神经痛[J]. 针灸临床杂志,2004,20(8):47~48
[23] 赵锦梅,杨芳娥,方淑芳. 耳针人流扩宫止痛200例疗效观察[J]. 陕西中医学院学报,1991,(3)46
[24] 蒋文妹,徐正仪,陈水娟,等. 耳针镇痛在康乐分娩中的前瞻性研究[J]. 现代妇产科进展. 1997,6(3):248~249
[25] 穆广梅,陆玉莹. 耳针加体针治疗心脏神经官能症疗效观察[J]. 中国针灸,2008,28(6):409~410
[26] 黄东旭. 耳针结合药物治疗脑外伤综合征53例[J]. 中国中医药信息杂志,2006,13(5):69
[27] 刘艳茹,聂苗. 耳针配合针刺腰痛点治疗急性腰扭伤60例[J]. 现代中医药,2008,28(6):67
[28] 解铁军,宋仙巧. 耳针腰椎穴治疗急性腰扭伤114例[J]. 山西职工医学院学报,1999,(4):378
[29] 王明浩,林明花,王铠. 耳针配合针灸治疗男性性功能异常症213例疗效观察[J]. 针灸临床杂志,1998(14)5:16~18
[30] 刘敏. 耳针为主辨证治疗阴痒80例[J]. 针灸临床杂志,1997,(11):26~27
[31] 沈继平. 耳针为主治疗头面部带状疱疹40例[J]. 新中医,2000,(7):30
[32] 石淑贤,白丽敏,高永珍. 耳针用于妊娠晚期引产疗效观察[J]. 中国针灸,2001(21)1:27~28
[33] 陈宗良. 耳针加体针治儿童多动症13例[J]. 江西中医药,1995,(S4):77
[34] 孙申田,等. 耳针戒酒310例临床报告[J]. 中医杂志,1987,28(3):55
[35] 高健民,刘家祥. 耳针为主治疗前列腺增生50例[J]. 中国针灸,1995,(S1):36
[36] 贾春生,葛建军,马小顺. 耳针沿皮透穴刺治疗肩周炎即时效应观察[J]. 中国针灸,2003,(4):256~257
[37] 秦智. 耳针预防输血反应的体会[J]. 护理杂志,1979,(5):223
[38] 牟桃,牟康生. 耳针治疗胆囊炎、胆石症疗效与次数的观察[J]. 黑龙江医药科学,1992,(1):37
[39] 姚玉芳,王莛,吴成长. 耳针中药并用治疗2型糖尿病疗效对比的研究[J]. 中医药学刊,2004,22(10):468
[40] 贺淑文,刘晶岩,陈燕平. 手法配合耳针治疗乳腺增生95例[J]. 长春中医学院学报,2002,18(4):213
[41] 翟伟,任秋兰. 推拿配合耳针治疗蒙古族慢性疲劳综合征患者56例[J]. 中国民族医药杂志,2007,13(1):187
[42] 周爱莲,薛桢奇. 耳针加艾灸治疗小儿泄泻[J]. 吉林中医药,1994,(6):123~124

第四节 鼻针法

一、概述

鼻针是刺激鼻部范围内的特定穴位,以治疗疾病的一种方法。

该疗法是以中医学鼻部"色诊"理论为基础,以鼻部皮肤色泽变化为诊治疾病的依据,于20世纪50年代末发展起来的一种新的治疗方法。

鼻为五官之一,与脏腑有着密切联系,并通过经络与之贯通。鼻为肺之外窍,气体出入的门户,协助肺进行呼吸,主嗅觉。脏腑功能正常,气血充盛则鼻色润泽。若脏腑功能失调,也会在鼻部有所反映。正如《灵枢·五阅五使》篇说:"五色之见于明堂,以观五脏之气。""脉出于气口,色见于明堂。"意思是说,内脏有病变时,必然显露于外,通过观察鼻部色泽的变化,就可以诊断病生于何脏腑。并提出望鼻色与诊寸口脉具有同样重要的作用,对临床诊断有一定的参考价值。

鼻是经络、气血密布之处,它与脏腑各部的联系都是通过经络建立、完成的。《灵枢·邪气脏腑病形》篇说:"十二经脉,三百六十五络,其血气皆上于面而走空窍。……其宗气上出于鼻而为嗅。"

十二经脉中阳经经脉多循行于鼻部,如足阳明胃经、手太阳小肠经、手阳明大肠经、足太阳膀胱经、手少阳三焦经均循行于鼻部。阴经的足厥阴肝经、手少阴心经亦上行于鼻旁。十二经脉中阴经的经别均合于与其相表里的阳经经脉而上行于头面部,因而加强了阴经经脉与鼻的联系。奇经八脉中的督脉、任脉、冲脉、阴跷脉皆循行至鼻部或其周围。故鼻为阴阳会合、诸经聚集、气血灌注之所,脏腑、气血的变化都可反映于鼻。针刺鼻部穴位可收疏通经络、通调脏腑、气血以治疗疾病之效。

二、定位与主治

鼻针穴位的分布,是以《灵枢·五色》篇,有关鼻的脏腑分区为依据,结合临床实践而定的。《灵枢·五色》篇说:"明堂骨高以起,平以直。五脏位于中央,六腑挟其两侧,首面上于阙庭,五官在于下极。"根据这一原则,鼻针穴位分为三条线,23个刺激区。

鼻穴均位于鼻部三条线上,分述如下(图10-10)。

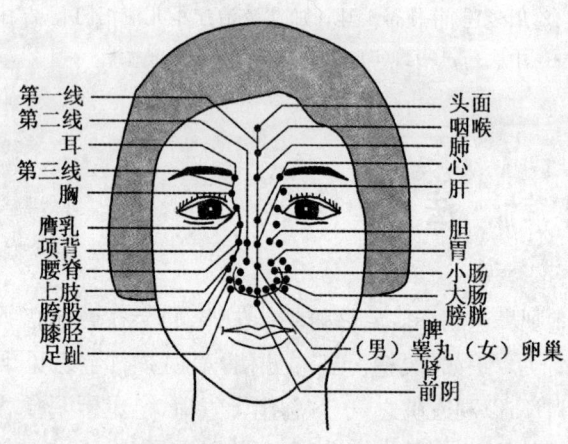

图10-10 鼻针穴位分布图

1. 第一穴线

第一穴线亦称鼻正中线。起于前额正中,止于鼻尖端。共分布10个穴位,除卵巢穴为双侧穴外,皆为单穴。

(1)头面:或称头脑、首面、上焦。

定位:额部正中,即眉间正中至前发际正中连线的中点。

主治:相应分区所主治的疾病。

(2)咽喉

定位:头面穴和肺穴连线的中点。

主治:相应分区所主治的疾病。

(3)肺

定位:两眉内侧端连线的中点。

主治:相应分区所主治的疾病。

(4)心

定位:两目内眦连线的中点。

主治:相应分区所主治的疾病。

(5)肝

定位:鼻梁最高点的下方,两颧连线与鼻正中线的交叉点,即心穴与脾穴连线的中点。

主治:相应分区所主治的疾病。

(6)脾

定位:当鼻端准头上缘正中线上,心穴与外生殖器穴连线的中点。

主治:相应分区所主治的疾病。

(7)肾

定位:脾穴与外生殖器穴连线的中点。

主治:相应分区所主治的疾病。

(8)外生殖器

定位:在鼻尖端上。

主治:相应分区所主治的疾病。

(9)睾丸或卵巢

定位:鼻尖两侧,鼻翼内缘。

主治:相应分区所主治的疾病。

2. 第二穴线

第二穴线起于与肝穴相平处,紧靠鼻梁骨两侧,止于鼻翼下端尽处。左右各一条,每条5个穴位,两侧共10穴。

(1)胆

定位:目内眦下方,肝穴的外侧。

主治:相应分区所主治的疾病。

(2)胃

定位:胆穴的下方,脾穴之外侧。

主治:相应分区所主治的疾病。

(3)小肠

定位：鼻翼的上1/3处，胃穴的下方。
主治：相应分区所主治的疾病。
(4)大肠
定位：鼻翼的正中处，小肠穴的下方。
主治：相应分区所主治的疾病。
(5)膀胱
定位：鼻翼壁尽处，大肠穴的下方。
主治：相应分区所主治的疾病。

3. 第三穴线

第三穴线起于眉内侧端，下行于第二条穴线外方1~2分处，至鼻尽处为止。左右呈对称性各一条，每条线上9个穴位，两侧共18穴。

(1)耳
定位：眉的内侧端。
主治：相应分区所主治的疾病。
(2)胸
定位：眉棱骨之下方，目窝内。
主治：相应分区所主治的疾病。
(3)乳
定位：目内眦的内侧上方，胸穴的下方。
主治：相应分区所主治的疾病。
(4)项背
定位：目内眦的内侧下主，乳穴的下方。
主治：相应分区所主治的疾病。
(5)腰脊
定位：颧骨的内侧，与肝点平齐。
主治：相应分区所主治的疾病。
(6)上肢
定位：在鼻端准头上缘水平，与脾穴平齐，在腰脊穴的下方。
主治：相应分区所主治的疾病。
(7)胯股
定位：鼻翼上缘，上肢穴的下方。
主治：相应分区所主治的疾病。
(8)膝胫
定位：鼻翼中点外侧，鼻唇沟上，胯股穴的下方。
主治：相应分区所主治的疾病。
(9)足趾

定位：膝胫穴的下方，与膀胱穴平齐。
主治：相应分区所主治的疾病。

4. 鼻部新穴定位与主治

(1)高血压上点
定位：两眉之间正中点，印堂穴处。
主治：高血压、头晕目胀、两颞侧痛、视力模糊、心悸。
(2)腰三角穴
定位：正中点在心穴下方，鼻骨下缘，两侧点在正中点外下方。
主治：腰痛、腰酸等腰部疾患。
(3)消化三角穴
定位：正中点在腰三角中点之下方，两侧点在其外下方，即鼻尖处的小等腰三角形。
主治：胃、十二指肠溃疡、急慢性胃炎、胃神经痛等。
(4)高血压下点
定位：鼻尖稍下方。
主治：同高血压上点。
(5)上肢穴
定位：同上（上肢穴）。
主治：相应部位的疼痛。
(6)阑尾穴
定位：鼻翼外侧上部。
主治：急慢性阑尾炎。
(7)下肢穴
定位：相当于膝胫穴。
主治：下肢、臀部位的疼痛。

三、操作方法

1. 常规刺法

(1)针具：一般采用28~32号，0.5~1寸毫针，消毒后备用。
(2)进针：病人鼻部皮肤常规消毒后，按毫针刺法进针，依穴位所在部位肌肤的厚薄，分别采用斜刺或横刺，用轻缓的手法徐徐刺入一定的深度。其中第一线上的穴位都用横刺（向上或向下），刺入较浅；第二、三线上的穴位多用斜刺，刺入稍深。一般进针2～3分即可,亦可根据临床需要采用透穴法,但要掌握好针刺深度及方向。

(3)得气:鼻部穴位敏感性较强,针刺后可产生酸、麻、胀等针感。一般酸麻感越强,疗效越好。得气即可,不要用过重的强刺激。

(4)留针:针刺得气后可留针10～30分钟,每5～10分钟用轻、慢手法捻针1次。若需要也可用皮内针埋针数小时或1～2天。亦可采用点刺或速刺(刺和即出)法。在鼻针麻醉时一般采用持续捻转法,并可加用电针,以逐渐加强脉冲电(180～200次/min)的频率,诱导15分钟。

(5)疗程:一般以10次为1疗程,每日或隔日针刺1次,两疗程间可休息7天左右。

2."鼻部三针"刺法

徐俊武在原有鼻针穴位的基础上,按三焦理论,将鼻针疗法的穴位、操作总结归纳为上焦针、中焦针、下焦针,统称为鼻部三针。

(1)上焦针:取头面点针刺,得气后,将针尖偏向一侧的耳点方向刺,得气后回针到头面点皮下,再向另一侧耳点方向刺,复回到原点皮下,然后沿正中线向下透刺心点,得气后留针。急性病留针30分钟～5小时,慢性病可留针24小时,针柄以胶布固定。此刺法适于上焦病证,如头痛、失眠、鼻病、咽喉肿痛、咳喘、落枕、心悸、怔忡等。

(2)中焦针:取肝点进针,得气后,针尖偏向一侧眶下缘,刺到胆点,得气后,回针至肝点皮下,再向另侧鼻翼外之鼻唇沟斜刺,透刺上下肢各穴,得气后,复回针至肝点皮下,更向另侧胃点刺去,留针。若为左侧病重,针以向左侧刺为主,并留针于左侧,反之亦然,亦可逐日交替。当针刺入3～5分钟后,多数患者可有腹内微热感,或饥饿感,或肠鸣蠕动等感觉,或腹部胀痛、恶心等症状缓解。此刺法对肝、胆、胃、肠及四肢病证有缓解作用。

(3)下焦针:从肾点进针,先沿中线,与鼻小柱下缘呈60°角刺达骨面,然后回针到肾点皮下,再向一侧鼻翼中部下缘刺去,又回针至肾点皮下,更向鼻小柱下缘平行刺达骨面,留针同前。刺后3～5分钟,多数患者的小腹、腹部及四肢关节处可能微热感或轻松感。有带下病的妇女,短期内可能增多,以后即减少至消失。该刺法对泌尿、生殖系统疾病及关节炎均有较好的疗效。

3. 配穴原则

(1)根据病变脏腑器官选取相应穴位。如胃病取胃点,心病选心点,急性阑尾炎选大肠点。

(2)根据中医脏象学说,选用与病变脏器有生理、病理关系的穴位,往往可提高疗效。如目疾,依"肝开窍于目"的理论,选取肝点;失眠多与心神不宁有关,可选心点。此法在鼻针麻醉中较为重要,根据"肺主皮毛",在鼻针麻醉中一般均选用肺点透耳点,以减轻切缝皮肤时的疼痛。

(3)根据穴位敏感反应点选用穴位。敏感反应点的探查可用按压法和电阻测定法。

4. 常用处方

(1)支气管炎:取肺、胸、咽喉点。刺胸点时,由眉棱骨下方向乳点方向刺。

(2)急、慢性胃炎:取胃、肝、脾点。刺胃点待得气后可向脾点透刺,肝点向胆点透刺。

(3)头痛:取心、首面点。刺首面点,可由额正中处向眉心透刺。

(4)神经衰弱:取心、肾、首面点。刺首面点方法同上。

(5)高血压:心、肝点。

(6)眩晕:肝、胆、心点。刺肝点时可向胆点透刺,以不刺透软骨为好。

(7)阑尾炎:小肠、大肠点。刺小肠点,待得气后针尖向大肠穴透刺。

(8)腰痛:取腰脊、肾、膀胱点。刺腰脊点,待得气后针尖右向肝点透刺。

(9)痛经:取卵巢、前阴、肝、肾点。刺前阴,待得气后,针尖可向鼻尖之两侧卵巢点透刺。

(10)产后缺乳:取乳、肝、卵巢、胃点。刺肝点,待得气后,针尖可向脾点、肾点透刺。

(11)阳痿:取前阴、睾丸、心、肾点。刺心点,待得气后,针尖可向下沿肝、脾、肾点透刺。

(12)遗尿:取心、肾、膀胱、前阴。方法同上。

5. 注意事项

(1)施针前须严格消毒。如针刺局部有瘢痕时应避开,以免引起出血或疼痛。

(2) 由于鼻部皮肤肌肉较薄,故选用针具不宜过长,也不宜直刺进针,以免针身歪斜引起疼痛。

(3) 鼻部皮肤较为敏感,进针时应尽量采用轻刺激手法,以减轻疼痛。同时要避免进针过深、手法过重,以至病人难以忍受。

(4) 使用电针时,须注意电流的调节和电针机的性能,防止电流强度忽大忽小,时断时续等不稳定的情况发生。

(5) 经临床观察,鼻针疗法对功能性疾病效果好且疗程短,对器质性疾病则疗效差且疗程长,故应配合其他方法治疗。

四、临床应用

1. 鼻针治疗痛症

(1) 姬素梅[1]运用鼻针治疗顽固性腰痛45例。疗法:选用鼻针腰三角穴,其位于鼻骨上端中央一点,鼻翼上左右各一点。常规消毒后,用32号5分毫针,以轻捷的手法,迅速捻转刺入穴位。因鼻穴针刺时较易引起疼痛,故手法务求熟练。针刺入后,先直立刺至皮下,然后根据穴位所在位置进行斜刺,进针2分许。行针手法以捻转法为主,分轻、重两种。轻者,捻至患者有轻度的酸、胀感即可;重者,病人往往有强烈的酸、麻、胀、痛、流泪、打喷嚏等现象,应据病情和患者的体质而定。注意针刺以不刺透鼻软骨为好,以免感染。留针20分钟,每隔5分钟捻转1次,并嘱其活动腰部。每日或隔日1次,10次为1疗程,疗程间歇1周左右。疗效:本组45例均经过1~4次的治疗,其中痊愈23例,好转20例,无效2例。有效率为95.6%。

(2) 许文涛[2]运用鼻针治疗胃痛150例。疗法:取鼻针以点代穴,位于鼻尖上1.15cm,中间一点及两侧鼻翼最高处各一点,用针灸针柄在穴位附近均匀用力点压,敏感处为穴,或用经络测定仪找穴。操作:患者仰卧位,选用32号5分针,直刺胃肠三点,不可刺透鼻软骨。一般留针20分钟左右,留针期间每隔5分钟轻轻施平补平泻手法1次,针的旋转角度不得超过15°,以患者流泪、打喷嚏为宜。急性痛者每天1次,慢性痛者可隔日1次,7次为1疗程。疗效:治疗组疗效明显高于对照组,并且急性胃痛的痊愈率和有效率均高于慢性胃痛。

2. 鼻针治疗其他病症

(1) 丰小鹏[3]运用鼻针治疗高血压27例。疗法:令患者坐位或仰卧位,取高血压上点(在两眉间,即印堂穴)和高血压下点(在鼻尖的稍下方),规消毒后,选用30~32号0.15寸毫针,以轻缓的手法捻转进针。鼻针一般要求以15°~20°角向下斜刺,唯高血压上、下点向上斜刺。针刺深度1~2分,以不刺到软骨为度。行针得气,待患者有酸胀感时为止,每隔10分钟捻转1次,留针30分钟。针刺前休息15分钟和起针后分别测量血压。每天1次,10天为1疗程。疗效:本组27例患者经1个疗程的治疗,显效16例,占59.3%;有效9例,占33.3%;无效2例,占7.4%。同时,头昏、头痛、耳鸣、心悸、失眠等症状,均有消失和不同程度减轻。

(2) 骆君骅[4]运用鼻针治疗突发性耳聋35例。疗法:病人取坐位或卧位,鼻穴部皮肤常规消毒,用0.30mm×25mm针直刺0.5寸,快速捻转,留针30分钟,间隔15分钟左右再行针1次,每天1次,10次为一疗程,一般一疗程见好后再继续治疗一疗程,以便巩固疗效。体针组取曲池、合谷、听宫、听会、血海、膈俞等,双侧取穴,每天1次,10次为1疗程,采用平补平泻手法。鼻针组有效率为94%,体针组为87%,经统计学处理($P<0.01$)有显著差异,说明鼻针组较体针组治疗突发性耳聋疗效有明显的疗效。

(3) 常进阳[5]鼻针治疗急性腰扭伤231例。选用32号半寸针,用针柄在鼻的下端找准腰三点,常规消毒,直刺0.2分许,以病人有酸麻热痛为度。伴下肢痛者,可加膝点;留针15~30分钟,在留针期间每隔5分钟行针1次,行针时嘱病人做抬腿挺腹及腰部各个方向的活动。本组231例中,治愈208例,好转23例,总有效率100%。

(4) 李茂春[6]鼻针治疗周围性面瘫58例。主穴取鼻针胆、胃、肺、肾、足趾、头面穴。配穴取上关、水沟、列缺、合谷。加减:眼闭不全者丝竹空透太阳,阳白透鱼腰;口角歪斜者地仓透颊车;耳后、耳下疼痛者加翳风;头昏耳鸣者加太冲,大陵透内关;体虚者加足三里。操作:每次取健侧主穴、配穴5~7个。常规消毒后,使用32号1.5寸毫针,先以左手食指尖紧按其穴,并按压数次,右手持针沿左手食指甲背快速直刺0.2~0.5寸。捻转得气后持续行针1~3分钟,手法要轻。将预先准备好的硬纸块(约55cm²,中间挖小孔)依次套在针柄上(防止面部烧伤),用持针器夹酒精棉球点燃,分别烧针柄,局部有热痛感时立即停止。部分患者可有面部及背部温热感。待针身冷却后出针。再用广东江门启华无线电厂生产的DA-1电子按摩器在患侧按摩15~20分钟,频率150~200次/min,先慢后快,电流强度以患者能耐受为度。每日1次,10次为1疗程,若不愈可间隔3~5天后再进行下一疗程的治疗。对于病程较长,体质较差的患者,初期以本法为主,后期左右侧均刺,并配以中药等综合治疗,可提高疗效。

参 考 文 献

[1] 姬素梅. 鼻针治疗顽固性腰痛45例[J]. 河南中医, 2004,24(5):70~71

[2] 许文涛,高雪芹,黄晓丽. 鼻针治疗胃痛150例[J]. 中医研究,2001,14(6):53~54

[3] 丰小鹏. 鼻针治疗高血压27例[J]. 中国针灸,2004,24(6):377

[4] 骆君骅,吴耀持. 鼻针治疗突发性耳聋35例[J]. 上海针灸杂志,1998,17(1):6

[5] 常进阳. 鼻针治疗急性腰扭伤231例[J]. 山东中医杂志,1996,(4):36

[6] 李茂春. 鼻针治疗周围性面瘫58例疗效观察[J]. 甘肃中医,1989,(2):468

[7] 郭长青. 中国微针疗法[M]. 北京:学苑出版社,2007

第五节 腕踝针法

一、概 述

腕踝针疗法是在腕部、踝部的一定刺激点上,用毫针刺入皮下,以治疗全身疾病的一种针刺方法。腕踝针疗法是根据经络学说的理论,将病症表现的部位归纳在手足三阴和手足三阳的6个穴区与腕踝部的6个刺激穴点,适用于多种痛症和脏腑疾患。

二、定位与主治

1. 穴区定位

腕踝针疗法把人体的胸腹侧和背腰侧分为阴阳两个面,属阴的胸腹侧划为1、2、3区,属阳的背腰侧划为4、5、6区。并以横膈为界,将人体分为上、下两部分,上部的6个区和腕部的6个刺激点相应,下部的6个区和踝部的6个刺激点相应,这同经络系统中十二经脉的分布大致相同。十二经脉内属于脏腑,外络于肢节,而十二皮部是十二经脉内功能活动反映于体表的部位,也是络脉之气散布之所在。十二皮部的分布区域,是以十二经脉体表的分布范围为依据。腕踝针的6区划分与十二皮部相似。如手少阴经分布于上肢内侧后缘,足少阴经分布于下肢内侧后缘及胸腹部第1侧线,与腕踝针的1区相合。由此绕躯体由前向后,依次为厥阴、太阴、阳明、少阳、太阳,大体相当于从1区至6区的划分。上1、2、3区在上肢内侧,相当于手三阴经的皮部;上4、5、6区在上肢外侧,相当于手三阳经皮部。下1~6区也相当于足三阴和足三阳经的皮部(图10-11)。

1区:前正中线两侧的区域,包括额部、眼、鼻、舌、咽喉、气管、食道、口唇、前牙、心脏、上腹部、脐部、下腹部和会阴部。

2区:躯体前面的两旁,包括颞部、颊部、后牙、颌下部、甲状腺、锁骨上窝、乳部、肺、肝、胆和侧腹部。

3区:躯体前面的外缘(即二区的外缘)范围较窄,包括沿耳廓前缘的头面部、胸腹部,沿腋窝前缘向下的垂直线。

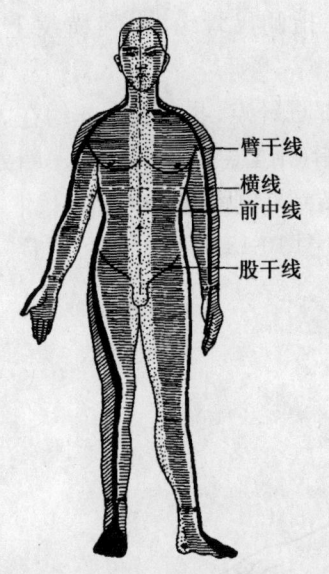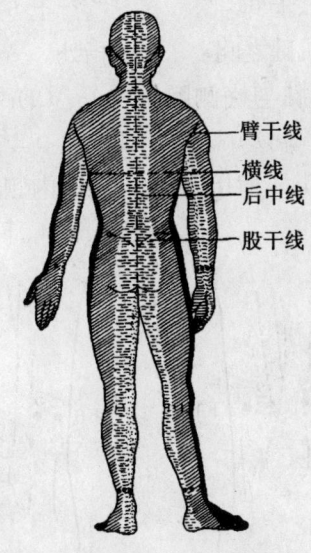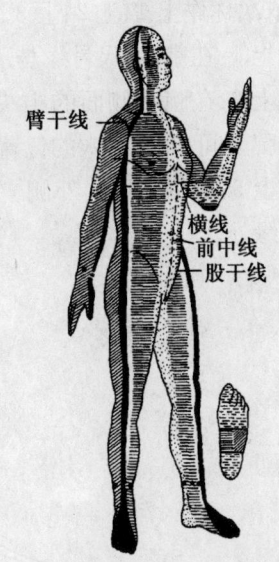

图10-11 腕踝针分区图

4区:躯体前后交界区,包括头至耳垂直下的区域,斜方肌缘,胸腹部的腋窝顶至髂前上棘间的垂直区域。

5区:躯体后面两旁,与前面二区相对应,包括颞后部、颈后外侧部、肩胛区、躯干两旁,下肢外侧。

6区:躯体后正中线两侧的区域,与前面一区相对应,包括后头部、枕顶部、脊柱部、骶尾部及肛门等。

四肢部位分区,当两上、下肢处于内侧面向前的外旋位、两下肢靠拢时,四肢的内侧面即相当于躯干的后面,前面靠拢的缝相当于正中线,后面靠拢的缝相当于后正中线,这样四肢的分区就可按躯干的分区类推。

2. 穴点定位

按分区查明病症所在区,即在腕踝部选取相应同一区的进针点。腕与踝部各有6个点,分别代表上下6个区(图10-12)。

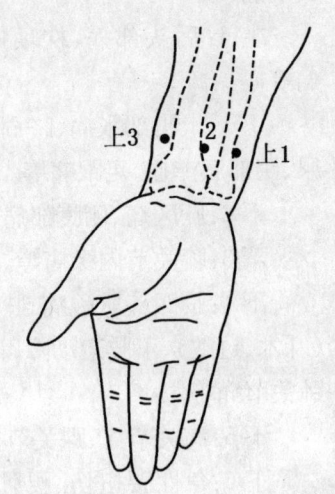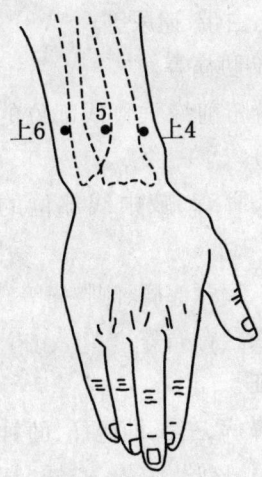

图10-12 腕部进针穴位图

(1)腕部：进针点共6个，约在腕横纹上二横指一圈处。从掌面尺侧至桡侧，再从腕背桡侧至尺侧，依次称作上1、上2、上3、上4、上5、上6。

上1：在掌侧，尺骨缘与尺侧腕屈肌腱之间。

上2：在腕掌侧面的中央，掌长肌腱与桡侧腕屈肌腱之间，即内关穴的位置。

上3：靠桡动脉的外侧，在腕横纹上两横指，桡骨边缘处。

上4：手掌向内，在拇指侧的桡骨缘上。

上5：腕背面尺桡骨之间，即外关穴的部位。

上6：位于小指侧尺骨缘背，腕横纹上两横指处。

(2)踝部：踝部进针点，共有6个。约在内、外踝最高点上三横指(相当悬钟、三阴交)一圈处，从跟腱内侧起向前转到外侧跟腱依次为下1、下2、下3、下4、下5、下6(图10-13)。

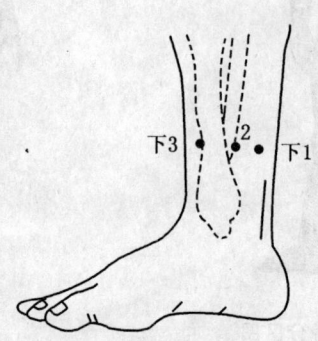 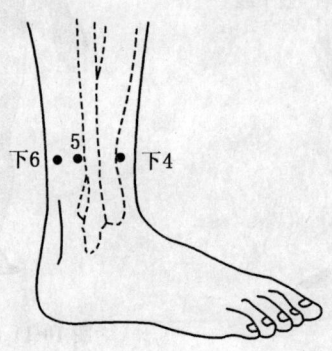

图10-13 踝部进针穴位图

下1：跟腱内侧缘。

下2：下肢内侧面中央，胫骨后缘。

下3：胫骨前缘向内一横指处。

下4：胫骨前缘与腓骨前缘的中点。

下5：下肢外侧面，腓骨后缘。

下6：跟腱外侧缘。

3. 各区的主治病症

1区：前额痛、目赤痛、鼻塞、流涎、咽喉肿痛、咳喘、胃脘痛、心悸、痛经、白带、遗尿等。

2区：后牙痛、哮喘、胸胁痛等。

3区：颞浅动脉痛、沿腋前缘垂直线部位的胸痛或腹痛(本区病症较少)。

4区：头项痛、耳鸣、耳聋、腋中线部位的胸腹痛。

5区：颈后部痛、落枕、肩背部痛、侧腰痛等。

6区：后头痛、项强痛、腰脊痛等。

4. 各穴点的主治病证

上1：前额痛、目疾、鼻病、三叉神经痛、面神经麻痹、前牙肿痛、咽喉肿痛、咳喘、眩晕、心悸、高血压、盗汗、失眠、癔病、胃脘痛、癫痫等。

上2：前颞部头痛、后牙肿痛、颌下肿痛、胸闷、胸痛、回乳、哮喘、手掌心痛(针尖向上刺)、指端麻木(针尖向下刺)。

上3：高血压、胸痛等。

上4：头顶痛、耳病、下颌关节紊乱症、肩关节周围炎、胸痛等。

上5：后颞部头痛、上肢感觉障碍(麻木、过敏)、上肢运动障碍(瘫痪、震颤、舞蹈病)、肘、腕、指关节痛。

上6：后头部痛、枕项痛、颈胸部脊柱及椎旁痛等。

下1：上腹部胀痛、脐周痛、痛经、白带增多、遗尿、阴部瘙痒症、足跟痛等。

下2：肝区痛、侧腹部痛、过敏性结肠炎等。

下3：膝关节内缘痛等。

下4：股四头肌酸痛、膝关节痛、下肢感觉障碍(麻木、过敏)、下肢运动障碍(瘫痪、震颤、舞蹈病)、趾关节痛等。

下5：髋关节痛、踝关节扭伤等。

下6：急性腰扭伤、腰肌劳损、骶髂关节痛、坐骨神经痛、腓肠肌痛、足前掌痛。

三、操作方法

1. 针具

30号或32号1.5寸不锈钢毫针,儿童用0.5寸不锈钢毫针。若针体较粗,如26号或28号针,针质较硬,针尖刺透皮肤时易引起刺痛,且不易浅刺,若针体过细,如34号针,针质过软,不易掌握针的刺入。针的长度以1.5寸较适宜,过短不能起到疗效,过长并不能增加疗效,且容易刺入肌层或血管,反而不能达到浅刺目的;并易引起出血或疼痛。针柄不宜过长,以免影响固定。腕踝针的针径及长度都是相同的,并不因针刺部位的不同而有区别,这样便于使用也便于携带。每次用针前要检查:针体要直,针尖不能有钩,以免影响针刺方向及引起刺痛。除一次性针外,对长期用75%酒精浸泡消毒的针要注意针体与针柄衔接处发生折断,故久用的针要小心检查或定期更换。

2. 体位

根据针刺部位而定,针腕部时可取坐位,但针踝部时最好取仰卧位、侧卧位或俯卧位,以便检查针刺疗效,也可取坐位或半跪位。针刺部位肌肉尽量放松。

3. 操作

明确病变部位,确定进针点和针刺方向后,皮肤进行常规消毒。术者左手固定进针点上部(拇指拉紧皮肤),右手拇指在下,食、中指在上夹持针柄,针与皮肤呈30°角,快速捻转将针刺入皮下,针体贴近皮肤表面,针体沿皮下浅表层刺入一定深度,以针下有松软感为宜。若病人有酸、麻、胀、重感觉,说明针体深入筋膜下层,进针过深,须要调针至皮下浅表层。针刺深度约为1.5寸。针刺方向一般朝上,若病变在手、足则针刺方向朝下。可留针20~30分钟,不做捻转提插。一般隔日1次,10次为1疗程。急症可每日1次。

四、临床应用

1. 腕踝针治疗骨科疾病

(1)金明[1]运用腕踝针配合电针腰三针治疗腰椎增生症35例。疗法:①腕踝针配合电针:首先按压腰椎周围寻找压痛点,根据压痛点所在区,选取患侧相应同一区的腕部进针点,多取上4、上5(腕部腕横纹上二横指绕内关与外关一圈处),上4拇指侧的桡骨缘上,上5腕背的中央,即外关穴。踝部多取下1、下5、下6(内踝和外踝以上约三横指环踝一圈处),下1靠跟腱内缘,下5在踝的外侧面中央靠腓骨后缘,下6靠跟腱外缘,针尖指向病端。用32号1寸不锈钢毫针,病人取俯卧位,前臂放松,用75%酒精消毒针体与皮肤,以针与皮肤呈30°角,快速进入皮下,然后将针体放平,沿皮下浅层刺入1.5寸,针下需松软,无阻滞感,若病人有痛、麻、胀、沉感,说明进针过深,重新调整,然后让患者站起,做多种活动,特别是前屈、外展、后伸等活动,直至患者活动有轻感为止。②针刺"腰三针":取腰三针:肾俞、大肠俞、委中。刺法:让患者端坐,暴露疼痛腰部,常规消毒,用30号2寸不锈钢毫针,分别刺入,采用捻转手法,针下产生沉、滞感后,分别在双侧肾俞、大肠俞、委中联结电极,选用KWD-808-Ⅱ型脉冲针灸治疗仪连续波,逐渐加大电流,让患者有感觉为度,持续40分钟。疗程:1次/d,15天为1个疗程,间隔3天,行下一疗程,2个疗程,评定疗效。疗效:共诊疗35例,痊愈22例,显效8例,有效3例,减轻2例,总有效率为94.28%。

(2)熊秀蓉[2]运用腕踝针配合推拿治疗肩周炎54例。疗法:①治疗组:取疼痛侧上4、上5,常规消毒后,取1.5寸30号毫针在腕上5~7cm处(注意避开皮下静脉),令针尖朝躯干方向与皮肤呈30°快速刺入皮肤,然后将针体放平,紧贴皮肤向前推进,进针30~35mm左右停止进针,此时针体位于皮肤浅表层,针下有松软感,针刺部位要求无酸、麻、重、痛的感觉。针毕,活动患者针刺部位,无不适者用胶布固定针柄,留针30分钟。留针同时配合推拿治疗,医者一手握患肢腕部,做牵拉、抖动和旋转活动,用另一手的拇指、食指两指分别放在患肩的前后,用分筋手法推按肩关节周围的筋络,手力由轻到重,活动范围由小到大,两手配合边动边按,经充分活动后,再将患肢被动上举、外展、外旋、内收、后伸、内旋。因在做每个动作时均会产生不同程度的疼痛,故必须在患者尚能忍受的情况下进行。每日1次,连续10天。同时记录治疗前后患肩前屈、上举、外展、后伸、内旋、外旋活动范围。②对照组:口服双氯芬酸钾50mg,每日3次;维生素B_6 20mg,每日3次,连续10天。同时记录治疗前后患者前屈、外展、后伸、内旋、外旋活动范围。疗效:疗效判定标准参照国家中医药管理局的《中医病证诊断疗效标准》中肩周炎的疗效标准。治愈:肩部疼痛消失,肩关节功能完全或基本恢复;好转:肩部疼痛减轻,活动功能改善;未愈:症状无改善。结果:治疗组有效率为100%;对照组有效率65.2%。

(3)曹晓红[3]运用腕踝针配合推拿治疗肩周炎80例。疗法:根据腕踝针的体表分区,取患侧上5区。操作:选用0.25mm×40mm的1次性针灸针,选定相应进针点后,进行皮肤常规消毒,针尖朝上,与皮肤呈15°~30°角刺进皮下,针体贴进皮肤表面,将针循纵轴沿皮下浅表层刺入1.4寸。进针后没有酸、麻、胀、痛等感觉,如有痛感,则针刺太浅,如有酸、麻、胀则针刺太深,应将针退至皮下,重新调整方向与角度后再行刺入。留针30分钟至24小时不等,如夜间痛甚,用胶布固定针柄,留针24小时,留针期间推拿患肩。10天为1疗程,连续2~4个疗程,疗程间休息5~7天。结果:治疗组总有效率为98.8%,对照组总有效率为93.8%。

(4)李建媛[4]运用腕踝针为主治疗腰椎骨质增生症65例。疗法:①治疗组取穴:主穴腕踝针下1、下5、下6、腰椎及椎旁压痛点,下肢外侧疼痛麻木加委中、阳陵泉。方法:用0.13mm×40mm毫针,在踝关节上3寸,沿皮刺针尖朝向腰部病变部位。不要求针感,嘱针刺后病人活动腰部。病人卧床在腰椎及椎旁压痛点处取2~3穴,常规针刺,再用温灸器置于腰部,温灸40分钟。每日1次,连续治疗10次为1疗程。②对照组取穴:主穴为第1~第5腰椎夹脊穴,肾俞、大肠俞,伴下肢麻木疼痛者加环跳、阳陵泉。方法:依病症取上述6~8穴,夹脊穴针尖刺向腰椎,得气后接G6805型脉冲治疗仪,以连续波,强度以病人能耐受为度,留针30分钟。每日1次,连续治疗10次为1疗程。结果:治疗组总有效率为93.8%,对照组总有效率为84.6%。

(5)高宏[5]运用腕踝针加推拿治疗第三腰椎横突综合征85例报道。疗法:治疗组采用腕踝针与推拿结合治疗。腕踝针取穴:下5(伴内收肌压痛的加下1)。方法:选用0.25mm×40mm的毫针,常规消毒,使针与皮肤呈30°角快速进针,进针后小心地将针退至皮下,将针放平使之与皮肤呈5°~15°角,然后沿皮下组织表浅地刺入一定深度。针刺完成后嘱病人活动下肢,要求针刺部位无感觉,若有需重新调针使之达到无感觉的要求。留针30~60分钟。推拿:①用滚法施于两侧腰部肌肉及患侧臀部(肌紧张侧和压痛点处做重点治疗),2~3分钟。②在患侧第三腰椎横突尖端做按压、弹拨3~5分钟。③掌根揉腰部肌肉2~3分钟。④放少许按摩乳用擦法擦两侧腰部肌肉,患侧第三腰椎横突部位为重点。⑤按揉臀上皮神经部1~2分钟。⑥病人仰卧,在内收肌起点处按揉1~2分钟。⑦点按委中、承山各30秒。⑧做患侧和双侧屈髋、屈膝之被动活动各10次,结束治疗。10次为1个疗程,1天治疗1次。对照组采用推拿治疗。推拿方法同治疗组中的推拿方法。10次为1个疗程,1天治疗1次。治疗结果:治疗组治愈61例(74%),好转22例(26%),未愈2例(2%),好转率占98%;对照组治愈31例,好转31例(45%),未愈6例(9%),好转率91%。经χ^2检验,$P>0.05$,两组间无显著差异。但治疗组治愈率72%,对照组治愈率46%,经χ^2检验,$P<0.01$,两组间有显著差异。

(6)费梅[6]运用腕踝针治疗肩周炎32例。疗法:①腕踝针组:根据腕踝针区域划分,肩周炎部位在腕5区,所以在患侧上5处常规消毒,采用30号1.5寸毫针,拇、食指固定针柄,中指紧贴针身,与皮肤呈30°角快速进入皮下，针尖朝近心端（指向病所），针体贴近皮肤表面，针体沿皮下浅表层刺入约1.4寸，以针下松软感为宜，用胶布固定针柄，同时患肩做各运动方向的摆动和牵伸。留针40分钟，不做捻转提插，隔日1次，10次为1疗程。②对照组：采用一般针刺治疗。主穴取肩髃、肩髎、肩前，配穴取天宗、曲池、合谷。患者取坐位，两臂下垂，皮肤常规消毒，取30号2寸毫针直刺得气后行平补平泻手法，留针30分钟，其间行针2次，隔日1次，10次为1疗程，疗程间休息1周。两组均治疗1～2个疗程后评定疗效。结果腕踝针组总有效率为100%，对照组的总有效率89.3%。

(7) 田韵[7]运用腕踝针治疗肩周炎50例临床观察。疗法：治疗组取上1、上2、上3、上4、上5、上6。按分区查明病症所属区，以"上对上，下对下，左对左，右对右，不易定位的选1区，2或3区选2和3区，5或6区选5和6区"的原则，在腕部选取相应的进针点。取1.5寸毫针，皮肤常规消毒，针与皮肤呈30°角，快速刺入皮下，然后将针体贴近皮肤表面，沿皮下浅表层刺入约1.3寸，以针下有松软感为宜（即针下无阻力），不做提插捻转，若患者有酸、麻、胀、重等感觉，需调针至皮下浅表层。针柄以胶布固定，嘱患者做自主运动，留针1小时左右。对照组取肩髎、肩贞、肩内陵、曲池，常规针刺，留针30分钟。2组均每日治疗1次，连续3次后进行疗效统计。结果治疗组总有效率为98%，对照组总有效率为67.4%。

(8) 王爱国[8]运用腕踝针治疗肩周炎136例。疗法：用32号不锈钢消毒毫针，采用腕踝针法。进针点：选取腕部上4、上5、上6三点进针。取穴法：腕踝针腕部进针点均在腕横纹上二横指（内关与外关）一圈处。上4、上5、上6均在腕背桡侧至尺侧，取时手掌向内，在拇指侧桡骨缘上取上4，上5在腕背侧中央即外关穴，上6在小指侧尺骨缘上。左病左取，右病右取，双侧病则双侧取。操作方法：选定进针点后，皮肤常规消毒，医者左手固定进针点上部皮肤，右手拇、食、中指夹持针柄，针与皮肤呈30°角，快速进入皮下。针体贴进皮肤表面，沿皮下浅层刺入一定深度，以针下松软感为宜。针刺方向纵行向上，进针约1.5寸，不做提插捻转，留针30分钟，每日1次，以7次为限。留针期间，嘱患者进行肩关节活动锻炼。疗效：治愈：肩关节疼痛消失，无功能活动障碍127例；显效：肩关节疼痛明显减轻，遗留部分功能障碍7例；无效：症状与体征无变化2例。总有效率98.53%。

(9) 王敏华[9]腕踝针治疗急性腰扭伤114例。治疗方法：①腕踝针组：根据腕踝针区域划分，腰部扭伤部位基本包括在5、6两区内，所以进针点选下5、下6，用0.35mm×40mm毫针，常规消毒皮肤，进针深度1.4寸，患者取俯卧位或站立位姿势进针。取站立位时让患者一条腿跪放在椅子上，手扶椅背，另一条腿也同样姿势进针。两条腿进针后，让病人下地走路，同时作腰部回旋动作，最大限度活动腰部，留针20～40分钟，其间不需运针，也不要求有酸麻胀痛针感，以针入皮下无任何感觉为最佳。②体针组：患者俯卧位，取肾俞、大肠俞、关元俞、腰阳关、委中，用0.35mm×50mm毫针，进针后要求有针感，强刺激，留针20～30分钟，其间运针1次，10次为1疗程。结果，腕踝针组114例病人中痊愈96例，占84%；显效12例，占11%；好转6例，占5%。痊愈例数中，1次治愈72人，2次治愈18人，3～5次治愈4人，5次以上2人，平均1.4次。体针组：60例中痊愈37人，占62%；显效12例，占20%；好转6人，占10%；无效5例，占8%。治疗次数最短5次，最长14次。

(10) 王长海[10]腕踝针治疗急性腰扭伤56例。治疗方法：腕踝针组：取30号1寸毫针，选取下6区、针尖向上沿皮刺入，留针30分钟，疗程5天。辨证取穴组：取用针具同腕踝针组，选穴在辨证基础上，主要选取足太阳膀胱和手太阳小肠经穴委中、承山、昆仑、后溪及阿是穴。留针30分钟，中间行针1次，要求得气。两组均观察1个疗程。腕踝针组和辨证取穴组总有效率均为100%。一次有效率分别为92.8%和85.7%。

(11) 沈蓉蓉[11]腕踝针治疗急性腰扭伤60例。方法：治疗组按腕踝针分区，根据具体病情，选取患侧或双侧腰部对应点下5、下6，用30号1.5寸毫针，患者取卧位，皮肤常规消毒后，医生左手拇食指绷紧局部皮肤,右手持镊子夹住针身,针尖距离皮肤1cm,与皮肤呈30°角,快速进入皮下,针刺方向沿纵行直线朝上,将针体贴近皮肤表面,沿皮下浅表层缓缓进针至1.3~1.4寸,以针下有松软感,病人无任何感觉为宜,然后嘱患者站立,作腰部左右侧弯旋转前俯后仰及下蹲起立等动作。留针30分钟,每日1次,5次为1疗程,疗程间隔2天。②对照组:患者俯卧位,酌取阿是穴、双侧肾俞、大肠俞、腰眼、夹脊。针刺得气后接G6805型电针仪,连续波,电流强度以病人耐受为度,30分钟后出针,予腰部拔火罐,留罐10分钟。疗程同治疗组。

2. 腕踝针治疗痛症

(1)潘海蓉[12]运用腕踝针用于肛肠病术后止痛。疗法:①治疗组:用30号7cm毫针,于双下肢悬钟穴向内旁开1寸处以15°~20°向心方向斜刺进皮后平行进针3~5cm,病人无痛、酸、麻、胀等针感即可,不行针,留针20~30分钟;②对照组:口服颅痛定60mg。结果:治疗组总有效率为87.03%,对照组总有效率为61.81%。

(2)李俐[13]运用腕踝针治疗紧张性头痛30例。疗法:①治疗组:患者仰卧位,取穴头痛侧的腕1、腕5。腕1:在腕横纹上二横指小指侧处。操作者用左手拇指端内侧缘摸到尺骨缘后,向掌心侧轻推,在尺骨缘和肌腱缘中间取穴。腕5:腕横纹上二横指,腕背桡、尺骨中间(相当于外关穴)。进针点皮肤常规消毒,进针时针尖与皮肤角度为15°,快速刺入皮下,针体贴近皮肤表面,沿纵轴推入皮下浅表层,刺入一定深度,以针下有松软感为宜。留针30分钟,留针期间不施手法。每日1次,10次为1疗程。②对照组:口服复方氯唑沙宗片,2片/次,每日3次,10天为1疗程。结果:治疗组总有效率为83.3%,对照组总有效率为52.0%。

(3)虎珍[14]腕踝针埋针治疗牙痛115例。治疗方法:根据患者牙痛出现的牙齿,分别选取进针区。即门齿及犬齿痛同侧后上,槽齿痛取同侧上2,双侧齿痛取双侧相应进针区。按要求针好后,用无菌胶布固定针柄,于24小时后起针。一般隔日1次,两次效果不好,可改用它法。龋齿牙痛,除针刺外,当配合它法以除病因。结果,痊愈46例,显效35例,好转24例,无效10例。所有病例,均埋针不超过2次。

(4)欧阳群[15]腕踝针治疗痛症613例。治疗方法:按腕踝针疗法,将人体躯干从前正中向后正中,四肢从内后→内前→外前→外后,按纵行各分成1~6个区。在腕横纹上2寸,内外踝上3寸,也按内后→内前→外前→外后顺序定为1~6个治疗点,简称上1、2、3、4、5、6,下1、2、3、4、5、6。根据痛症所在区,选取相应治疗点,上肢及横膈以上部位的痛症,取腕部的相应治疗点,下肢及横膈以下部位的痛症,取踝部的治疗点,如前头痛、咽喉痛取上1,胃痛取下1。治疗点处皮肤常规消毒,选用30~32号1.5寸毫针,以15°~30°角向病痛区方向进针,沿皮下平刺1.3寸。要求患者无针感,进针后关节活动自如,否则需调整进针方向或深度。每日1次,每次留针1~2小时,疼痛较剧者,亦可延长留针时间(针柄处用胶布固定),最长达24小时,10次仍无效者停止治疗。结果止痛效果较好。

3. 腕踝针治疗其他病症

(1)李璟[16]在临床中运用腕踝针与体针相结合治疗耳鸣62例。取穴:腕踝针上1区(在小指侧的尺骨缘和尺侧腕屈肌腱之间,腕横纹上2横指),上4区(在拇指侧的桡骨缘上,腕横纹上2横指),体穴取风池、率谷、听宫、听会。方法:首先针上1区,术者用拇指端摸到尺骨缘后,向掌心侧轻推,点的位置在骨缘和肌腱内侧缘之间的凹陷处。然后针上4区,让患者的手掌面向内竖放,术者用两手食指夹桡骨的两侧,点的位置在两侧骨缘之间。此处若有较粗血管时,进针点位置要适当上移。取32号1.5寸毫针,使针体与皮肤成30°角,左手拇指向下拉紧皮肤,使针尖较易刺入,针尖刺透皮肤后,将针循纵轴沿皮下尽可能表浅缓慢推进,要求不出现酸、麻、胀、重的得气感,留针30分钟。局部体穴行平补平泻法,每隔10分钟捻转行针1次,留针30分钟。每日1次,10次为1疗程。结果:运用此方法治疗62例耳鸣患者,显效41.9%,有效40.3%,无效17.8%。体会:患者发生耳鸣后,情绪变得紧张、急躁、忧郁,甚至引起恶心、厌食、失眠。针取腕踝针上1区,可以改善或消除精神紧张状态,上4区可用于治疗耳鸣、听力减退。

(2)胡侠[17]运用腕踝针治疗中晚期肝癌疼痛36例,与单纯服药组50例进行比较。结果:治疗组有效率为94.4%,愈显率86.1%;接受腕踝针治疗的患者与按三阶梯服药的患者相比无显著差异,但持续缓解时间较服药组长,且无毒副作用。

(3)王红军[18]运用电针配合腕踝针治疗中风后尿失禁128例。疗法:①电针:主穴取中极、石门、配穴取四神聪、太冲、太溪、申脉、三阴交、阴陵泉。针刺方法:中极、石门两穴,根据患者的胖瘦取1.5～3.0寸毫针,皮肤常规消毒,直刺得气后连接G6805治疗仪,选用连续波,频率60次/分钟,电流强度以腹肌跳动收缩并能耐受为度,每次通电30分钟,配穴四神聪、太冲、太溪、足三里、三阴交、申脉,常规针刺法平补平泻,得气为度,隔10分钟行针1次,留针30分钟。②腕踝针:取双侧下1区;取1.5寸毫针,皮肤常规消毒,针尖朝上,与皮肤呈30°角快速刺入皮下,针体贴近皮肤表面,沿皮下浅表层刺入约1.3寸,以针下无阻力,无酸麻胀痛等得气感为度,针柄以胶布固定,留针12小时,不做提插捻转。每日1次,10次为1疗程,疗程间休息3天,1～4疗程后统计疗效。疗效:痊愈为小便时有尿意感,并完全能自行控制,计90例,占70%;显效为小便基本能自行控制,偶有失禁,计20例,占16%;有效为小便时有尿意感,偶尔能控制,但不巩固,计12例,占9%;无效:治疗4疗程症状无明显改善6例,占5%;总有效率为95%。

(4)徐晓明[19]运用腕踝针埋针治疗小儿遗尿症。疗法:①观察组:取穴踝部下1点。位置在内踝最高点上3寸,靠近跟腱内缘。令患儿仰卧,皮肤常规消毒后,选用30号1.5寸毫针,医者左手拇指、食指分开,绷紧进针点处皮肤,右手拇指、食指持针柄,使针体与皮肤呈30°角,针尖方向为向心方向,快速刺入皮下,然后将针体放平,在皮下沿向心方向循踝部纵线水平刺入,最后使针体在皮肤外留出2～3mm,用胶布将针柄固定,在针刺部位覆盖无菌纱布,防止感染,留针1日。以后每天左右踝互换埋针,10次为1疗程。②对照组:采用体针疗法,取穴关元、中极、气海、三阴交,遵照"虚则补之,实则泻之"的原则,采用提插、捻转等补泻方法,其中针刺关元、中极时,务使针感传至会阴部,每日1次,每次留针20分钟,10次为1疗程。疗效:两组经过2个疗程的治疗,观察组53例中,痊愈8例,占15.11%;显效22例,占41.15%;好转20例,占37.17%;无效3例,占3.17%。对照组47例中,痊愈10例,占21.13%;显效23例,占48.19%;好转10例,占21.13%;无效4例,占8.15%。治疗2个疗程后,观察组、对照组疗效对比,经统计学处理$\chi^2=2111,P>0.105$,结果显示腕踝针埋针组与传统针刺组疗效差异无显著性意义。

(5)蒋炜[20]运用腕踝针配合头针治疗脑卒中偏瘫204例,疗法:腕踝针取上5区(位于腕背中央、桡、尺骨的骨缘之中间腕横纹上2横指处)和下4区(位于胫骨前嵴和腓骨前缘的中间点离内外踝隆起部最高点上3横指处),脑出血病人加上1区(位于小指侧的尺缘和尺侧屈腕肌腱之间腕横纹上2横指处)。用30号2寸不锈钢毫针沿皮下表浅刺针,不必要求出现酸、麻、胀、痛感觉。头针针刺头部皮质运动区(以头部正中前后发际连线中点向后1cm处为上点,眉枕线和发际鬓角前缘交叉处为下点,上下2点连线之区域为皮质运动区)。该区上1/3为下肢、躯干运动区;中1/3为上肢运动区;下1/3为颈面运动区。用32号0.5寸不锈钢毫针。以上两种针刺均留针4～6小时,每日1次,10次为1疗程。分别记录针刺前后瘫侧上下肢肌力。脑梗死病人一般在发病后即可针刺,而脑出血患者多在恢复期进行。疗效:本组病例在治疗前下肢肌力0级者89例,Ⅰ～Ⅱ级肌力者115例。参考全国第2次脑血管会议的疗效标准进行评判,经治疗1个疗程后Ⅱ级肌力4例,Ⅲ级13例,Ⅳ级78例,Ⅰ级以上者109例。总有效率达100%。

(6)孙宇红[21]运用腕踝针治疗81例尿潴留。疗法:主穴取腕踝针下1、下2、下3、下4、下5、下6,同时配合饮用热开水约200ml。留针时间视病情而定,如针刺1小时左右即能自主排尿者不留针,否则可留针至排尿时取出,时间不超过24小时为宜。配穴:不留针,视病情行补、泻之术。肾气不足取太溪、关元、足三里、补法。肝气郁结取太冲、内关、阳陵泉、足三里针用泻法。湿热下注取中脘、中极、足三里、三阴交。外伤取中极、三阴交、内关、平补平泻。结果此法对各种原因引起的尿潴留均有不同的疗效。

(7)张滨农[22]运用腕踝针治疗股外侧皮神经炎50例。疗法:根据腕踝针区域划分,股外侧皮神经炎治疗部位在踝4、5两区(即外踝最高点上3横指,胫骨前缘与腓骨前缘的中点及外侧面中央处)。患者取侧卧位,皮肤常规消毒后。用32号1.5寸毫针,针尖向膝部方向与皮肤呈15°角快速刺入皮下,然后放平针身,将针推入皮下浅表层,刺入1.5寸,不捻转提插。当患者无任何感觉后,用胶布固定针柄,留针1~2小时,每日1次,6次为1疗程,休息1天。治疗4疗程后统计结果。疗效:治愈(主要症状及感觉异常完全消失)39例,占78%;有效(诸症有明显减轻,不影响生活)10例,占20%;无效(症状减轻不明显)1例,占2%。总有效率98%。

(8)黄碧玉[23]运用腕踝针治疗花粉症26例。疗法:腕踝针,针刺点上1、下1、下2。伴过敏性鼻炎者加用迎香穴,哮喘者加用膻中穴。操作方法:患者仰卧位,选取一次性无菌针灸针(0.30mm×40mm),用75%酒精棉球消毒,从双侧腕部上1及踝部下1、下2进针,针尖向近心端呈10°平刺,针体贴近皮肤表面,沿皮下浅层推进,不提插,不捻转,病人无痛觉或仅轻微痛感,无酸麻胀肿等不适。每日1次,每次留针30分钟,7次为1疗程。疗效:治疗结果:本组26例,治愈6例,好转16例,未愈4例,总有效率84.6%。

(9)黄喜彩[24]运用腕踝针治疗急性冠周炎50例疗效分析。疗法:①对照组:常规方法。吲哚美辛50mg、甲硝唑0.4g口服,每日3次;冠周化脓者用H_2O_2冲洗,日1次,漱口液漱口;治疗5天。②治疗组:常规方法加腕踝针治疗。取手上Ê区(右侧取右手,左侧取左手),以32号1.5寸针灸针在掌长肌和桡侧屈腕肌腱中间,距腕横纹二环指处呈30°角进行,沿皮下推进约38mm,推进过程中不应出现酸、麻、胀、痛等感觉,留针30分钟,治疗5天。结果治疗组疗效明显优于对照组。

(10)宿宝源[25]运用腕踝针治疗偏瘫102例。疗法:取穴皆取患侧。上肢5穴:皆在腕横纹上2寸1圈处。①内关穴。②外关穴。③靠桡动脉外侧。④手掌向内,在拇指侧的桡骨缘上。⑤小指侧尺骨缘背。下肢5穴:内外踝骨最高点上3寸1圈处。①悬钟穴。②三阴交穴。③胫骨前缘向内1cm处。④胫骨前缘与腓骨前缘的中点。⑤靠跟腱外缘。操作方法:选定进针点后,皮肤常规消毒,左手固定进针点上部(拇指拉紧皮肤),右手拇指在下,食、中指在上夹持针柄,针与皮肤呈30°角,针体贴近皮肤表面,针体沿皮下浅表层快速直线刺入,以针下有松软感为宜。若病人有酸、麻、胀、沉感觉,说明针体深入筋膜下层,进针过深,须要调针至皮下浅表层。针刺深度约为2.5寸,针刺方向一般朝上。如其他症状缓解,脚有内翻或外翻,下肢外侧针刺朝下,内侧朝上。手指屈伸不利,掌内侧进针朝下,外侧朝上。要视具体情况,灵活掌握。针刺沿皮下表层达到深度后留针3~4小时。针柄用窄胶布固定,不做捻转提插。一般每日1次,半月为1个疗程,中间隔4天,取针后配合推拿、按摩、功能锻炼。本组病例未配合中药治疗。注意事项:腕踝针进针一般不痛,进针痛时要调针至不痛为度。调针时应将针退至皮下表浅部位,再重新进针,检查针尖是否沿纵行直线方向插入。疗效:治疗42例,针刺1个疗程治愈9例;连续治疗2个疗程治愈21例;连续治疗3个疗程治愈8例;有效3例,无效1例。有效率97.6%。

(11)姜鹤群[26]腕踝针疗法治疗糖尿病末梢神经炎30例。治疗方法:全部患者根据病情选择降糖药物在优降糖、达美康、糖适平、二甲双胍、拜糖平等药物中选择,维持血糖基本平稳3个月以上,原用治疗糖尿病末梢神经炎的药物停服2周以上,按就诊顺序随机分为3组。①组:采用腕踝针针法。取穴:双上2、下2加对症取穴。上肢加上1、上4、上5,头部加上6,下肢内侧加下1、下2,膝部加下3,下肢外侧加下4、下5、下6。针法:按病区编号确定相同编号的进针点,针刺方向以针尖朝病端的原则,进针入皮下平刺约1~2寸,不要求有酸麻胀痛重热凉等感觉,可适当留针。具体进针、留针、出针等操作方法同体针的平刺法。每日1次,7次为1疗程,休息2天后继续下一个疗程,共治疗3个疗程。②组采用体针疗法。取穴:采用局部取穴法与辨证取穴法,取三阴交、血海、太溪、曲池、阳陵泉;上肢:肩髃、肩髎、曲池、外关、合谷,下肢:环跳、足三里、阳陵泉、解溪、内庭;气滞血瘀型加行间、血海;湿热浸淫型加大椎、内关;寒凝血虚型加膈俞、脾俞、足三里,用灸法。针法:用平补平泻法,留针15~30分钟。每日1次,7次为1疗程,休息2天后继续下一个疗程,共治疗3个疗程。③组采用肌内注射维生素B_1、维生素B_{12}等常规处理。每日1次,7次为1疗程,休息2天后继续下一个疗程,共治疗3个疗程。结果,①组与②组总有效率明显优于③组,且临床症状总积分治疗前后减分率①组、②组明显高于③组,提示腕踝针与体针治疗能显著改善患者临床症状,提高临床疗效。并且腕踝针与体针疗法有一定的调节血糖和血脂代谢的作用,能明显降低血液黏度,改善微循环,疗效优于常规治疗。

(12)曹淑华[27]腕踝针配合浮针治疗落枕49例。治疗组:采用腕踝配合浮针治疗。腕踝针操作方法:根据体表分布选取落枕同侧上肢5、6区进行针刺。患者坐位,充分暴露患侧上肢,找准进针区,做好标记,常规消毒。进针针刺方向向上,针尖以30°过表皮层后尽可能在皮下平行进针,进针缓慢,不必捻转。进针深度至接近针体末端。针刺时不引起酸、麻、胀、痛等感觉,如有出现立即出针以便纠正。留针时间2小时。浮针操作方法参照符氏浮针疗法。采用动静脉留置针替代浮针针具:患者取坐位,充分暴露患部,找准病灶压痛点,做好标记,常规消毒,循经络走向在肩关节上距离痛点6~10cm处进针,针尖直指痛点,尽量快速透皮,针体与皮肤呈15°~30°角,达皮下疏松结缔组织后缓慢平行运针,进针后疼痛可即时缓解;以进针点为支点,手握针座做左右摇摆动作,同时患者前后左右缓慢活动颈部,时间约5分钟后取出钢针芯,软套管留于皮下,贴上输液贴,留置时间2小时。针刺后嘱患者转动颈部(低头、抬头、转头),逐渐活动颈部,即感轻松、疼痛消失,活动范围加大,达到即时止痛效果。对照组采用常规推手法治疗,每次30分钟。治疗结果:治疗1次即时镇痛治疗组治愈43例,未愈6例,对照组治愈23例,未愈14例。2组1次即时镇痛疗效比较,差异有显著性意义($P<0.05$),治疗组疗效优于对照组。

(13)张德基[28]腕踝针配合隔姜灸治疗肌外侧皮神经炎60例。治疗方法:患者仰卧或侧卧位,找出股外侧或前侧皮肤浅感觉减退或疼痛范围,即是病灶范围。确定踝部进针区,取F4、F5点。进针时用三指持针柄,针体与皮肤表面成30°,用拇指端轻旋针柄,使针尖通过皮肤后,即将针放平贴近皮肤表面,循直线沿皮下表浅进针。如遇有阻力或出现酸、胀、痛等感觉,是因针刺较深,应将针体退至针尖达皮下重新更表浅地刺入1.4寸。留针30分钟或更长时间。腕踝针刺毕后,在病灶区,常规消毒,用梅花针在患处自外向内叩打,力量以针达真皮层,稍有血点为度,而后以姜皮敷贴叩打患处表面,进行隔姜灸20分钟,以发热发红为度,然后再在患处拔罐10分钟。每日1次或隔日1次,7次为1疗程,两个疗程统计疗效。治疗结果:60例中,痊愈48例,占80%;显效12例,占20%;总有效率100%。48例痊愈中有38例经治一个疗程而愈,有10例在第2个疗程内痊愈。

(14)刘希茹[29]腕踝针与体针治疗面肌痉挛66例。治疗方法:体针组33例。取穴:主穴:下关、合谷、足三里。配穴:阳白、太阳、四白(眼周痉挛);地仓、迎香(口周痉挛);颧髎、颊车(面颊痉挛)。以上均为患侧穴位。刺法:常规针刺:面部穴位浅刺约2~3分深,合谷、足三里针刺得气后留针30分钟。每日1次,5次为1疗程。腕踝针组33例。取腕4、6区,在上4、上6处常规消毒,采用30号1.5寸毫针,拇、食指固定针柄,中指紧贴针身,与皮肤呈15°角快速进入皮下,针尖朝近心端,针体贴近皮肤表面,针体沿皮下浅表层刺入约1.4寸,用胶布固定针柄,留针60分钟。每日1次,左右手交替使用,5次为1疗程。结果腕踝针组总有效率为100%,体针组总有效率为84.8%。

(15)赵春风[30]腕踝针治小儿遗尿症50例。治疗方法:针具选用28~30号1.5寸不锈钢毫针。

取穴：查明病症的所在部位与其所对应的区。区的划分以前后正中线为标线，将身体两侧面，由前向后划分为6个纵行区，又以胸骨末端和肋弓交界处为中心划一条环绕身体的水平线，称横膈线，将身体6区分成上下两半。而为上6区、下6区，上6区为腕所主，下6区为踝所主，腕踝各有6个进针点，腕部进针点约在腕横纹上二横指（内关与外关）水平处，从掌间尺侧至桡侧，再自腕背桡侧至尺侧，依次为上1、上2、上3、上4、上5、上6、上2、上5相当于内关、外关穴。踝部进针点约在外踝最高点上三横指（相当悬钟、三阴交）水平处，从跟腱内侧起向前转到外侧跟腱依次为下1、下2、下3、下4、下5、下6、下2、下5相当于悬钟与三阴交穴。选点：根据病症部位选出相应的进针点。遗尿症归一区所主，而为膈横线以下，其穴在踝部，故取下1穴双侧进针，下1穴在内侧三阴交穴与跟腱连线中点取穴。针法：局部常规消毒，进针后针体与皮肤呈30°角，贴近皮肤表面，针尖向上，针体沿皮下浅表层刺入一定的深度，以针下有松软感为宜，若病人有酸、麻、胀、沉感觉，说明进针已深入筋膜下层，要调针至皮下浅层，继续进针，深度约达1.5寸。针刺达一定深度后留针20~30分钟，不做捻转提插，一般隔日1次，10次为1疗程，急症可每日1次。治疗一疗程观察疗效。全组50例中，痊愈35例，占70%；显效10例，占20%；有效5例，占10%。

参 考 文 献

[1] 金明. 腕踝针配合电针腰三针治疗腰椎增生症35例[J]. 针灸临床杂志, 2008, 24(9): 26

[2] 熊秀蓉, 黄振刚. 腕踝针配合推拿治疗肩周炎54例[J]. 福建中医学院学报, 2006, 16(5): 25~26

[3] 曹晓红, 杜虹. 腕踝针配合推拿治疗肩周炎80例[J]. 陕西中医, 2006, 26(9): 1120

[4] 李建嫒. 腕踝针为主治疗腰椎骨质增生症65例[J]. 中国针灸, 2005, 25(6): 436

[5] 高宏. 腕踝针加推拿治疗第三腰椎横突综合征85例报道[J]. 浙江临床医学, 2004, 6(5): 390

[6] 费梅. 腕踝针治疗肩周炎32例[J]. 针灸临床杂志, 1998, 14(11): 21

[7] 田韵. 腕踝针治疗肩周炎50例临床观察[J]. 江苏中医药, 2007, 39(6): 47~48

[8] 王爱国, 王振华. 腕踝针治疗肩周炎136例[J]. 辽宁中医杂志, 1997, 24(1): 38

[9] 王敏华. 腕踝针治疗急性腰扭伤114例[J]. 上海针灸杂志, 1996, 15(1): 21

[10] 王长海. 腕踝针治疗急性腰扭伤56例临床观察[J]. 中国针灸, 1997, (9): 46

[11] 沈蓉蓉. 腕踝针治疗急性腰扭伤60例[J]. 中医药研究, 1999, 15(2): 78

[12] 潘海蓉. 腕踝针用于肛肠病术后止痛临床观察[J]. 江西中医药, 2002, 33(5): 37

[13] 李俐, 吴明霞, 郭毅坚. 腕踝针治疗紧张性头痛30例[J]. 福建中医学院学报, 2004, 14(4): 23

[14] 虎珍, 孙瑜. 腕踝针埋针治疗牙痛115例[J]. 陕西中医函授, 1993, (4): 245

[15] 欧阳群. 腕踝针治疗痛症613例. 人民军医, 1993, (1): 56

[16] 李璟. 腕踝针为主治疗耳鸣62例[J]. 中国针灸, 2002, 22(7): 497

[17] 胡侠, 凌昌全, 周庆辉. 腕踝针治疗中晚期肝癌疼痛的临床观察[J]. 中国针灸, 2004 24(3): 149

[18] 王红军. 电针配合腕踝针治疗中风后尿失禁128例[J]. 针灸临床杂志, 2004, 20(11): 29

[19] 徐晓明. 腕踝针埋针治疗小儿遗尿症[J]. 中国针灸, 1999, (4): 210

[20] 蒋炜, 叶虹. 腕踝针配合头针治疗脑卒中偏瘫204例[J]. 福建中医药, 1999, 30(3): 44~45

[21] 孙宇红. 腕踝针治疗81例尿潴留的临床分析[J]. 针灸临床杂志, 2001, 17(10): 11~12

[22] 张滨农, 冯桢钰. 腕踝针治疗股外侧皮神经炎50例疗效观察[J]. 中国针灸, 2000, (6): 340

[23] 黄碧玉. 腕踝针治疗花粉症26例[J]. 福建中医学院学报, 2003, 13(1): 38

[24] 黄喜彩, 林文志. 腕踝针治疗急性冠周炎50例疗效分析[J]. 福建医药杂志, 2000, 22(5): 142

[25] 宿宝源. 腕踝针治疗偏瘫102例[J]. 河南中医, 2002, 22(3): 62~63

[26] 姜鹤群,施宽德,李雪梅.腕踝针疗法治疗糖尿病末梢神经炎30例[J].中医杂志,2005,46(1):156
[27] 曹淑华,孙闯,范志勇.腕踝针配合浮针治疗落枕49例疗效观察[J].新中医,2009,(4):78
[28] 张德基,张俊,张莺.腕踝针配合隔姜灸治疗股外侧皮神经炎60例[J].四川中医,2000(18)1:477
[29] 刘希茹.腕踝针与体针治疗面肌痉挛66例疗效对比观察[J].陕西中医学院学报,1995,18(3):354
[30] 赵春风.腕踝针治疗小儿遗尿症50例[J].中国民间疗法,1996,(5):17

第六节 第二掌骨侧针法

一、概述

第二掌骨侧针法,是在第二掌骨侧穴位上针刺,以治疗全身疾病的一种微刺系统疗法。

该疗法是在植物学家、动物学家、医学家所公认的"泛胚论"基础上发展起来的。他们指出:生物体(包括人)的每一个组成部分,甚至小到一个细胞分子,亦隐藏着整个生命最初形态的基本结构特征。也就是说,生物体(包括人)的每一个局部都像是整体的缩影,它包含着全部整体各个部位的病理、生理信息,能真实地反映出整体的全部特征。因此,每一个局部,实际是一个缩小的整体,是"全息胚",它是人体相对独立部分,在结构、功能上都有相对的完整性,与周围部分有明显的界限,所以医学家可以通过某个局部来观察、诊断和治疗全身疾患。第二掌骨侧针法就是体现"穴位全息律"的一种微针疗法,是生物全息律在第二掌骨侧的具体应用。

第二掌骨侧为手阳明大肠经所过之处,其相表里经手太阴肺经及同名经足阳明胃经均与之相关联。胃为水谷之海,后天之本,脾胃为气血生化之源,手太阴肺为十二经脉之始,而全身脏腑气血变化均可反映于肺经寸口脉,所以第二掌骨侧便为十二经脉气血流注之所,针刺可治疗全身多种疾病。

二、定位与主治

第二掌骨侧穴位群,有头、肺、肝、胃、腰、足等6个典型穴位(图10-14)。

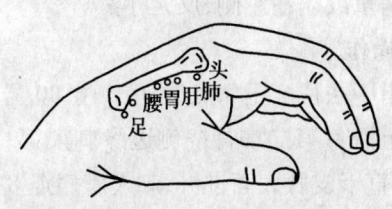

图10-14 第二掌骨侧针法穴位分布图

(1)头穴:即手握空拳,掌心横纹尽端与第二掌骨侧交点。

(2)足穴:即第一、二掌骨侧近拇指侧的交点。

(3)胃穴:头穴与足穴连线的中点。

(4)肺穴:胃穴与头穴连线的中点。

(5)肝穴:胃穴与肺穴连线的中点。

(6)腰穴:胃穴与足穴连线上,近胃穴的2/3与近足穴的1/3交点处。

整体与第二掌因其关系是成比例的缩小,整体可划分为无数的部分,故而第二掌骨侧所对应的这些无数部位的穴位也是无数的。可根据上述6个典型穴位的位置及第二掌骨侧是整体的缩影的原理,来确定其余穴位的位置。

三、操作方法

1. 第二掌骨侧穴位诊察法

通常采用按压法。测试者与患者对坐或对立,用右手托着患者右手。患者右手如握鸡卵状,肌肉自然放松,虎口朝上,食指尖与拇指尖相距3cm。按压时,可以从头穴开始,测试者以左手拇指尖压在穴位上,在垂直于平面的方向上施力按压,并略带揉的动作。以大小适中的压力揉压1~3次,当患者某穴有明显的酸、麻、胀、重、痛感觉时,应稍用力揉压或按压,这时患者会发生躲避反应,面部会出现咧嘴、皱眉等表情,则此穴为压痛反应点。压痛点出现,表明其所对应的同名器官(或部位)或其同一横截面上的其他器官有病变,如肺穴压痛,则肺或胸、心、背、食管或两肋有病变。按中医脏象学说,穴位的压痛点也表明其所对应脏腑及其密切相关部位的病变,如肝穴压痛,则与肝密切联系的目也可能有病变,一般左手压痛重于右手,则表明人体左侧病重或病在左侧,反之亦然。

2. 操作

用指压法找准压痛点后,用1寸30号毫针,在压痛点上沿着第二掌骨桡侧边缘刺入第二掌骨手掌侧,垂直于皮肤表面进针,刺入压痛点8分深,进针后若无强的针感时,可将针尖稍稍改换方向,以探寻针感最强点,留针45分钟。留针其间,每隔5～10分钟轻轻行针1次。一般5～10分钟后,患者病变局部出现发热、汗出、舒服等感觉,热感多见,此为疗效较佳的信息。另外,可配合按摩法,即用拇指尖以穴位为圆心作小圆周运动或揉动,揉压要有力,以在深层组织有较强的酸、麻、胀、痛感为宜,每次按摩3～6分钟,针刺7天为1疗程,疗程间休息2～3天。

3. 适应证及取穴原则

由于第二掌骨侧是人体成比例的缩影,故其针法的适应证较广,各科急慢性病症均可采用第二掌骨侧针法治疗。

取穴原则如下:

(1) 按部位对应取穴:如肺病取肺穴等。

(2) 按中医脏象学说取穴:如肝开窍于目,目疾可取肝穴等。

四、临床应用

(1) 李霞[1]运用第二掌骨侧腰穴治疗急性腰扭伤。疗法:第二掌骨节的近心端是足穴,远心端是头穴,头穴与足穴连线的中点是胃穴,胃穴与足穴连线的中点为腰穴。在患者第二掌骨拇指侧与第二掌骨平行处,紧靠第二掌骨只顺其长轴方向轻轻来回按压,即可觉有一浅凹长槽,就在此长槽内取穴进针。针沿第二掌骨指侧的边沿垂直刺入,用26号1寸针,针长2.5cm,刺入2cm,针入后,在腰穴处有较强的胀、麻、重、酸感,且沿桡尺骨节肢将此感觉向上传导,或向手指放射,或二者兼有,即为得气。留针40分钟,每隔10分钟行针1次。此针感比传统体针强,针后出现微热感者,疗效较佳。在留针期间,配合运用运动针灸疗法,嘱患者配合做弯腰、下蹲、行走等活动,直至起针。单侧扭伤取患侧,双侧扭伤取双侧。疗效:本组32例,治愈25例,治愈率78%,好转6例,无效1例;总有效率97%,无效1例经进一步检查为腰椎间盘突出症。

(2) 姚光潮[2]运用第二掌骨桡侧针刺的方法治疗落枕。疗法:取穴或压痛点乃遵循部位同侧对应原则。嘱患者手握空拳,在其第二掌骨桡侧掌心横纹尽端,与第二掌骨侧相交点,此即头颈穴。还可采用按压法,医生与患者对坐或对立,患者将手握鸡蛋状,肌肉放松,虎口朝上,食指尖与拇指尖相距3cm,医生用左手托住患者的手,右手在其第二掌骨桡侧的掌骨头附近来回按压,一般可发现有较明显的压痛点。当找准头颈穴或压痛点后,常规消毒,然后用30号1寸毫针,在穴位或压痛点上沿着第二掌骨桡侧边缘刺入,深约2cm,作均匀持续的小幅度提插捻转,待产生较强的酸麻重胀感后留针30分钟,期间前5分钟持续,以后每隔5～10分钟行针1次,使整个行刺过程保持较强针感、嘱患者不断活动头颈。出针后须按压针孔,每日针刺1次。疗效:以此法治疗48例,其中男31例,女17例;病程最短半天,最长4天。经治疗1～3次,40例痊愈(颈项活动自如,局部未见压痛,1月内未复发);8例显效(颈项活动自如,但时有复发,局部或有压痛),此8例均系X线摄片示颈椎骨质增生,颈椎生理曲度变直,颈韧带钙化。

(3) 陈红路[3]运用第二掌骨桡侧针法治疗急性牙痛50例。疗法:在第二掌骨桡侧处用指压法找准穴位后做常规消毒,用30号1寸毫针在穴位上沿着第二掌骨桡侧边缘刺入第二掌骨手心的一侧,针入8分左右,如无明显针感,可改变针刺方向,直到病人有强烈的酸、麻、胀、痛感为止。留针45分钟,每隔10~15分钟行针1次,每日刺1次,重者可每日2次。疗效:50例患者,治疗1次后痊愈者29例,治疗2次后痊愈者14例,治疗3次后痊愈者7例。全部患者无1例复发。每次针刺期间,一般均在30秒到2分钟内症状消失,有效率为100%。

(4)李景义[4]运用第二掌骨桡侧颈穴、后溪穴治疗落枕80例。疗法:取双侧第二掌骨侧颈穴及后溪,穴位局部皮肤常规消毒,用26号1寸毫针直刺,深度约2cm,得气后用701DM-B型电麻仪通以约3~4次/s双向脉冲电流,强度以患者能忍受为度,同时嘱患者头部作缓慢前后俯仰、左右回顾等自主活动,每日治疗2次,每次约30分钟。疗效:颈部疼痛消失、活动灵活、无压痛为痊愈,有62例,占77.5%。颈部疼痛减轻、活动灵活、轻微压痛为好转,有18例,占22.5%。本组病人经过治疗全部有效,大部分患者治疗1次疼痛即明显减轻,治疗1到2次即痊愈,最多治疗8次。

(5)张国成[5]运用第二掌骨桡侧针法治疗心律失常68例。治疗方法:在应用第二掌骨侧疗法治疗前停用抗心律失常药物,并作心脏听诊及心电图记录,治疗第3~7天复查1次。治疗时令患者将手自然放松,在其第二掌骨侧浅凹长槽的穴位群探测心穴敏感点和相关的穴位,然后以75%酒精消毒皮肤,垂直于患者拇食二指所在的平面,以26号1寸针刺入,深度为2cm,针入穴位后有较强的胀、麻、痛、酸感,留针30分钟,其间每隔5~10分钟略为转动或提插针体,以保持较强的针感。取针后,嘱患者及其家属回家后用拇指尖以穴位为圆心作小圆周按摩,巩固针刺的效果。按摩穴位以每一小圆周为一下,频率为每分钟150下左右,每次按摩3分钟,每天早、中、晚各按摩1次,7天为1疗程。疗效显著。

参 考 文 献

[1] 李霞. 第二掌骨侧腰穴治疗急性腰扭伤[J]. 针灸临床杂志,1998,14(10):37~38

[2] 姚光潮. 针刺第二掌骨桡侧治疗落枕[J]. 浙江中医杂志,2005,(6)273

[3] 陈红路. 第二掌骨桡侧针法治疗急性牙痛50例[J]. 中国针灸,1997,17(10):622

[4] 李景义,李辉. 电针第二掌骨侧颈穴、后溪穴治疗落枕80例[J]. 北京中医,1999,18(3):39

[5] 张国成,杨淑珍. 针刺第二掌骨侧治疗心律失常68例临床观察[J]. 吉林中医药,1999,19(2):46

第七节 手 针 法

一、概 述

手针是在手部的一些特定穴位上针刺,以治疗全身疾病的一种疗法。

手针是在以往经络理论为基础,吸收人体全息理论的观点,在长期的临床实践中总结出来的一种微针疗法。

手与周身的阴阳、气血、经络有密切联系。《灵枢·动输》中说:"夫四末阴阳之会者,此气之大络也。"《灵枢·卫气失常》又说:"皮之部,输于四末。"手为上肢的末端,是手三阴、三阳经脉气血会合的部位,从上肢经脉循行分布来看,手三阴经从胸走手,手三阳经从手走头。手太阴经行于手大鱼际处,止于拇指桡侧端;手阳明经受手太阴经气之交,起于食指桡侧端,上行手背,出合谷两骨之间;手厥阴经掌侧腕后两筋之间,入掌中,出中指尖端;手少阳经受手厥阴经气之交,起于无名指尺侧端,行手背第四、五掌骨间上腕;手少阴经经掌后锐骨,止于手小指桡侧端;手太阳经起于小指尺侧端,经掌外侧赤白肉际至腕。《素问·太阴阳明论》指出:"阴气……循臂至指端,阳气从手上行。"根据十二经脉的标本、根结之说,"根"与"本"均位于四肢肘膝关节以下的部位,是经脉之气生发、布散之处。针刺手部的特定穴位,易于激发经气,调节脏腑经络的功能,不仅对局部病痛,而且可以对全身各部的病痛有良好的治疗作用。

二、定位与主治

手针的穴位,据目前资料统计共35个,其中手掌侧15个,手背侧20个(图10-15)。

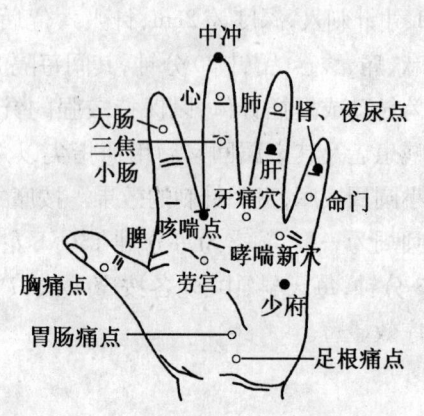

图10-15 手针穴位分布图

1. 手掌侧

(1)胸痛点

定位:位于拇指指关节桡侧赤白肉际处。

主治:胸闷胸痛、呕吐、泄泻、癫痫等。

(2)小肠点

定位:位于掌面,食指第一、二节指关节横纹中点。

主治:小肠经病。

(3)大肠点

定位:位于掌面,食指第二、三节指骨间横纹中点。

主治:大肠经病、腹泻、便秘、阑尾炎等。

(4)咳喘点

定位:位于手掌、食指掌侧指关节尺侧处。

主治:支气管炎、支气管哮喘、神经性头痛、落枕等。

(5)脾点

定位:位于掌面拇指指关节横纹中点。

主治:脾胃不和、消化不良、腹胀泄泻等。

(6)胃肠点

定位:位于劳宫穴与大陵穴连线中点处。

主治:慢性胃炎、溃疡病、消化不良、胆道蛔虫病等。

(7)足跟点

定位:位于胃肠点与大陵连线之中点处。

主治:足跟痛等。

(8)心点

定位:位于掌面,中指第二、三节指骨间横纹中点。

主治:心悸、心痛、心律失常、失眠等。

(9)三焦点

定位:位于掌面,中指第一、二指骨间横纹中点。

主治:三焦经病、胸腹、盆腔疾患。

(10)肺点

定位:位于掌面,环指第二指关节横纹中点处。

主治:咳嗽、气喘、胸闷等。

(11)夜尿点(肾点)

定位:位于掌面小指第二关节横纹中点处。

主治:小儿遗尿、尿频尿急等。

(12)命门点

定位:位于掌面,小指第一、二指骨间横纹中点处。

主治:遗精、阳痿及肾虚腰痛。

(13)咽喉点(又称牙点)

定位:位于第三、四指掌关节间,靠近第三指掌关节处。

主治：急性扁桃体炎、咽喉炎、牙痛、三叉神经痛等。

(14) 哮喘点

定位：位于掌面，第四、五掌指关节间。

主治：支气管哮喘。

(15) 肩点

定位：位于指掌关节桡侧赤白肉际处。

主治：肩部急性扭伤、肩关节周围炎等。

(16) 定惊点

定位：位于手掌大、小鱼际交接处。

主治：小儿高热惊厥。

(17) 肝点

定位：位于掌面，环指第一、二节指骨间横纹中点。

主治：胁肋疼痛，胃脘胀满等。

2. 手背侧

(1) 颈项点（又名落枕点）

定位：位于第二、三指掌关节间，近第二指掌关节处。

主治：落枕、颈部扭挫伤、颈椎病等。

(2) 眼点

定位：位于拇指指关节尺侧赤白肉际处。

主治：目赤肿痛、麦粒肿、电光性眼炎等多种眼疾。

(3) 前头点（又名阑尾点）

定位：位于食指第一指关节桡侧赤白肉际处。

主治：前头痛、胃肠疾患、单纯性阑尾炎等。

(4) 头顶点

定位：位于中指第一关节桡侧赤白肉际处。

主治：神经性头痛、头顶痛、痛经等。

(5) 偏头痛

定位：位于无名指第一指关节尺侧赤白肉际处。

主治：偏头痛、耳痛、肋间神经痛、胆绞痛等。

(6) 会阴点

定位：位于小指第一指关节桡侧赤白肉际处。

主治：会阴部疼痛、痛经、带下及肛裂等。

(7) 后头点（又称扁桃腺点）

定位：位于小指第一关节尺侧赤白肉际处。

主治：后头痛、急性扁桃体炎、2窝痛、臂痛、呃逆、颊痛等。

(8) 踝点

定位：位于拇指指掌关节桡侧赤白肉际处。

主治：踝关节急性扭伤、踝部肿胀疼痛。

(9) 坐骨神经点

定位：位于第四、五指掌关节间，近第四指掌关节处。

主治：坐骨神经痛、髋及臀部疼痛等。

(10) 脊柱点

定位：位于小指指掌关节尺侧赤白肉际处。

主治：急性腰扭伤、椎间盘突出症、尾骶部痛、耳鸣、鼻塞等。

(11) 止痒点

定位：位于腕横纹尺侧缘前1寸，赤白肉际处。

主治：皮肤瘙痒症及过敏性皮肤病。

(12) 升压点

定位：位于手背腕横纹中点处。

主治：各种原因引起的血压下降。

(13) 呃逆点

定位：位于手背中指第二指关节横纹中点处。

主治：呃逆等。

(14) 退热点

定位：位于手中指桡侧指蹼处。

主治：发热、泄泻等。

(15) 腹泻点（又称止泻点）

定位：位于手背第三、四指掌关节上1寸处。

主治：急慢性腹泻。

(16) 疟疾点

定位：位于第一掌骨与腕关节结合处，大鱼际桡侧缘。

主治：疟疾发作。

(17) 扁桃体点（又称鱼际点）

定位：位于掌面第一掌骨侧中点。

主治：扁桃体炎、咽喉炎等。

(18) 急救点

定位：位于中指尖距指甲缘2分许处。

主治：昏迷、中暑等危重症。

(19) 腰腿点

定位：手背第二指伸肌腱桡侧及第四指伸肌腱尺侧，位于腕横纹前1寸5分处，每侧共2穴。

主治：急性腰扭伤、腰腿痛。

(20) 睡眠点

定位：手背，在合谷穴与三间穴连线的中点处。

主治：失眠症。

(21) 甲亢点

定位：手背，小指中线，腕横纹后，尺骨前陷中。

主治：甲状腺机能亢进。

(22) 止血点

定位：手背腕横纹，环指中线处。

主治：多种原因所致的出血、踝关节扭伤等。

(23) 鼻点

定位：手背，环指指掌关节骨尖中央。

主治：鼻塞流涕、过敏性鼻炎等。

三、操作方法

1. 取穴法

(1) 按部取穴法：即按疾病所在部位或脏器取相应的手穴。如眼病取眼点，肩痛取肩点，腰扭伤取腰腿点等。

(2) 对应取穴法：针对某些症状选取相应的手穴，如咳嗽、哮喘选咳喘点，小儿夜尿选夜尿点等。

(3) 据中医理论取穴：即依据脏腑经络理论选穴，如失眠取心点，因心主神明；目疾取肝点，因肝开窍于目等。

2. 配方法

(1) 单一配方法：即按上述任一种取穴法选穴组方，如急性腰扭伤，往往仅取一侧腰腿点即可取效。

(2) 组合配方法：即将多种取穴法所选之穴，结合运用。如皮肤瘙痒症，可按症状取止痒点；按中医理论"肺主皮毛"取肺点，组合成方。

一般而言，手针疗法取穴配方宜精，选用1～3穴为宜。另外，本疗法还强调左病右取，右病左取的选配穴原则，即左侧有病，取右侧穴位；右侧有病，取侧穴位；两侧有病或内脏病可取两侧穴位。

3. 操作方法

(1) 针具：用28～30号0.5～1寸不锈钢毫针。

(2) 进针法：手针疗法在针刺时，因不同的穴位而有所区别。

① 一般进针法：令患者手取自然弯曲位，术者手持毫针，针尖紧靠骨膜外面而垂直于掌面，直刺入穴位，以不刺入骨膜为准，深度2～5分。此法适用于多数手穴。

② 特殊进针法：此法据穴位不同而有所差别。腰腿点针刺时，针身应与皮肤表面成45°角针尖略向掌心，从伸指肌腱与掌骨之间刺入，深约3～5分。针刺时，要求患者略握拳，腕关节呈背屈位。另如针坐骨神经点，先直刺，深约2分，以刺至骨为度，获得气针感后，稍留针，再提针斜刺向手少阳经线上，亦以刺至骨为度。

(3) 捻转法

如治疗疼痛性病症时，则须用较大幅度捻转结合提插的强刺激手法，持续运针2～3分钟。并嘱患者尽量活动病痛处或做局部按摩，痛止后，尚须继续行针1～3分钟。

(4) 留针法：手针疗法的留针时间为5～15分钟，疼痛性疾患可适当延长留针时间。有些疾病则可采取间断留针法，如以睡眠点治失眠时，可先直刺0.5～1寸，捻转2分钟，留针2分钟，再捻转2分钟后留针，直至有睡意出现。手针疗法治疗急性病可每日1～2次，不计疗程；慢性病每日或隔日1次，10次为1疗程。

4. 适应证

据不完全统计，手针疗法目前已应用于50余种病症治疗。其中，以对各类急性痛症疗效最为明显，诸如急性腰扭伤、头痛、胃痉挛性疼痛、痛经、坐骨神经痛、胆道蛔虫等。其次，对产后缺乳、小儿遗尿、支气管炎、哮喘、心律失常、腹痛、腹泻、失眠、皮肤瘙痒症等，亦有较好的效果。

5. 注意事项

(1) 手针疗法针感较体针为强，治疗前宜向患者充分解释，以避免发生晕针。

(2) 针刺手穴，特别是沿骨膜斜刺时易损伤骨膜，故毫针宜刺入肌腱与骨膜之间，以防造成损伤。

(3) 应注意严格消毒,防止发生感染。

四、临床应用

1. 手针法治疗腰痛

(1) 杨学清[1]运用手针腰腿痛点治疗腰痛108例。疗法:取穴后,用75%酒精常规消毒,选1~1.5寸毫针刺入皮下。上下提插捻转,同时令患者用力活动腰部,随酸、麻、胀之针感出现,留针10~20分钟。每日1次,3~5次为1疗程,休息3~5天再针。3个疗程不见效者,配合短波治疗。疗效:本组病例多经1~2个疗程痊愈,也有少数病例1次即痊愈。总有效率88.0%,以扭伤疗效最好,其次是风湿、增生性脊柱炎和腰肌劳损分别为37.5%和31.2%。

(2) 李可大[2]运用手针运动疗法治疗急性腰扭伤66例。疗法:①手针治疗组:双手取痛穴(手背,指总伸肌腱的两侧,腕横纹下1寸处,一手两穴)垂直进针0.15~0.18寸后提插捻转,以得气为度,刺激以强烈为佳。留针20分钟,每5分钟提插捻转1次,在此期间嘱患者尽量缓慢大幅度运动腰部,治疗后卧硬板床休息。②对照组:美洛昔康(莫比可)715mg口服,每日1次,并卧硬板床休息。两天后随访。结果治疗组疗效明显优于对照组。

(3) 霍国荣[3]运用手针加穴位注射治疗腰椎间盘突出症126例。手针疗法:单侧突出者取对侧手背腰痛点、中渚、后溪、手小节,双侧、中央型突出者取双侧。临床穴位加减根据手针经络理论取对应点穴位。用强刺捻转间歇行针手法。在行针时嘱患者从小幅度逐渐过渡到大幅度做腰部旋转、屈伸、提髋、伸腿、下蹲活动。留针15分钟,每日1次。疗效:126例患者中,临床治愈91例,占72.2%,显效32例,占25.4%,无效3例,占2.4%。

(4) 张启琴[4]运用手针治疗急性腰扭伤86例。疗法:选用腰腿痛点位于手背腕横纹前1.5寸,在手背第二伸指肌腱的桡侧及第四伸指肌腱的尺侧共两穴,二针并行。本组50例选取损伤腰部侧手背穴位。针刺及手法选用30号1.5~2寸不锈钢毫针,针沿腰腿痛点斜刺,用提插捻转之手法,针感酸、麻、胀至腕部及指尖。在捻转时嘱病人立起,两足分开与肩同宽,同时活动腰部以增强疗效,随着疼痛减轻,活动的幅度由小逐渐增大,活动15~20分钟后起针。经治疗后,还有余痛或疼痛仍不减者,可配合针刺加拔火罐或针刺加照射。疗效:86例中痊愈77例,占89.5%,有效8例,占9.3%,无效1例,占1.2%,总有效率98.8%。治疗次数最少2次,最多者10次,一般3~5次基本痊愈。

(5) 周安平[5]运用手针治疗急慢性腰肌劳损60例。操作方法:患者取坐位,穴位常规消毒,选用对号1.5~2寸毫针,针刺角度为15°~45°,用平补平泻手法。得气后留针30分钟,15分钟行针1次,行针时轻微捻转,小幅度提插或不提插,起针后在患者腰痛部位行拔火罐10~15分钟,每日治疗1次,6次为1疗程,疗程之间休息3天。对照组取肾俞,大肠俞,腰阳关,阿是穴,委中,承山,根据病情选穴2~3个,起针后在腰痛部位行拔火罐10~15分钟。治疗结果:痊愈35例,占58.3%;显效12例,占20%;好转13例,占21.7%,无效为0,总有效率100%。

2. 手针法治疗其他痛症

(1) 汪刘根[6]运用手针结合中药瘀痛洗剂治疗跟痛症80例。疗法:手针选穴比较简单,根据患者足跟痛的部位选取相应的手掌跟部位取穴,约相当大陵穴上二横指范围,根据痛点选择手部进针点,双足跟痛则取双侧穴位,进针时嘱患者同时用足跟逐渐用力踩踏地面,由轻到重,每隔5分钟行针1次,留针30分钟,每日1次,10次为1疗程。中药熏洗:中药洗剂由伸筋草、透骨草、甘松、寻骨风、麻黄各20g,威灵仙50g,细辛15g,霜桑皮20g,红花15g,羌活、独活各15g,花椒20g,制川乌、制草乌各20g,艾叶15g组成。方法:将前15味药用冷水3000ml浸泡1~2小时,煮沸30~40分钟,倒入盆内,加入食醋250ml搅匀,先用热气熏患处。待水温不烫时浸洗患处,水温下降时可再加热,每次熏洗时间不少于1小时,早、晚各1次,1剂用药2~3天,一般治疗20天。结果:治疗组80例中,治愈58例,占72.50%;显效16例,占20.00%;有效6例,占7.50%。愈显率92.50%,总有效率100%。

(2)黄静国[7]运用手针治疗急性踝关节扭伤86例。疗法：踝关节穴位于食指第一指关节桡侧赤白肉际处，一般采用交叉取穴，即左足扭伤取右手，右足扭伤取左手，重者可选双侧。针刺方法：对局部有内出血并继续肿胀者，或皮肤破损伴外出血的急性患者应做止血包扎等对症处理，然后给予施针。坐位，伸出食指，使食指第一指关节稍弯曲。术者左手持食指末端，常规皮肤消毒，取28号1寸毫针，踝关节穴处30°角快速进针，针尖达指关节横纹处或稍过为宜，针刺深度约0.4cm。行捻转手法，至局部酸胀或微痛，以患者能耐受为度。每10分钟行针1次，留针30分钟。行针期间嘱患者行走或患脚点地做适当旋转活动，以促使针感下达患处，每日1次。对局部瘀血肿胀较重者，可将患肢适当抬高。疗效：86例中显效59例（68.6%），有效27例（31.4%），全部有效。

(3)陈国燕[8]运用手针治疗落枕48例。疗法：取穴手背第二、三掌指关节间，近第二指掌关节处。穴位常规消毒后，选用2寸毫针，针沿掌骨间隙平刺1.5寸，行针得气后，嘱患者活动颈部，随着疼痛减轻，活动的幅度由小逐渐增大，直至疼止起针，每次留针10~20分钟。起针后，在疼痛处拔火罐10分钟，1天1次。疗效：治疗次数最少为1次，最多为4次。以颈项强痛消失，颈部活动自如为治愈。1次性治愈30例，2次治愈12例，4次治愈6例，治愈率100%。

(4)郑龙妹[9]运用针刺手针胃肠点治疗急腹痛112例。疗法：取手掌大陵与劳宫穴连线的中点（即手针胃肠点），男左女右取穴。操作：患者取坐位或仰卧位，手自然微曲，掌面朝上，皮肤常规消毒，用2寸毫针，垂直进针5~8分，强刺10~20秒，留针10~20分钟。经针刺治疗1次后，统计疗效。疗效：痊愈（疼痛消失，恢复正常，不需其他任何处理）91例，占81.25%。好转（疼痛明显减轻，需增加针刺其他穴位或肌注解痉药物）17例，占15.18%。无效（留针15分钟以上，疼痛无明显减轻需改变治疗方案）4例，占3.57%。有效率96.43%。

(5)王力行[10]运用手针止痛20例，指间关节、掌指关节取屈曲位。局部消毒后快速进针，紧靠骨膜沿手阳明大肠经循行方向直刺5分深不进入骨膜，快速持续捻转强刺激，不提插。捻针时，一般用食指桡侧与拇指掌侧面挟持针柄，然后以食掌指关节不断伸屈，拇指相对固定，使针左右快速旋转，每分钟捻转200次以上，持续捻转2分钟，留针1分钟，即捻转起针。一般针感越抽痛疗效越好。

(6)杨春[11]运用手针止痛。疗法：对进针处皮肤进行常规酒精消毒，选1寸不锈钢毫针捻转进针，强刺激，针感以痛、酸、麻、胀等为宜。进针后令患者活动按摩患处，带针活动10~20分钟，起针时用干棉球压迫针孔，以防出血。疗效：即时止痛疗效为进针、行针后当时的疗效记录。疼痛消失22例，占22.7%；疼痛明显减轻30例，占30.9%；疼痛减轻37例，占38.1%；疼痛无缓解8例，占8.3%；总有效率为91.8%。

3. 手针法治疗咳嗽哮喘

(1)王香月[12]运用手针配合药物治疗儿童哮喘74例临床分析。疗法：按发病就诊前后顺序分为两组。①手针治疗组：每天针刺治疗加用口服一种抗生素及止咳化痰药。主穴取熄喘、肺穴；配穴取合谷、咽喉点、胸点等。操作方法：患儿呈握拳状态，在食指与中指之间本节前陷中的正中心部位取熄喘穴。严格常规消毒，然后用1.5~2.5寸毫针先直刺0.2~0.3寸，刺入皮下食指与中指掌指骨间，通过上都、宗谷、降压、心包、胃点、脾点、外劳宫一直刺入肾点，用平补平泻手法，以使患者得气或症状减轻。患儿呈伸掌状态，在第4指第1节横纹中点取肺穴。严格消毒，直刺0.2~0.5寸。如果伴有发热加刺合谷，咽痒者加刺咽喉点，咳重致胸痛时加刺胸点等。每日针刺1次，留针15~30分钟，直到临床症状体征全部消失则停止针刺。②对照组：全部病人采用1种或2种抗生素并用静脉点滴氨茶碱、激素及其它对症支持治疗，每日1次，直至症状体征消失。疗效：手针组治疗74例，显效59例，有效13例，无效2例。对照组72例，显效20例，有效48例，无效4例。手针组平均治疗为4.2天，对照组为8.5天。在手针组中有20例单用针刺治疗而未服任何药物达到临床治愈。随访手针组,在3个月内未复发35例,在1年内未复发15例。

(2)刘晓惠[13]运用手针配合药物治疗儿童支气管哮喘疗效观察。疗法:①手针治疗组:每天针刺治疗加用口服一种抗生素及止咳化痰药;局部严格消毒后;主穴取熄喘、肺穴,配穴取合谷、咽喉点、胸点等;操作方法为患儿呈握拳状态,在食指与中指之间本节前陷中的正中心部位取熄喘穴,然后用1.5～2.5寸毫针直刺0.2～0.3寸,刺入皮下食指与中指掌指骨间,通过上都、宗谷、降压、心包、胃点、脾点、外劳宫一直刺入肾点,用平补平泻手法,以使患者得气或症状减轻。患儿呈伸掌状态,在第4指第1节横纹中点取穴,直刺0.2～0.5寸。每日刺1次,留针15～30分钟,直到临床症状体征全部消失则停止针刺。②对照组:全部病人采用1种或2种抗生素用静脉点滴氨茶碱、激素及其他对症支持治疗,每日1次。疗程:每天1次,15次为1疗程。2疗程后评定疗效。两组病人治疗结果比较:手针组治疗40例,临床控制19例,显效18例,好转2例,无效1例;对照组40例,临床控制11例,显效11例,好转11例,无效7例。手针组对外周血T细胞亚群含量及NK细胞含量增加也很明显。

(3)张雪峰[14]运用手针治疗外感咳嗽100例。疗法:患者双手自然弯曲放于治疗台上,局部皮肤常规消毒,使用28号1寸不锈钢毫针,肺点与咳喘点直刺0.2～0.4寸,咽喉点与口点直刺0.1～0.3寸,太阳穴直刺或斜刺0.3～0.5寸,大椎穴向上斜刺0.5～1寸。针刺得气后均施以较大刺激量平补平泻手法,留针15～20分钟。分钟间歇行针2～3次,每日针刺1次,3次为1疗程。疗效:本组100例,其中痊愈68例,占68%,显效21例,占21%,好转8例,占8%,无效3例,占3%,总有效率97%。

4. 手针法治疗其他病症

(1)王振龙运用手针治疗膈肌痉挛。疗法:用1寸或0.5分毫针经常规消毒后,针刺手掌食指掌指关节靠尺侧0.5分处双针尖斜向大鱼际方向,进针3～4分留针30～45分钟、15分钟轻度捻转一次,一般针2～3次即愈。

(2)刘正[15]运用手针治疗神经根型颈椎病42例。手针疗法:取穴参照朱氏手针疗法,一侧肢体不适者取对侧穴位,双侧肢体不适则交替取之。选穴后溪、腕骨、养老、中渚、外关、半边射、外劳宫、肩后、颈中、颈重。以毫针直刺,用强刺激间隙捻转行针法,同时嘱患者旋转或前后左右摇摆头部,其幅度由小渐大,循序渐进。留针20分钟。每日治疗1次,10次为1疗程,疗程间间隔3～5天。疗效:42例中30例痊愈,有效率71.4%,好转11例,好转率26.2%,无效1例,无效率2.4%,总有效41例,总有效率97.6%。

参 考 文 献

[1] 杨学清. 手针腰腿痛点治疗腰痛108例[J]. 现代中西医结合杂志, 2008, 36(17): 5604～5605

[2] 李可大. 手针运动疗法治疗急性腰扭伤66例[J]. 中医药学刊, 2005, 23(4): 652～653

[3] 霍国荣. 手针加穴位注射治疗腰椎间盘突出症126例[J]. 中国针灸, 1997, 17(7): 439～440

[4] 张启琴. 手针治疗急性腰扭伤86例临床观察[J]. 大连医科大学学报, 1996, 18(2): 122

[5] 周安平. 手象针治疗急慢性腰肌劳损60例[J]. 第四军医大学学报, 1993, 14(5): 390

[6] 汪刘根. 手针结合中药瘰痛洗剂治疗跟痛症80例[J]. 中医外治杂志, 2009, 18(1): 35

[7] 黄静国. 手针治疗急性踝关节扭伤86例[J]. 山西中医, 2002, 18(3): 40

[8] 陈国燕. 手针治疗落枕48例[J]. 安徽中医临床杂志, 2000, 12(4): 332

[9] 郑龙妹. 针刺手针胃肠点治疗急腹痛112例[J]. 中国针灸, 1999, (10): 613

[10] 王力行. 手针1号穴止痛验案[J]. 四川中医, 1989, (12): 98

[11] 杨春. 手针止痛疗效观察[J]. 甘肃中医, 2004, 17(8): 34

[12] 王香月,梁贵敏.手针配合药物治疗儿童哮喘74例临床分析[J].中国针灸,1999,(4):207～208
[13] 刘晓惠.手针配合药物治疗儿童支气管哮喘疗效观察[J].中国儿童保健杂志,2002,10(1):41～42
[14] 张雪峰,张雷,纪春泓.手针为主治疗外感咳嗽100例[J].中国针灸,1997,(5):291～292
[15] 刘正.手针加灸治疗神经根型颈椎病42例[J].云南中医中药杂志,1998,(1):67

第八节 足 针 法

一、概 述

足针是通过针刺足部的一些特定穴位来治疗全身病症的一种方法。

本疗法以经络学说为基础,通过足与经脉、脏腑、气血的密切关系,刺激足部的穴位,激发人体经气,以调整脏腑和各部组织、器官的联系,达到扶正祛邪、治疗疾病的目的。

足为足三阴、足三阳经脉循行、交接、分布之处。足三阳经止于足,足三阴经起于足。其中,足阳明经脉止于足次趾的外侧端,其支脉进入足大趾和足三趾;足太阳经脉经足外侧赤白肉际,止于足小趾外侧端;足少阳经脉行于足背外侧,止于足四趾外侧端,其支脉斜入足大趾。足三阴经分别受与其相表里的阳经之交,分别起于足大趾的内侧、外侧和足底部,上行于足内侧赤白肉际;足背和足底等部位,《素问厥论》说:"阳气起于足五指之表","阴气起于五指之里",阐明了足与周身阴阳经脉的密切联系。足也是足三阴经、三阳经的根部、本部所在部位,各经脉的五输穴、原穴、络穴也多分布于足,这些腧穴均可用于治疗远隔部位的病症,或对全身的机能状态起到调整作用,而收到显著疗效。足针疗法在经络、经穴的基础上,又在足部确定了一些新的刺激点,扩大了足对全身病症的治疗范围。

二、定位与主治

1. 定位方法

为了定准穴位以提高疗效,必须掌握好定位方法(图10-16)。

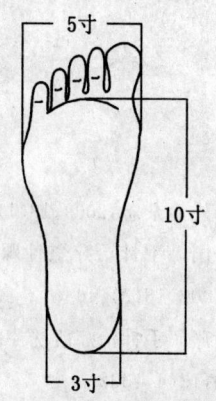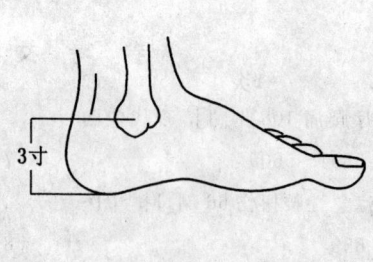

图10-16 足部骨度分寸折量图

(1)骨度分寸折量法
① 足跟后缘至中趾根部为10寸。
② 足内、外踝高点至足底为3寸。
③ 足掌面第一跖趾关节内侧赤白肉际至第五跖趾关节外侧赤白肉际为5寸,足背部亦如此。
④ 足跟部最宽处距离为3寸。

(2)自然标志定位法:该法即是根据人体足部的自然标志而定取穴位的方法,如趾横纹、趾尖端、跖趾关节、趾骨小头、趾缝端,内踝高点、外踝高点、舟骨粗隆等。

2. 足针穴位

根据现有资料,常用足针穴位有39个,其中分布在足底22穴,足背12穴,足内侧4穴,足外侧1穴(图10-17)。

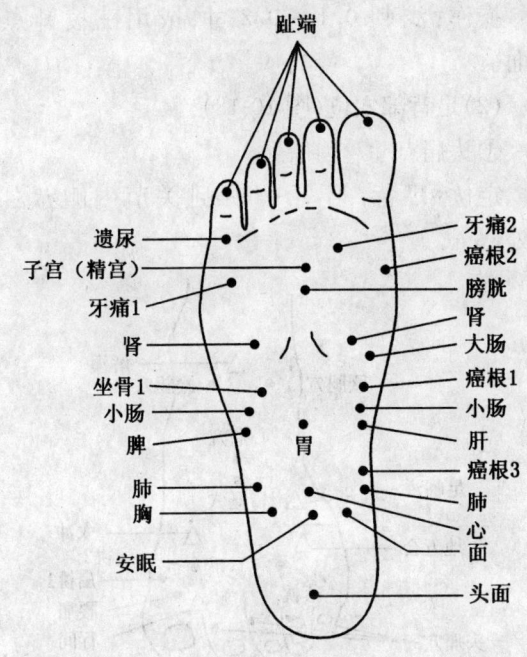

图10-17 足针穴位分布图

(1)足底部穴位的定位与主治

①头面

定位:距足跟后缘1寸,足底正中线上。

主治:感冒、头痛、上额窦炎、鼻炎。

操作:直刺0.3～0.5寸。

②安眠

定位:距足跟后缘3寸,足底正中线上,约当外踝与内踝在足底部连线的中点。

主治:失眠、癫狂、痘病、神经衰弱、低血压。

操作:直刺0.3～0.5寸。

③胸

定位:距足跟后缘3寸,足底正中线外侧1寸处,即安眠穴外1寸。

主治:胸痛、胸闷、肋间神经痛。

操作:直刺0.5～0.8寸。

④面

定位:安眠穴内侧旁开1寸。

主治:三叉神经痛、面瘫、面痒。

操作:直刺0.5～0.8寸。

⑤心

定位:距足跟后缘3.5寸,足底正中线上。

主治:高血压、心悸、心痛、咽喉肿痛、舌强、舌痛、失眠。

操作:直刺0.3～0.5寸。

⑥肺

定位:心穴旁开1.5寸,左右各1穴。

主治:咳嗽、气喘、胸痛。

操作:直刺0.3～0.5寸,或斜刺0.5～1寸。

⑦癌根3

定位:距足跟后缘4寸,足底正中线内侧旁开1.5寸处,肺穴前0.5寸。

主治:对鼻、咽、颈、肺部及食道上、中段肿瘤有镇痛、解痉和改善症状作用。

操作:直刺0.5～0.8寸,或向内踝、足跟方向斜刺0.8～1.2寸。

⑧胃

定位:距足跟后缘5寸处,足底正中线上。

主治:胃痛、呕吐、消化不良、失眠。

操作:直刺或斜刺0.5～1寸。

⑨肝

定位:胃穴内侧2寸处。

主治:急慢性肝炎、胆囊炎、肋间神经痛、目疾。

操作:直刺或向后斜刺0.5～1.0寸。

⑩脾

定位:胃穴外侧1寸处。

主治:消化不良、腹泻、尿闭、血液病、失眠。

操作:直刺或向内斜刺0.5～1寸。

⑪小肠

定位:距足跟后缘5.5寸,足底正中线旁开1.5寸处,左右各1穴。

主治:腹痛、腹泻、肠鸣、痢疾。

操作:直刺或斜刺0.8～1.2寸。

⑫癌根1

定位：距足跟后缘6寸，足底正中线内侧旁开2寸处。

主治：对食道下段、胃、贲门等部位的肿瘤有镇痛和改善症状的作用。

操作：直刺0.3～0.5寸，或向内后透刺0.8～1.2寸。

⑬大肠

定位：距足跟后缘6.5寸，足底正中线内侧旁开2寸处。

主治：腹痛、呕吐、腹泻、痢疾。

操作：直刺0.8～1.0寸。

⑭肾

定位：涌泉穴内外各1.5寸处。

主治：头痛、眩晕、癫狂、尿闭、遗尿、腰痛。

操作：直刺或向涌泉穴斜刺0.8～1.2寸。

⑮膀胱

定位：中趾根部后方2寸处，足底正中线上。

主治：尿闭、遗尿、尿失禁等。

操作：直刺或斜刺0.8～1.2寸。

⑯子宫（精宫）

定位：中趾根部后方1.5寸处，足底正中线上。

主治：月经不调、痛经、带下、尿闭、睾丸炎。

操作：直刺0.5～0.8寸。

⑰癌根2

定位：膀胱穴内侧旁开2.5寸。

主治：对脐以下的内脏肿瘤及淋巴转移瘤有镇痛和改善症状的作用。

操作：直刺或向后斜刺0.8～1.2寸。

⑱坐骨1

定位：足第4趾根部后4寸处。

主治：坐骨神经痛、腰痛、荨麻疹、肩痛。

操作：直刺或向后斜刺0.5～1寸。

⑲牙痛1

定位：足小趾根部后方1寸处。

主治：牙痛。

操作：直刺或向后斜刺0.5～1寸。

⑳牙痛2

定位：足跗趾、次趾间后1寸处。

主治：牙痛。

操作：直刺0.5～1寸。

㉑遗尿

定位：足小趾第1趾横纹中点。

主治：遗尿、尿频。

操作：直刺或向后斜刺0.3～0.5寸。

㉒趾端（气喘）

定位：两足十趾的尖端，距爪甲约0.1寸。

主治：中风昏迷、足趾麻木、脱疽、脚气。

操作：浅刺0.1～0.2寸，或用三棱针点刺出血。

（2）足背部穴位（图10-18）

①头痛点

定位：足背，第2～4跖趾关节内侧赤白肉际处。

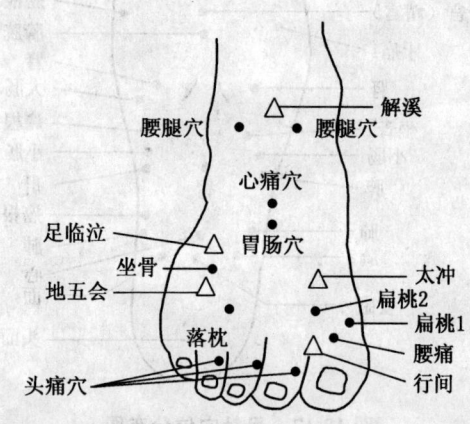

图10-18 足针足背部穴位图

主治：头痛。

操作：浅刺0.1～0.2寸。

②扁桃1

定位：足大趾上，在趾长伸肌腱内侧，跖趾关节处。

主治：急性扁桃体炎、流行性腮腺炎、湿疹、荨麻疹。

操作：浅刺0.2～0.3寸。

③扁桃2

定位：太冲穴与行间穴连线的中点。

主治：急性扁桃体炎、流行性腮腺炎。

操作：直刺0.5～0.8寸。

④腰痛点

定位：第一趾骨小头外侧前方凹陷中。

主治：急性腰扭伤、腰痛。
操作：直刺或向后斜刺0.8~1.2寸。
⑤坐骨2
定位：足背，足临泣穴与地五会穴连线的中点。
主治：坐骨神经痛。
操作：直刺0.5~0.8寸，或向足底部坐骨1方向斜刺1~1.5寸。
⑥落枕
定位：足背第三、四趾缝纹端后2寸处。
主治：落枕。
操作：直刺或斜刺0.5~0.8寸。
⑦胃肠点
定位：足背，第二、三趾缝纹端后3寸处。
主治：急慢性胃肠炎、胃及十二指肠溃疡。
操作：直刺或向上斜刺1~1.5寸。
⑧心痛点
定位：解溪穴前2.5寸。
主治：心痛、心悸、哮喘、感冒。
操作：直刺0.3~0.5寸。
⑨腰腿点
定位：解溪穴前0.5寸，两旁凹陷中。一足两穴。
主治：腰腿痛、下肢拘挛疼痛、痛经。
操作：直刺0.8~1.2寸。
(3)足内侧穴位
①眩晕点
定位：足内侧舟骨突起上方凹陷中。
主治：眩晕、头痛、高血压、腮腺炎、急性扁桃体炎。
操作：直刺0.3~0.5寸。
②痛经1
定位：内踝高点直下2寸。
主治：功能性子宫出血、月经不调、痛经。
操作：直刺或斜刺0.5~1.8寸。
③痛经2
定位：足内侧舟骨粗隆下后方凹陷中。
主治：痛经、功能性子宫出血、子宫附件炎。
操作：直刺0.8~1寸。
④癫痫点

定位：太白穴与公孙穴连线的中点。
主治：癫痫、癔病、神经衰弱等。
操作：直刺0.8~1.2寸。
(4)足外侧穴位
臀
定位：昆仑穴直上1寸处。
主治：坐骨神经痛、头痛、腹痛。
操作：直刺0.8~1.2寸。

三、操作方法

1. 操作方法

(1)体位：患者一般采用仰卧位，两足伸直，以便于术者取穴、针刺。足部放置应舒适、平稳。

(2)消毒：针具及医者手指按常规消毒，用75%酒精棉球消毒针刺局部皮肤。

(3)针法：选用28~30号，1~2寸长毫针，在押手的配合下，用快速进针法将针刺入皮下。根据针刺部位的不同和临床要求的不同，分别采用直刺、斜刺或平刺及适宜的针刺深度。一般以捻转手法为主，用中等强度刺激。对于癫狂、急性疼痛等病症可采用重刺激。

(4)留针：一般病症可在针刺得气后即出针或留针3~5分钟。根据病情需要亦可留针20~30分钟，每隔4~10分钟捻针1次，亦可加用电针。

(5)疗程：一般疾病可每日针刺1次或隔日1次，10次为1疗程。对急性病、疼痛性疾病可每日针刺2次。

2. 选穴原则

(1)依据疾病症状选穴：临床可以根据各种疾病的主要症状作为选穴的依据，选取对主证有治疗作用的穴位。例如，头痛可选头痛点，失眠选用安眠点等。主治作用相似的穴位可以配合应用。如坐骨神经痛可同时针刺坐骨1、2点进行治疗。也可将具有主治作用的穴位和对症作用的穴位配合使用，如失眠伴有头痛者，可选用安眠点配合头痛点治疗。

(2)依据疾病部位选穴：依据疾病的发病部位，选择相应的穴位针刺。如胃痛可取胃点，尿闭取膀胱点、肾点。

(3) 依据脏象学说辨证选穴：如因肝肾不足，肝阳上亢所致眩晕者，除取眩晕点外，还可以取肝点，配用肾点，目的在于"滋水涵木"。根据"肝开窍于目"，目疾可取肝点。"肾开窍于耳"，耳疾可取肾点。

3. 注意事项

(1) 足针疗法的针刺感应较强，治疗前须向病人解释清楚，以取得配合。对初诊和精神紧张者，应采用轻刺激或不留针，以防发生晕针。

(2) 皮肤应注意消毒，并嘱病人针后保持清洁，防止感染。

(3) 沿骨的边缘针刺时，要注意不可损伤骨膜，并尽量避免刺伤血管。

(4) 久病体虚患者不宜针刺，可酌用灸法治疗。

四、临床应用

(1) 肖劲[1]运用足针疗法治疗声带麻痹40例。疗法：主穴取内庭、侠溪、气关(在足底，气府穴下0.5寸处)、太溪、商丘。配穴取风热闭肺型加喉风(在行间与太冲穴连线的中点)、气门(在足底，气府穴上1寸处)、气府(在足底，位于距跗关节向内，距赤白肉际约1寸处)、厉兑；肝气郁结型加清泉(在天顶穴与蹞趾横纹连线的中点，天顶穴在足底，足趾尖边缘至大拇趾横纹之中央)、肝乐(在足底，涌泉穴后2寸，足中平后1寸处)、肝灵(在足底，肝乐穴内侧旁开1寸处)、足窍阴、下冲阳(在陷谷穴与冲阳穴之间凹陷处)；肺肾阴虚型加太冲、照海、清金(在足底，足跟后缘正中线前3寸，外侧旁开1寸)、清泉、宣白(在足底，足跟后缘正中线前3寸，内侧旁开1寸)。操作：上述穴位常规消毒后，用28号1寸毫针指切进针法快速进针，其中气关、商丘、肝乐、肝灵、下冲阳、气门、气府深度为0.8寸，其余各穴深度均为0.1寸，以局部出现酸、麻、胀、重感为佳。得气后留针30分钟，留针期间每隔10分钟行手法1次。主穴均用平补平泻手法；配穴风热闭肺型用呼吸泻法，肝气郁结型用捻转泻法，肺肾阴虚型宣白、清金、清泉用呼吸补法，太冲用捻转泻法，照海用捻转补法。操作方法每日1次，每次针刺一侧，次日针刺另一侧，双足相交替。5次为1疗程，疗程间休息2天，3个疗程后统计效果。疗效：痊愈为声带运动障碍消除，咳嗽、咽喉不适缓解，语声嘶哑完全缓解40.0%；显效为声带运动障碍较前改善，咳嗽、咽喉不适感明显减轻，语声嘶哑程度有所减轻，兼症部分消失，计20例，占50.0%；无效为治疗前后无明显改善，计4例，占10.0%。

(2) 肖劲[2]运用足针疗法配合足底按摩治疗痛经78例。疗法：①足针主穴取冲谷、气关、足内临泣、血府、天癸、公孙、水泉。配穴：气滞血瘀型加太冲、太溪；寒湿凝滞型加中焦俞、健脾；气血虚弱型加固精、照海；肝肾亏损型加申脉、中封。方法：上述穴位均用1寸不锈钢毫针直刺0.5寸，直到患者有酸、麻、胀感向四周放射，针感或向上肢传导为佳，不加电，每10分钟捻转补泻1次。各型主穴均平补平泻。配穴除气滞血瘀型太冲用泻法，其余各型均用补法。每日1次，每次30分钟。②足底按摩：术者五指放松，指掌贴在患者足底部，从足跟始至足趾用指掌上下来回运动，直至整个足底足心均发热。注意指掌不能贴太紧，松紧适度，用力要均匀深透，来回运动要连续。再重点揉按涌泉穴10分钟。上述方法一般在月经来潮前5天开始治疗，5次为1疗程，每个月经周期治疗2个疗程。3个疗程统计效果。疗效：78例患者中，痊愈67例，占85.9%；显效9例，占11.5%；好转2例，占2.6%；无效0例。总有效率为100%。

(3) 冷云[3]运用足针治疗命门火衰型阳痿。疗法：治疗原则为温补下元，补脾理血，调理冲任。取穴以天癸、固精为主穴，配以胞宫、太溪、髓府、涌泉。操作方法：天癸、固精、太溪用呼吸补法。其中胞宫、涌泉、太溪隔附子灸3壮，壮如杏仁大。髓府用青龙摆尾补法。治疗过程中，嘱患者停止性生活。症状轻者2周治疗1次。嘱其注意精神调养，排除杂念，避免精神紧张，适当参加体育锻炼，夫妻间应相互关心体贴。疗效：治愈：阴茎勃起，坚而有力，房事正常；有效：阴茎勃起，坚而有力或时好时差；无效：阴茎勃起虽有进步，但房事不能成功。经5个月治疗，治愈33例，好转并继续治疗者4例，无效 2 例。总有效率为 94.87%。

(4) 刘继民[4]运用足针治疗 12 例夜尿症。

男性 8 例,女性 4 例;成人 3 例,儿童 9 例。取足小趾横纹中点处,5 次治疗后全部治愈。

(5) 石家庄东方红人民医院[5]足针治疗 90 例三叉神经痛。

男性 49 例,女性 41 例。病程短者 7 天,长者 30 年。取穴:心、肾、肝穴。行捻转补泻手法。结果近期治愈率为 53.3%,总有效率为 85.6%。治愈 48 例中,随访 30 例,7 例复发,其中 2 例仍用足针而愈。

参 考 文 献

[1] 肖劲. 足针疗法治疗声带麻痹 40 例[J]. 中国针灸,2004,(3):14

[2] 肖劲. 足针疗法配合足底按摩治疗痛经 78 例临床观察[J]. 针灸临床杂志,2002,(8):33

[3] 冷云. 足针治疗命门火衰型阳痿[J]. 吉林中医药,2003,23(2):35

[4] 刘继民. 脚针治疗遗尿症[J]. 新中医,1974,(6):48

[5] 石家庄东方红人民医院. 脚针治疗三叉神经痛 90 例疗效观察[J]. 新医学,1975,(4):35

第九节　面　针　法

一、概　述

面针是通过针刺面部的特定穴位来治疗疾病的一种方法。

本法是从面部皮肤色泽变化诊察疾病的基础上发展起来的。人们在长期的医疗实践中发现,面部的一定部位与脏腑、组织、器官及肢体有直接或间接的关系,因此,当某脏腑、组织、器官或肢体发生病变时,在面部的相应部位可出现相应的反映或色泽的改变,并作为诊断疾病的参考依据。早在《灵枢》中已有面部"五色各有其脏部","各以其色言其病"的记载。如《灵枢·五色》篇说:"五色各见其部,察其沉浮,以知浅深;察其色夭,以观成败;察其散搏,以知远近;视色上下,以知病处。"这是经络学说"视其外应,以知其内脏"的内容之一。由于头面居于全身最高处,"十二经脉,三百六十五络,其气血皆上于面而走空窍",通过经络气血的传注,使面部与全身各部联系为一整体,故脏腑肢节的病理变化能在面部反映出来。近人参考了古代文献,通过临床不断实践,于 20 世纪 50 年代末,60 年代初,确定了在面部治疗全身疾病的 24 个分区,并取得了较为满意的疗效,从此这一新的针刺方法——面针疗法问世了。

头面在全身处于首要地位,为诸经脉络聚会之处。面部诸经脉与脏腑又有着络属关系,因此,头面是全身脏腑、肢节、经络的反应中心。《灵枢·邪气脏腑病形》篇指出:"十二经脉,三百六十五络,其血气皆上于面而走空窍,……其气之津液,皆熏上于面。"明代张介宾在《类经》中提出:"头面为人之首,凡周身阴阳经络无所不聚。"十二经脉中除手足三阳经脉直接循行、分布于头面外,还有手少阴心经("从心系,上挟咽,系目系。");足厥阴肝经("循喉咙之后,上人颃颡,连目系,上出额,与督脉会于颠。其支者,从目系下颊里,环唇内。")也循行于头面部。此外,十二经脉中阴经的经别合于与其相表里的阳经经脉,而上行于头面部,这样就加强了阴经经脉与面部的联系。奇经八脉中,督脉"循额,至鼻柱";任脉"上颐,循面,入目";冲脉除并于任脉循面入目外,还"渗诸阳,灌诸精";阴维脉过胸部,与任脉会于颈部;阳维脉从腋后上肩至前额,再到项后,合于督脉;阴跷脉经人迎的前面,过颧部,到目内眦;阳跷脉过颈部上挟口角,进入目内眦,沿足太阳经上额。通过经络、气血的传输,使面部与全身的脏腑、肢节联系为一个有机整体,并反映病理变化,而针刺这些头面穴位则能对相关的脏腑、肢节起到"通经脉,调气血",恢复机体阴阳平衡,以治愈疾病的作用。

南京中医药大学为探讨面针治病的原理,曾以皮肤电阻、皮温、放射线、心电图等观测手段,对面针进行临床观察。他们注意到,应用皮肤电阻测定仪对面部分区进行测定,一般面部各区都可以找到一个敏感反应点,病人和健康人面区之测定值有较大差异,针刺前后也有较大的变化。在对胃病患者钡餐透视下进行面针治疗,当针刺脾区、胃区后,70%病人有胃蠕动波增加的现象,而针刺对照组则改变不明显或无改变。心电图检查结果表明,针刺面部的心区对心脏病人有减缓心律的趋势。面针对血压及白血球也有一定的影响,可以使升高之血压下降,并能使白血球总数发生改变,起到一定的调整作用。通过上述观察可以说明,针刺面部一定区域,确实可以引起机体在生理状态和病理状态下相应脏腑的不同机能改变。他们认为,面针的治疗作用可能在于消除病态优势,加强机体的抗病能力。通过刺激面部的一定部位,产生一种良性刺激,此刺激在中枢神经系统引起兴奋或抑制作用,并通过扩散、诱导等方式,改变疾病的恶性优势,改善大脑皮层的机能状态,恢复对有关脏腑正常性的营养反射而达到治疗目的。

二、定位与主治

面针的穴位是根据面部与脏腑、器官、组织、肢体的相关区域而确定的。面部的分区早在《灵枢·五色》篇中已有详细划分:"庭者,首面也;厥上者,咽喉也;厥中者,肺也;下极者,心也;直下者,肝也;肝左者,胆也;下者脾也;方上者,胃也;中央者,大肠也;挟大肠者,肾也;当肾者,脐也;面王以上者,小肠也;面上以下者,膀胱子处也;颧者,肩也;颧后者,臂也;臂下者,手也;目内眦上者,膺乳也;挟绳而上者,背也;循牙车以下者,股也;中央者,膝也;膝以下者,胫也;当胫以下者,足也;巨分者,股里也;巨屈者,膝膑也。此五脏六腑肢节之部也。"现代医家依据《灵枢·五色》篇中有关面部望诊分区的记载,参照历代医家的各种注解、说明,进行针刺治疗,取得了满意疗效,并确定了面针的 24 个穴位,其具体位置、取现代医家依据《灵枢》说明,进行针刺治疗。

1. 面针穴位定位与主治(图 10-19)

(1)额区

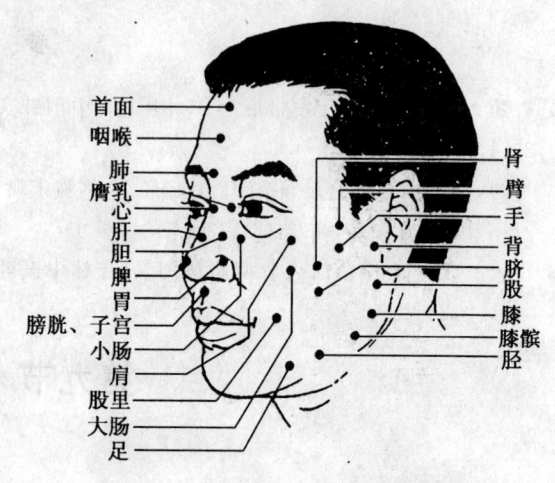

图 10-19 面针穴位图

①首面(单穴):在额正中部,当眉心至前发际正中连线的上、中 1/3 交界处。主治:头痛、头晕。

②咽喉(单穴):当眉心至前发际正中线的中、下 1/3 交界处,即首面与肺点连线的中点。主治:咽喉肿痛。

③肺(单穴):当两眉内侧端连线的中点。主治:咳嗽、胸闷。

(2)鼻区

①心(单穴):在鼻梁骨最低处,正当两眼内眦连线的中点。主治:心悸、失眠。

②肝(单穴):在鼻梁骨最高点之下方,当鼻正中线与两颧连线之交叉处,即心点与脾点连线的中点。主治:两胁疼痛、胸闷。

③脾(单穴):在鼻尖上方,当鼻端准头上缘正中处。主治:食少、纳呆。

④胆(双穴):在鼻梁骨外缘偏下方,当肝点的两旁,目内眦直下,鼻梁骨下缘处。主治:恶心、呕吐。

⑤胃(双穴):在鼻翼中央偏上方,当脾点的两

旁,胆点直下,两线交叉处。主治:胃痛。

(3) 眼区

膺乳(双穴):在目内眦稍上方,鼻梁骨外缘凹陷处。主治:乳少。

(4) 口区

①子宫、膀胱(单穴):在人中沟上,当人中沟的上、中1/3交界处。主治:痛经。

②股里(双穴):在口角旁五分,当上下唇吻合处。主治:股内侧痛。

(5) 耳区

背(双穴):在耳屏前方,当耳屏内侧与下颌关节之间。主治:腰背疼痛。

(6) 颧区

①小肠(双穴):在颧骨内侧缘,当肝、胆点的同一水平线上。主治:泄泻。

②大肠(双穴):在颧面部,当目外眦直下方,颧骨下缘处。主治:便秘、腹痛、腹泻。

③肩(双穴):在颧部,当目外眦直下方,颧骨下缘处。主治:肩臂疼痛、伸屈不利。

④臂(双穴):在颧骨后上方,当肩点之后方,颧骨弓上缘处。主治:肩臂肿痛。

⑤手(双穴):在颧骨后下方,当臂点之下方,颧骨下缘处。主治:手肿而痛。

(7) 颊区

①股(双穴):当耳垂与下颌角连线的上、中1/3交界处。主治:大腿扭伤。

②膝(双穴):当耳垂与下颌角连线的中、下1/3交界处。主治:膝髌肿痛。

③膝髌(双穴):当下颌角上方凹陷处。主治:膝关节

④胫(双穴):下颌角之前方,下颌骨上缘处。主治:踝关节扭伤、腓肠肌痉挛。

⑤足(双穴):在胫点前方,目外眦直下方,下颌骨上缘处。主治:足部肿痛。

⑥肾(双穴):在颊部,当鼻翼水平线与太阳穴直下垂线的交叉处。主治:尿少、尿痛、尿频。

⑦脐(双穴):在颊部,当肾点之下方约七分处。主治:腹痛。

三、操作方法

1. 操作方法

(1) 针前准备:选用28～32号,0.5～1.0寸毫针,消毒待用。针前可选好的针刺部位用针柄端探测敏感点。确定针刺点后,进行常规皮肤消毒。

(2) 进针:按毫针进针法刺入皮肤。对头面、咽喉、肺、心、肝、脾等位于额、鼻部的穴位应采用沿皮平刺法,鼻旁、口旁的穴位宜用斜刺。

(3) 得气:进针后施用一定的手法,一般穴位多有酸、胀、麻、痛等针刺感应,亦有通电感向远处放散者

(4) 留针:一般留针30分钟左右,顽固性、慢性疾病可留针到1小时,每隔5～10分钟1次,亦可进行埋针,以加强刺激,提高疗效。

(5) 出针:由于面部血管丰富,针刺后容易引起出血,故应边捻边出针,切忌一抽而出。若针刺点局部皮肤因皮下溢血而轻度肿胀或呈青紫色时,可在局部轻轻揉按,并在止血后进行热敷,以助其消散。

2. 配穴原则

(1) 按疾病的相应部位选穴。如遗尿选膀胱区,咽喉肿痛选咽喉区,膝关节痛选膝区等。

(2) 按中医五行生克关系选穴。如眩晕,属肝阳偏亢者,除选取肝区外,加选肾区,以肾水涵养肝木;肺虚咳喘主取肺区外,加取脾区,取其"补土生金"之意。

(3) 按脏象学说选穴。根据脏腑表里关系和五脏应五窍等中医理论选穴,往往可增加疗效。如遗尿选肾区、膀胱区;肝病选肝区、胆区;鼻病选肺区,因"肺开窍于鼻";痹证筋酸者加用肝区,取"肝主筋"之意。

(4) 按穴位敏感点选穴。在病变相应区域内及附近探查,选用最敏感之反应点。

3. 临床应用

(1) 胃下垂:取脾、胃、肝、胆区。

(2) 无乳:取膺乳区。

(3) 各种痛证

①头痛：取首面、肝、肾区。
②咽喉肿痛：取咽喉区。
③胁痛：取肝、胆区。
④痛经：取膀胱、子宫区。
⑤胃痛：取胃区。
⑥腹痛：取大肠、小肠区。
⑦腰背痛：取背、肾区。
⑧肩臂痛：取肩、臂区。
⑨膝肿痛：取膝、膝髌区。
⑩股内侧痛：取股、股里区。
⑪足部肿痛：取足区。

(4)面针麻醉
①胃全切除术：肺、心、胃、脾区。
②胆囊切除术：肺、心、胆、肝区。
③阑尾切除术：肺、心、大肠、胃或脐区。
④子宫或输卵管手术：肺、心、子宫或肾、胃或脐区。
⑤腹股沟疝修补术：肺、心、小肠、脐、股里。

4. 注意事项
(1)施术时患者应采取卧位，以预防晕针的发生。
(2)应用按压法探测疼痛性敏感点时，用力要均匀一致，并注意病人是否有牙痛、鼻部或鼻窦等炎症疾患，避免因上述病痛而致探测失误。
(3)针刺应严密消毒，防止感染。并避免针刺瘢痕、痤疮部位，以防止引起感染、疼痛及出血。

四、临床应用

冯小菁运用面针配合中药治疗痤疮。疗法：取神庭、地仓、颊车、迎香、承浆、四白、巨髎、大迎等。操作方法：上穴分成2组，每次选3～5穴。此外还可根据面部皮损情况施以局部围刺，隔日1次。方法：常规消毒，用0.75cm面针直刺，留针30分钟，10次为1疗程。对残留色斑红斑者继续围刺1个疗程，以消除色斑红斑。中药：①肺热型：枇杷清肺饮加减：枇杷叶15g，桑白皮、赤芍、菊花、黄柏、白芷各10g，丹参12g，生甘草6g。②脾胃湿热型：三仁汤加减：杏仁、蔻仁、厚朴、法半夏各10g，薏苡仁30g，通草竹叶各6g，滑石20g，鸡内金、山楂各15g。③热毒型：消毒饮加减：野菊花、丹参、丹皮各10g，金银花、连翘、紫花地丁各15g，蒲公英25g。每日1剂，水煎两次混合约500ml，早、晚各服1次，以餐后1小时左右服用为宜。在针刺过程中，患者兼症有所改善后，可停止服药。敷面药物组成：黄连、黄芩、黄柏、茯苓、煅牡蛎等(为笔者所在医院协定处方)。煎水，每周敷面1次，4次为1疗程。治愈后每月敷面1～2次。疗效：135例经1个疗程治疗后，治愈75例，显效45例，好转15例，总有效率为100%。

参 考 文 献

[1]冯小菁.面针配合中药治疗痤疮[J].湖北中医杂志，2001,23(6):45

第十节 口 针 法

一、概 述

口针是通过针刺口腔黏膜上的穴位，来治疗全身疾病的一种方法。《内经》："口者，五脏六腑所贯通也，脏腑有偏盛之疾，则口有偏盛之疾。"脏腑通过经脉与口密切联系：足阳明胃经"环唇"，足厥阴肝经"环唇内"，手阳明经"接口"，足阳明经"挟口环唇"，足阳明经别"出于口"，冲、任之脉"络唇口"，督任二脉会于口。因此，五脏六腑之病变可通过口腔反映出来。

二、定位与主治

1. 上肢区

上肢区位于上颌侧切牙到第二磨牙及口腔前庭黏膜处。主治上肢各关节疼痛、扭伤，脑血管意外引起的偏瘫(图10-20)。

(1)上臂穴：位于上颌左侧第二双尖牙与第一磨牙之间口腔黏膜。主治肩臂疼痛。

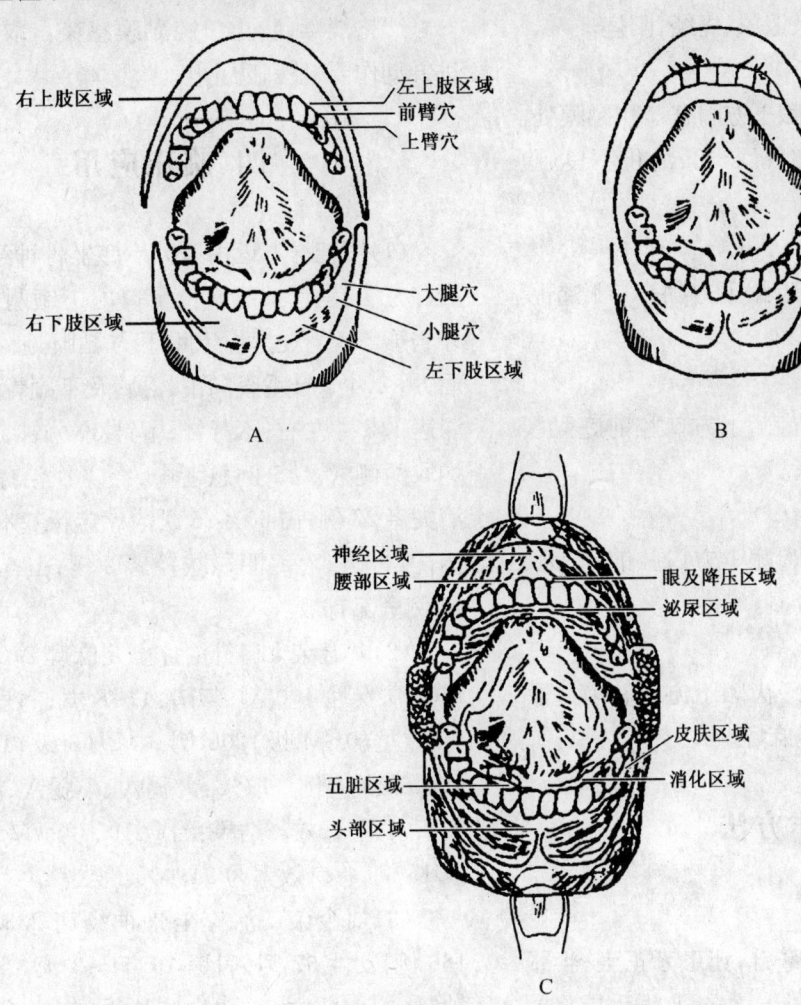

图10-20 口针法穴位图

(2)前臂穴：位于上颌左侧尖牙与第一双尖牙之间口腔前庭黏膜处取穴。主治前臂疼痛。本区的穴位分布左右相同。

2. 下肢区

下肢区位于下颌下切牙到第三磨牙及口腔前庭黏膜处。主治下肢各关节疼痛、扭伤、坐骨神经痛、小儿麻痹后遗症、偏瘫。

(1)坐骨神经穴：下颌左侧第一磨牙与第二磨牙之间，齿龈下方黏膜处。主治坐骨神经痛。

(2)大腿穴：在下左侧第二双尖牙与第一磨牙之间，齿龈下方口腔前庭黏膜处。主治腿冷痛、胀痛。

(3)膝关节穴：在下颌左侧第一、二尖牙之间，齿龈下方口腔前庭黏膜处。主治膝关节痛。

(4)小腿穴：在下颌左侧尖牙与第一、二尖牙之间，齿龈下方口腔前庭黏膜处。主治腓肠肌痉挛。本区的穴位分布左右相同。

3. 神经区

位于上颌中切牙间，齿龈上方口腔前庭黏膜处。主治三叉神经痛、落枕。

4. 头部区

位于下颌中切牙间,齿龈下方口腔前庭黏膜处。主治神经性头痛、落枕。

5. 泌尿区

位于上颌中切牙间,齿龈上方固有口腔黏膜处。主治尿频、尿痛、遗精、遗尿、痛经、阳痿。

6. 消化区

位于下颌左侧尖牙齿龈下方固有口腔黏膜处。主治消化系统疾患,如急性胃肠炎、消化不良、腹泻、腹痛。

7. 五脏区

位于下颌右侧侧切牙齿龈下方固有口腔黏膜处。主治咳喘、心悸。

8. 眼及降压区

位于上颌左侧侧切牙齿龈上方口腔前庭黏膜处。主治眼部疾患、高血压。

9. 腰部区

位于上颌右侧侧切牙齿龈上方口腔前庭黏膜处。主治腰部损伤、腰肌劳损。

10. 皮肤区

位于下颌左侧第一磨牙齿龈下方口腔前庭黏膜处。主治皮肤瘙痒、神经麻痹。

三、操作方法

1. 针刺方法

选30号0.5～1.5寸毫针,让患者正坐,半张口,术者用纱布垫在患者上、下唇之间,用手指将两唇分开,一般针尖与口腔黏膜呈15°～30°角,得气后留针30分钟。出针时,一手用纱布捏住唇部,另一手拔出针体,以防疼痛、出血。

2. 临床应用

口针对于各种原因引起的疼痛性疾患,如痹证、腰扭伤等及痿证如小儿麻痹后遗症等有较好疗效,对面瘫也有一定效果。

(1)按部位取穴:如尿频、尿痛取泌尿区,神经性头痛取头部区等。

(2)对症取穴:按脏象学说,根据病证选取相对应脑穴,如咳嗽,病位在肺,可取五脏区。

(3)交叉取穴:病在左取右侧穴,病在右取左侧穴。

3. 注意事项

严格消毒,防止口腔黏膜感染。取穴要准确,进针动作要轻缓,防止出血。

四、临床应用

(1)王桂祥[1]运用口针治疗坐骨神经痛45例。治疗方法:坐骨神经穴位于口内下颌两侧,第一磨牙与第二磨牙之间,牙龈下方黏膜处。局部消毒后,用2寸毫针垂直向下,沿唇及下颌骨之间进针,深达1.5寸左右,不行针,留针30分钟,隔日1次,均取两侧穴。45例患者中,经1次治疗症状完全消失者27例,占60%;5次治疗症状基本消失者15例,占33%;疼痛明显减轻者3例,占6.7%;本组45例全部有效。

(2)刘金荣[2]口针治疗小儿麻痹270例。男性170例,女性100例;年龄:1～8岁;病程:3天～7年;重型(0～4级)200例,中型(3级)42例,轻型(4～6级)28例。取穴:大腿穴、小腿穴、前臂穴、膝关节穴、上臂穴。结果:治愈192例,好转63例,无效15例,总有效率为94.4%。

(3)刘金荣[3]治疗坐骨神经痛233例。男性166例,女性67例,病程16年～3天。取穴:坐骨神经穴,大腿穴、小腿穴。结果:临床治愈208例(占89.3%),有效15例(占6.4%),无效10例(占4.3%),总有效率为95.7%。

(4)迟云志[4]口针治疗面瘫88例。男性47例,女性41例;病程1～15年,分三组治疗。口针组30例,痊愈27例(90%),平均治疗次数17.2次。体针组41例,痊愈37例(90%),平均次数21次。体针加脉冲电17例,痊愈14例(82%),平均次数34.3次。

参考文献

[1] 王桂祥. 口针治疗坐骨神经痛 45 例[J]. 中国民间疗法,1997,(5):11

[2] 刘金荣. 口针治疗小儿麻痹症 270 例疗效观察[J]. 河北中医,1985,(5):47

[3] 刘金荣. 口针治疗坐骨神经痛 233 例小结[J]. 河北中医,1984,(2):43

[4] 迟云志. 口针治疗面神经麻痹临床观察[J]. 辽宁中医,1978,(3):43

第十一节 舌 针 法

一、概 述

舌针疗法,是针刺到舌体上治疗疾病的一种疗法。

舌为心之苗,脾之外候。《灵枢·脉度》说:"心气通于舌,心和则舌能知五味矣。"《灵枢·经脉》说:"唇舌者,肌肉之本也。"意思是脏腑气血上营于舌,而舌与脏腑的联系又是通过经脉实现的。其中,手少阴之别系舌本;足太阴之脉连舌本、散舌下;足少阴之脉系舌本;足厥阴之脉络于舌本;足太阳之正,贯舌中;足太阳之筋,结于舌本;手太阳之筋,入系舌本。奇经八脉中的督脉、任脉、冲脉、阴维脉、阴跷脉、阳跷脉均循行于舌旁。舌通过上述经脉,直接或间接地与许多脏腑经络相联系,脏腑经脉的病变亦可以从舌质、舌苔的变化上反映出来。舌不仅具有辨滋味、调声音、拌食物等生理功能,而且是脏腑的外候。从生理上说,脏腑精气必荣于舌;从病理上讲,脏腑气血的病变也反应于舌。中医诊病时查舌质、舌苔就是这个道理。基于舌与全身脏腑器官的整体联系,针刺舌上的穴位则可以治疗全身疾病。《灵枢·终始》已有记载:"重舌,刺舌柱以铍针也。"

二、定位与主治

1. 管氏基础舌穴

各穴之主治,除几个特别说明的外,均与穴位名称相应。如心穴治疗与心相应的疾病;目穴主治目赤肿痛等(图10-21、图10-22)。

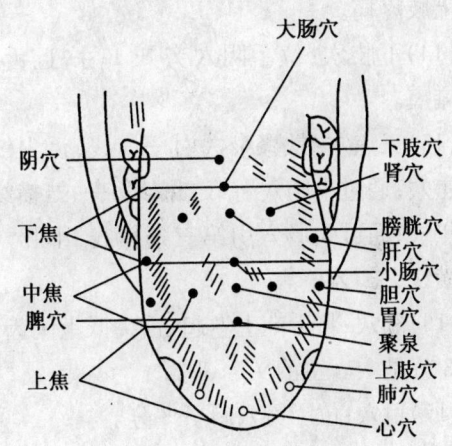

图 10-21 舌针舌面穴位图

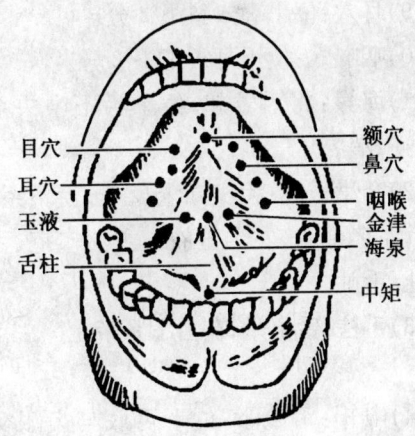

图 10-22 舌针舌底穴位图

(1)心穴:位于舌尖部。

(2)肺穴:位于心穴两旁 3 分。

(3)胃穴:位于舌面中央,心穴后 1 寸。

(4)脾穴:位于胃穴旁开 4 分。

(5)胆穴:位于胃穴旁开 8 分。

(6)肝穴:位于胆穴后 5 分。

(7)小肠穴:位于胃穴后3分。
(8)膀胱穴:位于小肠穴后3分。
(9)肾穴:位于膀胱穴旁开4分。
(10)大肠穴:位于膀胱穴后2分。
(11)阴穴:位于大肠穴后2分,舌根部。主治前后二阴疾患。
(12)聚泉:位于舌面中央,胃穴前2分。主治消渴、舌强。
(13)上肢穴:位于肺穴与胆穴之间,舌边缘。主治上肢疼痛。
(14)下肢穴:位于阴穴旁开1寸,近舌边缘。主治瘫痪。
(15)三焦穴:从聚泉穴引一横线,舌尖部分统称上焦穴;通过小肠穴引第二横线,一、二横线之间为中焦穴;通过大肠穴引第三条横线,小肠穴与大肠穴横线之间为下焦穴。
(16)额穴:将舌向上卷起,舌尖抵上门齿,舌尖正下3分是穴。主治头痛、眩晕。
(17)目穴:位于额穴斜下3分。
(18)鼻穴:位于舌边缘与舌下静脉之间,目穴下2分。
(19)耳穴:位于鼻穴斜下2分。
(20)咽喉穴:位于耳穴正下2分。
(21)海泉:将舌卷起,位于舌下中央系带上。主治呕逆、消渴。
(22)金津玉液:舌尖向上反卷,舌下系带两侧静脉上,左名金津,右名玉液。主治口疮、舌炎、喉痹、呕吐、舌肿。
(23)舌柱:舌上举,在舌下系带上。主治重舌、舌肿。
(24)中矩:舌上举,位于舌底与齿龈交界处。主治舌燥、中风舌强不语。

2. 舌针新穴
(1)神根穴:舌底舌下系带根部凹陷中。主治高血压、脑血栓。
(2)佐良穴:舌底舌下系带两侧肉阜近舌下腺导管开口处。主治中风后遗症。
(3)液旁穴:在左右舌下静脉内测距舌根1/3处。主治高血压、中风后遗症。
(4)支脉穴:在左右舌下静脉外侧距舌根1/3处。主治高血压、中风后遗症。

三、操作方法

1. 操作方法
(1)针刺前,一般可给予患者3%过氧化氢或1/5000高锰酸钾液漱口,以清洁口腔。
(2)刺舌面穴位时,患者自然伸舌于口外。刺舌底穴位时,患者将舌卷起,舌尖抵住上门齿,将舌固定或将舌尖向上反卷,用上下门齿夹住舌,使舌固定;亦可由医生左手垫纱布敷料,固定舌体于口外,进行针刺。
(3)针刺可采用快速点刺进针,进针1分左右。
(4)针刺补法。选用30号1寸或1寸半毫针,在选定的穴位上,拇指向前小弧度捻转3～9次,稍停,为一度补法,一般行三度或九度补法,不留针,在抬转时,进针0.5～1分许,勿令太深。补法好似"蜻蜓点水"。
(5)针刺得法。选用28号1寸或1寸半毫针,在选定的穴位上,进针1～2分许,拇指向后大弧度捻转6次,稍停,为一度泻法。一般行六度或八度泻法,不留针。由于进针稍深,捻转弧度较大,个别穴位可能会出血。泻法如同"蚊降着体"。
(6)舌穴刺血法。一般采用26号1.5寸毫针,在选定穴位上快速浅刺放血。

2. 配穴原则
舌针必须在辨证前提下取穴,辨证首先要验舌,主要方法是辨色分经脉,按五行理论,五脏六腑配五色,舌色所反映的正是所属脏腑的病证,如舌见青色,主肝胆经疾患。形态辨脏腑之寒热虚实,如舌卷挛缩多属肝气竭、筋脉失养等。舌针的配穴原则如下:
(1)辨证配穴法:按照脏腑经络学说,根据疾病与舌穴相应的原理,辨证取穴。用于治疗局部或全身病症,如治不寐健忘取心穴、肾穴、额穴;治口舌糜烂取心穴、脾穴、金津玉液。
(2)内外配穴法:主要为舌穴与邻近腧穴相配,如中矩配廉泉治中风舌强不语等。

(3)上下配穴法:主要是舌穴与任督及下肢经穴相配,如膀胱穴配中极治尿急、尿痛穴、肾穴配命门、关元治遗精、阳痿。

(4)左右配穴法:主要是舌穴与四肢穴相配。

①同例的舌穴与经穴相配,如右侧肺穴、咽喉穴配右侧少商,治右侧咽喉肿痛。

②舌穴与对侧经穴相配,如右侧上肢穴、脾穴配左侧曲池、合谷,治左上肢瘫痪、手臂肿痛。

3. 适应证

舌针主要适应于舌体及肢体运动功能障碍的有关病症,如舌麻、舌体歪斜、木舌、重舌、口内异味感、咽痛、肢体瘫痪麻木等。也适用于一些脏腑经络病证,如高血压、肩周炎、心血管病等。

4. 注意事项

(1)严格消毒,避免针刺感染或口腔污染。

(2)注意针刺深度及手法。舌穴刺血时,针不宜过粗,刺不宜过深,出血不宜过多。

四、临床应用

(1)杨晓鸿[1]腹针配合舌针治疗脑外伤运动性失语30例。治疗方法:①治疗组:腹针:引气归元(即中脘、下脘、气海、关元),舌针:心穴、脾穴、肾穴、支脉(位于舌系带与舌下静脉之间,当舌尖至舌根连线下1/3处)。针刺方法:取仰卧位,暴露腹部,以神阙为中心定位取穴,常规皮肤消毒,根据体型胖瘦选择针具,直刺,轻轻捻转,缓慢进针,中脘、下脘、气海、关元深刺至地部,留针30分钟。患者自然将舌伸出口外,如舌不能伸出者,由医者左手垫无菌纱布敷料固定舌体于口外,常规消毒,选用28号2寸毫针,快速进针,进针2分许,拇指向顺时针方向大幅度捻转数次,不留针。每日1次,10次1疗程。②对照组:采用传统体针疗法,取穴:哑门、廉泉、通里、合谷、太冲、足三里、三阴交。选用28号2寸毫针,常规消毒后,快速进针,平补平泻,留针30分钟,每日1次,10次1疗程。治疗结果:治疗组30例中,痊愈10例,显效14例,好转4例,无效2例,总有效率93.3%;对照组21例,痊愈4例,显效6例,好转5例,无效6例,总有效率71.4%;经V_2检验,$V_2=12.98$,$P<0.01$,说明治疗组疗效显著优于对照组。

(2)申涛[2]运用管氏舌针疗法治疗中风后遗症32例。治疗方法:取舌穴的心穴(舌尖部)、肝穴(胆穴后5分)、肾穴(膀胱穴旁开4分)、脾穴(胃穴旁开4分)、中矩(舌上举,舌底与齿龈交界处)、海泉(将舌卷起,舌下中央系带上)、金津、玉液(舌尖自上反卷,上下门齿夹住舌,使舌固定,舌系带两侧静脉上,左名金津,右名玉液)、上肢穴(肺穴与胆穴之间,舌边缘主治上肢病痛)、下肢穴(阴穴旁开1寸,近舌边缘)。针法:舌针前,给予患者3%过氧化氢或高锰酸钾液漱口,以清洁口腔。针舌面穴时,患者自然伸舌于口外;针舌底面穴位,患者将舌卷起,舌尖抵住上门齿将舌固定,或舌尖向上反卷,用上下门齿夹住舌,使舌固定。亦可由医者左手垫沙布敷料,固定舌体于口外进行针刺。针刺补法:选用30号1寸或1.5寸针灸毫针在选定的穴位上,拇指向前小弧度捻转3～9次,不留针。针刺泻法:在选定的穴位上,进针1～2分许,拇指向后大弧度捻转六次,不留针。每次4～6穴,每日或间日一次治疗,6次为1疗程。治疗结果:本组32例中,痊愈22例,占69%,显效6例,占19%,有效3例,占9%,无效1例,占3%,总有效率97%。

(3)佟帅[3]舌针加电针治疗吞咽困难78例。主穴取双侧夹廉泉、风池、翳风、夹脊穴,配穴取人迎(双)、水突(双)。舌针取金津、玉液。针廉泉时针尖向舌根部刺入,快速捻转,得气后患者自觉有较强针感抵达舌根部。针风池、翳风、夹脊穴针尖向咽喉方向刺入1.5寸,施以小幅度低频率捻转补法,针感以酸胀为度。主穴均用G6805型电针治疗仪,选择连续波,输出电流强度以患者能耐受的最大强度为度,频率2.5Hz。配穴行平补平泻手法。留针30分钟。每天1次,10次为1疗程,疗程间休息2天,共治疗3个疗程。金津、玉液两穴用舌钳夹住舌上体或令患者自行舌上翻,暴露出两穴,用三棱针点刺放血,放血量2～3ml,刺后盐水漱口。隔天或3天1次。对照组选用传统针刺方法,取穴风池、风府、廉泉、人迎、水突。针双侧风池穴,针尖向咽喉方向刺入1～1.5寸,人迎直刺

0.2~0.4寸,水突直刺0.3~0.4寸,廉泉穴向舌根方向斜刺,风府穴针尖朝向下颌方向刺入0.5~1寸。施以小幅度低频率捻转补法,针感以酸胀为度,施以捻转平补平泻手法,留针30分钟,其间行针2次。每天1次,10次为1疗程,治疗3个疗程。78例患者经3个疗程治疗后,治疗组治愈31例,有效6例,无效2例,治愈率79.5%,总有效率为94.9%;对照组治22例,有效14例,无效3例,治愈率56.4%,总有效率为92.3%。

(4)王黎明[4]舌针配合高压氧治疗脑外伤失语29例。舌针疗法:舌针取舌正中,配廉泉、音响(廉泉旁开0.5寸,双侧取穴)、哑门、照海、通里、涌泉等。用长75mm毫针2支(同时使用)常规消毒后连续点刺患者舌正中50次(如患者虚弱或不配合时20~40次也可),使舌出血。配穴针刺得气后接G6805-Ⅰ治疗仪,频率1.7~2Hz,留针20分钟。如效果不理想,1星期后根据病情再行一次舌针治疗。每个患者只施治1~2次。嘱家属禁喂过热、过硬食物,并加强语言训练。高压氧疗法:单人纯氧舱(高压氧舱NG-90型)常规治疗,每次80分钟。每日1次,10次为1疗程。治愈21例,占72.4%;有效6例,占20.7%;无效2例,占6.9%。总有效率为93%,以运动性失语效果明显。

(5)李建山[5]舌针配合脊髓针治疗脑血管病后遗症186例。体针:取患侧肩髃、曲池、合谷、环跳、风市、阴陵泉、绝骨、血海。语言不利取哑门、风府、廉泉;痴呆取风府、哑门(要求气感传到头部);面瘫加地仓、颊车、阳白、翳风、人中、攒竹、合谷、牵正等穴。取侧卧位患侧在上,进行针刺得气后留针30分钟。主穴接G6805电针机。舌针:针刺自拟舌针穴位肾区、脑区,舌下大腺,同时根据病情不同灵活选用脑血栓点(舌下大腺内侧舌下动脉处,左右各1穴)、脑溢血点(舌面后3分之处中点向后5分处)、语言点(舌尖端部)等穴位。脊髓针:按其神经节段部位分部进行针刺夹脊穴,以颈段穴位、腰段穴位为主每个椎体旁0.5分。针刺深度为1寸,取双侧夹脊穴位进行神经节段性针刺。针刺要求速捻转,得气留针30分钟。注意事项:①针刺前后须漱口,注意口腔卫生以防感染。②穴位选取准,深度适宜,舌针以导出大量痰液为度;脊髓针不能过深以防刺伤脏器,针感应以得气为佳。③针刺前应测血压,查心肺功能,对血压过高,心肺严重疾病患者禁刺。④针感要求:针刺后以颈项部和患侧头部发胀为佳。个别患者针感可向患侧肢体放射,有肢体抖动及咽痒欲吐感,同时嘱患者张口以利于痰涎外流。两种方法治疗结果有显著性差异,观察组总有效为98%,治愈率为67%,显效率为20%,好转率为11%,无效率为2%;单纯体针组总有效率为95%,治愈率为54%,显效率为22%,好转率为19%,无效率为5%。可见舌针配合脊髓组治疗效果明显优于单纯体针组。观察组总有效率为98%,治愈率为67%,显效20%,好转率为11%,无效2%;单纯体针组总有效率为85%,治愈率为54%,显效22%,好转率为19%,无效率为5%。舌针配合脊髓组治疗效果明显优于单纯体针组。

(6)于秀梅[6]舌针为主配合康复训练治疗中风后构音障碍。治疗组:①以舌针治疗为主进行针刺治疗,选取:心穴(位于舌尖部)、脾穴(沿舌面前后正中线向后1寸,旁开0.4寸),同时配合廉泉穴针刺。操作方法:舌针:针刺前先给予1/5000高锰酸钾液漱口,以清洁口腔,让患者自然伸舌出口外(如舌不能伸出者,可由医者左手垫纱布敷料固定舌体于口外),常规消毒舌面各穴,选用28号毫针1~1.5寸快速进针,拇指向右大弧度捻转10次,最好出现舌体抽动不留针。在舌针治疗后按常规体针要求消毒廉泉穴进行针刺,针用平补平泻,留针20分钟。②系统的语言功能训练:重度、极重构音障碍(舌运动严重受限,舌表现为僵硬状态):医者用压舌板或戴上指套协助患者做舌的前伸、后缩、上举、侧方运动等,同时用手法帮助患者做双唇展开、缩拢、前突闭合运动,并进行吸吹及爆破音的训练。轻度、中度构音障碍:必要的唇舌训练,发音训练,语调、语速训练和克服鼻音化的训练。对照组:单纯体针治疗,取金津、玉液、廉泉、风池、内关、通里平补平泻。以上两组治疗每天1次,10次为1疗程,疗程间隔3天。治疗组总有效率为97.7%,对照组总有效率为92.1%,无显著差别,但治疗组痊愈显效率为86.3%,对照组为49.9%,经统计学处理($P<0.05$),说明治疗组疗效优于对照组。

(7) 李滋平[7] 舌针为主治疗血管性痴呆。治疗组：采用舌针治疗。选穴：心穴（位于舌尖部）、脾穴（沿舌面前后正中线向后1寸，旁开0.4寸）、肾穴（沿舌面前后正中线向后1.6寸，旁开0.4寸）。操作：针刺前先给予1/5000高锰酸钾液漱口清洁口腔。让患者自然伸舌出口外（如舌不能伸出者，可由医者左手垫纱布敷料固定舌体于口外），常规消毒舌面各穴，选用28号1～1.5寸毫针快速进针，进针1～2分，向顺时针方向大弧度捻转12次，以出现舌体抽动为佳，然后出针。每天1次，连续治疗5天为1疗程，疗程间休息2天，共治疗10疗程。口服药物同对照组。对照组：口服都可喜（Duxil,法国施维雅药厂生产，每片含二甲磺酸阿米三嗪30mg,萝芭新10mg),每次1片，每日2次，餐后服，共服10周。结果,HDS、MMSE评分治疗组优于对照组。

(8) 李群[8] 舌针为主治疗中风190例。舌针：①取穴：以管氏基础舌穴为主。主穴：取管氏基础舌穴之心、肝、肾、脾、舌柱、中矩。配穴：上肢、下肢、聚泉、金津、玉液、目穴、海泉、神根、佐泉、液旁。每次均取6个主穴，根据病位、证型选用配穴。如病在上肢配上肢穴，阴虚风动配金津、玉液，高血压配海泉、液旁、目穴。②操作：舌针前一般给予患者3%过氧化氢或1/5000高锰酸钾漱口，亦可用口灵等含漱以清洁口腔。针舌面穴位，请患者自然伸舌于口外；针舌底穴位，患者须将舌卷起，舌尖抵住上门齿将舌固定；或舌尖向上反卷，用上下门齿夹住舌，使舌固定；亦可由医者左手执无菌纱布，固定舌体于口外，施行针刺。手法采用舌针补法，选用直径0.30mm,长25mm或40mm毫针，进针1～2mm许，拇指向前小幅度捻转3或9次，稍停，为一度补法，一般行一度或三度手法，不留针。勿令太深，一般不出血。舌针泻法，选用直径0.35mm,长25mm或40mm毫针，进针2～4mm许，拇指向后大幅度捻转6次，稍停，为一度泻法，一般行六度或八度手法，不留针。由于进针稍深，捻转幅度较大，个别穴位可能会出血。深刺舌下穴法，选用直径0.35mm,长50mm或75mm毫针，选舌下佐泉、液旁等穴，向舌根方向深刺25～40mm,快速提插数次，不留针，用于言语謇涩、吞咽困难、半身不遂等重症患者。根据辨证选用上述手法配合施治。体针：①取穴：参照高等院校教材《针灸学•中风》和管氏经验穴。取风池、水沟、肩髃、顺臂、承肩、曲池、外关、内关、合谷、后溪、八邪、环跳、髀关、阳委二（横纹上2寸，股二头肌腱与股外侧肌之凹陷处）、伏兔、风市、血海、阳陵泉、阴陵泉、足三里、悬钟、三阴交、解溪、太冲；言语謇涩配廉泉、哑门、承浆；口角歪斜配地仓、颊车、翳风、内庭，随证取穴。②操作：进针得气后，主穴接G680523型电针仪，一般选择疏密波，留针30分钟。分组疗法观察组采用舌针为主加体针治疗，对照组单纯用体针治疗。每日针刺1次,6次为1疗程，疗程间休息1天。同时配合功能锻炼和语言训练。治疗4个疗程进行疗效评价。两组疗效：观察组有效率95.8%,对照组有效率80.0%。

(9) 幸小玲[9] 舌针与中药并用治疗中风后抑郁症。治疗组：①舌针：舌分为舌面穴、舌下穴。舌面穴包括舌根属肾称肾穴（下焦）、舌尖属心称心穴（上焦）、中央属脾胃称脾胃穴（中焦湿浊）、四畔属肝胆称肝胆穴；舌下穴包括金津玉液穴。舌下穴（位于舌与下腭交界处舌系带边缘）。②操作：主要采用点刺法。按中风辨证选用患病脏腑部位施术，据临床需要各部位可组合使用。中药治疗辨证分型：①肝郁气滞型：疏肝理气解郁。金津、玉液刺血10滴。柴胡疏肝散加减：柴胡、枳壳、芍药、甘草、香附、川芎、香橼、佛手；②肝郁脾虚型：清肝泻火、解郁和胃，重点刺、逆刺脾胃穴、肝胆穴。柴芍六君子汤加减：柴胡、白芍、党参、白术、云苓、法夏、陈皮、甘草、砂仁、鸡内金、麦芽；③肝郁痰阻型：化痰利气解郁，点刺心穴（上焦）。半夏厚朴汤加减：半夏、厚朴、紫苏、茯苓、生姜、枳壳、佛手；④心脾两虚型：健脾养心、益气补血，轻点刺、顺刺心穴。归脾汤加减：党参、黄芪、白术、茯神、酸枣仁、龙眼、木香、炙甘草、当归、远志、生姜、大枣、郁金、合欢花；⑤肝肾阴虚型：滋阴清热、镇心安神，轻点刺、顺刺肾穴、肝胆穴。滋水清肝饮加减：生地黄、山茱萸、茯苓、归身、山药、丹皮、泽泻、白芍、柴胡、山栀、酸枣仁、杜仲、知母。所有患者均于就诊次日开始接受治疗，治疗期间不服用其他抗抑郁药物。针刺1次/d，中药1剂/d。10次为1疗程，疗程间休息2天，3个疗程后评定疗效。对照组：按常规西医中风治疗。针药并用常规中风治疗组，治疗中风后抑郁症，痊愈率为23.33%，显效率40%，有效率20.67%，总有效率90%。常规西医中风治疗组总有效率16.67%。

(10)陈丽萍[10]头舌针与语言训练相结合治疗脑卒中后失语症35例。观察组舌针治疗：舌针治疗前让病人用1:5000高锰酸钾液漱口，术者用左手垫纱布挟住舌尖向外、向上提拉，固定舌体，暴露舌下穴位。不能配合的病人，先按摩下关、颊车、地仓等穴，使病人口张大，用同样方法固定舌体。取穴：舌下神根穴、左右佐泉穴、左右液旁穴、左右支脉穴。针刺方法：选用26～28号，7.5～8.0寸毫针，选取舌下7处穴位透刺，向舌根方向深刺1.0～1.5寸深，快速提插约10次，不留针，每日1次，10次为1疗程，休息1～2天，继续下一个疗程。观察组头针治疗：取偏瘫对侧的头针运动区、言语二区、言语三区。采用1.5～2.0寸的28～30号的毫针，病人采取半卧位，将刺激区部位的头皮进行常规消毒，沿头皮斜向捻转进针，针体与头皮呈15°～30°角，针深达1.0～1.5寸，快速捻转行针，每分钟200次左右，持续捻转1～2分钟，至局部有麻胀感为度，留针10～20分钟。起针后应以消毒干棉球稍加揉按针眼，防止出血，每日1次，10次为1疗程，休息1～2天，继续下一个疗程。根据病人病情轻重及失语类型制定康复训练方法。采取一对一的训练，训练过程由易到难，训练方法以强化听觉刺激、多途径语言刺激、反复利用感觉刺激及根据刺激反馈调整刺激方式为原则。首先进行舌、唇、软腭等的运动训练，然后选择发音转换、文字构音训练、听理解、会话、复述训练、看图说话、听写训练等，对不同的失语症采取不同的训练方法：运动性失语以表达训练和文字阅读训练为主，感觉性以听、理解和复述为主；命名性失语以口头和文字称呼为主；构音障碍训练包括呼吸发音和共鸣训练以及颜面器官的训练。随着病人语言能力的提高，逐步实用交流能力的训练，语言治疗师要特别强调激励病人的训练热情，调动病人的训练积极性，充分调动病人残存的语言功能，以获得实用化的交流能力。每天训练1次，每次40分钟，10次为1疗程。同时家属配合训练，以巩固学习效果。结果：观察组总有效率为91.42%；对照组总有效率为65.71%。

(11)陈安亮[11]头、舌针治疗中风后失语症30例。基础药物治疗：主要包括支持疗法，改善脑血循环，应用脑保护剂及对症治疗等有关药物。主要药物有脉络宁、血塞通、长春西汀、胞磷胆碱等，按常规量静脉给药，主要治疗用药14天不变。针刺治疗：两组用药基本相同的基础上，加用针刺治疗。头、舌针组取穴：舌根三针、头针言语一区、二区、三区。体针组取穴：通里、照海、后溪。两组均常规取穴：肩髃、曲池、外关、合谷、梁丘、足三里、丰隆、悬钟、太冲。针刺方法：用28号1～3寸毫针。舌根三针(上廉泉及左右旁开各1寸，上廉泉位于喉结上1寸，舌骨上方，要求患者仰头取之)均向舌根方向斜刺，快速进针1.5～2寸深，强刺激约1分钟，留针20分钟。头针用28号1.5寸毫针，沿帽状腱膜平刺入1寸，每分钟150次左右的捻转手法2～3分钟，留针20分钟。通里、照海穴均直刺0.3寸，后溪直刺1寸，均行平补平泻法30秒后留针30分钟。其余穴位常规进针。每日1次，5次为1疗程。间歇2天后继续下一个疗程。4个疗程后，统计疗效。结果，语言障碍状况评分方面头舌针组优于体针组。

(12)梁玉芝[12]针刺及舌下放血治疗假性延髓麻痹50例。常规给以活血化瘀及脑保护治疗，静滴红花注射液、能量合剂，同时对合并高血压、糖尿病患者给予对症处理，另辅以针刺及舌下放血治疗。取穴：廉泉、舌三针(上廉泉、廉泉左、廉泉右)、风池、三阴交、完骨、金津、玉液。刺法：先令患者坐位，金津、玉液两穴用三棱针点刺放血，放血量约2ml，隔3日1次，刺后凉开水漱口；廉泉刺约2～2.5寸至舌根部，不留针；风池、完骨向喉结方向刺入1～1.5寸，三阴交常规刺法，均施以捻转补法；

针刺上廉泉、廉泉左及廉泉右时,针尖向舌根方向直刺,约针刺1~1.2寸左右,用捻转手法,使针感向舌根或口腔颊部放散,患者咽喉部等有发热麻胀等感觉为佳,虚补实泻或平补平泻;针廉泉左及廉泉右时,进针应向中线及舌根斜刺。流涎配承浆、地仓透颊车,每日1次,留针40分钟,7天为1疗程,连续治疗3个疗程总结疗效。点刺放血不配合者可用舌三针。本组50例患者,痊愈20例,占40%;显效20例,占40%;好转7例,占14%;无效3例,占6%,总有效率为94%。

(13)唐疆[13]针刺益脑十六穴为主治疗小儿脑瘫30例。治疗方法:头针取益脑16穴:①囟门前三针:前发际上1寸,水平旁开1.5寸,计3穴;向前平刺0.5~0.8寸。②枕骨后三针:后发际上2寸,脑户下0.5寸,水平旁开1.5寸,计3穴;向下平刺0.5~0.8寸。③头颞左三针:头颞左侧,角孙穴上2寸,水平旁开1.5寸,计3穴;向下平刺0.5~0.8寸。④头颞右三针:头颞右侧,角孙穴上2寸,水平旁开1.5寸,计3穴;向下平刺0.5~0.8寸。⑤巅顶四神针:百会穴前后左右各1.5寸,计4穴;向百会方向平刺0.5~0.8寸。以上16穴,可根据瘫痪部位选择取穴,亦可全部取穴。针刺方法:用29号或30号1寸毫针,针与头皮呈15°角沿皮刺入达帽状腱膜层,快速捻转6次或9次,留针20分钟。一般针刺组根据临床症状选用运动区、舞蹈震颤控制区等,按头针常规刺法操作。舌针:取心穴、脾穴、肝穴、肾穴、中矩、舌柱、金津、玉液。针刺方法:医者左手垫纱布敷料,固定舌体于口外,进行针刺;补法:选用30号1寸或1.5寸针灸毫针,在选定的穴位上,拇指向前小弧度捻转3次或9次,稍停,为一度补法。一般行一度或三度手法,不留针,捻转时,进针0.5~1寸许,勿令太深,一般不会出血。泻法:选用28号1寸或1.5寸针灸毫针,进针1~2分,拇指向后大弧度捻转6次,稍停,为一度泻法,一般行二度或四度手法,不留针。舌底穴位中矩、舌柱、金津、玉液进针要稍深,针刺泻法个别穴位可能会出血。体针:取上肢瘫:肩髃、曲池、支沟、合谷、后溪、八邪、少海、支正、劳宫;下肢瘫取髀关、伏兔、风市、阴市、阳陵泉、绝骨、太冲、足三里、三阴交、解溪、跟腱;智能低下,语言障碍取哑门、风府、风池、翳明、天容、人中、承浆、廉泉。针刺手法:补法选用30号1寸毫针刺入选定穴位,拇指向前捻转3次或9次,稍停,为一度补法,一般行三度或九度手法。在捻针时,进针深度0.5寸左右,不留针,疾速出针后按压针孔。泻法:选用28号或30号1寸或1.5寸毫针,在选定穴位上,进针1寸左右拇指向后大弧度捻转6次,稍停,为一度泻法,一般行六度或八度手法,不留针。出针后,用消毒棉球轻擦针眼。疗程:隔日1次或每周针刺2次,30次为1疗程;每疗程后休息7天。治疗结果:30例患儿,基本痊愈5例(16.67%),显效13例(43.33%),有效10例(33.33%),无效2例(6.67%)。

(14)史江峰[14]针灸及康复训练治疗假性球麻痹吞咽障碍。观察组:头舌针治疗:①取穴:头针取偏瘫对侧头部运动区;舌针取聚泉(舌面中央)、金津、玉液(舌下系带两侧静脉上,左为金津,右为玉液)。②操作方法:病人平卧。头针,沿皮呈30°角从上向下刺入1寸~1.5寸,以80~120r/min的频率快速捻针1~3分钟,以面部有麻胀感为度,留针1小时。舌针,取2~3寸毫针,嘱张口,刺聚泉穴时,病人自然伸舌于口外,不能配合者,操作者用纱布夹住固定舌头,将其拉出口外;刺金津、玉液时,病人将舌卷起,舌尖抵住上门齿,将舌固定或将舌尖向上反卷,用上下门齿夹住舌,使舌固定,暴露舌底。操作者用棉签蘸3%过氧化氢消毒针刺穴位,选用2寸毫针,在选定的穴位上,快速点刺进针,毫针刺入穴位约1~1.5寸,病人有得气感,拇指向前后小弧度快速捻转3次,稍停,为一度,一般行六度,不留针,缓慢出针。出针后嘱病人进行少量半流质食品试验,治疗15天为1疗程。康复训练:进行吞咽功能训练,包括口颊部、舌部的主动、被动活动及口腔冰棒刺激等规范的康复训练,由专人负责。①感觉刺激:用棉棒浸一下冷水后冷冻,用冰棉棒长时间大范围地触碰前腭弓、后腭弓、软腭、咽后壁及舌后部,左右相同部位交替,上午、下午各进行20~30次刺激。②声带内收训练:病人反复咳嗽,清嗓子,试深吸一口气,憋住,然后大声用力发音,呼气。③治疗性进食:体位病人坐直,稍向前倾20°,颈部稍向前弯曲,使舌骨舌肌的张力增高,喉上抬,使食物容易进入食道。④食物的选择:最好选用半流质或糊状食物如菜泥、果冻、蛋糕羹等,这些食物易于在口中控制。⑤呛咳的处理:呛咳是吞咽障碍的最基本特征,出现呛咳时,病人应弯腰,颈弯曲,身体前倾,下颌低向胸,用咳嗽清洁气道,或在肩胛骨之间快速连续拍击,使残渣咳出。每次20分钟,每天2次,15天为1疗程。西药治疗:采用常规药物治疗,包括脱水、抗血小板聚集、脑保护、改善微循环等综合治疗。15天为1疗程。对照组:采用头舌针和西药治疗。头舌针治疗方法、药物及疗程同观察组。结果,两组治疗前后VFSS评分比较,观察组优于对照组。

(15)吕红霞[15]针刺加穴注治疗血管性痴呆。治疗方法:①治疗组:主穴百会,风池,舌体。伴有肢体功能障碍者取肩髃、曲池、外关,合谷、环跳、阳陵泉、悬钟、解溪。百会穴:选4支30号2.5寸毫针,常规消毒后,由百会穴向前、后、左、右各进针1.5~2寸,得气后接G6805型电针治疗仪,连续波频率为10次/s,强度以病人能接受为度,每次30分钟,12次/d;风池穴取2ml注射器1支,抽取复方丹参液,常规消毒后两穴各注射,隔日1次;舌针:取金津玉液,舌体两侧后1/3处,选30号4寸毫针1支,常规消毒后拉住舌体对准穴位向舌根部刺入2.5~3.5寸,快进快出不留针,1次/d,12天为1疗程。②对照组:主穴取百会、风池、金津、玉液,伴有肢体功能障碍者同治疗组穴位,百会选30号2.5寸毫针一支,常规消毒后由百会向前进针1.5~2寸,得气后,每5分钟行针一次,留针30分钟;风池选30号2寸毫针二支,常规消毒后,在两穴各进针1寸,得气后接G6805型电针治疗仪,连续波频率为1次/s。金津、玉液消毒后点刺出血。

以上穴位1次/s,12天为1疗程。两组治疗二疗程后评定疗效。结果:治疗组总有效率92.5%;对照组为75%。

(16)管正斋[16]舌针经验。邱某某,女,50岁。初诊时患者双足跟痛两月余,跟骨摄片未见骨质改变。多方医治罔效,逐渐加重。现行走困难,口躁咽痛,时有舌麻,心中烦乱,夜不能寐,溲赤便秘,脉弦数,舌赤而干。此为肾阴不足,水不涵木,实热内蒸,心肝之阳并亢。阴虚水涸,跟骨失去润滑,血脉筋络不通,故痛。肝阳上亢,心火不炎,火盛烁津,故口躁咽痛,时有舌麻。心肾不交,故夜不能寐。针刺舌穴:肾穴(补法)、肝穴、心穴、下肢穴、(均泻法);选配太溪、照海、太冲、行间、少府、劳宫、神门、三阴交等穴。每次选用舌穴和经穴2~3穴,间日1次,治疗10次后,足跟疼痛大减,咽痛、舌麻症状消失。共治疗24次,步行自如,寐佳,血压150/90mmHg。

张某某,女,40岁。患者初诊前3月以来,左侧颜部出现电击样疼痛,每日发作5~8次。经3个医院检查,排除颅内肿瘤及口腔疾病,诊断为三叉神经痛。中西药物治疗半年余,无效。两年以来,发作更趋频繁,每日十余次,甚至数十次。痛时,患者闭目歪嘴,咬牙流泪,有时手捧下颌,头撞墙壁,痛不欲生。后在某医院拔除左侧磨牙四枚,经封闭、针灸治疗2月余,病情依然如故。初诊时,患者恐惧忧郁,夜不能寐。由于饮食容易诱发疼痛,以致不敢进食。脉象弦数,舌青苔黄。证属肝胆风热,病久入络。针刺舌穴:肝穴、胆穴、心穴、额穴、耳穴(均泻法);选配风池、翳风、颊车、下关、行间、侠溪(电针)。左右配穴法,每日治疗1次。治疗5次后,发作显著减少,疼痛减轻。治疗12次后,发作基本控制,仅在饮食时偶尔诱发疼痛。共治疗32次,疼痛消失。随访1年,疗效巩固。

参 考 文 献

[1]杨晓鸿. 腹针配合舌针治疗脑外伤运动性失语30例[J]. 陕西中医,2008,(8):126

[2]申涛. 管氏舌针的临床应用体会[J]. 光明中医,2006,21(9):21

[3]佟帅,刘建桥. 舌针加电针治疗吞咽困难疗效观察[J]. 上海针灸杂志,2008,27(7):9

[4]王黎明,隋涛,刘东霞. 舌针配合高压氧治疗脑外伤失语29例[J]. 上海针灸杂志,2005,24(7):18

[5] 李建山,李亚惠. 舌针配合脊髓针治疗脑血管病后遗症186例[J]. 针灸临床杂志,2005,21(9):10~11

[6] 于秀梅. 舌针为主配合康复训练治疗中风后构音障碍[J]. 中华中医药学刊,2007,25(3):626

[7] 李滋平. 舌针为主治疗血管性痴呆临床观察[J]. 针灸临床杂志,2008,(7):29

[8] 李群,王祖红,叶建. 舌针为主治疗中风190例[J]. 中国针灸,2005,25(11):820

[9] 幸小玲. 舌针与中药并用治疗中风后抑郁症临床研究[J]. 时珍国医国药,2005,(12):37

[10] 陈丽萍. 头舌针与语言训练相结合治疗脑卒中后失语症35例[J]. 中西医结合心脑血管病杂志,2006,(9):30

[11] 陈安亮,李雪萍,周俊头. 舌针治疗中风后失语症30例临床观察[J]. 河南中医,2008,28(12):75~76

[12] 梁玉芝,翟文献,于庆强. 针刺及舌下放血治疗假性延髓麻痹50例[J]. 中外医疗,2008,27(15):89

[13] 唐疆,李绍荣,王祖红. 针刺益脑十六穴为主治疗小儿脑瘫30例[J]. 针灸临床杂志,2008,(1):27

[14] 史江峰,王雷,李利斌. 针灸及康复训练治疗假性球麻痹吞咽障碍临床观察[J]. 中西医结合心脑血管病杂志,2005,3(11):1017~1018

[15] 吕红霞. 针刺加穴注治疗血管性痴呆的临床观察[J]. 心血管康复医学杂志,2005,14(3):250~251

[16] 管遵惠. 管正斋老医师舌针经验[M]. 河南中医,1985,(2):8

第十二节 人中针法

一、概　述

人中针疗法是针刺人中沟上的穴位,治疗全身疾病的一种方法。

人中沟为督脉循行所过之处,督脉上通于脑,贯心络肾,交会联系诸阳经,并与任脉交于龈交,使阴阳二脉相联系。手阳明大肠经"入下齿中,还出挟口,交人中,左之右,右之左,上挟鼻孔。"足阳明胃经"下循鼻外,入上齿中,还出挟口环唇"。足厥阴肝经"其支者,从目系下颊里,环唇内。"奇经八脉中的冲脉上达咽喉,环绕口唇。冲脉具有涵蓄十二经气血的作用。十二经脉均内属于脏腑,联络各部组织器官,通于四肢百骸。人中沟则通过上述经脉与全身经络脏腑相联系,为经络气血运行的通路,针刺其穴可调和阴阳气血,通达脏腑,治疗全身多种病证。

二、定位与主治

将人中沟均分为上、中、下三段,每段内有三个穴,其穴均在人中沟内,从唇向上顺序命名为沟1~沟9,各穴主治病证如下:

沟1:主治头面、脑颅病急性期、唇麻痛、唇痛、牙痛、舌痛等,多用三棱针放血。

沟2:主治头面项背疼痛、面瘫、中风、类中风等。

沟3:主治心肺及胸、臂、肘、腕部病变和头部震颤。

沟4:主治胸部、上腹部病变,如胃脘胀痛、胸胁不适、乳痈等。

沟5:主治中焦脾胃病变及腰脊疼痛等证,如急性腰扭伤、胰腺炎、胆道蛔虫症等。

沟6:主治肝肾及腰脊疼痛诸病。

沟7:主治尿潴留、腹股沟至膝等处病变。

沟8:主治双下肢及膝部疼痛、热胀。

沟9:主治同沟8,并主鼻痛、鼻干。

上述9个腧穴,按上、中、下三部分别主治下、中、上三焦的疾病。应用时,病位偏于左侧者针刺偏左,病位偏于右侧者针刺偏右,偏于下焦上部的取上段偏下之穴,上、中焦以此类推。人中沟三部九穴在其主治范围之外均可治疗头面疾患,尤以下部三穴特效。据资料介绍,向上斜刺主治督脉所主之头面、脊背、腰骶部及双下肢病变,向下斜刺主通任脉,治胸腹诸症。

三、操作方法

1. 针具

选用 0.5~1 寸的 26 号毫针,快速进针,先直刺而后依症斜向左右或上下。

2. 操作

如治左侧上部病变,针刺宜斜向左下;久病邪深,留针时间宜长,反之宜短,或不留针;除中风用穴较多外,一般病症只取一穴,必要时可配合体针。

3. 注意事项

人中沟位于危险三角附近,针前必须严格消毒,防止感染,由于此处神经丰富,针刺较痛,针刺前需向患者说明,且手法宜轻、快,防止过强刺激。

4. 适应证

对于各类脑病、晕厥、急慢惊风、高热惊厥、癫、狂、痫、脏躁、中风、面瘫、面肌痉挛及各部位疼痛疾患如头、项、牙痛等,尤以急性风湿痛及急性腰扭伤疗效最佳。此外,四肢麻木、月经不调、产后血晕、面部肿胀、疼痛、麻木等均有较好疗效。

5. 取穴原则

(1)对应取穴法:组织器官的疾患、治疗时可按其所对应的穴位取穴,如膝痛取沟8,尿潴留取沟7,腰脊痛取沟6。

(2)按脏象学说取穴:如恶心、呕吐取沟4配沟5等。

四、临床应用

徐相富认为人中沟位于督脉循行所过之处,督脉上通于脑,贯心络肾,交会联系诸阳经,并与任脉交于龈交,使阴阳二脉相联系。故人中沟为经络气血运行的通路,针刺人中沟中各穴可调和阴阳气血,通达五脏六腑,治疗全身多种病症。

庞某,男性,45岁,某日晨起后忽感周身不适,肢体不能运动。诊为急性风湿痛,服药2天未效,抬来就诊。针刺沟3穴提插向上并向左右沿"迎香"方向重刺,泻法5分钟,疼痛减轻,站立能行。第二天步行来诊,按前法处理,症状消失。

参 考 文 献

徐相富. 针刺人中沟治疗某些疾病的体会[J]. 吉林中医药,1983,(5):30。

第十三节 尺肤针法

一、概 述

尺肤针法是通过针刺尺肤部位的微经络穴位而达到扶正祛邪,治愈疾病的一种疗法。

1. 源流发展

人体前臂腕关节至肘关节,内有尺、桡骨,外表肌肤古医家称之为"尺肤",在其上特定位点取穴治疗全身对应部位组织、器官疾病的方法,被称之为"尺肤针疗法",简称"尺肤针"。该疗法1995年为南京铁道医学院附属医院针灸科方宗田寿首先报道。他在运用单穴及单穴叠加的随诊病例信息反馈中,逐步观察到上肢前臂肌表对于全身各部,包括内脏器官的病理生理变化具有对应性反应,并发现了许多经穴外的位点,对于调节人体各部技能均有较好的作用。在对上肢前臂肌肤上划区、线,定位取穴并运用针、艾、罐、膏贴及拿、按、刮、擦、气功、电、磁、声、光等手段,防治全身疾病的系统治疗方法,定名为"尺肤针疗法"。

2. 理论基础

尺肤部位是手太阴肺经所循行之处,手太阴肺经起于中焦,通过同名经关系与足太阴脾经相关联,脾胃为后天之本,肺经寸口脉可以诊察全身五脏六腑的气血变化,故尺肤部位与全身脏腑组织器官密切联系,针刺之,可以治疗全身多种疾病。

3. 尺肤部位解剖

尺肤部位由浅入深的层次解剖为皮肤→皮下筋膜→肘筋膜→肱桡肌→肱肌。皮肤由前臂外侧皮神经支配。皮下筋膜内除上述皮神经外,还有头静脉和前臂外侧皮神经经过。肱桡肌和其深面的肱肌之间有桡神经。内有桡骨。

二、定位与主治

1. 定位

《脉要精微论》指出:"尺内两旁,则季胁也。尺外以候肾,尺里以候腹。中附上,左外以候肝,内以候膈;右外以候胃,内以候脾。上附上,右外以候肺,内以候胸中;左外以候心,内以候膻中。前以候前,后以候后。上竟上者,胸喉中事也。下竟下者,少腹腰股膝胫足中事也。"从上可以看出《脉要精微论》将人体从头至足按比例缩小,依次排列在前臂掌侧从腕横纹至肘横纹的尺肤之上。

《灵枢·骨度》篇载:"人长七尺五寸者……发以下至颐长一尺",这与现代解剖学的知识是一致的。即人体身高约为头长的七倍至七倍半,这样,"上竟上"就对应于头与颈,约为一段长,称为头段。以下各段按其代表的人体中部的长,正好约各为一段:"上附上"为胸段,约当锁骨上窝至剑突;"中附上"为胁段,约当剑突至脐;"尺内"为腹段,约当脐至耻骨联合下方;而"下竟下"则为下肢段,按比例应为头段的三倍半长,这样就形成了一张尺肤图(图10-23)。此图以右手为例,左手与右手对称。

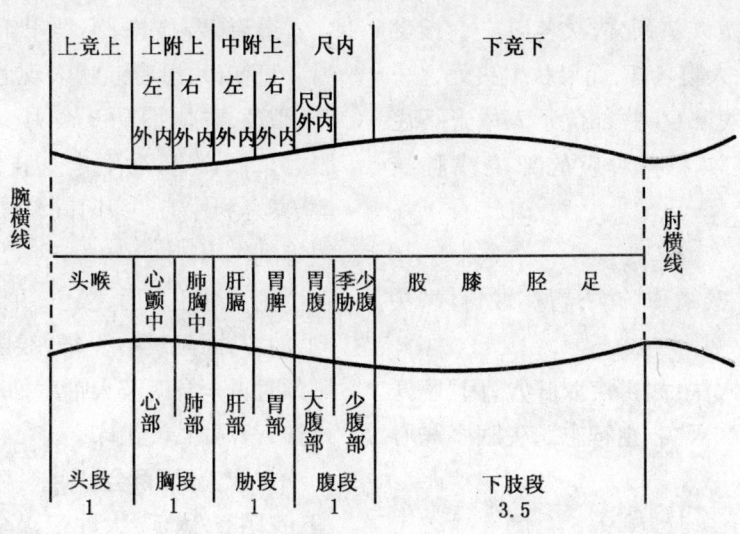

图10-23 尺肤图

尺肤穴定位以人体正立,拇指向前作为定标方向。则腕至肘段肢体,分为4个面:"内侧面"为手掌面,拇长展肌腱与尺侧腕屈肌腱之间,向肘部顺延之自然面;"外侧面"为手背面,拇短伸肌腱与小指伸肌腱之间,向肘部顺延之自然面;内、外侧面之间,前面为"桡面"拇长伸肌锤内缘,约当桡骨小头尖顶部,至拇短仰肌腱桡侧缘之间,向肘部顺延之自然面;后面为"尺面",以尺侧腕屈肌腱尺侧缘至尺骨小头尖顶部尺侧缘之间,向肘部顺延之自然面。内、外侧面较宽,分别再划分3条纵向区线,拟名"近桡侧行"、"中行"、"近尺侧行"。横向区、线段:自腕至肘,分为4部13线。4部为胸部、臂上部、臂下部(上肢垂直上举,臂中近腕段称为臂上部,臂中近肘段称为臂下部)、肘部;13线分别为前臂12骨度寸的每寸处所引横线,加上0(腕关节)线,共为13条横行线段。治疗头颈部及头面五官的穴点,主要分布于腕部,亦即是说,腕部相当于人体头颈部。顺次,臂上部近似于人体胸背部,臂下部近似于人体腰腹部,肘部则相当于人体骶盆部。同时,桡、内侧面相当于胸腹;尺、外侧面相当于背脊。对整个穴点拟定标位后发现:尺肤穴、区的对应性分布,若以虚线模拟人体各部内脏器官,恰好近似于一个倒置的人体模型图。

2. 适应证

(1)本法适应于各种痛症。如头痛、急性腰扭伤、胃痛、痛经等。

(2)神志病如失眠、多梦、胃神经官能症等。

三、操作方法

1. 诊察的具体方法

首先以食指尖按在尺肤中央处,则食指一侧至腕横纹的长度(以患者食指为准)候上半身。这样,我们就能很方便地以食指尖的宽度为准,从腕横纹开始,以两食指尖的宽候头颈,依次各以一食指尖宽度候心、肺、肝、胃、大腹各部,而尺肤中央处之一食指尖宽,正好候少腹部(少腹部位于人体上下径之中央处)。依上述次序将对应的部位或脏腑有病。

2. 配穴方法

(1)对症取穴法:咳嗽取肺穴,胃痛取胃穴,头痛取头穴。

(2)脏象学说取穴法:如目疾取肝穴,因"肝开窍于目";失眠选心穴,因"心主神志",失眠多与心神不宁有关。

3. 操作方法

多采用30号1.5寸长毫针针刺,留针30分钟左右,慢性病可多留针。隔日1次,10次为1疗程。

4. 注意事项

(1)注意体位,多手心朝上平放于桌或床上,以防针体扭曲,引起疼痛。

(2)针刺深度,应根据针刺部位而定。

四、经典文献

《素问·皮部论》中说:"凡十二经络脉者,皮之部也。""皮者,脉之部也。"这是内经中明确论述皮部与十二经脉关系的记载;《素问·脉要精微论》中说:"尺内两傍则季胁也,尺外以候肾,尺里以候腹中"的"尺"的原意为三部九候中寸口的尺部脉及尺脉部肌表。《素问·平人气象论》中的"尺脉缓涩,谓之解也"、"尺涩脉滑,谓之多汗"。前者指尺部脉象,后者指尺脉部肌肤的干润程度。至《灵枢·论疾诊尺》中有"尺肤滑其淖泽者,风也",则直陈尺肤之名。"尺肤炬然先热后寒者,寒热也"和"肘前独热者,膺前热,肘后独热者,肩背热"这些都反映了古代尺肤分部与身体的对应关系的粗浅认识,和尺肤针学术观念的理论渊源。

五、临床应用

1. 抽动-秽语综合征

患者,男,7岁,小学1年级学生,于2001年8月2日初诊,患者症状表现为眨眼、撸鼻、撮口,喉声,掣颈,肢体抽动3个月。自幼好动,先仅见眨眼、撮口、耸肩,后呈全身肢体抽动。口服氟哌啶醇、泰必利片等一段时间以来,见恶心呕吐、食欲减退等副作用。

刻下患儿多语,喉声,并时骂呐不避人,情绪躁动,消瘦,面额灰暗少华,喉中吼声,摇头掣颈。每掣颈时见全身四肢大幅度抽动,带动床身震动。舌嫩红,苔薄白,浅齿印。

穴取上星/百会、印堂、廉泉、内关、合谷、足三里、三阴交/太溪、太冲配以全蜈散加强止痉作用。经一疗程治疗,病情略有缓解,但撮口,喉声,掣颈和四肢同时抽动。多语不安时,仍时有骂呐声。第2疗程加用尺肤针颅脑穴,(腕横纹上0.5寸,两大筋之间凹陷中)刺入得气后,稍强刺激,留针45分钟,次日述,昨针后抽动频率及幅度明显减轻,神情亦较前安定,守方治疗1个疗程后,诸症缓解,巩固治疗5次后,改为每星期2次配合耳压。半年后随访,症情稳定好转,仅感冒后和受到胁压时可有抽掣发作。经前法治疗,即可缓解。

2. 中风偏瘫案

患者,女,59岁,1996年3月15日初诊。突感口舌发麻,右侧肢体无力2小时,测血压176/106mmHg(23.5/14.0kPa)否认高血压病史,拟脑梗死,收急诊留观。经脱水、抗栓等治疗5日,病情尚属稳定,自动出院,要求针灸随诊。检查见神清,瞳孔等大正圆,活动好,言语含糊,应答尚正确,伸舌右斜,右侧上、下肢瘫痪,肌力0级,舌苔薄少,舌质偏红少津,脉细弦。诊为脑梗死。予少量中药补肝肾、通经隧之剂外,以针灸为主治疗。穴取上、下三才、地仓、颊车、外关(均右侧)、风池、三阴交(均双侧)、廉泉。经治5次,言语较前清楚,下肢可以在床上屈伸,但尚不能直腿抬高,仍觉下肢沉重。遂加尺肤针起痿穴(位于手背腕横纹上约6.5寸,当尺骨桡侧缘处),得气后较强刺激,嘱患者努力直腿抬患侧下肢。以股骨头大转子处为支点,一次用力抬高竟达30°,隔日加用1次。3次时右下肢直腿抬离床面已经超过60°,右前臂亦能抬至前胸循摸第2个纽扣,还在家人陪伴下扶墙迈步。经1个多月针灸治疗,患者已能自主上下楼梯。

3. 偏头疼

患者,女,34岁,2001年4月6日初诊。头痛3日,伴恶心,茶饭不思。自述素有偏头痛史,每发作时,先全额头部疼痛,继偏于左半侧头部闷胀疼痛,甚至剧痛难忍。3日前因劳累并受寒,左后脑勺(约当风池穴)处闪电样疼痛,痛剧时睁眼困难,泛恶,不思食,睡眠受影响,伴有心慌,神疲乏力。查见消瘦,眼睑灰暗,面色少华,口唇青紫,头部指定痛点在枕骨后下偏左侧颅骨下缘,舌苔薄白,舌紫有齿印,左侧有蓝色瘀斑,舌尖部暗紫,脉细弦紧,重按无力。诊断为枕大神经痛。穴取内关、足三里、三阴交(均双侧)、风池、后溪(均右侧)。20分钟后,心慌、胃部泛恶不适消除,头痛减轻。次日述睡眠略好转,但仍不时有闪电样头痛发作。二诊予以刺皮肤针后头穴(手背尺侧行,腕后尺骨小头顶部上后方凹陷处,约当养老穴后尺侧约1cm处,得气后强刺激1.5分钟。起针后疼痛若失,次日复针1次,巩固疗效。

4. 足跟痛

患者,男,56岁,1996年8月13日初诊。左踝部骨折3月余,现石膏已拆除,局部轻度肿胀。X线摄片示骨折愈合期,对位尚好。唯足跟疼痛,左足跟不能着地,提示腓总神经、足跟部神经受损。经中西医、理疗多方面治疗未果。查左踝部皮色灰暗,压痛(-),旋转踝关节,活动正常,向内踝搬动时,可有轻度疼痛,左足跟于内外踝连线中点处压痛(++),拒按。诊断为足跟痛。针灸取然谷、太溪、金门、申脉、阿是等穴,刺入后平补平泻,留针30分钟。次日述足跟疼痛有好转,但足跟着地仍疼痛,重压则痛剧。二诊按原方治疗,起针后足跟疼痛及着地时痛有减轻,但患足仍不能踏地行步。当即加用尺肤针足跟穴(位于手背尺骨鹰嘴突前下方,当尺骨缘凹陷中),斜向透入1.2~1.5寸,得气后捻转强刺激1.5分钟,嘱患者左足跟踩地,已无疼痛,仅双足跳落地时仍有轻微疼痛。1星期后追访,足跟踩地,行走自如。

5. 足痛

(1)一般资料:本组男17例,女33例。年龄20岁以下3例,21~30岁5例,31~40岁6例,41~50岁10例,51~60岁17例,61岁以上9例。本组50例均表现为足踝关节以下部位(含踝关节)疼痛,尤以足跟部疼痛为主,其中扭挫伤及其后遗疼痛者5例,风湿性关节炎7例,足跟部软组织劳损(含神经性疼痛)30例,跟骨"骨刺"及老年骨关节病变8例。1周内发病5人,1周后至1月内12人,2~6月24人,7~12月6人,1年以上3人。

(2)治疗方法:毫针刺尺肤足跟穴。两足疼痛取双穴,单足疼痛取对侧穴。尺肤足跟穴在肘部背侧面中行,当尺骨鹰嘴突外侧缘前下方凹陷中取。以28号1.5寸长毫针,刺入足跟穴,斜向下方推进,深度为0.7~1.0寸。得气表现为酸胀感,且以胀感为主。得气后停针,令病人正坐,后背靠实坐椅,之后行针催气,手法以捻转为主,勿令过于酸胀。如有晕针者,按一般针刺意外情况处理。少数针感不明显者,只要医生持针之手下沉滞涩紧,均会产生疗效。行气后留针15~20分钟,行针1~2次。结果分析:疼痛完全缓解,行步不受限,近期疗效巩固,为临床痊愈计26例占52%;疼痛显著缓解,行步正常,患足着力踩地时尚有轻微疼痛为显效,计13例占26%;疼痛明显减轻,行步基本正常,但走路仍痛为好转,计9例占18%;针治后疼痛未有减轻,或虽有减轻但不明显,行步疼痛如初为无效,计2例占4%。总有效率96%,显愈率为78%。本疗法治足痛,多数病例1次即可见效,一般针2~3次,少数4~5次。

参 考 文 献

[1] 方宗畴. 尺肤针疗法初探[J]. 江苏中医,1995,16(1):32~33

[2] 方宗畴. 尺肤针理论探讨[J]. 铁道医学,1993,21(1):60~61

[3] 方宗畴. 尺肤针在脑及神经系统疾病的中的应用[J]. 上海针灸杂志,2004,3(23):31~32

[4] 方宗畴. 尺肤针治疗痛证临床举隅[J]. 江苏中医,1998,19(9):38

[5] 方宗畴. 尺肤"足跟穴"针治足痛50例[J]. 针灸临床医学杂志,1997,13(2):15

[6] 郭长青编著. 中国微针疗法[M]. 北京:学苑出版社,2007,(7)

第十四节 手象针法

一、概　述

手象针疗法,是通过针刺手部微小的经络脏象系统缩形部位,以治疗全身疾病的一种方法。"手象针"是陕西省西安市中医院的方云鹏先生,根据其多年的临床经验总结出来的一种新型疗法。方云鹏早在1958年首先发现了针刺大脑皮质功能定位在头皮外表投影的特定刺激点来治疗全身疾病。在此基础上,方先生又发现手、足也有此特点,头皮的伏象穴区、伏脏穴区、倒象穴区、倒脏穴区、亦有规律的分布于手部和足部。通过大量的临床实践,方先生发现手部存在着极为丰富的密集的特异功能刺激点,这些刺激点的分布非常有条理,若将它们按体位顺序连接起来,则形成三个完整的人体缩形,纵排于手部。反应人体躯干腹面、肢体屈面的刺激点均分布于手掌面,称之为"脏"。反应人体躯干背面、肢体伸面的刺激点均分布于手背面,称之为"象"。因此,针刺这些脏象缩形区的不同刺激点,就可以治疗全身多种疾病。

手象针疗法具有简便、安全、易学等特点,并具有止病、消炎、镇静、醒神等功效。

二、定位与主治

1. 手部划线

手部划线是手针穴区定位的基础。为了准确定位,便了取穴治疗,特按一定的生理标志,将手部划分出以下11条定位线(图10-24)。

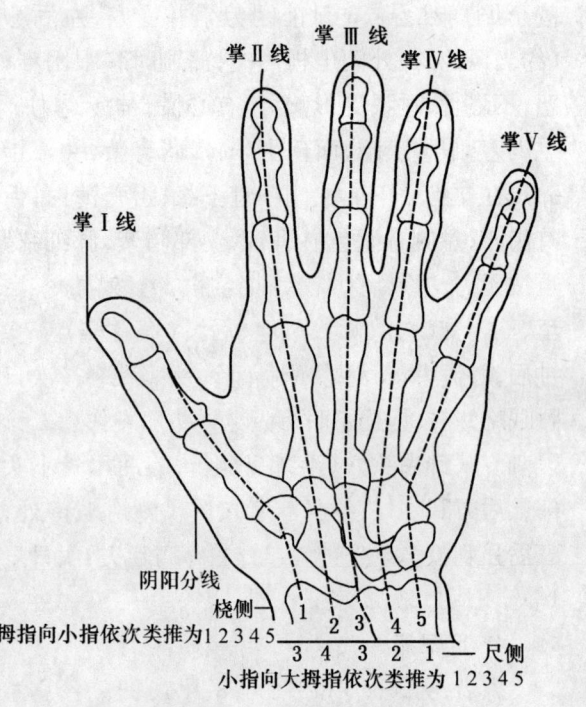

图10-24　手象针标识图

(1)阴阳分线:即沿手部桡侧、尺侧正中赤白肉际所划之线,也就是手掌面与手背面的分界线。手的掌面为阴,背面为阳,明阳分线处为阴阳面。

(2)手掌面五线

掌Ⅰ线:位于手掌面桡侧,由拇指尖端正中经指骨、掌骨正中,止于腕横纹桡侧1/6与尺侧5/6分界点处。

掌Ⅱ线:位于手掌面桡侧,由食指尖端正中经指骨、掌骨正中,止于腕横纹桡侧1/3与尺侧2/3分界点处。

掌Ⅲ线:位于手掌面正中,由中指尖端正中,经指骨、掌骨正中,止于腕横纹正中点。

掌Ⅳ线:位于手掌面尺侧,由无名指尖端正中,经指骨、掌骨正中,止于腕横纹桡侧2/3与尺侧1/3分界点处。

掌Ⅴ线:位于手掌面尺侧,由小指尖端正中,经指骨、掌骨正中,止于腕横纹桡侧5/6与尺侧1/6分界点处。

(3)手背面五线

手背Ⅰ线:位于手背面桡侧,与掌Ⅰ线相对。
手背Ⅱ线:位于手背面桡侧,与掌Ⅱ线相对。
手背Ⅲ线:位于手背面正中,与掌Ⅲ线相对。
手背Ⅳ线:位于手背面尺侧,与掌Ⅳ线相对。
手背Ⅴ线:位于手背面尺侧,与掌Ⅴ线相对。

2. 穴区的命名

方云鹏发现在手上存在有三个人体缩形,反映次区和针刺系统。这三个系统分别排列和重叠于手的不同部位。

其一是头部位于中指之上,朝着指端方位,俯伏在手背面的一具人体缩形系统,命名为"手伏象"穴区,与该区域相对应的手掌面部位,命名为"手伏脏"穴区。

其二、其三是两具头部朝向近心方位,分布于手背面的人体缩形系统。因其图像恰好与"手伏象"分布方向相反,故而称之为"手倒象"穴区。"手倒象"相对应的掌面部位称为"手倒脏"穴区。其中位于桡侧的穴区系统,分别命名为"桡倒象"、"桡倒脏";位于尺侧的穴区系统,分别命名为"尺倒象"、"尺倒脏"。

3. 穴区的定位

手象针穴区,主要是由于伏象、手伏脏、桡倒象、桡倒脏、尺倒象、尺倒脏六个部分组成。其详细定位如下。

(1)手伏象:即人的整体缩形,分别在手背侧面各指、掌骨之上的反应区域。

在左手上,背Ⅲ线尺侧手背面为左手伏象八区系统的左半侧躯体,反之,桡侧为右半侧躯体(图10-25)。

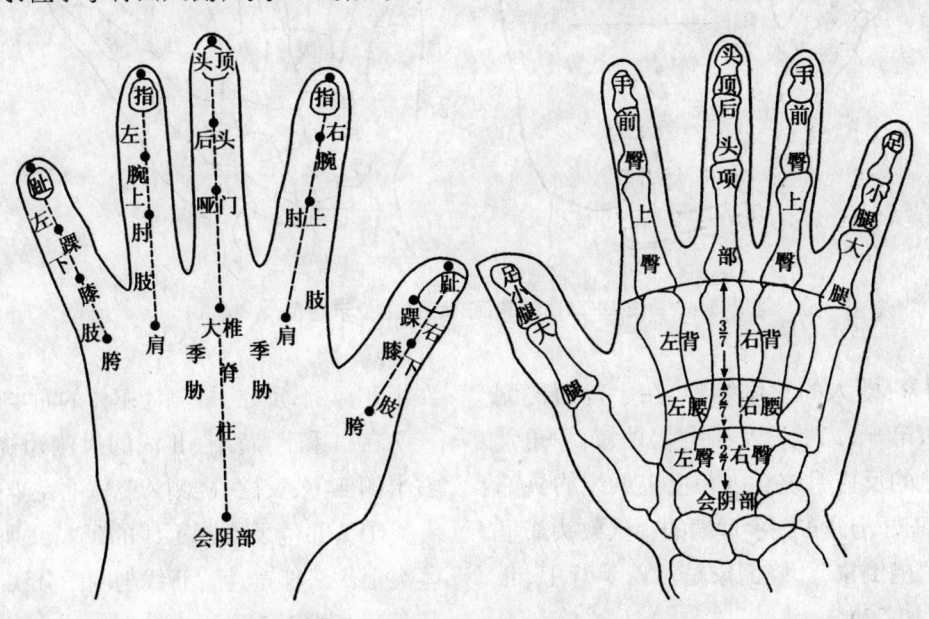

图10-25 手背面"伏象"部位示意图(左手)

在右手上,背Ⅲ线尺侧手背面为右手伏象穴区系统的右半侧躯体,反之,桡侧为左半侧躯体。

①头项:位于中指各节背侧面。由指端至掌指关节,顺序为头项、后头和项部,以头项的正中沿着背UK线的正中,左右两侧对称分布。

②躯干:位于第三掌骨背侧面,以躯干正中沿着手背Ⅱ线左右对称分布。掌指关节相当于颈、胸椎之交界(大椎穴)处,掌腕关节相当于尾骶骨(长强穴)处。躯干划分为三段:即背、腰、臀三部。背部约占总长的3/7,腰部约占2/7,臀部约占2/7。

③上肢:左右上肢在两手上分布的位置基本相同,但两手上各所代表着手伏象的左右上肢,恰巧是相反而又重合。

左上肢在左手上是无名指的部位,在右手上则是食指的部位。

右上肢在左手上是食指的部位,在右手上则是无名指的部位。

食指、无名指的掌指关节处,相当于肩部;近端指间关节处相当于肘部关节处相当于腕部;手指的末端相当于手指。

④下肢:两手部位上所代表手伏象的左右下肢,刚好交叉相反,而又相互叠合。

左下肢在左手上是小指,在右手上是拇指。

右下肢在左手上是拇指,在右手上是小指。

间关节处相当于踝部,但拇指是两个指节,故拇指的踝部定在指甲根部两侧;手指的末端相当于足趾。

(2)手伏脏:手伏脏与手伏象以阴阳分线为界,二者结合构成一个完整的人体,即手伏脏为手伏象整体缩形的屈收面、内脏在手掌面的反应区域或部位。其分布基本与于伏象各部位相向,相互对应(图10-26)。

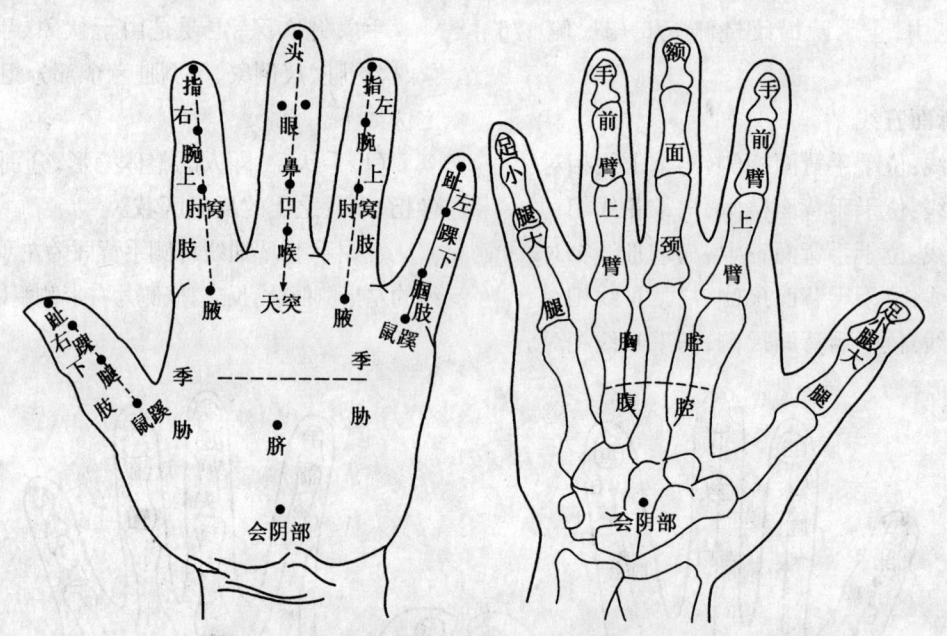

图10-26 手掌面"伏脏"部位示意图

(3)桡倒象:即人的整体缩形,在手背面桡侧拇、食指指骨,第一、二掌骨及手舟状骨、大多角骨和桡骨茎突上的反应系统。因为反应系统的头部在手的近端,正好与分布在手远端的手伏象头部呈倒置,故称为"桡倒象"。桡倒象是沿着手背Ⅰ、Ⅱ线分布的(图10-27)。

在左手上,背Ⅰ、Ⅱ线的尺侧为桡倒象躯体的左半侧部位;反之,桡侧为躯体的右半侧部位。

在右手上,背Ⅰ、Ⅱ线的尺侧为桡倒象躯体的右半侧部位;反之,桡侧为躯体的左半侧部位。

①头部位于沿背Ⅰ线的延长线所分布的桡骨茎突上。头部宽为背Ⅱ线与阴阳分线之间的区域;其长为宽的1.5倍。

②颈部:位于沿背Ⅰ线所及的手舟状骨和大多

角骨上,由近端向远端,依次为颈1～7椎。

③躯干:分背部、腰部和臀部。

Ⅰ.背部:位于第一掌骨上,以背部脊椎正中沿背Ⅰ线分布,由近端向远端1～12椎。背部可再划分为上、中、下三段,各段占纵长的1/3。

Ⅱ.腰部和臀部:位于第二掌骨上,各占纵长的1/2区段。以腰、臀正中沿背Ⅱ线分布,由近端向远端依次为1～5腰椎、骶骨、尾骨。

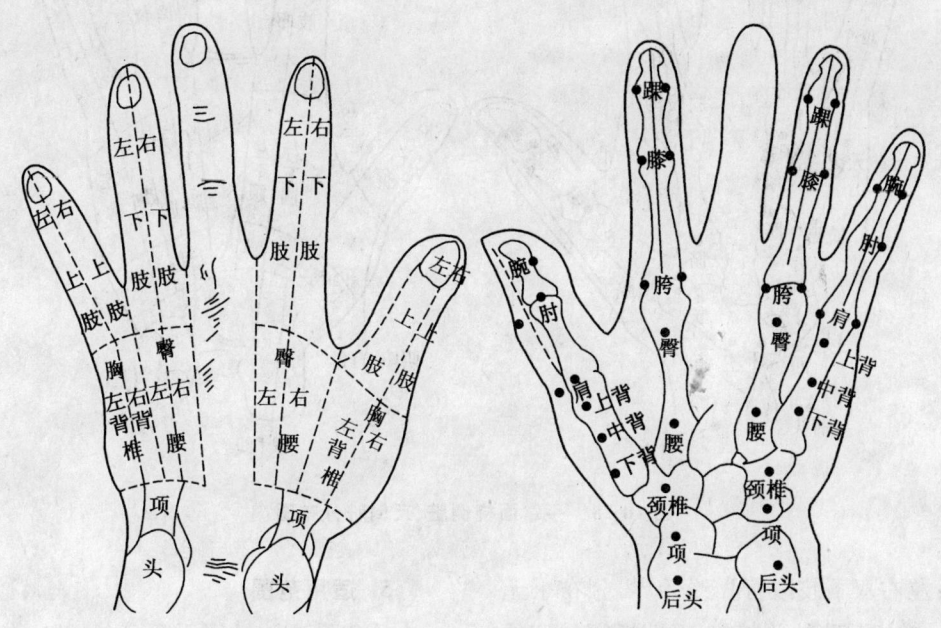

图 10-27　手背面桡倒象、尺倒象分布图

④上肢:左上肢在左手上,位于背Ⅰ线尺侧面;在右手上位于背Ⅰ线桡侧面。右上肢在左手上,位于背Ⅰ线的桡侧面;在右手上位于背Ⅰ线的尺侧面。左右肩、肘、腕部,分别位于拇指掌指关节、指间关节和指甲根部的两侧部位。

⑤下肢:左下肢在左手上,位于背Ⅱ线尺侧面;在右手上位于背Ⅱ线桡侧面。右上肢在左手上,位于背Ⅱ线的桡侧面;在右手上位于背Ⅱ线的尺侧面。左右髋、膝、踝部,分别位于食指的掌指关节、近端指间关节和远端指间关节处。

(4)桡倒脏:桡倒脏与桡倒象二者以阴阳分线为界,组合成一个完整的人体反应系统。桡倒脏为桡倒象整体缩形的屈收面及内脏在掌侧面的反应区域。桡倒脏各部位与桡倒象各相应部位分布基本相同,彼此相应(图10-28)。

(5)尺倒象:即分布在手背尺侧,无名指和小指指骨、第四及第五掌骨、钩骨、三角骨上的穴区反应系统。该穴区的分布恰好与桡倒象分布大体相似。

在左手上,尺倒象人体缩形的左半侧躯体分布于背Ⅳ线、背Ⅴ线的尺侧区域,而右半侧躯体则分布于背Ⅳ线、背Ⅴ线的桡侧区域。

在右手上,尺倒象人体缩形的左半侧躯体分布于背Ⅳ线、背Ⅴ线的桡侧区域,反之,右半侧躯体则分布于背Ⅳ线、背Ⅴ线的尺例区域。

①头部:位于沿背Ⅴ线的延长线所分布的尺骨茎突上。头部宽为背Ⅳ线与尺侧阴阳分线之间的区域,其长为宽的1.5倍。

②颈部:位于钩骨上,由近端至远端,依次为颈1～7椎。

③躯干:分背部、腰部和臀部。

背部位于第五掌骨上,分为上、中、下三个部分,每部各占1/3。由近端向远端,依次为胸1～12椎。

腰部和臀部位于第四掌骨上,腰、臀各占纵占的1/2区段。以腰、臀正中沿背Ⅳ线分布,出近端至远端,依次为腰1～5椎、骶骨、尾骨。

④上肢:左右两上肢以背Ⅴ线为界,分布于小指的两侧。掌指关节处为肩部;近端指间关节处为肘部;远端指间关节处为腕部。

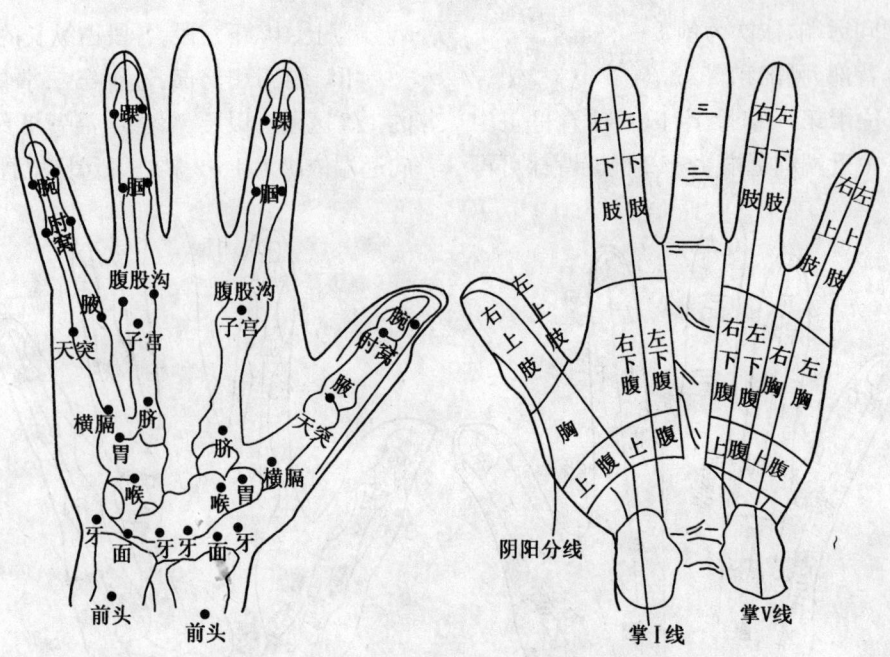

图 10-28 手掌面桡倒脏、尺倒脏分布图

⑤下肢：左右双下肢以背Ⅳ线为界，分布于无名指的两侧。掌指关节处为髋部；近端指间关节处为膝部；远端指间关节处为踝部。

(6)尺倒脏：尺倒脏为尺倒象整体缩形之屈收面、内脏在掌面尺侧的反应区域。其部位与尺倒象各部位基本相同，相互对应（图 10-30）。

4. 穴区主治

(1)手伏象、桡倒象、尺倒象：此三个人体缩形为全身运动神经机能的集中反应区，主要管理和调节全身的运动机能，故称之为末梢运动中枢。因此，临床上主治全身神经系统、血管系统和运动系统疾病及其所代表的人体伸面、背面部位的疾患。其中，尤以神经系统、血管系统和运动系统疾病疗效为著。

(2)手伏脏、桡倒脏、尺倒脏：此三个人体缩形为全身感觉神经机能的集中反应区，主要管理和调节全身的感觉机能，故称之为末梢感觉中枢。因此，临床上主治全身皮肤感觉和内脏等疾病，及其所代表的人体屈面、脸面部位的疾患。其中，尤以全身皮肤扫痛、冷热、麻木、瘙痒等不适感及内脏疾患之疗效为著。

5. 适用范围

手象针疗法适用于全身各脏腑、各系统多种疾病的治疗，尤以神经系统、血管系统、运动系统及内脏和皮肤疾患之疗效为著。

(1)内科疾病：感冒、支气管哮喘、冠心病、高血压、急性胃炎、胃及十二指肠溃疡、肠炎、尿潴留、尿失禁、肾炎及矽肺病等。

(2)神经、精神科疾病：偏头痛、脑动脉硬化、脑供血不足、脑血栓形成、中风后遗症、面神经麻痹、三叉神经痛、肋间神经痛、坐骨神经痛、末梢神经炎、外伤性截瘫等。

(3)外科疾病：乳腺炎、乳腺增生、痔疮、疖肿、阑尾炎、胰腺炎、胆囊炎、胆结石等。

(4)骨伤及软组织疾病：腰椎肥大、腰肌劳损、急性腰扭伤、足跟痛及各种关节扭伤等。

(5)男性科疾病：前列腺炎、前列腺肥大等。

(6)妇科疾病：子宫内膜炎、子宫肌瘤、痛经等。

(7)小儿科疾病：小儿流涎、小儿遗尿等。

(8)皮肤科疾病：寻麻疹、皮肤瘙痒症、神经性皮炎等。

(9)五官科疾病：耳鸣、神经性耳聋、鼻炎、额窦炎、咽喉炎、牙痛及各种眼病等。

三、操作方法

1. 选穴原则

在应用手象针疗法时，要根据经络、脏象学说以及手部"象"、"脏"穴区的不同作用与主治范围，详细分析病情，抓住疾病的主要方面，选定主穴，合理配穴，辨证施针。选穴要做到少而精，一般选用2~3个穴位即可。

(1) 取穴原则

①相应取穴：即根据人体病变发生的部位，在手象针"脏"、"象"缩形区域的相应部位上取穴。如腰痛取手伏象的相应腰部穴区，胃病取手伏脏的相应胃部穴区等等。

②仿体取穴：即模仿体针的多种取穴方法，在手象针"脏"、"象"部位灵活地进行辨证取穴。

Ⅰ．根据脏腑、经络理论辨证取穴：如少腹疼痛，除可取手伏脏相应的腹部穴位外，还可循径取其下肢的三阴交穴区进行治疗。

Ⅱ．交叉取穴：包括上病下取、下病上取、左病右取、右病左取、前病后取、后病前取、阴病阳取、阳病阴取等。如左肩部有病，除可取桡倒象的左肩部相应穴区外，还可取右肩部相应穴区，或选取髋关节部相应穴区进行治疗。

Ⅲ．同侧取穴：包含两个方面，其一：在病侧的手部选取主穴（如在偏瘫病人的瘫痪手部取穴）；其二：是在"脏"、"象"部位的相应病侧上取穴。如左侧肢体瘫痪，取手伏象左侧肢体的相应部位针刺；而右侧肢体瘫痪则取手伏象右侧肢体的相应部位治疗。

Ⅳ．对侧取穴：同交叉取穴，它也包含着两方面内容。一是在患病的对侧手部选取主穴；二是在（左或右）手"脏"、"象"部位的相对病侧上交叉取穴。

(2) 配穴原则：手象针的配穴方法很多，大致有以下七种。

①手伏象-桡倒象-尺倒象穴区之间相互配合法：凡是"象"侧穴区，皆主治人体伸侧部位疾病。如腰部扭伤，疼痛难忍，当取其手伏象区代表部位治疗效果不太理想时，可同时配用其他"倒象"腰部代表点或区域治疗，以加强治疗效果。

②手伏脏-桡倒脏-尺倒脏穴区之间相互配合法：凡是手掌面的"脏"区，皆主治人体屈侧部位的疾病。如胃脘痛患者，针刺某"脏"区胃部穴区后，仍不能达到治疗效果时，可配合其他"脏"区的胃部穴区，加强疗效。

③手"脏"穴区与手"象"穴区相互配合法：人是一个完整的机体，各部机能密切相关，协调配合，共同实现人体的各种生理机能活动。"脏"与"象"缩形系统的功能，相互协调，共同体现着人体各部功能活动的完整性。因此，在治疗中，如果采用"脏"与"象"穴区相配合法，则能取得理想的疗效。例如，伸开手指这一动作，体现了伸肌和屈肌协同活动的过程。因而要促使偏瘫患者的手指张开，则随在选取"象"区手指主要部位的基础上，再配合选取"脏"区相应部位。

④左手与右手相互配穴法：根据病情需要，左、右手可同时配合取穴，也可左、右手轮换配用。如两手的"脏"区、"象"区，或一手的"脏"区与另一手的"象"区，均可配合选用。

⑤手象针与足象针相互配穴法：手象针与足象针二者可同时运用，也可视病情交替、间歇相互配用。

⑥手象针与体针相互配穴法：将手部微小治疗系统与人体整体治疗系统结合起来，更有利于增强刺激的质和量，从而提高疗效。

⑦手象针与其他针法相互配合取穴法：根据病情需要，手象针可与头针、面针、口针、鼻针等其他针法配合应用，以提高疗效。

2. 操作方法

(1) 针具的选择：一般选用28~30号0.5~2.0小不锈钢毫针。

(2) 针刺方法

①进针方法：多采用快速直刺法。进针时，针体与皮肤呈90°角，针尖刺入皮肤后，可根据需要分别采用直刺、斜刺或平刺法。进针过程中，不要捻转，以减少疼痛。

②针刺深度：根据穴位、病情及治疗的需要，可在穴位处表皮上点刺（浮刺），也可达皮内、皮下、肌层或骨膜层等组织处。

③行针：行针是增加刺激量的一种手段。根据

病情及病人的体质状况,可运用大、中、小刺激量的提插和捻转等手法,亦可不行针。

④针感:由于手部感觉灵敏,针刺时多出现抽、麻、胀、痛、酸、热、重等感觉。针感的性质与刺激的组织有关。

⑤留针:一般每次留针20~30分钟。根据治疗需要,亦可适当延长留针时间。必要时,还可采用皮内、皮下埋针刺激的方法。留针期间应酌情行针1~2次。也有的可不留针,一经行针奏效后,即可起针。

(3)疗程与间隔时间:根据病情轻、重、缓、急之不同,可每日针刺1次,或隔日,或隔2~3日1次。每疗程的长短,视病情可掌握在3~10次之间。疗程间可间隔1~3周,视具体情况,灵活掌握。

3. 注意事项

(1)针前应做好针具与皮肤的常规消毒,并在起针后,保持针孔处清洁、干燥,以防感染。

(2)体质虚弱或畏针者,不宜施用强刺激手法,以免发生晕针。

(3)针刺时,尽量避开血管,以防出血。

4. 按语

(1)选用26~28号0.5~2.0寸不锈钢毫针为宜。

(2)采用快速进针法,根据病情可适当选择留针时间。

(3)针前、后做好常规消毒,以防感染。

(4)体质虚弱或畏针者,不宜施用强刺激手法,以免发生晕针。

(5)针刺时,尽量避开血管,以防出血。

四、经典文献

《灵枢·动输》中说:"夫四末阴阳之会者,此气之大络也。"《灵枢·卫气失常》说:"皮之部,输于四末。"四末即指手足,这是中医学对手足与全身气血、经络关系的最早记载。

五、临床应用

1. 治疗软组织损伤

卢梅生[1]在临床用手象针治疗软组织损伤48例,年龄最大65岁,最小15岁;病程最长3年,最短0.5小时;急性损伤35例,慢性损伤13例,以方氏手象针图谱为取穴依据,概括来说主要分2个区,头面躯干代表区:选代表前头、面、胸、腹的掌Ⅲ线,和代表后头、项、背、腰、骶尾的背Ⅲ线。四肢代表区:左上肢分别有左手第4和右手第2指所代表,左下肢分别由左手第5指和右手拇指所代表。右侧类推。刺手掌、手背穴位时视不同情况取不同方向,胸部多直刺,腰部多向近心端斜刺,骶尾部多平刺;深度0.5~1寸;针感以酸胀麻为主,得气后可根据病情虚实采用提插补泻手法。留针30~60分钟,可接电针仪或每隔5~10分钟行针1次,7次为1疗程,未愈者可休息2天继续下一疗程的治疗。治疗效果48例中,治愈33例(69%),有效12例(25%),无效3例(6%),总有效率94%。

2. 治疗急慢性腰肌劳损

周安平[2]用手象针治疗急慢性腰肌劳损60例,(男34,女26),年龄17~70岁,平均43岁。病程最短12小时,最长20年。损伤部位:腰棘上、棘间韧带损伤11例;腰背肌筋膜损伤18例;骶棘肌、腰臀肌筋膜同时损伤14例;棘间韧带、腰背肌筋膜同时损伤17例。按损伤部位分别取手象针的伏象、桡倒象、尺倒象;伏象、桡倒象相应部位。患者取坐位,穴位常规消毒,选用对号1.5~2寸的毫针,针刺角度为15°~45°,用平补平泻手法针刺患手,得气后留针30分钟。15分钟行针1次,行针时轻微捻转,小幅度提插或不提插。起针后在患者腰痛部位行拔火罐10~15分钟。每日治疗1次,6次为1疗程,疗程之间休息3天。60例中,痊愈(腰痛症状消失,活动自如,查体无阳性体征)35例,占58.3%,显效(腰痛症状明显减轻,功能活动基本正常,查体无明显阳性体征)12例,占20%,好转(腰痛有不同程度减轻,功能活动轻度受限,查体尚有阳性体征)13例占21.7%;无效(症状功能无改善者)为0,总有效率为100%,其中优良率78.3%,平均治疗次数5.9次。

参 考 文 献

[1] 卢梅生. 手针、手象针治疗软组织损伤[J]. 上海针灸杂志, 1994;13(3):106~107
[2] 周安平. 手象针治疗急慢性腰肌劳损60例[J]. 第四军医大学学报, 1993;9(5):390
[3] 刘越. 图解黄帝内经灵枢[M]. 北京:人民卫生出版社, 2006
[4] 王富春. 当代微针疗法大全[M]. 北京:科学技术文献出版社, 1997
[5] 方云鹏. 手象针与足象针(第一版)[M]. 西安:陕西人民卫生出版社, 1986

第十五节 足象针法

一、概 述

足象针疗法,是通过针刺足部微小的经络脏象系统缩形部位,以治疗全身多种疾病的一种方法。也是由方云鹏医师在经络学说和现代医学的基础上,根据临床实践总结发现的。

足部同手部同样,也存在着三个人体缩形,其排列与手部之"脏"、"象"排列相同,纵排于足部。反应人体躯干腹面、肢体屈面的刺激点均分布于足底,称之为"脏",反应人体躯干背面、肢体伸面的刺激点均分布于足背面,称之为"象"。

临床上,足象针较手象针就操作来说不甚方便,故较手象针用之较少。

二、穴位定位与主治

1. 穴位定位

足象针之定位与手象针定位基本相同,也是以阴阳分线分界,将足部划出11条定位线,其划分法同手象针划分法(图10-29、图10-30、图10-31)。

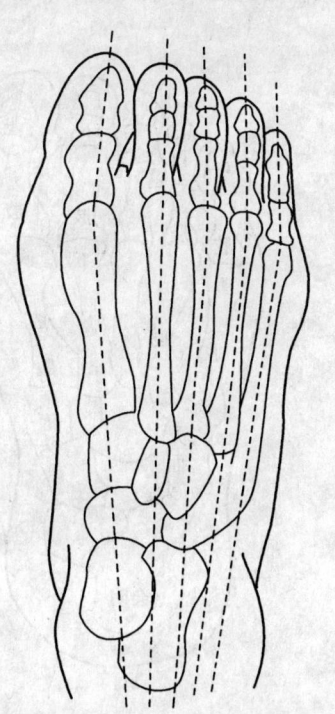

图10-29 足象针足部划线示意图

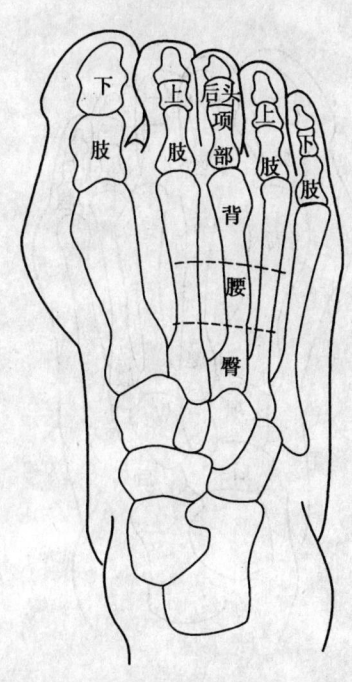

图10-30 足"伏象"示意图

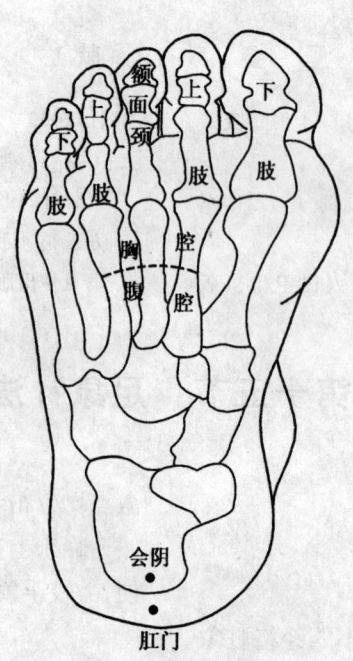

图 10-31 足"伏脏"示意图

在足部划线的基础上,确定出足伏象、足伏脏、胫倒象、胫倒脏、腓倒象、腓倒脏六个部分。足象针与手象针两者在穴位定位与分布规律上大致相同,即两者在相似特征部位上所代表的脏器与组织系统是大同小异的。如在手伏象与足伏象中,手、足大指与小指代表的均为下肢部位;在手倒象与足倒象中,手、足大指与小指所代表的均为上肢部位。即:足伏象穴区相似于手伏象穴区;胫倒象穴区相似于桡倒象穴区;腓倒象穴区相似于尺倒象穴区(图 10-32、图 10-33)。

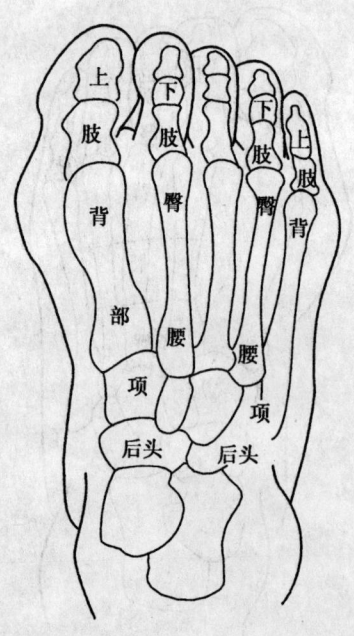

图 10-32 "胫倒象"与"腓倒象"示意图

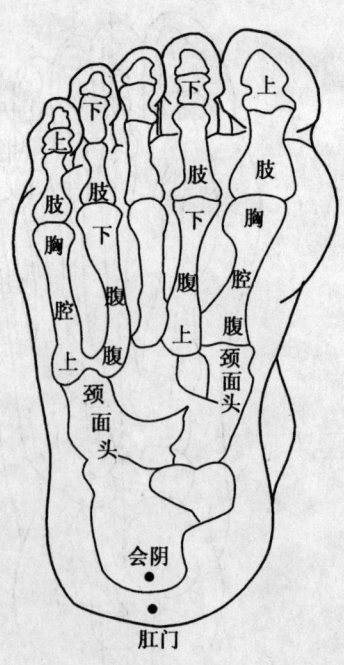

图 10-33 "胫倒脏"与"腓倒脏"示意图

足象针与手象针在穴位定位上稍有不同的是胫倒象的头部位置是在足舟骨与内侧楔骨近侧1/2面之上,而桡倒象之头部位置则是在腕背面桡骨茎突之上;腓倒象的头部位置是在股骨之上,而尺倒象之头部则位于腕背卖面尺骨茎突之上。

2. 穴区主治

(1)足伏象、胫倒象、腓倒象:同于手伏象、桡倒象、腓倒象。主治全身神经系统、血管系统和运动系统疾病,以及所代表的人体伸面、背面部位的疾患。

(2)足伏脏、胫倒脏、腓倒脏:同于手伏脏、桡倒脏、尺倒脏。主治全身皮肤感觉和内脏疾病,以及所代表的人体屈面、腹面部位的疾患。

3. 适用范围

(1)内科疾病:感冒、高血压、胃炎、肠炎、肾盂肾炎、风湿性关节炎等。

(2)神经、精神科疾病:偏头痛、脑动脉硬化、中风后遗症、外伤性截瘫等。

(3)外科疾病:胆囊炎、胆结石、痔疮等。

(4)骨伤及软组织疾病:腰肌劳损、腰椎肥大、关节扭伤、足跟痛及各部位软组织扭伤及炎症等。

(5)男性科疾病:前列腺炎等。

(6)妇科疾病:子宫内膜炎、痛经等。

(7)小儿科疾病:遗尿等。

三、操作方法

1. 选穴原则

同于手象针疗法之选穴原则。

2. 操作方法

(1)针具:一般选用28~30号的0.5~1.5寸毫针。由于足底部胼胝厚硬,不易进针,可选用26号毫针。

(2)进针:多采用直刺,常使用快速进针法通过皮肤,以减少疼痛。在进入皮肤后若继续进针,即可采取直取、斜刺和横刺等方法。针刺时尽量避开大血管,以防出血。

(3)留针:一般可留针20~30分钟。根据病情亦可适当延长留针时间。留针期间行针2~3次。亦可不留针,略经行针奏效后,即可出针。

3. 注意事项

(1)针前应做好针具与皮肤的常规消毒,并在起针后,保持针孔处清洁、干燥,以防感染。

(2)体质虚弱或畏针者,不宜施用强刺激手法,以免发生晕针。

(3)针刺时,尽量避开血管,以防出血。

4. 按语

(1)选用26号1.0~2.0寸不锈钢毫针为宜。

(2)采用快速进针法,根据病情可适当选择留针时间。

(3)针前后做好常规消毒,以防感染。

(4)体质虚弱或畏针者,不宜施用强刺激手法,以免发生晕针。

(5)针刺时,尽量避开血管,以防出血。

四、经典文献

《灵枢·动输》中说:"夫四末阴阳之会者,此气之大络也。"《灵枢·卫气失常》说:"皮之部,输于四末。"四末即指手足,这是中医学对手足与全身气血、经络关系的最早记载。

参 考 文 献

[1]刘越. 图解黄帝内经灵枢[M]. 北京:人民卫生出版社,2006

[2]王富春. 当代微针疗法大全[M]. 北京:科学技术文献出版社,1997

[3]方云鹏. 手象针与足象针(第一版)[M]. 西安:陕西人民卫生出版社,1986

第十一章

针刺手法的现代研究

针刺手法是针灸临床治疗中必须掌握的一种技能,它通过各种不同的针刺术式,达到疏通经络,扶正祛邪,调整阴阳的目的。近年来,随着对针刺手法研究的不断深入,尤其在针刺手法时效量效研究、针刺手法机制研究以及临床应用研究等方面均取得了很大的进展。

第一节 针刺手法的时效量效关系研究

针灸时效是指时间因素对针灸效应的影响以及针灸效应产生的时间规律;针灸量效是指针灸刺激量与其所引起效应的关系。针灸时效和量效,是在传统针灸子午流注和各种刺灸手法的基础上,结合现代时间医学和针灸手法量学而发展起来的。实际上针灸时效和量效不能截然划分,因为针刺的时机、留针时间的长短、间隔时间等都是决定针刺刺激量的因素,只是为了便于研究而作的相对划分[1]。现代针刺手法研究中,由于受到神经学说的影响,在古代得气、守气的基础上,更以神经刺激产生的酸麻重胀等神经感应作为效应标准,在补虚泻实的基础上提出了刺激量和有效刺激量的概念。所谓针刺手法刺激量,主要包括刺激强度、变化率和累积时间。通常刺激强度大、累积时间长、变化率大,则刺激量大;反之刺激强度小、累积时间短、变化率小,则刺激量小。根据刺激量的大小可分为轻刺激、中刺激、重刺激。

一、针刺手法的时效关系研究

祖国医学依据"天人相应"的基本观点,结合丰富的临床实践经验,总结出"因时制宜"的治疗原则,强调时间因素在针灸治疗中的作用。在针灸临床上也形成了"按时施刺"的针法,遵循"凡刺之法,必候日月星辰,四时八正之气,气至乃刺之"的原则,强调针灸治疗必须注重时间条件。近年来实验研究也证明,时间是影响针灸效应的重要因素之一,并与人体正常节律关系密切。掌握针灸效应与人体节律的相关性及其理论基础,对提高针灸临床疗效有重要意义。针灸效应发生、发展的时间过程,对于临床针灸治疗时间长短、针灸次数、每一疗程时间长短确定都具有指导意义。

针灸效应强弱变化和维持时间的长短,受多种因素制约。其中,针灸刺激穴位的时间长短也是一个重要因素。针灸时间长短包括了一次施术时间、针灸间隔时间和治疗过程中重复施术次数。对于不同针灸效应,施刺最佳时间也有所不同。应根据具体病情、疾病发展不同阶段来确定针灸刺激时间长短,每日次数和疗程长短。

（一）留针

留针是针刺治疗过程中的重要环节,通过留针达到候气、得气及巩固疗效的作用。留针时间原则上应根据病证、针刺所选用的经脉腧穴、患者体质及病程长短、治疗季节等不同因素而定。留针时间在临床存在很大随意性,针刺疗效与留针时间密切相关,研究针刺时效关系,寻找不同状况下最佳留针时间,对于提高针刺疗效具有重要意义。近年来关于留针对针灸效应的影响的研究逐渐增多,且取得一定成果。

在以《内经》为代表古代文献论述中,留针时间一般较短,如《灵枢经·经水》篇谓:"足阳明,深刺六分,留十呼。足太阳,深五分,留七呼。……手之阴阳,其受气之道近,其气之来疾,其刺深者皆无过二分,其留皆无过一呼。"按常人每分钟呼吸16~20次,则十呼还不到1分钟。又如《针灸甲乙经》记载留针的154个腧穴,留十呼以上仅15个腧穴,留针时间最长为公孙、内庭和环跳3个腧穴,均为二十呼,约1分钟。这可能与古代针具较粗,针刺禁忌较多有关。到了唐代,《千金方·卒死》记载"针间使百息",大约10分钟,在当时是相当长的留针时间。

现代留针时间普遍较长。一方面是现代针具做得精细,针感相对较弱,留针时间需要相应延长;另一方面是对《内经》留针时间的重新认识。肖少卿等[2]根据《灵枢经·脉度》篇全身经脉总长"十六丈二尺"之数为基准,一息气行6寸,经气循行周身需270息,按每分钟呼吸18息计算,约合15分钟,是临床留针10~20分钟的根据。杨运宽等[3]根据《灵枢经·五十营》"呼吸定息,气行六寸,……二百七十息,气行十六丈二尺,气行交通于中,一周于身,下水二刻",一刻相当于14分钟24秒,指出经气循环一周的时间为28分钟48秒。黄听军[4]根据《灵枢·营卫生会》篇"营在脉中,卫在脉外,营周不休,五十而复大会,阴阳相贯,如环无端。卫气行于阴二十五度,行于阳二十五度,分为昼夜。"说明营卫一昼夜各在人体内运行五十周。按24小时运行50周计算,可知营卫每运行1周大约需要30分钟。

在临床研究方面,汪立新[5]针刺治疗急慢性软组织损伤观察留针时间与疗效关系,发现静留针15分钟和30分钟组疗效优于不留针和静留针45分钟组。许云祥等[6]观察5分钟、20分钟、30分钟、40分钟和60分钟不同留针时间对踝关节软组织损伤的疗效影响,发现急性损伤留针30分钟组疗效最佳,慢性损伤60分钟组疗效最佳。俞剑虹[7]研究针刺治疗单纯性面神经麻痹留针时间长短与疗效的关系。将单纯性面神经麻痹患者60例随机分为两组,每组各30例,观察组针刺得气后留针10分钟,对照组得气后留针40分钟,每日1次,30天后统计疗效。结果观察组痊愈率为90.0%,对照组为26.7%,统计学处理差异有非常显著性意义($P<0.01$);观察组平均治疗时间为11.8天,对照组为18.9天,差异有非常显著性意义($P<0.01$),观察组明显优于对照组。发现治疗时间对疾病的恢复过程是有一定影响的,实践证明,越早治疗,病程越短效果越好,并非急性期不能针灸。蔡朗[8]观察留针1~1.5h与留针30分钟对顽固性面痛疗效的影响,结果发现久留针组疗效较好。黄虹[9]在辨证选穴的基础上,强调久留针,注重针感传导,观察留针1.5~3h与留针30分钟对三叉神经痛疗效的影响,结果发现久留针能显著提高疗效。房丽等[10]认为头穴针刺治疗急性脑梗塞疗效是肯定的,针对针后就见效,而随着时间的延长,其作用渐渐消失的问题进行了临床研究,进行头针留针12小时与留针15分钟对急性脑梗塞疗效的比较,结果久留针组疗效优于短留针组。观察到头穴针刺治疗急性脑梗塞的效应时间规律是,针后至2.5小时是产生、发展期,4.5小时之后进入衰减期,7小时各项测试指标多失去显著性。何扬子等[11]将251例缺血性中风患者随机分为3组,观察留针20分钟、40分钟和60分钟对缺血性中风疗效的影响,结果显示3组的神经功能缺损程度评

分各项指标治疗前后变化差异均有非常显著性意义($P<0.01$),而且发现60分钟组疗效较好,表明适当的延长留针时间可显著提高疗效。

不同疾病的最佳留针时间不同。窦思东等[12]采用针刺治疗糖尿病模型家兔,分别比较电针3分钟,15分钟,30分钟的效果,发现随着电针时间延长,原来降低的血糖水平逐渐升高,提示电针时间不宜太长。侯良芹等[13]将40只实验大鼠随机分为5组:电针"足三里"穴5分钟,15分钟,30分钟,60分钟组和对照组。观察到电针留针时间延长至15分钟才引起隔区一氧化氮合酶(NOS)表达增强,随留针时间延长至60分钟,隔区NOS表达维持在同一水平。王樟连等[14]用超声心动图仪,观察了不同针刺操作手法及不同留针时间对心气虚患者左心搏血量的影响,研究留针5分钟、15分钟和30分钟对心气虚患者搏血量的影响,结果表明留针15分钟和30分钟组左心搏血量改善最明显。张栋等[15]通过热像图观察了74例周围性面瘫患者,研究留针时间长短与针刺升温作用的关系,结果显示留针10分钟以内针刺升温作用较弱,但维持时间较长;留针时间长于30分钟,升温作用较强,但消失也较快;而留针20分钟升温作用强且维持时间较长。陈友梅等[16]研究针刺改善小气道功能的时效关系,结果表明留针40分钟组疗效优于留针20分钟和留针60分钟组。张压西等[17]也研究针刺改善肺功能的时效关系,通过针刺肺俞穴观察不同留针时间对呼吸系统疾病患者肺功能的改善情况,结果发现留针20分钟、40分钟和60分钟不同留针时间对肺功能各项指标的改善效应不同,以40分钟组最为显著,提示不同留针时间对肺功能改善效应是不同的。陈友梅等[18]研究针刺改善2型糖尿病患者心脏自主神经功能的时效关系,结果发现留针40分钟组有多项指标优于留针20分钟组和留针60分钟组。原理[19]研究累加电针对大鼠局灶性脑缺血再灌注损伤治疗作用的时效关系。采用双肾双夹法复制易卒中型肾血管性高血压大鼠,再采用线栓法复制局灶性脑缺血_再灌注模型。造模后24小时开始针刺,每日1次,6日/疗程。神经学分级评定,脑组织的病理学形态观察,脑组织超氧化物歧化酶(SOD)活力和丙二醛(MDA)含量测定,以及血液流变学测定。结果发现假手术对照组、缺血再灌注组、针刺20分钟组、针刺60分钟组在神经学分级程度上有统计意义($P<0.0001$)。针刺60分钟组较针刺20分钟组更能显著降低神经学分级级别、提高SOD活力、降低MDA含量、改善血液流变状态。说明电针可改善脑缺血再灌注损伤,该效应存在着一定的时效关系,留针时间60分钟疗效优于20分钟。陈东风等[20]以家兔急性心肌缺血为模型,以心电图ST段为观察指标,观察激光不同照射时间对急性心肌缺血的影响,结果提示在激光照射10分钟、20分钟、30分钟中,以照射20分钟效应最佳。窦思东等[21]采用针刺治疗家兔糖尿病,分别比较电针3分钟、15分钟、30分钟的效果,发现随着电针时间延长,原来降低的血糖水平逐渐升高,提示电针时间不宜太长。

(二)间隔时间

两次针刺间隔的时间和针刺次数(疗程)可反映针刺刺激的频率和量的积累。针刺治疗间隔时间和次数应根据病程长短、疾病的性质、体质差异等具体情况而定。选择恰当的间隔时间和疗程对针刺效应的提升也有着重要的意义。

在间隔时间和疗程上,在电针对炎症痛大鼠镇痛影响的研究中,分别给予间隔时间为3小时、6小时、12小时、24小时的针刺,却是间隔24小时针刺组在促进下丘脑前阿黑皮素和前脑啡肽原mRNA表达、提高痛阈、降低疼痛级别等方面作用更明显[22]。徐振华等[23]研究发现"颞三针"针法能明显提高脑缺血患者的运动功能和生活能力,并且在治疗2个疗程内,针刺治疗的时间越长临床疗效越显著,同时提高每日的刺激量疗效明显升高,每日针刺2次组疗效明显优于每日针刺1次组,说明在一定的时间内应用每日针刺2次的治疗方法能够明显提高疗效,缩短病程。

晴格/N. Munkhchimeg/[24]在对现代时间医学与中医时间医学的文献研究基础上,通过临床研究,观察针刺的时间因素(针刺时间、留针时间、针刺间隔时间)对康复中风后功能的疗效影响。针刺治疗2个疗程后患者功能障碍较前均明显恢复$P<0.05$,下午(14～15点)针刺治疗中风疗效优于上午(9～10点)针刺,而留针30分钟与60分钟、每日针刺和隔日针刺方面则无明显差异$P>0.05$。说明针刺治疗能显著改善中风患者的功能障碍,不同针刺时间与针刺疗效有一定规律。所以不同疾病最佳针刺间隔时间的差别较大,还需要继续研究其中规律。

窦思东[21]在观察针刺降糖与提高胰岛素水平和疗程长短关系的实验中,发现随着针刺次数的增加,血糖下降及胰岛素水平相应增加,针刺4次达到最高值,但随着针刺次数的进一步增加,效应反而呈下降趋势。上述问题要求对一些需要长期进行针灸治疗的患者,除合理规定针灸间隔时间外,还要有一个疗程的概念。

目前,针灸间隔时间的研究还未能得到应有的重视,因此还不能做出每一种病证间隔时间的规定,但其基本原则是:急性病、实热性病证需缩短间隔时间,增加针灸次数,如对发热;急性泄泻或急性疼痛,可以3～4次/日,一般痛证也应2次/日,对于慢性病证,可以每日或隔日1次,有的病证如甲亢,每周针刺2～3次即可。需要指出的是,根据医生或患者的方便时间来选择时间间隔规律的针灸治疗是不对的。为提高和巩固针灸治疗效果,合理规定针灸间隔时间是一个重要的环节[21]。

(三)针灸时效过程研究

现代研究表明针刺效应的产生有一定的变化规律,在时间上呈现特定的起落消长规律。针刺后需经过一个或长或短的潜伏期,效应才开始显现,随着时间的持续,针灸效应逐渐上升,达到峰值,在高水平维持一段时间后再逐渐下降,回落至针刺之前或比针前略高的水平。实验研究证实[25],从开始针灸到显现针灸效应之间,需要有一个刺激量和针效的积累过程。针灸效应发生、发展的时间过程,对于临床针灸治疗时间长短、针灸次数、每一疗程用只交坐标标识针灸时效的关系称为时效曲线,针灸时效曲线将针灸效应的发生、发展过程划分为潜伏期、效应期、后效应期三个阶段。不同的针灸效应,其时效曲线的特征参数可能不同,即各期的持续时间、效应的强度和方向不同,但其曲线的形态却是一致的,即都呈现出这三期的变化[26]。因此了解掌握针灸效应变化过程的时间特征及其影响因素,对指导针灸临床治疗和实验研究都有重要的意义。

乔跃兵等[27]延长针刺时间并增强针刺频率,观察甲醛致痛时大鼠三叉神经脊束核尾侧亚核内大颗粒小泡非突触部位胞吐的情况,数据分析提示在针刺镇痛早期,各组大颗粒小泡于非突触部位的胞吐数量均增加,到10h时达高峰,甲醛加针刺组反应最明显,针刺组次之,生理盐水组无明显变化。3组间比较,差异有显著性意义($P<0.01$),随针刺时间延长大颗粒小泡的数量及胞吐呈下降趋势,逐渐出现大颗粒小泡衰竭现象。认为在一定时间内,大鼠三叉神经脊束核尾侧亚核大颗粒小泡于非突触部位的胞吐数量随针刺时间的延长而增加。张英[28]采用不同时辰灸治治疗阳虚小鼠模型,显示出灸15分钟可显著提高阳虚小鼠的红细胞受体花环率及红细胞免疫复合物花环率,5分钟或25分钟组则无显著作用。可见,针灸效应的作用时间是有限度的,超过这一时间限度针灸效应将会逐渐消失。包飞等[29]在治疗顽固性呃逆临床观察中发现,在刺激强度相同条件下一定时限内,延长留针时间治疗顽固性呃逆疗效高;但随着时间的推移,针刺效应有一个产生高峰至衰减的过程。王琴玉等[30]运用靳三针治疗脑性瘫痪60例,观察不同留针时间对其疗效的影响。留针组穴位常规留针30分钟,每间隔5分钟行针一次;速刺组5分钟运针一次后出针。患者治疗2个月后,以留针组改善患者运动功能较为明显($P<0.05$)。卜彦青等[31]以闭合式颅骨开窗法,应用激光多普勒微循环血流仪,观察了头针、体针和头体结合电针对脑微循环影响的时效关系。观察头电针、体电针以及头体结合电针在不同时间内对脑缺血大鼠脑软膜微循环血流量的影响。结果显示头电针从针刺1分钟至起针后20分钟均有显著性增加;体电针从针刺中15分钟至起针后70分钟,均有显著性增加($P<$

0.05～0.01);头体结合电针则从针刺1分钟至起针后100分钟均有显著性增加。通过比较可以得出头电针、体电针、头体结合电针均能显著改善大鼠脑软膜微循环,但以头体结合电针作用时间最长。段轶轩[32]以胶原酶Ⅶ诱导脑出血大鼠模型为研究对象,运用形态和生化技术,从实验性脑出血后炎性免疫反应的角度,观察及研究不同时间点电针对脑出血大鼠肿瘤坏死因子-α(TNF-α)、血清基质金属蛋白酶-9(MMP-9)表达的影响,探讨不同时间电针治疗急性脑出血的时效关系;从而确定电针治疗的介入时机,为电针临床治疗提供坚实的实验依据。3h电针组和72h电针组分别于造模后3h、72h时即刻针刺一次,针刺5次,每天一次,5次后取材。通过对结果的分析发现针刺可能通过降低脑出血后脑组织TNF-α和MMP-9的含量,抑制脑出血后由它们诱发的炎性反应,减轻它们对血脑屏障的破坏作用;72h电针治疗的大鼠比3h电针治疗的大鼠TNF-α和MMP-9的表达均较低,说明本实验中72h电针组的治疗效果可能比3h电针组好。阮经文等[33]研究了针灸治疗慢性失眠的时效性,分为早上治疗组、下午治疗组和1天两次治疗组,在经过4个疗程的治疗后,无论是早上治疗还是下午治疗,或每天两次治疗,三组总的睡眠质量差别无统计学意义,这说明针灸治疗失眠的时效性不强,提示针灸治疗失眠的主要途径,可能是使大脑分泌促眠物质功能恢复到正常生理水平和正常的规律,针灸是使大脑的分泌功能恢复到较正常的生理状态,起效的是患者自身分泌的内源性促眠物质,具有生理节律性,因此,其起效时间并不是一定在治疗时间。针灸也具有即时效应的作用,在治疗期间和随后的数小时之内,其对大脑有一定的镇静作用,下午治疗可能更容易累积促眠所需的浓度,所以下午治疗对入睡困难者较早上治疗好。每天1次治疗和每天2次治疗,总体比较无差别,说明短时间内重复针刺穴位极易产生耐受性和经络疲劳,疗效并不能因治疗次数的增加而叠加。

杜苡娜等[34]则发现电针3天、5天、7天可使ConA刺激的脾淋巴细胞增殖反应明显增强,IL-2诱生显著升高,但是电针1天上述效应均不明显。这些看似矛盾的结果,与实验者实施电针的强度和时间密切相关,也与检测指标密切相关,一些在疾病发生早期出现异常的指标的变化也只可能在电针治疗即刻观察到,所以对电针效应的时效关系研究还应该与检测的指标紧密结合。孙阿娟等[35]应用酸化乙醇致胃黏膜损伤大鼠模型,发现电针"足三里"可提高胃组织总NOS、iNOS活性,因而可能对胃黏膜起一定的保护作用,而这种保护作用仅仅是在电针即刻有,电针后保护作用不明显。

参 考 文 献

[1] 李忠仁. 实验针灸学[M]. 中国中医药出版社,北京,2003,138～139

[2] 肖少卿,杨益民,方正,等. 试论留针的意义及其应用[J]. 江苏中医杂志,1981,2(5):54～57

[3] 杨运宽,余仲权. 针刺留针琐谈[J]. 中国针灸,1984,4(3):25～27

[4] 黄听军. 留针时间与疗效探讨[J]. 湖南中医学院学报,1993,13(4):51

[5] 汪立新. 针刺治疗急慢性软组织损伤时毫针留针时间与疗效关系的探讨[J]. 针灸临床杂志,1996,12(5,6):40～41

[6] 许云祥,陈贵珍. 不同留针时间对踝关节软组织损伤的疗效观察[J]. 中国针灸,2001,21(10):607～608

[7] 俞剑虹. 针刺留针时间与疗效关系的观察[J]. 中国针灸,2004,24(8):551～552

[8] 蔡朗. 毫针长时留置法治疗顽固性面痛疗效观察[J]. 中国针灸,1996,16(4):17～18

[9] 黄虹. 久留针强针感治疗三叉神经痛疗效观察[J]. 上海针灸杂志,1999,18(6):10～11

[10] 房丽,于致顺. 头穴久留针治疗急性脑梗塞的临床观察[J]. 上海针灸杂志,1996,15(5):7～8

[11] 何扬子,徐宗,陈卓铭,等. 留针时间对缺血性中风针刺疗效的影响[J]. 暨南大学学报(医学版),1999,20(6):56～59

[12] 窦思东,刘凯,方小玲. 针刺疗程长短与刺激量对针灸效应的影响[J]. 福建中医学院学报,1999,9(1):27

[13] 侯良芹. 熊克仁. 电针不同留针时间对隔区一氧化氮合酶表达的影响[J]. 中国针灸,2006,26(12):879~882

[14] 王樟连,高镇五,虞孝贞. 不同针刺手法及留针时间对心气虚搏血量的影响[J]. 上海针灸杂志,1983,2(4):10~11

[15] 张栋,高惠合,魏正岫,等. 针刺留针时间长短与针刺升温关系的热像图观察[J]. 针刺研究,1991(1):73~75

[16] 陈友梅,张压西,司慧,等. 针刺改善小气道功能时效关系究[J]. 中国针灸,1996,16(11):8~9

[17] 张压西,陈友梅,余红缨. 针刺肺俞穴改善肺功能时效关系研究[J]. 中国针灸,1997,17(10):581~582

[18] 陈友梅,司惠,张压西,等. 针刺改善Ⅱ型糖尿病患者心脏植物神经功能时效关系研究[J]. 上海针灸杂志,1998,17(3):10~11

[19] 原理. 针刺对大鼠局灶性脑缺血再灌注损伤保护的时效观察[D]. 暨南大学硕士学位论文,2002

[20] 陈东风,李伊为. 激光穴位照射时间对急性心肌缺血的影响[J]. 上海针灸杂志,1998,17(6):28

[21] 窦思东,刘凯,方小玲. 针刺疗程长短与刺激量对针灸效应的影响[N]. 福建中医学院学报,1999,9(1):27

[22] 王琴玉,孙砚辉,靳瑞. 不同时窗针刺对窒息脑瘫幼鼠脑组织bF-GF表达的影响[J]. 中医康复,2005,20(4):195~197

[23] 徐振华,许能贵,符文彬. 不同刺激量针刺对脑缺血后功能恢复影响的临床研究[J]. 江苏中医药,2006,27(8):38~40

[24] 晴格/N. Munkhchimeg/. 针刺治疗中风病不同时效临床研究[D]. 南京中医药大学博士学位论文,2003

[25] 周桂桐. 试论时间与针灸治疗的关系[J]. 天津中医学院学报,2002,21(4):23~24

[26] 陈日新. 针灸作用的基本特点与时效关系[J]. 江西中医学院学报,2008,(4):56~57

[27] 乔跃兵,马秀艳,孔祥玉,等. 延长针刺时间大鼠三叉神经脊束核尾侧亚核非突触部位胞吐数量的变化[J]. 中国临床康复,2006,10(35):78~80

[28] 张英. 不同负治时辰对红细胞免疫功能影响的比较[J]. 中国针灸,2000,20(10):613

[29] 包飞,梁中,王凤琴. 针刺不同留针时间治疗顽固性呃逆临床观察[J]. 中国针灸,2003,23(1):21~22

[30] 王琴玉,袁青,冯健强. 速刺与留针治疗脑性瘫痪60例对比观察[J]. 上海针灸杂志,2004,23(12):1~17

[31] 卜彦青,杜广中. 头体针对脑缺血大鼠脑循环时效关系的实验研究[J]. 中医药学报,2004,32(2):26~27

[32] 段轶轩. 电针治疗实验性急性脑出血时效关系的研究[D]. 湖北中医学院硕士学位论文

[33] 阮经文,廖新学,严英硕,等. 针灸治疗慢性失眠的时效性与量效性临床研究[J]. 中山大学学报(医学科学版),2008,29(4):448~452

[34] 杜莅娜,姜建伟,曹小定. 电针对正常大鼠免疫功能影响的时效观察[J]. 针刺研究,1995,20(1):36~38

[35] 孙阿娟,袁英,谢元华,等. 电针"足三里"对酸化乙醇致胃黏膜损伤大鼠的胃组织总NOS、iNOS影响的时效关系研究[J]. 针刺研究,2004,29(4):279~281

二、针刺手法量效关系的临床研究

针灸的量效是指针灸的不同参数组合形成的刺激量对针灸效应的影响,以及针灸效应的量学特征及规律[1]。量效关系反映了针灸刺激量和效应之间的相关性。针刺治病的过程就是在明辨虚实、确定穴位的基础上运用各种手法予以补泻的过程。针刺手法是针刺治病的一个重要环节,也是毫针刺法的核心内容,在临床实践中,以单式手法的提插、捻转或二者结合使用为主,复式手法使用较少。在辨证准确、选穴精当、配伍合理的情况下,针刺手法就成为取效的决定因素。由于各种针刺手法从性质上来讲,均属于机械性刺激,所以无论是补法还是泻法都涉及一个刺激量,而刺激量的大小是针刺效应产生的重要因素。

对针法中量的论述可以追溯到战国时期,《素问·刺齐论》载:"刺骨者无伤筋,刺筋者无伤肉,刺肉者无伤脉,刺脉者无伤皮……"《素问·刺要论》:"刺有浅深……浅深不得,反为大贼。"《难经·七十难》:"春夏者,阳气在上,人气亦在上,故当轻取之;秋冬者,阳气在下,故当深取之。"这些都是古典医籍中较早以深浅来论述针刺"量"的资料,及至后世徐凤、杨继洲所曰天、人、地三才法,均将刺激量贯穿于深浅刺法之中。尤其杨继洲的刺有大小论,从理论到具体针刺手法,用大补大泻、平补平泻来区分刺激量的轻重,达到了质和量比较一致的成熟阶段,对针灸临床具有十分重要的指导意义[1]。古人的这些理论，长久以来一直指导着人们进行实践，也经受着实践的检验。不过，这些理论还只是从人们的主观感觉和亲身体验出发进行总结的，由于受当时生产条件落后的影响，人们在认识、掌握、熟练针刺手法程度上受到很大的局限。现在研究者们正在利用现代科学技术所提供的条件、设备等，对刺激量进行了更加深入、具体的研究，从分析刺激量三要素角度出发，来考虑针刺手法刺激量的衡量标准。胡燕燕等[2]认为衡量针灸刺激量的标准应从时间、强度、坡度（即变化率）三要素出发，其中判定刺激量"强弱"的标准，则应以量级的均值为中心。许佳年[3]提出不论何种刺激，要引起脏腑的反应，必须在刺激强度、刺激持续时间和刺激强度对时间的变化率上达到某个最小值。通过多方面多角度的对针刺时效量效关系的研究，以期更为直观、具体、定性、定量地认识刺激量的本质规律，达到规范针刺手法操作，更好服务于临床的目的。

（一）针刺手法刺激量

从力学角度来看，毫针针刺是一种机械运动，它对机体的有效刺激是直接或间接作用于周围组织某种或数种穴位感受器的机械力。这种机械力可简单地分解为扭转力、提插力和摆动力。针刺手法产生作用的核心在于通过特定的手法刺激发挥最佳临床效应。掌握了量效规律，对针刺手法规范和量化操作，提高临床疗效具有重要意义。

针刺治病的过程就是在明辨虚实、确定穴位的基础上运用各种手法予以补泻的过程。针刺手法是针刺治病的一个重要环节，也是毫针刺法的核心内容，在临床实践中，以单式手法的提插、捻转或二者结合使用为主，复式手法使用较少。在辨证准确、选穴恰当、配伍合理的情况下，针刺手法就成为取效的决定因素。由于各种针刺手法从性质上来讲，均属于机械性刺激，所以无论是补法还是泻法都涉及一个刺激量，而刺激量的大小是针刺效应产生的重要因素。因此在当前针灸临床中，针刺手法作用规律、量效关系及其产生机制成为最关键和迫切解决的问题，也是提高临床疗效的关键。

《内经·八正神明论》说："是故天温日明，则人血淖液而卫气浮，故血易泻、气易行；天寒日阴则人血凝泣而卫气沉。"说明春夏阳气升发，经络气血滑利，针刺易激起经络反应，所以宜浅而疾，刺激量宜小；秋冬阴盛阳衰，经络气血涩迟，机体反应较迟缓，针刺宜深而留，刺激量宜大。

《灵枢·九针十二原第一》说："刺之要，气至而有效"，"刺之而气不至，无问其数，刺之而气至，乃去之，勿针"等，是以得气为度来阐述刺激量。《素问·长刺节论》论治肌痹，取穴多、针刺深，"以热为故"，当病人"诸分尽热"，疾病也就随之而好转。《灵枢·四时气》论治脾气虚寒所致飧泄证，刺三阴交、阳陵泉，用补法，长时间留针，"热行乃止"。《针灸大成》说："刺虚须其实者，阳气隆至，针下热，乃去针也。"这些是以病人感觉为度来阐述刺激量。因此有人认为当刺激量达到了有效的能调节机体机能的度时，患者会在针刺部位或传导部位产生温热感，故针后温热感可作为观察刺激量度的指标[4~5]。

当前，对针刺手法量化的研究越来越受到人们的重视，多从物理量学角度来探讨针刺刺激量的本质规律。杨华元[6]认为运针手法物理量的变化对研究针刺手法的实质、作用机制及手法归类有重要意义。程宝书[7]认为针刺手法是针具对机体腧穴、经络所进行的物理性刺激，不同的指力、针向、针时以及针在穴位内不同的运动形式，都会产生不同的针力。刘公望[8]认为要手法量学化，首先要确定刺激量，明确力度、速率、次数及刺激时间等，也要注意单次使用的腧穴数量。选择适当的刺激量，是针刺技法的关键问题，针对不同的受术者刺激量也要有所不同，针刺的力度与补泻的结果没有必然的联系。要确定补泻手法的刺激量，就要考虑到诸多的不确定因素。有学者指出刺激量是针刺手法的重要组成部分，掌握最佳刺激量，是提高临床疗效，防止不良反应的重要措施[9~10]。还有医家从临床治疗剂量角度来探讨手法量化。以石学敏的"针刺手法量学理论"[11]为代表，对针刺作用力方向、大小、施术时间、两次针刺间隔时间等针刺手法四大要素进行了科学界定，使针刺治疗由定性上升到定量的水平，大大提高了临床疗效。其主编的《针灸学》教材[12]首次正式提出针灸操作的量学要素,从刺激量的轻、中、重三度规定针刺手法参数和操作规范。袁宜勤等[49]对指力、提插幅度、捻转角度以及操作频率进行了更为严格的界定。《刺法灸法学》要求:提插法指力要均匀,幅度一般以3~5分钟为宜,频率60次/分钟左右;捻转指力要均匀,角度要适当,一般应掌握在180°~360°左右。袁宜勤等[13]认为教材对手法的规范仍比较粗略,操作性不强,并且对提插法和捻转法提出了更为详细的规范操作以及在操作时分别要注意的问题。分别对提插、捻转手法,按刺激量大、中、小来规范针刺手法参数。小刺激量:提插幅度<5mm,频率<90次/min,用力较轻,操作时间较短;中刺激量:提插幅度为5~10mm,频率为90~120次/分钟,用力与操作适中;大刺激量:提插幅度>10mm,频率>120次/分钟,用力较重,操作时间较长。同时指出提插法在操作时还应注意针刺手法参数选择的一致性:提插幅度一致、频率一致、轻重一致等。

王富春教授主编的《刺法灸法学》[14]指出刺激量大小是以捻转、提插针体的频率、幅度和角度来决定的。捻转轻度刺激量:捻转角度小于90°,频率小于60次/分钟;捻转中度刺激量:捻转角度在90°~180°之间,频率在60~90次/分钟;捻转重度刺激量:捻转角度大于180°,频率大于90次/分钟。提插轻度刺激量:提插幅度小于0.3cm,频率小于60次/分钟;提插中度刺激量:提插幅度在0.3~0.5cm之间,频率在60~90次/分钟;提插重度刺激量:提插幅度大于0.5cm,频率大于90次/分钟。

此外,书中还指出:在捻转、提插操作中,医者手、腕、臂同时用力,刺激量就大,如果仅用手指力量刺激量就小。这些量学操作要素是基本概念,在临床上可根据具体情况适当变化。以上反映出针刺操作的规范化、定量化趋势是针灸学进一步发展的需要。但有人指出[15]针刺强度与刺激量是两个不同的概念,认为刺激量=针刺强度×刺激时间。有些慢性病人要以长时间的弱刺激来达到一定的刺激量。

近年来,在针刺手法参数的测定及量化方面也取得显著成果。学者们运用现代科学技术研制出能实时采集运针过程中针刺手法参数的仪器,如针刺手法参数测定仪[16]、针刺手法教学测试仪[17]、针刺手法力学动态检测系统[18]、针刺手法传感针[19]等,以上成果利用物理学、统计学及计算机技术对针刺手法参数进行相应的分析和处理,利用针刺手法参数的变化特点来探讨与研究针刺实质、针刺机制及针刺效应等,进而揭示针刺手法规律以及与针刺效应的关系,从刺激量角度对针刺手法的评价建立客观化的量化评价指标。这些研究最终为针刺手法参数的标准化、规范化、定量化的研究奠定了基础,并且对针灸临床实际操作有重要的指导意义。

人们对影响毫针刺法刺激量的主要因素进行了深入研究。针刺手法量学的研究以毫针手法为核心,从注重施术者手法的研究,向注重不同手法的机体效应特征研究转变。把个体的针感强弱作为刺激量大小的评判标准[20],提出了针刺有效刺激的概念[21],认为针刺作用于机体产生的刺激可分为有效刺激和无效刺激两种,施行不同针刺手法的意义在于强化有效刺激、减轻无效刺激,并进一步提出有效刺激量的大小主要取决于患者对针刺的敏感度、针刺手法以及有效刺激时间等方面的恰当把握和协调统一。

1. 从刺激强度角度对针刺手法刺激量的研究

韩燕[22]从系统论角度出发,认为刺激量是一种施加在病人身上的人工控制,通过系统的反馈,恢复其正常状态,刺激量的多少,应以系统本身的虚实程度及其反馈为依据。以上医家观点认为,机体对刺激的反应性是衡量刺激量大小的主要标准。

徐振华等[23]将67例缺血性中风患者随机分为每日针刺2次组(35例)和每日针刺1次组(32例),探讨不同刺激量针刺对脑缺血后患者功能恢复的影响。治疗1个疗程后2组运动功能和生活能力均较治疗前有明显提高($P<0.01$),治疗2个疗程后2组运动功能和生活能力均较治疗1个疗程有显著提高($P<0.01$)。治疗2组在2个时间点的效果均优于治疗1组($P<0.05$)。提示在一定的时间内提高每日的针刺量,延长针刺治疗的疗程能明显提高疗效。

阮经文等[23]将128名慢性失眠患者分为两批5组,第一批实验(69例)分为早上治疗组、下午治疗组和每天2次治疗组,从中筛选出最佳治疗时间;然后依据第一批实验的结果,进行第二批实验(59例),分为每日治疗组和隔日治疗组,进行量效分析。结果显示第一批3组患者治疗后除入睡时间外,其余各项均无统计学意义($P>0.05$)。第二批2组患者在治疗2个疗程后,睡眠质量、入睡时间、睡眠时间、睡眠效率、日间功能等差异均有统计学意义($P<0.05$);组内比较:每日治疗组($P<0.05$),隔日治疗组($P<0.05$),2组均有统计学意义。提示针灸治疗慢性失眠的量效性非常重要,特别是治疗初期,只有量积累到一定程度,疗效才能显示。李万瑶等[24]采用肢体血流图为指标,观察强弱不同的针刺刺激对下肢痹证患者肢体血流图波幅的影响。结果显示:强刺激(频率>150次/分钟,捻转角度$3\times180°$)针后使血管收缩,血流供应减少;弱刺激(频率约60次/分钟,捻转角度$180°$)使血管扩张,血流供应增加。王樟连等[25]用强(捻转角度>$360°$,频率120～180次/分钟)、中(捻转角度$180°\sim360°$,频率60～120次/分钟)、弱(捻转角度$45°\sim180°$,频率<60次/分钟)三种不同的刺激量针刺双侧内关、足三里,观察对左心搏血量的影响。三种手法都能增强心气虚患者左心搏血量,强中刺激与针前比较有明显差异,以中等刺激效果最好。杜宇征等[26]用强刺激手法针刺颈夹脊穴治疗颈椎病,强刺激主要以患侧上肢抽动1～2次为标志,与常规针刺相比较,发现疼痛的即时止痛效应及长时止痛效应均以强刺激组为优($P<0.01$),并且血清中吗啡样物质含量有显著加($P<0.01$)。王彩虹等[27]探讨针刺手法的量效关系,应用在体捻转手法仪对50名健康人的外关穴施行大(捻转幅度$720°$,频率180次/分钟,时间2分钟)、中(捻转幅度$360°$,频率120次/分钟,时间2分钟)、小(捻转幅度$90°$,频率60次/分钟,时间2分钟)刺激量的捻转手法,以中冲穴皮温作为观察指标进行实时记录与分析,发现不同刺激量捻转手法在捻针期间均使皮温明显降低;留针10分钟后,中、小刺激量捻转手法呈现升温效应,大刺激量捻转手法的皮温无明显变化。杨丽华[28]用不同频率、角度大小的捻转补泻法观察健康人皮肤温度变化,补法组(频率90～100次/分钟,角度在$90°\sim180°$之间)针后皮温较前基础温度有统计学意义的升高,尤以10、15分钟最为显著;泻法组(频率150～160次/分钟,角度$\geq360°$)针后皮温略呈升高趋势,但未达统计学意义上的差异。Abad-Alegria F等[29]通过实验研究发现:针灸的刺激效应与所施加的刺激强度有很密切的关系,产生得气感应并不需要引发神经功能的变化,施加超过引起得气的刺激量将会产生更大的刺激效应。

上述研究标志着针刺手法在向更系统的方向转变。受术者机体效应特征的转变,与针灸临床强调"得气"作为疗效评价的重要标准较为一致,但对得气以及有效刺激量的表述还是停留在理论描述或者以患者的主观感受为判断依据,仍然缺乏一个定量化、客观化的判定方法,这也将是针刺手法刺激量在今后进一步研究的重点和取得突破的方向之一。

2. 针刺手法刺激量的实验研究

有学者通过现代实验方法阐发传统针灸理论的科学内涵。他们通过实验发现,针灸的刺激量如同药物剂量一样,操作时采用的"剂量"不同产生的疗效有明显的差异。不论何种刺激,要引起脏腑器官的反应,必须在三个方面达到某个最小值,即刺激强度、刺激持续时间和刺激强度对时间的变化率;刺激的各个参数并不是一个固定值,它们可以相互影响,即其中一个(或数个)刺激参数数值发生变化,其余数个(或一个)参数数值也会发生相应变化。因此,研究针法与针刺效应关系时,既要研究不同方法和不同参数的单独作用,又要研究同一个方法不同刺激参数组合形式的效应。从刺激量来看,刺激强度,针刺的深度,运针的频率,留针时间,针刺的次数,间隔时间等都是构成针刺治疗量的因素,均能影响刺激量的大小,从而产生不同的刺激效应。

于致顺等[31]通过针刺家兔足三里穴,发现捻转幅度和捻转频率对小肠运动有重要影响,即重捻转(150～200次/分钟,4～6转/次)组引起小肠运动减弱（$P<0.01$）；轻捻转（30～40 次/分钟，<2 转/次）组引起小肠运动增强（$P<0.01$）。刘志敏等[32]用不同手法针刺家兔足三里穴，分为留针组、提插组、慢捻转组（12 次/分钟）、快捻转组（180 次/分钟），观察到四组手法对胃运动的影响主要表现为抑制效应，其中慢捻转手法对胃运动的抑制效应最为明显。张为等[33]用强、中、弱三个不同的刺激量针刺实验性高血压家兔"足三里"观察对心率及血压的影响，轻度刺激不出现重度针刺开始所具有的较大、较快的降压效应，但持续时间较重度刺激略长。

杨华元等[34]通过针刺手法仿真系统，采用轻（144°，75 次/分钟）、中（255°，111 次/分钟）、重（360°，140 次/分钟）的捻转手法刺激自发性高血压大鼠，比较其降压效应及对心肌血管紧张素（Ang）Ⅱ含量的影响，发现轻、中刺激量捻转手法均有显著抑制血压上升的作用，重刺激量捻转手法抑制血压上升的效果不明显，而 3 种不同刺激量均对 Ang Ⅱ水平无明显影响。孟智宏等[35]以脑梗死鼠为实验模型，捻转提插、雀啄手法刺激后检测出血液中三磷酸腺苷（ATP）含量及能荷水平明显升高，ATP 酶是影响基础代谢下产生热能的主要酶，酶促释放的能量除用于机体生理过程外，一部分以热的形式散发。因此，针刺可通过调节血液中 ATP 的含量来改变生物体表温度。关景芳等[36]对针刺小鼠足三里穴组织化学实验做了定量分析，结果发现，行针刺补法后针刺局部和胃组织能量代谢酶活性增强，能量生成增多。ATP 分解利用也增加；行泻法后葡萄糖-6-磷酸脱氢酶（G-6-PDH）和 ATPase 酶活性有不同程度的减弱，能量合成减少，ATP 分解和利用也受到一定程度抑制，代谢减弱。姚俊卿[37]以大剂量氢造成小鼠"阳虚"为主要客观指标进行研究，热补手法具有温阳通络益气强壮的作用，显著改善动物的虚损体征。

由于当前对刺激量的研究较多集中于施术者通过针刺所施加的物理刺激量，对其的定量和规范都达到较高水准，但刺激量本身并不等同于机体的接收量，也就是患者的得气感应量，因此，外加的针刺刺激量本身可能与效应量之间并不存在直接的对应关系。而得气是针灸取得疗效的重要标志，量效关系不仅仅是刺激量与临床效应的关系，更是刺激量、机体接受量的综合关系。目前研究者虽然已经提出有效刺激量的概念，但其评定标准还以患者的主观感受为判断依据，仍然缺乏一个定量化、客观化的判定方法。因此，抛开或忽视对得气的研究，单纯研究刺激量和效应量之间的规律与关系，并不能完全与针刺量效的实际过程相吻合。

寻找一种能够对针灸"得气"进行客观化、定量化研究的方法，对刺激量与针刺效应的相关性进行研究，获取针刺的最佳有效刺激量，探讨得气与针刺效应的关系；在得气的基础上（有效刺激量为准），对影响刺激量的各种因素，如针刺深度、刺激强度（捻转角度或提插幅度）、行针的频率、针刺的次数研究进行筛选，分别探讨其与疗效的关系；对针刺手法在针刺效应系统中的作用地位，针刺手法与其他因素的交互影响问题，刺激量强弱与针刺效应大小的关系问题等进行综合研究。这将是当前针刺手法量效规律研究正确的方向和突破口，也必将对针刺手法的定量化、规范化和标准化研究产生极大的促进作用。

（二）针刺深度

针刺深度是针刺方法研究的主要内容，是针刺量学的重要参数，是临床治疗取得针刺疗效、保障针刺安全的关键因素。针刺深度是指针身刺入穴位的深浅度。每个穴位的针刺深度，以既有明显的针感，又不损伤深部脏器组织为原则，在临床操作时，还要结合腧穴所在部位的肌肉浅深，所属经脉的阴阳深浅，以及针刺时的季节，病人的年龄、体质、病情的阴阳属性等多方面因素，使针刺深浅适度，增加疗效。

对于针刺深度，《黄帝内经》早有详尽的论述，并且体现了早期关于针刺量效的思想。《灵枢·逆顺肥瘦》记载："年质壮大，血气充盈，肤革坚固，因加以邪，刺此者，深而留之，此肥人也……瘦人者，皮薄色少，肉廉廉然，薄唇轻言，其血清气滑，易脱于气，易损于血，刺此者，浅而疾之。……婴儿者，其肉脆，血少气弱，刺此者，以毫针，浅刺而疾发针，日再可也"。说明体质强壮者,要以重、深、强的强刺激手法,留针同时进行运针,针感宜强。体弱者,要以轻、浅、微的弱刺激手法,不留针,针感宜轻微。对幼儿宜轻刺,如病情需要,一日几次也可。《灵枢·本输》说:"春取络脉诸荥大经分肉之间,甚者深取之,间者浅取之;夏取诸腧孙络肌肉皮肤之上。秋取诸合,余如春法。冬取诸井诸腧之分,欲深而留之。"《灵枢·始终》说:"春气在毛,夏气在皮肤,秋气在分肉,冬气在筋骨。刺此病者,各以其时为齐。故刺肥人者,以秋冬之齐;刺瘦人者,以春夏之齐。"这是根据四时气候的顺序,气血运行的深浅,病邪逗留的部位以及时令、经络皮肉等与五脏相应的关系,而确定针刺深浅的方法。春夏之季,阳气上浮,人之气亦上浮,针刺时宜轻而浅。秋冬之时,阴气下沉,人之气亦然,故针刺宜重而深。《灵枢·阴阳清浊》说:"刺阴者,深而留之;刺阳者,浅而疾之;清浊相干者,以数调之也。"表明寒证、阴证邪气较深,宜深刺久留针,热证、阳证邪气较浅,宜浅刺疾出针。所以《灵枢·邪气藏府病形》说:"诸急者多寒,缓者多热……是故刺急者,深内而久留之;刺缓者,浅内而疾发针,以去其热……刺滑者,疾发针而浅内之,以泻其阳气而去其热;刺涩者,必中其脉,随其逆顺而久留之。"《灵枢·始终》说:"补须一方实,深取之,稀按其痏,以极出其邪气;一方虚,浅刺之,以养其脉,病按其痏,无使邪气得入。邪气来也紧而疾,谷气来也徐而和。脉实者,深刺之,以泄其气;脉虚者,浅刺之,使精气无得出,以养其脉,独出其邪气。"强调实证要深刺,刺后不要闭针孔,来泻其邪气;虚证要浅刺,刺激量要小,刺后要急闭针孔,从而正气不能外泄,邪气不能入内。同时也要根据脉象的虚实来确定针刺的深浅,脉象实则深刺,脉象虚则浅刺。《灵枢·卫气失常》说:"夫病变化,浮沉深浅,不可胜穷,各在其处。病间者浅之,甚者深之,间者小之,甚者众之,随变而调气"。说明要根据病轻的变化调整针刺的深浅,病轻的浅刺,病重的深刺,病轻的用针要少,病重的用针要多。《灵枢·终始》说:"病痛者阴也,病而以手按之不得者阴也,深刺之。病在上者阳也,病在下者阴也。痒者阳也,浅刺之,久病者邪气入深,刺此病者,深内而久留之,间日而复刺之,必先调其左右,去其血脉,刺道毕矣。"指出久病的人应当深刺且长时间留针。并且根据邪气的左右盛衰,属阴证、阳证,而调整针刺的深度。《素问·刺要论》说:"病有浮沉,刺有浅深,各至其理,无过其道。过之则内伤,不及则生外壅,壅则邪从之。浅深不得,反为大贼,内动五藏,后生大病。"指出病位不同,针刺的深度也应不同。病情较轻浅的,浅刺即可起到治疗作用;如果病情较重,病位较深,则应深刺。所以《灵枢·小针解》说:"针太深则邪气反沉者,言浅浮之病,不欲深刺也,深则邪气从之入,故曰反沉也。"《灵枢·官针》说:"五曰扬刺:扬刺者,正内一,傍内四,而浮之,以治寒气之博大者也。六曰直针刺;直针刺者,引皮乃刺之,以治寒气之浅者也。七曰输刺:输刺者,直入直出,稀发针而深之,以治气盛而热者也。九曰浮刺:浮刺者,傍入而浮之,以治肌急而寒者也"。论述的是针刺的几种方法:输刺、扬刺、直针刺、浮刺等,不同的针刺方法针刺的深浅亦不同。《黄帝内经》还集中叙述了针刺过深、过浅的危害:《素问·刺禁论》说:"刺头,中脑户,入脑立死。……刺少腹,中膀胱,溺出,令人少腹满。……刺关节中液出,不得屈伸。"《素问·刺要论》说:"过之则内伤,不及则生外壅,壅则邪从之。浅深不得,反为大贼,内动五藏,后生大病……是故刺毫毛腠理无伤皮,皮伤则内动肺……刺肉无伤脉,脉伤则内动心……刺筋无伤骨,骨伤则内动肾,肾动则冬病胀腰痛。"《素问·刺齐论》这样描述:"黄帝问曰:愿闻刺浅深之分。岐伯对曰:刺骨者无伤筋,刺筋者无伤肉,刺肉者无伤脉,刺脉者无伤皮,刺皮者无伤肉,刺肉者无伤筋,刺筋者无伤骨。帝曰:余未知其所谓,愿闻其解。岐伯曰:刺骨无伤筋者,针至筋而去,不及骨也。刺筋无伤肉者,至肉而去,不及筋也。刺肉无伤脉者,至脉而去,不及肉也。刺脉无伤皮者,至皮而去,不及脉也。所谓刺皮无伤肉者,病在皮中,针入皮中,无伤肉也,刺肉无伤筋者。过肉中筋也,刺筋无伤骨者,过筋中骨也。此之谓反也。"表明病位深而针刺过浅就失去了疗效,过深则会造成不必要的损伤。针刺如同用药,针刺的深浅就如同用药的计量,应根据病位、病性、病人体质等因素的不同来确定针刺的深浅。否则不仅起不到治疗作用,还会造成不必要的损伤。另外,《内经》还论述了根据经脉循行定针刺深浅。《灵枢·官针》记载:"脉之所居深不见者刺之,微内针而久留之,以致其空脉气也。脉浅者勿刺,按绝其脉乃刺之,无令精出,独出其邪气耳"。是根据经脉所在部位的深浅,决定针刺的深浅和留针时间。《灵枢·阴阳清浊》:"清者注阴,浊者注阳"。所以要根据经脉的不同,阳经宜浅刺,阴经宜深刺。虽然阳经浅刺,阴经深刺是一个总的原则,但临症时不能拘泥于此,应根据具体情况判断。《内经》对"量"的描述尽管很模糊,但反映了针刺手法定量的原始思想,体现了萌芽状态的量学观。

《难经》记载:"春夏者,阳气在上,人气亦在上,故当浅取之;秋冬者、阳气在下,人气亦在下,故当深取之。"强调了针刺深浅与季节的关系。《针灸问对》记载:"或曰:人有肥瘦白黑小长,刺法同乎否乎。经曰:年质壮大者,血气充盈,肤革坚固,因加以邪,刺此者,深而留之。婴儿者,其肉脆,血少气弱,刺此者,以毫针浅刺而疾发针,日再可也。肥人者,广肩腋项,肉薄,厚皮而黑色,唇临临然,其血黑以浊,其气涩以迟,其为人也,贪于取与,刺此者,深而留之,多益其数也。瘦人者,皮薄色少,肉廉廉然,薄唇轻言,其血清气滑,易脱于气,易损于血,刺此者,浅而疾之。壮士真骨者,坚肉缓节,监监然,此人重则气涩血浊,刺此者,深而留之,多益其数,劲则气滑血清,刺此者,浅而疾之。常人者,视其黑白,各为调之。其端正敦厚者,血气调和,刺此者,无失常数也。"《针灸问对》中还提到:"惟视病之浮沉,而为刺之浅深,岂以定穴分寸为拘哉"。说明要根据体质强弱,身体胖瘦、肌肉厚薄、部位不同而决定针刺的深浅及强度。《医学入门》说:"补则从卫取气,宜轻浅而针,从其卫气随之于后而济其虚也;泻则从荣弃置其气,宜重深而刺,取其荣气迎之于前而泻夺其实也"。说明针刺手法中的深浅要心中有数有的放矢,如当深反浅则未及于营而反伤于卫;当浅反深则诛伐太过而损及于荣。

《武威汉代医简》是关于针刺某穴深浅分寸的最早记载。《武威汉代医简》记载:"满愈出针,寒气在胃,……次刺膝下五寸分间,荣深三分,留针如炊一升米顷,出针,名曰三里。次刺项从上下十一椎侠椎两刺荣深四分,留针百廿息,乃出针,名曰肺输。"明确指出"三里"穴针刺入"荣深三分"、"肺俞"穴针刺至"荣深四分",此外文中两次提到"刺荣"。"荣"与"营"意义相通,所谓"营""卫",也代表着针刺时进针的深浅程度[37]。

明代杨继洲在《针灸大成》中首次提出了针刺手法"刺有大小"和"针有浅深"的针刺量化观,所谓"刺有大小",是针体受力的大小,"刺有浅深"是针刺的深度,这种观点对针灸临床具有重要的指导意义[38],也从而奠定了古代针刺手法的计量学基础。

近代人们更加重视针刺深度对针刺疗效的影响,分别从不同角度加以研究。

1. 从解剖学角度对针刺深度的研究

上海中医药大学的严振国教授等[39,40]在较新鲜成人尸体上,应用现代医学解剖学断层解剖法和层次解剖法系统对头颈部、胸部、腹部的重要危险穴位的针刺安全深度、危险深度及其解剖结构进行了研究,随机抽样较新鲜成年人尸体,定穴、解冻后,用解剖学断面方法切割,然后等化冻后,测量穴位皮肤浅点至引起危险的深点之间的距离,用统计学方法处理数据,得到穴位的安全深度及危险深度。

头颈部危险腧穴的安全深度、危险深度及易损伤的器官(单位:mm)

穴名	安全深度	危险深度	易损伤的器官
睛明	29.97	42.81	视神经管前极
承泣	27.30	39.00	视神经或眼动脉
人迎	21.70	31.00	颈总动脉、迷走神经或颈交感神经
风府	35.07	50.10	脑干或脊髓
哑门	33.33	47.62	脑干或脊髓

续表

穴名	安全深度	危险深度	易损伤的器官
风池	34.80	49.71	脑干或椎动脉
肩井	39.17	55.96	肺
天髎	42.19	60.27	肺
肩中俞	40.08	57.25	肺
肩外俞	38.79	55.42	肺

胸腹部危险腧穴安全深度、危险深度及易损伤的器官(单位:mm)

穴名	安全深度	危险深度	易损伤的器官
俞府	18.72	26.31	肺
彧中	9.51	13.59	肺
神藏	8.31	11.87	肺
灵墟	9.15	13.08	肺或心
神封	10.09	14.41	肺或心
步廊	11.26	16.09	肺或心
缺盆	26.83	38.34	肺
气户	21.43	30.62	肺
库房	13.65	18.66	肺
屋翳	10.79	15.42	肺
膺窗	10.32	14.74	肺
乳根	8.55	12.21	肺
期门	8.97	12.81	肺
日月	10.63	15.19	肺
天池	10.50	15.00	肺
渊腋	13.61	19.44	肺
大包	12.74	18.19	肺
辄筋	11.55	16.50	肺
周荣	17.29	24.70	肺
胸乡	13.84	19.77	肺
天溪	12.08	17.20	肺
食窦	10.62	15.17	肺
天突	13.41	22.91	气管或肺
不容	10.87	15.53	肝
承满	9.56	13.65	肝
梁门	9.14	13.06	肝或胃

续表

穴名	安全深度	危险深度	易损伤的器官
关门	9.19	13.13	肝或胃
幽门	9.32	13.31	肝
腹通谷	8.13	11.62	肝
阴都	7.99	11.11	肝
商曲	8.23	11.75	胃
横骨	17.60	25.14	膀胱或小肠
腹哀	8.88	12.69	肝、胆、横结肠
章门	10.90	15.57	肝、结肠或脾
京门	11.75	16.79	肝下缘或肾
鸠尾	10.29	14.70	肝
巨阙	8.06	11.52	肝
上脘	8.22	11.74	肝
中脘	8.51	12.16	胃或横结肠
曲骨	16.58	23.68	膀胱或小肠

腰背部危险腧穴安全深度、危险深度及易损伤的器官(单位:mm)

穴名	安全深度	危险深度	易损伤的器官
大杼	43.77	62.54	肺
风门	41.17	58.82	肺
肺俞	35.42	50.60	肺
厥阴俞	29.58	42.25	肺
心俞	25.56	36.52	肺
督俞	22.96	32.80	肺
膈俞	21.13	30.18	肺
胃脘下俞	21.54	30.77	肺
肝俞	22.45	32.07	肺
胆俞	25.01	35.73	肺
脾俞	26.68	38.11	肺或肝
胃俞	29.86	42.65	肝
附分	36.98	52.83	肺
魄户	31.09	44.42	肺
膏肓	25.34	36.20	肺
神堂	20.50	29.28	肺
噫嘻	16.55	23.65	肺

续表

穴名	安全深度	危险深度	易损伤的器官
膈关	14.43	20.61	肺
魂门	13.78	19.68	肺
阳纲	14.34	20.49	肺
意舍	15.90	22.71	肺或肝
胃仓	19.73	28.19	肝
肓门	22.53	32.18	肾
志室	23.32	33.32	肾

并提出针刺安全深度的计算公式，即安全深度＝危险平均深度×80%，同时作者还将针刺的深度和角度结合起来确定了部分危险穴位的进针方向和深度。

李亚东等[42]测量了膀胱经第1侧线上7个穴位的直刺深度、斜刺距离、角度，分别得到瘦人、适中、胖人体型的活体及尸体组膀胱经第1侧线最危险的针刺深度和角度。实验研究表明，活体所测量相应穴位所得结果均大于尸体断面切割测量结果，应用尸体作针刺深度距离的研究有较大的误差。以上研究说明了针刺浅深的量化工作要结合人体的体型年龄进行，活体研究对针刺深度的评价更为客观，而尸体解剖可对穴位及局部相关的解剖结构有更清楚的认识，二者各有各的优势，应该互参互补。

上海中医药大学张建华[43]等人为研究缺盆穴的解剖结构和针刺深度，随机抽样取较新鲜的成年人尸体，采用解剖断面法和解剖层次法，向下直刺缺盆穴，解剖结构依此是皮肤、浅筋膜、颈筋膜浅层、肩胛舌骨肌下腹、臂丛、肋间外肌、肋间内肌；向下直刺的平均危险深度是38.34mm。为了安全，建议向下直刺的深度控制在26.83mm之内。向下直刺肩井穴的解剖结构依次是：皮肤、浅筋膜、深筋膜、斜方肌、肩胛提肌外侧、前锯肌、肋间外肌、肋间内肌、壁胸膜。向下直刺的平均危险深度是55.96mm。为了安全，建议向下直刺的深度应控制在39.17mm之内。

2. 从文献学角度对针刺深度的研究

黄建军[44]对腧穴的深度有以下五个方面的理解：①腧穴的深度取决于经脉所在位置的深度。《灵枢·邪气脏腑病形》篇云："中气穴，则针游于巷。"即针刺中气穴，会产生经气在经络中游走运行的得气感觉。说明针刺腧穴到一定的深度达到经络，才会产生针感在经络中传导的现象。经脉在循行时出表入里，其在人体运行的部位和深度与各个局部的生理结构密切相关。经脉循行于体腔内，因其要与相应的脏腑相属络、相联系，相对位置比较深；循行于四肢肌肉丰厚处的经脉位置较深，位于其上的经穴也较深，故针刺也较深；而循行于头面及手足指、趾部位的经脉位置较浅，穴位的深度也表浅，故一般针刺较浅。②腧穴的深度决定着针刺的浅深针刺的深度并不是一成不变的，同为一穴的针刺深度也可有很大的差异，皆因这些针刺深度均在该穴的深度范围之内，故针刺的深度取决于腧穴的深度。③腧穴的深度以及针刺深度是以针感为依据的。每个穴位在针刺至不同深度时，其针感是不同的，一般进皮时为轻微的刺痛感，继续刺入，针感开始为酸胀、沉重，逐渐加强，甚至出现电麻感、或凉、或热、或为水波感等感传，此段为最佳针感区，可认为其即腧穴的深度。再继续深刺则针感减弱或消失，说明针已超越了腧穴，离开了经络。因此，自皮部的针刺痛感开始，至针感的减弱消失为止，这一深度即为腧穴的深度。④腧穴的深度不等同于针刺的安全深度。针刺以既要有针感，又不伤及脏器为基本原则，这就要求医者必须掌握好腧穴针刺的安全深度，以保证有理想的疗效，而不出现针刺意外。然而腧穴的深度并不能等同于针刺的安全深度，腧穴的深度小于针刺的安全深度，应是以皮肤表面至最佳针感消失这一段为腧穴的深度。针刺并不是在安全深度范围之内越深越好,应是以"中气穴针游于巷"为佳。⑤腧穴的针刺深度是以疗效为依据的。腧穴是立体结构,称为穴道,腧穴的层次有皮部、孙络、络脉、经筋、经脉,通过经脉连于脏腑,故在不同层次与不同的经络相联系,针刺时可刺皮部、刺络脉、刺经筋、刺经脉等,针刺不同深度可调控不同的经络,达到不同的治疗效果。病邪所侵袭的深度不同,针刺的深浅也有别。另外,同为一穴,由于针刺的深浅不同。

范郁山[45]为探讨浅刺疗法的可行性,从古代文献和近年临床研究入手分析浅刺针法的作用。得出针刺浅层即可激发经气,且可避免过多地刺伤组织的结论,应在针灸临床上推广浅刺针法。浅刺针法起源于《内经》"浅内而疾发针,无针良肉,如拔毛状,以取皮痹""刺浮痹皮肤"的半刺、毛刺等理论。由于"卫气先行皮肤,先充络脉",所以可以应用浅刺针法以"刺卫出气",激发人体经气,疏通经络,调和气血,驱除病邪。《灵枢·邪气脏腑病形》云:"刺此者,必中气穴,无中肉节,中气穴则针游于巷,中肉节则皮肤痛"。这就说明针刺疼痛与是否刺中脑穴有直接关系,因此,毫针必须浅刺于腧穴,而不能深刺,以防刺中肉节引起疼痛。浅刺针法进针迅速,极少疼痛,对病人起到镇定安神的作用,尤其对一些初诊患者,能在不同程度上消除紧张情绪和恐惧心理,从而更好地配合针刺治疗。针刺深度绝非越深越好,针刺感应也并非越强越好,而毫针必须浅刺于脑穴,避免过多地刺伤组织,使刺激量适中而止,以保护经气不受损伤,使经络的特异性充分显示出来,以便更好地遵守"宁失其穴,勿失其经"的原则。

宋杰等[46]对针灸典籍中的"刺有浅深"问题进行了分析论述,针灸典籍中的"刺有浅深"问题有诸多论述,无外乎想说明两个问题:一是进针深浅不能过份拘泥,就像汪机在《针灸问对》中提到的"惟视病之浮沉,而为刺之深浅,岂以定穴分寸为拘哉",虽然很多书籍中都将穴位的针刺深度以具体的数字量化了,但在临床的运用中,还是应该综合分析、灵活掌握;二是只有结合病人的生理、病理和环境等具体情况定针刺深浅,才有利于提高疗效。临床中应参合腧穴的具体解剖部位及其他综合因素,尽力把握好针刺的三种深度:有效深度、极效深度(即发挥最佳疗效的针刺深度)和安全深度。

孙永显等[47]认为针灸学作为一门已有2000多年历史的学科,理应是相当成熟的科学,在毫针针刺深度的学术问题上是应该具有统一的共识的;在当今全球化的年代,针灸学术走向世界并在国际范围内存在激烈竞争的时刻,有关针刺深度标准规范的制定就更显得迫在眉睫。据此,建议:①确定我国现代人体的"众人之度",即现代国人的标准身材,作为研究现代针刺深度的人体标准。因为古代的"众人之度"和现代人的标准身材在发育上肯定存在某些差异,而且在样本采集的广度和质量上,现代的条件(尤其是作为国家行为的话)比古代也要优越得多。除了确定男性的标准身材以外,对女性也应予以确定。如条件允许,并应逐步对各年龄段、各民族男女标准身材进行确定。作为医学学术的对外合作,也可考虑对外国标准人体进行确定,因为外国人来华学习中医、针灸和我国医务人员出国开展针灸教学、医疗及国际学术交流都会遇到这个问题。②以现代国人标准身材为基础,从人体解剖结构出发,确定针刺深度(先确定直刺深度)为标准人体解剖结构所允许的安全深度值。取值的计算公式可采用严振国教授提出的"安全深度=危险平均深度×80%"。可先确定常用穴和较易发生针刺危险的腧穴,然后再逐步确定其他腧穴。③为解决不同年龄、高矮、胖瘦身材人体的针刺深度问题,除根据标准身材的深度"以心撩之",在临床上灵活运用以外,还应结合现代影像学、解剖学、统计学等现代科技,研究确定不同身材、体形人体在腧穴所在部位肢体的周长、直径(如颈围、胸围等)、骨度等相关因素,根据相关参数计算,求得安全深度的回归方程。④为方便国内外对针灸学的学习、应用和交流,适应现代标准、规范,与国际接轨,建议将针刺深度单位改为公制mm,并在一段时间内保留"寸",在有关章节中介绍"寸"及其换算关系。⑤腧穴的针刺深度除与腧穴所在位置的解剖结构、患者的高矮胖瘦、男女老幼、体质的强壮虚弱、脉象的虚实滑涩缓疾、病证的新久阴阳寒热表里、时令的春夏秋冬等因素有关外，还与针刺的角度、方向、补泻手法(如烧山火、透天凉；阳中隐阴、阴中隐阳等)等有关。应在有关章节予以详细介绍，既示人以规矩、标准，又要有随机应变的原则，以知常达变。

3. 从临床应用角度对针刺深度的研究

吴名[48]通过对背部腧穴临床应用的研究发现背部腧穴可采用多种方法施治，其治疗疾病范围广，疗效显著。对背部腧穴的针刺深度进行了以下研究：①其对古今文献关于背部腧穴针刺深度记载的整理研究，发现古代医籍关于背部腧穴针刺深度的记载基本无变化，历版《针灸学》、《腧穴学》教材中部分背部腧穴针刺深度的记载随出版时间的推移有加深的趋势。②人体标本背部腧穴针刺深度的测量研究：通过对10具正常男性教学标本的测量，得出督脉上的大椎、陶道、灵台、至阳、筋缩穴位的平均深度值较大，身柱、神道、中枢、脊中穴的平均深度值较小；膀胱经上背部腧穴第二侧线较第一侧线的厚度小，一、二侧线腰部穴位皆厚于胸椎段穴位，胸椎段背部腧穴针刺深度分布规律皆是上(平T_1、T_2)下(平T_{11}、T_{22})两端较深，靠近中间较浅。③人体标本背部腧穴针刺深度测量结果与古今文献记载的对照研究：发现古代针灸医集记载的督脉、膀胱经上背部腧穴皆为浅刺，高等医学院校教材《针灸学》、《腧穴学》所载以上穴位的针刺深度也都较浅，临床针刺深度可以超过文献中所载数值。

因此吴名得出结论认为，临床针刺背部腧穴时可在安全限度内适当增加针刺深度；背部腧穴可采用多种方法进行治疗，治疗疾病范围广泛，且疗效显著。

袁宜勤[49]认为掌握适当的针刺深度，在针刺过程中具有重大的意义，是保证针刺操作安全，获得针刺感应，提高针刺疗效的重要环节。①腧穴部位定深浅：腧穴所在部位的局部解剖是决定针刺深浅的主要因素。②根据病人与时令定深浅：病人的年龄、体型、体质及患病时所处的时令季节，是决定针刺深浅的前提条件。《灵枢·逆顺肥瘦篇》说："年质壮大，血气充盈，肤革坚固，因加以邪，刺此者，深而留之，此肥人也"；"刺壮士真骨"，"深而留之"；"瘦人者，皮薄色少"，"刺此者，浅而疾之"；"婴儿者，其肉脆血少气弱，刺此者，以豪针，浅刺而疾发针"。《内经》的上述论述说明，针刺深浅应因人而异。形瘦、体弱、小儿或老人，皮薄肉脆，血少气弱，宜浅刺疾出；肥胖、体壮、年轻者，肤革坚固，血气充盈，宜深刺久留。③根据病位与病情定深浅：病位与病情，是决定针刺深浅的重要因素。根据疾病的所在部位，采用适当的深度，这是针刺安全的基本保证，也是针治获效的前提。一般来说，病位较浅的疾病，病在皮毛、肌腠、经络者，如感冒、皮肤病、面神经瘫痪等，宜浅刺或平刺、斜刺，如神经性皮炎，可在皮损局部浅刺，或从皮损边缘向中心平刺、围刺。病位较深的疾病，病在筋骨、脏腑者，宜直刺、深刺。如腰椎骨质增生，可深刺至患病腰椎附近施术；胃病可选靠近胃脘的中脘、梁门等穴适度深刺，以毫针接近胃脘而又不刺穿腹膜伤胃为原则。④根据得气与补泻定深浅：得气与补泻需要，也是决定针刺深浅的不可忽视的因素。针刺务求得气，当刺入浅部不得气时，应由浅入深，寻找针感以得气；当针刺入深部不得气时，应由深出浅，寻找针感以得气。同时，还可在浅、深不同的层次变换针刺角度与方向，以求得气。对那些针下得气迅速、感应强烈者，刺入宜浅；针下得气缓慢、感应迟钝者，刺入宜深。总的原则是：既要得气，又不伤及脏腑组织器官。穴位的局部解剖结构是决定针刺深浅的主要因素，患者的年龄、体型体质、时令季节、病位与病情，是决定针刺深浅的重要因素，得气与补泻的需要，也是决定针刺深浅的不可忽视的因素。

刘效周[50]认为正确掌握针刺深度是针灸治疗的重要环节，病人的体质不同，取穴所在的部位不同，针对不同的病因，以及四季气候的变化，针刺的深浅都不同。这4种因素对针刺深度都有显著影响。①个体差异与针刺深度的关系：人的体质各有不同，这是决定针刺度的基础，瘦弱之人浅刺；肥胖之人可适当深刺，婴幼儿则肌肉脆薄，血少气弱，胆小气怯，且其脏气清灵，随拨随应，故只要毫针浅刺，以不伤其气血为原则。②针刺部位与深度的关系：腧穴所在的部位不同，深浅各异，故针刺不同部位的穴位，亦有浅深之分。例十二经络各有井、荥、输、原、经、合六个腧穴，经气经过这六个穴位时，由浅入深，渐渐入里，故针刺这些穴位时，也应有相应的深度，才易于得气，而不致耗气。井穴最浅且针刺时穴位反映强烈，故只须浅刺，而经穴、合穴处经气已渐渐深入，故须相对深刺，才能得气。重要脏器所在部位不宜深刺，以确保安全，防止意外事故发生。③病情对针刺深度的关系：病有表里寒热、虚实，新病、旧病之分，治疗也要相应，如果针刺深度不依法度，则可带来危害。病邪居表宜浅刺，以调其荣卫之气，拒邪于外。病在里则宜深刺，反之则达不到病所。总之，阳证、表证、热证、虚证、新病应浅刺，阴证、里证、寒证、实证、久病应深刺，要针至病所。④四季的气候变化对针刺深度的影响：四季的气候变化异常，影响到人体时，各有其一定的部位，故针刺的深浅还要根据气候而论。春天为少阳主时，阳气初升，所以春天针刺适宜于经络血脉肌肉之间的腧穴，病较严重的要深刺，病较轻的用浅刺，夏季阳气充盛，热气蒸于肌表，故要取用阳经与浅表的孙络，宜浅刺，深刺则易耗散真气而晕针。冬阴寒逆，抑之使下，冬阳气微通之为贵，故秋、冬天取穴多用经俞，合穴，并可相对深刺，重刺，以加强针传入深部内层。

杨国晶等[51]从事中医教学工作20年，总结归纳出针灸临床中，对身体一些特殊部位的针刺深浅及注意事项。①针刺头部腧穴：可用卧针平刺，刺入皮下1寸左右。根据需要或再延伸，一针贯两穴亦无妨碍。后头部的穴位，如风府、哑门可以直刺，但要注意，如进针深度角度不适当，可以误伤延髓引起严重后果，甚至危及生命。一般取头正颈直的体位，针尖向鼻尖平刺（不能向眉间），0.5～1寸即可。针刺眼区腧穴，要掌握一定的角度和深度，不宜大幅度捻转、提插和长时间留针，以防止刺伤眼球及血管。出针时注意按压针孔，以防出血，颈部诸穴刺5分～1寸，但要当心切勿刺伤颈总动脉。②针刺胸、胁、背、肩上腧穴：针刺时要准确估计胸壁的厚度。采取正确姿势，适当选针。胸肋部可顺肋间隙平刺5分～1寸为宜。背部从肋骨上缘向上一肋骨的下缘方向斜刺，容易得气，且又安全。背部正中线第一腰椎以上腧穴，如进针角度、深度不适当，可误伤脊髓引起严重后果。针刺时如病人出现触电感向四肢或全身放射时，应立即退针，切忌捣针。背部第十一胸椎两侧，侧胸（腋中线）第八肋间，前胸（锁骨中线）第六肋间以上的腧穴，禁止直刺、深刺，以免刺伤心肺。尤其肺气肿病人更应谨慎，以防止发生气胸。锁骨上窝处的腧穴，如针刺过深，可刺伤主动脉弓。两肋及肾区的腧穴禁止直刺、深刺，以免刺伤肝、脾、肾脏，尤以肝、脾肿大病人更应注意。前胸的中府、乳根；胸肋部的大包、渊液；背部的肺俞、膏肓、心俞；季肋部的期门、日月；剑突下的鸠尾等都曾发生过问题。亦有原来针刺并不过深，因留针太久，疏忽大意，随着病人的呼吸而针尖刺入胸腔发生事故的。所以，凡刺胸部的腧穴，必须了解大体解剖，注意穴位下面的脏腑器官，不宜过深或久留针。因胸部的穴位大都在肋间隙，故一定根据病人身体胖瘦具体情况而定，进针深浅要适宜。③腹部腧穴：根据腹壁的厚度，一般刺入1～1.5寸。对胃溃疡、肠粘连、肠梗阻病人的腹部和尿潴留病人的耻骨联合区，必须注意针刺的角度、深度。如针刺不当，可刺伤胃肠及膀胱，引起不良后果。不可刺透腹壁，以免损伤内脏。④腰骶部腧穴：根据肌肉厚薄针刺1～1.5寸。如肾俞、志室、大肠俞、八髎等穴。《灵枢·阴阳清浊》篇说："刺阴者，深而留之，刺阳者，浅而疾之"。这是说腹为阴，宜深刺久留，背为阳，宜浅刺少留或不留针。⑤四肢腧穴：上下肢穴位最为多用，其深度以不超过其总厚度的1/2为原则，也就是说，把肢体分为阴阳两面，各占一半，除透穴外刺阳经勿伤阴经，刺阴经勿伤阳经。但在刺阴经某些穴位时，要注意避开动脉血管。手掌、足趾部位血管神经韧带都很丰富，穴位多在骨缝、肌腱、韧带之间，针刺时要缓慢进针，寻找空隙，得气为宜。指趾端的穴位，多用于点刺放血，一般刺入1分即可。

贺奇志[52]将40例颈椎间盘突出症患者，采用大椎穴处硬脊膜外穿刺，测量硬膜外深度，即大椎穴安全深度。穿刺针依次经过皮肤、筋膜、棘上韧带、棘间韧带、黄韧带至硬膜外腔，深度约36～

75mm，平均深度为54.6mm。

历代资料对大椎穴针刺深度的描述记载亦有较大差异，《铜人》：大椎针五分（15mm）；《腧穴学》：大椎穴斜刺0.5～1寸（15～25mm）；《古今穴性探微》：大椎穴针刺深度因病而异，针刺深度0.5～1.5寸（15～40mm）。实践中很难掌握大椎穴究竟该针刺多深，有人常弃而不用或用而不敢达到一定深度，针刺大椎穴引起危险的器官是脊髓，在其横断面上，中央区为神经细胞核团组成的灰质，呈"H"形，其中心有中央管，外面为由上下传导束组成的脊髓白质。如果刺中脊髓，可出现肢体剧烈的疼痛、肌肉瘫痪、肌束颤动、肌肉萎缩、尿潴留、高位截瘫、感染甚至引起死亡。根据研究结果表明中等身材的成年中国人，针刺大椎穴的深度控制在36mm之内是较为安全的深度。

啜振华等[53]对芒针深刺中脘穴的安全因素进行了探讨，对25例芒针深刺中脘穴病例在进针后进行局部螺旋CT扫描，取得芒针行经部位的腹部横断面CT图像，用以识别芒针所穿及器官。结果25例针刺扫描累计识别到穿及器官的例次分别是：胃体14、横结肠12、小肠11、胰头9、左肾静脉4、肝左叶4、脾静脉3、十二指肠1。结果表明，坚持进皮后小幅度捻转、缓慢进针、不留针的原则，同时治疗期间嘱患者均匀浅呼吸，在近乎空腹状态下操作，则芒针深刺中脘穴应是安全的。

腹针疗法对深浅要求更为严格。不同针刺深度可起到不同的作用，从而治疗不同的疾病。腹针治疗时分天、人、地部，各部又分别分为浅、中、深三个层次，同时各个穴位也包括上、下、左、右不同的区域，来对应疾病的深浅刺和部位。如上脘穴在"天"部时可治疗人体颈部的疾患；浅刺，针效作用于前颈部的甲状腺，中刺，针效作用于颈部中央的颈椎、椎间盘；深刺，针效作用于后颈部的肌肉群。表明同一穴位针刺深浅的不同可以治疗不同的疾病。

4. 适宜浅刺疾病的临床研究

朱国祥等[1]在环跳穴不同深度刺法治疗坐骨神经痛的研究中得出这样的结论：(1)浅刺组（针刺深度为0.5～1寸）与深刺组（针刺深度为2～3寸）的总有效率无明显差异（$P>0.05$）；(2)深刺组存在麻木感的例数明显多于浅刺组；(3)浅刺组不易出现滞针、折针或晕针等情况，而深刺组由于追求下肢放射样传导感，反复刺激神经干，有可能对神经本身产生损害。提示对于坐骨神经痛的治疗浅刺法有其优越性。

陈力[55]分别采用了常规针和短针（1寸）针刺治疗肩周炎，两组取穴、疗程均相同。观察其疗效及患者的接受程度。结果表明，常规针刺组治愈率为67.1%，短针浅刺组为69.7%，两组的疗效比较差异无统计学意义（$P>0.05$），而短针能明显地减轻患者的治疗痛苦和恐惧心理，易被接受。

俞国桥[56]将82例中风偏瘫的患者随机分为浅刺治疗组和常规针刺组各42例，比较其疗效。浅刺组取0.3mm×25mm针灸针，浅刺5～10mm，行针缓慢、均匀、小幅度的提插捻转约30s，不论得气与否，均轮换选取头部、上肢、下肢3对腧穴，加电针刺激，其对照组只是针的不同，选用0.3mm×（40～60）mm的针灸针，前组总有效率为95.24%；后组40例，总有效率为90%。其差异具有统计学意义（$P<0.05$）。并且浅刺组可以避免常规针引起的肌肉痉挛的弊端，具有减轻患者治疗痛苦的作用。说明对中风偏瘫的治疗，浅刺比深刺具有优越性。

5. 适宜深刺疾病的临床研究

张翠彦[57]对比深刺组（20～30mm）23例和浅刺组（10mm）24例，针刺耳前三穴（耳门、听宫、听会）为主治疗突发性耳聋的疗效，结果表明，深刺组有效率为87.0%，浅刺组有效率为29.2%，差异有统计学意义（$P<0.05$）。提示对突发性耳聋的治疗深刺比浅刺更有效。

熊飙[58]治疗神经根型颈椎病，比较长针深刺（1.5～2寸）45例和短针浅刺（0.5～0.8寸）温针灸35例颈夹脊穴疗效，发现长针深刺组疗效优于温针组（$P<0.05$），其疗程明显短于温针组（$P<0.01$），临床症状的改善也优于温针组。

薛平武[59]观察深刺次髎穴（90mm）为主治疗腰椎间盘突出症与常规治疗组相比，两组均配合针灸、牵引、推拿综合治疗，治疗2疗程后治疗组的总有效率为97.5%,对照组总有效率为88.3%($P<0.05$);随访半年治疗组复发率为8.6%,对照组为20.8%,经统计学处理差异有统计学意义($P<0.05$)。

邓伟哲等[60]比较深刺(45~55mm)风池穴(针尖向对侧目内眦)为主治疗28例偏头痛、常规针刺组(风池20~25mm)24例和西药对照组20例疗效,其三组的疼痛消失的时间、疗效、复发率均有显著的差异($P<0.05$)。说明了深刺风池穴对偏头痛有较好的疗效。

陈夏燕[61]比较深刺(约3寸)(44例)与常规针刺(44例)夹脊穴治疗腰椎间盘突出症的疗效,说明了深刺夹脊穴有较好的疗效。赵宏等[62]观察条口穴不同的刺法对肩周炎疗效的差异,说明条口穴深刺对肩周炎有较好的疗效。张和平等[63]在治疗坐骨神经痛时,得出深刺腰阳关对坐骨神经痛有较好的疗效。

宋保欣等[64]将130例单纯腰棘间韧带扭伤患者随机分成4组,即深补组、深泻组、浅补组和浅泻组。每组在针刺手法相同的条件下,对比针尖在韧带内、外不同深度的治疗效果,说明深刺对韧带扭伤的治疗效果影响较大。

娄必丹等[65]将96例根性坐骨神经痛患者随机分为治疗组和对照组。治疗组56例采用芒针深刺大肠俞组,针刺深度为3~5寸,对照组40例常规针刺(浅刺)大肠俞组,针刺深度为0.8~1寸,结果两组的愈显率差异有显著性意义($P<0.05$),治疗组痊愈21例,显效27例,有效6例,无效2例;对照组痊愈7例,显效11例,有效18例,无效4例。提示深刺大肠俞为主治疗根性坐骨神经痛疗效较好。

李澎涛等[66]用深浅不同的刺法针刺大椎穴,观察其对高热病人退热效应及对甲皱微循环影响的研究,发现大椎穴深刺法与浅刺法的退热效应有非常显著的差异($P<0.001$),深刺法比浅刺法降温退热速度快,达到降温最大值的时间短,降温幅度大,作用持久。由此可见,不同针刺深度可引起不同的刺激效应,对针刺深度的有效把握,在临床上是针灸医者不可忽视的重要刺激参数之一。

目前,浅刺的皮肤针、皮内针、腕踝针、浮针、电浮针以及深刺的芒针在临床上应用广泛。皮肤针仅刺激皮肤表层,以皮肤微微渗血或发红为度。其治疗痛苦小,疗效好,见效快,常用来治疗斑秃、荨麻疹、牛皮癣等皮肤病,红眼病、近视等五官科疾病,头痛、失眠、肋间神经痛等内科疾病,还可治疗外科和儿科病证,临床疗效均较好。

皮内针是颗粒型和揿钉型皮内针,临床上腕踝针一般也属于皮内针范围。腕踝针是在腕踝处针刺到皮下浅层疏松结缔组织,来治疗身体的疾病,腕踝针治疗痛证疗效较好。在1998—2008年10年中腕踝针治疗报告的45个病种4000余病例中[67],疗效71.4%~100%,平均有效率达89.3%,其中以疼痛性疾病较好。腕踝针对面瘫、面肌痉挛、失眠、老年性白内障、中风后遗症、气胸、阵发性心动过速、顽固性呃逆、股外侧皮神经炎、肠易激综合征、尿潴留、小儿遗尿症、急性荨麻疹等疾病治疗效果也很明显。

临床常用的芒针针身长度多为100~200mm,芒针既可以治疗毫针所治疾病,又可补毫针之不足,特别适用于胃病、结肠炎、前列腺疾病、瘫痪、不孕不育、气虚下陷等内脏下垂的慢性疾病以及多种脏腑功能衰竭的可以深刺的疾病。芒针应用于临床有定向深刺(白环俞深刺3.5~4.5寸为主治疗慢性前列腺炎)、弯刺法(天突穴用弯刺法,使芒针沿胸骨柄内侧缘下行,深3~5寸左右,待患者胸前有胀闷感后立即缓慢捻转出针,治疗假性球麻痹吞咽障碍)、透刺法(至阳透大椎、神道透腰阳关、腰奇透腰阳关治疗失眠症)[68]。

6. 针刺深度的实验研究

李定忠等[69]采用fMRI(核磁共振脑功能成像技术)32次对比经皮挑治(皮部挑治法:用尖顶圆针,借助腕部摆动力量挑刺表皮与真皮之间,不刺破,不出血;相当于进针和起针时间各挑一下)与深刺足三里和伏兔穴对脑功能的影响,结果发现两种方法均可在同一脑区产生功能变化和相应的变化过程。一定程度上说明深刺与浅刺对脑功能影响相同,其治疗疾病的疗效也可能相同。

许军峰等[70]采用了深刺和浅刺秩边穴对丙酸

睾酮所致前列腺增生症（BPH）大鼠模型进行干预，深刺组前列腺、膀胱指数明显小于模型组；从形态学观察，针刺组较模型组增生明显减轻，腺上皮呈单层柱状，腺体数目明显减少，间质充血、钙化明显减轻，结缔组织无增生，腺腔内分泌物减少。研究显示：对于前列腺增生症深刺好于浅刺。

近10年，对针刺深浅与疗效和疾病的关系进行了研究。依据人体解剖结构确定了针刺安全深度值的计算公式："安全深度＝危险平均深度×80％"[71]。王银平等[72]提出不同的针刺深度可引起不同的刺激效应，对针刺深度的有效把握，是针灸的重要刺激参数之一。研究表明[73]同一疾病针刺同一穴位的不同深度、不同疾病针刺同一穴位的不同深度具有不同的治疗效果，这可能与针刺不同深度刺激，导致不同组织反应具有相对特异性有关。

以针灸技术操作规范为代表的中医药标准化工作近年来取得了突破性进展。2008年4月，国家质检总局、国标委批准了由中国针灸学会主持制定的11项针灸国家标准（其中10项为针灸技术操作规范），于7月1日正式发布实施，其他14项操作标准也已通过中国针灸学会专家审定，即将在今年发布实施，上述标准明确了各种针灸技术操作的术语和定义、操作步骤与要求、操作方法、注意事项与禁忌等内容，标志着以针灸技术标准化、规范化建设有了重大进展，这对确保针灸操作安全、提高针灸疗效有重要的意义。

（三）补泻手法的量效

针刺补泻手法伴随着针砭之术的实践而产生，在中医理论体系形成之时就有了较为明确、规范的描述。依据《灵枢·经脉》"盛则泻之，虚则补之"的原则而确定的针刺手法，如"五刺"、"九刺"、"十二刺"，以及提插、捻转、疾徐、开阖、呼吸、迎随补泻法等奠定了针刺手法的基本理论体系。此后经过历代医家的继承与发扬，特别是元明以后，复式补泻手法不断涌现，如烧山火、透天凉、阳中引阴、阴中引阳等，然由于理论体系未有突破，补泻手法是将各针灸医家在实践中的操作更为具体化，并附以"易学"之阴阳、生成之数等概念加以阐述，使运用者在施术中更有规范可依。至此，针刺补泻手法的理论体系基本形成，又加之近现代承淡安、陆瘦燕、郑毓林等医家的提倡和发挥，形成现代各具特色、术式众多的补泻流派，丰富、发展了针刺补泻理论和技术，指导着针灸临床与实践。

1. 单式补泻手法量效的研究

（1）捻转补泻量效的研究

补泻是针刺临床中最常用的手法，广泛应用于各科疾病，并有良好的量效。李伯宁等[74]采用不同针刺手法通过自身前后对照，以皮温、皮肤痛阈、白细胞计数、T细胞计数、心肌单向动作电位为指标，对比观察提插捻转手法的针刺效应。结果：提插、捻转术均有很好的退热、增强免疫力的功效，两者之间无显著差异；提插、捻转术对正常血象影响不明显；捻转术较提插术镇痛效果好；心肌单向动作电位在捻转组表现延长而提插组表现缩短，提示快速性心率失调应首选捻转术，反之则用提插术为好。加捻转补泻法、平针法针刺中风。顾旭东[75]用迎随捻转补泻法治疗中风恢复期患者41例，把患者分为两组：迎随捻转组和平补平泻组。发现迎随捻转组总有效率为91.46％，平补平泻组总有效率为75％，迎随捻转补泻法的临床疗效优于平补平泻法，具有更好的活血化瘀、疏经通络作用。

李平等[76-77]采用红外热像仪观察不同手法针刺对志愿者体温的影响，以石氏捻转补法（得气后均匀用力捻转，频率200r/分钟，幅度90°）、石氏捻转泻法（得气后均匀用力捻转，频率60r/分钟，幅度360°）、小刺激量补法（得气后均匀用力捻转，频率60r/分钟，幅度90°）、大刺激量泻法（得气后均匀用力捻转，频率200r/分钟，幅度360°）、传统捻转补法（得气后大拇指作用力向前用力捻转360°，然后自动退回，频率100r/分钟）、传统捻转泻法（得气后大拇指作用力向后用力捻转360°，然后自动退向前，频率100r/分钟）、平补平泻法（得气后均匀用力捻转，频率100r/分钟，幅度180°）、无手法（针刺得气后不施行手法）8个手法组进行自身对照，分别针刺合谷穴及足三里穴，每人分别接受上述8种手法各1次。结果表明，3种泻法实施后,受试者都表现为观测部位降温效应,其中传统泻法降温效应最明显;3种补法实施后,观测部位都出现了升温趋势,其中石氏捻转补法的升温效应最明显。

侍小丽[78]等用开阖捻转补泻针法治疗中风后遗症,将100例中风后遗症患者分为观察组60例和对照组40例,观察组采用开阖捻转补泻针法治疗,泻法进针得气后,捻转幅度较大,用力重,频率要快,行六阴数,患者感觉较为显著,出针时摇大针孔、不加按压。补法进针得气后,捻转幅度小,用力轻,频率较慢,行九阳数,患者感觉较轻微,出针后速按针孔加压。观察组痊愈率为43.3%,对照组痊愈率为15.0%;观察组总有效率为95.0%,对照组总有效率为77.5%。提示开阖捻转补泻针法治疗中风后遗症疗效显著。申鹏飞[79]等将60例高血压亚急症患者随机分为观察组(捻转补法针刺人迎穴),直刺1～1.5寸,见针体随动脉搏动而摆动,采用石学敏院士捻转补法第二定义,即小幅度(小于90°),高频率(120～160次/分钟)捻转,施术1分钟,留针30分钟。对照组(无手法针刺人迎穴),用捻转补法针刺人迎穴干预原发性高血压亚急症,分别于治疗前,治疗后3分钟、15分钟、30分钟、60分钟、120分钟、240分钟、360分钟测量血压。结果手法组的疗效与对照组比较,具有降压效果迅捷、稳定、持续时间长等特点。提示捻转补法针刺人迎穴治疗原发性高血压亚急症效果较好,在临床治疗中,可广泛使用。

(2)提插补泻量效的研究

杨文辉等[80]以胃肠电位作为指标,用"三才"(把人体各穴位从浅层到深层分别定为天、人、地三部。)提插补泻手法针刺45例正常人以及66例胃肠病患者的不同效应。在纳入研究的正常人和患者中,分别采用区组随机法将正常人分为补法组、泻法组、平补平泻组。患者组中根据"虚则补之,实则泻之"的治则,脾虚患者分成两组,分别采用补法与平补平泻手法;肝胃不和患者分成两组,分别采用泻法与平补平泻手法。结果发现,在正常人身上进行针刺补泻,其胃肠电的波幅,频率变化的差异均无显著意义($P>0.05$)。而分别对辨证分型为脾虚和肝胃不和型的患者进行针刺的补虚泻实,并以平补平泻法作为对照,结果补法能增强脾虚患者原来较低的胃肠点波幅,与平补平泻法比较,差别有显著性($P<0.05$);泻法能抑制实证患者胃肠点波幅的亢进,与平补平泻法比较,差别也有显著意义($P<0.05$)。提示正确的针刺补泻手法,对于调整患者的异常功能有重要意义。

龚东方等[81]将78例肾虚患者随机分为补法组、泻法组和空白对照组三组,补泻均采用提插补泻,取双侧太溪、足三里。结果显示,女性肾虚者,补法和泻法都能降低血浆雌二醇(E_2)和睾酮(T),但补法使E_2/T值呈上升趋势,泻法则略为下降($P<0.10$),泻法两组间比较差异有显著性意义($P<0.05$)。男性肾虚患者,泻法组的皮质醇(C)含量下降明显($P<0.05$),而补法组则下降不明显($P>0.10$),提示针刺补泻对肾虚患者血浆皮质醇水平有不同程度的影响。

李万瑶等[82]用补泻手法针刺32例脾虚肝郁型胃十二指肠疾病患者,结果显示留针足三里和提插泻法使胃电的频率略为升高或变化不大,但幅值明显升高,提示使胃运动明显增强;提插补法使胃电频率、幅值明显降低,提示对胃运动有明显抑制作用。

程绍鲁等[83]用毫针平刺滞针提插法进行软组织松解术,对门诊颈肩背肌筋膜炎患者实施应用毫针平刺滞针提插法进行软组织松解术88例(男性37例,女性51例;平均年龄49),10次为1疗程。结果:治愈58例(65.9%);显效13例(14.8%);有效13例(14.8%);无效4例(4.5%);总有效率为95.5%;一次治疗有效率为80.7%。结论:此疗法具有无切口、无感染、痛苦小、疗程短和治疗效果好等特点。

刘汉平等[84]在水沟穴处快速提插法治疗抑郁性神经症25例,患者静心仰卧,水沟穴常规消毒后,医者左手拇、食指将水沟穴两侧的口轮匝肌肌肉捏起,右手持28号1寸毫针向鼻根部斜刺,深约0.5寸;进针后,快速提插,频率约40次/分钟,持续约1～2分钟,行针期间嘱病人以腹式呼吸为主,并张口呼吸、大声哭喊,以泻胸中郁闷,至患者双眼红润流泪、大声哭喊而出针。拔针后，按压针孔，静卧片刻。此法每6天1次，病情重者可4天1次，治疗25例中，显效14例，占56%；有效8例，占32%；无效3效，占12%，总有效率88%。

(3) 徐疾补泻量效的研究

韩友栋等[85,86]分别用徐疾补法和泻法，针刺内关治疗胸痹本虚证，结果证明，两种手法皆有效，但补法效果更好。一年后用不同频率，相同幅度的三种手法即徐疾补法(频率40~60次/分钟)、徐疾泻法(频率120~140次/分钟)和平补平泻(频率80~100次/分钟)，来观察对胸痹本虚证患者心功能的影响，结果显示3种手法均能加强心脏功能，但以徐疾补法为效果显著，平补平泻次之，徐疾泻法居后。

陈克彦[87]对30例乳腺癌根治术后接受化疗的病人，分别施以补法、泻法，观察对化疗毒性反应的影响。每周投予抗癌药物2次，4周为一疗程。每次投药以前针刺，投药的第2天再针刺，4周共进行16次针刺治疗。第1、第3周取穴大椎、足三里，第2、4周取穴身柱、三阴交，手法以徐疾补泻为基础。结果显示，在化疗中，补、泻两组白细胞总数变化不显著，对照组(不针刺)则自第1周即显著减少。白细胞降至正常以下病例数，补法、泻法组是从化疗2周后出现，对照组则是从化疗1周后出现，说明补泻均能改善病情，对化疗引起的食欲不振、恶心、脱发、头晕等症状有明显的缓解作用，补法略低于泻法，补法与泻法无明显差异。说明对正虚邪实的病人补法、泻法均可使用，补泻与病证相反，病情不一定加重。

陈克彦等[88]用WX753型微循环显微镜直观法观察徐疾补泻对人体甲皱微循环的影响，发现在应用补法时毛细血管径有增大的趋势，但与针刺前比较无显著差异($P>0.05$)；而泻法时，其管径较针前显著缩小($P<0.05$)。方差分析表明：补法与泻法两组间有显著的差异。经统计分析说明：对血流速度的影响，补法与泻法间无差异($P>0.05$)。

孙华等[89]针刺足三里、曲池、合谷、内关治疗肿瘤患者，可明显增强肿瘤病人免疫功能。针刺补、泻手法均可使肿瘤病人的自然杀伤细胞(NK)、淋巴因子活化的杀伤细胞(LAK)活性明显增高，升高T细胞数量，并可调整T细胞亚群(OKT^{+3}、OKT^{+4}、OKT^{+8})的比例失衡，使病人OKT^{+3}、OKT^{+4}细胞数升高，补法能使虚证病人OKT^{+8}百分率降至正常水平，泻法对正常水平的OKT^{+8}百分率无任何影响，补法与泻法均可使T^4/T^8比值有一定程度的增高。补法与泻法均具有增强肿瘤病人免疫监视功能，增强细胞免疫，改善T细胞亚群比例失衡状态的免疫作用。同时，还观察到在NK活性调节方面，补法优于泻法。在升OKT^{+4}细胞群体中T辅助细胞(Th)及T诱导细胞(Ti)数量方面，补法可使OKT^{+8}百分率恢复正常，而泻法对处于正常水平的OKT^{+8}细胞却无作用，从而体现了针刺"以平为期"的免疫调节特点。

陈健[90]用针刺补泻手法与电针法对照治疗胃脘痛200例，把患者随机分为两组，针刺补泻手法组120例和电针组80例，手法组根据胃脘痛的证型分别施以徐疾补泻、捻转补泻、迎随补泻、开阖补泻、提插补泻等手法；电针组选取与手法组相同穴位，常规进针后用G-6850电针治疗仪通电15~20分钟。实验后发现手法组在总有效率及治疗疗程等方面明显优于电针组，再次验证了传统手法的重要性。

2. 复式补泻手法量效的研究

陆瘦燕[91]观察烧山火、透天凉和平补平泻3种手法对人体尿中肾上腺素、去甲肾上腺素及总17-羟类固醇含量的影响，发现尿激素含量在刺后有不同程度的增高趋势，经方差分析，3种手法之间无显著性差异。说明补泻手法、平补平泻对机体都有调节作用，由于平补平泻比补泻手法容易操作，同样有调节作用，所以，平补平泻用的较多。当机体处于病理状态下，补泻的这种调衡作用表现的尤为明显，补法与泻法之间，及与平补平泻间存在一些相对差异，即补泻具有相对特异性，提示我们准确把握这些差异是提高疗效的关键。

3. 从文献学角度对补泻手法量效的研究

对于补泻手法如何定补泻，自古就有多种说法。甚至一些古代文献中把性别、人体左右、经脉的阴阳、操作的时间等都作为补泻手法实施的参数。近现代的专家学者对补泻手法进行了大量的考究，总结了一些继承于古代捻转补泻手法，又具有时代特色的理论。

其中较为系统的是陆瘦燕对古代捻转针法划分补泻原则的归纳分类[92]，主要分为两类：其一，是以阴阳的顺逆为依据：包括《标幽赋》、《针经指南》中所记载的"一元阴阳说"；《神应经》中记载的"二元阴阳说"；《医学入门》中记载的"三元阴阳说"。其二，以经脉循行方向与捻针方向的顺逆为依据：《针灸问对》中记载的顺经转针为补，逆经转针为泻。考虑经脉循行方向的划分方法是大多数学者比较认可的。

4. 从急救角度对补泻手法量效的研究

沈书宇[93]多年来应用针刺大横穴治疗癔症性晕厥，收到了很好的治疗效果，治疗方法：患者仰卧位，1.5寸毫针快速刺入大横穴，然后以小角度快速持续捻针。在治疗的152例患者中，单刺大横穴获效者149例，加刺中脘穴获效者3例，全部有效。对于救治急性晕厥的患者，选取特效穴位十分重要，同时所选择的针刺方法，及操作手法在整个抢救过程中也起决定性的作用。俞昌德[94]应用针灸治疗中暑脱症、产后痉证，在救治过程中，都是选取急救特效穴水沟穴，施捻转手法强刺激，收效良好。

5. 补泻手法量效的实验研究

为了能够确定针刺补泻手法的量效差异，从二十世纪五十年代开始，就不断有专家学者做出了大量的实验室研究。他们把针刺手法施术于人体或动物，然后测量多方面的参数指标，再加以整理分析，希望可以得出补泻针法与这些参数之间的关系，并进一步确定补泻针法的量效关系。

在诸多的参数指标中，皮肤温度的变化是补泻手法所产生效能的最直接反映，所以选择皮温测定为实验手段的居多数。而且虽然同样测定皮温，实验方法与观测角度也多有不同。郑魁山等[95]通过热补和凉泻不同针刺手法针刺失血性休克家兔，得出不同针刺手法对家兔失血性休克有不同作用，热补针刺法对家兔失血性休克有治疗作用，可以升高休克家兔的血压；而凉泻针刺法对家兔失血性休克无治疗作用，不能升高休克家兔的血压。方剑乔等[96]用不同手法观察对内毒素致热家兔体温的影响，发现不同泻法均有明显的相对降温作用，补法除对发热曲线有轻微的影响外，不产生明显的即时降温效应和对发热高峰的抑制作用效应，但也不加重发热的程度。说明在实热证的治疗中，补法没有加重病情。王艳君[97-98]等针刺商阳穴后，分别施普通针刺法（得气即止）及平补平泻法，通过测量针刺前、针后5分钟、10分钟、15分钟时同侧商阳穴及对侧少商穴的皮肤温度改变，来统计针刺手法与皮温改变之间的关系。结果：对于同侧的商阳穴，无论是普通针刺组还是平补平泻组，升温效果是确定的；而对侧少商穴普通针刺组的实验数据无统计学意义，但是总体皮温是呈升高趋势的；对侧少商穴的平补平泻组，针后穴位皮肤温度升高。讨论：①证实古人早已提出的气至有效的观点。②针刺后皮温的改变不但具有循经性，还具有全身性。③平补平泻法在影响经络的整体调整方面优于普通针刺法。而且在郑魁山[99]与杨纪曾[100]之前对"烧山火"与"透天凉"的手法研究中也得到了相类似的结论。杨丽华[101]研究发现，施补法后，皮肤温度明显上升，尤其以针刺中10分钟至起针后1分钟最明显；施泻法后，皮肤温度虽然也有升高，却无统计学意义，但其中不排除其他因素的影响。高希言[102]等观察了热补手法对不同证型穴位升温效应后，得出结论：对于虚寒证热感手法的升温效应更加明显，且热感手法效应的大小与穴位的选择有关，并且与病因、受术者体质、施术时间等诸多因素有关，临床要辨证施针。从而为临床上科学、规范地使用捻转补泻针法提供了理论和实验依据。

（1）以能量代谢相关酶活性为测定参数：大量实验研究证明捻转补泻手法对于机体的皮温作用确定，而能量代谢为改变皮温的主要作用机制，测定能量代谢相关酶活性对于研究补泻手法的作用机制更进一步。关卫[103]等在之前的实验研究中得出结论石氏的捻转补泻手法对机体的作用最为明显，故在能量代谢酶活性的观察实验中对小鼠采用了石氏捻转补泻针法，实验结果显示，石氏捻转补法使各相关酶的积分光度、总面积、面积百分数等指标与对照组比较均显著提高，使相关酶活性增强；而石氏捻转泻法使各相关酶的积分光度、总面积、面积百分数等指标与对照组比较均显著下降，使相关酶活性减弱。从而得到结论：能量代谢水平的变化应为捻转补泻手法温度效应的作用机制之一。董善京等[104]对内毒素致热模型大鼠施以提插、捻转、透天凉、提运手法。提示四种手法均能不同程度地提高造模大鼠血清溶菌环直径。溶菌酶(LSZ)是构成机体非特异性免疫力的一种重要体液因素，是广泛存在于正常体液和各种分泌液及嗜中性粒细胞内的一种小分子碱性蛋白质，血清中的LSZ来源主要是由巨噬细胞合成和释放所致，LSZ能水解细胞壁中的粘肽分子，使细菌溶解，其水平的提高有利于疾病的向愈，从而起到良性调整作用。

(2) 以氧分压作为测定参数：喻凤兰[105]等使用PO_2传感针，对20例健康男性的臂臑、合谷采用提插捻转补泻手法后，穴位处PO_2的变化加以测量。以现代的技术手段，为古代医学家提出的"实则泻之，虚则补之"理论提供依据。实验结果显示：对合谷穴采用提插捻转补法后，曲池穴PO_2明显上升，提示补法能增加机体氧气贮备，提高抗病能力，即可"扶正"；对合谷穴采用提插捻转泻法后，曲池穴的PO_2明显下降，提示泻法可使机体氧耗增加，代谢能力增强，即可"祛邪"。

(3) 以红细胞计数作为测定参数：睢明河[106]为了探讨捻转补泻法的刺激量大小与补泻效应的关系。选取70只大鼠随机分为7个组，分别采用不同捻转参数的捻转补泻手法针刺大鼠的"足三里"，观察红细胞计数的变化。结果：当捻转刺激量≤2圈/次、60次/min、2分钟操作时间时，呈现补法效应，当捻转刺激量大于此时，呈现泻法效应。证明了刺激量大小对捻转补泻法针刺效应的影响，并存通过实验寻找到了一个临界点可作为划分补泻的指标，对于针刺手法的量化具有重大意义。

(4) 以胃等消化系统的一些理化检查指标为测定参数：一些学者研究发现[107]，提插、捻转针法可以改变兔胃电活动、血浆胃泌素、cAMP等参数，对于针刺治疗内脏疾病的研究提供了实验室依据。而且还有研究表明[108]，捻转针法有兴奋胃电的作用，捻转针法有抑制胃电的作用，这样针对病理情况下胃电的改变，就可以选择更加有效的针刺手法，为临床相应手法的选择提供了客观依据。邹移海等[109]对健康雄性大鼠右侧"足三里"行捻转补泻手法和电针，观察小肠系膜透明窗肥大细胞脱颗粒率的影响，发现捻转泻法优于补法，手针总体作用优于电针，对空肠作用优于回肠。捆绑大鼠导致肥大细胞数目减少，捻转泻法可使其回升，电针则使之进一步下降。郭永明等[110]研究显示捻转补法可使溃疡指数显著降低而血清胃泌素含量明显升高，可降低血浆前列腺素E_2(PGE_2)而可能影响效应细胞的功能；一些实验提示胃窦黏膜PGE_2变化不明显，可改变胃窦黏液细胞的超微结构，对胃溃疡较好的治疗作用，但热补针法疗效优于捻转补法。许冠荪等[111]用提插补泻法针刺胃节律紊乱家兔，结果显示补泻手法对胃电频率、幅值无明显差异，基本电节律呈规律性。切断膈下迷走神经和内脏大神经后，针刺补泻手法消失了对胃节律紊乱的调整作用。提示针刺补泻手法对胃节律紊乱有不同的效应，自主神经系统功能状态和完整性在针刺补泻效应中起着重要作用。

(5) 以运针频率为测定参数：丁光宏[112]等通过实时定量检测手段和频谱分析方法，得出6种针刺手法的运针主频率，又使用临床针灸针体实时受力监测系统，检测实施提插、捻转手法时针体的受力情况，得到一个有规律的得气指标和参数：1.20Hz，而且测得补法与泻法在主频率上有较大的差异。

针刺的治疗作用是通过针刺的补泻手法来实现的，而补泻手法是提高针刺疗效的关键。但由于针刺手法操作的复杂性及不确定性，临床中多忽略了手法的作用，也直接影响到了针灸的疗效。

几十年来现代医家、学者对其理论、操作方法和效应机制都进行了大量的研究。取得了丰硕的成果，但是也发现了大量问题：对于针刺手法的规范化，有人持否定态度，认为针刺手法补泻的量化规范是难以实现的和不可行的[113]。虽然这一工作将十分艰难，但是规范和普及针刺操作技术，建立一个国家标准，是可以实现的。统一标准才可使针刺操作更客观，使针刺操作具有可重复性，进一步提高针刺的临床疗效。制定针刺操作的国家标准势在必行。

通过大量的文献整理发现，可能是由于手法操作的复杂性与研究手段的局限性，目前的手法量化研究，无论是实验室研究还是临床研究，都缺乏大样本的随机对照试验。再加上诸多因素的干扰，使手法量化的客观依据不够充分。可在统一规范的补泻手法下，再进行大样本的临床、基础实验研究，提高研究数据的可信度和精确度。

针刺操作参数的测定缺乏统一的测定指标及测定仪器，各专家学者从不同的方面入手，测量得到的数据不容易被公认，从不同的角度也很难确定一个统一的标准。所以手法测量的方法与指标有待进一步研究。

影响疾病或局部组织的变化，是各种补泻手法效应的最终目的，但目前对于针刺补泻手法与补泻效应关系的机制研究还远远不能满足临床的需要和针灸学发展的需要，仅从皮肤温度、脉象等粗略地解释手法效应差异是远远不够的。如在周围及中枢部分，是如何实现这些效应差异的，仍需要进一步研究。因此目前有必要做更全面、更详实的研究，从而为针灸临床提供最佳疗效的理论依据，更好地指导临床治疗，进而推动针灸学的发展。

（四）影响针刺手法量效的因素

针灸临床中各种针刺手法的刺激量对针灸治疗疗效起着决定性作用。采用不同的针刺手法，就会产生不同的刺激量，恰当的刺激量会产生较强的刺激效应，从而影响治疗效果。刺激量过小不能起到治疗作用，刺激量过大患者不能接受，并且会出现晕针等现象，治疗时，要结合时间，病人的年龄、体质、病情的阴阳属性等多方面因素，才能使疗效达到最大值。一般影响针刺手法疗效的因素有以下4个方面。

1. 时间因素

针灸刺激时间是影响针灸效应的一个重要因素，在针灸治疗过程中，时间因素主要指：总的治疗时间，即疗程；疗程与疗程之间的间隔时间；选择施术时间；每次治疗的间隔时间；留针时间；巩固疗程的治疗时间。中医学一直在"人与天地相参、与日月相应"的"天人相应"思想指导下，非常重视治疗与时间的关系。《素问·八正神明论》说："凡刺之法，必候日月星辰，四时八正之气，气定乃刺之。是故天温日月，则人血淖液而卫气浮，故血易泻，气易行；天寒日阴，则人血凝泣而卫气沉。"说明人体生理功能与天时的变化有一定关系。所谓"是以因天时而调血气也，是以天寒无刺，天温无疑，月生无泻，月满无补，月郭空无治。是谓得时而调之"。《灵枢·顺气一日分为四时》："顺天之时，而病可与期，顺者为工，逆者为粗。"《灵枢·五禁》："黄帝曰：何谓五禁？愿闻其不可刺之时。岐伯曰：甲乙日自乘，无刺实，无发蒙于耳内。丙丁日自乘，无振埃于肩喉廉泉。戊己日自乘四季，无刺腹，去爪泻水。庚辛日自乘，无刺关节于股膝。壬癸日自乘，无刺足胫，是谓五禁。"指出不能违背针刺时间，要因时而刺。

一般而言，急症、简单病证针刺疗程较短，对于急症，每次治疗相隔时间不宜过长，慢性病、疑难病症疗程较长，每次治疗相隔时间可相对长些。为了避免因连续刺激后机体产生的耐针性，使兴奋降低而影响疗效，疗程与疗程间可休息3~5天。

从古至今，治疗时间的选择一直备受重视。《素问·四时刺逆从论》说："是故春气在经脉，夏气在孙络，长夏气在肌肉，秋气在皮肤，冬气在骨髓中。春者，天气始开，地气始泄，冻解冰释，水行经通，故人气在脉。夏者，经满气溢，入孙络受血，皮肤充实。长夏者，经络皆盛，内溢肌中。秋者，天气始收，腠理闭塞，皮肤引急。冬者盖藏，血气在中，内着骨髓，通于五脏。是故邪气者，常随四时之气血而入客也，至其变化不可为度，然必从其经气辟除其邪，除其邪则乱气不生。春刺络脉，血气外溢，令人少气；春刺肌肉，血气环逆，令人上气；春刺筋骨，血气内著，令人腹胀。夏刺经脉，血气乃竭，令人解㑊；夏刺肌肉，血气内却，令人善怒；夏刺筋骨，血气上逆，令人善怒。秋刺经脉，血气上逆，令人善忘；秋刺络脉，气不外行，令人卧不欲动；秋刺筋骨，血气内散，令人寒栗。冬刺经脉，血气皆脱，令人目不明；冬刺络脉，内气外泄，留为大痹；冬刺肌肉，阳气竭绝，令人善忘。凡此四时刺者，大逆之病，不可不从也，反之，则生乱气相淫病焉。故刺不知四时之经，病之所生，以从为逆，正气内乱，与精相薄。必审九候，正气不乱，精气不转。"《素问·诊要经终论》说："正月、二月，天气始方，地气始发，人气在肝；三月、四月，天气正方，地气定发，人气在脾；五月、六月，天气盛，地气高，人气在头；七月、八月，阴气始杀，人气在肺；九月、十月，阴气始冰，地气始闭，人气在心；十一月、十二月，冰复，地气合，人气在肾。故春刺散俞，及与分理，血出而止，甚者传气，间者环也。夏刺络俞，见血而止，尽气闭环，痛病必下。秋刺皮肤，循理，上下同法，神变而止。冬刺俞窍于分理，甚者直下，间者散下。春夏秋冬，各有所刺，法其所在。春刺夏分，脉乱气微，入淫骨髓，病不能愈，令人不嗜食，又且少气；春刺秋分，筋挛逆气，环为咳嗽，病不愈，令人时惊，又且哭；春刺冬分，邪气著藏，令人胀，病不愈，又且欲言语。夏刺春分，病不愈，令人解堕；夏刺秋分，病不愈，令人心中欲无言，惕惕如人将捕之；夏刺冬分，病不愈，令人少气，时欲怒。秋刺春分，病不已，令人惕然欲有所为，起而忘之；秋刺夏分，病不已，令人益嗜卧，又且善梦；秋刺冬分，病不已，令人洒洒时寒。冬刺春分，病不已，令人欲卧不能眠，眠而有见；冬刺夏分，病不愈，气上，发为诸痹；冬刺秋风，病不已，令人善渴。"指出邪气随着四季的变化而变化，治疗时，要根据四季的变化而选择适当的治疗方法。夏季阳气生发，经络气血滑利，患者此时比较敏感，针刺宜浅而疾，刺激量要小，秋冬阴盛阳衰，经络气血涩迟，机体反应迟缓，针刺宜深而留，刺激量要大。文中所说的"春刺秋分"、"夏刺春分"等，实际是说病位在肝，医生不去刺肝经腧穴而刺肺经腧穴；或病位在心；不去治心而去治肝，这样势必会使病情恶化。

留针时间的长短与刺激量之间也存在一定的关系。针刺得气后，刺激时间长，刺激量就大，刺激时间短，刺激量就小。但是留针时间过长，超过了机体所需的刺激量，就会遗留不舒适的后遗感，甚至起不到治疗作用。

2. 地域因素

《素问·保命全形论》提到："人以天地之气生，四时之法成。"《素问·异法方宜论》说："东方之域，天地之所始生也。鱼盐之地，海滨傍水，其民食鱼而嗜咸，皆安其处，美其食。鱼者使人热中，盐者胜血，故其民皆黑色梳理，其病皆为痈疡，其治宜砭石。故砭石者，亦从东方来。西方者，金玉之域，沙石之处，天地之所收引也，其民陵居而多风，水土刚强，其民不衣而褐荐，其民华食而脂肥，故邪不能伤其形体，其病生于内，其治宜毒药，故毒药者，亦从西方来。北方者，天地所闭藏之域也，其地高陵居，风寒冰冽，其民乐野处而乳食，脏寒生满病，其治宜灸焫，故灸焫者亦从北方来。南方者，天地所长养，阳之所盛处也。其地下，水土弱，雾露之所聚也。其民嗜酸而食胕，故其民皆致理而赤色，其病挛痹，其治宜微针。故九针者，亦从南方来。中央者，其地平以湿，天地所以生万物也众，其民食杂而不劳，故其病多痿厥寒热，其治宜导引按跷者，亦从中央出也。故圣人杂合以治，各得其所宜，故治所以异而病皆愈者，得病之情，知治之大体也。"说明地域环境气候不同，居民生活习惯不同，所形成的体质不同，环境因素对人体生理病理的影响也不同。在针刺治病时，必须因地制宜，不能机械的、一成不变的给予同等程度的刺激量，应当区别对待。一般南方气候温热，人体质多瘦弱、矮小，气浮于外，因而用补法浅刺，刺激量宜小，北方气候寒冷，人体质强壮，气沉于里，所以用泻法深刺，刺激量宜大。

3. 个体差异

各种针刺手法都必须通过机体发挥作用，都必须通过调整机体的气机才能达到治疗目的。"凡刺之法，必察其形气。"说明在不同的生理功能状态或病理状态下，针刺可以产生不同的调整作用。不同的个体对针刺反映的差异很大，同一种刺激手法作用于2个不同个体产生的刺激量不一定相同，即使同一个个体在不同的生理机能状态下对同一手法刺激产生的刺激量也不一定相同。

《灵枢·刺节真邪》说："用针之类，在于调气"，《素问·三部九候论》说："实则泻之，虚则补之……无问其数，以平为期"。《灵枢·官能》说："用针之理,必知形气之所在,左右上下,阴阳表里,气血多少,行之顺逆,出入之合,谋伐有过。"提示针灸医生为病人施治时,必须掌握时机,根据病人的不同体质、不同病情,采用不同的针刺手法和技术。要求选穴适宜,定穴准确,操作严谨,补泻手法适当等等。人有长幼男女,体质强弱之别,气血也有虚实盛衰之分,所以,针刺的刺激量要因人而宜。一般,青少年、身体强壮之人,抵抗力强,针刺时要引动阳气抗击邪气,刺激量以较大为宜;老年人、婴幼儿、孕妇及体弱之人,由于抗病能力弱,针刺以激发扶持正气为主,要增加在补虚方面的刺激量,刺激量宜轻;男性一般采用中等刺激量,女性可较男性刺激量小些;初次接受针刺者,刺激量宜小,经常针刺者,刺激量可逐渐增大。《灵枢·本神》说:"是故用针者,观察病人之态,以知精、神、魂、魄、志之存亡得失之意,五者已伤,针不可以治也。"提示患者主观因素对针刺也有影响,情绪激动的患者刺激量宜轻,昏迷的患者刺激量宜重。

人体功能在不同的病理状态下,针刺可以产生不同作用而有补和泻的不同效果。如机体处于虚惫状态而呈虚证时,针刺可以起到补虚的作用。机体处于邪盛而呈现实热、闭证的实证情况下,针刺又可以起到清热、启闭的泻实作用。这种针刺补虚泻实的调节作用,和机体的正气盛衰有密切关系。如机体的正气充盛,则经气易行。机体的正气不足,则经气不易激发或数刺乃知。当机体状态不同时,其"补"、"泻"的作用也许会与之相反。

4. 病情因素

病性有寒热虚实,病情有长短新旧,临床上要根据病性、病情的不同选择不同的刺激量。《灵枢·官针》说:"疾浅针深,内伤良肉,皮肤为痈;病深针浅,病气不泻,支为大脓。病小针大,气泻太甚,疾必为害;病大针小,气不泄泻,亦复为败。"提示人们要根据病位深浅来确定用何种刺激量。病在皮者,刺激量宜轻或者更小,病在皮下者,刺激量亦轻,病在肌肉者,宜使用中等刺激量,病在脏腑者,刺激量宜强。

《针灸甲乙经》说:"凡刺之理,补泻无过其度,病与脉逆者,无刺。形肉已夺,是一夺也;大夺血之后,是二夺也;大夺汗之后,是三夺也;大泄之后,是四夺也;新产及大下血,是五夺也。此皆不可泻也。"《灵枢·卫气失常》说:"夫病变化,浮沉深浅,不可胜穷。"也告诉人们要根据病情的变化,来选择不同的治疗方法,只有这样才能治疗上达到《灵枢·经脉》中说的"盛则泻之,虚则补之,热则疾之,寒则留之,陷下则灸之,不盛不虚以经取之。"慢性久病患者,常采用深而留之的方法,持续给以刺激,激发正气,以抗病邪;新病轻病,针刺后可即刻出针,以淫邪外出。偏瘫患者可给予重等刺激量,重度昏迷的患者可给予强刺激量。同样是胃脘痛,但有寒热虚实之分,实热型可给予中等刺激量,虚寒型可给予较清的刺激量。周杰芳等[114]把60例高血压患者按虚实辨证的不同分为虚证组和实证组,以中等强度电针针刺高血压患者,结果表明中等强度的刺激量对实证高血压患者有较好的降压效果,对虚证患者降压效果不如实证患者,在某些虚证状态(休克等)下,强电针比弱电针有更好的升压作用,提示虚证状态下较适宜用强刺激。也有研究表明,即使电针刺激相同穴位,不同电针参数的刺激也可得到完全相反的效果。

此外,施术环境的变化、受术者的心里状态、施术者手法操作的稳定性等等都是影响针刺手法量效的因素,严格控制诸多因素才能保证针刺效应量的恒定,使其发挥最大的补泻效果。

参 考 文 献

[1] 盛燮荪. 杨继洲刺有大小论探析[J]. 浙江中医杂志, 2000, 35(7): 277~278

[2] 胡燕燕, 邵洪琪, 李秀昌. 针灸刺激量的衡量及其主客观因素[J]. 山东医科大学学报社会科学版, 1999, (1): 47~48

[3] 许佳年. 关于提高针灸疗效的若干因素[J]. 上海针灸杂志, 2001, 20(4): 1~2

[4] 王敬善. 针灸最佳刺激量初探[J]. 山东中医杂志, 1986, 3(4): 7

[5] 何友信. 关于针刺有效刺激量问题与司徒龄工程师商

权[J]. 上海针灸杂志,1984,3(3):35
[6] 杨华元,刘堂义. 针刺手法的定量学研究[J]. 中医研究,1999,12(12):45~46
[7] 程宝书. 当代针灸名家临床经验集成[M]. 北京:军事医学科学出版社,2003:6~8
[8] 刘公望. 针刺补法的感念及与手法量学的关系[J]. 天津中医学院学报,2002,21(3):1~3
[9] 陆寿康. 刺法灸法学[M]. 北京:中国中医药出版社,2004:174
[10] 陆寿康. 针刺手法百家集成[M]. 北京:中国中医药出版社,1998:477
[11] 卞金玲,张春红. 石学敏院士针刺手法量学的概念及核心[J]. 中国针灸,2003,23(5):287~289
[12] 石学敏. 针灸学[M]. 北京:中国中医药出版社,2002:136
[13] 袁宜勤,海月明,顾星,等. 针刺手法规范化的初步研究[J]. 中医药学刊,2002,20(2):230~231
[14] 王富春. 刺法灸法学[M]. 上海:上海科学技术出版社,200:28
[15] 张会. 针刺手法运针的受力分析和测定[J]. 中医杂志,1991,32(11):41
[16] 杨华元,顾训杰,夏锦杉,等. 针刺手法参数测定仪研制及手法受力分析[J]. 针灸临床杂志,1995,11(6):51
[17] 顾星. 中医针刺手法教学测试仪的研制[J]. 中国针灸,2001,21(4):229
[18] 丁光宏,沈雪勇,戴建华,等. 中医针刺过程中针体受力的动态监测系统研制[J]. 生物医学工程学杂志,2003,20(1):121~124
[19] 李庆华,李付国,艾炳蔚,等. 中医针刺手法用传感针的研制[J]. 传感技术学报,2006,19(2):285~288
[20] 黄鼎坚. 论毫针针刺手法[J]. 广西中医药,1997,20(3):1
[21] 韩友栋,张晓莲. 试论针刺有效刺激量[J]. 山东中医学院学报,1996,20(4):238~239
[22] 韩燕. 从系统科学论角度剖析刺激量轻重不等于补泻的机制[J]. 上海针灸杂志,1996,15(3):41
[23] 徐振华,许能贵,符文彬. 不同刺激量针刺对脑缺血后功能恢复影响的临床研究[J]. 江苏中医药,2006,27(8):38~40
[24] 李万瑶,朱莉莉. 针刺强度对痹证患者肢体血流图的影响[J]. 陕西中医,1986,7(9):419
[25] 王樟连,高镇五,虞孝贞,等. 不同针刺手法及留针时间对心气虚搏血量的影响[J]. 上海针灸杂志,1983,2(4):10~11
[26] 杜宇征,李大军. 不同刺法针刺颈夹脊穴治疗颈椎病疗效观察[J]. 天津中医杂志,2001,42(9):534
[27] 王彩虹,王银平,许建敏,等. 不同刺激量的捻转手法对健康人皮肤温度的影响[J]. 上海针灸杂志,2007,26(7):33~35
[28] 杨丽华. 捻转补泻手法对健康人皮肤温度影响的观察[J]. 中国针灸,1992,12(5):35~38
[29] Abad-Alegria F,Pomaron C. About the neurobiological founda-tions of the De-Qi-stimulus-response relation[J]. The Ameri-can Journal of ChineseMedicine,2004,32(5):807~814
[30] 于致顺,于跃才,孙申田,等. 针刺家兔"足三里"捻转强度对小肠运动的影响[J]. 针刺研究,1985,3
[31] 刘志敏,姜松林. 不同手法针刺家兔"足三里"对胃运动及胃电的影响[J]. 中国针灸,1986,6(4):25
[32] 张为,俞芳. 针刺和电针家兔足三里对实验性高血压的影响[J]. 河北中医学院学报,1995,10(4):27~32
[33] 杨华元,钟小红,刘堂义,等. 针刺仿真手法对高血压大鼠血压及心肌血管紧张素Ⅱ的影响[J]. 针刺研究,2008,33(3):186~189
[34] 孟智宏,杜元灏,石学敏. 脑梗死大鼠脑、肺组织及血液中能量代谢指标变化及针刺的干预作用[J]. 中医临床康复,2005,9(45):96~98
[35] 关景芳,王理. 针刺小鼠足三里穴组织化学实验研究[J]. 辽宁中医杂志,2002,29(6):359
[36] 姚俊卿. 多种热补手法对阳虚小鼠的影响[J]. 河南中医药学刊,1995,10(1):21
[37] 韩林,王舒,樊小农. 古典文献中针刺量效关系的雏形[J]. 辽宁中医药大学学报,2010,12(5):16~18
[38] 陈治忠,赖新生. 从计量学角度探讨杨继洲针刺手法[J]. 针灸临床志,2006,22(2):1~2
[39] 严振国,张建华,顾洪川,等. 头颈部"危险穴位"针刺安全深度的研究[J]. 上海针灸杂志,1996,15(8):37
[40] 张建华,严振国,顾洪川,等. 胸部危险穴位针刺安全深度的研究[J]. 上海针灸杂志,1998,17(6):24~25
[41] 严振国,白娟,邵水金,等. 危险穴位针刺深度与角度的研究[J]. 中国针灸,2004,24(11):769
[42] 李亚东,李健男,东红艳,等. 应用CT测量膀胱经第1侧线7穴进针深度、角度方向的研究[J]. 针灸临床杂志,2004,20(10):47
[43] 张建华,余安胜,赵英侠,等. 缺盆穴的解剖结构和针刺深度[J]. 中医针灸,2001,21(8):493~494

[44] 黄建军,解秸萍,付平.谈腧穴深度与针刺深度[J].针刺研究,2006,31(4):246～251
[45] 范郁山.浅刺针法探微[J].中国针灸,2003,23(2):92～93
[46] 宋杰,杜艳军.浅析"刺有浅深"[J].湖北中医杂志,2007,29(3):47～48
[47] 孙永显,王启芳,张静.腧穴毫针针刺深度刍议[J].中医针灸,2005,25(3):203～206
[48] 吴名.背部腧穴针刺深度暨临床应用研究[D].天津中医学院1999硕士学位论文
[49] 袁宜勤.针刺深浅初探[J].湖南中医学院学报,2004,24(2):51～52
[50] 刘效周.针刺深度分析[J].针灸临床杂志,2002,18(9):48～49
[51] 杨国晶,柏玉萍,霍毓平,等.针刺的深浅及注意事项[J].白求恩医科大学学报,2000,26(5):542～543
[52] 贺奇志,郝吉生,张芳,等.大椎穴针刺安全深度的临床研究.中国针灸[J],2004,24(10):723～724
[53] 啜振华,王子臣.芒针深刺中脘穴安全因素探讨[J].中国针灸,2002,22(8):535
[54] 朱国祥,程子刚.环跳穴不同深度刺法治疗坐骨神经痛疗效观察[J].中国针灸,1999,19(11):679～680
[55] 陈力.常规针刺与短针浅刺治疗肩周炎疗效比较[J].中国针灸,2006,26(9):647～48
[56] 俞国桥.浅刺法治疗中风偏瘫42例[J].中医杂志,2007,48(8):719～720
[57] 张翠彦.深刺与浅刺治疗突发性耳聋的疗效观察[J].中国针灸,2006,26(4):256～58
[58] 熊飙.颈夹脊穴长针深刺法治疗神经根型颈椎病的研究[J].现代康复,2001,5(7):36～37
[59] 薛平武.次髎穴深刺为主治疗腰椎间盘突出症临床观察[J].中国针灸,2007,27(3):182～184
[60] 邓伟哲,杨志欣.深刺风池穴为主治疗偏头痛临床观察[J].中国针灸,2002,22(10):661～662
[61] 陈夏燕.深刺夹脊穴治疗腰椎间盘突出症的疗效观察[J].上海针灸杂志,2007,26(3):21～22
[62] 赵宏,赵婷,刘保延.条口穴不同刺法对肩周炎疗效差异的观察[J].中国针灸,2006,26(10):729～731
[63] 张和平,部淑萍,吴连捷.电针深刺腰阳关治疗坐骨神经痛120例疗效观察[J].中国针灸,1996,16(8):19～20
[64] 宋保欣,马双喜,宋园园.针刺手法与深度对腰韧带扭伤治疗效果的影响[J].中医正骨,2000,12(9):23～24
[65] 娄必丹,黄志刚.深刺大肠俞为主治疗根性坐骨神经痛临床研究[J].中国针灸,2002,22(7):451～452
[66] 李澎涛,何路军.大椎穴深浅刺法的限热效应研究[J].中国针灸,1990,10(4):29～31
[67] 常晓娟,徐斌.针刺深度与疗效关系的研究进展[J].上海针灸杂志,2008,27(12):48～50
[68] 吴志刚.芒针临床应用与实验研究概况[J].针灸临床杂志,2007,23(6):55～56
[69] 李定忠,李秀章.经穴皮部挑治与深刺的fMRI对比研究[J].中国针灸,2000,20(8):491～492
[70] 许军峰,杨兆钢.不同针刺深度对前列腺增生症大鼠重量指数的影响及形态学观察[J].上海针灸杂志,2003,22(3):5～17
[71] 严振国,张建华,顾洪川,等.头颈部"危险穴位"针刺安全深度的研究[J].上海针灸杂志,1996,15(3):38
[72] 王银平,王彩虹,杨华元,等.针刺手法刺激量定量化研究进展[J].上海针灸杂志,2006,25(4):47～48
[73] 高希言.论针刺补泻的相对特异性[J].中国针灸,2002,22(9):607
[74] 陈凌.不同针刺参数效应差异的国内研究概况[J].江西中医学院学报,1997,9(1):10～12
[75] 顾旭东.中风恢复期运用迎随捻转补泻针法的临床观察[J].浙江中医杂志,1992,27(4):176
[76] 李平,关卫,王芳,等.捻转补泻手法针刺合谷穴对其局部皮肤温度的影响[J].天津中医学院学报,2002,21(3)31～32
[77] 李平,关卫,王芳,等.捻转补泻手法针刺足三里穴对脘腹部皮肤温度的影响[J].天津中医,2002,19(4):51～52
[78] 侍小丽,吴克勤.开阖捻转补泻针法治疗中风后遗症疗效观察[J].中国针灸,2009,增刊:9～10
[79] 申鹏飞,卞金玲,孟志宏.捻转补法针刺人迎穴干预原发性高血压亚急症的效应观察.上海针灸杂志,2010,29(2):54
[80] 杨文辉,何慕伦,王明海,等."三才"提插补泻手法的实验研究[J].广州中医学院学报,1989,6(4):203～206
[81] 龚东方,梁楚京.不同针刺手法对肾虚患者血浆雌二醇,睾酮及其比值,皮质醇含量的影响[J].针刺研究,1993,18(4):253～256
[82] 李万瑶,梁楚京,林锦来,等.针刺提插补泻手法的胃电信息检测观察[J].中国针灸,1993,13(3):29～30
[83] 程绍鲁,刘蕙娟.毫针平刺滞针提插法进行软组织松

解术的临床应用[J]. 针灸临床杂志,1999,15(2):21～22

[84] 刘汉平,梁波. 水沟穴快速提插法为主治疗抑郁性神经症25例[J]. 四川中医,2003,21(9):88～89

[85] 韩友栋,乔进,董默勋,等. 徐疾补泻手法对冠心病患者心功能的影响[J]. 中国针灸,1995,15(5):26～28

[86] 韩友栋,张晓莲. 试论针刺有效刺激量. 山东中医学院学报,1996,20(4):238～239

[87] 陈克彦. 针刺补泻手法对化学抗癌药物毒性反应的作用[J]. 中国针灸,1983,3(5):17

[88] 陈克彦,梁淑英,冯秀娥. 针刺补泻手法对甲皱微循环及局部皮肤温度的影响[J]. 中医杂志,1983,(6):50

[89] 孙华,于耀才,何维,等. 针刺补泻手法对恶性肿瘤患者外周血NK、LAK细胞活性及T细胞亚群的影响[J]. 中国针灸,1993,12(2):39

[90] 陈健. 针刺补泻手法与电针治疗胃脘痛200例疗效分析[J]. 针灸临床杂志,1996,12(11):16～17

[91] 陆瘦燕. 烧山火、透天凉两种针刺手法对体温和某些体液成分的影响[J]. 上海中医药杂志,1965,(9):33

[92] 王荃,曾永蕾."捻转"如何定"补泻"[J]. 针灸临床杂志,2001,17(11):3～4

[93] 沈书宇. 针刺大横穴治疗癔症性晕厥[J]. 上海针灸杂志,1989,8(1):23

[94] 俞昌德. 针灸治急症四则[J]. 福建中医药,1990,21(2):35

[95] 郑魁山,徐泓达. 热补和凉泻不同针刺手法以对失血性休克家兔的实验研究[J]. 针灸临川杂志,1993,9(5):22

[96] 方剑乔,林咸明,王月芳,等. 不同手法针刺对内毒素致热家兔体温的影响[J]. 针刺研究,1996,19(2):97

[97] 王艳君,蔡辉,胡朝阳. 不同针刺手法对健康人穴位皮肤温度的影响[J]. 河北中医药学报,2001,16(1):42～44

[98] 王艳君,杨克涛. 捻转补泻手法对健康人穴位皮肤温度的影响[J]. 中华实用中西医杂志,2003,3(16):724

[99] 郑魁山. 对热补(烧山火)凉泻(透天凉)针刺手法的实验研究[J]. 中国针灸,1985,(5):17～19

[100] 杨纪曾. 针刺手法"烧山火"、"透天凉"对人体局部皮肤温度的影响[J]. 广东医学(祖国医学版),1964,(4):4～7

[101] 杨丽华. 捻转补泻手法对健康人皮肤温度影响的研究[J]. 中国针灸,1992,(5):35～38

[102] 高希言,牛学恩. 热补手法对不同证型穴位升温效应的观察[J]. 中国针灸,1999,(2):97～98

[103] 关卫,王芳,李谈,等. 石氏捻转补泻手法对健康小鼠能量代谢相关酶的影响[J]. 天津中医,2002,19(5):29～32

[104] 董善京,周伯仁. 凉泻手法对内毒素致热大鼠血清溶菌酶水平影响的研究[J]. 河南中医学院学报,2004,19(3):18～19

[105] 喻风兰,孔鄂生,刘汉安,等. 不同针刺手法对健康人经穴氧分压的影响[J]. 中国针灸,1996,(10):15～16

[106] 睢明河,周宇姝,马文珠,等. 大小刺激量捻转补泻法对血虚证大鼠红细胞计数的影响[J]. 针刺研究,2004,29(3):213～216

[107] 张宏,唐纯志,陈永萍,等. 提插与捻转法针刺足三里对新西兰兔胃电和血浆胃泌素、cAMP、cGMP的影响[J]. 广州中医药大学学报,2002,19(2):112～114

[108] 邢文堂,王润林. 提插与捻转针法对人体胃电影响的实验观察[J]. 中国中医药信息杂志,1998,5(2):41～42

[109] 邹移海,何智刚,汤建华. 捻转补泻手法对大鼠小肠系膜透明窗肥大细胞的影响[J]. 广东解剖学通报,1993,15(2):107～111

[110] 郭永明,梁宪如,邱桐,等. 不同针刺手法对醋酸型胃溃疡大鼠溃疡指数及血清胃泌素水平的影响[J]. 天津中医学院学报,2001,20(4):27～28

[111] 许冠荪,郭原,张群群,等. 针刺补泻手法对家兔实验性胃节律紊乱的影响[J]. 安徽中医学院学报,1992,11(2):36～39

[112] 丁光宏,沈雪勇,戴建华,等. 针刺提插和捻转手法运针频率在得气与非得气状态的差异[J]. 中国针灸,2002,22(10):679～681

[113] 冯跃,杨洁. 试论针刺手法补泻的规范[J]. 实用中医药杂志,2007,23(9):600～601

[114] 周杰芳,靳瑞. 中等强度电针对虚实不同高血压病人的影响[J]. 针灸临床杂志,2004,20(9):28～29

第二节 针刺手法的机制研究

一、针刺手法的基础研究

(一)针刺手法对皮肤温度的影响

不同针刺手法对穴位皮肤温度影响的研究中,表明随不同针刺手法而出现皮肤温度的改变,尤其在针刺补泻中反应明显。一般表现为用补法后受试者温度升高,泻法后温度降低。

王艳君[1]选用普通针刺手法、平补平泻手法针刺健康人体曲池穴,观察不同针刺手法对健康人穴位皮肤温度的影响,结果同侧商阳穴提插补泻手法时,普通针刺组针刺后皮肤温度出现缓慢升高现象,针刺后5分钟、10分钟、15分钟与针刺前比较有统计学意义;平补平泻组针刺后皮肤温度出现升高现象,针刺后5分钟、10分钟、15分钟与针刺前比较有统计学意义;提插补法使同侧的商阳穴皮肤温度升高,提插泻法无明显变化;对侧少商穴应用不同针刺手法时,普通针刺组针刺后穴位皮肤温度呈现升高的趋势,其结果经统计学处理,各时间点与针前比较差异无显著性;平补平泻组针刺后穴位皮肤温度升高,针刺后5分钟、10分钟与针前比较有统计学意义,表明两种手法使对侧少商穴皮肤温度均升高。李平等[2,3]采用石氏捻转补法、石氏捻转泻法、小刺激量补法、大刺激量泻法、传统捻转补法、传统捻转泻法、平补平泻法针刺足三里和合谷观察局部皮肤温度,结果补法可以使皮温升高,泻法可以使皮温降低,其中石氏捻转补写手法较为明显,表明不同补法,泻法对皮肤温度产生的升降效应不同。程宇等[4]对多发性大动脉炎患者采用捻转补法针刺人迎、风池、完骨、太渊、天柱、心俞、膈俞、脾俞、肾俞,提插泻法针刺极泉,观察针刺对多发性大动脉炎肢体温度影响,结果针刺治疗后患者患肢平均温度、最高温度及最低温度较治疗前均有升高,针刺组治疗后患者患肢平均温度、最高温度及最低温度变化幅度明显高于西药组治疗前后变化幅度($P<0.05,P<0.01$);同时显示针刺组治疗后患肢平均温度、最高温度及最低温度变化幅度亦明显高于中药组治疗前后变化幅度($P<0.05,P<0.01$),表明针刺法针刺后可使交感神经紧张度降低、管径增大、血流量增加、血流速度加快,从而使患者患肢体表温度升高。王彩虹等[5]观察不同刺激参数(大、中、小刺激量)的捻转手法对机体皮肤温度的影响,认为实验所采用的中、小刺激可能是属于低频率刺激范畴,在留针期间及起针后引起反射活动反复进行的放电数逐步减少,从而使副交感神经兴奋,乙酰胆碱含量增高,则外周血管扩张,血流量增多,能量代谢加快,皮温升高;而大刺激量捻转手法则可能是介于高、低频率之间的一种刺激,故未出现统计学意义上的皮温升降效应。方剑桥等[6]对内毒素致热的家兔采用捻转泻法、捻转补法、电针泻法、综合泻法针刺曲池,观察针刺治疗后家兔体温的变化,结果捻转泻法、电针泻法和综合泻法均有明显的相对降热作用,尤其表现在针刺后的即时效应和降低发热高峰值的作用,三组中,以捻转泻法和综合泻法的效果更佳。捻转补法除对发热曲线有轻微的影响外,无明显的即时效应和对发热高峰的抑制效应。杨丽华等[7]采用捻转补泻手法针刺健康人合谷穴,观察皮肤温度的变化,结果捻转补法组皮肤温度行使手法后开始上升,尤以针中10分钟、15分钟为著,起针后1分钟仍继续上升,达到最高值,5分钟时开始下降,10分钟、15分钟时皮温值虽高于针前,但无显著性差异;捻转泻法组皮肤温度行手法后1分钟开始升温呈波动状,至留针10分钟时达最高值,15分钟时仍在较高水平,起针后皮温逐渐下降,与针刺前相比无显著性差异。高希言等[8]采用热补手法针刺不同证型腿疼患者的患侧环跳、阳陵泉,观察针刺前后皮肤温度的变化,结果两穴手法后的温度与针前针后5分钟对比有显著性差异,环跳穴针前平均温度

33.14℃，留针后 5 分钟为 33.23℃，手法后为 34.40℃，有显著性差异，阳陵泉穴针前平均穴温 33.43℃，留针后 5 分钟平均穴温 33.31℃，手法后为 34.26℃，有显著性意义，表明热补手法通过行针产生热感是治疗虚寒性病症的手法。

实验表明，施烧山火手法可使健康人及病人的肢体末梢血管呈舒张反应，皮肤温度升高，针下出现温热反应；施透天凉手法则相反。杨继曾等[9]对健康人采用烧山火，透天凉的手法针刺合谷、内关，结果用烧山火手法针刺时皮肤温度先稍下降而后升高，20～30 分钟升高最明显；改用透天凉手法时，皮肤温度则迅速下降，然后逐步回升。

(二)针刺手法对血管运动的影响

针刺对血管运动有双向调节作用，补法可引起血管舒张，泻法可引起血管收缩，在同一人身体先施补法，后施泻法，则血管反应先舒张后收缩，反之则先收缩后舒张。针刺对血管运动的调整作用与针刺传入冲动在脑干各级水平和脊髓内同神经节段或相近神经节段的血管舒缩中枢激起的变化有关，其中既有神经反射调节，也有体液调节参与。

王君等[10]对高血压家兔保持去甲肾上腺素恒定滴速同时以疾徐捻转泻法针刺家兔两侧拟足三里穴位，结果针刺两侧足三里穴 24 分钟后收缩压、舒张压和平均动脉压基本恢复至正常水平（$P<0.05$）；针刺治疗组和正常对照组血压比较，差异不明显（$P>0.05$），表明疾徐捻转泻法针刺足三里可明显降低高血压家兔血压。肖延龄等[11]采用捻转补法针刺心肌梗死大鼠内关穴，观察针刺对心肌梗死缺血区微血管的干预，结果针刺组在 2h、2d 时血管内皮素水平显著降低，拮抗缺血心肌组织 NO 降低，对 ET 和 NO 所出现的升高和降低起到有效的抑制。杨华元等[12]用不同刺激量参数的捻转手法刺激自发性高血压大鼠（SHR），比较其降压效应及对心肌血管紧张素 II（Ang II）含量的影响，结果轻刺激量捻转手法与中刺激捻转手法均抑制血压升高，而重刺激量抑制血压效果不明显，SHR 模型组的血压 3 周后显著升高，各治疗组心肌组织中的 Ang II 水平仍高于正常组，与模型组无差异。提示不同刺激量参数的捻转手法可能不是通过心肌 Ang II 的途径发生作用，针刺治疗疾病可影响疾病多靶点和过程的多个环节，而 Ang II 只是治疗高血压复杂机制的一个指标或环节，针刺对 SHR 降压作用的机制有待于进一步研究。高昕妍等[13]用针刺刺激自发性高血压大鼠的耳甲区耳穴，认为耳穴的降压作用与迷走神经的激活密切相关，针刺耳甲区通过改变植物神经系统兴奋性，即激活交感神经电活动而抑制副交感神经的电活动，以降低大鼠血压，此降压效应与迷走神经功能与结构的完整密切相关。董承统等[14]肢端血管容积脉搏波为指标，观察到行烧山火手法针下出现温热感时，肢体末梢血管呈舒张反应；透天凉针下出现寒凉感时，血管呈收缩反应。若在同一实验中转换补泻手法，即先施烧山火后施透天凉手法，则血管先舒张后收缩，反之则先收缩后舒张。陈克彦等[15]采用提插捻转补泻手法针刺外关穴，用微循环显微镜观察手无名指甲皱微循环血管，发现提插补法可使微循环输入支扩张，泻法可使输出支收缩；捻转补法使输出支扩张，泻法使输入支收缩；提插加捻转泻法使输入输出支均收缩，补法使血流速增快，泻法使其减慢，表明针刺补泻手法对甲皱毛细血管径的影响有差异。陈玉玲等[16]采用捻转针刺手法针刺自发性高血压大鼠 SHR 和 SD，观察捻转手法对大鼠血压的影响，结果捻转手法刺激自发性高血压大鼠 SHR 和 SD 大鼠"足三里穴皆可引起 SHR 和 SD 大鼠血压瞬时下降，但捻转对 SHR 的瞬时降压作用明显优于对 SD 大鼠的瞬时降压作用，两组大鼠的瞬时血压下降幅度有显著性差异（$P<0.01$），表明针刺对神经、血管及其舒缩运动有很强的影响．尤其对于病理状态下如对血栓形成血管的麻痹状态的恢复可能有良好的促进作用。王智君等[17]采用捻转、提插、捻转加提插手法针刺大鼠前肢内关穴，观察不同针刺手法引起的血压波动变化，结果上述三种手法针刺大鼠内关穴均能引起大鼠平均动脉压下降（$P<0.05$），且此效应在迷走神经切除后更为明显。其中提插组和捻转加提插组降压效应强于捻转手组降压效应，表明手针刺激正常大鼠内关穴能够引起大鼠平均动脉压下降。

(三) 针刺手法对血流量影响

针刺改善血流效应的机制,可能是刺激穴位各层组织外周神经感觉末梢,通过外周躯体或自主神经传入系统使针感反射性地作用于神经系统各级水平,调动和激发了机体一系列自我调节机制,最终调整了血管壁的自主神经功能,缓解了血管痉挛,从而改善了血流量状态。

针刺可以调节血管运动平衡,兴奋脑动脉壁上的β受体,使血管扩张,脑血流量增加,使脑组织氧和能量代谢得以改善,脑组织损伤减轻。史仁华等[18]采用捻转补泻法针刺家兔的足三里,观察捻转补泻手法对软脑膜微循环的血流量变化,结果捻转补法组进针后10分钟及出针后5分钟,微循环血流量的增加较为显著($P<0.05$),捻转泻法组进针后5分钟微循环血流量开始增加,出针后1~20分钟微循环血流量的增加均较为显著($P<0.05$),从进针后5分钟至停针后10分钟,较正常组相比针刺捻转补泻法均增加软脑膜微循环血流量,表明捻转补法和捻转泻法均能提高软脑膜微循环血流量。王舒等[19]对椎基底动脉供血不足的患者采用提插手法针刺风池穴,观察椎基底动脉血流动力学的变化,结果提插手法对 RVA 及 BA 即刻平均流速加速,椎基底动脉的收缩期峰值流速有明显的即刻升高作用,舒张末流速即刻明显加快,表明提插手法在针刺即刻对血流速度有一定的改善。钟奇等[20]采用提插手法针刺缺血性脑血管患者的曲池、阳陵泉穴后观察脑血管的血流变化,结果与针刺前相比,针刺后颈总动脉血流量增加,血流速度增快,血管管径增粗,表明针刺后即使脑血流量、血流速度及血管管径明显变化,改善了脑供血情况,从而起到治疗作用。郑健刚等[21]采用提插捻转泻法和雀啄手法针刺急性脑出血大鼠人中、内关穴,对照组采用提插捻转泻法针刺曲池、合谷、足三里、阳陵泉,观察脑血流量的变化,结果治疗组在增加局部脑血流量方面明显优于对照组,差异有显著性($P<0.05$),表明针刺能显著增加急性脑出血后局部脑血流量。丁为国等[22]采用捻转手法针刺急性脑血肿大鼠的百会穴并观察局部脑血流量的变化,结果针刺百会穴后,与造模组相对应时刻对比局部脑血流量有显著性的提高,表明针刺能改善局部脑血流量和神经功能症状。

补法和泻法对中风患者下肢血流量有着不同的影响,补法可使每搏血流量增加,泻法可使之降低,证实了补泻手法的绝对作用。范均铬等[23]对中风患者采用徐疾补泻法针刺足三里,观察下肢血流量的变化,结果补法经过针刺后,每搏血流量较针刺前有升高趋势,泻法组经过针刺后每搏血流量较针刺前有下降趋势,患侧的影响比健侧更明显,表明徐疾补泻手法对中风患者下肢血流量有不同的影响。

甲皱微循环在一定程度上反映着体内微循环状态。针刺能解除细动脉痉挛,使灌流毛细血管增多,改善毛细血管和细静脉瘀血状态,使微血流加快,并降低红细胞的聚集程度等。陈琼等[24]采用提插捻转泻法和平补平泻法针刺曲池、合谷、足三里、太冲、内关、神门、三阴交、血海、太阳,观察甲邹微循环的变化,结果针刺能显著降压的同时,能使甲皱微循环管袢形态、流态、及袢周状态显著地改善,提示针刺能解除细动脉痉挛,使灌流毛细血管增多,改善毛细血管和细静脉瘀血状态,使微血流加快,并降低红细胞的聚集程度等。

赛西亚等[25]采用捻转手法针刺正常人肝俞、章门、梁门,观察针刺前后肝动脉血流的变化,结果肝动脉血流在针刺后全部加快,肝动脉内径也全部增宽,表明针刺可以使动脉管径增宽,血流速度加快,加强肝内代谢,从而改善肝脏的功能。郑魁山等[26]采用热补和凉泻手法针刺失血性休克的家兔,观察到凉泻组血压变成逐渐下降趋势;热补组血压变成逐渐上升趋势;热补手法使微循环血流逐渐解聚,血流速度逐渐加快,随着微循环的好转,血压随之逐步回升,表明热补针刺手法对家兔失血性休克有治疗作用,而凉泻针刺手法对家兔失血性休克无治疗作用。

(四) 针刺手法对生化指标的影响

研究表明,针刺对生化指标具有双向良性调节作用,随着不同的针刺手法的应用,使增高或偏低的生化指标调整到正常范围内。

胃动素和胃泌素可促进胃肠运动的加强,即二者起着协同作用,但在病理情况下两者的关系正好相反。胃泌素通过血液循环作用于溃疡区刺激胃肠蛋白质、RNA、DNA合成,同时针刺还可以刺激胃窦运动、加速胃排空,从而促进溃疡修复。既往有关针刺手法对胃动素及胃泌素的影响及其相互关系的文献报道。针刺足三里、中脘穴可兴奋迷走神经,促进G细胞、脑、垂体合成释放胃泌素,因而血清中胃泌素含量升高。何幕伦[27]用三才提插补法和泻法针刺健康兔及利血平化类脾虚模型兔一侧足三里穴,利用放射免疫法观察针刺前后血清胃动素和胃泌素含量的变化,结果表明补法和泻法均能提高健康兔及类脾虚模型兔的血清胃动素和胃泌素的含量。郭永明等[28,29]对胃溃疡大鼠的足三里、中脘穴进行热补针法和捻转补法,观察大鼠血清中胃泌素和前列腺素E2的变化,结果与模型组比较热补针法和捻转补法均升高大鼠血清胃泌素含量和均降低下血浆前列腺素E2含量,但热补针法的作用优于捻转补法,表明不同针刺手法具有不同的作用。"虚则补之,实则泻之"是针灸治疗原则。针刺补泻手法是针对疾病之虚实而设的,其效应与机体虚实状态密切相关,因而研究补泻手法的机制亦不能脱离机体虚实状态。

血液是由血浆、血细胞及各种有形成分组成的流体组织,在血管系统内循环流动。组成血液的各种成分对维持生命和机体各部分正常生理功能的实现是及其重要的,针刺对血液中各种化学成分具有良性的双向调节作用。余佩瑱等[30]采用捻转补法和平补平泻法针刺健康兔和脾虚模型兔,观察针刺前后血糖、血脂、血钙水平的变化,结果脾虚模型兔针刺后血糖增高,血清甘油三酯(TG)降低,捻转补法对血清TG降低作用优于平补平泻法,表明针刺效应可能与针刺手法和机体机能状态有关。王少白等[31]对注射地塞米松的家兔行补法针刺足三里,结果针刺组红细胞钠泵总活性、抑制活性高于对照组和地塞米松组,表明针刺补法有对抗地塞米松、提高钠泵活性的作用。邹移海等[32]采用捻转补法,捻转泻法,电针针刺大鼠足三里穴,观察大黄素小肠系膜透明窗肥大细胞的变化,结果捻转泻法对小肠系膜透明窗肥大细胞脱颗粒率的影响优于补法,手针总体作用优于电针,对空肠作用优于回肠。捆绑大鼠导致肥大细胞数目减少,捻转泻法可使其回升,电针则使之进一步下降。龚东芳等[33]分别采用提插补泻法对肾虚患者针刺太溪和足三里穴,观察血浆中的E2、T、E2/T、C的含量,结果补法泻法均降低女性患者的E2、T、C,泻法使E2/T比值下降,皮质醇下降,补法使E2/T比值上升,表明针刺补泻调整女性肾虚患者性激素和血浆C水平。卫彦等[34]采用捻转手法针刺高血压患者人迎穴观察针刺前后患者的血清ET、NO及ET/NO水平的变化,结果针刺人迎穴后与针刺前比较血清ET、NO含量和ET/NO水平有显著性差异,表明人迎穴是治疗高血压的有效穴位。杜小正等[35]采用热补针法针刺关节炎家兔的足三里、合谷穴后观察炎症局部前列腺素E2和P物质含量的变化,结果捻转组针后2h的前列腺素E2含量较模型组显著降低,捻转组和热补组其余各时刻PGE和P物质含量与模型对照组对比,差别均有统计学意义($P<0.01$);与捻转组相比,热补组即时前列腺素E2含量显著性降低($P<0.01$),而热补组0.5h P物质含量显著性降低($P<0.05$)。董善京[36]采用提插泻法,捻转泻法,透天凉法,提运手法观察对内毒素致热大鼠的血浆内毒素变化,结果手法组与模型组比较均有极显著性差异,提示四种手法均能明显降低造模后实验动物血浆内毒素水平,在作用程度上,提插组与捻转组无显著性差异,提插组与透天凉组之间亦无显著性差异,但捻转组与透天凉组有显著性差异,透天凉组与提运组之间虽未具有显著性差异,但提运法在清除造模后大鼠血浆内毒素含量方面优于透天凉手法,表明四种手法使大鼠血浆内毒素明显降低,其中提运手法效果最显著。张轶等[37]对肾阳虚家兔采用提插补泻法针刺肾俞、足三里,结果针刺补法组治疗后各组家兔血清超氧化物歧化酶(SOD)较模型组提高明显;各组家兔血清丙二醛(MDA),除各组相比较无明显差异,但从其降低的趋势可看出,针刺补法组优于泻法组和电针组,表明传统针刺提插补泻法中补法与泻法的作

用有别，针刺提插补泻法治疗虚证的疗效肯定。刘轲[38]采用烧山火、提插、捻转手法对阳虚大鼠针刺关元穴，观察不同针刺手法对血浆睾酮的影响，结果手法组与模型组比较，均有非常显著性差异，提示三种手法均能对雄性大鼠的下丘脑-垂体-睾丸性腺轴有良性的调节作用，提插手法组、捻转手法和烧山火手法比较有显著性差异，提示复式手法烧山火较提插及捻转手法的作用，表明三种手法均能改善虚损体征，而烧山火手法显著优于捻转、提插手法。

(五) 针刺手法对免疫功能的影响

大量临床研究和动物实验表明，针刺对机体免疫机能具有双向良性调节作用，即针刺能使亢进或低下的免疫功能恢复到正常水平。

孟庆连等[39]采用提插、捻转、烧山火、努运等手法针刺阳虚小鼠关元穴，观察多种热补手法对阳虚小鼠免疫功能的影响，结果四种手法均能刺激红细胞免疫系统的功能增强，提插手法与捻转手法效果接近，提插、捻转组不如烧山火、努运组效果好；努运手法优于烧山火手法，四种手法均能使巨噬细胞C3b受体活性、脾细胞增殖反应增强，在增强程度上，努运＞烧山火＞提插，捻转＞模型，表明针刺关元穴四种手法均能显著地改善动物的虚损体征，尤其是努运组强于烧山火、提插、捻转。孙华等[40]对肺癌患者行补泻针刺足三里、曲池、合谷同时口服中药，结果针药补法组治疗后NK、LAK活性皆明显增高，分别达到正常水平，中药补法组NK、LAK活性则无显著变化；针药泻法组治疗后NK、LAK活性亦明显增高，LAK活性达到正常水平；针药补法组与针药泻法组治疗后诸指标相比较，未见显著性差异（$P>0.05$），针药补法及针药泻法组的OKT；OKT百分率明显升高，两组的OKT及针药补法组的OKT百分率均达正常水平，针药补法、泻法的T4/T8比值明显升高，但未达正常水平，表明补法与泻法均具有增强肿瘤病人免疫监视功能、增强细胞免疫、改善T细胞亚群比例失衡状态的免疫作用。吴滨等[41]对恶性肿瘤患者采用提插捻转手法针刺内关、合谷、足三里、关元穴，观察外周血T淋巴细胞亚群，可溶性白细胞介素-2受体(SIL-2R)和(-内啡肽(β-EP)含量，结果增加恶性肿瘤患者T淋巴细胞亚群CD1-，CD1+的百分率，提高CD4+/CD8+的比率（$P<0.01$）；降低患者的SIL-2R含量（$P<0.01$）；提高其β-EP水平，表明针刺对恶性肿瘤患者的细胞免疫功能有提高作用。王凌云[42]对原发性高血压患者采用提插捻转泻法针刺风池穴后观察肿瘤坏死因子(TNF-α)、内皮素(ET)的变化，结果针刺风池能降低患者血压，并降低血中TNF、ET的含量，表明针刺风池对高血压有明显疗效，同时还可调节相关细胞因子的含量。于晓刚等[43]对急性脑出血大鼠采用捻转手法针刺百会、太阳穴，观察针刺后急性脑出血大鼠免疫功能的变化，结果针刺治疗组TNF-α的表达在注血后6小时、24小时、3天、7天、14天均低于对照组（$P<0.05$），表明针刺对急性脑出血后TNF-α介导的免疫炎性反应过程有明显的抑制作用。张莉君等[44]采用提插捻转泻法，捻转平补平泻法针刺抑郁症患者内关、三阴交、风池、百会穴，观察针刺对血清细胞因子的影响，结果针刺组明显降低IL-1β、IL-2、IL-6、TNF-α的高表达水平，表明针刺通过调节血清细胞因子水平而发挥治疗作用。曾宪双[45]采用提插捻转补法针刺合谷、足三里穴，平补平泻法针刺印堂、迎香，观察针刺对常年性变应性鼻炎血清IL-4影响，结果治疗后患者的血清白细胞介素-4较治疗前有显著性降低（$P<0.01$），表明针灸可通过减少患者血清IL-4的含量，以降低IgE的合成，从而达到治疗以IgE介导的I型变态反应性疾病的目的。郑魁山等[46]采用烧山火手法针刺类风湿关节炎家兔的足三里、太溪、三阴交、阳陵泉、膝眼、血海，观察烧山火对免疫功能的调节，结果烧山火针法组T淋巴细胞百分率明显低于模型组和平补平泻针刺组，表明烧山火针法明显抑制T淋巴细胞的异常增殖，从而阻断对B淋巴细胞的过高激化，降低免疫复合物的生成，平衡体液免疫。刘智斌[47]采用烧山火针法和透天凉针法针刺人的足三里，结果补法针刺足三里较正常组比较提高人的外周血单核细胞(PBMC)细胞信号转导子和转录活化子(STAT5)mRNA基础转录水平

和STAT5与特定DNA的结合能力；泻法针刺足三里时无明显的变化，表明补法针刺免疫调节作用有细胞因子及JAK/STAT信号传导途径的参与。刘智斌[48]采用补法针刺SD大鼠的足三里，观察补法针刺足三里穴对SD大鼠T细胞内Jak1激酶表达水平的影响，结果SD大鼠T细胞内Jak1激酶水平显著提高，表明补法针刺足三里穴对T细胞内Jak1激酶的表达水平提高有显著影响。针刺能够使老化代谢产物LPO和LF降低、老化相关酶减少、免疫器官重量指数升高，从而在不同程度上起到了自由基清除剂及免疫调节剂的作用。

(六)针刺手法对环核苷酸的影响

cAMP、cGMP是人体阴、阳变化的物质基础，因此研究中以环核苷酸为指标，观察补泻手法效应及其作用机制。对常态下家兔一次针百会穴，发现血浆cAMP、cGMP均呈调节性双向改变，前者以下降为主，后者以升高为主，补泻间只表现出量的差异，泻法变化似更大些。当家兔处于惊恐状态而阴阳不平衡时，血浆cAMP、cGMP均大幅上升，同时发现针刺百会穴时，不论是补是泻，均可使之在30～60分钟以内明显下降而趋向常值。

裴延辅等[49]育龄妇女针刺补泻百会穴后观察血浆中环核苷酸的含量变化，结果一次针刺补泻百会穴留针30～60分钟时间里，补法血浆中环核苷酸的含量明显改变，cAMP与cGMP均明显降低，表明针刺补泻百会穴对性激素有调节作用。张宏[50]采用提插、捻转法针刺足三里观察针刺对新西兰兔胃电和血浆胃泌素、cAMP、cGMP的影响，结果发现与捻转法相比较，提插法可升高健康新西兰兔胃电幅值并使频率增快，提插法可升高血浆胃泌素及cGMP含量，但2种手法对血浆cGMP含量均无明显影响，表明提插手法针刺足三里穴对新西兰兔胃电活动、血浆胃泌素、cAMP的作用比捻转手法强。陈芝喜等[51]采用三才补泻法针刺家兔足三里穴时，也发现在正常组，针刺补泻前后血浆cAMP和cGMP的含量均未见变化，说明机体在阴阳平衡时，针刺效应不明显；而在脾虚组中针刺前血浆cGMP含量高，cAMP/cGMP比值低，针刺足三里穴位后，无论是补还是泻，血中cGMP均明显下降，cAMP/cGMP比值明显升高，虽然这一现象的机制尚不完全明确，但实验揭示了补泻手法只有在病理情况下才起着调整作用，提示补泻手法对于调整机体的阴阳有着重要意义。孙六合等[52]采用提插手法、捻转手法、透天凉手法及提运等手法针刺内毒素致热大鼠的曲池穴，观察不同针刺手法对大鼠血浆内环核苷酸水平的影响，结果四种手法均改善内毒素致热大鼠的血浆环核苷酸比值的作用水平，其中提运手法效果最显著，其次是透天凉手法。

(七)针刺手法对酶的影响

酶是活细胞内产生的具有高度专一性和催化效率的蛋白质，又称为生物催化剂。研究发现针刺对酶活性具有一定的影响。

关卫等[53]采用石氏捻转补泻手法针刺健康小鼠，观察针刺手法对能量代谢相关酶活性的变化，结果石氏捻转补法使琥珀酸脱氢酶、细胞色素氧化酶、ATP酶的积分光度、总面积、面积百分数与对照组相比均显著提高（$P<0.05$），表明针刺手法可使能量代谢相关酶活性增强；石氏捻转泻法使琥珀酸脱氢酶、细胞色素氧化酶、ATP酶的积分光度、总面积、面积百分数与对照组相比均显著下降（$P<0.05$），表明针刺手法可使能量代谢相关酶活性减弱。赵永烈等[54]采用提插捻转手法针刺脑损伤大鼠人中、内关、合谷、天门，观察其对脑组织三磷酸腺苷酶影响，结果24h针刺组Na^+-K^+-ATP酶和Mg^{2+}-ATP酶的活性变化不明显，Ca^{2+}-ATP酶活性的变化明显，表明针刺对Na^+-K^+-ATP酶和Mg^{2+}-ATP酶的速发型反应不如迟发型反应明显，但对Ca^{2+}-ATP酶活性的速发型和迟发型反应都很明显。周海燕等[55]采用烧山火、透天凉手法针刺阳虚、热证模型家兔的足三里穴和曲池穴，观察血清溶菌酶含量的变化，结果"烧山火"、"透天凉"手法能不同程度地提高阳虚模型和实热模型家兔血清LSZ含量，对阳虚模型"烧山火"有优于"透天凉"的趋势，对实热模型"透天凉"有优于"烧山火"的趋势，表明传统补泻手法"烧山火"、"透天凉"

对阳虚证、实热证模型家兔血清LSZ确有影响,均可提高机体免疫力和抗感染力,但其效应上存在一定差异。刘立等[56]采用提插手法针刺脑出血家兔人中、内关、太冲、涌泉,观察脑出血家兔血清酶的变化,结果与模型对照组相比,针刺组可降低家兔脑出血模型中血清酶LDH、CK含量,表明针刺改善脑动脉弹性,使血管扩张,血流量增加,改善病灶周围脑细胞的营养及微循环,增加氧的供应,来促进脑组织的修复。

(八)针刺手法对能量代谢的影响

人体的能量主要来自于食物中的葡萄糖,经过生物氧化过程产生ATP能,以维持组织器官正常功能G-6-PDH和ATPase是此过程中的关键酶,能直接反应组织的能量代谢状况。有研究发现,行补法后针刺局部和胃组织能量代谢酶活性增加,能量生成增加,行泻法后G-6-PDH和ATPase酶活性有不同程度下降,能量生成减少,表明针刺对机体部分组织能量代谢有一定的影响。

孟智宏等[57]采用捻转提插、雀啄手法刺激脑梗死鼠为实验模型后检测出血液中三磷酸腺苷(ATP)含量及能荷水平,结果针刺组与模型组比较,大鼠心脑组织及血液中ATP、ADP、能荷显著上升,AMP显著下降($P<0.05$或$P<0.01$),表明针刺对脑梗死导致的脑心组织及血液能量代谢障碍具有明显的改善作用。关景芳等[58]采用补泻手法针刺小鼠足三里穴,观察针刺补泻手法能量相关酶的变化,结果光镜下,补法组酶活性增强,阳性面积较大,泻法组酶活性减弱,阳性面积较少;小鼠胃和骨骼肌行补法后,G-6-PDH活性有增高趋势,针后15分钟组G-6-PDH活性较对照组显著增高($P<0.05$),行泻法后,G-6-PDH活性有下降趋势,15分钟组大部分指标较对照组明显降低($P<0.05$);行补法后,胃ATPase积分光度较对照组显著增高($P<0.05$),骨骼肌ATPase总面积和面积百分数在15分钟组较对照组显著增高($P<0.05$),行泻法后,胃和骨骼肌ATPase活性有下降趋势,15分钟组较对照组显著降低($P<0.05$),表明针刺补泻手法与机体能量代谢有关。龚萍等[59]采用提插捻转手法针刺痛经患者三阴交,观察针刺对脑葡萄糖代谢的影响,结果针刺引起脑葡萄糖代谢增加区域主要见于同侧豆状核(苍白球、壳)、同侧小脑、同侧岛叶、双侧背侧丘脑、同侧中央旁小叶、双侧杏仁体、对侧中脑黑质、双侧第Ⅱ躯体感觉区、同侧海马回、同侧扣带回前部、对侧下丘脑乳头体葡萄糖代谢增强;葡萄糖降低区域主要见于同侧楔前叶、额上回,对侧额中回、角回、额回、颞中回,表明针刺三阴交穴治疗痛经主要激活与疼痛相关脑区,其镇痛作用可能主要通过平衡与疼痛有关的中枢网络而减轻疼痛,神经内分泌调节也可能在治疗中起作用。何玲等[60]采用捻转手法针刺肝胆经穴(太冲、丘墟、曲泉、阳陵泉),观察针刺对糖尿病大鼠糖代谢的影响,结果针刺后大鼠血糖显著下降,丙酮酸激酶活性、肝糖元含量较模型组显著增高,表明针刺肝胆穴有升高肝糖元含量的作用。

(九)针刺手法对痛阈的影响

针刺对各种疼痛疗效显著,对其作用机制的研究越来越受到普遍关注。丘脑在针刺镇痛过程中起到重要作用,对各种复杂的信息进行分析,综合调整,是加强针刺镇痛和控制镇痛的协调中枢;边缘系统及其核团和多种神经介质参与,对针刺镇痛起到协调作用;大脑皮层是最高中枢,对针刺镇痛不单是兴奋和抑制过程,而且是一个复杂的调整、指挥中枢,既能加强镇痛,又能抑制其太过,起到保持动态平衡的作用。

唐怀伯等[61]对家兔的"足三里"行提插补泻,动态观察对外围伤害性疼痛以及皮层和海马脑电频谱变化的影响,结果发现针刺补泻法都能提高家兔的痛阈,且即刻效应最明显,有效时间随着时间推迟递减,一般在10分钟以内。但此作用可被普鲁卡因局封所阻滞,说明针刺补泻的作用信息,是由外围神经传入脊髓,再上传至大脑皮层,经中枢水平的调制产生下行性调制作用,从而产生镇痛效应。还观察到在静脉注射纳洛酮后,针刺补法对痛阈影响不明显,说明纳洛酮对补法所致家兔痛阈提高有翻转作用;而静注纳洛酮后,泻法仍能提高家兔痛阈,说明泻法提高家兔痛阈不被纳洛酮所翻转,这一现象说明针刺补法可通过激活内啡肽系统起作用,而针刺泻法的镇痛效应未被翻转,说明针刺补泻的作用机制存在差异。杜小正等[35]采用传统的热补针法针刺关节炎家兔合谷、足三里穴后观察针刺对镇痛后效应,结果与模型对照组对比,捻转组和热补组针后各时刻痛阈均显著升高($P<0.01$ 或 $P<0.05$);热补组针后 0.5 小时、1 小时及 2 小时痛阈均高于捻转组,表明热补针法的镇痛后效应优于捻转针法。刘世琼[62]采用传统传统热补针法针刺家兔的合谷、足三里穴,观察观察传统热补针法对实验性关节炎家兔模型的镇痛效应和外周镇痛机制,结果热补针法组膝关节组织中的前列腺素 E2(PGE2)显著降低,β-内啡肽(β-EP)、亮脑啡肽(LEK)显著升高,其作用优于内服药物组和捻转针法组($P<0.05$ 或 $P<0.01$),结果传统热补针法有显著的外周镇痛效应。

(十)针刺手法对生理电信号的影响

生物电是生物体所呈现的电现象。现代生理学研究发现,人体所有器官都会产生生物电现象,并且以动作电位的形式,通过相应的神经纤维把兴奋传导到大脑中枢,大脑中枢以动作电位的方式,把神经冲动信号通过相应的神经纤维传到效应器,从而产生器官或组织的功能活动。目前不同针刺手法对人体生物电的研究报道较多。

许冠荪等[63]对胃节律紊乱的家兔采用提插补泻法针刺足三里穴,观察胃电频率,胃电幅值,胃电节律,活动指数,反应面积,结果较针刺前相比补法使胃电幅值升高,泻法使胃电幅值降低,表明针刺补泻手法对胃节律紊乱有不同的效应。何智明等[64]采用提插补泻手法针刺脾胃疾病患者的足三里,观察针刺对脾胃病患者体表胃电变化,结果补法使胃电波幅增高为主,泻法以降低幅值为主,表明针刺提插补泻手法对脾胃病患者胃运动功能有影响。李万瑶等[65]对胃十二指肠疾病患者采用补泻手法针刺足三里,观察胃电的变化,结果留针足三里和提插泻法使胃电的频率略为升高或变化不大,提示使胃运动明显增强,但使幅值明显升高,提插补法使胃电频率、幅值明显降低,提示对胃运动的明显抑制作用。杨东红等[66]对胃脘痛患者采用提插补泻手法针刺足三里穴,观察针刺前后对胃电图振幅及频率的变化,结果针刺前胃电图振幅、频率低者针刺行提插补泻手法之后较提高,针刺前胃电图振幅、频率高者针刺行提插补泻手法之后较针刺前降低,表明提插补泻手法对胃脘痛患者胃电图有影响。张宏等[50]采用提插、捻转手法针刺新西兰兔,观察针刺前后胃电的变化,结果与捻转法相比较,提插法可升高健康新西兰兔胃电幅值并使频率增快($P<0.01$ 或 $P<0.05$),表明提插手法针刺足三里穴对新西兰兔胃电活动比捻转手法强。杨文辉等[67]采用"三才"提插补泻手法针刺胃肠疾病患者的足三里穴,观察对胃肠电的变化,结果补法能增强脾虚患者原来较低的胃肠电波幅,与平补平泻法比较,有显著性差别($P<0.05$);泻法能抑制实证患者胃肠电波幅的亢进,与平补平泻法比较,有显著性差异($P<0.05$),表明针刺补泻法针刺后对患者胃肠电及功能具有良性调整作用,补法能使虚证患者胃肠功能从低下状态恢复或接近正常水平,泻法可使实证病人胃肠功能从亢进状态回复或接近正常水平。翁泰来等[68]采用烧山火热补手法针刺虚寒型胃脘痛患者的足三里穴,观察胃电图的变化,结果出现热感时胃电波幅升高的有 8 次,与针刺前比较有显著性差异($P<0.01$),当热消退时,波幅下降,与出现热感时比较,无显著差异($P>0.05$)。出现热感时胃电渡幅降低的有 7 次,与针刺前比较,无显著性意义,而出针后热感消退时,胃电波幅继续下降,与出现热感时比较,有显著性意义,表明"烧山火"手法对胃的机能活动产生双向性的调整作用。邢文堂等[69]采用提插和捻转手法针刺健康人右侧足三里穴,观察不同针刺手法对胃电的变化,结果提插手法可使胃电图振幅和频率明显升高($P<0.001$);捻转手法使胃电图频率减慢($P<0.05$),但振幅无明显变化,表明不同针刺手法对胃的运动功能有着不同的作用。李为民等[70]采用捻转、提插、捻转提插等手法针刺大鼠的足三里穴,并观察支配足三里穴区域的神经束诱发的放电变化,结果捻转提插手法"足三里"其神经束放电峰电位数增加最为明显,单纯提插手法针刺激时其

神经束放电峰值计数较针刺前增加，针刺结束后即刻恢复，与刺激后比较有显著性差异，表明提插及捻转提插手法刺激大鼠"足三里"可诱发支配该区域的外周神经束放电，且后者放电现象更为明显。李江山等[71]采用捻转手法针刺大鼠内关、足三里穴、偏历、合阳，观察针刺内关、足三里等穴对正常大鼠孤束核神经元放电的影响，结果孤束核内神经元对针刺刺激主要以呈兴奋性反应为主；针刺内关、足三里穴组，孤束核内兴奋性神经元出现率与针刺偏历、合阳穴组比较有显著性差异（$P<0.01$）；针刺内关、足三里穴组兴奋性神经元频率变化率亦显著高于针刺偏历、合阳穴组（$P<0.01$），表明孤束核为内关、足三里穴的针刺传入信息和内脏伤害性传入信息的共同汇聚点，内关、足三里穴调节心胃等内脏功能与孤束核密切相关。

（十一）针刺手法对脑功能影响

近些年来，功能性磁共振成像已经成为针灸领域的重要研究手段。针刺与脑功能成像技术结合，可用于研究不同针法的特异效应，观察不同针法之间在脑功能成像方面的差异。

江虹等[72]采用补法泻法针刺正常人足三里穴，观察对大脑作用的中枢机制，结果电针结束后泻法组的脑区激活不明显，补法组平均信号升高的脑区主要有双侧尾状核头部、丘脑、左侧岛叶、扣带回及小脑齿状核，表明补、泻手法针刺足三里穴均能激活边缘系统、辅助运动区、灰质结构等脑区，而应用补法能更早、更强烈地激活上述脑区。余宏等[73]采用捻转手法针刺外关穴观察外关穴功效主治与脑区激活之间的联系，结果针刺右侧外关穴捻针状态，左右脑半球、左右小脑均有不同程度的激活。其中，左脑激活的区域相对集中在额下回、颞下回、顶下小叶和小脑，右脑激活的区域相对集中在额下回、颞上回、颞中回、顶下小叶、岛叶、边缘叶、脑干和小脑，表明不同功能脑区与针刺外关穴的功效密切相关，有着相对特异的响应。黄泳等[74]采用捻转手法针刺健康人阳陵泉和非穴（腕背横纹上两寸，手少阳三焦经与手太阳小肠经连线的中点），观察针刺阳陵泉和非穴对脑的激活活动，结果针刺阳陵泉穴和针刺非穴对各脑区的激活几率没有显著性差异，针刺非穴对于双侧顶叶、左侧枕叶的激活点数量较针刺阳陵泉为多（$P<0.05$），针刺非穴对于左侧小脑的激活强度大于针刺阳陵泉穴（$P<0.05$），表明针刺阳陵泉和非穴对脑部功能区的激活方面有着一定的差异。许建阳等[75]采用捻转手法针刺太冲穴后观察针刺对脑组织fMRI功能成像的影响，结果针刺太冲穴仅诱导颞叶脑组织血流量和血流溶积得增加，表明针刺太冲穴具有一定的特异脑区。程华军等[76]采用捻转手法和非捻转手法针刺右侧太溪穴后观察捻转手法和非捻转手法对脑激活区的状态，结果捻转刺激太溪穴主要激活右侧颞上回（BA22），左侧的额中回（BA46），其次为左右顶叶的中央后回（BA2，BA3），左额下回的额下回（BA45）和左顶叶的顶下小叶（BA40）；而非捻转刺激则没有激活，表明捻转刺激太溪穴和非捻转刺激的激活不同。正常情况下，自由基在线粒体中产生，并被抗氧化酶灭活，它的产生和清除处于一种动态的平衡状态。而在病理情况下，由于脑损伤造成缺血缺氧及能量代谢障碍，这一平衡被打破，自由基的产生增多而清除减少，大量自由基的堆积导致继发性损害。刘强等[77]采用提插捻转泻法针刺脑外伤大鼠的天门、水沟、合谷、内关穴，观察针刺对大鼠脑组织氧自由基反应的影响，结果针刺组有明显抑制自由基作用，与模型组有差异（$P<0.05$），表明脑外伤早期应用针刺治疗，可减轻其自由基反应，保护血脑屏障，延缓并减轻脑水肿的形成和发展。

（十二）针刺手法对运动力学及其皮肤阻抗影响

皮肤阻抗是指表皮阻抗，即皮肤上电极与真皮之间的电阻抗，以皮肤电阻和皮肤电容量来表示。皮肤阻抗值与接触电压、电流幅值和持续时间、频率、皮肤潮湿程度、接触面积和施加压力等因素有关。

在针刺过程中针体上的受力变化非常敏感，它的变化规律和中医学关于针刺手法的描述是吻合的。在临床上不同的手法中针体对人体的作用是不同的。

丁光宏等[78]用力矩微型传感器系统对均匀捻转、均匀提插、捻转补法、捻转泻法、提插补法和提插泻法等6种手法进行了系统研究与分析,结果同一施针者采用不同手法或同一手法在新鲜猪肉和人活体运针时,针体上的力无论是波形还是数值都有较大差异,表明在人活体上的施针过程与生命的主动活动(如肌肉收缩等)密切相关,同一手法的针体受力过程是具有相同规律的。

近年来,将传统的针灸医学应用于竞技体育已经逐渐受到重视。以往的研究表明,针灸可以提高骨骼肌线粒体 Ca^{2+}-ATP 酶活性,调节线粒体 Ca^{2+} 含量,延长小鼠游泳时间,增强乳酸脱氢酶(LDH)、磷酸肌酸激酶(CPK)能量代谢酶的活性等。

高明等[79]研究捻转手法和电针对急性游泳运动大鼠骨骼肌肌浆网 Ca^{2+} 含量、Ca^{2+}-ATP 酶活性的影响,认为捻转手法可以提高肌浆网 Ca^{2+}-ATP 酶活性,在急性运动中,肌肉收缩时,肌浆网释放 Ca^{2+},胞质内 Ca^{2+} 急剧升高,运动后肌肉舒张时,肌浆网的 Ca^{2+}-ATP 酶分解消耗 ATP,主动摄取胞质内 Ca^{2+},胞质内 Ca^{2+} 又恢复到原水平,维持细胞内 Ca^{2+} 动态平衡,从而发挥针灸增强运动能力、延缓运动性疲劳的作用。王凌等[80]观察频率的变化对提插、捻转手法应力分布及能量在软组织中的耗散,结果在低频区(0-8Hz)能量耗散因子和捻转手法随频率变化显著;对于提插手法,在相应频率上存在周期约为 8Hz 的能量耗散极值,表明两种手法中能量耗散在低频区的显著性,以及提插手法过程中出现的能量耗散极值情况对"得气"现象可能存在一定的相关性。张旸等[81]观察提插与捻转手法刺激内关穴对手厥阴经前臂段皮肤阻抗的影响,针刺后各手法组皮肤阻抗基本变化趋势均为降低;提插强刺激和提插弱刺激对皮肤阻抗的变化影响之间差异有统计学意义,强刺激影响大于弱刺激;捻转强刺激和捻转弱刺激之间差异有统计学意义,强刺激影响大于弱刺激;强刺激手法能稳定维持皮肤阻抗的变化趋势;捻转手法对阻抗变化趋势维持时间较久,表明针刺及施加不同行针手法均对经络阻抗有影响。

(十三)针刺手法对循经感传的影响

循经感传是指针刺或电脉冲等刺激穴位后,产生的酸、麻、胀等感觉,由受刺激穴位开始沿古典医籍记载的经脉循行路线传导的现象。现代研究已发现,循经感传现象具有普遍性、潜在性、趋病性、效应性、可激性、可控性、循经性、变异性等客观规律。循经感传的研究证实了经络循行的客观存在,是针刺手法和灸法激发经气的现代科学实践,具有重要的临床指导意义。运用客观指标和针灸对机体各系统疾病的治疗研究表明,循经感传与针灸疗效关系密切,"气至病所"者疗效显著。

陈尚杰等[82]研究不同进针手法激发的感传中,采用慢速捻转手法和快速捻转提插手法进针,观察针感的有效传导,结果显著感传中慢速捻转手法占 20%,快速捻转提插手法占 5.0%;有效感传中慢速捻转手法占 57.5%,快速捻转提插手法占 30.0%;无效感传中慢速捻转手法占 22.5%,快速捻转提插手法占 65.0%,表明慢速捻转手法进针所致感传明显优于快速进针法。纪青山等[83]结果提插补泻法针刺足三里穴,在 X 线钡透检查下观察针刺出现循经感传对胃的调整作用,结果提插泻法针刺足三里后出现的循经感传对胃及十二指肠痉挛有缓解作用,表明针刺是由于循经感传达到胃腑,对胃有调整作用。王锐[84]采用捻转手法针刺胆囊炎、胆结石患者的阳陵泉穴,观察激发感传前后胆道系统的运动变化,结果0级组、Ⅰ级组、Ⅱ级组胆囊收缩率显著大于对照组,Ⅱ级组胆囊收缩率显著大于0级组和Ⅰ级组,0级组与Ⅰ级组间胆囊收缩率无显著性差异,但Ⅰ级组有比0级组增大的趋势;胆总管扩张率0级组、Ⅰ级组、Ⅱ级组与对照组间有显著性差异,表明循经感传越显著,胆囊收缩率越高。

参 考 文 献

[1] 王艳君,蔡辉,胡朝阳. 不同针刺手法对健康人穴位皮肤温度的影响[J]. 河北中医药学报,2001,16(1):42~44

[2] 李平,关卫,王芳,等. 捻转补泻手法针刺足三里穴对脘腹部皮肤温度的影响[J]. 天津中医,2002,19(4):51~53

[3] 李平,关卫,王芳,等. 捻转补泻手法针刺合谷穴对其局部皮肤温度的影响[J]. 天津中医学院学报,2002,21(3):31~33

[4] 程宇,石学敏. 针刺对多发性大动脉炎肢体温度影响的红外热像观察[J]. 中国针灸,2003,23(9):506

[5] 王彩虹,王银平,许建敏,等. 不同刺激量的捻转手法对健康人皮肤温度的影响[J]. 上海针灸杂志,2007,26(7):33~35

[6] 方剑桥,林咸明,王月芳,等. 不同手法针刺对内毒素致热家兔体温的影响[J]. 针刺研究,1996,21(3):50~54

[7] 杨丽华,李学武,耿恩广. 捻转补泻手法对健康人皮肤温度影响的观察[J]. 中国针灸,1992,(5):35~38

[8] 高希言,牛学恩. 热补手法对不同证型穴位升温效应的观察[J]. 中国针灸,1999,(2):97~98

[9] 杨继曾,林通国. 断刺手法"烧山火"和"透天凉"对人体局部皮肤温度的影响[J]. 广东医学(祖国医学版),1964,(4):4~7

[10] 王君,张宝文,于新宇,等. 疾徐捻转泻法针刺足三里对高血压家兔的降压作用[J]. 中国临床康复,2006,10(7):116~117

[11] 肖延龄,杜元灏,石学敏. 针刺内关穴对心肌梗死模型大鼠缺血区微血管功能的干预[J]. 中国临床康复,2002,6(11):1582~1583

[12] 杨华元,钟小红,刘堂义,等. 针刺仿真手法对高血压大鼠血压及心肌血管紧张素Ⅱ的影响[J]. 针刺研究,2008,33(3):186~190

[13] 高昕妍,李艳华,朱兵,等. 针刺耳甲区对自发性高血压及正常大鼠血压的影响及其机制探讨[J]. 针刺研究,2006,31(2):90~95

[14] 董承统,黄善生,魏成瑞,等. 针刺补泻作用的研究[J]. 上海中医药杂志,1963,(10):10~15

[15] 陈克彦,梁淑英,冯秀娥. 针刺补泻手法对甲邹微循环及局部皮肤温度的影响[J]. 中医杂志,1983,(6):50~52

[16] 陈玉玲,莫柏林,罗汉川,等. 捻转运针手法对自发性高血压大鼠SHR和SD大鼠血压影响之比较[J]. 国际医药卫生导报,2001,(11):39~40

[17] 王智君,李为民,Thomas Friedemann. 针刺内关穴对正常麻醉大鼠血压的调节作用[J]. 上海针灸杂志,2009,2(3):175~178

[18] 史仁华,姬广臣,赵鲁鸣,等. 电针及针刺捻转补泻手法对软脑膜微循环血流量的影响[J]. 中医杂志,1997,38(1):25~26

[19] 王舒. 风池穴手法对椎基底动脉供血不足患者血流动力学的影响[C]. 天津:第一届国际中医学术交流会议,1996

[20] 钟奇,马瑞林. 针刺对缺血性脑血管患者脑血流量的影响[J]. 辽宁中医杂志,1991,(8):11~12

[21] 郑健刚,杜元灏,石学敏,等. 针刺对急性脑出血模型大鼠局部脑血流量的影响[J]. 中医杂志,2001,15(9):666~667

[22] 丁为国,李丽欣,许红,等. 针刺百会穴对急性脑血肿大鼠局部脑血流量的影响[J]. 上海针灸杂志,2003,22(5):7~9

[23] 范均铬,郝长源,李秋风. 针刺徐疾补泻法对中风患者下肢血流量的影响[J]. 上海针灸杂志,1990(2):85~86

[24] 陈琼,周逸平. 针刺对高血压病患者甲皱微循环的影响[J]. 安徽中医学院学报,1990,9(3)49~51

[25] 赛西亚,王勇强,段利. 针刺对肝动脉血流的影响[J]. 中国针灸,2000,(5):307~308

[26] 郑魁山,徐鸿达,李茂言,等. 热补和凉泻不同针刺手法对失血性休克的实验观察[J]. 针灸临床杂志,1993,9(5):22~23

[27] 何幕伦. 不同针刺手法对脾虚模型兔血清胃动素和胃泌素含量的影响[J]. 广州中医学院学报,1991,8(1):36

[28] 郭永明,梁宪如,邱桐,等. 不同针刺手法对醋酸型胃溃疡大鼠溃疡指数及血清胃泌素水平的影响[J]. 天津中医学院学报,2001,20(4):27~28

[29] 郭永明,梁宪如,郑俊江,等. 醋酸型胃溃疡大鼠PGE2变化及不同针刺手法的调节效应[J]. 辽宁中医杂志,2002,29(6):313~314

[30] 余佩瑱,朱新丽,练美莲,等. 不同针刺手法对脾虚模型兔血糖、血脂、血钙含量的影响[J]. 广州中医学院学报,1991,8(1):31~35

[31] 王少白,司徒铃,靳瑞,等. 针刺补法提高 RBC 钠泵活性的实验研究[J]. 针灸学报,1991,(4):23~24

[32] 邹移海,何智明,汤建华,等. 捻转补泻手法对大鼠小肠系膜透明窗肥大细胞的影响[J]. 广东解剖学通报,1993,15(2):107~111

[33] 龚东芳,梁楚京,赖新生,等. 不同针刺手法对肾虚患者血浆雌二醇、睾酮及其比值、皮质醇含量的影响[J]. 针刺研究,1993,18(4):253~256

[34] 卫彦,寇吉友. 针刺人迎穴高血压患者血清中 ET、NO 及 ET/NO 的临床研究[C]. 中国针灸学会临床分会第十五届全国针灸学术研讨会论文集,2007,248~254

[35] 杜小正,秦晓光,方晓丽. 热补针法镇痛后效应的观察及其对外周 PGE_2、SP 含量变化的影响[J]. 中医研究,2010,23(1):18~21

[36] 董善京,孟丹,周柏仁,等. 不同凉泻针刺手法对致热大鼠血浆内毒素水平影响的实验研究[J]. 河南中医药学刊,2001,16(6):20~21

[37] 张轶,姜云武,汤晓云,等. 针刺提插补泻对肾阳虚家兔血清 SOD、MDA 的影响[J]. 云南中医中药杂志,2005,26(3):41~42

[38] 刘轲. 三种热感手法对阳虚大鼠血浆睾酮(T)的影响[J]. 国医论坛,2000,15(3):47

[39] 孟庆连,孙六合,姚俊卿,等. 多种热补手法对阳虚小鼠免疫功能的影响[J]. 河南中医药学刊,1994,9(5):57~58

[40] 孙华,于耀才,何维,等. 针刺补泻手法对恶性肿瘤患者外周血 NK、LAK 细胞活性及 T 细胞亚群的影响[J]. 中国针灸,1992,(2):39~42

[41] 吴滨,周荣兴,周鸣生,等. 针刺治疗对恶性肿瘤患者细胞免疫调节的影响[J]. 针灸研究,1995,20(3):67~71

[42] 王凌云,陈邦国. 针刺风池穴治疗高血压病的临床疗效及对 ET 与(TNF-α)调节作用的观察[J]. 湖北中医学院学报,2006,8(1):8~10

[43] 于晓刚,东贵荣,周景华. 针刺对急性脑出血大鼠 TNF-α 的影响[J]. 中国针灸,2004,24(6):403~407

[44] 张莉君,赵红. 针灸治疗抑郁症临床疗效及对血清细胞因子的影响[J]. 中国中医药信息杂志,2007,14(6):15~17

[45] 曾宪双. 针灸对常年性变应性鼻炎血清白细胞介素-4 影响的临床研究[D]. 福建,福建中医学院,2004

[46] 郑魁山,郑俊江,陈跃来. "烧山火"针法对家兔实验性类风湿性关节炎的研究[J]. 中国针灸,1995,16~19

[47] 刘智斌,杨晓航. 不同手法针刺足三里穴对人 PBMC 的 STAT5 信号转导途径的作用[J]. 中国针灸,2006,26(2):120~122

[48] 刘智斌,刘娜,陈军,等. 补法针刺足三里穴对 SD 大鼠 T 细胞内 Jakl 激酶表达水平的影响[J]. 陕西中医学院学报,200528(3):45~46

[49] 裴延辅,姚晓琳,张丽华,等. 针刺补泻百会穴对健康育龄妇女卵泡早期血浆中环核苷酸含量的影响[J]. 中国针灸,1992,(1):36~38

[50] 张宏. 提插、捻转法针刺足三里对新西兰兔胃电和血浆胃泌素、cAMP,cGMP 的影响[J]. 广州中医药大学学报,2002,19(2):112

[51] 陈芝喜,贾可亮,李志强,等. 补泻手法对类脾虚模型兔血浆核苷酸水平的影响[J]. 放射免疫学杂志,1995,8(6):434~436

[52] 孙六合,刘轲,董善京,等. 凉泻针刺手法对内毒素致热大鼠血浆环核苷酸及其比值的影响[J]. 时珍国医国药,2001,12(7):591~592

[53] 关卫,王芳,李谈,等. 石氏捻转补泻手法对健康小鼠能量代谢相关酶的影响[J]. 天津中医,2002,19(5):29~32

[54] 赵永烈,刘强,史海霞,等. 针刺对颅脑损伤后脑组织三磷酸腺苷酶影响的研究[J]. 中医药学刊,2003,21(4):546~548

[55] 周海燕,杨洁,周奇志,等. 传统针法"烧山火""透天凉"对阳虚热证模型家兔血清溶菌酶含量的影响[J]. 中华中医药学刊,2009,27(10):2235~2237

[56] 刘立,邓春雷,贾成文. 针刺对实验性脑出血家兔血清酶的影响[J]. 陕西中医,2003,24(9):855~856

[57] 孟智宏,杜元灏. 针刺对脑梗死鼠脑心组织及血液 ATP、ADP、AMP 及能荷的影响[J]. 天津中医药,2005,22(3):233~235

[58] 关景芳,王理. 针刺小鼠足三里穴组织化学实验观察[J]. 辽宁中医杂志,2002,29(6):359~360

[59] 龚萍,张明敏,王棋,等. 针刺三阴交对痛经患者脑葡萄糖代谢的影响[J]. 中国针灸,2006,26(1):51~55

[60] 何玲,王瑞辉,张卫华,等. 针刺肝胆经穴对糖尿病大鼠糖代谢的影响与机制研究[J]. 中华中医药学刊,2007,25(1):95~97

[61] 唐怀伯,王健. 针刺补泻"足三里"对家兔痛阈的影响[J]. 针灸临床杂志,2000,16(8):53~55

[62] 刘世琼,秦晓光,杜小正,等. 传统热补针法对实验性关节炎家兔外周镇痛机制的研究[J]. 甘肃中医学院

学报,2005,20(6):27~30
[63] 许冠苏,郭原,张群群,等. 针刺补泻手法对家兔实验性胃节律紊乱的影响[J]. 安徽中医学院学报,1992,11(2):36~37
[64] 何智明,黎伟勋,詹剑虹. 针刺提插补泻对脾胃病患者胃电图的影响[J]. 辽宁中医杂志,1985,(4):37
[65] 李万瑶,梁楚京,林锦泉,等. 针刺提插补泻手法的胃电信息检测观察[J]. 中国针灸,1993,(3):29~30
[66] 杨东红,朱力. 提插补泻手法对胃脘痛患者胃电图的影响[J]. 长春中医学院学报,1995,11(2):31
[67] 杨文辉,李艳惠,庄礼兴,等. "三才"提插补泻手法的实验研究[J]. 广州中医学院学报,1989,6(4):203~206
[68] 翁泰来,雷振萍,陆文英,等. 烧山火对虚寒型胃脘痛病人胃电图的影响[J]. 针灸学报,1990,(1):1~2
[69] 邢文堂,王润林. 提插与捻转针法对人体胃电影响的实验观察[J]. 中国中医药信息杂志,1998,5(2):41~42
[70] 李为民,陈颖波,王晓艳. 手针和电针大鼠"足三里"穴位诱发的外周传入神经信号特征研究[J]. 针刺研究,2008,33(1):65~70
[71] 李江山,严洁,何军锋. 针刺内关、足三里等穴对大鼠孤束核神经元放电的影响[J]. 湖南中医药大学学报,2007,27(3):55~58
[72] 江虹,王培军,赵小虎. 功能磁共振成像观察补法、泻法针刺足三里穴对大脑作用的中枢机制[J]. 中国医学影像技术,2010,2(4):635~638
[73] 余宏,凌美玲,彭文杰,等. 运用功能核磁共振成像观察针刺外关穴捻针状态脑区的激活[J]. 时珍国医国药,2008,19(11):2634~2636
[74] 黄泳,黄璐,赖新生,等. 针刺阳陵泉和非穴的fMRI脑功能成像研究[J]. 浙江中医药大学学报,2009,33(4):564~566
[75] 许建阳,王发强,王宏,等. 针刺太冲fMRI脑功能成像的研究[C]. 中国针灸学会临床分会第三届全国代表大会暨全国针灸临床学术论坛论文集,2005
[76] 程华军,陈尚杰,朱芬. 捻转和非捻转刺激太溪穴后脑激活状态的功能磁共振成像研究[J]. 中国组织工程研究与临床康复,2009,13(26):5020~5022
[77] 刘强,赵永烈,邵晶. 针刺对脑损伤大鼠自由基的影响[J]. 甘肃中医学院学报,2003,18(2):19~20.
[78] 丁光宏,沈雪勇,陶岳辉,等. 针刺手法与针体受力参数的对比研究[J]. 中国生物医学工程学报,2004,23(4):334~341.
[79] 高明,杨华元,蒯乐,等. 手针与电针对急性运动大鼠骨骼肌肌浆网 Ca^{2+} 的影响[J]. 针刺研究,2008,33(1):13~16.
[80] 王凌,陶明德,丁光宏. 中医针刺两种不同手法对机体应力作用及其能量传播[J]. 医用生物力学,2003,18(4):195~201.
[81] 张旸,李平,石艳丽. 提插与捻转手法强弱刺激内关穴对本经前臂皮肤阻抗影响的初步研究[J]. 江苏中医药,2008,40(9):51~53.
[82] 陈尚杰,陈文,帅记焱,等. 不同进针法所致感传的临床研究[J]. 中国针灸,2004,24(4):255~256.
[83] 纪青山,黄毅,李一清,等. 从针刺足三里穴出现循经感传看对胃的调整作用[J]. 吉林中医药,1986,(1):33.
[84] 王锐. 循经感传对胆道系统运动的影响[J]. 山东中医学院学报,1992,16(4):51~54.

二、针刺手法的临床研究

(一) 针刺手法对呼吸系统疾病的临床观察

针刺具有较好的平喘、消炎作用,针刺治疗呼吸系统疾病以急、慢性支气管炎、支气管哮喘等为多。特别是针灸治疗支气管哮喘,不仅临床疗效确定,而且对针灸的作用机制研究也比较深入。

1. 针刺手法对哮喘的临床观察

临床研究表明针刺手法治疗哮喘疗效显著,万文蓉[1]应用温阳利气法针灸治疗哮喘患者30例,治疗取百会、风府、风门、风池、大椎、肺俞、定喘、膻中、支沟穴,针刺手法采用平补平泻法,留针30分钟以上,结果痊愈16例,显效7例,有效5例,无效2例,总有效率为93.3%,表明温阳利气法治疗发作期哮喘具有良好的疗效。孙六合[2]等孔最穴配合额旁1线治疗哮喘急性发作患者38例,治疗取双侧孔最穴,若治疗实喘,针尖向肘横纹方向,针身与皮肤呈75°角,针刺1~1.5寸,针感达到胸部时采用提插捻转泻法运针;若治疗虚喘,针尖稍向手掌方向,针身与皮肤呈75°角,针刺1寸,局部有针感后,行温补手法,双侧额旁1线,取1.5寸毫针,与头皮呈30°角快速将针刺入头皮下,当针尖达到帽状腱膜下层时,指下感到阻力减小,然后使针与头皮平行继续捻转进针,刺入1寸,行平补平泻手法,留针30分钟,中间每隔10分钟行针1次,每日1次,10次为1疗程,结果总有效率达94.7%,表明针刺加手法治疗哮喘疗效显著。刘红娥[3]观察了针刺对支气管哮喘的治疗作用,共87例患者,治疗取膻中、定喘、肺俞、鱼际、肾俞穴,膻中、定喘行捻转提插泻法,肺俞、肾俞斜刺行补法,鱼际行平补平泻手法,结果临床痊愈32例,显效5例,好转27例,无效23例,总有效率为73.5%,表明针刺治疗支气管哮喘疗效显著。

2. 针刺手法治疗咳嗽的临床观察

研究表明针刺可以抑制或增加呼吸道的分泌,有利于痰液的排除,解除呼吸道平滑肌的痉挛,从而达到治疗咳嗽的目的。邵霞萍[4]用鱼际穴针刺合大椎拔罐治疗咳嗽患者100例,治疗取两侧鱼际穴,常规消毒后,进针得气,留针30分钟,每15分钟行提插捻转手法1次,待产生较强烈的针感后停止,行手法时嘱患者作深吸气,共行手法2次,起针后加大椎拔罐,留罐5分钟,每日治疗1次,5次为1疗程,疗程间休息2日,结果总有效率为100%,表明提插捻转手法针刺鱼际穴合大椎拔罐法治疗咳嗽疗效显著。胡荣[5]取鱼际、丰隆、太渊穴运用烧山火透天凉针法配合针刀治疗咳嗽患者100例,治疗第1日在左侧丰隆、太渊穴处,虚者烧山火,实者透天凉,每3次/分钟,共计运针3次,在左侧鱼际处运用针刀切割刺激(纵行方向),第2日方法同前,但换对侧腧穴,2天为1个疗程。结果临床治愈67例,好转25例,见效7例,无效1例,表明通过对鱼际、丰隆、太渊采取烧山火、透天凉针法结合小针刀的穴位切割刺激,在临床上具有选穴少、疗效好、见效快等特点,通过针刺,穴位切割对肺起到了双向调节作用,使虚者得以补,实者得以泻,可以抑制或增加呼吸道的分泌,有利于痰液的排除,解除呼吸道平滑肌的痉挛,从而达到治疗咳嗽的目的。

3. 针刺手法对感冒的临床观察

感冒为临床常见病、多发病,病机为外邪袭表,伤及肺系,肺卫功能失调,临床研究表明通过扬刺法治疗感冒疗效显著。段进成[6]等扬刺大椎穴拔罐放血为主治疗感冒患者102例,治疗时直刺大椎,在其上下左右约2~3cm处各斜刺1针,提插捻转强刺激,从后到前平刺百会,在其前后各齐刺1针,3针方向相同,常规针刺风池、列缺、合谷,TDP照射大椎,以皮肤微红为宜,留针30分钟,中间行针2次,大椎扬刺的5针出针时摇大针孔徐出,尽可能让针孔出血,随即拔火罐,每天治疗1次,连续治疗1次,结果症状完全消失85例,其中1次治愈59例,两次治愈26例,症状明显改善17例,表明扬刺大椎穴拔罐放血治疗感冒疗效显著。

4. 针刺手法对咽炎的临床观察

针刺加透天凉手法对咽炎有一定的疗效。刘月振[7]应用透天凉手法针刺鱼际穴为主治疗咽炎患者76例,治疗取鱼际穴,常规消毒后,用提插捻转手法令其得气,然后按透天凉操作反复施术,直至穴位局部有凉感为止,同时,让患者饮温开水并不断地作吞咽动作,随后,医者用拇食二指捏按患者咽喉部数次,留针30分钟,待凉感消失后出针,不闭针孔,结果治愈61例,好转13例,无效2例,表明鱼际穴使用透天凉手法治疗急慢性咽炎疗效显著。

(二)针刺手法对消化系统疾病的临床观察

针灸对消化系统疾病的治疗具有较高的疗效,大量的临床观察和实验研究显示,针灸对消化系统的机能具有良好的全面调节作用,它表现在对唾液的分泌、食管的运动、胃、肝、胆、胰、肠等机能活动均有调节作用。众多研究表明针刺手法通过补虚泻实可对消化功能产生良性调整作用。

1. 针刺手法对呃逆的临床观察

呃逆,古称"哕",因气逆动膈,致喉间呃逆有声,声短而频,不能自控的病症。相当于西医的膈肌痉挛。为临床常见病,是一侧或双侧膈肌发生痉挛所致,顽固性呃逆使患者感到极度不适,影响患者的情绪、睡眠,多继发于各种疾病或术后。通过各种针刺手法,如提插、捻转等,都能够明显改善患者呃逆的症状。

陈璐[8]应用强刺激针刺手法治疗术后顽固性呃逆患者23例,针刺取双侧内关、足三里、太冲、生物全息胃穴,捻转进针后行强刺激提插捻转手法,留针30分钟,留针期间每隔10分钟行针1次,出针用泻法,不按压针孔,3个疗程后观察结果,23例患者1次治愈6例,占26.1%,2次治愈6例,占26.1%,3次治愈11例,占47.8%,总有效率为100%,表明强刺激针刺手法治疗术后顽固性呃逆疗效显著。李德华等[9]应用呼吸补泻手法针刺涌泉穴治疗顽固性呃逆16例,治疗时根据中医辨证,实证用泻法,虚证用补法,均用呼吸补泻手法,每5分钟行针一次,行针时也用呼吸补泻手法,即呼气时行紧按慢提手法为补,吸气时行紧提慢按手法为泻,留针以患者呃停为止,若2h内未停者取针次日再针刺,结果12例针刺1次呃停,2例针刺2次呃停,1例针刺3次呃停,1例针刺4次配合中药内服呃停,随访无复发,总有效率为100%,表明用呼吸补泻手法针刺涌泉穴是治疗顽固性呃逆的有效方法。牛惠敏[10]应用强刺激手法针刺攒竹、风池穴治疗顽固性呃逆患者56例,治疗时对攒竹、风池穴行高速捻转方法进行强刺激,2分钟后改用泻法,配穴用平补平泻法,每日1次,5日为1疗程,结果第一个疗程治愈42例,第二个疗程治愈8例,共治愈50例,有效5例,无效1例,治愈率为89.28%,总有效率达98.2%,表明应用强刺激手法针刺攒竹、风池穴治疗顽固性呃逆的临床疗效显著。赵仓焕等[11]应用电针治疗重症呃逆患者57例,穴位选用足三里、上巨虚、下巨虚、内关、合谷、攒竹,先针刺攒竹穴,得气后行提插捻转泻法,同时让患者憋气,做深呼吸运动,再依次针刺其他穴位,得气后均行提插捻转泻法,各穴加用电针,采用疏密波型,强度以患者耐受为宜,留针30分钟,每天1次,5天为1疗程,呃逆较重者上、下午各治疗1次,结果总的有效率为96.5%,表明针刺手法加电针刺激可以有效治疗重症呃逆。

2. 针刺手法对便秘的临床观察

便秘为胃肠功能紊乱所引起,胃与大肠均属阳明,正常化时阳经以下行为顺,常因"血之与气,并走于上",气机上逆而不能下返,糟粕不能顺利排出。应用提插补泻、子午捣臼等针刺手法能够明显改善胃功能。

姚会艳等[12]用针刺合谷、复溜穴治疗便秘患者20例,治疗时取准穴位后常规消毒,用1.5寸毫针,合谷穴直刺0.8~1.5寸,用提插泻法,复溜直刺0.8~1寸,用提插补法,每日1次,每次留针30分钟,10分钟行针1次,5次1疗程,所有病例均经1~3个疗程治疗,3个月后观察疗效,显示1~3个疗程痊愈17例,好转3例,总有效率为100%,表明针刺合谷配复溜穴配合提插补泻手法能有效治疗便秘。陈玲琳等[13]应用子午捣臼针刺手法配合艾条灸治疗老年人习惯性便秘患者45例,治疗取天枢、关元、大肠俞、脾俞穴,进针得气后,先紧按慢提九数,再紧提慢按六数,同时结合左右捻转,反复行针手法,每间隔5分钟行子午捣臼手法1次,以保持持续针感,结果经1次治疗,24小时以内排便21例,2~5次治疗后排便21例,经5次治疗后未排便者3例,有效率为93.33%,并且3个月后随访无复发,表明子午捣臼针刺手法配合艾条灸治疗老年人习惯性便秘疗效显著,无复发。

3. 针刺手法对厌食症的临床观察

厌食症的产生是由于脾胃功能失调,胃气上逆所致,研究表明针刺能够从根本上治疗小儿厌食症,促进人体对微量元素锌的吸收。张秀花[14]应用舒张提捏进针法治疗小儿厌食症患者30例,针刺组取足三里、中脘、关元、天枢、内关等穴,左手将针刺部位的皮肤向两侧撑开使之绷紧,然后将皮肤捏起,右手持针从捏起的顶端将针刺入0.3~0.5寸,轻微捻转提插后出针,对照组口服葡萄糖酸锌口服液,2个疗程后,针刺组和对照组发锌含量与治疗前比较均有显著提高,治疗后针刺组明显高于对照组,表明提捏进针法是治疗小儿厌食症的有效方法,并且能够明显提高发锌含量。

4. 针刺手法对胃痛的临床观察

胃痛是胃脘部疼痛的一个病证,系因胃气郁滞,气血不畅或胃腑失于温煦及滋养所致,相当于现代医学的胃和十二指肠炎症、溃疡、痉挛等疾病。近年来有很多关于针刺加手法治疗胃痛的临床报道。陈健[15]对比了针刺手法与电针治疗胃脘痛的临床疗效,辩证取穴后,针刺手法组采用徐疾补泻、透天凉等手法治疗,电针组针刺得气后,加电针治疗,结果手法组总有效率为85.5%,电针组总有效率为80%,表明针刺加手法治疗胃脘痛疗效优于电针组。胡荣[16]用针刺配合针刀治疗胃脘痛患者100例,治疗取内关、足三里穴按照辨证施行烧山火或透天凉手法,实证取透天凉手法,虚证取烧山火手法,左右交替取穴,针刀采用穴位切割和刺激,辨证取穴同前,治疗结果显示临床治愈67例,好转25例,见效7例,无效1例,表明内关、足三里穴运用针灸及针刀治疗胃痛见效快,疗效好,复发率低为特点。

5. 针刺手法对胃下垂的临床观察

胃下垂是指胃小弯在髂嵴连线以下,胃大弯在髂嵴连线6cm以下,伴有腹胀、下坠感、疲乏、食少、嗳气、胃区隐痛等症状。多属中医"腹胀、嗳气"范畴。王萍等[17]应用烧山火针刺手法治疗胃下垂患者50例,取足三里、梁丘、建里穴,足三里、梁丘穴左右同时下针,针头向上微斜,气至后两手同时捻针,采用由浅至深的"烧山火"手法,针下产生热感后,循经上行达于腹部,患者能感觉到整个胃部温热舒适,建里穴进针得气后也采用由浅至深的"烧山火"手法,使患者感觉胃体有酸胀紧缩感,留针30分钟,对照组取足三里、梁丘、建里穴,平补平泻手法,使针下得气,治疗结果显示,治疗组总有效率为94%,对照组总有效率为73.33%,差异有显著性,表明用烧山火针刺手法治疗胃下垂有显著疗效,值得推广应用。

6. 针刺手法对腹泻的临床观察

腹泻以便稀、腹痛、受寒诱发或加剧为特点,辨证属脾肾阳虚的虚寒性腹泻,该证治疗应采用具有热效应的针刺方法进行治疗,而常用的能够产生热效应的针刺方法有传统的烧山火手法和温针灸等。

常国良[18]利用不同的针灸方法治疗慢性腹泻患者120例,治疗时将患者分为两组,取关元、太溪、公孙、足三里、天枢、三阴交穴,烧山火组在针刺得气后,分深浅两层操作,先浅后深,每层依次各作紧按慢提同时配合捻转共9数,然后退至浅层,为1度,反复3至5度,使之引发温热感;温针灸在针刺得气后,在针柄上套1.5cm长艾条,从下方底部点燃施灸,治疗结果显示烧山火组治愈率为81.67%,温针灸组治愈率为63.33%,总有效率分别为96.67%和90%,表明两种针刺方法治疗腹泻疗效均肯定,但烧山火针刺手法治愈率更值得肯定。薄丽亚等[19]采用烧山火手法针刺腹泻婴幼儿的足三里、长强穴,随症取素髎、兑端、承浆、四缝,观察针刺对腹泻的疗效,结果320例中,1次治愈198例,占61.88%;2次治愈96例,占30%;3次治愈26例,占8.13%,表明烧山火针法是治疗婴幼儿腹泻疗效显著的手法。李延芳等[20]运用陆氏复式针刺手法治疗泄泻患者34例,辨证取穴并采取迎随、提插、徐疾补泻的复式针刺手法,结果经20次治疗后,显效11例,有效21例,无效2例,总有效率为94%,表明采用陆氏复式针刺手法治疗,疗效显著。

7. 针刺手法对痢疾的临床观察

痢疾是由痢疾杆菌引起的消化道传染病。以结肠化脓性炎症为主要病理改变,是夏秋季流行的常见疾患,多因饮食生冷、不洁果菜等食物所致。小儿发病率高于成人。临床主要表现为腹痛、腹泻、里急后重、脓血便等。病程超过2个月者,即称为慢性菌痢。在祖国医学当中其病因病机为外感温热疫毒之气,内伤生冷不洁之物,邪积交阻,损伤肠胃所致。

孙云延等[21]采用透天凉手法针刺急性痢疾患者上巨虚,与平补平泻的对照组比较,结果观察组32例,治愈26例,显效4例,有效1例,无效1例,治愈率81.3%,总有效率为96.9%,对照组31例,治愈17例,显效3例,有效4例,无效7例,治愈率54.8%,总有效率77.4%,表明采用透天凉手法治疗急性痢疾有显著性疗效。

(三)针刺手法对循环系统疾病的临床观察

针刺对循环系统的具有调节作用。实验研究和临床观察均表明针刺对心脏功能、血管运动及毛细血管通透性皆有一定的调节作用,从而实现对循环系统疾病的治疗作用。

1. 针刺手法对高血压病的临床观察

高血压为一种常见病,属祖国医学眩晕、头痛、肝阳中风等范畴。常见症状有头痛、头晕、头胀、眼花、耳鸣、心悸、失眠、健忘。针刺手法对高血压具有明显的调整作用。唐胜修[22]应用单纯针刺补泻手法治疗不同年龄组高血压病患者88例,取双侧风池、太阳、角孙、头维、大椎、曲池、太冲、三阴交、合谷、太溪及百会穴,治疗时采取"飞刺"手法进针,头项部穴位采取大剂量捻针手法,手足部穴位采用各种补泻手法,年轻者以泻法为主,年长者以补法为主,手法结束后留针15分钟,结果不同年龄组之间疗效有显著性差异,表明单纯针刺手法治疗高血压病,补法及泻法均可使用,补泻兼施则可起到共同降压的作用。申鹏飞等[23]应用捻转补法针刺人迎穴干预原发性高血压亚急症的效应观察,将60例高血压亚急症患者随机分为捻转补法针刺人迎穴的观察组和无手法针刺人迎穴的对照组,比较治疗前、治疗后3分钟至360分钟期间的血压变化,结果与对照组比较观察组具有降压效果迅捷、稳定、持续时间长等特点,表明捻转补法针刺人迎穴治疗原发性高血压亚急症收到了满意的效果。

2. 针刺手法对心脏病的临床观察

针刺手法对心脏疾病也有明显的缓解作用,韩友栋等[24]用徐疾补泻手法治疗冠心病心功能不全患者,观察了徐疾补法、徐疾泻法和平补平泻三种不同手法对其心功能的不同影响,发现三者均能加强心脏功能,但以徐疾补法最为显著。刘世伟等[25]应用针刺内关穴治疗窦性心律失常160例,治疗时患者取平卧位,皮肤常规消毒后,由内关斜向间使方向刺入10~30mm,提插捻转,使其产生酸麻重胀之得气感,留针30分钟,每隔10分钟行针1次,用平补平泻法,每日治疗1次,10天为1疗程,患者治疗1个疗程后,休息2天再行下一疗程,治疗2个疗程后统计疗效,结果总有效率为94.37%,表明行提插捻转手法针刺内关穴治疗窦性心律失常疗效显著。

(四)针刺手法对神经系统疾病的临床观察

针刺对神经系统疾病具有较好的治疗作用,主要的有头痛、脑卒中后偏瘫康复、失眠、面瘫、假性球麻等疾病,尤其在脑卒中后偏瘫康复过程中的作用已得到充分肯定。

1. 针刺手法对头痛的临床观察

偏头痛因肝阳上亢,阳亢化风,上扰清空;或气郁化火,痰火交结,上犯巅顶;或气滞血瘀,脉络受阻而成。通过针刺可以调整血管舒张、缓解痉挛而达到止痛的目的。张雍德[26]采用针刺治疗偏头痛患者168例,治疗时主穴取双侧太冲透涌泉,用提插捻转强刺激法,配穴取印堂用舒张进针法,太阳、风池以局部酸胀为主,施平补平泻法,每日治疗1次,3次为一疗程,结果痊愈93例,好转67例,无效8例,表明针刺外加手法强刺激治疗偏头痛疗效显著。魏玲[27]用生物全息针刺疗法治疗偏头痛患者96例,治疗时取第二掌骨侧全息头穴,行提插或捻转手法,以得气为度,留针30分钟,隔5分钟行针一次,结果痊愈57.3%,显效33.3%,好转8.3%,无效1%,总有效率99%,表明生物全息针刺疗法治疗偏头痛临床疗效肯定。吕颖霞等[28]应用苍龟探穴法针刺天柱穴治疗颈源性头痛患者70例,治疗组直刺天柱穴13~25mm,行平补平泻手法,得气后较快退至皮下,再向同侧的风池、风府方向及下方的颈夹脊透刺13~20mm,缓慢进针,行平补平泻手法,得气后退至皮下再向同侧枕骨粗隆方向透刺13~25mm;对照组针刺患侧风池、天柱等,行常规针刺手法,结果从针刺镇痛的起效时段上看,治疗组的即刻效应优于对照组,表明苍龟探穴针刺法可以达到常规针刺的疗效,而且较常规针刺法疗效好。邹建华[29]采用苍龟探穴法针刺率谷穴治疗偏头痛35例,治疗组取率谷穴,将毫针沿头皮水平平刺,得气后将针尖退到皮下,再将针朝角孙方向平刺得气后退到皮下,再将针朝脑空方向平刺得气后留针30分钟,对照组口服予尼莫地平片,40mg/次,3次/日,共口服30天,结果治疗组的总有效率为88.6%,对照组总有效率为45.7%,表明苍龟探穴针刺在治疗头痛中有显著的疗效,且较西药组疗效好。吕颖霞等[30]采用苍龟探穴针法针刺天柱穴治疗颈源性头痛,治疗组取天柱穴,先直刺13~25mm,行平补平泻手法,得气后较快退至皮下,再向同侧的风池、风府方向及下方的颈夹脊透刺13～20mm,缓慢进针,行平补平泻手法,得气后退至皮下向同侧枕骨粗隆方向透刺13～25mm,留针30分钟,并TDP照射,期间行针1次,每天1次,6天为1疗程,对照组取风池、天柱、率谷、头维、相应颈夹脊、后溪、阿是穴,按常规针刺法行平行平泻法,留针30分钟,并加TDP照射,期间行针1次,每天1次,6天为1疗程,结果第一疗程后治疗组愈显率为88.9%,对照组愈显率为88.2%,第二疗程后治疗组愈显率为94.4%,对照组愈显率为94.1%,无显著性差异;治疗组针刺即刻愈显率为63.89%,对照组38.24%,第二次针刺后治疗组愈显率为75.00%,对照组愈显率为50.00%,第三次针刺后治疗组愈显率为86.11%,对照组愈显率为64.71%,表明苍龟探穴法较常规针刺法起效快,镇痛效果好。田丁宝[31]采用苍龟探穴针法治疗偏头痛,治疗组主穴取患侧率谷穴,以苍龟探穴法透角孙、丝竹空、太阳,配以局部穴百会、大椎、阿是穴,辨证取风池、合谷、丰隆、阴陵泉、头维、内庭、行间、太冲、三阴交、足三里、太溪,留针30分钟,留针期间行针2次,出针摇大针孔,每天针刺1次,治疗10次为1疗程,对照组口服尼莫地平20mg,3次/d,必要时口服氨酚待因片,10天为1疗程,结果治疗组有效率为93%,对照组有效率为74%,表明苍龟探穴针法对偏头痛有显著的疗效,且优于西药对照组。

2. 针刺手法对失眠的临床观察

失眠,中医又称"不寐",主要由七情所伤,思虑太过或突受惊吓引起,亦有禀赋不足、年迈体弱、气血、阴阳失衡、脏腑功能不调所致。罗希全[32]应用捻转针刺手法为主治疗失眠患者80例,治疗组取大椎、百会、风池、四神聪、神庭、印堂、合谷、太阳等穴,治疗时,百会、印堂、四神聪用迎随泻法加捻转泻法,大椎、风池、合谷、太冲、神庭均用捻转泻法,足三里、三阴交用捻转补法,留针30分钟,10分钟行针1次;对照组取穴同治疗组,手法采用平补平泻法,治疗2个疗程后观察疗效,发现治疗组总有效率为92.5%,对照组总有效率为73.33%,表明应用捻转针刺补泻手法治疗失眠症临床疗效显著。

3. 针刺手法对中风及其后遗症的临床观察

中风病的病位在脑,涉及心、肾、肝、脾等脏器,所以醒脑开窍、益脑调神、疏通经络为治疗中风的基本大法。段跃武等[33]用"醒脑开窍"针刺法治疗急性中风病患者80例,治疗组取内关、人中、三阴交等穴,先直刺内关0.5～1寸,施捻转提插泻法1分钟;再斜刺人中0.3～0.5寸,用重雀啄法;再斜制三阴交1～1.5寸,用提插补法;极泉针刺,在原穴沿经下1～2寸,用提插泻法直刺1～1.5寸;用提插泻法直刺尺泽1寸;用小幅度高频率捻转补法向喉结方向针刺风池、翳风、完骨2～2.5寸;对照组取传统针刺法,结果治疗组总有效率为87.5%,对照组总有效率为56.25%,表明用"醒脑开窍"针刺法治疗急性中风疗效显著,且优于传统针刺疗法。王明佳等[34]应用醒脑开窍针刺法治疗中风患者52例,治疗时先刺内关,采用小幅度提插捻转法,再刺人中,用重雀啄法,斜刺三阴交、尺泽、委中,用提插法,治疗以10次为一疗程,结果临床治愈10例,显效12例,好转26例,无效4例,表明采用醒脑开窍法治疗中风疗效显著。王寅等[35]采用不同针刺手法结合系统康复治疗中风后肩手综合征,治疗组天宗穴针刺用龙虎交战手法,捻针时拇指向前快速捻转9次,而后食指向前6次,上述方法连续3次后,间隔5分钟重复1次,留针30分钟,共重复6次,养老穴行快速提插捻转振颤手法,对照组以阳明经肩髃、曲池、合谷穴为主,施以捻转补泻针法,两组均配合康复训练两个疗程,结果治疗组上肢积分高于对照组,神经传导速度的改变亦较明显,表明龙虎交战针刺手法可有效缓解中风后肩手综合症所致的疼痛,并且说明了针灸可以促进神经再生。郭萍等[36]应用特定穴位及特殊手法针刺治疗中风后老年痴呆患者22例,治疗时采用雀啄人中穴,捻转提插内关穴,捻转提插四神聪透百会穴,直刺劳宫、神门穴,补法斜刺三阴交穴、常规针刺太冲、肾俞穴,并配合极泉、曲池等穴,每日1次,10次为1疗程,结果22例患者治疗4～6个月后失语、记忆力、学习能力、思维能力、判断能力、理解能力的减退均有显著改善,其中治愈6例,显效12例,无效4例,总有效率81.8%,表明特定穴配合特殊手法治疗中风后老年性痴呆具有显著疗效。王利春等[37]采用慢速捻转手法、快速捻转手法、单纯提插手法、提插捻转手法针刺中风后手痉挛患者的内关穴,观察不同手法对中风后遗症的疗效,结果手痉挛即刻有效率和治疗8周后有效率单纯针刺组分别为66.7%、55.6%,慢速捻针组为82.4%、85.3%,快速捻针组为96.7%、90.0%,单纯提插组为80.0%、82.9%,提插捻转组为94.5%、91.9%,快速捻针组与提插捻转组疗效优于其他3组($P<0.01$);治疗后Ashworth量表分级和FMA评分提插捻转组、快速捻针组均优于其余3组($P<0.05,P<0.01$),且提插捻针组和快速捻针组之间差异无显著性意义($P>0.05$),表明针刺内关穴有非常肯定的即刻效应,提插捻转手法与快速捻转手法对痉挛的抑制效果最佳。周江宁[38]采用快速提插手法针刺上廉泉穴,对43名中风以及脑外伤导致语言及吞咽困难的患者疗效观察,结果治愈22例,显效14例,好转4例,无效3例,表明廉泉穴是治疗语言障碍、吞咽困难的有效穴,再配合快速提插手法能更有效的改善症状。头皮针"提插动留"综合手法是王岱教授、冯春祥教授在临床中常用于治疗中风偏瘫的一种独特的针刺手法。任彦红等[39]采用"提插动留"综合手法针刺顶中线、顶颞前斜线、额中线,同时配合西药,与单纯西药组和西药加头皮针快速捻转法组比较,观察"提插动留"综合手法对缺血性中风患者疗效,结果西药加头皮针快速捻转法组和西药加头皮针"提插动留"综合手法组疗效均高于单纯西药组,西药加头皮针快速捻转法组和单纯西药组比较有显著性差异,西药加头皮针快速捻转法组有效率高于西药加头皮针快速捻转法组,但无显著性差异,经治疗后西药加头皮针"提插动留"综合手法组上、下肢肌力提高均明显优于单纯西药组($P<0.05$),表明头皮针"提插动留"综合手法治疗缺血性中风偏瘫确有较好的疗效。聂卉等[40]采用快速捻转法、慢速捻转法、留针法分别针刺瘫痪肢体对侧的顶颞前斜线,观察不同针刺手法对中风偏瘫的疗效,结果与针刺前相比,除下肢肌力的留针组有显著性意义外其余为极显著性意义($P<0.01$);各组手法对肌力即刻影响的组间比较,快速捻转组与留针组相比6种运动肌力指数均有显著性差异,快速捻转组合慢速捻转组相比,除上臂外展小腿屈曲无显著性意义外,其余4种运动肌群的变化均有显著性意义,慢速捻转组与留针组相比,上臂前屈、上臂外展、小腿屈曲有显著性意义,表明三种手法均可提高患者瘫侧肌力,对患者瘫侧痛阈均有改善,快速捻转的作用优于慢速捻转组和留针组,慢速捻转组优于留针组。王进等[41]观察组采用烧山火手法针刺中风肢体功能障碍患者的极泉、涌泉、尺泽、曲池、合谷、劳宫、血海、足三里、三阴交,对照组采用平补平泻手法针刺以上穴位,观察疗效,结果观察组痊愈率为40%,好转率为52%,显效率为4%,无效率为4%;对照组为痊愈率为18%,好转率为57%,显效率为15%,无效率为10%,表明烧山火手法治疗中风肢体功能障碍疗效优于临床常用的平补平泻手法。顾旭东[42]采用迎随捻转补泻手法针刺中风恢复期患者的肩髃、曲池、外关、合谷、环跳、风市、阳陵泉、绝骨、解溪、太冲,观察不同手法对患者的疗效迎随捻转组总有效率为91.46%,平补平泻组总有效率为75%,表明迎随捻转补泻手法治疗中风恢复期患者较平补平泻法有显著的疗效。

4. 针刺手法对面瘫、面肌痉挛的临床观察

面瘫是针灸科的常见病症,也是针灸治疗效果较好的病症,当应用正确的手法时能提高临床疗效。马莹等[43]通过不同针刺方法治疗面瘫患者,将前来就诊的患者随机分为针刺手法组和电针组,将两组患者又分为虚实两种证型,分别给予捻转补泻法、凉泻法、热补法手法与针刺电针治疗,两疗程后观察治疗效果发现,手法组总有效率为95.45%,电针组总有效率为94.44%,表明针刺手法组和电针组在治疗面瘫疗效相近,但运用正确的针刺手法可以提高治疗面瘫的疗效。郭效汾[44]用顿退六部针刺手法治疗陈旧性面瘫260例,治疗组在颊车、翳风、阳白与丝竹空穴连线中点处取穴,每穴先刺到应刺深度后应用顿退六部手法,即先深后浅,每部先滞针行顿退插提术,间歇性向外紧提针柄,六部施术完毕后,针尖再从浅层插向深层;对照组取相同的穴位行平补平泻手法,结果顿退六部组总有效率为95.38%,平补平泻组总有效率为82%,两组痊愈病例比较有统计学意义,表明顿退六部法为治疗面瘫的有效方法。王传年[45]采用烧山火手法透刺周围型面神经麻痹患者的攒竹、鱼腰,大迎、翳风,与电针对照组比较,观察疗效,结果观察组总有效率为92%,对照组总有效率为68%,第一疗程后观察组总有效率为28%,对照组总有效率为12%;第二疗程后观察组总有效率为52%,对照组总有效率为16%;第三疗程观察组总有效率为12%,对照组总有效率为40%,表明烧山火浅针透刺疗效优于对照组且疗程短。王自兴[46]采用烧山火手法主穴取地仓、颊车、合谷、风池,对症取丝竹空、头维、外关、太冲、足三里、丰隆,观察针刺对面神经麻痹的疗效,结果42名患者全部痊愈,治疗7次痊愈1例,2个疗程痊愈27例,3个疗程痊愈4例,表明烧山火手法是治疗周围性面瘫神经麻痹的有效方法。张锡利[47]采用烧山火手法针刺面神经炎后遗症60例,选取颊车、四白、翳风、阳白、下关配太阳、迎香、风池、足三里、承浆,对照组不施手法,结果治疗组在痊愈率、显效率、有效率均大于对照组,从治愈病例中分析,治疗组3疗程之内治愈36例,对照组3疗程内治愈18例,经统计数处理,两组有显著差异,提示运用烧山火手法可以减少针刺数。此外,通过分析病程与疗效的关系,治疗组中病程在半年以内的30例,治愈28例,占93.3%,半年以上的30例,治愈14例,占46.6%,经统计学处理,两者有显著性意义(P<0.05),提示病程越短疗效越好。何晓宏[48]应用挂针刺法为主治疗面肌痉挛患者87例,治疗时主穴取阿是穴,采取密集排针或散刺,针尖约刺入皮下2分,随即将手松开使针柄自然下垂,针体悬吊而不下落,针尖所在处皮肤微突起,形成一个小丘;配穴取风池、太冲、太溪、太阳、阳陵泉、合谷穴,取平补平泻法,治疗结果为痊愈35例,显效42例,好转8例,无效2例,总有效率为97.7%,表明挂刺法能散寒舒筋、调和气血、使经脉气血畅达,经脉得养,达到治疗面肌痉挛的目的。林忆平等[49]观察挂针为主配合拔罐治疗顽固性面肌痉挛方法及临床疗效,将48例患者随即分为治疗组,采用挂针法加拔火罐治疗,对照组用常规针刺手法治疗,结果治疗组总有效率93.8%,对照组总有效率65.6%,治疗组疗效明显优于对照组,表明挂针法配拔罐为治疗顽固性面肌痉挛有效方法之一。刘蓉[50]应用毛刺加巨刺手法治疗面肌痉挛患者35例,治疗时患侧用毛刺法针刺攒竹、阳白、丝竹空等穴,健侧用巨刺法针刺颔厌、巨髎穴,颔厌向上斜刺0.5寸,捻转泻法,巨髎直刺0.5寸,行平补平泻法。结果35例患者痊愈19例,显效8例,有效6例,无效2例,总有效率为94.3%,表明毛刺加巨刺治疗面肌痉挛疗效显著。于广湖等[51]应用轻手法针刺治疗特发性面神经麻痹,将118例急性特发性面神经麻痹患者随机分为A、B两组,A组采用轻手法针刺加西药静脉点滴治疗,B组单纯使用西药静脉点滴治疗,结果A组患者愈显率100%,平均病程18天,B组患者愈显率86%,平均病程32天,表明轻手法针刺治疗特发性面神经麻痹疗效确切。

5. 针刺手法对痹症的临床观察

中医痹症,是指因风、寒、湿邪侵袭经络,气血闭阻不能畅行引起关节酸、重、痛及屈伸不利,针刺手法中的烧山火和透天凉为中医补泻手法之一,烧山火针刺手法能使阳气入内,使患者局部或全身出现温热感,振奋阳气,鼓舞正气,温阳散寒,祛湿定痛,温通经脉,推动营卫之气循环;透天凉针刺手法可达泄热祛邪,可以达到治疗不同痹症的目的。

邱建文等[52]应用烧山火和透天凉针刺手法治疗痹症患者24例,治疗时按部位取穴,其中痛痹、着痹用烧山火针刺手法,风湿热痹用透天凉针刺手法,个穴均采用指切进针方法,得气后使经气传至痹所,烧山火针刺手法为三进一退,直至有热感,透天凉手法为三退一进,直至有凉感,留针30分钟,隔15分钟行针一次,烧山火针刺手法出针后急扪针孔,透天凉针刺手法出针后摇大针孔,每日1次,10次为1个疗程,2个疗程后观察疗效发现痊愈11例,显效10例,有效2例,无效1例,总有效率为95.83%,表明烧山火透天凉针刺手法治疗痹症取得了较为满意的疗效。戚艳等[53]采用苍龟探穴针法治疗痹症,治疗组风痹取膈俞,痛痹取肾俞,着痹取阴陵泉,上肢屈肩髃、曲池,腰背取身柱、腰阳关,下肢取环跳、承扶、阳陵泉、犊鼻，进针得气后，自穴位深层一次退至浅层以两手扳倒针身，依先上后下，自左而右的次序斜刺进针，变换针尖方向，每一方向都由浅入深，分三步徐徐而进，待针得到新的感应时则退至浅层，再改换方向，对照组采用平补平泻常规针刺法，每日1次，10天为1疗程，结果治疗组总有效率为96%，对照组总有效率为80%，表明苍龟探穴针法对痹症有较好的疗效，且明显优于常规针刺法。

6. 针刺手法对假性球麻痹的临床观察

假性球麻痹是由于脑卒中导致双侧皮质延髓束受损而引起的一组临床症状，主要表现为吞咽困难，饮水呛咳，构音障碍、情感障碍，是脑卒中的重要并发症之一。马臣等[54]应用不同的针刺手法治疗脑卒中假性球麻痹患者48例，治疗组取廉泉、风池、风府、头穴运动区下2/5，操作时廉泉穴行小幅度捻转至舌根有针感后退至皮下，向左右斜刺，风池、风府常规针刺，双侧运动区下2/5用快速捻转手法行针；对照组取穴同针刺组，操作时取常规针刺手法，治疗2个疗程后观察结果，发现治疗组治愈率为62.5%，对照组治愈率为37.5%，表明采用增加刺激强度的针刺手法，可提高脑卒中假性球麻痹患者的康复质量，表明使用手法治疗假性球麻痹疗效肯定。

7. 针刺手法对神经根型颈椎病的临床观察

神经根型颈椎病的病因病机主要为风、寒、湿邪三气相杂，邪客于经脉，而致经脉拘急，气血运行不畅，不通则痛。王欢欢等[55]应用龙虎交战手法治疗神经根型颈椎病患者62例，将患者随机分为治疗组和对照组，治疗组取风池、大椎、外关、后溪穴，行龙虎交战手法，用拇指向前左转9次，再用拇指向后右转6次，左转右转反复交替；对照组采用常规针刺法治疗，结果近期疗效治疗组总有效率为93.7%，对照组为90%；远期疗效治疗组总有效率为96.6%，对照组总有效率为86.7%，表明用龙虎交战手法治疗神经根型颈椎病近期疗效值得肯定，远期疗效好，不易复发。冯军等[56]应用捣法加烧山火针刺手法治疗神经根型颈椎病患者60例，治疗组取C3-7夹脊穴，每穴左右各1穴，各穴针刺得气后行捣法3~5次，选压痛明显的穴位行烧山火针刺手法，对照组取穴同治疗组，操作时各穴取捻转提插手法，治疗一个疗程后观察结果，治疗组在临床症状体征积分、中医症候积分、疼痛积分上都优于对照组，且临床疗效治疗组优良率88.3%，对照组优良率为76.7%，表明捣法加烧山火针刺手法治疗神经根型颈椎病的临床疗效较传统针刺手法显著。尚秀葵等[57]针刺"四天"穴为主治疗神经根型颈椎病患者80例，治疗取天牖穴针尖沿着胸锁乳突肌后缘向椎体方向刺，得气后行小幅度快频率捻转约2分钟，针感可向耳、头枕部及肩关节扩散，天容、天窗穴针尖指向颈椎直刺，少提插多捻转，行针2分钟，天鼎穴直刺，针尖指向颈椎，得气后做小幅度捻转，列缺穴针尖向肘关节方向斜刺，得气后小幅度捻转2分钟，诸穴留针30分钟，每日针1次，或隔日针1次，9次为1个疗程，结果总有效率为92%，表明针刺"四天"穴并配合手法治疗神经根型颈椎病疗效显著。黄元芳等[58]采用提插手法、捻转手法针刺极泉穴，观察不同手法对神经根型颈椎病的疗效，结果提插组总有效率达91.9%，捻转组总有效率达58.3%，提插组显著优于捻转组（$P<0.005$）和常规针刺组的76.5%（$P<0.05$），而捻转组和常规针刺组临床疗效接近（$P>0.05$），表明针刺治疗神经根型颈椎病引起的上肢感觉异常，疗效主要取决于针刺手法，尤其是手法量学操作。

8. 针刺手法对坐骨神经痛的临床观察

坐骨神经痛属中医痹症范畴，主要是因为身体虚弱，气血不足，风寒湿之邪侵袭，或外伤气滞血瘀，阻滞经气，经气不通则痛所致。临床研究表明龙虎交战针法可以通行营卫，疏调经气；青龙摆尾针法可补其不足，泻其邪气，疏理气机，通经活络，打通关节气机，行气止痛。

刘景洋[59]应用龙虎交战手法治疗坐骨神经痛患者87例，治疗组取阳陵泉、大肠俞、委中、承山等，阳陵泉穴行龙虎交战手法，即大拇指向前用力捻转9次，再向后用力捻转6次，然后刺入1寸处、1.5寸处各重复上述手法1次，其穴位取平补平泻手法；对照组取相同的穴位，行平补平泻手法，两个疗程后观察疗效，发现治疗组总有效率为96.5%，对照组总有效率为82%，表明龙虎交战手法针刺阳陵泉为主治疗坐骨神经痛比平补平泻手法疗效显著。詹德琦[60]应用龙虎交战手法针刺治疗坐骨神经痛患者169例，治疗组取秩边、环跳、合阳、阳陵泉等穴，行龙虎交战手法，对照组取相同的穴位，行常规针刺手法，以泻法为主，治疗结果显示治疗组总有效率为99.4%，对照组总有效率为84.6%，表明龙虎交战针刺手法治疗坐骨神经痛优于一般针刺手法。祁慧玲等[61]应用龙虎交战针刺手法治疗原发性坐骨神经痛患者32例，将患者分为两组，手法组取患侧环跳、居髎、委中、飞扬、丘墟、足临泣穴，针刺得气后行龙虎交战手法，先在天部得气后，先向左捻针9次，后向右捻针6次，再进针至人部得气后，先向左捻针9次，后向右捻针6次，再将针进入地部得气后，先向左捻针9次，后向右捻针6次，将针提回天部为1次，重复2~3次；电针组取穴与手法组相同，针刺得气后接电针治疗，两个疗程结束后观察结果，发现手法组总有效率为87.5%，电针组总有效率为81.3%，两组比较有统计学意义，表明"龙虎交战法"在相同疗程下，能提高原发性坐骨神经痛的总有效率，较临床常用的电针法单纯泻其邪气更有优越性。焦杨等[62]应用青龙摆尾手法治疗根性坐骨神经痛患者80例，治疗组取气海俞、大肠俞、环跳、阳陵泉、悬钟穴，针刺得气后行青龙摆尾针刺法，进针时按天三(浅)、人九(中)、地六(深)，退针时按地九、人三、天六行针，每层行针3遍，共54次，患者配合鼻吸口呼，呼气时进针，得气后在吸气时将针柄左右上下拨动，如船之舵，左右而拨之，此为补法；若口吸鼻呼，在吸气时进针，得气后在呼气时将针柄左右拨动，此为泻法，拨动针柄时，应随病人呼吸捻转拨动；对照组取相同的穴位行常规针刺法，治疗结果显示治疗组显效率为75%，对照组为62.5%，起效时间治疗组明显低于对照组，表明青龙摆尾手法为治疗坐骨神经痛的有效手法，且起效快。李家康[63]应用青龙摆尾针法治疗坐骨神经痛患者50例，治疗取双侧肾俞、双侧气海穴，行青龙摆尾针刺手法，每日针刺一次，10次为一疗程，治疗结果显示痊愈25例，显效12例，好转9例，总有效率为92%，表明青龙摆尾针刺手法治疗坐骨神经痛疗效显著。刘桂军[64]采用提插泻法针刺大肠俞、秩边、委中，配人中、环跳、阳陵泉，观察针刺对坐骨神经痛的疗效，结果经2~3个疗程，痊愈45例，占68.2%；显效10例，占15.2%；好转8例，占12.1%；无效3例，占4.5%，总有效率为95.5%，表明提插泻法能疏泻病邪，通经止痛，是治疗坐骨神经痛的有效方法。

9. 针刺手法对抑郁症的临床观察

杨改琴等[65]应用醒脑开窍针刺手法治疗抑郁症患者86例，治疗以百会、四神聪、印堂、太阳、风池、内关、神门为主穴，配合辨证选穴，治疗时百会、印堂、太阳、风池穴均采用斜刺进针，百会施以捻转强刺激；印堂施以捻转提插手法，以前额部酸胀、发热为度；太阳施以捻转提插手法，以双颞侧抽紧、发热为度；风池施以轻提插手法，以后头部抽紧贯通为度，四神聪飞针轻刺激；内关、神门直刺进行轻提插捻转，每日治疗一次，每次留针40~60分钟，治疗两个疗程后总有效率为95.3%，表明醒脑开窍法治疗抑郁症疗效显著。孔莉等[66]应用醒脑开窍针法治疗脑卒中后抑郁症180例，治疗组取内关、人中、百会、印堂、三阴交（患侧）等穴，先刺双侧内关，直刺0.5~1寸，施捻转提插泻法1分钟；前3天针刺人中，向鼻中隔斜刺5分，雀啄手法；3天后改为百会、印堂，百会向后平刺5分，印堂向下斜刺5分，均小幅度高频率捻转补法1分钟；三阴交直刺0.5~1.2寸，施捻转提插补法1分钟，对照组口服阿米替林治疗，结果治疗组总有效率为72.8%，对照组总有效率为56.6%，表明醒脑开窍法治疗抑郁症疗效显著。李春梅等[67]应用醒脑开窍法治疗中风后抑郁症患者80例，治疗取内关、水沟为主穴，配上星、印堂、百会、四神聪、三阴交等穴，内关作捻转提插泻法，施术2~3分钟，水沟作雀啄泻法，以眼球湿润为度，上星沿头皮刺向百会，行捻转泻法，百会、四神聪等穴施捻转补法，每日针2次，1个月为1个疗程，结果治愈48例，有效19例，无效13例，总有效率为83.75%，表明醒脑开窍法治疗中风后抑郁症疗效值得肯定。

(五) 针刺手法对运动系统疾病的临床观察

1. 针刺手法对肱骨外上髁炎的临床观察

肱骨外上髁炎是以肘部疼痛、关节活动障碍为主症的疾病,俗称"网球肘",中医称"肘劳",多因前臂旋转用力不当而引起肱骨外上髁桡侧伸肌腱附着处劳损,是常见的肘部慢性损伤。现代研究表明施以提插捻转、抽添针刺和苍龟探穴针刺手法,能显著提高网球肘的临床治疗效果。

杨正明[68]对62例网球肘患者施曲池恢刺法配合隔药饼灸法治疗,方法是取患侧曲池穴直刺得气后,再作前后左右提插捻转手法以扩大针孔,留针30分钟,每隔10分钟提插捻转1~2分钟,针刺留针同时予隔药饼灸,药饼置于曲池穴与肱骨外上髁之间,其上置大艾柱,每次3壮,每日1次,10次为1疗程,一疗程后观察疗效,其治疗结果总有效率为100%,表明恢刺法配合隔药饼灸对治疗网球肘有非常好的疗效。金英爱等[69]应用抽添针刺法治疗肱骨外上髁炎患者120例,治疗组60例用抽添针刺法治疗,治疗时先快速捻转9次以促使得气,得气后再提针0.5~1寸后再向周围做多向提插搜寻可以加强针感,再向下直接按0.5~1寸,如上法连续三次后,间隔5分钟重复1次,共重复9次,留针30分钟,对照组采用平补平泻针刺法,治疗结果为治疗组总有效率为93%,对照组总有效率为70%,表明抽添针刺法治疗肱骨外上髁炎疗效确切。程云等[70]用穴位注射苍龟探穴法治疗肱骨外上髁炎患者62例,治疗时取阿是穴,用注射器抽取利多卡因、曲安奈德、维生素B_1和维生素B_{12}的混合液,将针刺入穴位后先退至浅层,然后更换针刺方向上下左右多方透刺,如苍龟探穴至局部酸胀为度,后用创可贴封闭针眼,结果痊愈28例,显效23例,好转10例,无效1例,总有效率为98.39%,表明穴位注射苍龟探穴法治疗肱骨外上髁炎取得较好的疗效。郭福成[71]用刃针苍龟探穴法治疗肱骨外上髁炎患者54例,治疗组取阿是穴,将刃针快速刺入皮下后缓慢进针,当患者出现强烈酸胀感时,行先上后下、先左再右、由浅入深、徐进疾出"钻剔"动作,直至针下感觉由紧变松即可出针,出针后以创可贴敷盖针孔,每周治疗1次,3次为1个疗程;对照组取曲池、手三里、外关、阿是穴治疗,手法行提插泻法,得气后接电针治疗,治疗结果显示对照组总有效率为80.8%,治疗组总有效率为96.3%,治疗组明显优于对照组,表明刃针苍龟探穴法治疗肱骨外上髁炎比常规针刺法疗效更显著。

2. 针刺手法对急性腰扭伤的临床观察

急性腰扭伤好发于青壮年,多由于重体力劳动或姿势不当引发此病,临床表现以腰痛为主。现代针灸治疗腰扭伤的研究相对较多,其中主要以行气活血,疏通经脉,通则不痛,而达治愈急性腰扭伤的目的。

杨军雄[72]应用龙虎交战手法为主治疗急性腰扭伤患者86例,治疗取合谷、太冲穴,毫针直刺入穴位后,行龙虎交战手法,即先浅向左九转,再深向右六转,如此反复四遍,每隔10分钟行针一次,并嘱患者配合主动作腰部前屈、后伸旋转等活动,治疗一个疗程后观察结果,发现治愈78例,有效6例,无效2例,总有效率达97.7%,表明龙虎交战手法治疗急性腰扭伤疗效显著。乐松[73]针刺后溪透合谷穴治疗急性腰扭伤56例,嘱患者坐位,选取相应的后溪穴常规消毒后,选用三寸半毫针沿掌骨下缘合谷穴方向刺入三寸,以不刺破皮肤为宜,进针后行龙虎交战手法使之得气,然后让患者配合腰部活动,留针15~20分钟,每天1次,5次为1个疗程。56例患者经治疗后,痊愈25例,显效12例,好转11例,无效8例,表明用龙虎交战法针刺后溪透合谷穴治疗急性腰扭伤疗效显著。马小允等[74]选用手三里穴治疗扭伤患者50例,其中腰部扭伤35例,患者取患侧或双侧手三里穴,毫针直刺得气后行提插捻转加搓柄手法,然后帮助患者活动患部,以不痛或疼痛减轻为度,行针30分钟,一般治疗1次,最多治疗3次,其中治愈39例,显效6例,有效3例,无效2例,总有效率为96%,表明提插捻转加搓柄法针刺手三里穴可以有效治疗腰扭伤。许星盛等[75]用大椎、手三里治疗急性腰扭伤患者60例,治疗时用1寸毫针快速刺入皮肤,要求针尖朝下刺,左右捻转使之得气,部分患者针感传入背腰部,同时坐位针刺手三里穴,用2寸毫针快速进针,反复提插,同时嘱患者活动腰部,留针30分钟,每10分钟捻转一次,每次行针1~2分钟左右,治疗总有效率为91.7%,表明针刺大椎合手三里穴加手法操作治疗急性腰扭伤临床疗效肯定。谢科[76]针刺手三里治疗急性腰扭伤患者51例,治疗取患侧手三里穴,两侧扭伤则取双侧,操作时毫针快速刺入皮下1.5寸左右,得气后行提插捻转重手法,并让患者活动腰部,留针30分钟,每5分钟行针1次,治疗后总有效率为94.1%,表明提插捻转重手法针刺手三里穴可以有效治疗急性腰扭伤。童登禄[77]用手三里穴治疗急性腰扭伤患者92例,治疗时快速进针刺入皮肤0.8~1寸,行徐疾补泻手法中的泻法,使患者局部有较强的酸、麻、胀感,并向下传至腕部或小指,向上传至肩或腰部,留针20~30分钟,留针期间嘱患者作腰部运动,留针30分钟,并根据患者身体素质与疼痛情况,每隔10~15分钟捻转提插1次,治疗总有效率为96.74%,表明徐疾泻法针刺手三里治疗急性腰扭伤疗效显著。张力军[78]针刺手三里、后溪穴治疗45例急性腰扭伤患者,毫针刺入皮肤后行提插捻转使之得气,即产生酸、麻、胀、重感,患者得气后,令其慢慢活动腰部,每隔5~10分钟行针1次,留针30分钟,每日1次,治疗结果显示痊愈38例,好转6例,无效1例,表明针刺配合提插捻转手法治疗急性腰扭伤疗效肯定。高汉媛等[79]采用提插捻转泻法针刺腰痛点、阿是穴与西药组对照,观察针刺对急性腰扭伤的疗效,结果针刺组总有效率为94.4%,对照组总有效率为75.0%,针刺组的疗效明显优于对照组,表明提插捻转泻法针刺经外奇穴法是治疗急性腰扭伤的有效方法之一。

3. 针刺手法对腰痛的临床观察

腰痛属中医辩证范畴,主要因腰部感受风寒湿邪侵袭,流注经络,阻滞气血而成。临床研究表明针刺对腰痛有较好的治疗做用,特别是施以烧山火、苍龟探穴针刺手法后,临床治愈率明显提高。

沈钦彦[80]应用"烧山火"针刺手法为主治疗腰痛患者150例,治疗时将患者分为三组,1组通过中医辨证并应用"烧山火"针刺手法治疗,2组不辨证不用手法治疗,3组通过辨证取穴,但不采用"烧山火"针刺手法治疗,结果治疗一个疗程后,1组治愈率80%,显效率20%,总有效率为100%,而2组3组总有效率分别为86%,88%,明显低于1组,表明"烧山火"针刺手法为治疗腰痛的有效手法。赵秀魁等[81]应用烧山火针刺法治疗腰背痛患者18例,治疗取脊柱两侧华佗夹脊穴,毫针针刺后,在天部行紧按慢提9次,停三息,至地部与前法操作相同,此为一度,使针下产生温热感,以五度为限,治疗结果痊愈14例,显效2例,三次治疗后全部治愈,表明运用烧山火手法针刺华佗夹脊穴治疗腰背痛疗效满意。丁一丹[82]运用苍龟探穴手法为主治疗腰痛患者35例,观察组取腰阳关、阿是穴,配合委中穴,针刺得气后,腰阳关用单式手法中的动法反复操作,阿是穴用苍龟探穴手法,将针一次徐徐提至皮下,调转针向,使针身与皮肤呈45度角,分别向上下左右针刺,每一方向的针刺都是由浅入深,分3~5次急按进入深部,得气后运用动法,即握针柄,如摇铃状,边摇、边提(按)、边转,同时以拇指指腹向上滑动,反复4~5次;对照组采用提插捻转中的刺激手法,结果发现观察组的疗效明显优于对照组,有统计学意义,表明苍龟探穴手法结合动法治疗腰痛有较好的疗效。

4. 针刺手法对腰三横突综合征的临床观察

第三腰椎横突综合症是临床常见病,多见于青壮年体力劳动者和久坐工作者。临床应用中证实龙虎交战手法,可以通过反复的捻转,起到松解软组织的粘连,解除肌筋膜的痉挛,从而达到镇痛消肿、治疗腰三横突综合征的目的。

兰春燕等[83]应用龙虎交战针刺法治疗腰三横突综合征患者169例,分为治疗组和对照组,均取肾俞、气海、腰眼、阿是穴、委中,治疗组用指切进针法进针得气后行龙虎交战手法,先向左捻转9数,后向右捻转6数,反复旋行3次,对照组用深刺捻转提插泻法,治疗结果显示治疗组与对照组总有效率分别为99.4%和84.6%,表明龙虎交战针刺手法治疗腰三横突综合征比常规针刺手法疗效显著。李阳[84]应用龙虎交战手法治疗腰三横突综合征患者62例,治疗取阿是穴、腰阳关、委中穴,采用指切进针法进针,均匀捻转,得气后施龙虎交战手法,即先拇指向前用力左转9次,再拇指向后用力右转6次为1度,施术3～5度,针感以患者耐受为度,中间小幅度提插捻转行针1次,留针40～50分钟,10次为1个疗程,休息2天进行下1个疗程,并配合患者做卧位三点支撑过伸法或燕飞法锻炼,结果治愈42例,好转20例,表明运用龙虎交战手法,通过反复的捻转,对腰三横突综合征治疗效果值得肯定。杨迎春[85]应用齐刺加龙虎交战手法治疗第三腰椎横突综合征患者68例,一侧腰腿痛者取病侧第三腰椎横突压痛点,双侧痛者取双侧压痛点,配穴取第一腰椎、第二腰椎华佗夹脊穴,先用毫针刺第三腰椎横突尖端压痛点,针尖抵尖端,并在左右旁开1.0寸各刺入一针,针尖朝向横突尖端,上述三针用龙虎交战手法,即进针后先以左转为主捻转九数,再以右转为主捻转六数,如此反复施行三次,再用1.5～2.0寸毫针刺入腰1、腰2夹脊穴,行泻法或平补平泻手法。治疗结果显示痊愈59例,有效9例,总有效率为100%,表明采用齐刺加龙虎交战手法为主治疗第三腰椎横突综合征疗效良好。

5. 针刺手法对髂腰三角肌综合征的临床观察

髂腰三角综合征又称多裂肌三角综合征,是以髂腰韧带损伤为主,以腰背部疼痛为临床表现而与神经根性下腰痛和非特异性下腰痛有区别的一种软组织伤病。姚乃捷等[86]应用针刺手法治疗髂腰三角肌综合症患者50例,治疗时将患者分为治疗组和对照组,治疗组采用针刺阿是穴、腰阳关、环跳等穴配合适宜的针刺补泻手法为主治疗,对照组采用常规药物治疗,结果治疗组痊愈率为74%,好转24%,无效2%,总有效率为98%;对照组痊愈54%,好转32%,无效14%,总有效率为86%,治疗组明显优于对照组,表明针刺手法为主治疗髂腰三角肌综合症疗效显著。

6. 针刺手法对颈椎病的临床观察

颈椎病是由于人体颈椎间盘逐渐地发生退行性变、颈椎骨质增生,或颈椎正常生理曲线改变后刺激或引起的一组综合症状。这类患者轻则常常感到头、颈、肩及臂麻木,重则可导致肢体酸软无力,甚至出现大小便失禁及瘫痪等。陈剑明等[87]以针刺列缺穴为主治疗颈椎病患者40例,治疗时取列缺穴,针刺得气后行捻转泻法,强刺激约1分钟,配合针刺颈部反应点、承浆、合谷透后溪,留针20分钟,每日1次,7次为1疗程,结果总有效率达95%,表明应用捻转泻法针刺列缺穴治疗颈椎病疗效显著。郑惠平[88]应用针灸结合牵引治疗颈椎病患者90例,治疗时取颈夹脊穴,针刺得气后用"龙虎交战"手法,即拇指向前用力捻转9次,然后拇指向后用力捻转6次,如此反复施行多次,间隔5分钟重复1次,向上斜刺列缺穴,嘱患者前后左右活动颈部,每日治疗1次,配穴均进针得气即可,留针30分钟,配合颈部牵引,结果总有效率为98.39%,表明应用针灸结合牵引治疗颈椎病疗效显著。杜宇征等[89]对照组采用捻转泻法针刺颈椎夹脊穴配合风池、完骨;传导组患肢采用提插泻法健侧肢采用捻转泻法针刺颈椎夹脊穴配合风池、完骨,观察不同针刺方法对颈椎病的疗效,结果两种针刺方法治疗前后颈部疼痛症状改善情况比较,传导组总有效率88.7%,对照组总有效率47.1%,传导组及时止痛效应明显优于对照组;两种针刺方法治疗前后血清中吗啡样物质含量的观察,传导组针刺后血清吗啡样物质显著增加($P<0.01$),对照组针刺前后比较无明显变化($P>0.05$),表明传导组针刺方法治疗颈椎病有更显著的疗效。张勤勤[90]采用烧山火手法针刺颈夹脊穴治疗颈椎病150例,针刺组取夹脊穴,随着呼气插吸气而退的手法,反复操作3次后,将针留守地部5～10分钟,隔日1次,10次为1疗程,对照组采用颌部带牵引法,每次20分钟,每天1次,10次1疗程,结果治疗组总有效率为98.67%,对照组为97.27%,经统计学处理有显著性差异,表明烧山火针刺手法治疗颈椎病的疗效优于对照组。朱晓平等[91]采用苍龟探穴针法治疗颈型颈椎病36例与常规电针组对照,治疗组取百劳、肩井、阿是穴,采用苍龟探穴针法,常规电针组取同样的穴位,进针得气后连接电针机,两组均隔天治疗,5次为1疗程,结果近期疗效中苍龟探穴针法组痊愈率与常规电针组比较,无显著性差异,苍龟探穴组疼痛分级指数评分显著低于电针治疗组;远期疗效中苍龟探穴针法组痊愈率和疼痛分级指数评分均明显高于电针治疗组,表明苍龟探穴针法对颈椎病具有良好的近期疗效和远期疗效,且明显优于常规电针组。

7. 针刺手法对肩周炎的临床观察

肩周炎为肩关节周围软组织退行性、炎症性病变。肩周炎多因气血内虚,外感风寒而致经络气血痹阻所致,常表现为寒实证,寒者热之,实者泻之,常用的针刺手法有烧山火和苍龟探穴。彭建明等[92]治疗组采用烧山火手法针刺肩周炎患者的肩髃、肩髎、肩贞、曲池、外关、后溪,对照组采用温针灸捻转和提插手法针刺以上穴位,结果治疗组有效率为96.5%,对照组为88.9%,差异无显著性意义,治疗组治愈率为70.2%,对照组为50.8%,两组治愈率差异有显著性意义,治疗组高于对照组,表明烧山火手法治疗肩周炎,较温针灸疗效要好。吴越[93]应用苍龟探穴针刺法治疗肩关节周围炎患者32例,治疗取阿是穴、肩前、肩髃、肩髎、天宗等穴,先将针直刺进至地部,再将针提至天部,以两手扳倒针身,依先上后下,自左而右的次序斜刺进针,更换针尖方向,向每一方向针刺,都必须由浅入深,治疗一个疗程后,痊愈15例,显效9例,有效6例,无效2例,总有效率93.8%,表明苍龟探穴针刺手法治疗肩周炎有独特的临床疗效。丛国红[94]应用同法治疗肩关节周围炎患者124例,治疗组取肩髃,肩髎穴行苍龟探穴手法,不留针,针后进行功能锻炼。对照组取肩髃、肩髎、肩前、阿是穴、条口、阳陵泉等穴,上述穴位均根据虚实分别予补法、泻法、或平补平泻法治疗,两组治愈率分别为77%、48%,总有效率分别为97%、92%,治疗组痊愈率明显高于对照组,表明苍龟探穴手法为治疗肩周炎的有效方法。朱晓平等[95]应用苍龟探穴手法治疗肩周炎患者40例,苍龟探穴组取肩前、肩后、肩髃、阿是穴,选用1.5寸毫针,得气后退至皮下,分别向前后左右多向斜刺,渐渐加深,不留针;常规电针组取穴同苍龟探穴组,但不进行苍龟探穴手法操作,直接调针至"得气"后接电针治疗,一个疗程后观察疗效,苍龟探穴组痊愈显效率为87.5%,常规电针组痊愈显效率60.5%,差异有显著性意义,疗程结束后苍龟探穴组疼痛分级指数评分优于常规电针组,表明苍龟探穴针法治疗肩关节周围炎优于常规电针法,疗效较好。高宏伟等[96]应用苍龟探穴手法治疗肩周炎患者63例,治疗组取肩前、肩髃、天宗及肩背部阿是穴行苍龟探穴手法,对照组行常规针刺治疗,治疗结果治疗组痊愈率、总有效率分别为65.08%、95%,对照组为45.5%、83%,两组比较有统计学意义,表明针刺运用手法治疗肩周炎治愈率高,疗效更好。

8. 针刺手法对肋软骨炎的临床观察

肋软骨炎是一种非化脓性慢性肋软骨肿大或疼痛。钱学进等[97]应用针刺手法治疗肋软骨炎患者28例,治疗取双侧内关穴,得气配合病人呼吸,当病人深吸气时行捻转泻法,刺激强度以患者耐受为度,并配合扩胸扳法治疗,结果治愈9例,显效7例,减轻2例。平均治疗4.6次后,有效率为100%,显效率为92.9%,表明针刺加手法治疗肋软骨炎疗效显著。

9. 针刺手法对腰间盘突出症的临床观察

腰椎间盘突出症是一种临床常见病。其发病率高,多见于青壮年,典型症状是腰痛,向一侧或双下肢放射,严重时伴患肢感觉障碍及腰腿功能障碍。现代研究认为针灸可以扩张其周围血管,改善微循环,加速组织代谢,减少炎性渗出,从而改善症状。吴越[98]采用白虎摇头针刺手法治疗腰间盘突出患者31例,治疗取椎间盘突出部位的夹脊穴、肾俞、大肠俞、气海、秩边、环跳、委中、承山、阳陵泉穴,针刺得气后行白虎摇头针刺手法,即以左手押在针穴上方,右手持针柄,将针体向左右摇振,在向前摇着转针时,针成半圆型,由右下方摇着进至左上方,在向后摇着转针时,针成半方形,由左上方退至右下方,成"L"形,如此反复,使针感下传,结果,经2个疗程治疗,痊愈22例,好转8例,无效1例,总有效率96.78%,表明白虎摇头针刺法治疗腰间盘突出疗效显著。柯玲玲[99]应用烧山火针刺手法治疗腰椎间盘突出症患者88例,治疗分为两组,治疗组取华佗夹脊穴、患侧秩边、环跳、阳陵泉、承山穴,毫针快速直刺进针后,腰夹脊及环跳采用烧山火手法,使局部或患肢有温热感,其余穴位均用平补平泻手法,留针30分钟,隔15分钟行针1次,对照组取患侧膀胱经肾俞、大肠俞、环跳等穴,均用平补平泻手法治疗,治疗结果治疗组总有效率为95.56%,对照组为79.07%,表明采用烧山火针法治疗腰间盘突出症比单纯用平补平泻手法治疗效果明显好。王井泉等[100]应用龙虎交战针刺手法治疗腰椎间盘突出患者60例,治疗时将患者分为龙虎交战的治疗组和平补平泻的对照组,治疗组在针刺得气后行龙虎交战针刺手法,先用拇指向前左转9次,再用拇指向后右转6次,左转右转反复交替,每穴施手法30分钟,对照组用中等幅度、力度与速度,均匀地捻转提插,结果治疗组总有效率为93.3%,对照组为90%,表明龙虎交战针法治疗腰椎间盘突出症具有较好的临床效果。贾红玲[101]采用龙虎交战针法和常规针刺手法治疗腰间盘突出症,龙虎交战针法组取腰椎突出部位及上下椎体的华佗夹脊穴,随症配合环跳、殷门、风市、委中、阳陵泉、承山、昆仑,针刺得气后施以龙虎交战针法,留针30分钟,12次为1疗程,对照组取龙虎交战组同穴,行捻转、提插针法,2疗程后观察疗效,结果龙虎交战组、平补平泻组在选词阳性项目数、疼痛分级指数(PRI)感觉分、PRI总分、目测类比定级法(VAS)、现有痛苦强度(PPI)均有显著性差异,而在PRI情绪分数中两组无显著性差异,表明龙虎交战针法镇痛效果优于常规的平补平泻针法。

10. 针刺手法对梨状肌综合征的临床观察

梨状肌综合征是引起急慢性坐骨神经痛的常见疾病。一般认为,腓总神经高位分支,自梨状肌肌束间穿出。或坐骨神经从梨状肌肌腹中穿出。当梨状肌受到损伤,发生充血、水肿、痉挛、粘连和挛缩时,该肌间隙或该肌上,下孔变狭窄,挤压其间穿出的神经、血管,而出现的一系列的临床症状和体症,称为梨状肌损伤综合征。多由于大腿内旋,下蹲突然站立,或腰部前屈伸直时,一旦发生旋转,使梨状肌受到过度牵拉而致损伤。亦可左髋部扭闪时,髋关节急剧外旋,梨状肌猛烈收缩,亦可引起该肌损伤。部分病例仅有过劳或夜间受凉,而产生臀疼痛。小腿外侧及后侧麻木、抽痛,或腓总神经麻痹等症状和体症,此种情况可能与坐骨神经和梨状肌损伤变异有关。成汝梅[102]应用傍针刺龙虎交战法治疗梨状肌综合征,将60例患者分为治疗组和对照组,治疗组取环跳、居髎、阳陵泉、绝骨穴,先直刺环跳,使用龙虎交战手法(先以左转为主,拇指向前用力捻转9数,再以右转为主,拇指向后捻转6数),然后在环跳旁斜刺一针,向环跳透刺,行提插捻转法,平补平泻,最后针刺居髎、阳陵泉、绝骨,皆行提插捻转法,平补平泻;对照组环跳采用提插捻转法,平补平泻,以有酸胀感为得气,环跳穴不使用傍针刺,其它穴位针刺方法同治疗组。结果显示治疗组有效率96.7%,痊愈率76.7%,对照组有效率90.0%,痊愈率50.0%,两组痊愈率比较有显著性差异,表明傍针刺龙虎交战法治疗梨状肌综合征能缩短治疗时间,提高痊愈率。陈红路等[103]应用苍龟探穴手法针刺治疗梨状肌综合征患者55例,治疗取环跳、环中、秩边、殷门、阳陵泉穴,行苍龟探穴法,即直刺进针得气后,自穴位地部一次退至穴位天部,然后更换针尖方向,上下左右四方透刺,每一方透刺都必须由浅入深,按天、人、地三部徐徐进入,待插入地部后,一次退至天部,留针30分钟,一个疗程后治愈32例,好转21例,无效2例,总有效率为96.4%,表明苍龟探穴针刺手法为治疗梨状肌综合征的有效方法。宾欣荣[104]应用苍龟探穴合弹拨法治疗梨状肌综合征患者78例,将患者分为治疗组39例,针刺环跳、梨状肌体表投影处的阿是穴、秩边、殷门、阳陵泉等穴,采用苍龟探穴法结合弹拨手法治疗,对照组39例肾俞、命门、秩边、环跳、承扶、殷门、阳陵泉等穴,采用常规提插捻转手法针刺治疗,结果治疗组有效率97.4%,对照组有效率76.9%,治疗组疗效明显优于对照组($P<0.05$),表明苍龟探穴法结合弹拨手法治疗梨状肌综合征优于常规针刺组。

11. 针刺治疗运动障碍疾病的临床观察

李辉等[105]采用烧山火手法治疗脑瘫引起的下肢运动功能障碍儿童,与提插捻转手法对照组比较,结果治疗组总有效率100%,对照组总有效率为81.8%,表明治疗组明显优于对照组,观察病程与痊愈的关系比较,一疗程后治疗组痊愈率为33.3%,对照组痊愈率为20%;二疗程后治疗组痊愈率为53.3%，对照组痊愈率为30%；三疗程后治疗组痊愈率为13.4%，对照组痊愈率为50%，表明治疗组治疗周期明显短于对照组。

（六）针刺对妇科疾病的临床观察

1. 针刺手法对痛经的临床观察

痛经是指女性成年之后，在月经前后或行经期间，出现下腹部疼痛，并伴有全身不适，严重影响日常生活。针刺能够调节脏腑经络之气，调理阴阳等后天生化之本以及任脉之气而治疗痛经。

钟亚等[106]治疗组采用烧山火针刺手法针刺痛经患者三阴交、水道，对照组采用平补平泻手法针刺三阴交、关元、足三里、气海，观察烧山火手法对痛经患者的疗效，结果治疗组止痛显效率为85.52%，而对照组为70%，表明烧山火手法对治疗痛经的疗效高于对照组。陈仲新[107]采用烧山火手法针刺原发性痛经患者关元、三阴交、地机，对照组采用提插平补平泻手法针刺关元、三阴交、地机，疗效比较中治疗组总有效率为96.05%，对照组总有效率为81.58%；痛经程度积分情况比较，治疗组治疗前积分(10.85±4.23)分，治疗后(2.36±1.62)分；对照组治疗前(11.09±3.92)分，治疗后(5.47±2.86)分，两组治疗后积分比较治疗组明显低于对照组($P<0.01$)，表明对原发性痛经治疗，烧山火手法作用明显优于单式手法。胡长军等[108]应用针刺结合手法治疗痛经患者153例，辨证取穴后分别行平补平泻、烧山火、补法手法，并配合推拿手法治疗，结果治愈99例，显效25例，好转11例，无效18例，总有效率为88.2%，表明采用针刺加手法治疗痛经疗效显著。

2. 针刺手法对不孕症的临床观察

不孕即育龄妇女在与配偶同居2年以上，配偶生殖功能正常，未受采取避孕措施的情况下而不受孕；或者曾有孕育史，又连续两年以上未再受孕者。针刺治疗不孕症的临床疗效显著，配合虚实辨证给予烧山火、震颤疗法，疗效更显著。

王传年[109]采用烧山火手法针刺肾阳虚不孕患者的关元、三阴交，观察针刺对不孕症患者的疗效，结果其中经1个疗程治愈1例，2个疗程治愈5例，3个疗程治愈5例，4个疗程治愈1例，治愈率为70.6%；基础体温升高0.3℃以上但未孕者3例，占17.6%；经2个疗程治疗无任何反应未继续治疗2例，占11.8%，表明烧山火针刺手法是治疗肾阳虚不孕症的有效方法。宋淑华[110]应用烧山火针刺手法治疗肾阳虚型不孕症患者50例，治疗取双侧子宫穴、关元穴，将针刺入腧穴应刺深度的天部，得气后行捻转补法，再将针刺入中人部，得气后行捻转补法，然后将针刺入下地部，得气后行捻转补法，即慢慢地将针提到上天部，由浅入深每层紧按慢提9次，如此反复几遍。在操作过程中，配合呼吸补泻法中的补法，至患者自觉丹田或全身有温热感时出针，并揉闭针孔，每1个月经周期针刺4次，结果总有效率为96%，表明"烧山火"针刺手法针刺子宫穴、关元穴可鼓舞阳气，温补冲任，促进孕育胎儿。李刚等[111]应用针刺震颤法治疗排卵功能障碍性不孕症患者236例，治疗取大赫、关元、中极、曲骨、子户、胞门、三阴交等穴，常规消毒后，进针时运用震颤手法，得气后持续行针30秒，共行针三遍后起针，经过1～2个月经周期的治疗，排卵者达197例，其治疗的成功率达到83%，表明针刺加震颤法治疗排卵障碍性不孕症疗效显著。

3. 针刺手法对产后缺乳症的临床观察

产后缺乳是临床常见的产妇产后症状，产妇分娩后2～3天开始分泌乳汁。中医认为针刺有疏通经脉的作用。葛薇等[112]应用针刺治疗产后缺乳患者93例，主穴取乳泉(双)、少泽(双)、膻中，并配合辨证选穴，针刺乳泉穴时，斜刺针尖朝向天突穴，行捻转雀啄术，边捻边啄，令乳上胸肌下有麻胀感觉，余穴气血虚弱者用捻转补法，肝郁气滞者用捻转泻法，留针20分钟，乳泉穴每5分钟行针1次，每次必须使胸部有麻胀感，治疗结果显示治愈69例，好转20例，无效5例，总有效率为95%，表明针刺治疗产后缺乳治愈率高，疗效显著。孙景胜[113]应用针刺手法治疗产后缺乳症患者30例，治疗取膻中、内关(双)、足三里(双)、三阴交(双)穴，针刺得气15分钟后行轻捻转提插手法，治疗7次后观察疗效，结果总有效率为90%，表明针刺治疗产后缺乳症疗效显著。

(七) 针刺对其他疾病的临床观察

1. 针刺手法对肥胖病的临床观察

现代针刺减肥的临床研究逐渐增多,主要是针刺可以通过行针破坏皮下脂肪细胞,加速脂肪细胞的分解,并且因为针刺时患者无明显的疼痛等不适感,故临床应用较为广泛。

刘运珠[114]等运用针刺手法配合电针、耳穴贴压治疗单纯性肥胖患者50例,治疗取梁丘、公孙、天枢、支沟穴,针刺得气后反复轻插重提,大幅度、快频率捻转,产生强刺激,然后接电针仪,并配合耳穴贴压决明子,结果体重减轻10kg患者17例,占34%;减轻6~9kg患者17例,占34%;减轻3~5kg患者11例,占22%;减轻1~2kg患者5例,占10%,表明针刺手法配合电针、耳穴贴压治疗单纯性肥胖疗效显著。王彬等[115]以针刺为主治疗腹型肥胖患者30例,治疗取中脘、天枢、大横、足三里、梁丘、支沟穴,毫针针刺得气后行反复轻插重提,大幅度、快频率捻转,产生较强的针感后,接电针并耳穴贴压王不留行籽,结果治疗10次后腹围减少10cm以上10例;腹围减少2~10cm患者18例;腹围减少2cm以下2例,总有效率93.3%,表明针刺手法与电针结合,配合耳穴贴压治疗腹型肥胖患者疗效较满意。王兵等[116]应用苍龟探穴针刺法为主治疗单纯性肥胖患者40例,治疗取上脘、中脘、水分、阴交等,选主穴中的四个穴位施行苍龟探穴法,先将针进至地部,复将针提至天部,以拇指、食指扳倒针身,依照先上后下、自左而右的次序斜刺进针,变换针尖方向。向每一方向针刺都必须由浅入深,分三部徐徐而进,待针刺得到新的感应时,则退至穴位浅层,然后改换方向,依上法再刺,其它穴位常规针刺,并配合电针、火罐治疗,结果治疗1~2个疗程后,显效28例,有效9例,无效3例,总有效率为92.5%,表明苍龟探穴法治疗单纯性肥胖疗效显著。

2. 针刺手法对痛症的临床观察

在针灸治疗急性疼痛性疾病时,除辨证选穴外,如果选取适当的针刺手法,可以显著提高临床疗效。晋海红[117]采用烧山火手法针刺关节疼痛患者足三里、昆仑、太溪,随症配局部穴位,观察针刺对关节疼痛的疗效,结果膝关节疼痛10例痊愈7例,显效2例,有效1例;踝关节疼痛8例,痊愈6例,显效1例,有效1例;膝关节及踝关节疼痛10例,痊愈6例,显效2例,有效2例,总有效率为100%,表明烧山火手法是治疗关节疼痛的有效手法。朱英等[118]应用强刺激久留针治疗痛症患者106例,治疗组以局部取穴配合循经远取穴为主,得气后继续提插捻转加强刺激,且双手同时拇指向前捻针守气,辨证选穴采用补虚泻实的手法;对照组取局部腧穴和远道的腧穴均针刺得气后留针30~60分钟,间歇捻针2次,结果即时疗效总有效率为90.6%,近期疗效总有效率为79.8%,表明强刺激久留针手法治疗痛证的即时及近期疗效,取得了较好的效果。邱有法[119]采用苍龟探穴法治疗关节疼痛患者100例,取局部穴位和阿是穴,施苍龟探穴法,痹症加灸法,每天治疗1次,10次为1个疗程,留针10分钟~1小时,结果在100例患者中治愈92例,好转8例,平均治愈天数为5.1天,其中1次治愈者5例,2次治愈者5例,3次治愈者12例,4次治愈者25例,5~10次治愈者45例,表明苍龟探穴针刺法具有疏经通络止痛的作用,在治疗关节疼痛中有显著地疗效。

3. 针刺手法对皮肤温度的临床观察

不同的针刺手法可以改变皮肤的温度,一般来说补法能使机体的代谢增加、体能增强,因从而产生温热效应;泻法则使机体代谢减少,产生凉效应。李平等[120]观察捻转补泻手法针刺足三里穴对脘腹部皮肤温度的影响,其采用不同的捻转补泻手法针刺健康人足三里后,观察其在即刻、10分钟、20分钟、30分钟对脘腹部皮肤温度的影响,发现不同捻转补法与泻法的操作存在着不同程度的效应差异,其中补法可以使皮温升高,泻法可以使皮温降低,以石氏捻转补泻针法较为明显,表明补泻手法,补法和泻法的操作可产生不同的效应,不同捻转补泻手法对皮肤温度产生的升降效应为补泻效应,其中以石氏捻转补泻手法最为明显。

4. 针刺手法对高热的临床观察

透天凉针刺法可以降低机体的温度,从而达到祛热的作用。高英起[121]应用透天凉针刺手法治疗疟疾高热患者154例,治疗组取大椎、后溪、间使、合谷、足三里,直刺并施以重提针体,提插捻转手法,似有邪气从针孔抽出及有强烈酸胀感后留针20分钟,同时口服青蒿琥酯片治疗,对照组仅口服青蒿琥酯片治疗,结果治疗组临床治愈率为100%,对照组治愈率为96%,表明透天凉针刺法治疗疟疾高热疗效显著。

5. 针刺手法对遗尿症的临床观察

遗尿的文献记载,最早见于《灵枢·九针论》:"膀胱不约为遗溺。"其发生的主要原因是下元虚冷而致膀胱失约或肾气不固。"烧山火"针刺手法为针刺补法的综合手法,具有温热和扶正的作用。

惠建萍等[122]应用"烧山火"针刺手法治疗小儿遗尿患者35例,治疗时将67例患者分为两组,治疗组取气海、关元、中极、三阴交等穴用"烧山火"针法治疗,对照组口服盐酸丙咪嗪治疗,治疗3个疗程后比较疗效,治疗组总有效率为88.6%,对照组总有效率为68.8%,两组比较有统计学意义,表明"烧山火"针法是治疗小儿遗尿的一种有效手法。谷允江[123]应用"烧山火"针刺手法配合艾条治疗遗尿症28例,治疗取关元(补法)、气海(补法)、三阴交(泻法)、合谷穴,针关元运用烧山火手法,行少阳之数,针向感应必须直达阴部;针三阴交穴针向感应必须至膝关节以上,留针10～15min,出针前再行提插捻转1次,并配合艾条温灸,治疗2～3个疗程后,治愈17例,好转9例,无效2例,总有效率为92%,表明"烧山火"针刺手法配合艾灸治疗遗尿症疗效显著。

参 考 文 献

[1] 万文荣. 温阳利气法针灸治疗哮喘30例临床观察[J]. 中国针灸,2001,21(11):649～650

[2] 孙六合,尤艳利. 孔最穴配合额旁1线治疗哮喘急性发作38例[J]. 中国针灸,2004,24(6):398

[3] 刘红娥. 针刺治疗支气管哮喘87例临床观察[J]. 陕西中医学院学报,2001,24(3):36

[4] 邵霞萍. 鱼际穴针刺合大椎拔罐治疗咳嗽100例[J]. 上海针灸杂志,2006,25(9):34

[5] 胡荣. 鱼际、丰隆、太渊穴运用烧山火透天凉针法配合针刀治疗咳嗽的临床研究[J]. 中外医疗,2009,NO.02:109～110

[6] 段进成,陆彦春,杨国伟,等. 扬刺大椎穴拔罐放血为主治疗感冒102例[J]. 中国针灸,2008,28(6):468

[7] 刘月振. 透天凉手法针刺鱼际为主治疗咽炎76例[J]. 中国针灸,2002,22(5):324

[8] 陈璐. 强刺激针刺手法治疗术后顽固性呃逆23例[J]. 四川中医,2005,23(8):108

[9] 李德华,尤彩霞. 针刺涌泉穴治疗顽固性呃逆16例[J]. 四川中医,2006,24(4):108

[10] 牛惠敏. 针刺攒竹、风池穴治疗顽固性呃逆的临床体会[J]. 针灸临床杂志,2008,24(7):24～25

[11] 赵仓焕,李静铭,胡静,等. 电针治疗重症呃逆57例[J]. 新中医,2002,34(4):53

[12] 姚会艳,康哲峰,吕霞. 针刺治疗便秘20例[J]. 中国针灸,2001,21(7):396

[13] 陈玲琳,马素萍. 子午捣臼针刺手法配合艾条灸治疗老年人习惯性便秘[J]. 中国针灸,2002,22(8):540

[14] 张秀花. 舒张提捏进针法针刺治疗小儿厌食症30例临床观察[J]. 中医杂志,2002,43(2):112～113

[15] 陈健. 针刺补泻手法与电针治疗胃脘痛200例疗效分析[J]. 针灸临床杂志,1996,12(11):16～17

[16] 胡荣. 针法配合针刀治疗胃痛的临床研究[J]. 当代医学,2009,15(4):142～143

[17] 王萍,江宁. "烧山火"手法治疗胃下垂50例[J]. 中医外治杂志,2005,14(6):43

[18] 常国良. 不同针灸方法治疗慢性腹泻的疗效分析[J]. 针灸临床杂志,2010,26(1):12～13

[19] 薄丽亚,张慧玲,吴春生. 烧山火针法治疗婴幼儿腹泻320例[J]. 中医药学刊,2003,21(5):810

[20] 李延芳,陈晨,钟晨,等. 运用陆氏复式针刺手法治疗泄泻34例[J]. 上海针灸杂志,2001,20(3):25

[21] 孙云廷,王淑玲. 透天凉手法治疗急性痢疾32例[J]. 新中医,1997,29(7):34

[22] 唐胜修. 单纯针刺手法治疗高血压病的临床观察[J]. 针灸临床杂志,2001,17(5):27～29

[23] 申鹏飞,卞金玲,孟志宏,等. 捻转补法针刺人迎穴干

预原发性高血压亚急症的效应观察[J]. 上海针灸杂志,2010,29(2):71～73
[24] 韩友栋,乔进,董默勋,等. 徐疾补泻手法对冠心病患者心功能的影响[J]. 中国针灸,1995,(5):26～28
[25] 刘世伟,李红霞. 针刺内关穴治疗窦性心律失常160例[J]. 中国中医急症,2009,18(8):1330～1331
[26] 张雍德. 针刺治疗偏头痛168例分析[J]. 实用中医内科杂志,2004,18(5):470
[27] 魏玲. 生物全息针刺疗法治疗偏头痛临床疗效观察[J]. 贵阳中医学院报,1996,18(1):51～52
[28] 吕颖霞,单秋华. 苍龟探穴针刺天柱治疗颈源性头痛临床观察[J]. 中国针灸,2006,26(11):796～798
[29] 邹建华. 苍龟探穴法针刺率谷穴治疗偏头痛35例[J]. 中医药学刊,2005,23(4):723～724
[30] 吕颖霞,单秋华. 苍龟探穴针刺天柱治疗颈源性头痛临床观察[J]. 中国针灸,2006,26(11):796～798
[31] 田丁宝. 苍龟探穴针法治疗偏头痛疗效观察[J]. 中国实用医药,2010,5(18):226
[32] 罗希全. 捻转针刺手法为主治疗失眠症80例[J]. 河南中医,2008,28(7):84
[33] 段跃武,孙雪江,朱美华. "醒脑开窍"针刺法治疗急性中风病80例临床研究[J]. 针灸临床杂志,2005,21(1):44～45
[34] 王明佳,翟秀玲. 醒脑开窍针刺法治疗中风52例[J]. 中国民间疗法,2006,14(4):17
[35] 王寅,杨涛,郭玉峰,等. 不同针刺取穴方法结合系统康复治疗中风后肩手综合征疗效观察[J]. 中国针灸,2002,22(2):83～85
[36] 郭萍,赵楠,杨洁. 针灸治疗中风后老年性痴呆22例. 针灸临床杂志,2003,19(7):19～20
[37] 王利春,王志勇,康西忠,等. 不同针刺方法对中风患者手痉挛影响的对比研究. 中国针灸,2008,28(7):503～506
[38] 周江宁. 上廉泉穴扇形快速提插刺法治疗语言、吞咽障碍43例疗效观察[J]. 针灸临床杂志,1997,13(9):43～44
[39] 任彦红,王岱,冯春祥. 头皮针提插动留综合手法治疗缺血性中风偏瘫临床对比观察[J]. 中医杂志,1997,38(8):475～476
[40] 聂卉,于致顺,孙申田. 头穴针刺捻转速度治疗中风偏瘫的研究[J]. 针灸学报,1992,(1):29～33
[41] 王进,高晓红. 烧山火手法治疗中风肢体功能障碍49例[J]. 上海针灸杂志,1994,13(2):63

[42] 顾旭东. 中风恢复期运用迎随捻转补泻针法的临床观察[J]. 浙江中医杂志,1992,27(4):176～177
[43] 马莹,党增强. 不同针刺方法对面瘫病人临床疗效的观察[J]. 山西中医,2005,21(5):41～42
[44] 郭效汾,邢文堂,杨硕平. 顿退六部针刺手法治疗陈旧性面瘫260例[J]. 针刺研究,1994,19(2):8～10
[45] 王传年. 烧山火浅针透刺治疗周围型面神经麻痹疗效观察[J]. 四川中医,2007,25(3):104～105
[46] 王自兴. 烧山火针刺疗法治疗周围性面神经麻痹42例[J]. 河北中医,2004,26(5):363
[47] 张锡利. 烧山火法治疗面神经炎后遗症60例临床观察[J]. 湖南中医药导报,2002,8(6):346～347
[48] 何晓宏. 挂针刺为主治疗面肌痉挛87例[J]. 山西中医,2003,24(10):931～932
[49] 林忆平,张京晶. 挂针为主配合拔罐治疗顽固性面肌痉挛[J]. 针灸临床杂志,2006,22(8):25～26
[50] 刘蓉. 毛刺加巨刺治疗面肌痉挛35例[J]. 上海针灸杂志,2010,29(2):73
[51] 于广湖,王志玲,于建波. 轻手法针刺治疗特发性面神经麻痹[J]. 针灸临床杂志,2006,22(1):40
[52] 邱建文,林军. 烧山火透天凉针刺手法治疗痹证24例[J]. 广西中医药,2000,6(22):34
[53] 戚艳,徐德强,时光. 苍龟探穴针刺法治疗痹证临床研究[J]. 针灸临床杂志,2001,17(10):44～45
[54] 马臣,徐树军,吕昊哲,等. 不同针刺手法治疗脑卒中假性球麻痹的效果观察[J]. 现代康复,2001,5(7):127～128
[55] 王欢欢,雷伟,陈俊军,等. 龙虎交战针刺法治疗神经根型颈椎病[J]. 中国民间疗法,2010,18(3):10～11
[56] 冯军,吴云天,蔡智刚,等. 捣法加烧山火针刺手法治疗神经根型颈椎病60例临床观察[J]. 中医药导报,2010,16(5):86～87
[57] 尚秀葵,孟向文,董红英,等. 针刺"四天"穴为主治疗神经根型颈椎病临床观察[J]. 中国针灸,2002,22(11):732～734
[58] 黄元芳,王泰芬,刘艳,等. 极泉穴不同操作对神经根型颈椎病疗效的影响[J]. 中国针灸,2008,28(6):427～428
[59] 刘景洋. 龙虎交战手法治疗坐骨神经痛的疗效观察[J]. 中国针灸,2000,(2):91～92
[60] 詹德琦. 龙虎交战针刺法治疗坐骨神经痛169例疗效观察[J]. 中国针灸,2000,(8):481～482
[61] 祁慧玲,黄桃园. 龙虎交战法治疗原发性坐骨神经痛

32例疗效观察[J]．广东医学，2009，30（9）：1387~1388

[62]焦杨,李家康．青龙摆尾针法治疗根性坐骨神经痛80例分析．中医药学刊,2004,22(4):729~730

[63]李家康．青龙摆尾针法治疗坐骨神经痛50例[J]．湖北中医杂志,1998,20(1):48~49

[64]刘桂军．疾刺法治疗坐骨神经痛66例疗效分析[J]．甘肃中医学院学报,2005,22(6):44~45

[65]杨改琴,岳宝安,吴晨燕．醒脑开窍针刺法治疗抑郁症86例[J]．陕西中医,2005,26(12):1365~1366

[66]孔莉,申鹏飞．醒脑开窍针法治疗卒中后抑郁症180例疗效观察[J]．新中医,2007,39(10):27~28

[67]李春梅,李萌．醒脑开窍针刺法治疗中风后抑郁症80例[J]．上海针灸杂志,2005,24(2):23

[68]杨正明．曲池穴恢刺法配合隔药饼灸治疗网球肘62例[J]．江苏中医药,2006,27(3):43

[69]金英爱,赵敬东,吕爱民．抽添针刺法治疗肱骨外上髁炎120例临床观察[J]．中国医药指南,2005,3(3):260~261

[70]程云,焦玉祥,张素珍．穴位注射苍龟探穴法治疗肱骨外上髁炎62例[J]．中医外科杂志,2002,11(5):49

[71]郭福成．刃针苍龟探穴法论治肱骨外上髁炎54例[J]．河北中医,2003,25(6):446

[72]杨军雄．龙虎交战为主治疗急性腰扭伤86例[J]．针灸临床杂志,2003,19(12):29

[73]乐松．针刺后溪透合谷穴治疗急性腰扭伤[J]．浙江中医,2002,7(1):62

[74]马小允,张志深．手三里穴治疗扭伤50例[J]．河北中医,2000,22(9):687

[75]许星盛,曲连锁．大椎手三里治疗急性腰扭伤60例[J]．实用医技,2000,7(1):68

[76]谢科．针刺手三里治疗急性腰扭伤患者51例[J]．中医药临床杂志,2006,18(4):404

[77]童登禄．针刺手三里治疗急性腰扭伤41例[J]．中国中医急症,2005,14(3):226

[78]张力军．针刺手三里、后溪穴治疗急性腰扭伤45例[J]．中国冶金工业医学杂志,2003,20(4):239

[79]高汉媛,魏崇莉．针刺经外奇穴治疗急性腰扭伤36例[J]．甘肃中医学院学报,2006,23(2):49~50

[80]沈钦彦．针刺手法以"烧山火"为主治疗腰痛150例疗效观察[J]．中国现代医生,2008,46(24):92~102

[81]赵秀魁,王相全,卢菊香．烧山火手法治疗腰背痛18例[J]．实用医技杂志,1998,5(4):251

[82]丁一丹．运用苍龟探穴手法为主治疗腰痛的临床观察[J]．上海针灸杂志,1998,17(5):24~25

[83]兰春燕,孙德芝,王秀珍．龙虎交战针法治疗腰三横突综合征[J]．中国临床康复,2002,6(24):3725

[84]李阳．龙虎交战手法治疗第三腰椎横突综合征62例[J]．上海针灸杂志,2009,28(11):673

[85]杨迎春．齐刺加龙虎交战手法治疗第三腰椎横突综合征68例[J]．中华临床医药,2002,3(8):9

[86]姚乃捷,黄飞麒,许巧玲．针刺手法为主治疗髂腰三角综合征50例临床研究[J]．按摩与引导,2009,25(12):11~12

[87]陈剑明,彭丽辉,张伟．针刺列缺穴为主治疗颈椎病40例疗效观察[J]．贵阳中医学院学报,2007,29(6):40~42

[88]郑惠平．针灸合牵引治疗颈椎病90例[J]．福建中医学院学报,2008,18(3):45~46

[89]杜宇征,李大军．不同刺法针刺颈夹脊穴治疗颈椎病疗效观察[J]．中医杂志,2001,42(9):534~535

[90]张勤勤．夹脊穴烧山火法治疗颈椎病150例[J]．辽宁中医学院学报,1999,1(2):120

[91]朱晓平,文幸,李勇．苍龟探穴针法治疗颈型颈椎病36例[J]．中国临床康复,2006,10(15):162~163

[92]彭建明,卢洪,胡虚白．烧山火针法治疗肩周炎疗效观察[J]．中国针灸,2006,26(8):581~582

[93]吴越．苍龟探穴针法治疗肩周炎32例[J]．福建中医药,2001,32(5):12

[94]丛国红．苍龟探穴法治疗肩周炎临床观察[J]．辽宁中医杂志,2003,30(4):308

[95]朱晓平,黄宏强,段权,等．苍龟探穴针法治疗肩关节周围炎40例[J]．中国临床康复,2006,10(27):151

[96]高宏伟,李古强,潘巍．苍龟探穴法为主治疗肩周炎的临床观察[J]．当代医学,2009,15(32):57

[97]钱学进,沈素娥,纪玉来．针刺手法治疗肋软骨炎28例疗效观察[J]．按摩与导引

[98]吴越．白虎摇头法治疗腰椎间盘突出症31例[J]．福建中医学院学报,2001,11(2):35

[99]柯玲玲．烧山火针法治疗腰椎间盘突出症88例[J]．柳州医学,2000,(3):198

[100]王井泉,袁宜勤,向显衡．龙虎交战针法治疗腰椎间盘突出症的临床疗效观察[J]．针灸临床杂志,2008,24(9):31~32

[101]贾红玲．龙虎交战与平补平泻针法治疗腰椎间盘突出症镇痛作用比较[J]．山东中医药大学学报,2007,

31(3):218~219
[102] 成汝梅.傍针刺龙虎交战法治疗梨状肌综合征[J]. 四川中医,2007,25(9):111~112
[103] 陈红路,严晓春.苍龟探穴法为主治疗梨状肌综合征55例[J].中国针灸,2002,22(4):276
[104] 宾欣荣.苍龟探穴法合弹拨法治疗梨状肌综合征的疗效观察[J].南华大学学报,2006,34(5):724~725
[105] 李辉,邓仁才,李建军.烧山火法为主治疗小儿脑瘫下肢运动功能障碍68例[J].上海针灸杂志,2005,24(10):30
[106] 钟亚,张守群.烧山火法治疗痛经76例临床观察[J].浙江中医杂志,1993,28(2):79
[107] 陈仲新.烧山火手法治疗原发性痛经76例[J].中医杂志,2008,49,(3):242~243
[108] 胡长军,宿修英.针刺结合手法治疗痛经153例临床观察[J].中华现代中医学杂志,2006,2(8):730~731
[109] 王传年.烧山火针刺法治疗肾阳虚不孕症17例[J]. 中国针灸杂志,2005,25(4):232
[110] 宋淑华."烧山火"针刺手法治疗肾阳虚型不孕症50例[J].山西中医,2007,28(3):33
[111] 李刚,王咏梅.浅谈针刺震颤法治疗排卵功能障碍性不孕症[J].社区医学杂志,2005,3(2):86~87
[112] 葛薇,董玉臣,王薇.针刺治疗产后缺乳93例疗效观察[J].JCAM,2003,19(5):56
[113] 孙景胜.针刺治疗产后缺乳症30例[J].光明中医,2008,23(11):1701
[114] 刘运珠.针刺为主治疗单纯性肥胖疗效观察[J].中国针灸,2002,22(2):93~94
[115] 王彬,孔艳萍,卜亚云.针刺为主治疗腹型肥胖疗效观察[J].辽宁中医杂志,2003,30(12):1017
[116] 王兵,刘家瑛.苍龟探穴针刺法为主治疗单纯性肥胖40例[J].中医杂志,2005,46(10):768~769
[117] 晋海红."烧山火"针法治疗关节部位疼痛28例疗效观察[J].甘肃中医,1998,11(5):38~39
[118] 朱英,陈日兰,杜艳.强刺激久留针治疗痛证疗效观察[J].山东中医杂志,2005,24(5):292~293
[119] 邱有法.苍龟探穴法治疗关节疼痛100例疗效观察[J].云南中医中药杂志,2006,27(2):35
[120] 李平,关卫,王芳,等.捻转补泻手法针刺足三里穴对脘腹部皮肤温度的影响[J].天津中医,2002,19(4):51~53
[121] 高英起.针刺透天凉治疗疟疾高热154例疗效观察[J].浙江创伤外科,2003,8(6):392~393
[122] 惠建萍,赵耀东,高汉媛,等."烧山火"针法治疗小儿遗尿35例临床观察[J].中医儿科杂志,2006,2(1):48~50
[123] 谷允江."烧山火"针刺法配合艾条治疗遗尿症28例[J].山东中医药杂志,2004,23(11):674

参考著作

古代

[1] 难经(影印本)[M]. 北京:人民卫生出版社,1956

[2] (唐)王冰.《黄帝内经素问》[M]. 北京:人民卫生出版社,1963

[3] 灵枢经[M]. 北京:商务印书馆,1954

[4] 皇甫谧. 刘聪校注针灸甲乙经[M]. 北京:学苑出版社,2007

[5] (唐)杨上善撰著. 萧延平北承甫校正[M]. 王洪图,李云增补点校.《黄帝内经太素》[M]. 北京:科学技术文献出版社,2000

[6] 杨继洲. 针灸大成[M]. 北京:人民卫生出版社,1993

[7] 李梴. 医学入门[M]. 北京:中国中医药出版社,1995

[8] 李鼎. 针灸玉龙经神应经合注[M]. 上海:上海科学技术文献出版社,1995

[9] 徐凤. 针灸大全[M]. 北京:人民卫生出版社,1958

现代

[1] 朱琏. 新针灸学[M]. 北京:人民卫生出版社,1954

[2] 马瑞林,杨元德. 中国针刺手法选编[M]. 北京:辽宁中医学院中华全国中医学会辽宁分会,1982

[3] 张珍玉. 灵枢经语释[M]. 济南:山东科技出版社,1983

[4] 李世珍. 常用腧穴临床发挥[M]. 北京:人民卫生出版社,1985

[5] 靳瑞主编.《针灸医籍选》[M]. 上海:上海科学技术出版社,1986

[6] 方云鹏. 手象针与足象针(第一版)[M]. 西安:陕西人民卫生出版社,1986

[7] 陈佑邦,邓良月. 当代中国针灸临证精要[M]. 天津:天津科学技术出版社,1987

[8] 施土生. 针灸歌赋校释[M]. 太原:山西科技出版社,1987

[9] 杨占林. 针刺事故预防[M]. 太原:山西科学教育出版社,1987

[10] 傅贞亮,张登本,等.《黄帝内经灵枢经析义》[M]. 银川:宁夏人民出版社,1993

[11] 王雪苔. 中国针灸大全[M]. 郑州:河南科学技术出版社,1994

[12] 贾怀玉等. 头皮针治疗学[M]. 第1版,北京:人民卫生出版社,1994

[13] 黄龙祥. 针灸名著集成[M]. 北京:华夏出版社,1996

[14] 王富春. 当代微针疗法大全[M]. 北京:科学技术文献出版社,1997

[15] 刘玉书. 针刺事故救治与预防[M]. 北京:中医古籍出版,1998

[16] 刘道清. 中国民间疗法大典[M]. 郑州:中原农民出版社,1999

[17] 陆寿康. 实用头针大全[M]. 上海:上海科技教育出版社,1999

[18] 郭蔼春. 黄帝内经素问校注语译[M]. 天津:天津科学技术出版社,1999

[19] 田峻. 实用水针注射技巧[M]. 武汉:湖北科学技术出版社,2001

[20] 齐淑兰. 中医百家针灸荟萃[M]. 重庆:重庆出版社,2002

[21] 管遵惠. 管氏针灸经验集[M]. 北京:人民卫生出版社,2002

[22]赵京生.针灸经典理论阐释[M].上海:上海中医药大学出版社,2003
[23]冼励坚.生物节律与时间医学[M].郑州:郑州大学出版社,2003
[24]符仲华.浮针疗法速治软组织伤痛[M].北京:人民军医出版社,2003
[25]苗彦霞.水针疗法治百病[M].北京:人民军医出版社,2004
[26]刘颖.水针疗法——中医独特疗法[M].北京:人民卫生出版社,2004
[27]陆寿康主编.刺法灸法学[M].北京:中国中医药出版社,2004
[28]朱汉章.针刀医学[M].北京:中国中医药出版社,2004
[29]朱汉章.针刀临床诊断与治疗[M].北京:人民卫生出版社,2004
[30]张学丽.皮肤针疗法——中医独特疗法[M].北京:人民卫生出版社,2004
[31]甘笃等.现代针灸器材与特种疗法[M].北京:中医古籍出版社,2004
[32]何玲.微针疗法治百病[M].北京:人民军医出版社,2005
[33]刘炎.中华运动针法集锦[M].上海:上海中医药大学出版社,2005
[34]周幸来,周举.心血管科疑难病症特色疗法——现代疑难病症特色疗法[J].北京:人民军医出版社,2005
[35]葛凤晨,孙哲贤.蜂针疗法[M].长春:吉林科学技术出版社,2005
[36]何玲.微针疗法治百病[M].北京:人民军医出版社,2005
[37]刘炳权,梁检昌.背针疗法[M].广州:广东科技出版社,2006
[38]刘越.图解黄帝内经灵枢[M].北京:人民卫生出版社,2006
[39]徐恒泽,赵京生.名医针刺经验用典[M].北京:科学技术文献出版社,2006
[40]王富春.实用针灸技术[M].北京:人民卫生出版社,2006
[41]朱汉章.针刀刀法手法学[M].北京:中国中医药出版社,2006
[42]贺普仁.针灸三通法操作图解[M].北京:科学技术文献出版社,2006
[43]王华.皮肤针治疗常见疾病[M].北京:中国医药科技出版社,2006
[44]刘万成.黑水针法:针法研究与创新[M].济南:山东科学技术出版社,2007:
[45]郑魁山.郑魁山针灸临证经验集[M].北京:学苑出版社,2007:6
[46]朱运喜.实用针罐疗法(第2版)[M].北京:人民卫生出版社,2007
[47]郭长春.中国微针疗法[M].北京:学苑出版社,2007
[48]吴绪平,张天民.针刀临床治疗学[M].北京:中国医药科技出版社,2007
[49]王富春.头针疗法[M].北京:人民卫生出版社,2007
[50]郭长青编著.中国微针疗法[M].北京:学苑出版社,2007
[51]郭长青.中国微针疗法[M].北京:学苑出版社,2007
[52]温木生.头针疗法治百病[M].北京:人民军医出版社,2007
[53]杨兆钢.前列腺疾病的芒针治疗秘验[M].天津:天津科技翻译出版公司,2008
[54]黄泳,王升旭.针灸临床实用新型技术[M].广州:暨南大学出版社,2008
[55]温木生.背针疗法治百病[M].北京:人民军医出版社,2008
[56]诸葛连祥,何学诗.针灸与气功[M].北京:中央编译出版社,2008
[57]张天民.针刀治疗头颈部疾病[M].北京:中国医药科技出版社,2008
[58]刘红,张颖新.特诊特治高血压[M].北京:科学技术文献出版社,2008
[59]彭静山,费久治.针灸密验与绝招[M].沈阳:辽宁科学技术出版社,2008

[60]王富春.针法枢要[M].北京:科学技术出版社,2009
[61]王富春.刺法灸法学[M].上海:上海科学技术出版,2009
[62]郭长青,周鸳鸳,陈幼楠.实用针灸特色技法丛书实用皮肤针疗法[M].北京:化学工业出版社,2009
[63]郭长青,卢婧.实用针灸特色技法丛书——实用芒针疗法[M].北京:化学工业出版社,2009
[64]徐汝德.穴位埋藏疗法慢性病[M].北京:金盾出版社,2009
[65]建中.国医妙招[M].北京:科学技术出版社,2009
[66]回克义等.火针临床应用[M].北京:中医古籍出版社,2009
[67]敦长青,曹榕娟,刘乃刚.实用针灸特色技法丛书——实用火针疗法[M].北京:化学工业出版社,2009
[68]张亚平.中医独特疗法-浮针疗法(第2版)[M].北京:人民卫生出版社,2009
[69]薛立功.中国经筋学[M].北京:中医古籍出版社,2009
[70]李万瑶.中医独特疗法蜂针疗法[M].北京:人民卫生出版社,2009
[71]陈秀华.中国传统特色疗法[M].北京:人民卫生出版社,2010
[72]刘春山.中医新视点丛书·经筋学说与新铍针疗法[M].北京:人民卫生出版社,2010
[73]周幸来,周幸秋,孙冰.电针疗法大全[M].长沙:湖南科技出版社,2010
[74]陈秀华.中医传统特色疗法[M].北京:人民卫生出版社,2010
[75]温木生.腹针疗法治百病[M].北京:人民军医出版社,2010

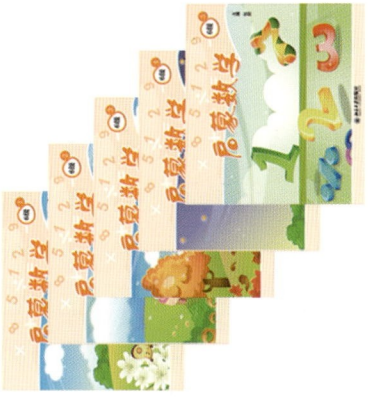
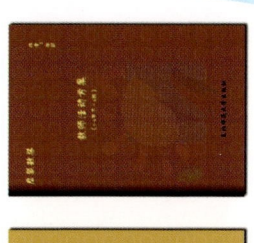
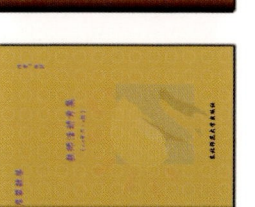

示范课、音乐光盘

教师演示板

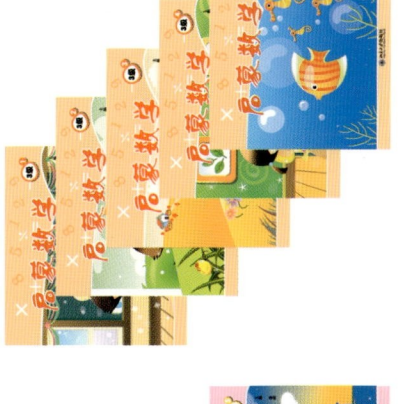
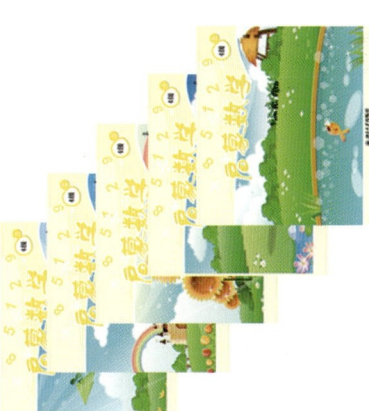
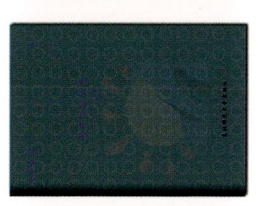
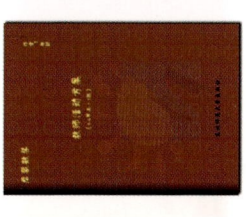

家长辅导板

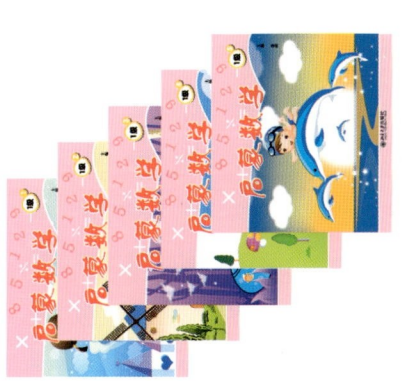
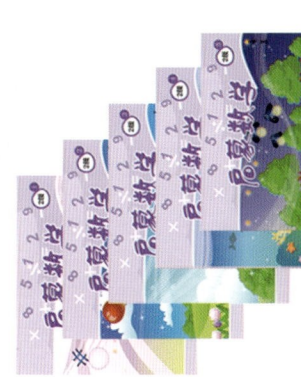
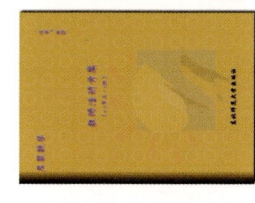
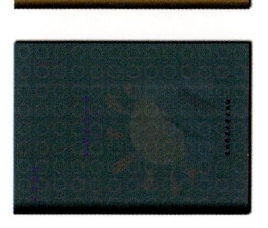

智 慧 盒

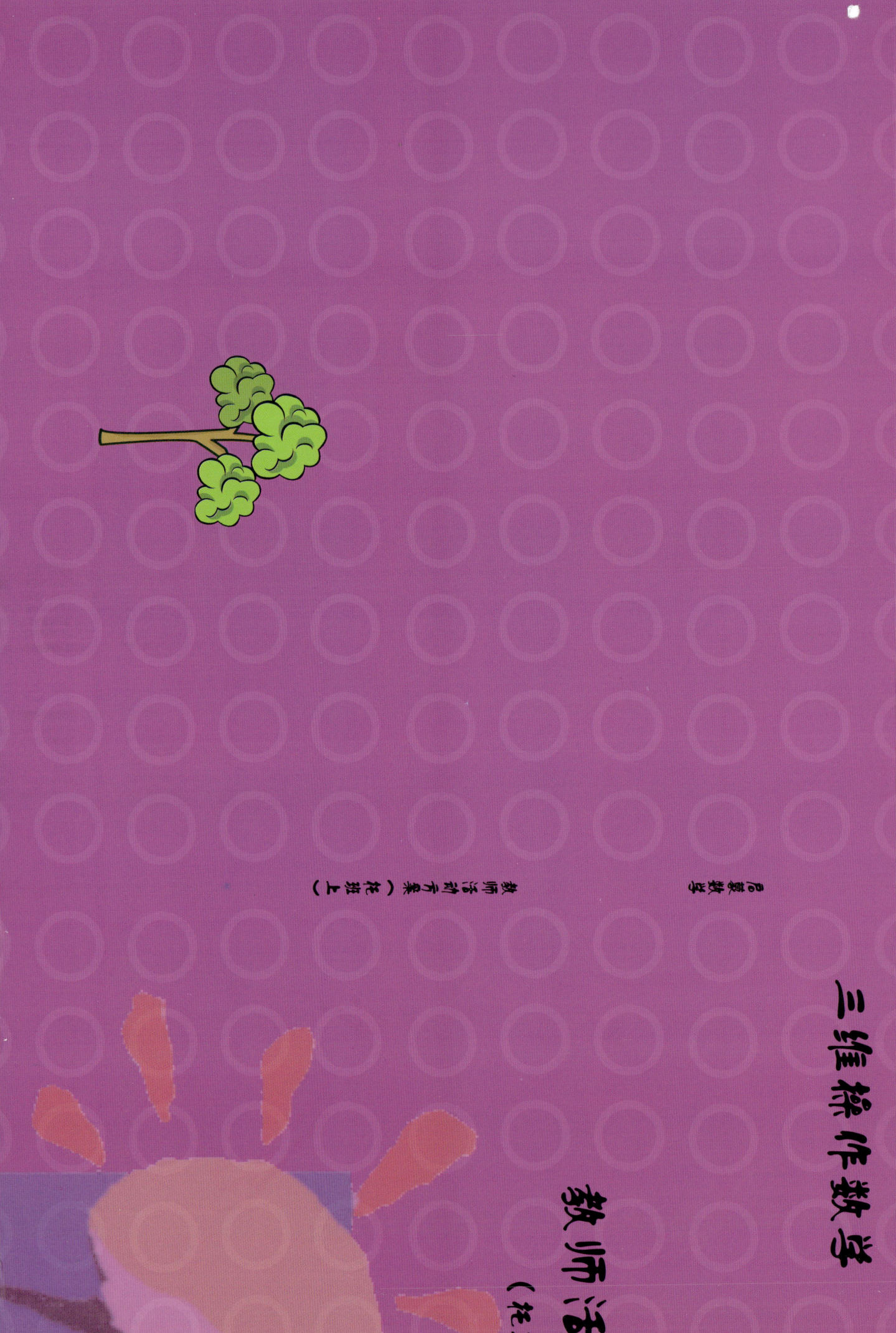